TRAITÉ TECHNIQUE

D'HISTOLOGIE

4610. — PARIS, IMPRIMERIE A. LAHURE

9, rue de Fleurus, 9

TRAITÉ TECHNIQUE

D'HISTOLOGIE

PAR

L. RANVIER

Professeur d'anatomie générale au Collège de France

108,058

AVEC GRAVURES DANS LE TEXTE

PARIS

LIBRAIRIE F. SAVY

77, BOULEVARD SAINT-GERMAIN, 77

—

1875-1882

TRAITÉ TECHNIQUE

D'HISTOLOGIE

LIVRE PREMIER

INSTRUMENTS, RÉACTIFS ET MÉTHODES GÉNÉRALES

INSTRUMENTS ET RÉACTIFS

Il est nécessaire, avant d'entrer dans le domaine de l'histologie proprement dite, de dire quelques mots des instruments dont on se sert dans cette science, et des qualités qu'il est indispensable d'y rencontrer pour pouvoir les employer à une étude sérieuse des tissus. Le microscope, avec tous les accessoires nécessaires de l'observation microscopique, est certainement le plus important de ces instruments. C'est en grande partie aux perfectionnements qui ont été apportés dans sa construction que l'histologie doit ses progrès récents; aussi commencerons-nous par le décrire; nous dirons les qualités qu'il doit avoir et le moyen de les reconnaître, puis nous en indiquerons brièvement le maniement, c'est-à-dire la façon d'observer les objets à l'aide du microscope. Nous décrirons ensuite les accessoires que l'on emploie souvent : platine chauffante, appareils à polarisation, etc.

Après cela nous indiquerons les autres instruments nécessaires à l'histologiste, pinces, ciseaux, etc.

Dans un troisième chapitre, nous passerons en revue les réactifs chimiques usités en histologie.

CHAPITRE PREMIER

MICROSCOPE

Nous supposerons connues la théorie des phénomènes lumineux et la théorie optique du microscope. Nous ne voulons insister ici que sur quelques points spéciaux utiles dans la pratique pour l'observateur.

LOUPE ET MICROSCOPE SIMPLE

La loupe, qui est l'instrument de grossissement le plus simple, est une lentille plan convexe ou biconvexe. Un objet placé entre la loupe et le foyer principal paraît droit et grossi. Il présente des déformations, et sur ses contours des bandes colorées.

Les déformations sont de deux espèces : l'image est obscure et confuse, c'est ce qu'on nomme l'aberration sphérique; ou bien elle est concave ou convexe, c'est l'aberration de forme.

Aberration sphérique.

L'aberration sphérique tient à ce que les rayons marginaux sont plus fortement réfractés que les rayons centraux et forment leur foyer en un point plus rapproché de la lentille. L'aberration

Aberration de forme.

de forme, qui souvent a été confondue avec la précédente, en est absolument distincte. Elle consiste en ce que les rayons qui partent des parties de l'objet situées au bord du champ visuel, vont se réunir plus loin ou moins loin que les autres; de cette façon, l'image d'un objet plan paraîtra concave ou convexe, et sur un écran à surface plane on ne pourra réunir qu'une partie de cette image; certaines parties seront nettes, d'autres indistinctes; en abaissant ou élevant la lentille, les points qui étaient nets paraîtront confus et réciproquement, de telle sorte qu'avec une loupe ne présentant pas d'aberration sphérique, mais une simple aberration de forme, il sera possible d'avoir une vue distincte des différentes parties rien qu'en faisant varier le foyer.

Ainsi, dans l'aberration sphérique, chaque point de l'objet est

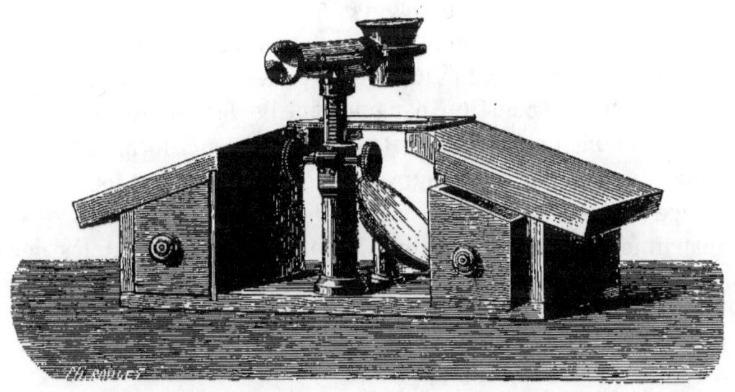

Fig. 1. — Modèle de microscope simple pour la dissection.

vu d'une façon diffuse; dans l'aberration de forme, lorsqu'il n'y a pas complication d'aberration sphérique, chaque point donne une image nette, mais l'ensemble des différents points ne produit pas une image sur une surface plane.

Une troisième aberration est l'aberration chromatique, due à l'inégalité de réfrangibilité des différentes irradiations colorées de la lumière. Les rayons violets sont bien plus réfrangibles que les rouges; de là vient que l'image donnée par une loupe formée par un seul verre présente toujours sur ses bords des zones colorées.

Cette aberration se corrige par la combinaison de deux lentilles, l'une de *crown-glass*, l'autre de *flint-glass*, dont le pouvoir dispersif est différent et qui, par leur association, peuvent donner

une lentille convergente ne présentant pas l'aberration chromatique, ou ne la possédant qu'à un très-faible degré.

Quant à l'aberration de sphéricité, elle se corrige en associant
plusieurs lentilles à faible courbure, dont l'ensemble agit comme
une lentille dont la courbure serait beaucoup plus forte. Les lentilles ainsi composées se nomment doublets; elles ont l'inconvénient d'avoir un foyer très-court dès que l'on veut obtenir un
grossissement de 5 ou 6 diamètres. Or il est important d'avoir un
long foyer, lorsqu'on veut agir sur un objet examiné à la loupe,
soit pour le disséquer, soit pour lui donner diverses positions par
rapport à l'œil de l'observateur.

On donne le nom de microscope simple à une loupe montée
solidement sur un pied et dans laquelle les aberrations dont nous
venons de parler ont été corrigées.

Chevalier a construit une loupe, qui a été reprise et améliorée
par Brücke; elle porte aujourd'hui le nom de ce dernier auteur.
Cette loupe se compose d'un objectif plan convexe achromatique,
et d'un oculaire constitué par une lentille biconcave. Une loupe
de Brücke bien construite doit avoir une distance focale de 6 centimètres au moins, un champ complétement plan, et fournir une
image achromatique dont les bords soient bien précis. — Cet
instrument est disposé de telle façon qu'en éloignant les deux
lentilles on peut augmenter le grossissement.

MICROSCOPE COMPOSÉ.

Le microscope composé diffère du microscope simple en ce
qu'il donne des images beaucoup plus grandes et renversées.
Nous en étudierons successivement les parties optiques et les
parties mécaniques[1].

Parties optiques. — Les parties optiques essentielles qui
constituent un microscope composé sont : l'objectif, l'oculaire, le
miroir pour éclairer les corps transparents, et la loupe pour
éclairer les corps opaques.

1° *Objectif.* — L'objectif est en réalité un microscope simple

____

[1] Pour toute la description qui va suivre, nous supposons que le lecteur a un
microscope devant les yeux.

constitué par une série de lentilles achromatiques superposées.
Dans le microscope composé, il agit cependant d'une manière
toute différente; il produit une image réelle à une hauteur variable suivant la distance de l'objet à la lentille. Soit un objet ab
(fig. 3) un peu au delà du foyer principal de la lentille, cet objet
donnera en $a'b'$ une image réelle et renversée.

Pour prouver qu'il en est réellement ainsi, il suffit de débar-

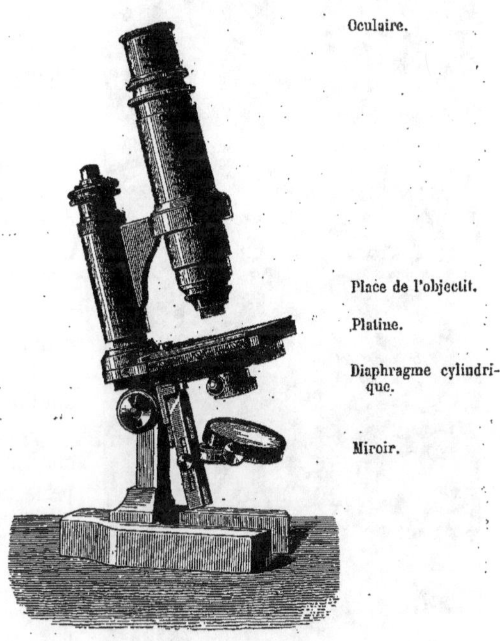

Fig. 2. — Microscope composé.

rasser le microscope de son oculaire, que l'on remplace par une
chambre noire munie d'un écran en verre dépoli, et de chercher
l'image en abaissant ou en relevant l'écran, comme le font les
photographes dans ce qu'ils nomment la mise au point. Une fois
l'image obtenue dans sa netteté, si, au moyen de la vis micrométrique, on rapproche l'objectif de l'objet, on voit que l'image
grandit et se produit plus loin, c'est-à-dire qu'il faut éloigner
l'écran pour la retrouver dans sa netteté. Si, au contraire, on

éloigne l'objectif de l'objet, il faut abaisser l'écran pour retrouver dans sa netteté une image plus petite que la première.

Le tracé des rayons lumineux rend compte de cette différence ; supposons en effet l'objet *ab*, transporté en *mn*, à une distance un peu plus grande de la lentille, on voit que l'image se produira en *m'n'*, c'est-à-dire moins loin que *a'b'*, et qu'elle sera plus petite.

Ce fait trouvera son application à propos de la mise au point du microscope.

2° *Oculaire*. — Autrefois l'oculaire se composait d'une seule lentille, qui agissait sur l'image réelle comme une loupe simple sur un objet. Un grand perfectionnement a été de le remplacer par un oculaire composé de deux lentilles plus ou moins éloignées ; l'une supérieure est la lentille oculaire proprement dite, l'autre inférieure est la lentille de champ, ou lentille collective. L'oculaire dès lors ne peut plus être considéré comme une loupe agissant sur l'image réelle pour l'agrandir.

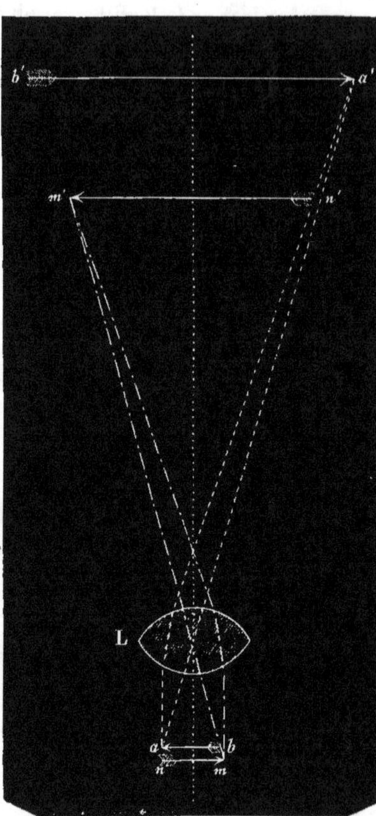

Fig. 3.

Lentille de champ.

Les avantages de cette lentille de champ sont de deux espèces. Lorsque les rayons lumineux ont traversé l'objectif, ils vont en divergeant à partir du foyer, et forment un cône ; plus la lentille qui constitue l'oculaire sera distante du sommet de ce cône, moins elle recevra de rayons lumineux. La lentille de champ, qui est plus rapprochée de l'objectif que la lentille oculaire proprement dite, recueille des rayons lumineux qui n'arriveraient pas à l'oculaire, et, en changeant leur direction, les fait passer par l'oculaire et arriver à l'œil de l'observateur.

Un autre avantage de la lentille de champ, c'est que les opticiens combinent sa construction de manière à corriger l'aberration de forme dont nous avons parlé plus haut. Nous avons vu en effet que l'image produite par l'objectif peut être courbe; à l'aide de la lentille de champ, on arrive à redresser l'image, en faisant croiser les rayons; on peut même dépasser la correction, et il se produit alors une image courbée en sens inverse.

L'oculaire peut donc servir à corriger l'aberration de forme, mais ne saurait servir à corriger l'aberration sphérique de l'objectif.

3° *Loupe et miroir*. — La loupe, fixée par une monture à la douille de l'instrument, sert à éclairer les objets opaques; mais il n'est pas possible de l'employer avec les objectifs forts, parce que leur monture projetterait de l'ombre sur la préparation.

Le miroir placé au-dessous de la platine est destiné à éclairer par transmission les objets transparents; il sert beaucoup plus souvent que la loupe. Il est plan ou concave. Le miroir plan s'emploie avec les faibles grossissements; le miroir concave avec les grossissements considérables; ce dernier donne un faisceau lumineux conique dont la pointe vient éclairer l'objet, tandis que le miroir plan donne des rayons parallèles.

Le miroir peut être disposé de manière que son centre corresponde à l'axe optique de l'instrument, ou bien il peut être disposé obliquement; on a dans ce cas ce qu'on appelle la lumière oblique. Enfin, pour éclairer très-vivement les objets, on se sert de lentilles ou de systèmes de lentilles disposés au-dessous de la platine du microscope, et qui se nomment des condensateurs. Il y en a de deux espèces : les uns, imaginés par Dujardin, donnent un faisceau lumineux à rayons convergents se réunissant sur l'objet; les autres, construits par Hartnack, donnent un faisceau à rayons parallèles; ce parallélisme des rayons s'obtient en les faisant passer par une série de lentilles disposées à cet effet.

Parties mécaniques. — Le microscope présente en outre à considérer des parties purement mécaniques : la platine, la monture du miroir, le tube sur lequel sont adaptés les objectifs et les oculaires, etc.

Platine. La platine est la petite table sur laquelle repose l'objet soumis à l'observation : elle est percée d'un trou central suffisant pour laisser passer les rayons lumineux. Il est nécessaire de pouvoir en diminuer à volonté l'ouverture. Pour cela, au-dessous de la platine est adaptée une plaque tournante munie de diaphragmes de dimension variée, et qui peuvent se présenter tour à tour.

Diaphragmes. Cette disposition n'est pas suffisante pour l'observation des objets fins ; les diaphragmes de petite ouverture sont rarement assez bien centrés, c'est-à-dire qu'ils se trouvent rarement tout à fait dans l'axe optique du système des lentilles. De plus, ces diaphragmes sont toujours à la même distance de la platine, on ne peut ni les rapprocher ni les éloigner. C'est pour cela que, dans les microscopes bien construits, on a des diaphragmes cylindriques bien ajustés qui sont reçus dans le trou même de la platine ; ils peuvent être élevés ou abaissés à volonté, sans qu'il se produise un défaut de centration. Ils offrent de plus l'avantage de pouvoir être remplacés par un condensateur ou un appareil à polarisation.

La monture du miroir n'est point indifférente ; il faut qu'il puisse se déplacer dans diverses directions, soit latéralement, soit verticalement. La disposition la plus avantageuse consiste dans la combinaison de deux articulations dites à genou par les constructeurs ; cette disposition permet toutes les positions possibles du miroir dans l'axe du microscope et en dehors de l'axe.

Le miroir doit avoir deux faces, une plane et une concave, pour que l'on puisse les employer alternativement.

Corps du microscope. Le corps du microscope, aux extrémités duquel sont adaptés les objectifs et les oculaires, est constitué par deux tubes en cuivre, qui doivent glisser l'un sur l'autre à frottement doux, de manière qu'on puisse faire varier la distance entre l'objectif et l'oculaire.

La manière dont le corps du microscope est adapté à l'instrument est variable ; le plus généralement il glisse dans une douille fixée au pied de l'instrument, et fendue dans sa longueur pour présenter une élasticité qui régularise et adoucisse le frottement. Dans certains microscopes, le mouvement du tube s'effectue au moyen d'une crémaillère.

Vis micrométrique. Quant aux mouvements lents qui établissent d'une manière nette le point exact, on les obtient au moyen d'une vis micrométrique très bien construite, qui agit tantôt sur un cylindre creux

qui glisse sur un axe cylindrique, tantôt sur un prisme triangulaire qui glisse dans une ouverture prismatique. La disposition
prismatique vaut mieux ; elle ne permet pas les déplacements latéraux. Un ressort à boudin placé dans la cavité cylindrique ou prismatique maintient le tube du microscope à la plus grande distance
que permet la vis micrométrique, et le fixe dans cette position.

Pour qu'une vis micrométrique fonctionne bien, il faut qu'il n'y
ait pas d'irrégularités de frottement et qu'il existe une tension constante. Ces conditions sont plus importantes qu'elles ne le paraissent à première vue ; en effet, ce n'est pas seulement avec ses yeux
que le micrographe examine, il s'aide pour ainsi dire de ses mains,
car il a besoin continuellement de faire varier le lieu de son observation, de voir plus ou moins profondément, et la perfection du
mouvement de l'appareil lui est absolument nécessaire.

Maniement du microscope. — La première chose à faire, quand
on veut se servir d'un microscope, c'est de s'assurer que toutes
les lentilles et les miroirs sont parfaitement propres ; pour cela,
il faut les passer en revue successivement.

Nettoyage des verres.

Si les faces libres de l'oculaire ne sont pas bien nettes, le meilleur moyen de les nettoyer est de les essuyer avec un morceau de
moelle de sureau fraîchement cassé, sur lequel il n'y a encore
aucune poussière ni aucun corps étranger qui pourrait rayer le
verre. S'il y a de la poussière sur la face interne des lentilles,
il est facile de les dévisser et de les essuyer de même avec un
fragment de moelle de sureau. Les faces libres des lentilles de
l'objectif seront nettoyées de la même façon. Quant aux faces
cachées des lentilles, si l'on y aperçoit de la poussière, il ne faut
essayer de les dévisser et de les nettoyer soi-même que si l'on est
expert dans la partie, autrement il vaut mieux porter l'objectif
chez un opticien et le prier de le nettoyer.

Il faut aussi que le miroir soit parfaitement pur ; on l'essuie
avec un linge fin. Quand on se sert des condensateurs, on les
examine et on les nettoie comme les objectifs.

Lorsque le microscope est bien net, il faut choisir sa lumière.

Choix de la lumière.

On éclaire généralement le miroir avec la lumière naturelle ;
pour cela, on y fait tomber les rayons lumineux venant non pas
directement du soleil, mais d'un point du ciel assez clair, un
nuage gris ou blanc par exemple.

Il arrive souvent aux personnes qui n'ont pas une grande
habitude de l'éclairage au microscope, de trouver difficilement

une bonne position du miroir. Elles perdent ainsi beaucoup de temps, et souvent n'arrivent pas à éclairer convenablement le champ du microscope. Pour obvier à cet inconvénient, il faut enlever le tube et chercher, en regardant directement, quel est le point du ciel le plus lumineux. On a ainsi orienté son microscope, et il suffit de remettre le tube dans la douille sans rien changer à la position de l'instrument. Cette manœuvre est surtout utile avec les objectifs forts. Dans certains cas, il est important que le miroir soit parfaitement centré, c'est-à-dire que son centre soit exactement dans l'axe optique du microscope. Pour s'assurer qu'il est en effet dans cette position, il faut examiner une bulle d'air dans l'eau en mettant l'objectif au point pour sa partie supérieure. Si le miroir n'est pas bien centré, les différentes zones de l'image n'ont pas des bords parallèles; il faudra faire varier la position du miroir jusqu'à ce que l'image soit bien régulière. Il sera alors certain que le centre du miroir est dans l'axe optique de tout l'instrument.

Dans des cas pressants, on peut aussi travailler à la lumière artificielle. La source de lumière qu'il est préférable de choisir est un bec de gaz ou une lampe à pétrole à mèche plate. On met sur le trajet des rayons lumineux une lentille biconvexe pour les rendre parallèles. Comme cette lumière est beaucoup plus jaune que la lumière solaire, il est bon d'atténuer cet inconvénient en plaçant un verre bleu, soit sur le miroir, soit sur la platine au-dessous de la préparation.

Une fois que l'on a trouvé une bonne lumière, il s'agit de mettre l'instrument au point. On fait glisser le tube soit directement avec les mains, soit avec une crémaillère, si le microscope en possède une. Qnand on a quelque habitude, on préfère généralement le glissement direct. Lorsque le microscope est neuf, le glissement est facile et régulier; mais au bout de quelque temps, il s'accumule entre la douille et le tube des parcelles de cuivre détachées par le frottement, des poussières, des matières grasses ou salines provenant des doigts, etc. Par suite du glissement, cette crasse se forme en rouleaux qui gênent le mouvement. Il se produit des résistances qui amènent des ressauts brusques, et le mouvement n'est plus régulier. Le meilleur moyen pour enlever cette crasse est de frotter le tube du microscope et la douille avec un papier poreux.

Il ne faut point enfoncer directement le tube du microscope, mais le faire tourner en même temps, de manière à lui imprimer un mouvement en hélice. Avec un peu d'habitude, on arrive à mettre à peu près au point, c'est-à-dire à voir l'objet, sans s'être servi de la vis. Il faut ensuite tourner la vis micrométrique très-lentement, de manière à arriver à la vision distincte : du reste, tout en observant, il faut garder la main sur le bouton de la vis, de manière à voir successivement, par un déplacement léger de l'objectif, les points de l'objet situés plus ou moins profondément. Lorsque l'on fait usage des objectifs forts, la mise au point est une opération beaucoup plus délicate qu'avec de faibles grossissements. En effet, dans ces cas, le plus léger déplacement de l'objectif, celui, par exemple, qui correspond à $\frac{1}{20}$, à $\frac{1}{50}$ de tour de la vis, change totalement l'aspect des objets très-petits que l'on examine; il faut donc apporter une très-grande précaution au mouvement de la vis, et cela d'autant plus que l'objectif ayant un très-court foyer, touche presque la préparation, et qu'un mouvement un peu trop considérable de la vis fait porter l'objectif sur le verre recouvrant qui écrase la préparation ou qui se brise.

Nous avons imaginé, pour obvier à cet inconvénient, d'arriver à la mise au point par le déplacement, non pas de l'objectif ou du corps du microscope tout entier, mais simplement par le déplacement de l'oculaire. Nous nous servons pour cela d'un appareil très-simple (fig. 4). Il consiste en deux anneaux en laiton, reliés entre eux par une crémaillère au moyen de laquelle on peut augmenter ou diminuer la distance qui les sépare. Le premier de ces anneaux *a* s'ajuste au haut du tube du microscope; dans le second *b*, on fixe l'oculaire que l'on peut de cette façon faire plonger plus ou moins dans le tube du microscope en manœuvrant le bouton de la crémaillère. En nous servant de ce petit instrument avec des objectifs forts, comme par exemple avec le n° 10 à immersion de Hartnack, nous avons constaté que l'on dispose, pour effectuer la mise au point, d'une étendue beaucoup plus considérable que lorsqu'on déplace l'objectif; c'est-à-dire qu'un changement dans l'image, obtenu avec $\frac{1}{20}$ ou $\frac{1}{50}$ de tour de la vis ordinaire, n'est obtenu avec le déplacement de l'oculaire que par un tour tout entier du bouton de la crémaillère. C'est là un avantage très-grand. La difficulté de l'observation avec les forts grossissements et la fatigue qui en résulte sont en effet dues en grande partie à la difficulté de mettre exactement au point. L'œil de l'observateur essaye dans ce cas de compléter ce qui manque à

Mise au point au moyen de l'oculaire.

l'instrument et de s'accommoder le mieux possible; c'est cet effort d'accommodation fatigant qui est évité par le déplacement de l'oculaire. Un autre côté avantageux de ce procédé, c'est qu'avec la mise au point très-exacte que l'on obtient ainsi, il est beaucoup plus facile de se rendre compte de la superposition des plans pour des objets très-petits, de savoir par exemple si une fibrille proche d'une cellule passe au-dessous ou s'anastomose avec elle. Comme l'oculaire doit être déplacé d'une façon très-appréciable pour changer d'une très-petite quantité le point de la vue dis-

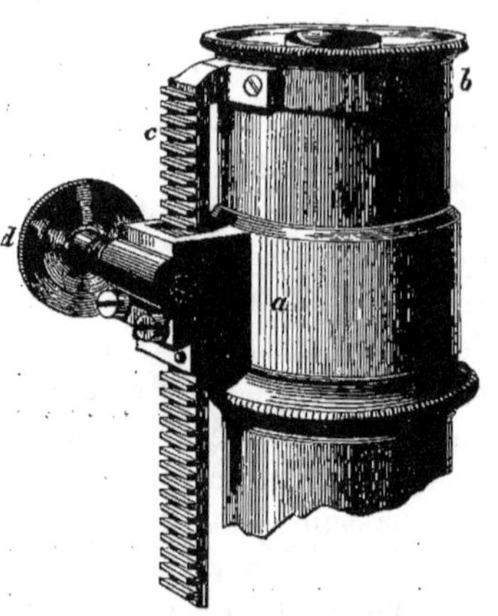

Fig. 4. — Crémaillère micrométrique oculaire pour la mise au point.

tincte, on arrive, grâce à ce petit instrument, à résoudre plus facilement une série de problèmes encore discutés. Nous aurons souvent l'occasion, dans le cours de cet ouvrage, d'en citer des exemples.

Aspect des objets au microscope. — Les objets peuvent être examinés sous le microscope soit à la lumière directe, soit à la lumière transmise.

Lumière directe.

A la lumière directe, on voit les objets comme dans le monde extérieur, sauf qu'ils sont renversés et dès lors paraissent avoir leur ombre du côté d'où vient la lumière. On se servait beaucoup autrefois de la lumière directe; récemment encore on l'employait souvent pour étudier les préparations microscopiques injectées, lorsqu'on n'avait comme masses d'injection que des matières colorées opaques; maintenant que l'on se sert presque exclusivement de masses transparentes, les préparations où les vaisseaux sont injectés doivent aussi être étudiées à la lumière transmise.

Lumière transmise. Franges de diffraction.

La lumière transmise donne lieu à des phénomènes de diffraction qu'il est essentiel de connaître, parce qu'ils peuvent prêter à des erreurs et à de fausses interprétations des images que donnent les objets.

On sait que si l'on fait entrer dans une chambre noire un rayon lumineux très-mince, et qu'on en intercepte une partie par un écran, l'autre partie, reçue sur un autre écran, n'y produit pas une surface blanche homogène. Il s'y montre des stries, des raies alternativement claires et obscures, plus ou moins lumineuses que le fond blanc, et variant suivant la façon dont on a disposé les écrans. Si, au lieu de la lumière blanche, on emploie la lumière monochromatique jaune (voy. plus loin), les phénomènes deviennent beaucoup plus saillants, les raies s'écartent et deviennent plus nettes. Ces raies, que l'on a appelées franges de diffraction, sont dues à des interférences; nous n'avons pas à nous occuper ici de la théorie qui en explique la production; mais il est important de les noter, car elles ont donné lieu à des erreurs en micrographie. — Ainsi, dans les *sarcous elements* de Bowmann (voy. plus loin tissu musculaire), Rouget a observé des stries transversales; d'autre part, Krause y a vu des stries longitudinales; comme nous le verrons plus tard, ces stries n'existent pas dans l'élément histologique; ce que ces auteurs ont pris pour des stries n'est en réalité que des franges de diffraction.

Les tissus soumis à l'observation microscopique doivent le plus souvent être examinés dans un milieu liquide. Ils sont en effet pour la plupart humides à l'état normal, et la dessiccation les déforme en les faisant revenir sur eux-mêmes; d'autre part, l'air, venant à s'introduire dans les interstices de ces tissus ou dans les intervalles qui en séparent les fragments, change complétement leur aspect, par suite des phénomènes optiques auxquels donne lieu la différence de son indice de réfraction avec celui des tissus, en sorte que l'observateur n'a plus qu'une image confuse ou inexacte de l'objet, lorsqu'il l'examine à l'état sec.

Or, suivant le milieu dans lequel est plongé un objet, il est vu d'une façon tout à fait différente. S'il est placé dans un milieu qui ait le même indice de réfraction que lui, il n'existe pas pour l'œil; dans un milieu moins réfringent, il a les caractères d'un corps solide; dans un milieu plus réfringent, ceux d'un corps creux.

Une expérience facile à faire rend le phénomène très-saillant.

On prend trois flacons semblables remplis, le premier d'eau, le second de sulfure de carbone, le troisième de baume du Canada. A travers le bouchon qui ferme chacun d'eux, on fait passer une baguette de verre qui plonge dans le liquide.

En regardant à travers le flacon qui contient de l'eau, cette baguette paraît solide; dans le flacon au sulfure de carbone, elle paraît creuse, et dans le flacon au baume du Canada, on ne la voit point du tout. Les indices de réfraction des différents corps employés dans cette expérience nous permettent de nous rendre compte de tous ces phénomènes. En effet, le baume du Canada a à peu près le même indice de réfraction que le verre.

L'eau a pour indice . . . . , . . 1.336
Le verre 1.563
Le sulfure de carbone 1.640

Analyse op-
tique
des bulles
d'air et des
globules
de graisse.

Pour nous rendre compte de l'influence des milieux sur la manière dont on voit les objets au microscope, nous allons étudier des corps d'une forme déterminée dans un milieu plus réfringent et ensuite dans un milieu moins réfringent qu'eux-mêmes. Nous allons faire l'analyse optique d'une bulle d'air dans l'eau, d'une bulle d'air dans le baume du Canada et enfin d'un globule de graisse dans l'eau.

Bulle d'air dans l'eau. — On emprisonne dans l'eau, entre la lame et la lamelle, une bulle d'air assez petite pour qu'elle ne soit pas comprimée, et qu'elle garde une forme sphérique. On place la lame sur la platine; au-dessous, à cinq millimètres environ de la bulle (en comptant l'épaisseur de la lame de verre et celle de la platine), on met un diaphragme d'environ 2/3 de millimètre d'ouverture, et l'on éclaire avec le miroir concave bien centré.

En mettant l'objectif au point pour le centre de la bulle, ce qui se reconnaît à ce que les bords de la bulle sont bien nets (fig. 5. B), le centre de l'image est très-clair, plus clair que le reste du champ; il est entouré d'une zone grise et d'un anneau noir assez large, interrompu par un ou plusieurs cercles plus clairs; autour de l'anneau noir se trouvent encore un ou plusieurs cercles concentriques plus clairs que le champ. Ces cercles clairs sont des cercles de diffraction. Nous ne nous occuperons pas en ce moment de la théorie qui explique leur production.

En rapprochant l'objectif de la préparation à l'aide de la vis micrométrique, de manière à inspecter la partie inférieure de la bulle (fig. 5. A), le cercle central blanc diminue et devient plus clair; son bord devient plus net; il est entouré d'un anneau noir très-large, environné lui-même à sa périphérie d'un ou plusieurs cercles de diffraction.

Si l'on éloigne au contraire l'objectif pour examiner la bulle dans sa partie supérieure (fig. 5. C.), on remarque que le cercle central augmente en étendue ; il est entouré d'un plus ou moins grand nombre d'anneaux de teintes grises variées, autour desquels on retrouve un anneau noir plus mince que ceux que l'on voyait dans les deux autres positions de l'objectif ; tout à fait aux bords, on remarque des cercles de diffraction en plus grand nombre que précédemment.

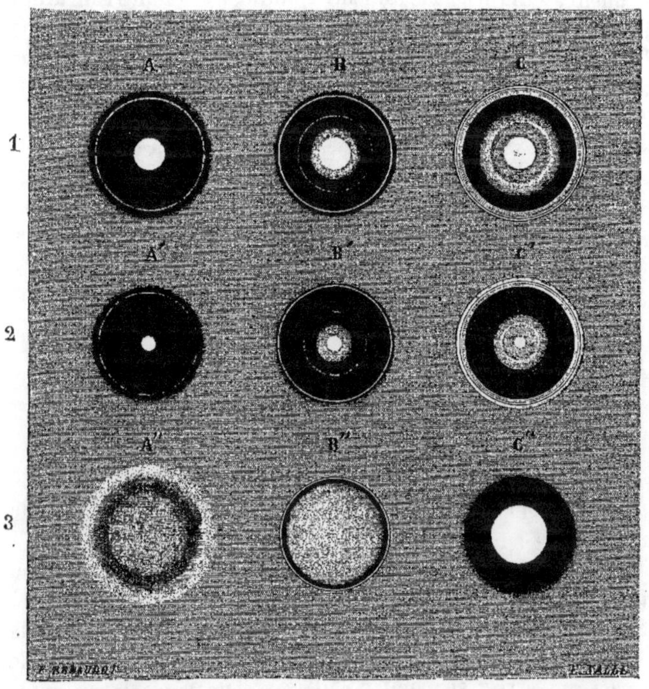

Fig. 5. — 1. Bulle d'air dans l'eau. A, l'objectif étant mis au point sur la partie profonde ; B, l'objectif mis au point sur sa partie moyenne ; C, l'objectif mis au point sur sa partie supérieure.

2. Bulle d'air dans le baume du Canada. Les lettres A', B', C', indiquent des positions semblables de l'objectif par rapport à la bulle.

3. Globule de graisse dans l'eau. A″, l'objectif mis au point sur la partie profonde ; B″, l'objectif mis au point sur la partie moyenne ; C″, l'objectif mis au point sur la partie supérieure.

L'explication de ces phénomènes (abstraction faite des cercles de diffraction ; voy. plus loin) se trouve dans ce que l'on appelle la réflexion totale. — On sait qu'un rayon lumineux *ca* (fig. 6), qui

Réflexion totale.

passe obliquement de l'eau E dans l'air A se réfracte en s'éloignant
de la normale; plus le rayon incident est oblique, plus le rayon
réfracté se rapproche de la surface oo', de sorte qu'en considérant
des rayons de plus en plus obliques, on arrive à un rayon incident
co pour lequel le rayon réfracté serait parallèle à la surface du
liquide. Ce rayon co ne se réfracte plus; il subit ce que l'on
nomme la réflexion totale. L'angle ocm que fait alors le rayon
incident avec la normale est l'angle limite, c'est-à-dire l'angle qui
limite les rayons qui pourront sortir de l'eau pour arriver dans
l'air. En effet, tous les rayons plus obliques encore seront à plus
forte raison réfléchis, et un point lumineux c, placé dans l'eau,

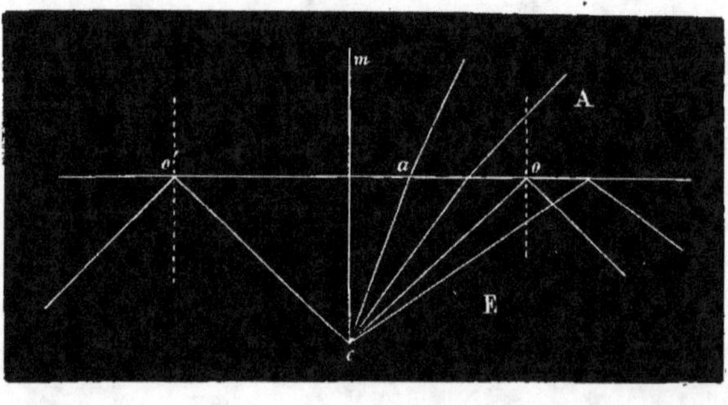

FIG. 6.

n'éclairera qu'une surface dont la section sera oo'; tout le reste
sera obscur.

Cela posé, si nous prenons une bulle d'air placée dans l'eau
(fig. 7) et recevant par en bas une série de rayons parallèles,
chacun de ces rayons est supposé rencontrer la tangente à la
surface de la sphère au point où il touche cette surface; le
rayon qui arrive au point a fait avec cette tangente un angle
de 90°; il passe sans déviation; le rayon tombant en a' ne fait plus
qu'un angle par exemple de 70° avec la tangente; il a par conséquent un angle d'incidence de 20°, et le rayon qui, arrivant en a''',
fera avec la normale un angle de 48° 35' (angle limite pour les
rayons qui passent de l'eau dans l'air) subira la réflexion totale. A
plus forte raison, tous les rayons qui viendront tomber plus loin
que a''' sur la surface de la bulle n'arriveront pas à l'œil de
l'observateur. Il en résultera sur les bords de la bulle une
zone obscure, tandis que le reste sera éclairé. En examinant

cette bulle au microscope, on devra donc voir, lorsque l'objectif sera rapproché de manière à distinguer nettement le fond de la bulle, un cercle central blanc (fig. 5, A) entouré d'un anneau noir correspondant à la zone obscure dont nous venons de parler. On voit par le tracé (fig. 7) qu'en relevant l'objectif de manière à percevoir distinctement la portion centrale de la bulle, le cercle blanc central augmentera d'étendue, et son bord deviendra diffus, tandis que l'anneau noir s'amincira. C'est en effet ce qui a lieu (fig. 5, B). Enfin, en éloignant l'objectif de manière à voir distinctement le haut de la bulle, on devra apercevoir encore moins nettement la

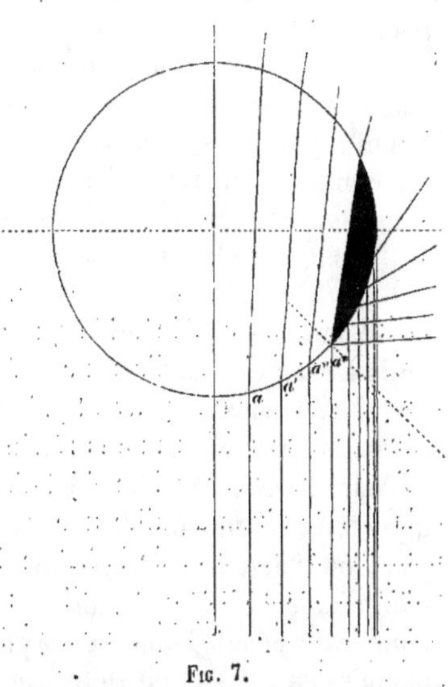

Fig. 7.

zone obscure. Par contre il se produira alors une série de cercles de diffraction beaucoup plus nombreux, soit vers le centre, soit vers la périphérie, parce que la partie inférieure de la bulle avec sa zone obscure, agissant sur les rayons lumineux qui la traversent comme un diaphragme, détermine la formation de franges de diffraction.

Bulle d'air dans le baume. — Dans le baume du Canada, qui est beaucoup plus réfringent que l'eau, l'angle limite, au lieu d'être de 48° 35', a une valeur beaucoup plus petite, c'est-à-dire que des rayons tombant beaucoup moins obliquement sur la surface de séparation subiront déjà la réflexion totale. Sur une bulle d'air, il n'y aura donc que les rayons tombant très-près du pôle inférieur de la bulle qui arriveront à l'œil de l'observateur, et la zone marginale noire (fig. 7) sera beaucoup plus étendue.

En effet, lorsqu'on examine dans les mêmes conditions que précédemment une bulle d'air dans le baume du Canada, on voit, lorsqu'on rapproche l'objectif de manière à examiner le fond de la bulle, une calotte sphérique noire A' (fig. 5, 2) percée au centre d'un petit trou comme taillé à l'emporte-pièce et d'un blanc plus éclatant que le reste du champ. En mettant l'objectif au point pour le centre de la bulle, c'est-à-dire à l'endroit où les bords de la bulle paraissent bien nets, on obtient la figure B' ; on voit qu'elle est analogue à la figure B correspondante que donnait la bulle d'air dans l'eau, avec cette différence que le cercle central est moins considérable. De même, la figure C' qu'on obtient en considérant la partie supérieure de la bulle ressemble à la figure C et s'explique de la même façon.

Globule de graisse dans l'eau. — La graisse a un pouvoir réfringent plus considérable que celui de l'eau ; un globule de graisse examiné dans l'eau nous fournira donc un bon exemple des phénomènes que peuvent présenter les corps très-réfringents entourés d'un milieu moins réfringent.

Pour se procurer un bon objet d'observation, il suffit de prendre à la pointe d'une aiguille une goutte d'huile d'olive ou d'huile d'amandes douces et de la battre dans un peu d'eau. On dépose sur la lame de verre une goutte du mélange, on recouvre avec la lamelle, on dépose l'objet sur la platine, et l'on cherche, parmi les globules de graisse qui se trouvent dans la préparation, un globule assez petit pour être parfaitement sphérique. On l'observe dans les mêmes conditions que nous avons indiquées plus haut, avec le miroir bien centré et un petit diaphragme.

En mettant l'objectif au point pour la partie inférieure du globule, il apparaît comme un disque gris un peu plus foncé que le champ et séparé du reste du champ par un anneau un peu plus clair (fig. 5, A'').

Si l'on éloigne l'objectif et qu'on le mette au point pour le centre du globule, celui-ci devient un peu plus clair, tout en restant gris, et l'on voit apparaître sur les bords un anneau noir mince, bordé en dedans et en dehors de cercles de diffraction (fig. 5, B'').

En continuant d'éloigner l'objectif, cet anneau noir devient de plus en plus large en gagnant sur le cercle central clair, et quand on examine le pôle supérieur du globule, on voit un centre blanc, plus blanc que le reste du champ, limité nettement par un anneau noir assez large, plus foncé vers le centre que vers la périphérie (fig. 5, C'').

Sans entrer dans l'explication de ces derniers phénomènes, nous constatons que les images diverses que présente le globule de graisse sont précisément l'inverse de celles que présente la bulle d'air.

La bulle d'air a un anneau noir et un centre blanc d'autant plus nets que l'on rapproche l'objectif du pôle inférieur de la bulle. Le globule de graisse a un anneau noir d'autant plus large et un centre d'autant plus net que l'on rapproche l'objectif de son pôle supérieur.

Les études qui précèdent, outre qu'elles nous permettront de distinguer dans les préparations les bulles d'air et les globules de graisse, et qu'elles nous empêcheront de les confondre avec des éléments histologiques, nous servent à établir ici ces deux principes généraux :

Les corps plus réfringents que le milieu qui les entoure ont un centre blanc d'autant plus net et plus petit et un anneau noir d'autant plus large qu'on se rapproche de leur face supérieure, c'est-à-dire qu'on éloigne l'objectif.

Les corps moins réfringents que le milieu dans lequel ils sont placés ont un centre beaucoup plus blanc et plus petit et un anneau noir d'autant plus large et d'autant plus foncé qu'on se rapproche de leur face inférieure, c'est-à-dire qu'on abaisse l'objectif [1].

Lorsqu'on examine les objets à la lumière monochromatique jaune obtenue, soit par la combustion du sodium, soit par la décomposition de la lumière solaire au moyen d'un prisme, on observe en gros les mêmes phénomènes que nous venons de décrire, mais les franges de diffraction sont plus nettes, plus éloignées

---

[1] Ces phénomènes ont déjà été bien observés par Dujardin. — Voici ce qu'il dit :

« ...Une bulle d'air et une gouttelette d'huile dans l'eau paraîtront l'une et l'autre bordées d'un cercle noir et pourvues d'un point lumineux au centre, si on les examine séparément et si l'on cherche pour chacune la distance convenable ; mais si on les examine ensemble et comparativement, on reconnaîtra bientôt une différence essentielle entre ces deux petites boules. L'une, celle d'air, représentant un espace vide et moins réfringent par rapport à l'eau, agira comme une petite lentille biconcave, et n'aura son centre brillant que si l'on rapproche l'objectif du microscope, puisque le petit faisceau lumineux qui la traverse devient divergent et doit avoir son foyer au delà de cette sphère. La petite boule d'huile, au contraire, réfractant la lumière plus fortement que l'eau, agira comme une lentille biconvexe et montrera son centre plus brillant quand on éloigne l'objectif du microscope. » — *Dujardin*, l'observateur au microscope. Paris, 1843, p. 55.

les unes des autres et en beaucoup plus grand nombre qu'avec la lumière ordinaire. Les franges internes de la bulle de graisse entre autres sont multipliées à l'infini ; la goutte de graisse paraît constituée par une série de couches concentriques comme un grain d'amidon. A la lumière monochromatique bleue, les franges de diffraction sont aussi multipliées, mais elles sont rapprochées les unes des autres et plus fines, de sorte qu'elles ne sont pas si aisément visibles. Aussi la lumière monochromatique jaune con-stitue-t-elle un bon moyen de con-stater si des stries qu'on aperçoit dans un objet lui appartiennent en propre, ou si ce ne sont que des stries de diffraction. Lorsque ces stries appartiennent à l'objet, elles ne sont pas exagérées par la lumière monochromatique ; si au contraire on les voit doublées ou quadruplées

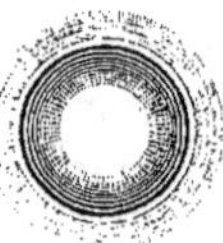
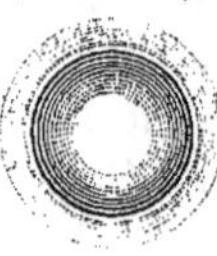

Fig. 8. — Bulles d'air observées dans l'eau à la lumière jaune et à la lumière violette.

avec cette lumière, on peut être assuré que ce sont des franges de diffraction[1].

Objets concaves et convexes. — Les objets convexes et plus ré-fringents que le milieu qui les entoure se comportent tous comme les globules de graisse, c'est-à-dire que, s'ils sont sphériques, leur centre devient brillant quand on éloigne l'objectif, obscur quand on le rapproche ; s'ils sont cylindriques, ils présentent suivant leur axe une raie brillante quand on éloigne, obscure quand on rapproche l'objectif.

Les objets concaves, au contraire, situés dans un milieu moins réfringent, se comportent comme les bulles d'air, c'est-à-dire qu'ils

---

[1] On peut, au moyen d'une disposition assez simple, arriver à éclairer le micros-cope avec une lumière monochromatique quelconque. Dans une pièce où pénètre le soleil, on place près de la fenêtre un prisme triangulaire, de telle façon qu'il renvoie horizontalement le spectre lumineux vers le fond de l'appartement. Il suffit alors de mettre le microscope sur un support dont la hauteur peut varier, pour observer tour à tour un objet dans les diverses lumières colorées. Pour bien faire, il faudrait se servir d'un héliostat ; autrement, le soleil se déplaçant constamment, le miroir du microscope n'est pas longtemps éclairé par la même couleur, et il faut le déplacer pour continuer l'observation.

La lumière jaune peut aussi être obtenue d'une autre façon : on trempe dans une solution de soude une fine spirale de platine, que l'on met ensuite dans la flamme d'un bec de gaz. Il se produit une belle flamme jaune, dont on peut se servir pour l'éclairage ; son inconvénient est d'être un peu tremblotante.

présentent un centre brillant quand on rapproche l'objectif, obscur au contraire quand on l'éloigne.

Ainsi les globules sanguins de l'homme, qui ont la forme de disques biconcaves arrondis à leur périphérie (voyez plus loin, art. Sang), présentent, lorsqu'on rapproche l'objectif de manière à bien voir leur face inférieure, un centre blanc entouré d'un anneau légèrement obscur; lorsqu'on éloigne l'objectif de manière à examiner leur face supérieure, leur centre est au contraire d'un gris plus ou moins foncé et entouré d'un anneau plus clair. Ils se comportent donc à peu près comme une bulle d'air dans l'eau. Ce qui fait différer un peu les images qu'ils donnent de celles de la bulle d'air, c'est qu'ils sont convexes sur les bords, et se comportent en ce point comme des corps convexes dans un milieu moins réfringent. — Dujardin a déjà fort bien observé et décrit ces phénomènes en 1845[1].

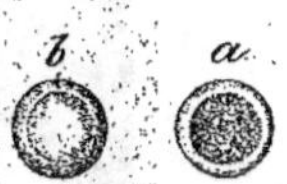

Fig. 9 — Globule sanguin de l'homme : *a*, l'objectif étant mis au point sur la face supérieure du globule; *b*, l'objectif étant mis au point sur la face inférieure du même globule.

Verre recouvrant. — Le petit verre qui recouvre une préparation donne lieu à une déviation des rayons lumineux dont les conséquences sont assez importantes, déviation d'autant plus considérable que cette plaque recouvrante est plus épaisse. Cette cause d'erreur a été signalée par Amici.

Soient, par exemple, une lamelle de verre V, 1, fig. 10 (dont nous exagérons beaucoup l'épaisseur pour la facilité de la démonstration), et un point lumineux *a* situé au-dessous et envoyant des rayons à cette lame de verre : le rayon perpendiculaire *a*B passera sans subir aucune déviation, mais les rayons obliques *a*C, *a*D, *a*E, subiront une déviation de plus en plus considérable en passant à travers la lame; de l'autre côté de cette lame, ils prendront, suivant les lois de la réfraction, les directions C′C″, D′D″, E′E″. Les prolongements de ces différents rayons ne viendront pas se réunir au point *a*, ni en un point unique quelconque; chacun de ces rayons prolongés viendra, comme le montre la figure, croiser l'axe optique en un point différent *c*, *d*, *e*, et l'image, au lieu

Aspect
des globules
sanguins.

Effets pro-
duits
par le verre
recouvrant.

---

[1] *Dujardin*, loc. cit., p. 91 : « Les corpuscules sanguins montrent nettement les mêmes effets d'ombre et de lumière qu'une lentille biconcave ou qu'une bulle d'air dans l'eau, ou qu'une gouttelette d'eau dans l'huile, devenant plus sombres quand on éloigne, et plus clairs quand on rapproche l'objectif du porte-objet. »

d'être rapportée à un seul point et par conséquent d'être nette, paraîtra se faire sur la ligne *ce*, dont elle occuperait toute la longueur, et par conséquent elle sera diffuse, quelle que soit la perfection du microscope.

La déviation des rayons lumineux varie suivant l'épaisseur de la lamelle. Déjà Amici a constaté qu'à chaque objectif correspond une épaisseur de la lamelle de verre qui donne les images les

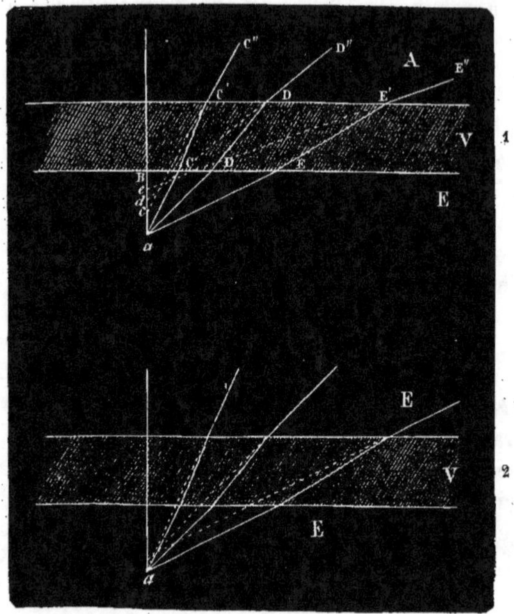

Fig. 10. — 1. Aberration produite par la lamelle de verre couvre-objet. — E, eau; V, verre; A, air.
2. Correction partielle de l'aberration produite par la lamelle de verre couvre-objet au moyen de l'immersion. — E, eau; V, verre. — La construction est la même que dans 1.

plus nettes, et il a conseillé d'employer pour chaque objectif la lamelle de verre de l'épaisseur qui lui convient. Dans la pratique, on ne peut guère s'en tenir à ce conseil; comme les lamelles sont faites de verre soufflé, il est difficile de s'en procurer d'une épaisseur déterminée. Ne pouvant corriger la lamelle, on a imaginé de corriger les objectifs, et l'on a construit des objectifs à correction dans lesquels, à la volonté de l'observateur, les différentes lentilles qui les constituent peuvent être éloignées ou rap-

prochées l'une de l'autre. A cet effet, l'objectif porte un collier A
(fig. 11) qui peut tourner sur lui dans les deux directions. Quand
on le fait tourner de gauche à droite, on rapproche les lentilles,
et, réciproquement, on les éloigne quand on tourne de droite
à gauche. C'est du moins ainsi qu'on les construit à Paris,
Quand la lamelle de verre est mince, il faut
rapprocher les lentilles; quand elle est
épaisse, il faut les éloigner. Généralement en
France, les objectifs à correction sont aussi
à immersion.

L'objectif à immersion est construit de
telle façon que l'on interpose entre la face
inférieure de la lentille et la lame de verre
une goutte d'eau; il a l'avantage de rendre
l'image beaucoup plus brillante, en faisant
arriver à l'œil de l'observateur une plus
grande quantité de rayons lumineux. La
raison en est facile à comprendre. Soient, par

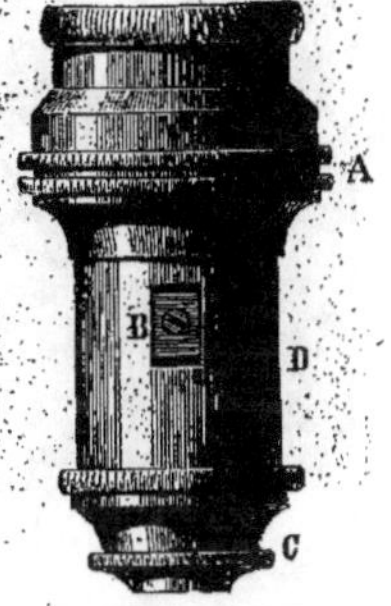

Objectifs
à immersion.

Fig. 11.

exemple, *cc'* (fig. 12) la surface inférieure de l'objectif, V le verre
recouvrant; soit *o* un point lumineux placé sous ce verre et soit *oo'*
un rayon lumineux envoyé par cet objet : ce rayon, passant au
sortir du verre dans l'air, se réfracterait de manière à prendre la
direction *ld* et n'arriverait pas à l'objectif. Si, au contraire, entre
la lamelle et l'objectif se trouve un milieu beaucoup plus réfringent
que l'air, de l'eau par exemple, le rayon lumineux s'écartera
beaucoup moins de la normale, et viendra prendre la direction *lc*, de manière à rencontrer l'objectif et à arriver par
suite à l'œil de l'observateur. Il parviendra donc par ce moyen
à l'œil une foule de rayons lumineux qui autrement n'y seraient
pas arrivés.

D'autre part, avec les objectifs ordinaires, un certain nombre
de rayons lumineux, arrivant de l'air sur la surface polie de la lentille, sont réfléchis et rejetés au dehors. Lorsqu'il y a une couche d'eau, cette réflexion est beaucoup moins considérable, et il y
a moins de rayons lumineux perdus.

De plus, l'immersion à elle seule corrige déjà en partie l'aberration produite par la lamelle de verre, puisque les rayons lumineux subissent par le fait de l'immersion une déviation moins
grande (2, fig. 10).

Les objectifs à immersion sont construits d'une façon spéciale, appropriée à la grande épaisseur de la couche réfringente que parcourent les rayons lumineux ; ils donneraient lieu à une grande aberration si on les employait sans eau.

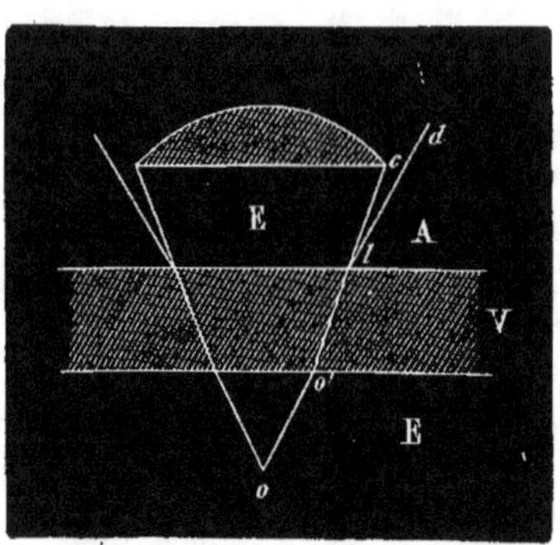

Fig. 12.

Une précaution indispensable à prendre avec les objectifs à immersion, c'est de tenir la face inférieure de la lentille parfaitement propre ; si elle était tant soit peu grasse, l'eau n'y adhérerait pas bien, il y resterait de petites bulles d'air, et il serait impossible de rien voir nettement. Il est nécessaire aussi d'employer pour l'immersion de l'eau distillée ; l'eau ordinaire, en séchant, laisserait sur la lentille des cristaux qui pourraient la rayer quand on l'essuierait.

Épreuve du microscope. — Pour qu'un microscope soit bon, il faut qu'il réunisse de bonnes conditions mécaniques et de bonnes conditions optiques.

Les conditions mécaniques d'un microscope sont faciles à apprécier. Pour la vis micrométrique, on s'assurera, en la faisant tourner, que son mouvement est régulier et n'exige pas d'effort. Il ne faut pas qu'à certains points la vis soit plus serrée et que son jeu exige plus de peine. Si le microscope peut s'incliner, le mouvement de bascule doit se faire facilement, et l'instrument rester dans la position quelconque qu'on lui donne.

Si la platine est tournante, il faut examiner si elle est bien centrée, c'est-à-dire si, dans toutes les positions, son centre reste dans l'axe optique de l'instrument.

Les diaphragmes doivent aussi être bien centrés : cette condition n'est pas toujours exécutée pour les plus petits diaphragmes ; en les mettant sous la platine, et en les regardant à travers un objectif faible, on remarque facilement si le cercle lumineux qu'ils donnent est au milieu du champ.

Quant aux conditions optiques, il faut s'assurer d'abord que l'aberration de sphéricité n'est pas considérable, autrement l'instrument est à rejeter. Pour l'aberration chromatique, nous avons vu qu'on ne peut jamais l'éviter complétement. Les objets ont toujours, ou bien un bord orangé, qui prouve que la dispersion des rayons lumineux n'a pas été corrigée entièrement, ou bien un bord bleuâtre, qui indique un excès de correction. Le plus souvent l'opticien choisit cette dernière condition. A la lumière oblique, quand bien même la correction chromatique du microscope est aussi complète que possible, les objets offrent d'un côté une coloration bleuâtre, de l'autre une coloration orangée.

Il peut encore se produire une aberration de forme qui est due à l'oculaire. Si avec un oculaire faible le champ du microscope paraît plat, avec un oculaire fort il paraîtra convexe. Ce n'est pas une raison pour que le microscope soit mauvais; cela prouve simplement que l'oculaire dont on s'est servi ne correspondait pas à l'objectif avec lequel on l'a accouplé.

Un autre inconvénient de quelques lentilles est la brièveté du foyer. Il faut, dans ce cas, pour mettre au point, que l'objectif

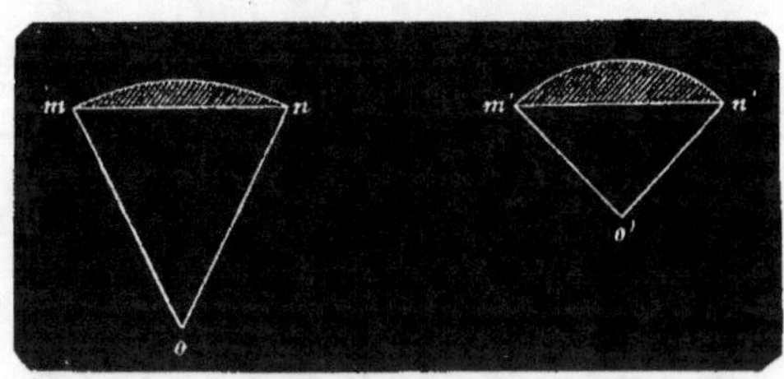

Fig. 13.

touche pour ainsi dire la préparation. Du moment que l'objectif a un foyer trop court pour que l'on puisse observer les objets recouverts avec des lamelles du commerce, il faut le rejeter.

Il ne suffit pas qu'un microscope soit exempt des défauts que nous venons d'indiquer; pour qu'il soit bon, il faut encore qu'il réunisse certaines qualités que nous allons énumérer. Tout d'abord il est nécessaire que les objectifs à fort grossissement aient un grand angle d'ouverture. L'angle d'ouverture d'un objectif est l'angle formé par les deux rayons extrêmes qui, partant d'un même point de l'objet examiné, peuvent arriver à l'œil de l'observateur.

Soit un point o (fig. 13) examiné successivement avec les objectifs mn et $m'n'$. Ce point enverra à l'objectif mn un cône de rayons

lumineux dont les rayons *om* et *on* limiteraient la coupe longitudinale. Le même point examiné avec l'objectif *m'n'* enverra à cet
objectif un cône de rayons beaucoup plus évasé, et dont la coupe
serait limitée par les rayons *o'm'*, *o'n'*. L'angle *mon* et l'angle
m'o'n' sont les angles d'ouverture des objectifs. La seule inspection de la figure montre que l'angle d'ouverture ne peut être con-

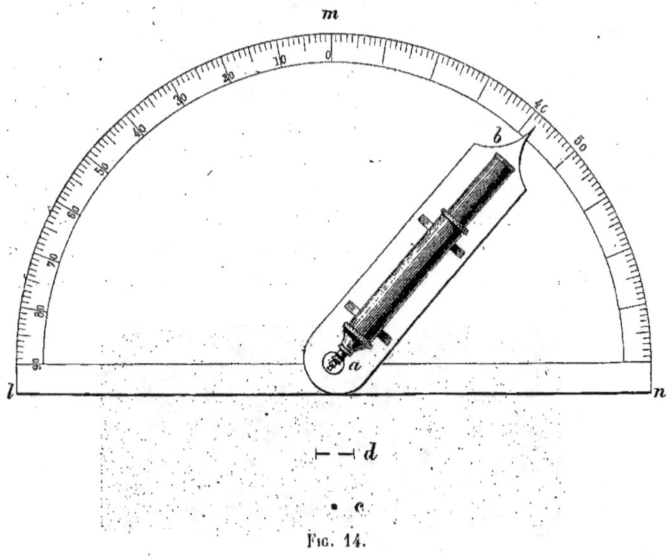

Fig. 14.

sidérable que si l'objectif est à court foyer ; cependant un objectif
peut être à court foyer et n'avoir pas néanmoins un angle d'ouverture considérable, si sa construction ne lui permet pas de
conduire à l'œil de l'observateur les rayons marginaux.

L'avantage du grand angle d'ouverture d'un objectif se comprend facilement. Plus cet angle est grand, plus sera considérable
la quantité de rayons lumineux qui d'un même point arriveront
à l'œil de l'observateur ; par conséquent la situation des différents
points d'un objet sera d'autant mieux définie.

Ce sont surtout les rayons marginaux (ceux que les objectifs à
grand angle d'ouverture seuls peuvent recueillir) qui donnent une
bonne définition d'un objet.

On obtient aujourd'hui des objectifs qui ont un angle d'ouverture de 170°.

Il est important de pouvoir mesurer l'angle d'ouverture d'un objectif. On a pour cela un appareil très-simple et facile à manier. Il se compose d'un petit support (fig. 14) *ab* qui peut se mouvoir autour du point *a* sur un cercle gradué en degrés *lmn*. Au point *c* se trouve une lampe qui envoie à travers un écran *d* un rayon lumineux dans la direction *ca*.

On place le microscope dont on veut étudier l'objectif sur le support *ab*, de manière que son objectif soit exactement situé au point *a*; en regardant à travers le tube dépourvu de son oculaire, on aperçoit nettement l'image de la lampe. On fait alors tourner lentement le tube suivant *ml*, en regardant toujours à travers, de manière à voir l'image de la lampe, et l'on s'arrête lorsque l'image disparaît. Supposons qu'à ce moment on soit arrivé à 75° à partir du zéro placé en *m*. On fait tourner de même le support vers *mn*, et l'on constate que l'image de la lampe est visible dans le tube du microscope jusqu'au même degré que de l'autre côté, par exemple jusqu'à 75°. L'angle d'ouverture est donc de 75° + 75° = 150°.

Dans différents traités du microscope, par exemple dans celui de Frey, dans celui de Ch. Robin, on distingue les objectifs en définissants et en pénétrants. La distinction que font ces auteurs n'est pas bien claire. D'après eux, la définition serait relative à la perception nette des formes, du contour des objets; la pénétration au contraire, à l'étude des détails d'un objet. Cette distinction ne se soutient pas en pratique. Supposons, en effet, une boule qui en contienne plusieurs petites : un objectif définissant serait celui qui pour la grosse boule indiquerait nettement sa forme et ses contours, mais sans faire voir son contenu; un objectif au contraire qui ferait voir les petites boules et qui pour elles serait définissant, serait pénétrant pour la grosse boule. Ces mots ont été introduits à une époque où l'on ne connaissait pas bien les qualités d'un objectif. En réalité, un objectif qui définit bien pénètre bien, et réciproquement ; sa qualité dépend uniquement de la perfection des lentilles et de l'angle d'ouverture; en d'autres termes, de la quantité de rayons lumineux arrivant d'un point à l'œil de l'observateur. Plus un point enverra ainsi de rayons lumineux, moins on sera exposé à le confondre avec les objets voisins ou superposés.

La distinction entre les objectifs définissants et pénétrants n'est en somme que celle entre les objectifs à faible et à fort grossissement. Les objectifs à faible grossissement permettent d'avoir une vue d'ensemble des objets. Avec un fort grossissement, au contraire, et un grand angle d'ouverture, il n'est pas possible de voir un objet, une cellule, par exemple, dans toutes ses parties à la fois. On voit, ou bien la face inférieure, ou le centre, ou la face supérieure, et tout d'abord en commençant on ne distingue rien nettement. On serait même porté à croire, lorsque l'on commence des études histologiques, que l'on a affaire à des objectifs imparfaits, puisqu'ils ne peuvent pas montrer un objet dans son ensemble; mais on reconnaît bientôt que ce défaut apparent est la qualité la plus précieuse de l'objectif, puisqu'il permet non-seulement d'étudier les contours, mais de connaître la situation relative des différentes parties d'un objet, de le toucher pour ainsi dire à l'aide de la vis micrométrique et d'en apprécier l'épaisseur.

Objets d'épreuve. — Pour étudier un objectif, on se sert d'objets d'épreuve que les Anglais ont appelés *test-objects*. Les objets d'épreuve les plus usités sont les diatomées, sortes d'algues unicellulaires à carapace siliceuse. On détruit avec l'eau régale leurs parties organiques, et la carapace siliceuse qui reste présente des stries d'une finesse extrême, variables suivant les espèces.

Pleurosigma.

L'espèce qu'on emploie le plus souvent est le *Pleurosigma angulatum*. Avec un grossissement de 500 diamètres, à sec et avec un objectif ayant un angle d'ouverture de 150°, il montre trois systèmes de raies si l'on emploie la lumière oblique : un système oblique partant de la nervure centrale, un second système oblique en sens inverse, et enfin un système perpendiculaire à cette nervure.

En plaçant le miroir obliquement hors de l'axe et en employant une platine tournante, on fait tomber successivement la lumière sous des incidences variées, et l'on obtient, l'un après l'autre, les trois systèmes de raies. Avec la lumière centrée, ces raies sont beaucoup plus difficiles à apercevoir, et c'est là que se reconnaît la puissance d'un objectif à grand angle d'ouverture. Avec un objectif de 160° à 170° d'angle d'ouverture et à immersion, on voit nettement les trois systèmes de raies du *Pleurosigma*[1].

Plaques
de Nobert.

Un constructeur allemand, Nobert, a tracé au diamant sur des lames de glace des systèmes de raies parallèles de plus en plus fines

---

[1] Presque tous les constructeurs de microscope, du moins en France, livrent à l'acheteur une préparation de *Pleurosigma angulatum*. Dès lors il m'a semblé inutile d'en reproduire ici un dessin.

et de plus en plus rapprochées. On appelle ces lames *plaques de Nobert*.

Pour reconnnaître, à l'aide de ces plaques, le pouvoir d'un objectif, on les examine, comme tout autre objet, soit à la lumière centrée, soit à la lumière oblique, et l'on peut déterminer quel est le dernier système résolu par tel ou tel objectif, c'est-à-dire le dernier dans lequel les lignes peuvent être distinguées ; dès lors les objectifs peuvent être comparés par ce moyen les uns aux autres au point de vue de leur puissance[1].

Pour les recherches histologiques, le meilleur microscope n'est pas toujours celui qui montrera le mieux les raies du *Pleurosigma*. Les diatomées sont en effet des corps plans, offrant seulement de légères stries ; en anatomie générale, on a au contraire affaire à des objets irréguliers, rugueux, concaves, convexes, changeant de forme, et il faut des objectifs qui montrent bien ces détails-là. Le seul moyen de les choisir, lorsqu'on est habitué à l'observation microscopique, c'est d'avoir un objet histologique que l'on ait étudié auparavant avec des lentilles variées, et dont on se soit convaincu qu'il doit être vu de telle ou telle façon avec un excellent objectif: on regarde alors cet objet avec les divers objectifs que l'on veut essayer, et l'on considère comme les meilleurs ceux qui le montrent le mieux.

Fig. 15. — Fibrilles isolées des muscles des ailes de l'hydrophile (2000 diam.) : *a*, disque épais ; *b*, disque mince.

Je me sers habituellement, comme objet d'épreuve, de fibrilles musculaires isolées des ailes hydrophiles : il faut qu'avec un grossissement supérieur à 300 diamètres, on y voie les disques sombres alternativement épais et minces qui les caractérisent.

Manière d'apprécier le grossissement du microscope. — Pour apprécier le grossissement d'un microscope, il faut se rappeler que nous ne connaissons pas par la vue seule la dimension réelle des objets; nous ne connaissons que l'angle visuel sous

Angle visuel.

---

[1] Nous avons sous les yeux une de ces plaques de Nobert: c'est une lame de glace sur laquelle est tracée une série de dix-neuf systèmes de raies. L'ensemble de ces dix-neuf systèmes paraît à l'œil nu comme une ligne unique. L'endroit où se trouve le tracé est recouvert d'une lamelle mince lutée avec un vernis, de

lequel ils se présentent. Soient en effet l'objet *mn*, et *bac* l'angle visuel sous lequel nous voyons cet objet; l'objet *m'n'*, placé à une distance plus grande, sera vu sous le même angle visuel, aura par conséquent la même dimension apparente, quoique sa gran-

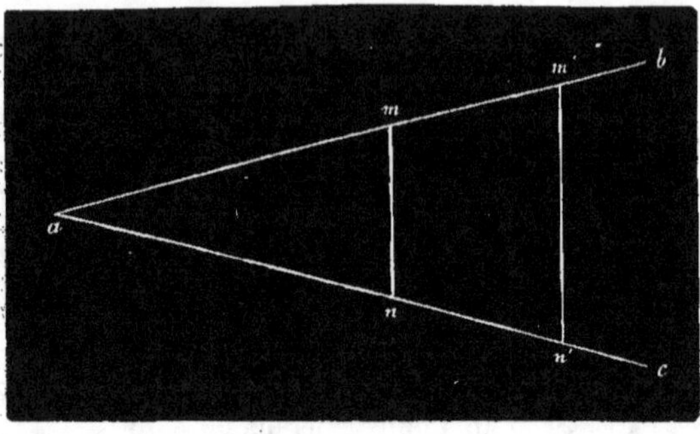

Fig. 16.

deur soit plus considérable. La grandeur apparente d'un objet différera donc suivant le plan (*mn* ou *m'n'*) où l'on arrêtera l'angle visuel.

manière que l'on puisse observer avec des lentilles à immersion, sans que l'eau vienne mouiller les raies. Sur une des extrémités de la glace se trouve le tableau suivant que nous reproduisons textuellement :

TEST-OBJECT.

$$\frac{1'''}{1000} \quad - \quad \frac{1'''}{1000}$$

DISTANTIA LINEARUM

1 Div.	0,001000	11 Div.	0,000167
3 —	0,000500	13 —	0,000143
5 —	0,000333	15 —	0,000125
7 —	0,000250	17 —	0,000111
9 —	0,000200	19 —	0,000100

Dans le premier système, la distance d'une raie à l'autre est donc d'un millième de ligne; elle va en diminuant graduellement dans ces différents systèmes jusqu'au dix-neuvième, où la distance entre deux raies voisines n'est plus que d'un dix-millième de ligne. Dans les derniers systèmes, les raies sont si rapprochées, qu'avec les plus forts objectifs on n'arrive pas à les distinguer. Avec un objectif n° 10 à immersion de Hartnack, on distingue nettement les raies jusque dans le huitième système avec la lumière centrée et un petit diaphragme, et jusque dans le dixième avec la lumière oblique.

Aussi le grossissement d'un système de lentilles sera apprécié d'une façon tout à fait différente suivant le point où l'on arrêtera l'angle visuel pour recueillir l'image. Quelques observateurs ont voulu recueillir l'image sur l'oculaire même, elle est alors très-petite; d'autres l'ont prise sur la table de travail, elle est beaucoup plus considérable. Aujourd'hui on la prend généralement sur la platine du microscope, c'est-à-dire à 20 ou 25 centimètres de l'œil de l'observateur; c'est pour ce point-là que l'on donne la grandeur apparente ou ce qu'on appelle le grossissement. On ferait mieux encore d'adopter définitivement 25 centimètres, pour que l'on pût comparer entre eux tous les grossissements.

Cela posé, pour apprécier le grossissement d'un système de lentilles quand il s'agit d'un objectif faible, on place sur la platine une petite règle d'ivoire divisée par exemple en demi-millimètres; cette règle est éclairée par la lumière directe. Lorsque la mise au point est parfaite, on aperçoit nettement les divisions de la règle. Supposons qu'il y en ait six dans le champ du microscope; on en conclura que le diamètre du champ est de 3 millimètres. Puis on place à côté de la platine, sur une tablette élevée à la même hauteur, une surface blanche, une feuille de papier, par exemple. On regarde dans le microscope avec l'œil gauche, et directement sur la surface blanche avec l'œil droit; il est facile alors de superposer les deux images, et de tracer avec un crayon sur l'écran l'image grossie de la règle. Supposons que sur le papier cette image des six divisions de la règle occupe 9 centimètres ou 90 millimètres; nous aurions ainsi un grossissement de $\frac{90}{3}$ ou de 30 diamètres.

Pour des systèmes plus forts, par exemple ceux dont le grossissement dépasse 100 diamètres, cette division en demi-millimètres ne serait plus applicable. On prend alors un micromètre-objet, c'est-à-dire une lame de glace sur laquelle ont été tracées avec une machine à diviser des raies parallèles à un centième de millimètre de distance.

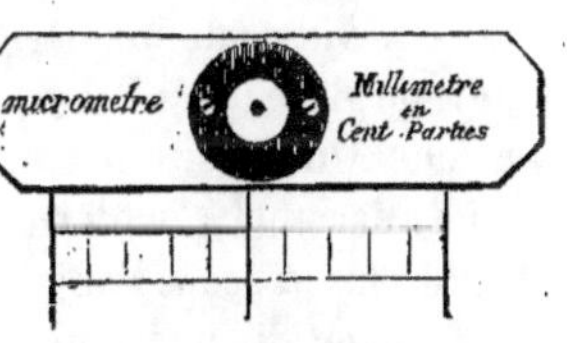

Fig. 17. — Micromètre-objet.

On procède de même que précédemment, c'est-à-dire qu'on superpose l'image d'un certain nombre de ces divisions grossies sur une feuille de papier vue à l'œil nu. Cette superposition exige un peu d'habitude. Supposons que cinq divisions du micromètre correspondent sur le papier à un centimètre, le grossissement sera de $\frac{1000}{5}$ ou de 200 diamètres.

Mensuration des objets, ou micrométrie. — Pour connaître la dimension des objets que l'on voit au microscope, le procédé le plus simple serait de les placer sur le micromètre-objet, et d'observer directement combien ils occupent de divisions de ce micromètre. Ainsi, en plaçant un objet sur la lame de glace divisée en centièmes de millimètre, si cet objet occupe exactement l'espace compris entre deux des divisions, c'est qu'il a un centième de millimètre de diamètre. Ce procédé n'est pas applicable, parce qu'on ne manie point les objets microscopiques comme on veut; il n'est pas possible d'amener l'objet sur la division du micromètre, ni de l'y placer dans le sens qu'on voudrait; ensuite il est rare que l'objet occupe un nombre exact de divisions. Pour obvier à ces inconvénients, on se sert de deux micromètres combinés : le micromètre-objet et le micromètre oculaire.

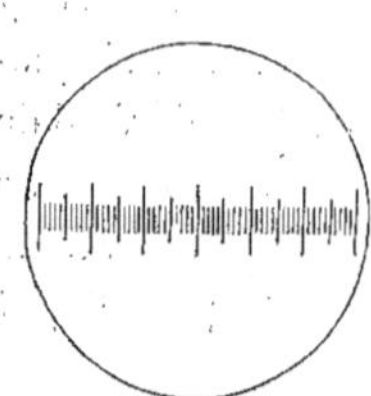

Fig. 18. — Micromètre oculaire.

Le micromètre oculaire est formé par une lame de glace sur laquelle sont tracées des divisions équidistantes d'une grandeur quelconque, et qui est placée dans l'oculaire entre la lentille oculaire proprement dite et la lentille de champ. Pour que les divisions de ce micromètre soient aperçues nettement, il est nécessaire qu'il soit exactement au point de la lentille oculaire, et comme ce point varie suivant les observateurs, il faut pouvoir faire varier la position relative de la lentille et de la lame de glace. Dans les oculaires qui contiennent ces micromètres, la lentille supérieure est montée sur une douille qui peut en effet se visser ou se dévisser de manière à la rapprocher ou à l'éloigner de la lame de glace jusqu'à ce qu'on en aperçoive bien nettement les divisions. On la fixe alors au moyen d'un collier dans cette position.

Le micromètre oculaire étant ainsi disposé, on observe sur la platine du microscope l'objet dont on veut déterminer les dimensions. La division du micromètre, amplifiée seulement par la lentille oculaire, se trouve reportée pour l'observateur sur l'objet à examiner, et cet objet correspond alors à un certain nombre de divisions de ce micromètre. Supposons par exemple qu'il corresponde à une division. On remplace alors la préparation par le micromètre-objet, et les divisions du micromètre oculaire viennent se superposer à celles du micromètre-objet. On voit à combien de divisions du micromètre oculaire correspond une division du micromètre-objet. Supposons qu'une division du micromètre-objet (divisé, par exemple, en centièmes de millimètre) corresponde à deux divisions du micromètre oculaire, nous en conclurons que l'objet que nous avons vu avait un demi-centième de millimètre de diamètre.

ACCESSOIRES DU MICROSCOPE.

Il nous reste à parler de certains accessoires du microscope : de la chambre claire pour dessiner avec le microscope, du microscope binoculaire, des appareils à polarisation ; enfin de quelques appareils destinés à placer les objets à observer dans des conditions particulières, comme la platine chauffante, la chambre humide, la chambre à gaz, etc.

Chambre claire. — La chambre claire que l'on emploie avec le microscope est fondée sur un principe de physique bien connu : la réflexion totale de la lumière par un prisme rectangulaire. Il suffirait à la rigueur de placer un prisme quadrangulaire (prisme de Wollaston) au-dessus de l'oculaire pour pouvoir recueillir l'image sur un

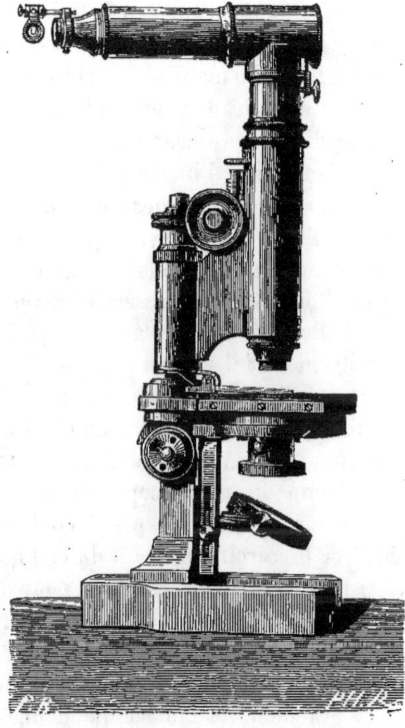

Fig. 19. — Chambre claire d'Oberhaeuser adaptée au microscope.

écran. L'inconvénient, c'est que cette image serait reportée ainsi sur un plan vertical, et ne serait pas commode à recueillir.

On a construit des chambres claires de toute espèce ; la meil-

leure est encore l'ancienne chambre claire de Chevalier et Oberhaeuser. Elle offre sur les autres plusieurs avantages : d'abord elle
ne déforme pas l'image; en second lieu, cette image se produit sur
un plan horizontal et à une certaine distance du pied de l'instrument, de telle sorte qu'on n'est pas gêné pour faire le dessin.

Cette chambre claire se compose d'un tube coudé à angle droit,
dont une des branches est disposée verticalement et peut s'adapter sur le microscope à la place de l'oculaire. L'autre branche est
horizontale et a environ 15 centimètres de longueur. Au coude
même de l'instrument, exactement au-dessus de l'axe optique, se
trouve un premier prisme à réflexion totale qui envoie les rayons
dans une direction horizontale, à travers le tube muni d'un oculaire,
sur un second prisme à réflexion totale placé à l'autre extrémité ;
les rayons lumineux sont ramenés dans la direction verticale et de
bas en haut, de manière à arriver à l'œil de l'observateur, qui les
reporte sur un plan horizontal situé à une hauteur variable et
à une distance suffisante du microscope pour permettre de dessiner facilement l'image qu'on y voit.

Il faut que les prismes soient d'excellente qualité pour ne pas
altérer l'image. Il est vrai que, dans cette double réflexion, un
certain nombre de rayons lumineux sont absorbés nécessairement,
et que tous ceux qui passent à travers le microscope n'arriveront
pas à l'œil de l'observateur. Mais ce n'est pas toujours un
inconvénient : il ne faut pas, en effet, que l'image soit trop brillante sur l'écran; autrement on ne distingue plus la pointe du
crayon qui doit tracer les lignes. On est même obligé quelquefois, pour bien voir ce que l'on dessine, de diminuer la lumière
du champ du microscope. Pour cela, on remplace le miroir
concave par le miroir plan, ou bien même on cherche, pour
éclairer le miroir, un point du ciel qui ne soit pas brillant.

Il faut beaucoup d'habitude pour finir un dessin à la chambre
claire; mais ce procédé est excellent pour tracer les contours,
pour rapporter exactement la situation relative des objets; il
épargne beaucoup de temps au dessinateur.

La grandeur de l'image que donne la chambre claire dépend,
toutes choses égales d'ailleurs, de la hauteur à laquelle on place
l'écran destiné à la recevoir. S'il est placé sur la table de travail,
l'image sera plus grande que si on le met à la hauteur de la platine du microscope. Du reste, même si l'écran se trouve à la hauteur de la platine, l'image est plus grande que celle qu'on ver-

rait en regardant avec l'oculaire. En effet, les rayons lumineux partant de l'objet ont parcouru, outre la longueur du tube du microscope, toute la longueur du tube horizontal de la chambre claire, dans lequel ils poursuivent leur marche comme s'il était la continuation du premier, et ils forment par suite une image plus grande.

Il ne faut pas qu'une chambre claire redresse l'image; il importe au contraire qu'elle la reproduise telle qu'on la voit en regardant par l'oculaire. C'est en effet le plus souvent en observant avec l'oculaire la préparation, que l'on termine un dessin commencé à la chambre claire; on voit donc les objets renversés, et si l'on avait commencé son esquisse avec une image redressée par la chambre claire, il serait bien difficile de terminer le dessin.

La chambre claire n'est pas indispensable pour le dessin histologique: on peut même, sans se servir de cet instrument, arriver à faire des dessins très-exacts; seulement il faut alors être un dessinateur exercé, ou bien y mettre beaucoup de temps.

Lorsqu'un dessin a été exécuté, il est important d'en déterminer le grossissement. Pour y arriver, il suffit de mesurer un de ses diamètres avec une règle divisée en centimètres. Supposons que ce dessin ait, par exemple, 6 centimètres de largeur. On détermine alors par le procédé que nous avons indiqué plus haut, en combinant l'emploi du micromètre-objet et celui du micromètre oculaire, le diamètre correspondant de la préparation. Supposons que ce diamètre soit de $0^{mm},2$, le grossissement du dessin sera de $\frac{60}{0.2} = \frac{600}{2} = \frac{300}{1}$.

Microscope binoculaire ou stéréoscopique. — Dans le but d'avoir avec le microscope l'avantage de la vision binoculaire, c'est-à-dire d'apercevoir le relief des objets, on a construit des microscopes binoculaires dans lesquels une partie des rayons lumineux est déviée par un prisme dans un second tube. Soit, par exemple, un point lumineux a (fig. 20), et soit une lentille mn qui représente l'objectif. Nous savons que ce point a envoie au microscope un faisceau lumineux dont la base est mesurée par le diamètre de la lentille. Pour avoir deux images de ce point, il suffit de couper le faisceau en deux parties, et c'est ce qu'on fait en introduisant dans le faisceau émergeant de la lentille un couple de prismes rectangulaires c et c' qui prennent une partie des rayons lumineux et leur font éprouver une déviation latérale de manière à les amener en a''. On reçoit ces rayons déviés dans un second tube qui fait avec le premier un angle tel que les deux oculaires aient entre eux la même distance que les deux yeux de l'observateur.

Oculaire
binoculaire.

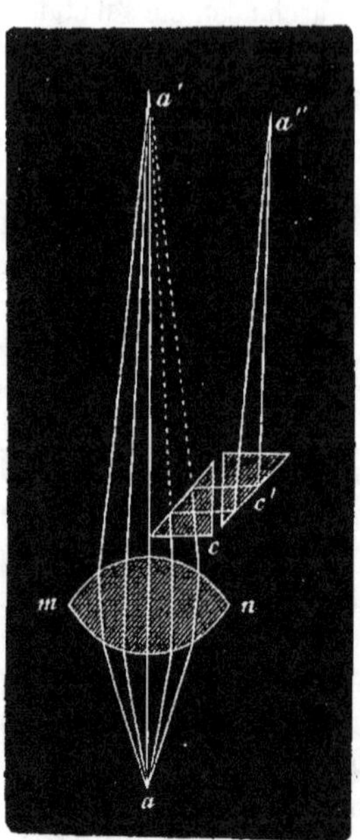

Fig. 20. — Marche des rayons lumineux pour expliquer la partie optique du microscope binoculaire.

Depuis quelques années, MM. Harnack et Prazmowski construisent un oculaire binoculaire par lequel on remplace l'oculaire ordinaire lorsque l'on veut observer avec les deux yeux. Cet instrument a l'avantage de s'adapter à n'importe quel microscope. Le principe en est très-simple. Les rayons lumineux sont réfléchis à angle droit par des prismes rectangulaires a et b (fig. 21); renvoyés sur les prismes c, d, ils s'y réfléchissent une seconde fois, reprennent la direction verticale, et arrivent en e et f aux yeux de l'observateur. Tous les observateurs n'ont pas les deux yeux également écartés; aussi cet oculaire est-il muni d'un appareil à crémaillère qui permet de faire varier la distance ef. Pour s'en servir, l'observateur doit d'abord régler la distance des deux oculaires de manière qu'elle corresponde à celle de ses yeux. A cet effet, tenant l'oculaire à la main, il regarde directement au travers une surface lumineuse, et il aperçoit deux cercles; il tourne la vis dans un sens ou dans l'autre jusqu'à ce que les deux cercles se confondent; il a alors la bonne distance entre les deux oculaires, et place l'instrument sur le microscope.

Ces microscopes, quelle que soit leur construction, donnent bien la sensation du relief, mais ils ne méritent pas le nom de stéréoscopiques. En effet, ce qui nous donne la notion du relief, c'est que nos deux yeux ne perçoivent pas exactement la même image d'un objet; c'est cette condition qu'on a utilisée pour le stéréoscope, dans lequel deux images différentes d'un objet sont placées chacune devant un des yeux de manière à produire une impression unique. Dans le microscope binoculaire, au contraire, ce ne sont pas deux images différentes, c'est la même image qui arrive à chacun des yeux de l'observateur. La sensation du relief y est donc le produit d'une illusion fondée sur l'habitude, et dès lors ce microscope ne peut être considéré comme stéréoscopique. De plus, ces instruments ont l'inconvénient de diminuer la clarté de l'image, et il n'est pas possible de s'en servir avec des objets forts. La seule manière d'avoir avec le microscope une notion du relief des objets et de leur superposition, c'est d'employer le microscope ordinaire avec des objectifs à grand angle d'ouverture. Nous avons vu plus haut (page 28) que ces objectifs, ne faisant voir que des portions extrêmement limitées des objets, on prenait une connais-sance complète de ceux-ci en faisant va-rier le point de la vue distincte à l'aide de la vis micrométrique. Dès lors la situation respective de deux points d'un même ob-jet et de deux objets différents sera déter-minée par le sens dans lequel on aura été con-duit à tourner la vis micrométrique pour les voir successive-ment. En deux mots, aujourd'hui le micro-scope binoculaire ou

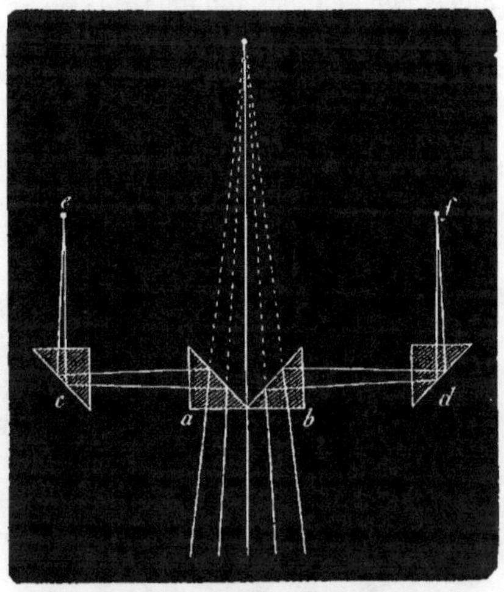

Fig. 21. — Marche des rayons lumineux dans l'ocu-laire binoculaire de Hartnack et Prazmowski.

stéréoscopique, qui est un bon instrument de démonstration, ne peut pas être employé dans les recherches histologiques.

Appareils de polarisation. — Quand on fait passer la lumière à travers un prisme de spath d'Islande, il se produit un rayon ordinaire, qui suit les lois ordinaires de la réfraction, et un rayon extraordinaire, qui prend une autre direction et qui est polarisé. Les prismes dits de Nicol ont pour but de détruire le rayon ordinaire et de ne conserver que le rayon polarisé. Quand on met un premier prisme de Nicol au-dessous de la platine d'un microscope, et un second prisme au-dessus de l'oculaire, on con-state que, pour certaines positions du prisme supérieur, la lu-mière passe à travers tous ces milieux : le premier prisme, l'objectif, l'oculaire, le second prisme, et vient atteindre l'œil. Si alors on fait tourner le prisme supérieur, il y a des positions où il éteint la lumière comme un écran : c'est lorsque le plan de polarisation du second nicol est perpendiculaire au plan de polarisation du premier, lorsque les nicols sont croisés. Certains objets histologiques transparents, placés sur la platine du microscope, sont obscurs quand les deux nicols sont croisés, c'est-à-dire lorsque la lumière est complétement éteinte dans le champ du microscope; d'autres au contraire en détruisent l'effet, rétablissent la lumière et paraissent éclairés sur le champ obscur. On dit alors que ces objets jouissent de la double réfraction.

Il y a d'autres objets qui, rétablissant la lumière quand les nicols sont croisés, deviennent obscurs lorsqu'on tourne d'un certain nombre de degrés à droite ou à gauche l'un des nicols. Ces corps font donc dévier le plan de polarisation; c'est ce qu'on appelle la polarisation rotatoire.

La question intéressante pour les histologistes dans ces phénomènes, sur lesquels nous reviendrons, est la suivante. Lorsqu'à la lumière polarisée, on voit aux objets qu'on examine sur champ obscur des parties noires et d'autres parties qui restent brillantes, faut-il en conclure que ces objets sont composés de deux substances absolument différentes, l'une à réfraction simple, l'autre à réfraction double? C'est ce que Brücke[1] a admis, et à sa suite tous les histologistes allemands.

Il y a longtemps que les expériences de Fresnel ont démontré qu'une substance monoréfringente devient biréfringente par la compression. Ainsi, lorsqu'on infléchit une lame de verre, elle devient biréfringente sur les bords, tout en restant monoréfringente au centre; elle montre à la lumière polarisée une raie obscure entourée de deux bandes claires. On devrait donc en conclure, si l'on suivait l'opinion de Brücke, qu'elle est composée de deux substances, l'une monoréfringente au centre, l'autre biréfringente sur les bords.

Il y a tout un ensemble de faits histologiques qui prouve de la manière la plus évidente que la double réfraction et la réfraction simple peuvent se produire dans la même substance, suivant des conditions particulières dans lesquelles elle se trouve placée.

---

[1] *Brücke*, Muskelfasern im polarisirten Lichte, *in* Stricker's Handbuch der Lehre von den Geweben, 1871, page 170.

Parmi ces faits, nous en citerons deux qui le démontrent d'une façon frappante.

Un poil obtenu par arrachement (les poils des fosses nasales ou ceux du conduit auriculaire conviennent pour cette expérience) est placé sur la platine du microscope, les deux nicols étant croisés et le champ étant par conséquent obscur. Ce poil paraît généralement brillant. En faisant alors tourner la préparation autour de l'axe optique du microscope, on remarque qu'à un moment donné le poil devient obscur; en continuant la rotation, le poil redevient brillant, et en poursuivant toujours, on trouve une seconde position, perpendiculaire à la première, pour laquelle le poil est de nouveau obscur comme le reste du champ. Le poil est donc brillant dans toutes les positions, excepté dans deux qui sont perpendiculaires l'une à l'autre; ces positions sont perpendiculaires ou parallèles aux plans de polarisation des deux nicols. Le bulbe pileux fait seul exception : dans aucune des positions que l'on fait prendre au poil, il ne rétablit la lumière sur champ obscur; il reste toujours noir. Entre le bulbe et le corps du poil, au collet du bulbe, se trouve une portion intermédiaire qui ne rétablit pas la lumière aussi complétement que le corps même du poil, et qui devient grise lorsque le poil devient brillant. Plus on examine une portion du poil voisine de la pointe, plus on voit s'accentuer les différences d'aspect du poil suivant sa position. Si maintenant on considère que le poil est formé dans toute sa masse et dans toute sa longueur par les mêmes éléments, c'est-à-dire par des cellules soudées les unes aux autres, on sera bien forcé de convenir que l'accentuation de la double réfraction, à mesure qu'on examine un point plus rapproché de son extrémité, tient, non pas à l'existence d'éléments de nature différente, mais à la disposition différente de ces éléments, au rapprochement, au tassement pour ainsi dire, que subissent peu à peu les cellules dans l'évolution du poil.

L'autre exemple est emprunté, non pas à l'évolution d'un organe, mais aux modifications qu'éprouve un même tissu pendant l'évolution de l'être tout entier. Le cartilage fœtal et le cartilage embryonnaire, examinés à la lumière polarisée, ne rétablissent pas la lumière sur fond noir; ils sont dits monoréfringents. Le cartilage adulte, au contraire, rétablit la lumière sur champ noir; il est devenu biréfringent. C'est la substance cartilagineuse seule qui, dans ce cas, possède la double réfraction; les cellules sont toujours monoréfringentes. C'est donc la même substance, possédant la même constitution chimique, les mêmes propriétés générales, qui subit par l'effet de l'âge une condensation moléculaire déterminant la biréfringence. Cette manière de voir est tellement exacte que si, sous l'influence d'un processus morbide, la substance cartilagineuse subit le plus léger degré de ramollissement, elle redevient monoréfringente. Il suffit de ces exemples pour montrer que ces propriétés de monoréfringence et de biréfringence n'ont pas une grande importance au point de vue histologique et ne sauraient servir de base à des théories sur la nature

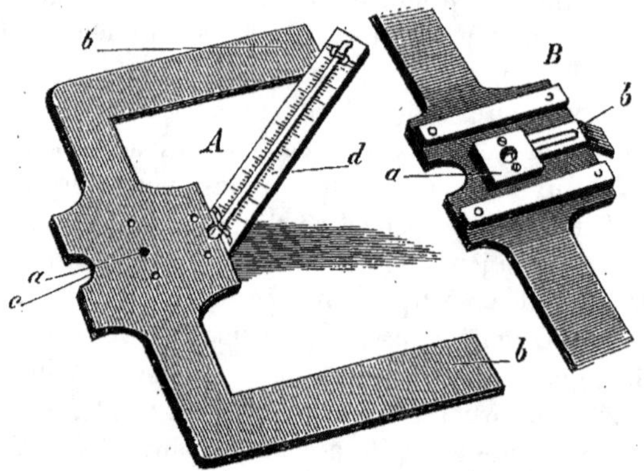

Fig. 22. — Platine chauffante de M. Schultze : A, vue en dessus ; *a*, trou de la platine pour laisser passer la lumière ; *b*, prolongements qu'on chauffe ; *d*, thermomètre. — B, vue en dessous.

des substances qui présentent ces phénomènes. Aussi ne nous y arrêterons-nous pas davantage ici, et ne parlerons-nous pas des phénomènes de coloration que présentent différents objets, soit à la lumière polarisée simple, soit lorsqu'on interpose au-dessous de la préparation une lamelle de gypse[1].

Platine chauffante. — L'idée d'étudier les tissus et les éléments anatomiques à leur température normale appartient à Max Schultze[2]. La platine chauffante de cet auteur est toute de laiton ; elle est munie de deux prolongements sous lesquels on

[1] Voyez pour d'autres détails et pour la discussion : *Rouget*, Des phénomènes de polarisation qui s'observent dans quelques tissus des végétaux et des animaux, et en particulier dans le tissu musculaire (Journal de la physiologie de Brown-Séquard, 1862, p. 247).

[2] *M. Schultze*, archiv. für microscop. Anatomie, 1865, p. 1.

met deux petites lampes à alcool. La chaleur se transmet par propagation à toute la platine; un thermomètre dont elle est munie permet d'apprécier approximativement sa température. Ce procédé est très-imparfait, mais il a suffi pour prouver que la chaleur peut, en effet, conserver leurs propriétés physiologiques aux éléments soumis à l'examen.

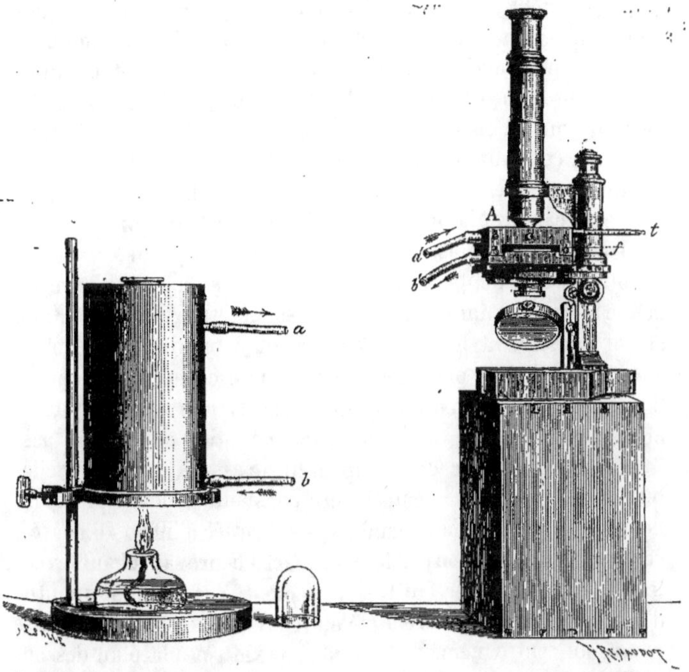

Fig. 23. — Microscope à platine chauffante : A, platine; *f*, fente dans laquelle la préparation est placée; *t*, thermomètre; le tube de caoutchouc *a* se continue en *a'* et le tube *b'* en *b*.

Stricker a entrepris de chauffer directement l'objet, en plaçant dans le porte-objet un fil de platine fin et enroulé, dont il met les extrémités en contact avec les pôles d'une pile. Le fil s'échauffe rapidement et détermine dans la préparation une élevation de température qui est appréciée à l'aide d'un thermomètre placé dans le porte-objet[1].

L'appareil dont nous nous servons depuis 1865 nous paraît réunir toutes les conditions nécessaires. Il consiste en une caisse

[1] *Stricker*, Handbuch der Lehre von den Geweben. Leipzig, 1871, p. XIII.

de laiton rectangulaire A qui porte, à sa partie moyenne, une fente horizontale *f* pour permettre d'y glisser la préparation. Au centre elle est percée, de haut en bas, d'un trou qui correspond au trou de la platine ordinaire, et qui laisse passer la lumière ; ce trou est assez large pour permettre à l'objectif d'arriver jusque sur la préparation. Elle porte en arrière une tubulure *t* pour y loger un thermomètre, et en avant deux autres tubulures sur lesquelles sont adaptés des tubes de caoutchouc *a* et *b*, qui communiquent avec une petite marmite close de laiton, B. L'appareil tout entier est rempli d'eau qu'on peut élever à la température voulue, en mettant sous la marmite une lampe à alcool. Comme le tube supérieur communique avec la partie supérieure de la marmite, et l'inférieur avec la partie inférieure, il s'établit, entre la marmite et la caisse de laiton, une circulation constante qui maintient l'eau à la même température dans les deux récipients.

Pour que la température s'élève toujours dans la platine en même temps que dans la marmite, il est nécessaire que la platine, et par conséquent le microscope, soient à un niveau plus élevé que la marmite ; on place à cet effet le microscope sur un support. Il est indispensable, en outre, de s'assurer que tout le système ne contient pas d'air ; autrement, la circulation ne se ferait pas.

Le grand avantage de cet appareil, c'est qu'on peut facilement y maintenir une température constante pendant plusieurs heures ; on peut même, quand l'eau est portée à 39 ou 40 degrés, continuer l'observation pendant un quart d'heure sans chauffer, car le refroidissement se fait très lentement, vu la grande quantité d'eau dont la température a été élevée. Comme la préparation se trouve au centre même de la platine, que le trou placé au-dessous d'elle, et qui laisse passer la lumière, est fermé par un diaphragme de verre, que l'objectif ferme à peu près complétement l'orifice supérieur et qu'on peut même compléter cette occlusion avec une couronne d'ouate, l'objet soumis à l'examen se trouve à l'abri de toutes les causes de refroidissement et sa température est très-voisine de celle qui est indiquée par le thermomètre.

Chambre humide et chambre à gaz. — Il importe souvent d'étudier les éléments dans les conditions qui se rapprochent le plus de celles dans lesquelles ils vivent : or tous les tissus sont sans cesse imbibés de liquide ; il faut donc les maintenir dans un liquide à l'abri de l'évaporation, sans cependant empêcher l'oxygène d'arriver et de vivifier les éléments. C'est à quoi doit servir la chambre humide.

Recklinghausen, le premier, s'en est servi pour observer les mouvements amiboïdes des globules blancs et de certaines cellules de la cornée. Sa chambre humide consiste en un petit cylindre de verre *a*, collé verticalement sur la lame de verre (fig. 24); à ce petit cylindre est adapté un manchon de baudruche dont l'autre extrémité est fixée sur l'objectif, qui doit être un objectif à immersion, parce qu'il doit plonger dans le liquide au milieu duquel nagent les éléments. Cet appareil est mauvais, car les moindres mouvements de l'objectif déplacent l'objet, et l'on n'arrive plus à le retrouver.

Un procédé dont on fait souvent usage pour avoir rapidement une chambre humide, consiste à placer l'objet sur la lamelle dans une goutte de liquide; on retourne ensuite cette lamelle soit sur une lame de verre à godet, soit sur une lame ordinaire sur laquelle on a mis une bordure assez élevée de cire à cacheter ou de mastic, bordure sur laquelle reposent les bords de la lamelle; la goutte de liquide se trouve ainsi placée au contact de l'air et à l'abri de l'évaporation. Ce procédé, qui peut rendre des services dans certains cas, a deux inconvénients : le premier, c'est que la couche de liquide n'a pas une épaisseur uniforme; le second, c'est que les éléments s'y déplacent trop facilement et qu'il n'est pas aisé de les retrouver.

Les chambres humides et à gaz dont nous nous servons et qui réunissent toutes les conditions nécessaires aux expériences, présentent une certaine analogie avec celles qui ont été décrites par Stricker (*loc. cit.*, p. vii) ; on peut les construire facilement soi-même.

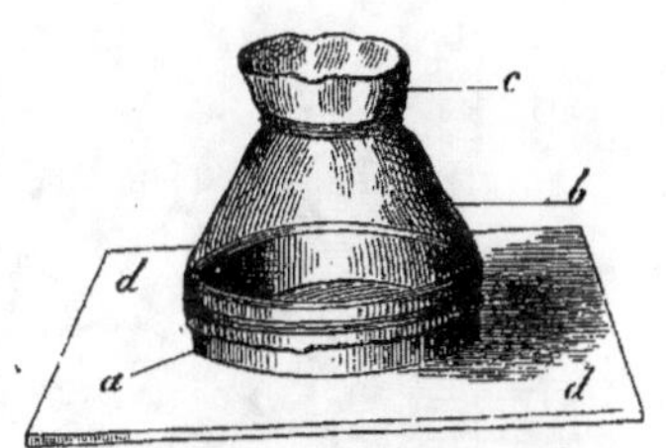

Fig. 24. — Chambre humide de Recklinghausen : *d*, lame de glace; *a*, bordure circulaire de verre autour de laquelle est appliquée la membrane de baudruche *b*; *c*, lien circulaire destiné à fixer le manchon de baudruche sur l'objectif.

On prend une lame de glace bien plane, sur laquelle on fixe avec de la térébenthine cuite des bandelettes de glace d'un centimètre de largeur environ, de manière à circonscrire un espace rectangulaire, qui forme comme une petite cuvette. Au milieu de cette cuvette on colle de la même façon un petit rectangle de verre choisi de telle dimension qu'il laisse entre lui et les bords de la cuvette une petite rigole; son épaisseur doit être d'environ un

dixième de millimètre de moins que celle des bords de la cuvette.
C'est sur ce plateau qu'on dépose l'objet; on le recouvre d'une
lamelle de verre qui repose sur les bords de la cuvette, où on la

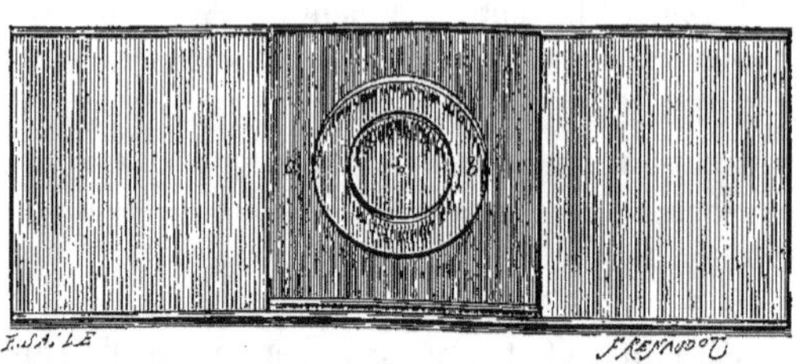

Fig. 25. — Chambre humide à air : *s*, disque sur lequel on place les éléments
et le liquide destinés à l'examen; *b*, rigole contenant de l'air; *c*, plaque sur
laquelle reposent les bords de la lamelle.

fixe avec de la paraffine. L'objet se trouve ainsi, avec le liquide
dans lequel il est contenu, à l'abri de l'évaporation et entouré
d'une couche d'air logée dans la rigole mentionnée plus haut.

Si cet objet est emprunté à un animal à sang chaud, on place
la chambre humide ainsi construite dans le microscope à platine

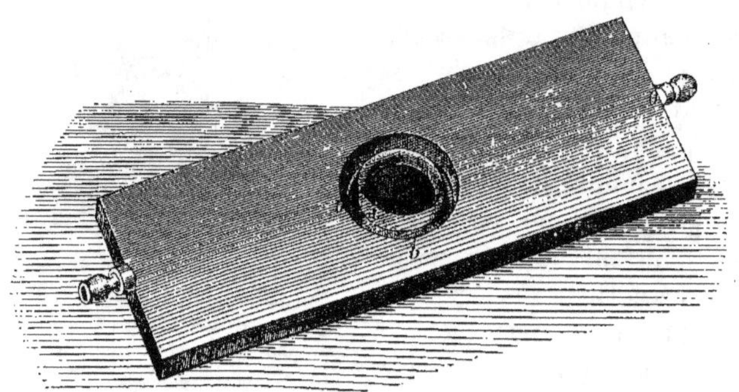

Fig. 26. — Chambre humide et à gaz.

chauffante : la paraffine ne fond pas à 39 degrés; on pourra donc
observer dans les conditions les plus normales.

On trouve chez M. Verick des chambres humides construites
sur ces données; ce sont celles dont nous faisons usage habituellement (fig. 25).

Le même opticien a construit sur nos indications des chambres
à gaz constituées par une plaque de laiton de la forme et de la di-

mension d'une lame de verre porte-objet (fig. 26). A son milieu cette plaque est percée d'un trou circulaire dont la face inférieure est fermée par une lame de glace d'environ 2 centimètres de diamètre. Au centre de cette lame est fixé un disque de glace *a* d'un diamètre plus petit, de manière à laisser entre lui et le bord du trou percé dans la lame de laiton une rigole circulaire *b*. Ce disque est disposé de façon que sa face supérieure n'arrive pas tout à fait au niveau de la lame de laiton, de telle sorte qu'en recouvrant celle-ci avec une lamelle de verre, il reste entre la lamelle et le disque une épaisseur libre d'environ $\frac{1}{10}$ de millimètre. De plus, la plaque de laiton est percée dans sa longueur de deux trous aboutissant en dedans à la rigole centrale et aux extrémités à deux tubulures qui permettent d'y fixer de petits tubes de caoutchouc, par lesquels on peut faire entrer et sortir les gaz qui exerceront leur action sur la préparation.

Porte-objet électrique. — C'est un appareil destiné à faire passer une série d'étincelles au sein d'un tissu ou d'un liquide qui contient des éléments. Ce porte-objet est très-simple. Il consiste en deux lames d'étain de 3 à 4 millimètres de largeur, fixées sur la lame de verre au moyen d'un mastic résineux, de la cire à cacheter par exemple, et communiquant par des fils de platine avec les pôles d'un appareil électrique.

CHAPITRE II

INSTRUMENTS

Outre le microscope que nous venons d'étudier avec ses accessoires, l'histologiste a besoin d'une série d'instruments que nous allons passer en revue. A propos de chacun d'eux, nous indiquerons les qualités qu'il doit avoir et les défauts qui l'empêchent de remplir son but. Quant à l'emploi de ces instruments, nous en traiterons quand nous parlerons des méthodes générales.

Lames et lamelles. — On appelle lames porte-objet, les plaques de verre sur lesquelles on place les objets pour les examiner, et lamelles couvre-objet, les plaques plus minces dont on se sert pour les recouvrir. Dans le cours de cet ouvrage, nous nous servirons simplement des mots lames et lamelles, et il sera entendu, une fois pour toutes, que pour nous les lames sont les porte-objet et les lamelles les couvre-objet.

On trouve les lames de verre chez les fabricants de microscopes, chez les marchands de verreries pour les laboratoires. Il y en a de deux espèces. Les unes sont simplement faites de verre de vitres, c'est-à-dire de verre soufflé choisi dans les bonnes qualités ; elles ne sont jamais parfaitement planes ; sur les bords, elles présentent une cassure nette avec laquelle on peut se couper dans les doigts, ou rayer la platine du microscope. Les autres sont des lames de glace qui sont parfaitement planes, parfaitement transparentes et arrondies sur les bords ; leur seul inconvénient est leur prix élevé.

Pour les lamelles, l'industrie française n'en fournit pas encore de parfaites, les Anglais seuls nous en livrent d'assez minces. Pour permettre de bonnes observations microscopiques, elles devraient toutes avoir la même épaisseur (voy. plus haut, p. 22). Mais comme on les obtient par le soufflage, il arrive que sur une même plaque souvent l'épaisseur varie. Le mieux c'est de trier celles qu'on peut se procurer, et de les classer suivant leur épaisseur, en réservant les plus minces pour les plus forts grossissements.

Aiguilles. — Les aiguilles dont on fait usage en histologie sont généralement fixées sur un manche ; on peut aussi employer des aiguilles ordinaires qu'on adapte à un manche soit au moyen d'une vis de pression, soit par tout autre procédé. On peut se servir avantageusement dans ce but des porte-mine qu'on trouve dans le commerce, ou des porte-crochet. Les aiguilles à coudre ordinaires A (fig. 27) sont bonnes, mais pas tout à fait assez fines ; pour leur donner une bonne pointe, il suffit de les repasser sur une meule. Il importe aussi qu'elles soient très-propres et très-polies ; les rugosités qu'elles pour-

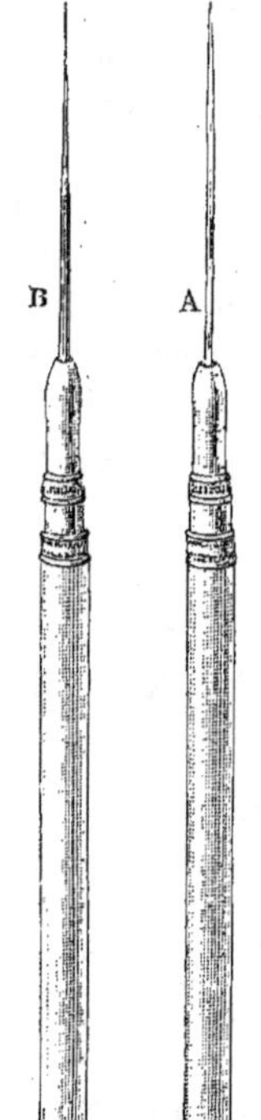

Fig. 27 — Aiguilles pour la dissociation des tissus, disposées sur des porte-mine.

raient présenter retiendraient, comme autant de petits crochets les parties délicates dans les préparations fines. Ce poli leur est donné, soit avec une pierre fine employée à l'huile ou à la glycérine, soit avec de l'émeri très-fin.

Pour certaines préparations, il est essentiel de pouvoir agir sur le tissu avec une certaine longueur de l'aiguille, par exemple lorsqu'il s'agit de couper un filament isolé sur la lame de verre. Il est nécessaire alors d'avoir des aiguilles B (fig. 27) qui soient assez fortes à la partie qui est voisine du manche, tandis que vers l'extrémité elles sont beaucoup plus minces, et par conséquent plus souples; de cette façon, en appuyant fortement sur la pointe, on arrive à faire presser l'aiguille sur la lame de verre dans une étendue de 2 à 3 millimètres et à couper les objets interposés.

Instruments tranchants. — *Scalpels.* — Outre les scalpels à dissection ordinaires, il faut avoir de petits scalpels très-bien trempés; on est souvent obligé de couper des parties de la préparation lorsqu'elle est déjà sur la lame, et l'on émousserait très-vite le tranchant d'un scalpel à trempe molle.

Couteau double de Valentin. — Pour couper d'un seul coup de très-fines tranches d'un tissu, Valentin a imaginé un couteau (fig. 28) composé de deux lames parallèles qu'on peut écarter ou rapprocher à volonté à l'aide d'une vis de pression, de manière à rendre l'espace inter-

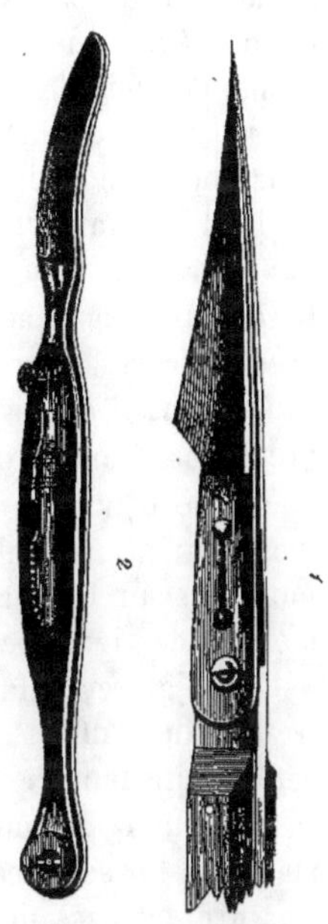

Fig. 28. — Deux modèles de couteau double.

médiaire aussi petit qu'on voudra. Il suffit d'enfoncer ce couteau dans un tissu, dans le foie, dans le rein par exemple, pour qu'il en reste une coupe très-mince entre les deux lames. C'est un instrument peu employé, et auquel on supplée avantageusement par un bon rasoir.

Rasoirs. — C'est avec le rasoir que se font presque exclusivement les coupes minces qu'on porte sur les lames; c'est donc un instrument essentiel pour l'histologiste. On peut se servir soit de rasoirs ordinaires, soit de rasoirs spéciaux. Il faut en avoir de trempe différente, suivant qu'on veut pratiquer des coupes dans des tissus fermes ou dans des tissus mous, ou dans des tissus séchés ; pour les tissus fermes, il faut des rasoirs de trempe dure, tandis que pour les tissus mous et délicats des rasoirs à trempe molle conviennent mieux. On a des rasoirs spéciaux qui ont un côté plan (le côté gauche quand on regarde le tranchant) et un côté évidé ; le côté plan repose sur l'objet qu'il s'agit de couper. On se sert aussi et plus généralement de rasoirs évidés des deux côtés. Ils donnent un biseau d'autant plus aigu qu'ils sont plus évidés, par conséquent ils pénètrent d'autant mieux dans l'intérieur des tissus. Cependant il y a une limite. Si le rasoir est trop mince, le tranchant, cédant en certains points à la pression, ne forme plus une ligne droite, et la coupe devient inégale.

Aiguisage du rasoir.

Il est très-important de savoir repasser soi-même son rasoir. La pierre qu'on doit employer de préférence est la pierre du Levant. Il ne faut jamais repasser à la pierre sèche ; d'autre part, avec l'eau, ces pierres ont trop de mordant. L'huile serait préférable, mais il en reste toujours un peu au rasoir, et alors il ne prend pas l'eau, ce qui est, comme nous verrons plus tard, une mauvaise condition pour les coupes. La glycérine n'a pas cet inconvénient, mais elle fait trop glisser le rasoir, on sent qu'il ne mord pas sur la pierre ; le mieux est de se servir d'un mélange d'eau et de glycérine.

Pour aiguiser, il faut tenir le rasoir à plat sur la pierre et mettre le tranchant en avant ; on évite ainsi le morfil, c'est-à-dire cette petite lamelle d'acier qui adhère au tranchant et qui, en se repliant d'un côté ou de l'autre, l'empêche d'agir. On constate que le rasoir coupe bien en l'essayant sur l'épiderme ; on s'assure, en passant le tranchant sur l'ongle, qu'il ne présente pas de brèches.

Ciseaux. — On se sert, en histologie, de ciseaux de diverses formes ; il faut en avoir surtout de petits, droits et courbes, dont le tranchant soit vif et dont la trempe soit dure. Il convient qu'ils aient des manches très-longs, parce qu'on les emploie le plus souvent à couper des objets plongés dans des liquides. Les lames peuvent être très-courtes.

Scies. — La scie dont on fait usage en histologie est la scie d'horloger, qu'on trouve dans la quincaillerie, mais il faut adapter à son manche les petites lames très-fines qu'on emploie pour la marqueterie ; il faut les monter avec attention, de manière que les deux bords soient également tendus et que la scie ne gondole pas. On peut aussi employer la scie à phalanges et la scie de dentiste.

Microtome. — Pour faire avec sûreté et sans difficulté des coupes minces sur de petits fragments de tissus, on se sert du microtome. Il y en a de plusieurs espèces. Celui dont nous nous servons, et que nous avons déjà décrit dans une note de l'édition française du *Traité d'histologie* de Frey, p. 712, est composé de pulsieurs tubes de laiton emboîtés les uns dans les autres (fig 29); l'extérieur porte une plate-forme qui élargit sa base. A l'extrémité opposée se trouve une douille avec un écrou dans lequel passe une vis portant un petit plateau, mobile sur son axe, qui s'élève ou s'abaisse plus ou moins, suivant qu'on fait tourner la vis.

Deux points sont à considérer lorsqu'on choisit un microtome. Il faut que l'angle extérieur de la plate-forme soit mousse, plutôt arrondi qu'aigu ; autrement on risque d'entamer cet angle avec le tranchant du rasoir lorsqu'on fait une coupe. En second lieu, il faut que le plateau mobile dépasse un peu la tête de la vis qui la relie à sa tige ; autrement la vis, en tournant avec la tige, peut faire tourner la pièce incluse dans le microtome. Nous reviendrons plus loin sur la manière d'employer cet instrument.

Qualités
du microtome.

Betz[1] a recommandé depuis un microtome analogue à celui dont nous venons de donner la description : il n'est pas aussi commode ; il manque de la plate-forme qui guide le rasoir.

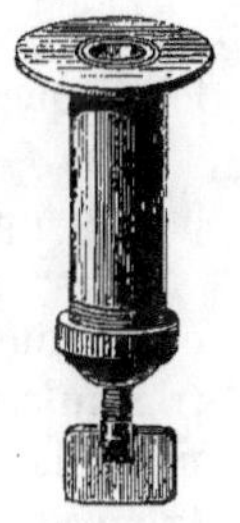

Fig. 20. — Microtome.

Le microtome de bois de M. Rivet, qui est excellent pour faire des coupes de tissus végétaux, n'a pas de nombreuses applications à l'histologie animale, parce que, pour les coupes des tissus animaux, nous sommes toujours obligés d'employer des liquides[2].

Instruments et appareils divers. — *Flacons.* — Les flacons doivent être à large ouverture, fermés soit avec des bouchons de liége, soit à l'émeri, soit avec les fermetures anglaises de caoutchouc, qui sont parfaitement suffisantes et moins chères.

Baquets de porcelaine. — Il faut choisir aussi de petits baquets

---

[1] *Betz*, archiv für microscop. Anatomie, 1873, p. 110.

[2] Voyez pour la description de cet instrument : Des préparations microscopiques tirées du règne végétal, par *Gronland*, M. *Cornu* et *Rivet*. Paris, Savy, 1872.

couverts, de porcelaine, comme les pots de pommade de parfumeurs ; ils préservent les préparations de la poussière et ne permettent qu'une évaporation lente. Il faut aussi des soucoupes, des cloches de verre, des verres de montre, etc.

Seringues. — Outre les seringues à injections ordinaires dont nous parlerons en détail plus loin à propos des injections, il faut avoir pour les injections interstitielles une petite seringue hypodermique. Pour qu'elle ne s'altère pas, elle doit être de verre monté sur argent, avec une canule d'or. On injecte, en effet, assez souvent des liquides qui attaqueraient l'acier ou le cuivre.

Pinceaux. — Outre les pinceaux ordinaires, il faut avoir au moins un bon pinceau d'aquarelliste de poil de martre. Ce poil a l'avantage de ne pas trop se ramollir dans l'eau.

Pierre ponce. — On trouve la pierre ponce dans le commerce. Il faut en choisir de légère, mais qui ne présente cependant pas des cavités trop considérables ; elle est la meilleure quand elle a un aspect nettement fibreux. Pour l'employer, il faut la scier, non pas perpendiculairement, mais parallèlement aux fibres. Elle sert à user des pièces dures, des os, des dents, pour en rendre les plaques plus minces, etc.

Étau. — L'étau est nécessaire pour saisir de grosses pièces, par exemple des os à scier. Sa forme importe peu.

Pinces. — Les pinces de l'histologiste doivent être à mors plats et très-fins. Le mieux est de leur donner une forme nettement triangulaire, celle d'un triangle isocèle très-allongé ; cela augmente la solidité du ressort, le parallélisme des deux mors et rend la pince plus facile à tenir en main.

Épingles. — Il faut en avoir de deux sortes, les unes très-longues, comme les épingles à insectes, les autres très-courtes.

Fil. — On doit avoir du fil de lin de divers numéros. Pour les injections, le meilleur fil à employer est un fil de chanvre non tordu qu'on trouve chez les fournisseurs des cordonniers. Ce fil résiste assez quand il est ciré, et la ligature est facile, parce qu'il n'est pas tordu.

Lames de liége — Il est nécessaire d'avoir des lames de liége de diverses grandeurs, qui servent, soit à étendre les préparations, soit à fixer les animaux.

Appareils pour immobiliser les animaux. — Pour immobi-

liser les grenouilles, il suffit de prendre une lame de liége rectangulaire qu'on perce de trous au niveau des membres de l'animal.
On passe une anse de fil dans chacun de ces trous, et un membre
de l'animal dans chaque anse ; chacun des membres est ainsi fixé
à la planchette. L'animal est parfaitement immobilisé, et rien ne
gêne l'observateur.

On peut aussi immobiliser la grenouille sans appareils, au
moyen du curare. Les grenouilles curarisées restent longtemps
immobiles : ainsi une grenouille qui avait reçu deux gouttes d'une
solution à $\frac{1}{1000}$ d'un curare de bonne qualité, resta sept jours
curarisée et reprit ensuite ses mouvements. Contrairement à ce
que dit Cohnheim[1], le curare exerce une action sur la circulation : au début, les petites artères sont resserrées ; plus tard
elles sont relâchées. C'est un fait à noter lorsqu'on immobilise
une grenouille dans le but d'étudier la circulation.

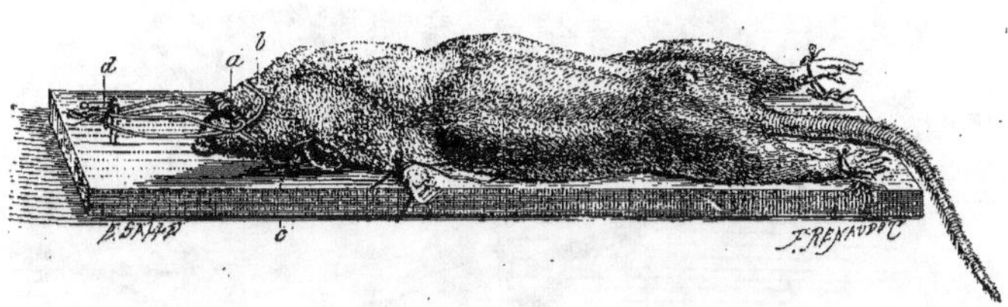

Fig. 30. — Appareil pour immobiliser les rats.

On peut aussi employer le chloroforme, et pour cela il suffit de
laisser plongée pendant quelques instants une grenouille dans de
l'eau qui contient du chloroforme en solution. Il n'agit pas comme
le curare sur les petites artères, mais en revanche l'immobilisation
qu'il produit est passagère.

Il en est de même du procédé de M. Bernard, qui consiste à tremper les grenouilles dans de l'eau à 37 ou 38 degrés. Pour certaines
expériences, cette immobilisation n'est pas d'assez longue durée.

Une des meilleures méthodes d'immobilisation de la grenouille
consiste à lui détruire la moelle à l'aide d'un stylet pointu que
l'on introduit dans la colonne vertébrale à l'union de la tête et du
corps.

Quand une grenouille est immobilisée, il suffit d'étaler, soit la

---

[1] *Cohnheim*, Ueber Entzündung und Eiterung (*Virchow's Archiv.*, vol. XL, 1867.
p. 26).

patte, soit la langue, soit les poumons, sur un porte-objet convenable pour pouvoir y examiner la circulation.

Pour les mammifères, on peut aussi employer le curare, mais alors il faut pratiquer la respiration artificielle.

Pour le rat, nous nous servons d'un mors spécial que chacun peut fabriquer lui-même avec un fil de fer, et dont nous donnons ici le dessin (fig. 30).

Il est composé de deux pièces mobiles l'une sur l'autre autour d'un axe commun *a*. Cet axe est placé dans la bouche de l'animal et retenu derrière ses incisives ; l'une de ces pièces, *b*, s'applique

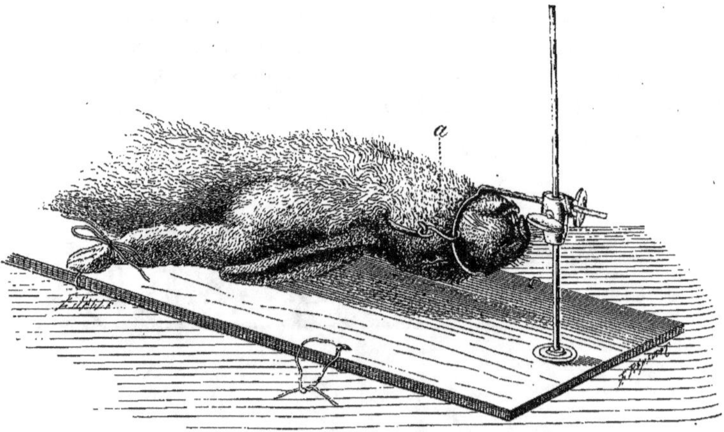

Fig. 51. — Appareil pour immobiliser les lapins.

sur le maxillaire inférieur, l'autre, *c*, derrière la nuque ; on les rapproche l'une de l'autre, et la tête est solidement fixée. On les maintient au moyen d'un fil noué *d*. Une fois le mors adapté, le rat est dompté ; on peut le coucher sur le dos, et l'immobiliser en l'attachant sur une planchette où il est parfaitement maintenu.

Pour le lapin, Czermack a le premier inventé un mors, mais il est trop compliqué ; l'appareil que nous employons est beaucoup plus simple et très-facile à appliquer.

Il consiste en une tige de fer (fig. 31) montée sur un support de façon à pouvoir la mettre dans toutes les positions et terminée par un cercle perpendiculaire à son axe. Sur ce cercle peuvent se mouvoir deux petits crochets (dont l'un est figuré en *a*), aux deux extrémités desquels s'adapte un lien de caoutchouc.

On place le museau du lapin dans un cercle de fer, et, fixant le caoutchouc à l'un des crochets *a* que l'on met à la hauteur du museau, on fait passer ce lien derrière les oreilles ; son autre extrémité vient s'adapter à l'autre crochet situé de l'autre côté du museau du lapin. La tête du lapin se trouve ainsi parfaitement immobilisée, et on lie le corps sur la planchette par les procédés ordinaires.

Ces différents moyens d'immobilisation sont indispensables lorsqu'on veut examiner des tissus vivants sur des animaux vivants.

CHAPITRE III

RÉACTIFS CHIMIQUES

Les réactifs dont on a besoin dans un laboratoire d'histologie sont assez nombreux. Nous allons en donner la liste, en ajoutant quelques remarques sur la manière de reconnaître les qualités ou les défauts de quelques-uns d'entre eux.

La plupart de ces substances peuvent être conservées en nature ; mais comme presque toutes sont généralement employées en solution plus ou moins étendue, nous avons l'habitude, dans notre laboratoire, d'en avoir des solutions faites d'avance. Ces solutions doivent être titrées, et il est bon qu'elles soient décimales, à 1 pour 10, à 1 pour 100 par exemple. Il est facile dès lors d'en faire des dilutions plus étendues. *(Solutions titrées.)*

Eau. — Pour servir aux divers usages histologiques, l'eau doit être filtrée. Les laboratoires possèdent en général à cet effet une fontaine filtrante ; à son défaut, il suffit de filtrer l'eau sur du papier joseph. *(Choix de l'eau.)*

En outre, il est absolument nécessaire d'avoir de l'eau distillée. Pour s'assurer qu'elle l'est en effet, on y verse une goutte de nitrate d'argent pour reconnaître si elle contient des chlorures ; on l'évapore à siccité pour voir si elle laisse un dépôt, etc.

Alcool. — C'est, après l'eau, le réactif le plus important. On l'emploie à différents titres : l'alcool ordinaire à 36° de Cartier, l'alcool fort à 40°, et l'alcool absolu.

Quand on fait des recherches minutieuses, il faut vérifier auparavant le titre de l'alcool au moyen d'un alcoolomètre.

Alcool absolu.

L'acool absolu est un réactif précieux, mais il est nécessaire qu'il soit en réalité tout à fait exempt d'eau ; il faut donc un moyen simple et expéditif de le reconnaître. Pour cela, on calcine du sulfate de cuivre ordinaire dans une capsule de porcelaine sur une lampe à alcool ou à gaz. Le sel devient blanc. On en met une parcelle au fond d'une éprouvette avec un peu de l'alcool que l'on veut essayer. Si l'alcool est absolu, le sel reste blanc ; s'il contient de l'eau, le sel s'en empare, s'hydrate, et reprend une couleur bleuâtre ou verdâtre.

Il faut maintenir l'alcool absolu dans des flacons bien bouchés, non-seulement parce qu'il s'évapore, mais parce qu'il est hygrométrique et qu'il absorberait la vapeur d'eau de l'atmosphère.

Glycérine. — La bonne glycérine doit être sirupeuse, exactement soluble dans l'eau et dans l'alcool. Il est nécessaire qu'elle ne soit pas acide, ce que l'on constate au moyen du papier de tournesol ; il faut aussi qu'elle ne contienne pas de plomb, ce que l'on reconnaît au moyen de l'hydrogène sulfuré, ou du sulfhydrate d'ammoniaque.

Éther.

Chloroforme.

Essences diverses :

Térébenthine.

Essence de girofle ou d'œillet. — Elle doit être très-peu colorée.

Benzine.

Huile d'olive.

Paraffine.

Cire vierge.

Bitume de Judée.

Cire à cacheter. — Elle doit être de première qualité et devenir souple dans la main.

Baume du Canada. — On connaît sous ce nom des résines de provenances diverses. Le meilleur baume est celui dont l'indice de réfraction se rapproche le plus de celui du verre. Pour s'en assurer, il suffit de plonger dans le flacon qui le contient une baguette de verre. Quand le baume possède cette qualité, la baguette de verre devient invisible (voy. plus haut, page 13) ou n'est plus reconnaissable qu'à ses stries.

Mastic en larmes.

Résine de dammar (ou d'Ammar, d'après les fournisseurs parisiens).

Térébenthine cuite.

Collodion. — Il ne faut pas qu'il soit riciné.

Acides :

Acide azotique. — Le mieux est de l'avoir en solution à 20 pour 100.

Acide chlorhydrique. — Il faut en avoir tel qu'on le livre dans le commerce, et en conserver en outre une solution à 1 pour 100.

Acide sulfurique monohydraté. — On en conserve tel quel, et en outre on s'en fait une solution à 1 pour 100.

Acide arsénieux.

Acide chromique. — C'est un réactif important. Il ne faut accepter des marchands de produits chimiques que de l'acide chromique solide; autrement on ne peut avoir aucune certitude pour le titrage des solutions qu'on en fera. Pour la même raison, il faut le conserver dans des flacons bien bouchés, car il est hygrométrique. Comme il est difficile à maintenir sec, il vaut mieux le garder en solution définie, par exemple à 1 pour 100; avec cette solution, il est facile d'avoir les dilutions plus étendues dont on se sert. On le renferme dans des flacons bouchés à l'émeri.

Acide osmique. — Ce réactif, introduit depuis peu de temps en histologie, se trouve dans le commerce contenu dans des tubes fermés à la lampe, sous la forme de masses vitreuses transparentes.

Pour en faire une solution, on prend un flacon lavé à l'acide sulfurique et ensuite à l'eau distillée, afin de détruire toutes les matières organiques; on met dans ce flacon une quantité d'eau distillée déterminée; puis on prend un de ces tubes scellés, on le pèse, et après en avoir brisé les deux extrémités, on le plonge dans le flacon, avec les deux bouts brisés. L'acide osmique se dissout assez lentement : quand la dissolution est effectuée, on retire le tube et les deux bouts cassés; on pèse le verre, et l'on en conclut le poids de l'acide osmique qui s'est dissous. Il faut calculer approximativement la quantité d'eau qu'on met dans le flacon par rapport au poids présumé de l'acide osmique, de manière à n'avoir pas une dilution trop étendue. Une fois le poids d'acide osmique et le poids d'eau employé connus, on ajoute la quantité d'eau qu'il faut pour avoir une solution titrée à 2 pour 100 ou à 1 pour 100. Pour conserver cette solution, il est indispensable de la mettre dans des matras allongés ou dans des ballons fermés à la lampe. Vu leur prix élevé, on n'emploie ces solutions qu'en petite quantité; quand on en a besoin, on brise d'un trait de lime l'extrémité scellée du tube; on verse la quantité voulue dans un petit flacon sur le tissu que l'on y a déposé préalablement; puis on referme le tube, soit à la lampe, soit à la cire à cacheter.

A propos du maniement de l'acide osmique, il est essentiel de noter que cette substance est toxique; de plus, ses vapeurs peuvent déterminer une irritation et même une inflammation de la conjonctive : il faut donc la manier avec la plus grande précaution.

Acide oxalique. — On l'emploie en solutions saturées à froid. Son usage est très-limité.

Acide formique. — Il doit être incolore et exhaler son odeur caractéristique.

Acide acétique. — Il faut en prendre qui soit cristallisable, ce qu'on peut constater directement en hiver. On a alors un point de départ pour les dilutions.

Acide tartrique. — Les solutions de cet acide les mieux faites, les mieux bouchées, se couvrent de moisissures. Il faut le conserver en cristaux.

Acide picrique. — Il est solide, en petites lames cristallines d'un jaune-serin franc. Les solutions doivent être préparées d'avance; comme on les emploie concentrées, il faut laisser des cristaux d'acide picrique dans le fond du flacon.

Acide phénique. — Cet acide doit être pur et cristallisé; il est hygrométrique. Il convient d'en avoir des solutions à 1 pour 100 et à 2 pour 100.

Alcalis :

Potasse et soude caustiques. — On les conserve en solutions à 40 pour 100, sauf à les diluer suivant le besoin; il faut se garder de les mettre dans des flacons bouchés à l'émeri, car on n'arrive plus à les ouvrir. Il vaut mieux avoir des flacons à fermeture de caoutchouc; seulement il ne faut pas prendre du caoutchouc vulcanisé, autrement il se forme du sulfure de potassium. Le papier de l'étiquette doit être verni pour que la solution alcaline ne l'attaque pas.

Ammoniaque. — On l'a dans les laboratoires à l'état de solution, et comme elle s'évapore constamment, on ne peut la conserver titrée. Un titrage exact de cette substance n'est du reste pas nécessaire à l'histologiste.

Chaux et baryte. — Ce sont deux corps qui ont à peu près le même usage ; on les emploie à l'état d'eau de chaux ou de baryte, que l'on conserve dans des flacons bien bouchés.

Substances salines :

Chlorure de sodium.

Bichromate de potasse.

Chlorate de potasse.

Bichlorure de mercure.

Nitrate d'argent. — Il faut le prendre cristallisé pour être sûr de l'avoir pur ; il ne s'altère pas du tout à la lumière quand il ne renferme pas de matières organiques ; les flacons jaunes ou bleus sont complétement inutiles. — On en fait des solutions à 1 pour 100.

Chlorure d'or. — On le trouve dans le commerce en masses d'un beau jaune, ayant l'apparence de la cire. On en fait des solutions à 1 pour 100 ou 1 pour 300. Il ne s'altère guère à la lumière diffuse, cependant il vaut mieux le conserver dans un endroit sombre.

Chlorure double d'or et de potassium. — Il est jaune, franchement cristallin, employé aux mêmes doses que le chlorure d'or.

Chlorure de palladium. — Il est brunâtre, amorphe ; on le conserve en solution à 1 pour 100. Il faut ajouter quelques gouttes d'acide chlorhydrique.

Sulfate de cuivre.

Sulfate de peroxyde de fer.

Prussiate jaune de potasse.

Iodure de potassium.

Matières colorantes :

Iode.

Carmin. — Le carmin n'est pas une substance définie. Il s'obtient par précipitation de la solution aqueuse de la cochenille au moyen de réactifs divers qui varient suivant les fabricants, et dont ces derniers font un secret. Les carmins sont très-divers ; leur prix varie de 80 à 160 francs le kilogramme. Le bon carmin doit être léger et présenter une couleur d'un rouge vif ; il est insoluble dans l'eau, mais forme avec elle une pâte homogène d'un rouge opaque; en y ajoutant goutte à goutte de l'ammoniaque, le carmin doit se dissoudre entièrement et donner une liqueur transparente qui ne présente au microscope aucun débris solide.

Sulfate et acétate de rosaniline. — Le sulfate et l'acétate de rosaniline se trouvent dans le commerce sous le nom de rouge d'aniline. Ils se présentent l'un et l'autre sous la forme de cristaux d'un vert métallique. Ils sont solubles l'un et l'autre dans l'eau distillée, mais l'acétate est plus soluble que le sulfate; ils sont beaucoup plus solubles dans l'alcool et dans l'acide acétique. Il est bon d'avoir des solutions toutes préparées de ces sels dans ces différents liquides.

Carmin d'indigo. — On appelle ainsi le sulfo-indigotate de soude qu'on trouve dans le commerce sous la forme d'une pâte bleue molle, soluble dans l'eau.

Bleu d'aniline. — Il se présente sous la forme d'une poudre brune; on en trouve dans le commerce deux espèces également utiles en histologie : la première, soluble dans l'alcool, insoluble dans l'eau; la seconde, soluble dans l'eau et dans l'alcool.

Vermillon. — Celui qu'il faut prendre est le vermillon en tablettes qu'emploient les aquarellistes. Il y en a deux espèces : le vermillon français et anglais, et le vermillon de Chine. Ce dernier contient des particules solides cristallines et transparentes, beaucoup plus facilement reconnaissables que celles de l'autre, et comme c'est pour reconnaître les traces de la matière colorante qu'on l'emploie, il vaut mieux en prendre de cette espèce.

Bleu de quinoléine. — Cette substance se trouve dans le commerce; à Paris, on peut s'en procurer à la Pharmacie centrale de France. Elle se présente sous la forme de cristaux opaques, verdâtres, métalliques; ce bleu est insoluble dans l'eau, mais il est soluble dans l'alcool et dans les mélanges d'alcool et d'eau. La potasse et la soude n'altèrent pas la couleur des solutions; l'acide acétique et la plupart des autres acides rendent les solutions du bleu de quinoléine incolores. On peut le conserver en solution alcoolique, et, pour en faire usage, on mélange en proportions variées cette solution avec de l'eau distillée.

Hématoxyline. — L'hématoxyline est une substance définie, cristallisable, qu'on retire du bois de Campêche; elle se présente sous la forme de cristaux ou de masses cristallines légèrement teintées de rose. On l'emploie en solution alcoolique à 6 ou 8 pour 100.

Il n'est pas nécessaire, on le conçoit, d'avoir tous ces réactifs sur la table de travail ; mais il y en a quelques-uns des plus usités qu'il faut avoir toujours à la portée de la main pour en disposer, sans être obligé de se déranger. C'est l'eau distillée, la glycérine, l'acide acétique, une solution d'iode et une solution carminée. Dans ce but, le mieux est de se servir d'un petit appareil composé de 5 ou 6 petits flacons placés dans un cristallisoir de 12 centimètres environ de diamètre et maintenus par une lame de liége percée de trous dans lesquels ils sont placés (fig. 32); on évite ainsi de les renverser. Ces petits flacons doivent être munis d'un bouchon à pipette qui plonge jusqu'au fond du vase et qui est muni à son extrémité supérieure d'un petit trou pour laisser passer l'air. Avec cette pipette qu'on

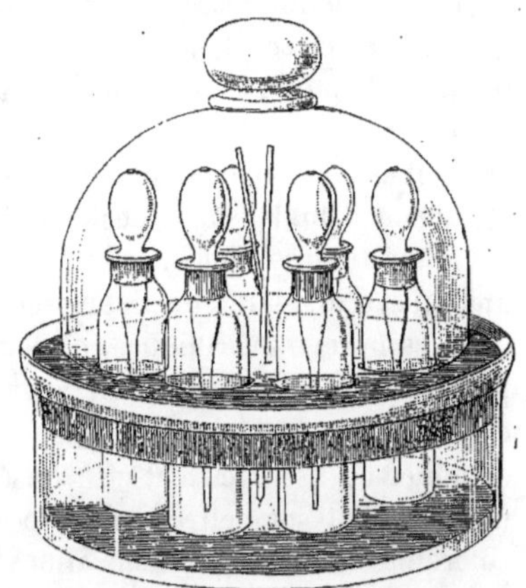

Fig. 32. — Petit appareil contenant les réactifs les plus usuels.

sort du flacon en mettant le doigt sur le trou, il est très-facile de déposer sur la lame une goutte d'un liquide quelconque. Il faut boucher avec de la cire à cacheter le trou de la pipette du flacon de glycérine ; autrement celle-ci monte dans la pipette jusqu'à déborder. On couvre cette boîte d'une cloche pour la maintenir à l'abri de la poussière.

MÉTHODES GÉNÉRALES POUR LES PRÉPARATIONS HISTOLOGIQUES

Les méthodes qu'on emploie en histologie pour étudier les tissus sont nombreuses et variées. Elles peuvent différer suivant une série de circonstances et en particulier suivant la nature du tissu que l'on étudie, suivant ses qualités physiques : sa plus ou moins grande dureté, sa transparence, etc.; suivant ses qualités chimiques : son acidité ou son alcalinité ; enfin suivant son âge et suivant l'animal dont il est tiré.

Chaque tissu est en effet pour l'histologiste un problème auquel il applique, d'une part toutes les ressources de son esprit, et de l'autre tous les moyens mécaniques, physiques, chimiques, etc., dont il peut disposer pour arriver à en trouver la solution et à comprendre exactement la façon dont sont disposés les éléments. Les manières d'étudier un tissu peuvent être variées indéfiniment : non-seulement on peut soumettre ce tissu à tous les réactifs durcissants, colorants ou autres que nous allons énumérer, pour en faire des préparations susceptibles de l'observation microscopique ; non-seulement on pourra en colorer les canaux sanguins ou les canaux excréteurs ; changer le degré de réfringence de certains éléments pour les faire apparaître plus nettement, ou les faire disparaître devant d'autres ; en isoler par des moyens divers les éléments constituants, en un mot faire sur un tissu mort tous les genres de préparation ; mais encore sur l'animal vivant, on pourra produire des modifications, comme par exemple de l'œdème, de l'inflammation, des embolies, et d'autres désordres qui, en exagérant certains phénomènes, en transformant certains éléments, rendront sensibles à l'œil des faits qui ne l'étaient pas à l'état normal.

C'est en effet en variant le plus possible les méthodes d'investigation qu'on arrive à acquérir les notions les plus exactes d'anatomie générale. Lorsque par les méthodes connues et généralement en usage, on n'arrive pas à distinguer nettement sous le microscope, soit la forme, soit la disposition relative des éléments ; lorsque différents observateurs voient la même prépara-

tion sous différents aspects, et sont divisés dans les interprétations qu'ils en donnent, il est inutile de discuter longtemps
et d'apporter des arguments pour telle ou telle explication de
l'image donnée par le microscope. — La discussion à elle seule
indique que la méthode employée est insuffisante, incomplète,
puisqu'elle ne donne pas d'images nettes, et la seule chose à
faire, c'est de se mettre à la recherche de procédés nouveaux.
En effet, si devant une image microscopique, plusieurs histologistes exercés ne sont pas du même avis sur la forme réelle
de l'objet qu'elle représente, c'est que cette image n'est pas
nette. Par exemple, on a longtemps discuté et l'on discute encore
pour savoir si, dans la queue du têtard, les vaisseaux lymphatiques
sont, oui ou non, en connexion par leurs extrémités avec les cellules étoilées, d'autres disent les espaces étoilés qu'on y voit. Par
les méthodes usitées jusqu'à présent (nitrate d'argent, imprégnation) on obtient des préparations sur lesquelles on peut discuter
longuement; les uns voient la connexion avec les cellules, les
autres la nient. Le procédé à suivre dans ce cas n'est pas de
continuer à faire des préparations à l'argent et à les examiner avec
une attention soutenue, à discuter toutes les possibilités, à rai-
sonner, comme bien des auteurs l'ont fait, sur la probabilité plus
ou moins grande de l'une ou de l'autre hypothèse; la seule chose
à faire consiste à chercher une nouvelle méthode, soit des coupes
transversales, soit des injections colorées dans les vaisseaux lymphatiques, soit tout autre procédé à l'aide duquel on aura des
images nettes et indiscutables.

Citons un autre exemple du même genre sur lequel nous reviendrons plus tard; tant qu'on n'examinait le tissu conjonctif
que sur des coupes transversales faites après dessiccation et colorées au carmin, on arrivait à voir des cellules étoilées; des discussions interminables se sont engagées entre les différents histologistes à propos de ces cellules dites plasmatiques : d'après les uns,
c'étaient réellement des cellules anastomosées ; d'après les autres,
c'étaient des espaces lacunaires reliés par des canaux. En somme,
on n'est arrivé à aucun progrès avant que l'on n'eût essayé de
nouvelles méthodes. Les injections interstitielles, l'étude des
tendons, ont complétement changé la science sur ce point, comme
nous le verrons à propos du tissu conjonctif, et elles ont emporté
avec elles la base même de la discussion, les cellules plasmatiques.

Nous pourrions multiplier ces exemples : montrer comment la méthode de l'imprégnation à l'argent, par exemple, a fait cesser toutes les discussions sur la nature de la paroi interne des vaisseaux ; comment l'emploi de la platine chauffante a démontré que, chez les animaux à sang chaud, les globules blancs sont susceptibles de mouvements amiboïdes comme ceux de la grenouille. Mais nous aurons à revenir sur ces questions à propos de chaque tissu, à mesure que nous les étudierons ; nous verrons que c'est chaque fois, non pas grâce à un génie supérieur ou à une interprétation bien faite que la science se fait ou se modifie sur un point, mais grâce à une nouvelle méthode, grâce à la découverte soit d'une nouvelle matière colorante, soit d'un procédé de durcissement ou d'extension plus parfait. C'est donc de ce côté-là que l'histologiste doit diriger toute son attention ; il est absolument nécessaire qu'il connaisse à fond tous les détails des procédés à employer, et qu'il sache la raison de chacun d'eux, afin qu'il puisse les modifier suivant le but particulier qu'il se propose d'atteindre.

L'histologie ne peut, nous le voyons, faire des progrès que grâce à une technique bien connue, bien nette, bien formulée, qui puisse servir de base aux recherches et de point de départ à la découverte de nouvelles méthodes.

A propos de chaque tissu que nous étudierons, nous devrons, d'après cela, décrire les diverses méthodes qui permettent d'en distinguer les éléments et d'en reconnaître la forme ; mais, avant d'aborder cette étude détaillée des tissus en particulier qui fera l'objet de notre seconde partie, nous allons nous occuper des méthodes générales, c'est-à-dire des méthodes qui s'appliquent plus ou moins à tous les tissus, et en particulier des procédés variés par lesquels on en fait des préparations histologiques, c'est-à-dire par lesquels leur observation au microscope est rendue possible.

L'étude de l'anatomie générale s'est faite d'abord sans l'aide du microscope, et Bichat, qu'on peut considérer comme le fondateur de cette science, n'en faisait pas usage. Après lui, on a continué pendant assez longtemps à faire des observations à l'œil nu, et à les contrôler par l'étude des propriétés physiologiques que l'on constatait sur les tissus. On était arrivé ainsi à avoir en anatomie générale, avant l'emploi du microscope, une série de notions plus ou moins exactes, mais très-incomplètes, sur la nature des tissus.

C'est ainsi qu'on avait reconnu dans le tissu cellulaire des fibres et des lames limitant des cavités ; on insufflait le tissu, et l'on observait la forme que prenaient ses mailles. On y injectait des liquides qu'on faisait geler, et en recueillant les petits glaçons ainsi produits, on concluait de leur dimension et de leur forme à celle des cavités du tissu.

On savait que le tissu adipeux contenait de la graisse ; en l'écrasant sur un papier, il y faisait une tache qui ne séchait pas ; mais on croyait que cette graisse était simplement déposée dans la trame du tissu conjonctif, comme la sérosité ou un liquide injecté.

Dans les tendons, on avait constaté l'existence de fibres. Dans les os, celle de petits pertuis, et puis de lacunes plus considérables ; on avait reconnu un tissu mou à l'intérieur, et autour une membrane spéciale, le périoste, dont on connaissait, entre autres propriétés, celle de régénérer l'os. Mais au delà on était impuissant, on ne savait si l'os était composé de lames ou de fibres ; comme les os longs se laissaient cliver dans leur longueur et non pas en travers, on admettait cependant des fibres longitudinales.

Pour les cartilages, on ne connaissait guère que leur transparence, leur élasticité spéciale. On ne soupçonnait pas dans leur intérieur d'éléments cellulaires, on discutait leur vitalité.

Pour les muscles, on connaissait leur constitution fibrillaire, mais sans avoir la notion de l'existence des faisceaux primitifs.

On n'avait sur la structure des nerfs que des notions bien insuffisantes, et Bichat lui-même croyait qu'ils étaient formés par une enveloppe membraneuse contenant une substance qu'il appelait la moelle nerveuse, et qui s'y trouvait renfermée comme le sang dans les vaisseaux.

Le sang était simplement un liquide coloré ; cependant, même avant l'emploi du microscope, on aurait pu savoir qu'il contenait des parties solides, puisqu'au sortir des vaisseaux il est opaque, et que l'addition d'eau le rend transparent. L'eau devait donc dissoudre des parties solides qui le rendaient opaque tout d'abord.

On avait donc, avant l'application du microscope à l'étude des tissus, une série de notions plus ou moins exactes sur leur constitution élémentaire. Aujourd'hui, l'emploi de cet instrument a fait faire des progrès immenses à la science histologique, et nous avons des notions bien plus complètes et plus exactes sur la structure

Nécessité
de l'examen
à l'œil nu.

des éléments de l'organisme. Cependant l'étude des tissus à l'œil nu ne doit pas être négligée. Même sur des préparations spécialement faites pour le microscope, il y a bien des choses qui s'apprécient à l'œil nu. C'est ainsi que, si l'on examine à contre-jour une lamelle d'os rendue transparente par suite de son extrême minceur, on y aperçoit les canaux de Havers, et si la pièce a été colorée auparavant, on peut même y distinguer leur trajet et leur distribution.

Il est essentiel de faire cet examen préalable pour tous les tissus que l'on soumet ensuite à l'observation microscopique. On peut apprécier, soit la couleur, soit la forme, soit l'aspect général des tissus, de telle façon que sans avoir besoin de recourir au microscope, il est possible de dire, rien qu'en regardant une préparation, quel est le tissu qui la compose. Ainsi, pour les muscles, leur aspect nacré et miroitant les fait reconnaître au premier abord (du reste, cet aspect est dû à une structure analogue à celle de la nacre, c'est-à-dire à une striation très-fine); pour le tissu adipeux, la série de cercles brillants et réfringents qu'on y distingue se reconnaît facilement dès qu'on l'a vue une fois. Pour des organes plus compliqués, à la formation desquels concourent plusieurs tissus, l'examen a l'œil nu devient impuissant; il est absolument impossible, sans l'aide du microscope, de discerner la complexité de leurs éléments.

L'examen préalable à l'œil nu acquiert une grande importance dans l'étude des tumeurs; comme on n'en connaît pas du tout le tissu à priori, il importe, avant de les soumettre aux différents procédés de durcissement et de coloration dont nous parlerons plus loin, de savoir à peu près quelle peut être la nature du tissu ou des tissus qui les constituent; c'est en effet d'après l'hypothèse à laquelle on se range qu'on se décide pour le choix des réactifs auxquels on les soumet. La plupart du temps un histologiste exercé devine à peu près, en examinant à l'œil nu une tumeur, quelle est la nature du tissu qui la constitue.

Conditions
de l'examen au
microscope. Cet examen à l'œil nu ne doit être, on le conçoit aisément, qu'une étude préalable. L'étude d'une pièce histologique quelconque n'est sérieuse et complète que lorsque cette pièce a été examinée au microscope avec de bons objectifs et sous des grossissements variés. Ces observations ne peuvent se faire avec exactitude qu'à la lumière transmise, la seule qui permette de pénétrer, en abaissant plus ou moins l'objectif,

dans l'intérieur de la préparation, et de se rendre compte de
la forme, de la dimension et de la position relative des éléments dans les tissus que l'on étudie. Il est donc nécessaire
que les préparations soient transparentes, c'est-à-dire qu'elles
laissent passer la lumière, et pour cela, la première condition c'est
que les fragments de tissus soient très-petits ou très-minces. De
plus, il y a des parties qui, malgré leur minceur, restent plus
ou moins opaques, et il faut les soumettre, pour les rendre transparentes, à l'action des liquides appropriés. Pour bien distinguer
dans les tissus certains éléments, il est souvent opportun d'en
faire disparaître d'autres qui leur sont interposés et qui empêchent
de les bien voir. On a recours pour cela à l'action des réactifs qui
augmentent la réfringence de quelques-uns d'entre eux et les rendent plus visibles, tandis qu'ils réduisent celle des autres à l'indice de réfraction du milieu où ils se trouvent, et les rendent par
conséquent invisibles. Enfin, en soumettant méthodiquement les
tissus à l'action de certaines matières colorantes, on obtient des
préparations où quelques parties seules sont colorées, et où elles
deviennent dès lors bien visibles et distinctes des autres.

Les méthodes générales, c'est-à-dire les procédés divers par le
moyen desquels on fait subir aux tissus ou aux organes les modifications nécessaires pour les rendre propres à l'examen microscopique, peuvent se diviser en sept groupes principaux :

Les méthodes à employer pour l'étude des éléments qui,
à l'état normal, flottent dans un liquide.

Les méthodes pour tendre les filaments, pour étendre et développer les membranes.

Les méthodes de dissociation et de dissection.

Les méthodes pour faire les coupes fines.

Les méthodes de coloration et d'imprégnation, et les procédés
pour augmenter la transparence des objets.

Les méthodes pour injecter les vaisseaux et les conduits glandulaires.

Les méthodes pour la conservation des préparations.

CHAPITRE IV

MÉTHODES POUR L'ÉTUDE DES ÉLÉMENTS QUI, A L'ÉTAT NORMAL, FLOTTENT DANS UN LIQUIDE

Pour étudier les éléments qui sont contenus dans un liquide (par exemple le sang, la lymphe, le pus, les urines, la salive, le mucus nasal, etc.), on recueille une goutte de liquide que l'on place sur la lame et que l'on recouvre de la lamelle. Il n'est pas indifférent de prendre une quantité plus ou moins considérable de liquide ; si l'on en met trop peu pour l'espace limité par la lamelle, l'attraction moléculaire occasionne une pression tellement forte, que les éléments délicats peuvent être écrasés. C'est pour cela qu'il faut que le liquide soit en quantité suffisante pour remplir tout l'espace capillaire ; il vaut même mieux qu'il aille jusqu'à faire de petites bordures sur les bords de la lamelle. Pour éviter la pression exercée par la lamelle, il convient souvent de supporter cette dernière à l'aide de bandes de papier mince.

Dans certains liquides, les éléments sont rares, et il est alors facile de les étudier sans rien y ajouter. D'autres fois les éléments sont au contraire si nombreux, qu'ils forment une masse où il est difficile de les reconnaître et de les étudier. Il faut alors employer des liquides additionnels pour les diviser un peu. Quels sont les *Liquides additionnels.* liquides additionnels qu'il faut choisir ? Il n'en est pas un seul qui convienne dans tous les cas. Chaque élément vit, en effet, dans un plasma spécial, et il faut autant que possible que le liquide additionnel possède les propriétés de ce plasma. Par exemple, les globules rouges du sang vivent dans le plasma sanguin qui contient des substances colloïdes, l'albumine et la substance fibrinogène des substances cristalloïdes, comme le chlorure de sodium et les autres sels du sang ; si on les examinait dans un liquide qui présentât une autre proportion entre les substances colloïdes et cristalloïdes, il se produirait des phénomènes de diffusion par suite desquels les globules arriveraient à se ratatiner ou à se gonfler.

Le mieux est donc de prendre du sérum sanguin pour liquide additionnel, quand on veut étudier les globules du sang. Pour cela, on enlève le sang d'un animal; on le laisse coaguler, et l'on décante le sérum. Ce liquide ne se conserve pas; au bout de peu de temps, il subit des modifications considérables qui en altèrent complétement la nature au point de vue histologique et chimique.

Pour obvier à cet inconvénient, on peut y mettre, à l'exemple de M. Schultze, un petit morceau de camphre. Ce moyen ne suffit pas; avec le camphre seul, on n'arrive pas à conserver du sérum d'une façon durable. L'iode atteint, il est vrai, ce but; mais le sérum iodé, c'est-à-dire additionné d'un peu d'iode, ne peut pas être considéré comme un liquide indifférent; il a au contraire, comme on le verra plus loin, une action considérable sur les éléments.

On peut aussi employer comme liquides additionnels d'autres liquides organiques : l'humeur aqueuse, le corps vitré, la salive, l'albumine de l'œuf, etc.

C'est surtout pour les éléments qui flottent dans un liquide que l'on emploie la platine chauffante, la chambre humide et la chambre à gaz.

CHAPITRE V

MÉTHODES POUR TENDRE LES FILAMENTS, POUR ÉTENDRE ET DÉVELOPPER LES MEMBRANES

Filaments. — Il y a des filaments qui ne sont pas élas- tiques ni rétractiles à l'état physiologique : ainsi les tendons fléchisseurs des doigts de la grenouille, les tendons de la queue des rongeurs, conservent leur longueur naturelle, quand on les a extraits; mais si l'on fait agir sur eux certains réactifs, ils reviennent sur eux-mêmes : avant de les y soumettre, il faut donc les maintenir en extension. Pour cela, il suffit de les placer sur une lame de verre et d'en fixer les deux extrémités, soit avec de la cire à cacheter, soit avec de la paraffine. On a de la paraffine dans une petite capsule de porcelaine. On la chauffe légèrement, et avec une baguette de verre ou un stylet de fer on en dépose une goutte sur chaque extrémité du tendon. Quand il est ainsi fixé à ses extrémités, on peut faire agir sur lui des réactifs chimiques qui modifient ses propriétés, sans craindre que par suite de ces modifications, il vienne à se rétracter.

Filaments rétractiles. Pour les filaments rétractiles, par exemple pour un faisceau musculaire ou un petit muscle, il faut prendre plus de précautions, autrement il revient sur lui-même aussitôt qu'on l'a extrait. Le procédé le plus simple pour lui conserver sa tension primitive consiste à l'étaler sur une lame de verre et à le recouvrir d'une lamelle dont le diamètre soit inférieur à la longueur du filament. On prend l'une des extrémités que l'on replie par-dessus la lamelle et que l'on fixe avec de la paraffine; cela fait, on a un point d'appui fixe; on peut alors tirer légèrement sur l'extrémité avec une pince, la replier aussi sur la lamelle de verre et la fixer de la même façon.

On opérerait de même avec un petit muscle plat.

Extension au moyen des réactifs chimiques. On peut aussi, pour conserver des filaments en extension, combiner avec les moyens mécaniques les moyens chimiques. Il y a des réactifs qui enlèvent aux muscles la propriété de se rétracter. Il suffit donc de les maintenir tendus pendant qu'on les expose à l'action de ces réactifs, pour être assuré qu'ils resteront ensuite dans l'extension. Pour cela, on prend par exemple un faisceau musculaire; on en fixe une extrémité en la liant avec un fil sur une petite tige de bois, on étend ce faisceau en tirant avec une pince l'autre extrémité, que l'on attache de la même façon; puis cette petite tige est plongée, avec le fragment musculaire qui y est attaché, dans un des réactifs qui enlèvent au muscle sa rétractilité. Ces réactifs sont, en première ligne : l'acide osmique à 1 pour 100 : si on laisse le muscle seulement pendant une demi-minute dans l'acide osmique, ses éléments sont fixés; l'acide chromique à 1 pour 1000 ou 2 pour 1000; le bichromate de potasse à 1 pour 100 ou 1 pour 200; l'alcool à 36 degrés; l'alcool à 36 degrés avec 2 parties d'eau; l'acide picrique en solution saturée.

Membranes. — Presque toutes les membranes sont rétractiles; une fois détachées, elles reviennent sur elles-mêmes, et dans cet état il serait impossible d'en distinguer nettement les éléments. Il est indispensable de les observer à un degré de tension voisin de celui qu'elles ont normalement dans l'organisme. Il y a pour cela deux sortes de procédés : les procédés mécaniques et les procédés chimiques.

Pour donner une notion des procédés mécaniques à employer, prenons par exemple le mésentère. On fait passer une partie de cette membrane sur la lame de verre, et, après y avoir mis le liquide conservateur, on applique la lamelle sur la partie qui doit entrer dans la préparation ; on coupe ensuite la membrane de manière qu'il en reste tout autour de la lamelle. Les portions qui la dépassent sont alors repliées sur ces bords comme un ourlet ; il suffit de tirer sur l'un deux, les autres étant fixés par l'opération précédente, pour obtenir un premier degré d'extension qui sera maintenu en repliant de nouveau le bord sur lequel on a tiré. On pourra agir successivement de la même façon sur chacun des côtés de la lamelle, et lorsque la membrane sera suffisamment étendue, la préparation sera lutée avec de la paraffine.

Un autre procédé que nous employons pour avoir une extension complète est le suivant : Un fragment de mésentère est étendu sur la lame de verre, et coupé de manière à dépasser les bords de la lamelle qu'on y applique, on a soin de ne pas mettre assez de liquide additionnel pour qu'il déborde, et quand la partie du mésentère qui n'est pas recouverte par la lamelle de verre a séché un peu, on borde la préparation avec de la paraffine. Puis, la membrane étant ainsi fixée, on enlève la bordure d'un des côtés, et avec les doigts on tire sur le bord du tissu qui est de ce côté, de manière à tendre la membrane à un degré convenable. On la maintient et on la fixe dans cette position en mettant une nouvelle bordure de paraffine. En agissant de la même façon successivement pour chacun des côtés de la préparation, on arrive à avoir une membrane bien tendue.

Il est une troisième méthode qui donne, dans la plupart des cas, d'aussi bons résultats et qui est d'une application plus facile. Elle consiste à étendre sur une lame de verre une membrane à l'aide des doigts appliqués sur ses bords. Tant que la membrane est humide, elle se rétracte du moment qu'on l'abandonne à elle-même. Mais lorsqu'elle commence à sécher (et par suite de la chaleur des doigts qui la tendent, elle sèche plus vite sur les bords), ses bords restent adhérents au verre, et en l'attirant successivement sur ses différents côtés, on arrive à la tendre d'une façon très-complète. Nous donnerons à cette méthode, dont nous faisons un usage fréquent, le nom de *demi-dessiccation*.

On peut aussi tendre une membrane sur les bords d'un petit vase comme une peau de tambour, ou encore l'étendre avec des épingles sur une plaque de liége, pour l'exposer à l'action des réactifs, l'acool, l'acide picrique ou l'acide chromique, ou simplement pour la dessécher.

CHAPITRE VI

MÉTHODES DE DISSOCIATION ET DE DISSECTION

Pour étudier les éléments de certains tissus, il est nécessaire de les écarter et de les isoler les uns des autres, soit par des moyens mécaniques, soit par des moyens chimiques, soit par la combinaison de ces deux espèces de moyens.

Moyens mécaniques. — *Dissociation avec les aiguilles.* — Lorsqu'il s'agit de séparer à l'aide des aiguilles les parties élémentaires d'un tissu, il se présente à l'histologiste des difficultés de divers ordres. Il est nécessaire, en premier lieu, de voir très-nettement l'objet, ce qui n'est pas toujours facile; en second lieu, il faut posséder sur la structure du tissu que l'on veut dissocier quelques notions élémentaires préalables, afin de ne pas appliquer les aiguilles au hasard, ce qui pourrait, ou bien empêcher de séparer les éléments, ou bien altérer précisément les parties que l'on veut examiner.

Si la dissociation se fait à l'œil nu, avec une simple loupe ou avec la loupe de Brücke, il faut avoir soin de se placer dans le meilleur jour; mais cette précaution ne suffit pas. Si la lame de verre sur laquelle est placé le fragment de tissu repose directement sur la table de travail, il peut se faire qu'on ne le distingue pas nettement; aussi faut-il choisir un fond approprié : noir si les tissus sont blancs, blanc si les tissus sont colorés; de cette manière on voit beaucoup mieux l'objet. Mais, lorsqu'il est sur fond blanc, on ne le distingue pas encore nettement, parce que les ombres projetées par les différentes parties du tissu sur le fond que l'on a mis au-dessous de la lame de verre viennent se mêler avec l'image de l'objet et en altèrent la netteté. Pour éviter cette difficulté, les histologistes, au lieu de poser directement la lame de verre sur laquelle ils dissocient sur la table ou sur une feuille de papier, peuvent la faire reposer sur les bords d'un petit baquet de porcelaine, de manière à se procurer un fond distant de l'objet, et où l'ombre projetée obliquement ne se confond plus du tout avec l'image de cet objet.

Nous nous servons dans notre laboratoire d'un petit *photophore*, qui réunit les différentes conditions nécessaires pour dissocier avec avantage à l'œil nu ou avec la loupe de Brücke. Il se compose d'une petite caisse de bois d'environ 5 centimètres de haut, sur 10 à 12 centimètres de long et de large. La paroi antérieure est enlevée, et la paroi supérieure est formée par une lame de glace. Dans cette caisse, on dispose un miroir de glace incliné en bas et en avant et formant avec l'horizon un angle de 25 à 30 degrés, de manière à renvoyer directement de bas en haut les rayons lumineux.

Sur la plaque de verre qui recouvre la caisse, on place la lame où se trouve la préparation, et elle est aussi bien éclairée que possible. Pour voir bien nettement les objets colorés, il suffit de placer sur le miroir une feuille de papier blanc ; les objets se détachent admirablement sur ce fond, et leur ombre, réfléchie obliquement et en arrière de la préparation, ne vient pas nuire à la netteté de leur image. Quand on a affaire à des objets blancs, on remplace l'écran blanc par un écran noir sur lequel toutes leurs parties se détachent avec netteté. Cet appareil ne doit pas avoir plus de 5 ou 6 centimètres de hauteur ; autrement il devient incommode, parce que les mains n'ont plus un point d'appui solide sur la table de travail.

Lorsque les éléments qu'il s'agit de séparer et d'isoler sont trop petits pour être visibles à l'œil nu ou à la loupe de Brücke, il devient nécessaire de se servir du microscope. On peut alors procéder de deux façons. Ou bien placer la préparation sous le microscope, la considérer attentivement avec un faible grossissement, de manière à se rendre bien compte de la façon dont est situé l'objet à isoler : une cellule nerveuse par exemple, par rapport à des parties de tissu assez considérables pour être visibles à l'œil nu ; puis retirer la préparation de la platine, et, en la plaçant sur le photophore, la dissocier avec les aiguilles commé nous allons le dire tout à l'heure, en calculant approximativement le point où se trouve la cellule nerveuse. Ce procédé est sujet à bien des chances d'insuccès, et cela se comprend facilement ; cependant il donne entre des mains exercées d'assez bons résultats. L'autre procédé est de disséquer et d'isoler les éléments directement sous le microscope. Il y a alors à vaincre deux difficultés : la première est la dimension considérable que prend l'image des aiguilles ; la seconde, c'est le renversement de l'image par suite duquel on croit porter l'aiguille à droite quand on la porte à gauche, et réciproquement. Avec un peu d'exercice, cet inconvénient est moindre qu'au premier abord. On a inventé, pour y obvier, des prismes redresseurs placés au-dessus de l'oculaire.

Prismes
redresseurs.

Avant de quitter ce sujet, nous indiquerons un moyen qui nous a paru avantageux pour terminer l'isolation d'une cellule nerveuse. Il consiste à laisser tomber sur l'endroit où elle se trouve une petite goutte de liquide qu'on y apporte à la pointe de l'aiguille. Le liquide écarte les fibrilles et les petits objets voisins, et souvent par ce procédé nous avons obtenu, libre et isolée, une cellule nerveuse que nous n'aurions séparée avec les aiguilles qu'en sacrifiant un ou plusieurs de ses prolongements.

Manière
d'appliquer les
aiguilles.

En second lieu, avons-nous dit, il est indispensable, avant d'appliquer les aiguilles à un tissu, d'avoir quelques notions élémentaires sur sa structure. On ne dissocie pas en effet tous les tissus de la même façon, et il est urgent de savoir dans quel sens les éléments sont disposés, s'ils sont parallèles ou entrecroisés, de manière à agir suivant la direction où l'on obtiendra le plus facilement l'isolation.

Ainsi pour les muscles, il est essentiel, avant de procéder à leur dissociation, de savoir qu'ils sont composés de fibres parallèles, et de se rendre compte du sens dans lequel elles sont dirigées. Cette structure fibrillaire se voit parfaitement à l'œil nu ; aussi faut-il prendre pour le dissocier un fragment dont la longueur corresponde à la direction des fibres. Cela fait, on applique les aiguilles à l'une des extrémités du fragment de tissu, on les écarte de manière à produire une fente de dissociation que l'on augmente en écartant de plus en plus les aiguilles jusqu'à diviser l'objet en deux. Puis, sur une des moitiés, on répète l'opération en plaçant toujours les aiguilles au même bout du fragment musculaire, et en les employant pour le séparer en filaments de plus en plus fins. Les aiguilles doivent être appliquées toujours au même point de la préparation, parce que les fibres musculaires qu'il s'agit de dissocier sont si délicates, que tous les points touchés directement par l'aiguille sont altérés et ne peuvent plus servir à l'observation. En opérant comme nous venons d'indiquer, on peut arriver à dissocier jusqu'aux faisceaux primitifs sans avoir altéré autre chose qu'une des extrémités des faisceaux.

S'il s'agit de dissocier des nerfs, il est nécessaire aussi de savoir qu'ils sont composés de faisceaux et de tubes nerveux parallèles disposés dans le sens de la longueur du nerf; il faut de plus savoir que les faisceaux nerveux sont entourés d'une gaîne résistante, et qu'on ne peut séparer les tubes dont ils sont composés qu'après avoir enlevé cette gaîne. Partant de ces notions, le nerf, convenablement préparé, est débarrassé de sa gaîne, et son contenu est dissocié avec les mêmes précautions que nous venons d'indiquer pour les fibres musculaires, car les tubes nerveux sont encore plus facilement altérables que ces fibres.

Lorsqu'on a affaire à un tissu dont les éléments sont entre-croisés, comme le tissu conjonctif par exemple, il survient une nouvelle difficulté : si les aiguilles sont appliquées dans un sens, le tissu se laisse étirer dans cette direction ; mais lorsqu'on les applique dans une direction perpendiculaire à la première, il se laisse étendre dans ce sens, et revient sur lui-même dans l'autre, de sorte qu'on ne peut l'étaler convenablement. Le meilleur moyen d'obvier à cette difficulté, c'est de placer le tissu sur la lame de verre sans liquide et de l'étendre modérément. Il se dessèche peu à peu, et les parties à demi desséchées adhèrent assez à la lame pour former un point d'appui et résister à la traction qu'on exerce à l'autre extrémité. Nous reviendrons, à propos du tissu conjonctif, sur les détails pratiques de cette méthode; nous ajouterons seulement ici qu'il faut opérer rapidement avant que la dessiccation soit trop avancée, et que ce procédé ne peut être employé pour des objets que la demi-dessiccation pourrait altérer dans leur forme.

Lorsque des fragments de tissu à demi isolés gênent l'observateur, il arrive facilement à les séparer en un point quelconque en appliquant fortement à ce point sur la lame de verre l'aiguille à dissocier, qui agit comme un scalpel.

Ces exemples suffisent pour montrer les précautions qu'il faut prendre dans la dissociation avec les aiguilles, pour être assuré d'avoir de bons résultats.

Dissociation par agitation dans les liquides. — Lorsque les éléments sont retenus faiblement les uns aux autres, comme par exemple les cellules d'un épithélium, il est facile de les dissocier sans y toucher. L'objet est mis avec un liquide neutre dans un tube que l'on agite ; les cellules se détachent les unes des autres, et une goutte du liquide prise au fond du tube en contient suffisamment pour les examiner.

Une méthode analogue consiste à placer un petit fragment de l'objet sur une lame de verre avec une goutte du liquide additionnel. On incline la lame d'environ 20 degrés, de manière que la goutte se rassemble un peu au-dessous de l'objet, mais pas assez pour qu'elle s'écoule, et, avec une aiguille, on agite l'objet dans le liquide de manière à en détacher quelques cellules. Ces cellules ont gagné, à mesure, la partie inférieure de la goutte d'eau, ainsi qu'on peut s'en assurer par l'examen microscopique.

Méthode des injections interstitielles, ou œdèmes artificiels. — Lorsque des tissus sont constitués par des réseaux de filaments intriqués dans tous les sens, on réussit très-bien à les séparer de manière à les voir nettement à l'aide des injections interstitielles, qui rentrent ainsi dans cette méthode générale de dissociation. On se sert pour cela d'une seringue hypodermique montée soit en argent, soit en caoutchouc durci, et munie d'une canule d'or. On peut injecter de l'eau, du sérum, des matières colorantes, du nitrate d'argent, ou aussi des substances solidifiantes comme de la gélatine.

Si l'on injecte de l'eau ou un liquide analogue, il faut pousser l'injection rapidement, par exemple dans le tissu cellulaire sous-cutané ; les fibres sont refoulées les unes contre les autres, et il se fait une boule de liquide entourée par ces fibres qui forment autour d'elle comme une membrane d'enveloppe. On coupe alors un fragment du tissu, on l'étale sur la lame et l'on recouvre. Il est nécessaire de faire toutes ces manœuvres rapidement ; autrement, le liquide s'écoule, les éléments écartés reviennent sur eux-mêmes, et l'injection n'a produit aucun effet utile. Il faut donc disposer, avant de procéder à l'injection, une lame et une lamelle bien nettoyées, avoir sous la main ses instruments, de manière à faire la coupe et à appliquer la lamelle immédiatement. Une fois que la lamelle est placée, la capillarité la fixe et empêche les parties de se déplacer.

Quand on injecte de la gélatine, on peut aller plus lentement. La gélatine se solidifie et maintient les éléments dans la situation que leur a donnée l'injection.

Moyens chimiques. — Il y a certains réactifs qui, conservant ou même augmentant la solidité de quelques éléments, ramollissent ou dissolvent les autres, de telle sorte que les premiers peuvent ensuite être très-facilement séparés.

Au nombre des réactions dont il s'agit ici, on peut ranger les premières modifications chimiques qui se passent au sein des tissus après la mort. Ainsi, si l'on sacrifie un animal et que l'on expose l'épithélium de l'intestin à l'air pendant seulement quelques minutes, les cellules épithéliales s'en détachent, il se produit un liquide lactescent dans lequel on peut voir ces éléments isolés.

Un procédé analogue consiste à abandonner les tissus à eux-mêmes dans un espace clos. L'objet est mis dans un petit baquet sur une lame de glace dépolie et recouverte d'une cloche rodée. A côté du baquet est placé un petit morceau de camphre, ou un peu de papier à filtrer trempé dans de l'acide phénique à 1 pour 10. Si l'on a pris le tissu frais, il peut rester ainsi plusieurs jours sans se putréfier ; mais il faut pour cela que le tissu soit tout à fait frais et ne contienne pas de germes de putréfaction, des bactéries par exemple, autrement ces moyens seraient tout à fait insuffisants. Les tissus ainsi conservés subissent une sorte de macération qui rend les éléments plus facilement isolables.

Ce procédé est surtout à appliquer pour les tumeurs. Ainsi les épithéliomes tubulés sont composés de cellules soudées intimement les unes aux autres, et il est très-difficile d'en détacher à l'état frais. Si on les abandonne sous une cloche, comme nous venons de le dire, on réussit, au bout de vingt-quatre heures, en raclant simplement la surface, à obtenir isolées un grand nombre de cellules avec des dentelures, cellules qui étaient fortement adhérentes les unes aux autres à l'état frais.

Certains réactifs liquides employés depuis quelques années ont donné pour la dissociation de fort heureux résultats. C'est une méthode dont l'initiative est due à Max Schultze.

Sérum iodé. — Ce réactif, inventé par Max Schultze[1], a rendu de grands services à l'histologie. Pour le fabriquer, on fait usage soit du sérum naturel du sang ou de l'amnios, soit d'un sérum fait avec du blanc d'œuf, de l'eau et du sel marin. Il n'y a que le sérum fabriqué avec l'eau de l'amnios des mammifères qui présente des avantages sérieux[2]. Ce liquide est recueilli à l'état frais dans un flacon au fond duquel on ajoute des paillettes d'iode. Il faut agiter tous les jours le mélange, ou retourner le flacon, pour que l'iode se mélange à toute la masse; autrement il ne se trouverait de l'iode qu'au fond du flacon, et à la partie supérieure se formeraient des vibrions et des bactéries.

Procédés pour fabriquer le sérum iodé.

Le meilleur procédé pour avoir un bon sérum iodé consiste à le préparer dans un flacon qui ne soit pas trop grand ou qui soit très-plat, de manière que le niveau du liquide ne dépasse pas 2 à 3 centimètres, de telle façon qu'il ne puisse pas y avoir une couche considérable de sérum au-dessus de la couche plus fortement iodée du fond.

On peut aussi employer un autre procédé. Le sérum est mélangé avec une forte proportion de teinture d'iode; il se forme un précipité d'iode, on filtre et l'on a une solution fortement iodée. On verse tous les deux ou trois jours un peu de cette solution fortement iodée dans le sérum ordinaire, qui est ainsi préservé de la putréfaction. Il est à remarquer qu'au début, l'iode se dissout très-lentement dans le sérum; mais si l'on continue son action, une partie de cet iode ne tarde pas (au bout de quinze jours à trois semaines) à se transformer en iodures; ces iodures contribuent alors à dissoudre une nouvelle quantité d'iode, et par suite on peut avoir au bout d'un à deux mois un sérum très-fortement iodé. C'est ce sérum très-fortement iodé et présentant une couleur brun foncé qui est le meilleur liquide pour ioder un sérum frais.

Il est nécessaire d'avoir dans un laboratoire différents sérums,

---

[1] *M. Schultze*, Die Anwendung mit Iod conservirter thierischer Flüssigkeiten als macerirendes und conservirendes Mittel bei histologischen Untersuchungen (*Virchow's Archiv.*, 1864, vol. XXX, p. 263).

[2] Pour se procurer de l'eau de l'amnios, on va dans un abattoir de Paris demander des *gosselins* de veau ou de mouton (c'est le nom sous lequel est connu l'utérus gravide). Une incision comprenant la paroi utérine et les membranes donne issue à un jet de sérum que l'on reçoit dans un flacon muni d'un entonnoir. Ce liquide doit être parfaitement limpide et d'un jaune citrin

plus ou moins fortement iodés ; on se sert des uns ou des autres suivant les effets variés qu'on désire obtenir.

Pour déterminer l'action dissociatrice du sérum iodé sur un tissu, il faut prendre un fragment du tissu à étudier inférieur au volume d'un pois, et le placer dans un flacon bien bouché avec 4 ou 5 centimètres cubes de sérum faiblement iodé ; généralement dès le lendemain, on peut pratiquer la dissociation par les moyens généraux indiqués plus haut. Si le tissu n'est pas encore assez ramolli, il faut prolonger son séjour dans le sérum iodé ; mais on remarque que, dès le second jour, ce sérum est tout à fait décoloré, c'est-à-dire que le tissu a absorbé tout l'iode qu'il contenait, et si on laissait les choses en l'état, la putréfaction ne tarderait pas à survenir. Pour l'empêcher, on ajoute quelques gouttes de sérum fortement iodé jusqu'à ce que le liquide ait repris une légère coloration brune. Le séjour du tissu dans le sérum peut être ainsi prolongé pendant plusieurs semaines sans que la putréfaction survienne, si l'on ajoute du sérum iodé chaque fois que le liquide se décolore. C'est l'addition successive de nouvelles quantités d'iode qui constitue la clef de cette méthode de dissociation.

Manière
d'employer
le sérum iodé
dans les
dissociations.

Frey[1] a préconisé le sérum artificiel suivant :

Sérum
artificiel.

Eau distillée.	135 gram.
Albumine de l'œuf	15
Chlorure de sodium	$0^{gr},20$

Mélangez, filtrez et ajoutez :

Teinture d'iode	5 gram.

Le mélange précipité, on filtre de nouveau sur de la flanelle, et l'on ajoute au fond du vase quelques paillettes d'iode. Nous n'avons jamais réussi à obtenir par ce procédé un sérum iodé convenable.

Alcool et eau. — D'autres réactifs dissocient les tissus en ramollissant certains éléments, tandis qu'ils rendent les autres plus solides. Ainsi un mélange de 1 partie d'alcool à 36 degrés et de 2 parties d'eau constitue un moyen de dissociation excellent, par exemple pour les épithéliums. En laissant un intestin de grenouille plongé pendant vingt-quatre heures dans ce liquide, on obtient des cellules épithéliales isolées d'une netteté admirable.

Emploi
de l'alcool.

[1] *Frey*, Das Mikroskop und die mikroskopische Technik, 1871, p. 70.

Il réussit aussi bien chez les mammifères, pour la plupart des épithéliums et même d'autres éléments. Nous aurons l'occasion d'y revenir dans la suite.

Acide chromique. — A la dose de 2 à 3 pour 10 000, cet acide constitue un excellent liquide dissociateur, recommandé par M. Schultze[1]; il est très-bon pour la plupart des tissus de l'organisme, et en particulier pour les cellules nerveuses. Il en faut prendre 10 centimètres cubes pour un fragment d'environ 5 millimètres de côté. Au bout de vingt-quatre heures de séjour dans ce liquide, le tissu nerveux se dissocie avec facilité.

Bichromate de potasse. — Il s'emploie à des doses dix fois plus considérables, à 2 à 3 pour 1000.

Potasse et soude. — Ces alcalis s'emploient en solutions fortes, de 35 à 50 pour 100 (Moleschott); ils dissolvent la substance intercellulaire en ne modifiant que légèrement les cellules, ce qui permet d'isoler ces dernières. On fait agir ces solutions de potasse directement sur la lame de verre où le tissu est étalé. On n'obtient pas ainsi des préparations durables; au bout de quelque temps il survient de si grandes altérations, qu'on ne peut plus rien apercevoir de net.

A doses faibles, au contraire, comme l'a indiqué Moleschott, ils détruisent tous les éléments. On emploie des solutions faibles de ces alcalis pour dissocier les éléments cellulaires des ongles, des poils et de l'épiderme.

Acide sulfurique. — Concentré et à chaud, ce réactif peut être employé pour isoler les cellules des parties cernées, des poils, des ongles, etc.

Pour isoler les fibres du cristallin, M. Schultze place cet organe dans 30 grammes d'eau additionnée de 4 ou 5 gouttes d'acide sulfurique concentré. Au bout de vingt-quatre heures de macération, il suffit d'agiter un fragment du cristallin dans le liquide pour le voir se décomposer en ses éléments constituants.

Acide azotique. — C'est Kölliker[2] qui a employé le premier cet acide; il s'en est servi à la dose de 20 pour 100 pour isoler les fibres musculaires.

Un petit fragment d'organe qu'on suppose contenir des fibres

[1] *M. Schultze*, Untersuchungen über den Bauder Nasenchleimhaut, etc. Halle, 1862.
[2] Voyez les indications données dans *Kölliker*, Éléments d'histologie, traduction française, 1868, p. 115.

musculaires lisses, placé dans 5 à 10 centimètres cubes de ce réactif, se laisse, au bout de dix-huit à vingt heures, dissocier avec la plus grande facilité au moyen des aiguilles.

Kühne[1] a indiqué une méthode où l'acide azotique joue un rôle. Il fait, dans un verre de montre, un mélange de chlorate de potasse avec quatre fois son volume d'acide azotique ; une fois le mélange bien homogène, on y enfouit à l'aide d'une baguette de verre un fragment musculaire frais ; après une demi-heure environ, il en est retiré, et, en l'agitant dans un tube rempli d'eau distillée, le muscle se sépare en ses éléments.

Réactifs divers. — Plusieurs auteurs ont essayé de combiner l'action de divers réactifs avec celle de la chaleur.

Ludwig[2] a proposé, pour dissocier les éléments glandulaires du rein, de chauffer les tissus pendant six à huit heures dans de l'alcool à 40 pour 100, auquel on ajoute 1 pour 300 ou 1 pour 400 d'acide chlorhydrique concentré. On chauffe au bain-marie dans une cornue convenablement disposée pour éviter le dégagement des vapeurs acides ; ensuite le tissu est mis à macérer dans l'eau distillée pendant plusieurs jours, jusqu'à ce que, par l'action la plus légère des aiguilles, on arrive à séparer les tubes urinifères.

Rollett a employé la coction en vase clos dans une petite quantité d'eau. Le tissu est mis avec un peu d'eau dans un tube scellé à la lampe que l'on chauffe jusqu'à 125 ou 130 degrés dans un bain de sable. Tout le tissu collagène se transforme en gélatine ; le tube est alors brisé dans l'eau chaude, qui dissout la gélatine et permet la séparation des autres éléments.

Compression. — Nous ne citerons que pour mémoire ce moyen de dissociation à peu près abandonné par les histologistes, et qui était employé autrefois par les zoologistes qui se servaient du microscope. En histologie, la compression est plutôt à éviter

Quoi qu'il en soit, ce procédé consiste à comprimer la préparation, lorsqu'elle est en place, au moyen d'une pression exercée par la lamelle. Ce moyen a joui d'une assez grande faveur pour qu'on ait inventé des compresseurs divers. Schick, de Berlin, a fabriqué le premier de ces instruments. Il se compose d'un anneau de laiton venant s'appliquer sur une lame de verre soutenue par

---

[1] *Kühne*, Ueber die peripherischen Endorgane der motorischen Nerven. Leipzig, 1862.

[2] *C. Ludwig*, von der Niere. (*Stricker's Handbuch*, p. 506.)

une plaque de laiton percée d'un trou correspondant à l'anneau. Celui-ci est maintenant appuyé par un ressort qu'on peut modérer au moyen d'une vis. On met la préparation et la lamelle entre l'anneau et la lame de verre.

Ce procédé n'est plus en usage aujourd'hui.

CHAPITRE VII

MÉTHODES DIVERSES POUR FAIRE LES COUPES FINES

Comme les objets qu'on regarde au microscope sont vus pour la plupart à la lumière transmise, il est nécessaire que ces objets soient transparents, et la première condition pour qu'ils laissent passer la lumière, c'est qu'ils aient une épaisseur très peu considérable. Il faut donc, pour les tissus qui ne se laissent pas dissocier comme les muscles, ou étendre comme les membranes, ne couper des tranches aussi minces que possible.

Conditions des coupes fines. Certains tissus se trouvent naturellement dans un état de dureté suffisant pour y faire des coupes : tels sont, par exemple les cartilages, et quelques parenchymes. Mais la plupart sont beaucoup trop mous ; si l'on essayait de les diviser à l'état frais, le rasoir glisserait sur la pièce, ou bien les différentes parties de cette pièce, glissant les unes sur les autres, empêcheraient d'en faire une coupe d'épaisseur uniforme. Il est donc nécessaire de soumettre ces tissus à un traitement préalable qui leur donne le degré de dureté suffisant pour qu'on puisse commodément en faire des coupes. D'autres tissus au contraire, comme par exemple les os ou les dents, sont trop durs à l'état normal pour que le rasoir puisse les entamer ; si l'on arrive à en détacher un copeau mince au moyen d'un scalpel à trempe très-dure, ce copeau fragile s'écaille et se fendille en même temps qu'il se sépare du reste, et au lieu d'avoir une lame homogène, on n'a plus qu'une substance inégale où les éléments du tissu se confondent avec les fentes de la préparation et l'air interposé. Pour faire des coupes sur ces tissus avec le rasoir, il faut leur faire subir un traitement préalable qui les ramollisse suffisamment, ou bien en détacher des lames par un autre procédé que nous allons indiquer tout à l'heure.

Nous aurons donc à traiter, dans ce chapitre, des coupes à faire sur les tissus qui n'ont besoin d'aucun traitement préalable ; des coupes sur les os et les substances ossiformes ; des différents procédés pour durcir suffisamment les tissus mous, et de la manière de pratiquer les coupes sur les objets préalablement durcis.

Coupes sur les tissus qui n'ont pas besoin de subir un traitement préalable. — Ces tissus peuvent être plus ou moins durs ; parmi les plus durs, il faut compter les ongles et les substances cornées en général. On fait usage pour ces coupes d'un scalpel ou d'un rasoir à trempe très-dure ; si l'objet est trop petit pour être tenu à la main, il doit être placé dans une fente pratiquée dans un morceau de liége.

Coupes sur les tissus cornés et sur les cartilages.

Les cartilages se rangent aussi parmi les tissus dont on peut faire des coupes à main levée et sans aucune autre préparation. Ces coupes se font, soit à sec, comme les précédentes, soit en mouillant le rasoir avec de l'eau alcoolisée, pour permettre à la lamelle détachée de glisser sur la surface du rasoir dans la mince couche de liquide qui s'y trouve.

Les tissus plus mous, les parenchymes, présentent plus de difficultés : d'une part la mollesse du tissu empêche de le maintenir solidement ; d'autre part, grâce au liquide dont ils sont imbibés, les éléments glissent les uns sur les autres. Avec un peu d'exercice, on peut cependant arriver à faire des coupes sur ces tissus, par exemple sur le foie. Après avoir mouillé le rasoir, que l'on a soin de tenir bien horizontalement, on pratique un premier avivement que l'on fait hardiment et tout d'un trait ; puis on fait la seconde coupe ; mais le plus léger mouvement des doigts qui tiennent la pièce change le rapport des parties, et la seconde face de la coupe est dentelée et irrégulière.

Coupes sur les parenchymes et les tissus fibrillaires.

Si l'on ne réussit pas à faire ces coupes à main libre, on peut se servir du couteau double de Valentin (voy. plus haut, page 47). Comme les deux faces de cet instrument ne sont pas rigoureusement parallèles, au lieu de le promener sur l'organe, il vaut mieux l'enfoncer directement par sa pointe jusqu'à la garde. Au moyen d'une légère torsion, on dégage la coupe que l'on a

Emploi du couteau de Valentin.

faite et que l'on retrouve en écartant les deux lames du couteau.

Il est encore plus difficile de faire des coupes dans des tissus de structure fibrillaire, comme par exemple dans le tendon d'Achille. Pour y arriver, il faut les comprimer fortement.

Au lieu d'affronter ces difficultés, il vaut mieux recourir à l'une des méthodes que nous décrirons tout à l'heure et qui servent à durcir les tissus. Mais auparavant nous allons indiquer les procédés usités pour faire les coupes sur les os.

Coupes sur les os avec la scie.

Coupes sur les os et les substances ossiformes. — Les coupes sur les os se font avec la scie. A cet effet, le morceau d'os est pincé dans un étau, et par un premier trait de scie, on affranchit une surface bien plane, et, autant que possible, verticale. Puis on fait une seconde coupe parallèle à la première, de manière à comprendre une épaisseur d'un millimètre au maximum. Pour cela, appuyant l'ongle à l'endroit choisi, on donne un premier trait de scie; puis on continue à scier verticalement en se guidant sur la lame et le dos de la scie qui forment points de mire, et sans s'interrompre pour regarder son trait. C'est ainsi que se font les meilleures coupes.

La lamelle obtenue de cette façon est loin d'être assez mince; de plus, elle a sur ses deux faces des raies correspondant aux dents de la scie. Pour les enlever, on use la lame en la frottant sur une pierre ponce. On choisit, comme nous l'avons dit plus haut, une pierre ponce coupée dans le sens de ses fibres; on y met un peu d'eau, on appuie sur la lame d'os avec deux doigts, et l'on frotte jusqu'à ce que les inégalités aient disparu. Puis on la retourne et l'on en fait autant sur l'autre côté. La lame osseuse est ensuite placée entre deux pierres ponces à section bien plane que l'on frotte l'une sur l'autre; elle se trouve bientôt fixée sur l'une des pierres ponces par une sorte de ciment formé des débris de la pierre et des parcelles de l'os, et l'autre polit sa face libre.

Ce temps de l'opération doit être fait avec précaution pour ne pas casser la lame osseuse devenue très-mince. Lorsque celle-ci est à peu près transparente, on enlève les raies produites par la pierre ponce et l'on finit d'amincir la préparation en la frottant avec les doigts sur une pierre du Levant ou sur une pierre lithographique, avec de l'eau. La lamelle est alors bonne pour l'observation microscopique; nous dirons plus loin (voy. *Tissu osseux*) comment on achève la préparation.

On a décrit d'autres procédés pour faire ces coupes, mais ils sont inférieurs à celui dont nous venons de parler : ainsi on conseille de coller la lamelle osseuse sur un bouchon avec de la cire à cacheter, et de la promener ainsi sur une surface de grès. C'est plus long et cela ne réussit pas aussi bien.

Il est impossible de diviser avec une scie l'émail des dents, parce qu'il est beaucoup trop dur et se casserait en éclats. Il faut, pour le scier, se servir de fils d'acier tendus, en interposant de l'émeri très-fin entre la dent et le fil d'acier, avec une petite quantité d'eau; si l'on ne veut faire qu'une préparation avec une dent, on a plus vite fait de l'user à la meule. On prend la dent avec les doigts et on l'applique sur la meule, de manière à l'user peu à peu jusqu'à ce qu'on ait atteint le plan que l'on s'est fixé; puis elle est retournée, et usée de l'autre côté jusqu'à ce qu'on soit arrivé à la moindre épaisseur possible. Ensuite, par quelque procédé que l'on ait obtenu cette tranche de dent, il faut l'user entre deux pierres ponces, et pratiquer le polissage des deux faces sur une pierre du Levant imbibée d'eau, comme nous l'avons dit pour les os.

Coupes sur les tissus préalablement durcis. — Procédés à suivre pour le durcissement des tissus. — *Congélation.* **—** Un des premiers procédés qui soient venus à l'esprit pour fixer et durcir les tissus, c'est de les faire geler.

En soumettant les tissus à la congélation, on leur donne une grande fermeté par le fait de la solidification de l'eau qu'ils contiennent et de la fixation des différents éléments qui les constituent. Cette méthode donne d'excellents résultats pour l'étude d'un grand nombre d'organes et de tissus; elle est d'une application facile quand on est bien outillé.

Voici le procédé le plus simple. On prend un petit creuset de métal, solidement fermé par un bouchon. A la partie inférieure de ce bouchon et plongeant dans le creuset, est fixé l'objet que l'on veut faire geler. Ce creuset est placé dans un mélange réfrigérant de glace pilée et de sel marin (2 de glace pour 1 de sel marin); mélange dans lequel on fait également plonger le rasoir, parce qu'autrement la chaleur de la lame ferait fondre le tissu qu'on se propose de couper. Pour faire la coupe, on retire le rasoir, on l'essuie, on enlève le bouchon du creuset, et l'on pratique rapidement deux ou trois coupes sur le tissu. C'est là le procédé que F. Boll a suivi dans son étude des glandes salivaires. Cette méthode offre plusieurs inconvénients : d'abord le mélange réfrigérant ne se maintient pas longtemps ; ensuite le rasoir est mouillé, et il est nécessaire de l'essuyer chaque fois avant de faire des coupes ; enfin le maniement du petit creuset au milieu du mélange est lent, gênant et incommode.

Glacière artificielle. Nous nous servons dans notre laboratoire, pour congeler les objets, d'une glacière artificielle, système Penant, à laquelle nous avons fait une légère modification.

Cette glacière se compose d'une boîte cylindrique d'environ 25 centimètres de haut et 10 centimètres de diamètre intérieur, formée de deux enveloppes métalliques séparées par du feutre, et qui se ferme au moyen d'un couvercle maintenu par une vis à pression. C'est dans cette boîte que l'on met le mélange réfrigérant. Dans ce mélange plonge un cylindre métallique muni à sa partie supérieure d'un rebord qui le maintient et recouvert d'un disque de caoutchouc sur lequel vient appuyer le couvercle à vis de la boîte, de manière à l'occlure complètement.

Au lieu du mélange d'acide chlorhydrique et de sulfate de soude qu'emploie l'inventeur, nous nous servons du mélange de glace et de sel marin indiqué plus haut. Aussi avons-nous dû munir le récipient intérieur d'une pointe de fer qui permette de l'enfoncer dans la masse.

Pour se servir de cet appareil, on commence par mettre dans la boîte, par couches alternatives, les proportions de glace et de sel marin indiquées plus haut ; puis on enfonce dans cette masse le récipient intérieur dans lequel ont été placés, d'une part le rasoir, de l'autre les tissus à congeler. A cet effet. sur un morceau cylindrique de moelle de sureau est pratiquée dans la hauteur une section bien plane, le fragment de tissu y est appliqué et maintenu avec de petites épingles ; ce cylindre est enfoncé dans un trou pratiqué dans une petite lame de liége, de façon que la direction des coupes à faire soit parallèle à la surface de cette lame. Le tout est introduit dans le récipient ; le disque de caoutchouc placé dessus et le couvercle refermé. L'appareil est abandonné à lui-même pendant quelques minutes ; puis le rasoir et la lame de liége sont retirés, et les coupes sont faites en maintenant le fragment au moyen de cette lame, de sorte qu'il ne se réchauffe pas par le contact des doigts.

Dessiccation. — Henle a tiré un grand parti de cette méthode ; si elle ne conserve pas les éléments, elle permet en revanche de se rendre un compte exact de leurs rapports. Elle convient surtout pour les membranes.

Il faut prendre, pour les dessécher, des fragments d'organes très-petits ; étendus sur une plaque de liége avec des épingles, ils sont abandonnés à l'air ; mais il faut que la température soit un peu élevée et que l'air soit très-sec, autrement les objets pourrissent, si on ne leur a pas fait subir auparavant un autre traitement. Pour préserver sûrement une pièce, il faut la faire macérer auparavant pendant vingt-quatre ou trente-six heures dans l'alcool. Celui-ci se substitue à l'eau du tissu, et si ce tissu est ensuite étendu à l'air, il sèche rapidement et sans qu'on ait à craindre de voir la putréfaction s'en emparer.

Si l'on veut avoir une dessiccation rapide, on peut se servir du moyen suivant. L'objet, une fois tendu sur une plaque de liége, est placé sous une cloche rodée reposant sur une glace dépolie. Sous la cloche, on dispose dans une soucoupe du chlorure de calcium. Toute l'humidité de l'air est absorbée par le chlorure, et le tissu, se trouvant dans un air complétement sec, se dessèche très-rapidement. Lorsqu'on dispose d'une étuve à incubation, il suffit, pour obtenir une dessiccation très-convenable, de placer sur le couvercle de cette étuve les plaques de liége sur lesquelles ont été fixés les tissus.

La condition essentielle de toute bonne dessiccation, c'est que le tissu soit bien tendu. Si l'on a affaire à une membrane disposée autour d'une cavité naturelle, on peut l'insuffler. Ainsi, pour dessécher une portion du tube intestinal, il suffit de placer deux ligatures à ses extrémités et d'insuffler la partie intermédiaire. On obtient ainsi un manchon qui sèche rapidement. Pour le poumon, il suffit de prendre un fragment près du bord, et d'y mettre une ligature. Quand on serre la ligature, l'air est refoulé dans le fragment, le distend, et si l'on coupe le morceau au delà de la ligature et qu'on l'expose à l'air, il se dessèche facilement.

Les coupes sur les tissus desséchés exigent des rasoirs durs ; les rasoirs mous seraient ébréchés. Lorsque l'air est sec et que les tissus sont desséchés depuis longtemps, ils ont une telle dureté qu'ils feraient dévier le rasoir ; il est nécessaire de les humecter un peu, et pour cela le meilleur procédé est de souffler dessus. L'haleine vient rendre un peu d'humidité à une couche infiniment mince de la superficie et la ramollir, tandis qu'au-dessous le tissu reste dur et sert de guide à la lame du rasoir.

La tranche que l'on enlève ne doit pas blanchir ; autrement, ce serait un signe que l'air pénètre dans ses parties, et que par conséquent le tissu est fendillé.

Les tissus desséchés sont souvent trop minces pour qu'on puisse les tenir à la main. Il faut alors les entourer d'une gaîne de liége, de moelle de sureau ou de *Ferdinanda*. Il est difficile de faire au scalpel ou au rasoir une fente dans un morceau de moelle de sureau ; on risque de le casser ou de l'émietter. Il faut tracer à la scie une rainure dans laquelle est insérée la lame desséchée sur laquelle on veut faire des coupes. On peut aussi, quand il s'agit de lames très-minces, les coller avec de la gomme épaisse le long d'un morceau de moelle de sureau. Les coupes se font ensuite très-facilement. Il faut que la gomme soit épaisse, pour ne pas trop imbiber le tissu sur lequel on expérimente.

Les coupes de tissus desséchés ont besoin, plus que les autres, d'être d'une extrême finesse ; en effet, quand elles sont placées dans l'eau, le tissu se regonfle et reprend son épaisseur primitive, qui peut être deux fois plus considérable que lorsqu'il était sec.

Réactifs durcissants. — Les réactifs chimiques sont beaucoup plus employés aujourd'hui que les deux méthodes dont nous venons de parler ; ils donnent aux tissus la dureté convenable en maintenant mieux la forme et les rapports des éléments. On emploie dans ce but l'alcool, l'acide chromique, le bichromate de potasse ou d'ammoniaque, l'acide picrique, etc.

Alcool. — L'alcool est le réactif le plus anciennement employé et c'est celui dont on se sert encore le plus aujourd'hui. Il faut prendre de l'alcool fort, à 36 ou 40 degrés ; il importe d'y plonger les tissus encore bien frais avant qu'ils aient subi un commencement de putréfaction. Les morceaux de tissu doivent être petits ; ils doivent avoir un centimètre cube en général, et en tout cas ne jamais dépasser 2 centimètres. Pour un morceau de 2 centimètres, il faut de 25 à 40 centimètres cubes d'alcool fort. Il est nécessaire de maintenir par un fil la préparation à une certaine distance du fond du vase ; l'eau et les matières albuminoïdes et salines exsudées forment en effet à cet endroit avec l'alcool une sorte d'atmosphère mixte, qui empêcherait bientôt l'alcool de continuer son action ; si au contraire la pièce flotte dans le liquide, l'eau et l'albumine, étant plus lourdes que l'alcool, vont gagner le fond, et la pièce se trouve toujours dans un milieu d'alcool fort.

Un point très-important est la question de savoir combien de temps une pièce doit être laissée dans l'alcool pour obtenir un durcissement convenable. On croit généralement qu'elle peut y rester indéfiniment sans préjudice, mais c'est une erreur. Pour avoir de belles préparations, c'est-à-dire des préparations où les éléments se voient bien, il ne faut pas dépasser vingt-quatre ou quarante-huit heures; pour les tissus délicats, comme les muqueuses, il faut faire l'examen le lendemain du jour où on les a plongés dans l'acool.

Les coupes des tissus ainsi durcis doivent être faites à main levée, soit d'avant en arrière, soit plutôt d'arrière en avant, avec un rasoir très-tranchant et fortement évidé; on guide alors la lame sur l'ongle du pouce et l'on acquiert plus de sûreté. Elles exigent une grande habileté de main, parce qu'il est nécessaire qu'elles soient faites à main levée.

Acide chromique. — Ce réactif a été employé pour la première fois par Hannover en 1840. C'est une idée d'économie qui l'y avait poussé; quoi qu'il en soit, son emploi, surtout pour les centres nerveux et pour les nerfs, constitue un véritable progrès. Pour en tirer tout le profit possible, il est indispensable d'en connaître exactement la technique, de bien peser et mesurer les doses, et de ne pas s'en rapporter, comme on est trop souvent tenté de le faire, à la couleur du mélange.

L'acide chromique durcit les tissus à la dose de 2 à 5 pour 1000. Il faut commencer par des solutions faibles et les prendre très-abondantes. Frey[1] insiste avec raison sur ce dernier point; en effet, si le liquide est en petite quantité, il arrivera un moment où la diffusion des matières albuminoïdes à l'extérieur et la diffusion du liquide dans la pièce s'arrêteront, parce que l'équilibre sera établi. Si l'on emploie, au contraire, de grandes quantités de liquide, il continuera toujours à s'en diffuser dans la pièce.

Les fragments de tissu peuvent être un peu plus grands que dans l'alcool, mais la limite extrême doit être 3 centimètres de côté, et il vaut mieux même s'en tenir à des fragments de 2 centimètres. Il faut au moins 200 grammes de liquide par fragment d'un centimètre.

Pour durcir la moelle, qui est formée d'un tissu très-serré et qui

---

[1] *Frey*, Das Mikroskop und die mikroskopische Tecknick, 1871, p. 77.

contient beaucoup de graisse, ce qui gêne considérablement la diffusion, il ne faut pas prendre des fragments de plus d'un centimètre et demi de côté. Il faut deux litres de liquide pour une moelle épinière d'homme, et il est nécessaire de le renouveler au bout de quelques jours. Une moelle met six semaines à deux mois pour durcir; mais une fois que le durcissement est complet, il ne faut pas laisser l'acide agir plus longtemps; autrement le tissu devient friable, et l'on n'obtient plus que des préparations fendillées. Quand la pièce est convenablement dure, elle est mise un jour ou deux dans l'eau ordinaire et conservée ensuite dans l'alcool à 36 degrés. Cette conservation est presque indéfinie; la moelle acquiert alors une teinte verdâtre, une homogénéité plus complète, une consistance plus grande, et se colore plus facilement par le carmin. La même méthode peut être employée pour la conservation d'une série de tissus, les parenchymes glandulaires, la peau, les diverses tumeurs, etc.

L'acide chromique a la propriété de ramollir les os et les tissus ossiformes, en dissolvant les sels calcaires; aussi peut-on l'employer pour préparer une pièce qui contient à la fois des os et des tissus mous, lorsqu'il s'agit de voir le rapport de ces différents tissus. Il faut prendre des fragments osseux très-petits, de 5 à 6 millimètres de côté. Les os embryonnaires, qui sont moins compactes, et par conséquent contiennent beaucoup moins de sels calcaires peuvent être pris en fragments un peu plus gros.

Bichromate de potasse et bichromate d'ammoniaque. — Le bichromate de potasse et le bichromate d'ammoniaque sont des équivalents au point de vue histologique; on les emploie à des doses dix fois plus fortes que l'acide chromique, c'est-à-dire en solutions de 2 à 5 pour 100. Le durcissement se fait avec une très-grande lenteur; mais avec le temps il devient bien suffisant et les pièces présentent une très-bonne consistance. Elles ne deviennent jamais cassantes, comme il arrive souvent pour celles qui sont très-complétement durcies dans l'acide chromique.

Liquide de Müller. — H. Müller a conseillé, pour les préparations de la rétine, un liquide très-souvent employé dans les laboratoires et qui a conservé son nom. En voici la formule :

Eau	100
Bichromate de potasse	2
Sulfate de soude	1

Au bout de quelques semaines de séjour dans ce liquide, un œil est assez durci pour que l'on puisse faire de bonnes coupes de la rétine.

Acide picrique. — Cet acide s'emploie en solutions saturées à froid. Pour les préparer, il suffit de mettre des cristaux d'acide picrique dans un flacon rempli d'eau filtrée ; comme la solution est lente à se faire, il est bon, pendant les deux ou trois premiers jours, d'agiter ou de retourner le flacon une fois par jour ; autrement le fond seul du flacon contiendrait une solution saturée. La solution peut aussi se faire à chaud ; par le refroidissement, l'excès d'acide se dépose et la solution reste concentrée.

Pour obtenir un durcissement convenable avec un réactif, il faut deux conditions : d'abord, la solution doit être bien saturée ; ensuite les pièces que l'on y place doivent être relativement petites : un fragment de 1 à 2 centimètres de côté, par exemple, pour 150 à 200 grammes de liquide. Contrairement à ce qui convient pour les réactifs dont nous avons parlé plus haut, il vaut mieux ici laisser la pièce au fond du vase et ajouter quelques cristaux d'acide ; de cette façon on est certain que la pièce est bien réellement dans un milieu saturé.

Le durcissement produit par l'acide picrique ne ressemble pas à ceux dont nous avons parlé jusqu'ici. L'alcool durcit les objets en coagulant l'albumine et en se substituant à l'eau ; il les dessèche ; l'acide chromique se combine avec les éléments des tissus et produit une sorte de tannage ; l'acide picrique produit une modification beaucoup moins complète, les éléments ne sont pas soudés les uns aux autres ; il ne se combine pas non plus avec les tissus comme l'acide chromique. Les pièces jaunissent dans l'acide picrique, mais les coupes qu'on en fait se décolorent quand on les lave à l'eau tandis qu'avec l'acide chromique elles restent jaunâtres.

Comme les tissus sont moins solidifiés qu'avec l'alcool, il faut, pour obtenir une bonne coupe, y mettre beaucoup plus d'attention et d'habileté.

L'acide picrique enlève aux os leurs sels calcaires et permet d'en faire des coupes avec le rasoir ; seulement il faut y plonger des morceaux d'os extrêmement petits.

Méthode de Brücke. — Cette méthode de durcissement, employée pour la première fois par Brücke, est assez complexe ; elle consiste à infiltrer un tissu avec de la gomme arabique que l'on précipite ensuite par l'alcool.

Voici comment on procède : Un petit fragment (de 5 millimètres à 1 centimètre de côté) d'un tissu préalablement durci dans l'acide chromique ou dans le liquide de Müller est placé dans un petit cornet de papier blanc collé ordinaire ; par-dessus l'objet on verse dans le cornet une solution sirupeuse de gomme arabique, et le tout est placé dans un verre à expériences rempli d'alcool. L'alcool pénètre peu à peu dans le cornet et y solidifie la gomme, de sorte que l'on finit par avoir un moule de gomme dans lequel se trouve inclus l'objet.

Durcissement avec la gomme.

Cette méthode est assez complexe et exige beaucoup de temps : on emploie actuellement, dans plusieurs laboratoires allemands, entre autres dans celui de Rindfleisch, la méthode suivante : La pièce est mise d'abord dans du bichromate de potasse, jusqu'à ce que ce liquide ait pénétré dans toute son épaisseur, ce qui a lieu généralement le lendemain, puis plongée dans une solution sirupeuse de gomme pendant vingt-quatre à trente-six heures et plus. Quand elle en est bien imbibée, on la met dans de l'alcool à 40 degrés ; l'alcool y diffuse, et elle prend une consistance convenable pour qu'on puisse en faire des coupes. Cette méthode convient spécialement pour les tumeurs, mais elle a l'inconvénient de gêner beaucoup la coloration.

On substitue avantageusement dans ce procédé l'acide picrique au bichromate de potasse, en opérant du reste absolument de même ; on peut aussi commencer par mettre le fragment de tissu d'abord pendant vingt-quatre heures dans l'alcool, ensuite dans l'acide picrique pendant vingt-quatre heures, puis employer la gomme et l'alcool comme ci-dessus.

Acide osmique, — Cet acide est employé comme durcissant à la dose de 1/4 pour 100, jusqu'à la dose de 2 pour 100. (M. Schultze[1]). Les fragments de tissu doivent être très-petits, de quelques millimètres de côté seulement. Ils sont placés dans un tube de verre qui contient la solution d'acide osmique et qui doit être bien bouché. Au bout de dix à vingt-quatre heures l'action du réactif est complète. Si le durcissement n'est pas suffisant, la

---

[1] Ce réactif est indiqué pour la première fois dans les Archives de Max Schultze, 1865, p. 132. Son introduction en histologie est généralement attribuée à M. Schultze, mais cet auteur raconte lui-même, à l'endroit que nous citons, que l'acide osmique lui a été recommandé par un autre histologiste, F. E. Schulze, avec les indications générales pour son emploi. Depuis lors, Max Schultze a trouvé des applications si nombreuses de ce réactif, qu'on a l'habitude de lui en attribuer la découverte.— Nous n'en parlons ici que comme réactif durcissant, renvoyant au chapitre des imprégnations ce que nous avons à en dire à ce point de vue.

pièce est placée dans l'alcool, ou mieux encore dans une solution de gomme pendant vingt-quatre heures, puis dans l'alcool.

Chlorure d'or. — La dose que l'on emploie est de $\frac{1}{2}$ à 2 pour 100. (Cohnheim[1].) Ce réactif n'est pas, à proprement parler, un réactif durcissant. Il est employé surtout pour colorer certains éléments ; mais nous le plaçons ici parce qu'il produit dans quelques tissus, la cornée par exemple, une légère augmentation de la consistance qui permet d'y pratiquer facilement des coupes.

Manière de pratiquer les coupes sur les objets durcis. — Il faut distinguer deux cas : celui où les objets sont assez grands pour être tenus à la main, et celui où les fragments sont trop petits pour qu'on puisse les tenir.

Il y a plusieurs précautions à prendre pour faire une bonne coupe.

La surface de la pièce peut être salie par le contact des doigts, de la table, etc. ; elle est inégale et rugueuse par suite du rétrécissement qu'elle a subi ; il faut donc commencer par aviver cette surface avec le rasoir, et en couper une première tranche d'épaisseur variable. Cette première coupe doit être faite d'un seul coup, sans hachures. On peut la faire soit d'avant en arrière, soit d'arrière en avant. La section peut être pratiquée avec un rasoir à deux faces excavées, mais on la fait mieux avec un rasoir dont une des faces est plane : c'est celle que l'on applique sur l'objet. Puis on fait la seconde coupe aussi d'un seul trait, et aussi franchement que possible.

Le rasoir doit toujours être mouillé ; autrement la lamelle du tissu que l'on vient de détacher adhère au métal, s'y plisse ou s'y déchire ; lorsque le rasoir est mouillé, elle flotte sur une légère couche d'eau, et se détache facilement lorsque l'on plonge le rasoir dans l'eau. Le rasoir doit être tenu parfaitement horizontalement, pour que le liquide y reste.

Le meilleur liquide pour mouiller le rasoir est l'eau alcoolisée ; il arrive, en effet, le plus souvent, que les tissus contiennent des matières grasses ou sont inclus dans des substances grasses ; le rasoir se graisse légèrement, et si on le mouille avec de l'eau pure, la graisse empêche l'eau d'y adhérer, et le rasoir n'est mouillé que par places. Une légère proportion d'alcool empêche l'action de la graisse, et le liquide se répand également sur

---

[1] *Cohnheim,* Ueber die Endigung der sensiblen Nerven in der Hornhaut der Säugethiere. — Centralblatt, 1866, p. 401.

toute la lame. Dans le cas où l'on fait des coupes après durcissement dans l'alcool, le rasoir doit être mouillé avec ce réactif.

Quand les objets sont trop petits pour qu'on puisse les tenir à la main pour faire des coupes, on se sert de procédés divers pour les renfermer, les inclure dans une autre substance; on a alors un objet plus volumineux dans lequel on peut facilement faire des coupes qui comprennent à la fois l'objet inclus et la masse qui l'environne.

Hannover a proposé d'inclure les tissus dans d'autres tissus de l'organisme : ainsi d'inclure des nerfs dans des muscles, dans des fragments du foie, etc. Cette méthode n'est plus guère en usage.

Inclusion dans la moelle de sureau. L'inclusion dans la moelle de sureau est un procédé d'un emploi généralement facile.

Si c'est un corps filiforme que l'on veut insérer, comme un filet nerveux ou un filament musculaire, on perce un trou dans la moelle de sureau avec une aiguille et l'on y introduit l'objet. Le trou doit être naturellement plus grand que l'objet et celui-ci n'y est pas maintenu; la moelle est alors plongée dans l'eau, et les portions refoulées par l'aiguille se dilatent et viennent s'appliquer exactement sur l'objet inclus.

Si l'objet est plus volumineux, on fait un trou dans la moelle à l'aide d'une lime ronde appelée queue-de-rat. Il faut faire le trou plus petit que l'objet, et d'autant plus petit que l'objet doit être plus comprimé. On l'élargit ensuite au moyen d'une baguette de verre avec laquelle on en comprime les parois; on y insère la pièce, et en plaçant le tout dans l'eau ou dans un liquide conservateur, la moelle revient sur l'objet et l'entoure exactement.

Inclusion avec la gomme. On peut aussi appliquer la pièce contre une lame de moelle de sureau et l'y coller avec de la gomme arabique, lorsque le tissu ne risque rien à être desséché.

Lorsque l'on ne craint pas pour le tissu l'action de l'alcool, on met une petite couche de gomme sirupeuse sur une de ses faces, que l'on applique sur un morceau de moelle de sureau, et l'on plonge le tout dans de l'alcool fort; la gomme est solidifiée par ce réactif, et l'objet se trouve fixé sur la moelle de sureau. Pour éviter que la gomme ne soit trop dure, on y ajoute de la glycérine en proportions variables, suivant le degré de dureté qu'il s'agit d'obtenir.

Inclusion dans la paraffine. L'inclusion se fait aussi dans la paraffine. On fabrique un petit baquet de papier, dans lequel on place l'objet, et l'on verse par-dessus de la paraffine fondue. Il ne faut pas que la paraffine soit trop chaude, autrement elle ratatine l'objet ; pour être assuré qu'elle est au degré voulu, il suffit d'attendre, pour la verser, qu'elle commence à se solidifier dans la capsule. Lorque la paraffine est refroidie, l'objet se trouve inclus dans une masse de cette substance, et l'on peut y faire des coupes. Pour reconnaître l'endroit où se trouve l'objet, il est bon de le fixer avec une aiguille avant de verser la paraffine ; la position de l'aiguille indique celle de l'objet.

Stricker[1] emploie pour les inclusions un mélange de cire vierge et d'huile fondues ensemble, et dont il fait varier les proportions suivant le degré de dureté qu'il veut obtenir.

Inclusion dans un mélange de cire et d'huile.

Le beurre de cacao, que l'on a aussi, proposé pour faire des inclusions, a été expérimenté dans notre laboratoire, mais ne nous a pas paru avoir d'avantage particulier.

Beurre de cacao.

Récemment Flemming[2] a recommandé l'inclusion dans du savon transparent sans glycérine. Ce savon est dissous dans l'alcool chaud ; on verse la solution sur l'objet, et quand le mélange est refroidi, le fragment se trouve inclus dans une masse convenable. Ce procédé a l'avantage de fournir une masse qui se coupe très-bien avec le rasoir, et dans laquelle l'objet est aperçu par transparence de façon que l'on peut beaucoup mieux diriger le sens des coupes que l'on veut faire.

Procédé de Flemming.

Les substances généralement grasses dans lesquelles se fait l'inclusion ne se mêlant pas à l'eau, il faut débarrasser soigneusement les pièces de l'humidité qui pourrait être à leur surface, autrement cette eau reste interposée entre l'objet et la masse environnante, et l'objet n'est pas fixé. On comprend dès lors que ces modes d'inclusion conviennent surtout pour les pièces qui ont été traitées auparavant par l'alcool ; elles ont en effet été débarrassées par ce réactif de l'eau qu'elles contenaient.

Les substances et les mélanges dont nous venons de parler peuvent aussi servir à inclure des objets durcis dans le microtome. Pour cela, on met au-dessus du petit plateau que supporte la vis du microtome un disque de liége qui ferme exactement la concavité du cylindre et que l'on fait monter plus ou moins haut, de manière à avoir une cavité cylindrique bien fermée par en

Inclusion dans le microtome.

---

[1] *Stricker*, Handbuch der Lehre von den Geweben. Leipzig, 1871, p. xxIII.

[2] *Flemming*, Arch. für mikroskop. Anatomie, vol. IX, 1873, p. 121.

bas. Sur la lame de liége, on fixe au moyen d'une épingle ou d'une aiguille, dans une position convenable, le fragment de tissu sur lequel on veut faire des coupes, et l'on verse par-dessus la paraffine ou le mélange de cire et d'huile, ou telle autre masse à inclure que l'on a choisie. L'objet se trouve ainsi solidement fixé dans le microtome, et il suffit de faire tourner la vis qui supporte le plateau et le disque de liége pour faire effleurer l'objet au niveau de la plate-forme et en faire dépasser successivement des tranches aussi minces que l'on voudra.

L'inclusion des objets dans le microtome peut aussi se faire au moyen de la moelle de sureau, et suivant deux procédés. Dans le premier, on choisit un cylindre de moelle de sureau, dans lequel la pièce à couper peut être contenue (B, fig. 33); on y pratique, suivant son axe, un trou avec une lime dite queue-de-rat, comme on le fait en chimie dans un bouchon, pour y passer un tube. Ce trou doit avoir un diamètre inférieur à celui de la pièce. Pour lui faire acquérir une largeur suffisante, on refoule la moelle de sureau dans tous les sens jusqu'à ce que la pièce entre sans difficulté. Il suffit alors de placer le tout dans l'eau ou dans la solution qui a servi à durcir la pièce, pour voir les parties de la moelle de sureau qui ont été comprimées

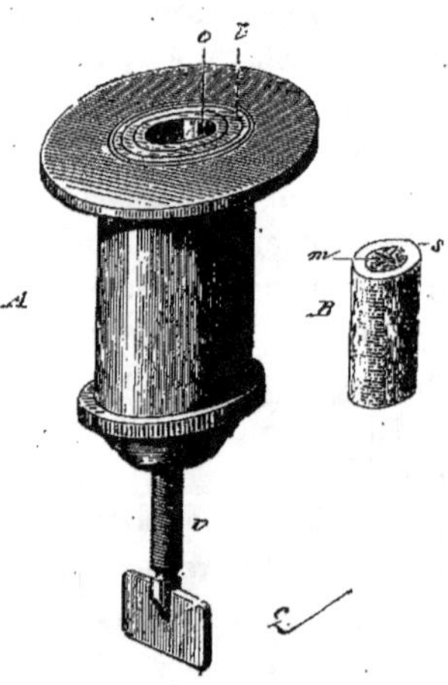

Fig. 33. — Microtome.

revenir sur elles-mêmes, et s'appliquer sur la pièce de manière à la maintenir solidement. Cette première opération étant faite, le cylindre de moelle de sureau est placé dans le calibre o du microtome, et en tournant la vis, on le fait monter de telle sorte qu'il affleure la plate-forme ou la dépasse plus ou moins, selon la volonté de l'opérateur.

Le second procédé pour fixer les objets dans le microtome consiste à les y caler au moyen des fragments de moelle de sureau. Après avoir placé la vis surmontée d'un disque de liége à une hauteur convenable, l'objet à inclure est placé sur ce disque et calé tout autour au moyen de fragments de moelle de sureau d'une forme appropriée, d'abord comprimés avec les doigts, et que l'on enfonce en exerçant sur eux une certaine pression. Quand l'objet est ainsi à peu près fixé, on verse sur le tout de l'eau alcoolisée; la moelle de sureau s'en imbibe, se dilate et fixe très-solidement la pièce.

Pour faire des coupes avec le microtome, il est nécessaire de se servir d'un rasoir à face plane; cette face s'applique sur la plate-forme du microtome et se trouve de la sorte parfaitement guidée pour la coupe. Il est essentiel en outre que le rasoir et la face supérieure du microtome soient bien mouillés, pour que la coupe que l'on fait glisse facilement sur le rasoir, comme nous avons dit plus haut (voy. page 84).

M. Betz[1] a conseillé, pour faire des coupes au microtome, un rasoir dont l'une des faces est convexe, tandis que l'autre est évidée : cet instrument ne nous paraît avoir aucun avantage spécial.

CHAPITRE VIII

MÉTHODES DE COLORATION ET DE TEINTURE. — IMPRÉGNATIONS. — ÉCLAIRCISSEMENT DES OBJETS OPAQUES

Pour la coloration des tissus, il est important de bien connaître les méthodes et de tenir compte exactement de tous les détails des procédés; une même matière colorante agit en effet d'une façon tout autre sur le même tissu, suivant qu'il est vivant ou qu'il est mort, suivant qu'il a subi telle ou telle préparation, qu'il a été traité préalablement par un réactif ou par un autre.

Prenons par exemple les cellules à cils vibratiles de l'épithélium de l'œsophage de la grenouille. Examinés dans le sérum ou dans l'eau pure, ces cils vibratiles continuent à se mouvoir. Si on les met à ce moment en contact avec une solution de carmin ou de toute autre matière colorante qui ne les tue pas immédiate-

---

[1] *Betz*, Archiv. für mikroskop. Anatomie, 1875, p. 108.

ment, la cellule demeure incolore, les cils continuent leur mouvement. Dès qu'ils s'arrêtent, dès que la cellule est morte, la matière colorante y diffuse; le noyau se colore en rouge et la cellule en rose, tandis que le plateau et les cils demeurent incolores.

Si au contraire on a placé ces cellules dans l'acide chromique avant de les mettre en contact avec la matière colorante, le plateau et les cils se colorent, la cellule prend une teinte rosée et le noyau reste complétement incolore.

On voit combien il est essentiel, quand il s'agit de matières colorantes, de savoir par quels réactifs le tissu a passé avant d'être soumis à leur action.

Teintures et imprégnations. Il faut distinguer, dans les colorations, les *teintures*, qui colorent les objets ou les parties des objets de la couleur que possède la solution dans laquelle ils ont été plongés, et les *imprégnations*, dans lesquelles des sels métalliques produisent par le dépôt du métal des colorations tout autres que celles de la liqueur que l'on a employée.

Teintures. — *Carmin.* — C'est à Gerlach[1] que revient l'honneur d'avoir introduit la méthode de coloration des tissus des animaux à l'aide du carmin. Cette méthode a marqué le début d'un progrès considérable dans les recherches histologiques et a conduit à de nombreuses découvertes. Elle est devenue aujourd'hui d'un emploi si général, que plus des trois quarts des préparations conservées dans une collection sont teintes au carmin.

Élection de la matière colorante. La propriété la plus remarquable et la plus utile du carmin, c'est l'élection de la matière colorante qu'il renferme pour certains éléments à l'exclusion des autres. Pour voir cette propriété se manifester, pour voir certains éléments dans une préparation se colorer, tandis que les autres restent incolores, il est indispensable de connaître les bons procédés et de s'y tenir rigoureusement.

L'élection dépend de deux circonstances : la concentration de la solution, et le temps pendant lequel elle agit. Les solutions fortes produisent des colorations brusques; les faibles, des colorations lentes. Il faut se servir des unes ou des autres suivant les cas.

[1] *Gerlach,* Mikroskopische Studien aus dem Gebiete der menschlichen Morphologie, Erlangen, 1858.

Quand les tissus sortent de l'alcool, on peut les colorer brusquement. On se sert pour cela de la solution suivante :

Différences
dans
la coloration
suivant
les réactifs
auxquels
le tissu a été
soumis.

Eau distillée. 100
Ammoniaque. 1
Carmin 1

Le carmin est broyé dans un mortier de porcelaine avec très-
peu d'eau ; on y verse l'ammoniaque, qui dissout le carmin, et ensuite on ajoute le reste de l'eau.

Il faut qu'il y ait juste assez d'ammoniaque pour dissoudre le
carmin ; la coloration se fait d'autant mieux qu'il y en a un excès
moindre. Si donc il y a un excès d'ammoniaque, il faut le faire
évaporer en chauffant la liqueur au bain-marie ; le moment où
l'on doit cesser de chauffer est indiqué par le commencement de
précipitation du carmin. Le carmin se trouve en effet dans un
état de combinaison instable avec les tissus ; ce qui le prouve,
c'est que, si un fragment de tissu teint au carmin est plongé
dans l'ammoniaque, il se décolore complétement.

Pour colorer une coupe d'un tissu qui a séjourné dans l'alcool,
on commence par la mettre dans l'eau pour qu'elle reprenne son
volume primitif : puis on glisse au-dessous une lame de verre sur
laquelle elle est amenée. Avec une pipette, quelques gouttes de la
solution de carmin sont déposées à côté de la préparation ; celle-ci
est conduite avec une aiguille au milieu du liquide coloré ; elle y est
laissée une demi-minute ou une minute, et ensuite elle est remise
dans l'eau pour la faire dégorger. La matière colorante ne reste
que sur les noyaux des cellules, les cylindraxes des nerfs, etc.

On peut aussi employer la coloration lente pour les pièces à
l'alcool ; mais elle sert surtout pour les tissus qui ont séjourné
dans l'acide chromique ou le bichromate de potasse. Voici comment on procède. On prend environ 20 centimètres cubes d'eau
distillée, et l'on y ajoute goutte à goutte avec une pipette la solution
de carmin jusqu'à ce que l'eau ait pris une teinte fleur de pêcher.

Cette solution, après avoir été filtrée, est mise dans un petit
baquet au fond duquel a été placée une feuille de papier à filtrer.
Sur ce papier sont déposées les coupes que l'on a faites ; le baquet est recouvert pour éviter la poussière. Au bout de vingt-
quatre à quarante-huit heures, la préparation est colorée.

Les coupes sont mises sur du papier à filtrer, parce que, si elles reposaient directement sur le fond du vase, la face inférieure de la préparation aurait bientôt absorbé le carmin de la couche mince du liquide qui se trouverait au-dessous, et ne se colorerait pas suffisamment, tandis qu'avec le papier à filtrer, il se diffuse continuellement, au-dessous de la pièce, de nouvelles quantités de carmin.

Lorsque la pièce a été durcie dans l'acide chromique avant d'être soumise à l'action du carmin, la coloration ne porte pas sur les mêmes éléments que lorsqu'elle n'a subi aucune préparation ou qu'elle a été durcie dans l'alcool ou l'acide picrique. Après l'acide chromique, ce sont les faisceaux de tissu conjonctif qui se colorent, tandis que les noyaux des cellules ne se colorent pas. Les cylindraxes des nerfs seuls, qui ont une très-grande affinité pour le carmin, se colorent dans tous les cas. On peut cependant arriver à colorer les noyaux en enlevant l'excès d'acide chromique par un séjour dans l'eau de vingt-quatre à quarante-huit heures, et en plongeant ensuite la pièce dans l'alcool ou dans un mélange d'alcool et d'acide acétique; puis reprenant par l'eau et soumettant à la coloration au carmin.

Après avoir séjourné dans l'acide picrique, les pièces se colorent facilement. La coloration brusque est préférable.

Au contraire, quand on a fait usage de l'acide osmique, la coloration par le carmin se produit difficilement et est extrêmement lente, mais l'élection se fait sur les mêmes éléments qu'après l'action de l'alcool, et à ce point de vue l'acide osmique diffère complétement de l'acide chromique.

Les imprégnations au nitrate d'argent en solutions fortes empêchent l'élection du carmin ; une pièce fortement imprégnée par l'argent se colore uniformément dans tous ses éléments. Les imprégnations faibles n'exercent aucune influence et laissent l'élection se produire dans toute son intégrité.

Solutions de carmin permanentes et bien déterminées. — Carmin de Frey. — La solution ordinaire de carmin a deux inconvénients : l'ammoniaque en s'évaporant laisse précipiter le carmin, et d'autre part il peut s'y développer des infusoires. Frey, en suivant les principes de Gerlach, a réussi à éviter ces inconvénients en préparant la solution suivante :

Carmin . . . . 0^{gr},50
Eau distillée. . . . . 50 gram.

Ammoniaque, q. s. jusqu'à dissolution ; on ajoute ensuite :

Glycérine	30 gram.
Alcool	4

Cette liqueur n'a pas grand avantage sur la solution carminée ordinaire au point de vue de la coloration, mais elle se conserve longtemps sans altération.

Carmin de Beale. — En voici la formule :

Carmin	$0^{gr},64$
Ammoniaque	$3^{gr},5$
Eau distillée	60 gram.
Glycérine	60
Alcool	15

Cette solution n'offre aucun avantage réel ; elle a même l'inconvénient de rendre la coloration diffuse.

Carmin oxalique de Thiersch. — En voici la formule :

Carmin	1	
Ammoniaque	1	1
Eau	3	
Acide oxalique	1	
Eau	22	8
Alcool absolu	12	

On fait un premier mélange de carmin, d'ammoniaque et d'eau, dans les proportions indiquées, et un second mélange d'acide oxalique et d'eau ; on prend 8 parties de ce second mélange pour une du premier, et l'on ajoute au tout 12 parties d'alcool absolu. Quand il se fait un précipité, on ajoute quelques gouttes d'ammoniaque.

Carmin acétique de Schweigger-Seidel. — L'ammoniaque nécessaire pour dissoudre le carmin exerce sur les éléments délicats l'action fâcheuse des alcalis en général. Schweigger-Seidel a essayé de l'éviter en faisant un carmin acide.

Pour cela, il verse peu à peu dans la solution ammoniacale de carmin de l'acide acétique jusqu'à produire la neutralisation complète, et même à la dépasser un peu. Il se fait un précipité peu abondant, qui est séparé par filtration, et l'on obtient une liqueur d'un rouge vineux. Les préparations y sont laissées pendant quelques minutes, puis plongées dans un mélange de :

Eau . . . . 200 gram.
Acide chlorhydrique 1

Quelle que soit la liqueur carminée que l'on emploie, il est nécessaire, pour avoir une belle élection, de conserver les pièces dans le baume ou dans un milieu acide ; on se sert généralement à cet effet de l'acide acétique, mais l'acide formique vaut mieux. Le meilleur milieu est le mélange de :

Glycérine 100
Acide formique 1

que nous avons indiqué depuis plusieurs années.

On trouvera plus loin le détail de ces procédés dans le chapitre qui traite de la conservation des préparations.

Carmin picrique. — Picro-carminate d'ammoniaque. — Cette solution, que nous avons imaginée et dont nous nous servons, a l'avantage de n'agir ni comme acide ni comme alcali.

Pour la préparer, on verse dans une solution saturée d'acide picrique du carmin dissous dans l'ammoniaque, jusqu'à saturation, puis on évapore dans une étuve. Après réduction des quatre cinquièmes, la liqueur refroidie abandonne un dépôt peu riche en carmin qui est séparé par filtration. Les eaux mères évaporées donnent le picro-carminate solide sous la forme d'une poudre cristalline de la couleur de l'ocre rouge. Cette poudre doit se dissoudre entièrement dans l'eau distillée ; une solution au centième est la plus convenable.

Il y a deux manières de faire agir le picro-carminate d'ammoniaque (que nous appellerons dorénavant, pour abréger, picro-carminate). La première consiste à en mettre quelques gouttes dans un verre de montre et y placer la coupe pendant un temps variable suivant les préparations que la pièce a subies auparavant. Du reste, l'avantage de cette solution, c'est que la coloration ne s'exagère pas par un séjour prolongé, comme avec les autres préparations de carmin. L'autre méthode consiste à mettre du picro-carminate sur la lame de verre avec l'objet à colorer, à couvrir avec une lamelle et à fermer la préparation pour éviter l'évaporation. On peut aussi, au lieu de la fermer, mettre la préparation dans une chambre humide. (Voy. plus loin.)

En faisant usage du picro-carminate, on peut avoir la coloration simple du carmin ou la double coloration du carmin et de l'acide picrique. La coloration au carmin seul s'obtient en plaçant ensuite la pièce dans l'eau distillée, qui dissout l'acide picrique et laisse le carmin seul sur la préparation. Si, au contraire, on laisse le picro-carminate tel quel sur la préparation, on a la double coloration.

Avant nous, Schwarz[1] a proposé une méthode compliquée où le carmin et l'acide picrique avaient déjà un rôle. La voici. On prend un mélange de :

Créosote.	1
Vinaigre.	10
Eau	20

dans lequel on fait bouillir les tissus. On les abandonne ensuite à la dessiccation ; on y pratique des coupes qu'on met dans l'eau distillée, puis dans une solution d'acide acétique faible. Ensuite elles sont portées dans une solution faible de carmin, puis dans une solution de :

Acide picrique	0,066
Eau	400

et enfin dans un mélange de :

Créosote.	4
Térébenthine vieillie.	1

La préparation est montée dans la résine d'Ammar.

Sulfate et acétate de rosaniline. — Ces deux substances, auxquelles on donne indistinctement les noms de *fuchsine, rouge d'aniline*, etc., se distinguent l'une de l'autre en ce que l'acétate est plus soluble dans l'eau que le sulfate, mais ce dernier l'est encore très-suffisamment pour les besoins de l'histologie. Il se dissout plus facilement dans un mélange d'alcool et d'eau ; mais comme nous n'avons besoin que de solutions très-étendues, et que l'on ajoute généralement à la solution mère $\frac{1}{2}$, $\frac{3}{4}$ ou même $\frac{9}{10}$

---

[1] Voy. *Frey*, Das Mikroskop, etc., 1874, p. 91.

d'eau distillée, il est inutile d'indiquer les formules des mélanges d'alcool et d'eau dont on s'est servi pour augmenter la solubilité de ces matières.

Le principal inconvénient de ces couleurs est de teindre tout uniformément, de n'avoir pas d'élection ; s'il y a des différences de coloration, elles tiennent aux différences d'épaisseur et de densité des éléments. Ainsi, dans une cellule plate, le noyau, qui possède une quantité de matière plus considérable que le reste de la cellule, sera coloré d'une façon plus intense. Cependant les solutions de rouge d'aniline sont bonnes pour teindre les éléments après qu'ils ont été dissociés par un mélange d'alcool et d'eau. Neumann[1] les a conseillées pour colorer les tubes nerveux après l'action de l'acide osmique. Elles teignent des éléments que le carmin n'atteint pas, comme par exemple les globules rouges du sang, quand ils ont été une fois fixés par l'alcool et quelques autres réactifs.

Bleu d'aniline. — Les deux espèces de bleu d'aniline indiquées à la page 58 sont employées dans les recherches histologiques. Le bleu insoluble dans l'eau, en solution alcoolique, sert à injecter le système canaliculé des os. Il colore les restes de substance cartilagineuse sur les os décalcifiés. Précipité par l'eau, il fournit des granulations d'une extrême finesse reconnaissables au microscope.

Ce bleu ainsi précipité a été employé par Cohnheim dans ses recherches sur l'inflammation.

Le bleu soluble en solution aqueuse ou dissous dans un mélange de : alcool, 1 ; eau distillée, 2, colore d'une façon parfois très-avantageuse les cellules épithéliales dissociées après l'action d'un mélange d'alcool et d'eau.

Bleu de quinoléine. — La meilleure manière d'employer cette substance est de la faire dissoudre dans l'alcool à 36 degrés ; on étend la solution d'une partie d'eau. Il faut se garder d'ajouter l'eau tout de suite, car le bleu ne s'y dissoudrait pas. Ce bleu a une grande puissance colorante, et il faut l'employer en solutions très-faibles. A cet état, on peut en faire usage soit sur des tissus frais, soit sur des coupes obtenues après durcissement dans l'alcool ou l'acide picrique. Il diffère complétement dans ses effets des

---

[1] *Neumann*, Degeneration und Regeneration nach Nervendurchschneidungen, in Archiv der Heilkunde, 1868, p. 193.

substances que nous venons de passer en revue. Si par exemple, on le fait agir sur un tissu qui contient un grand nombre d'éléments divers comme le mésentère, on verra les noyaux se colorer en beau violet, les nerfs en bleu gris, les muscles lisses en bleu, le protoplasma des cellules en bleu là où il est jeune, la graisse en bleu foncé.

Une fois la coloration produite, la préparation est lavée et montée dans de la glycérine. Vingt-quatre heures après, on remarque que les noyaux sont décolorés; le protoplasma reste bleu, et dans son intérieur apparaissent des granulations d'un bleu intense; les nerfs restent d'un bleu gris; dans les tubes nerveux se produisent aussi des granulations bleues. Ces granulations sont formées par les matières grasses du protoplasma cellulaire ou de la myéline des tubes nerveux, décomposées par l'action lente de la glycérine; cette coloration intense par le bleu de quinoléine appartient, en effet, spécialement à la graisse. Elle se montre non-seulement sur la graisse qui est contenue dans les cellules adipeuses, les cellules du foie, etc., mais encore sur celle qui apparaît au moment de la digestion dans les cellules épithéliales de l'intestin.

Les préparations colorées par le bleu de quinoléine peuvent être soumises avec avantage, au moins dans quelques cas, à l'action de la potasse à 40 pour 100. L'élection de la matière colorante est alors complète et immédiate. Les noyaux sont incolores, le protoplasma cellulaire, les muscles et les nerfs sont colorés en bleu clair et la graisse en bleu foncé.

Hématoxyline. — Cette substance colorante, aujourd'hui très-usitée dans les recherches histologiques, a été introduite par Boehmer[1], qui en a bien réglé le mode d'emploi. Il fait une première solution avec

Hématoxyline. 0,35
Alcool absolu 10

et une seconde solution avec

Alun. 0,10
Eau distillée 30

On verse quelques gouttes de la première solution dans la seconde, et il se produit un liquide d'un beau violet.

---

[1] *Boehmer*, Aerztliches Intelligenzblatt (Baiern), 1865, n° 58.

Molybdate d'ammoniaque. — Krause a recommandé ce réactif à la dose de 5 pour 100; en vingt-quatre heures, il colore les tissus en bleu. On obtient une coloration plus forte en faisant macérer ensuite les tissus dans l'acide gallique ou pyrogallique. Nous n'avons pas essayé ce réactif.

Carmin d'indigo (Thiersch). — On traite le carmin d'indigo (voy. plus haut, page 58) en pâte par un mélange de :

Acide oxalique 1
Eau distillée . . . . 22 à 50

et l'on filtre le liquide. Pour avoir uue solution moins colorée, il faut étendre ce bleu avec de l'acide oxalique dilué.

Iode. — L'iode constitue un réactif beaucoup plus important. La formule dont je me sers est la suivante :

Eau distillée 100
Iodure de potassium 2
Iode. . . . . q. s. pour saturer.

Il faut toujours laisser au fond du flacon quelques cristaux d'iode pour saturer la liqueur. Autrement l'iode de la solution se transforme peu à peu en acide iodhydrique, qui ne colore pas.

L'iode colore en brun à peu près tous les éléments; cependant dans le cartilage il ne colore que faiblement la substance fondamentale hyaline et la capsule, mais il teint la masse cellulaire en brun foncé. La graisse est colorée plus fortement que le protoplasma. La matière glycogène est colorée en un rouge acajou, qui tranche très-bien sur la couleur brune donnée aux autres parties par l'action de l'iode. Ce réactif constitue donc un très-bon moyen pour la découvrir.

Il sert aussi à déceler la matière amyloïde, qu'il colore en brun-acajou ; en ajoutant ensuite de l'acide sulfurique, cette coloration passe quelquefois, mais pas toujours, au bleu verdâtre.

On peut aussi employer comme réactif colorant le sérum très-iodé dont il a été question plus haut (voy. p. 76). Ce réactif est surtout précieux dans l'étude du tissu conjonctif embryonnaire et des éléments qui contiennent la matière glycogène.

Imprégnations. — *Nitrate d'argent.* — Ce réactif, signalé d'abord par Coccius, a été beaucoup mis en usage par His, et surtout par Recklinghausen[1], qui a commencé à en régulariser l'application et à en donner une technique à peu près exacte. Pour ce réactif plus que pour tout autre, il est indispensable de se servir d'une bonne méthode, autrement on peut obtenir les résultats les plus contradictoires, comme nous le verrons dans la suite. C'est parce que l'emploi n'en a pas toujours été bien réglé que l'on a contesté et que certains observateurs contestent encore l'exactitude des images fournies par les imprégnations d'argent ; c'est au contraire un procédé qui donne les meilleurs résultats quand il est bien appliqué.

Le nitrate d'argent peut être employé en solution ou à l'état solide. Parlons d'abord de ce dernier procédé, qui est le moins usité.

Il est d'une application simple et fournit de bonnes préparations. On s'en sert avec avantage pour la cornée et le tissu fibreux ; il ne convient pas pour les épithéliums. Pour la cornée, par exemple, voici comment il faut procéder : L'œil étant enlevé, un morceau de nitrate d'argent est passé rapidement sur la surface antérieure de la membrane restée en place. La cornée est détachée et placée dans l'eau distillée ; l'épithélium est chassé avec le pinceau. Le nitrate d'argent, dissous par le liquide qui baigne la cornée, a traversé la couche épithéliale et est venu se réduire sur le tissu fibreux, qu'il colore après l'action de la lumière. Les cellules, au contraire, sont ménagées par l'argent et restent incolores.

Le nitrate d'argent est plus fréquemment employé en solution. On fait généralement usage de la solution à 1 pour 100, à laquelle on ajoute 2, 3 ou 4 parties d'eau. A cet effet, on aspire avec une pipette non graduée une quantité donnée de la solution, par exemple jusqu'à un trait fait au diamant sur le verre ; cette solution est déversée dans un baquet, puis on aspire deux fois avec la pipette une quantité égale d'eau distillée que l'on y ajoute, et l'on a une solution à 1 pour 300.

On pourra se procurer instantanément d'une façon analogue des solutions à 1 pour 400, 1 pour 500, 1 pour 1000, etc.

Pour se servir de ces solutions, il y a plusieurs méthodes ; il faut suivre exactement et employer toutes les précautions indiquées, si l'on veut éviter les erreurs.

[1] Voyez pour l'historique : *Recklinghausen*, Zur Geschichte der Versilberungsmethode (*Arch. de Virchow*, 1863, vol. XXVII, p. 419).

Précautions à prendre pour l'imprégnation,

Ainsi, pour une membrane comme l'épiploon, il faut la tendre sur un baquet de porcelaine comme la peau d'un tambour, l'arroser avec une pipette remplie d'eau distillée pour la nettoyer des albuminates et des globules blancs qui peuvent être à sa surface, puis on l'arrose avec une solution de nitrate d'argent. Pour obtenir des imprégnations vives, il est nécessaire que cette opération se fasse au soleil ou du moins à une lumière éclatante. Dès que le tissu blanchit et qu'il commence à passer au gris noirâtre, la membrane est détachée et portée dans l'eau distillée ; après avoir été lavée, elle est placée immédiatement sur la lame de verre, et l'on en fait des préparations définitives d'après les méthodes qui seront indiquées plus loin.

Si on la laissait séjourner dans l'eau distillée, les cellules se détacheraient et l'on ne les verrait plus.

Si la membrane n'était pas bien tendue, l'argent se déposerait non-seulement dans les espaces intercellulaires, mais partout où il y aurait le plus léger pli, et l'on ne pourrait plus se rendre compte de la forme des cellules.

Si la membrane n'était pas arrosée avec de l'eau distillée avant de l'imprégner, partout où il y aurait eu un fragment d'albuminate, il se ferait un dépôt d'argent, et l'on croirait voir quelque disposition normale du tissu. C'est ainsi bien souvent que des stomates ont été décrits, tandis que ce n'étaient que des impuretés de la préparation.

Imprégnation sur place.

La méthode de l'imprégnation sur place est encore préférable. Pour examiner, par exemple, le mésentère d'une grenouille, le ventre étant ouvert, l'intestin est tendu avec la main, et après avoir arrosé le mésentère avec une pipette remplie d'eau distillée, on y laisse tomber goutte à goutte la solution de nitrate d'argent. Ce procédé a l'avantage de permettre à l'albumine et au sang qui pourraient se trouver sur le mésentère d'être entraînés par le nitrate d'argent qui s'écoule, et de ne pas occasionner sur la préparation des images trompeuses.

Procédé pour les glandes.

S'il s'agit d'imprégner une glande, par exemple la glande sous-maxillaire du chien, on y pratique, avec un rasoir trempé dans l'eau distillée, une incision franche au milieu de la masse ; il y aura là une surface où se trouveront les différents éléments histologiques qui constituent la glande. On fait passer sur cette surface un courant d'eau distillée, auquel succède un courant de nitrate d'argent. La surface blanchit, puis brunit ; on lave à l'eau distillée. Les coupes se font parallèlement à la section, elles sont parfaitement imprégnées et rendues plus faciles à faire parce que la surface durcie par l'argent guide le trajet du rasoir.

Si la solution est trop faible, par exemple à 1 pour 500 ou à 1 pour 1000, ou si la lumière n'est pas vive, au lieu d'une imprégnation, il se produit une coloration plus ou moins forte de l'ensemble des tissus, et tout autrement répartie que l'imprégnation. Ce sont les noyaux des cellules qui sont le plus colorés, puis le protoplasma, tandis que la substance intercellulaire ne contient que très-peu d'argent.

En général, dans une bonne imprégnation, le contenu cellulaire et surtout les noyaux n'apparaissent pas.

Chlorure d'or. — Ce réactif, que Cohnheim[1] a introduit en histologie, a été employé par beaucoup d'observateurs, surtout pour la cornée.

On fait usage d'une solution à 1 pour 200; la cornée y est plongée jusqu'à ce qu'elle prenne une couleur jaune-paille ; alors elle en est retirée, lavée à l'eau distillée, et mise dans 50 grammes d'eau distillée, à laquelle est ajoutée une goutte d'acide acétique, et le tout est exposé à la lumière. La masse devient violette ; il se produit de l'or métallique en poudre si fine, qu'elle n'est pas visible au microscope. On traite de la même façon d'autres tissus, en faisant durer la macération d'autant plus longtemps que le morceau est plus gros. Il convient de prendre les fragments aussi petits que possible.

Ces préparations gagnent en netteté lorsqu'elles sont conservées dans la glycérine, mais seulement pendant un certain temps ; ensuite elles se détériorent, et au bout de quelques mois elles n'ont plus aucune valeur. Du reste, cette méthode, qui donne parfois de très-beaux résultats, est très-incertaine ; elle échoue souvent, sans que l'on puisse découvrir aucune raison de cet insuccès : ce qui prouve que toutes les conditions de son application ne sont pas encore bien déterminées.

Chlorure double d'or et de potassium. — Ce réactif, dont Gerlach[2] a tiré un très-bon parti dans un certain nombre de recherches histologiques, a une action semblable à celle du chlorure d'or, seulement elle est plus certaine. Il peut être appliqué

Coloration
avec l'argent.

---

[1] *Cohnheim*, Virchow's Archiv, 1867, vol. XXXVIII, p. 343.
[2] *Gerlach*, Stricker's Handbuch, p. 678.

dans les mêmes conditions et à la même dose ; cependant Gerlach l'a employé en doses extrêmement faibles, à 1 pour 10 000, soit pour colorer de la moelle durcie dans le bichromate d'ammoniaque, soit dans le but de faire apparaître sur des muscles frais le réseau nerveux terminal. Le détail de ces méthodes sera donné plus loin, à propos de ces tissus.

Acide osmique. — L'acide osmique sert non-seulement à durcir les tissus, mais encore à en colorer certains éléments en noir plus ou moins intense, nuancé de brun ou de bleu. C'est ainsi que la myéline est colorée en noir bleuâtre et la graisse en noir brun. Le muscle est coloré en brun clair. Nous nous étendrons davantage sur l'emploi de ce précieux réactif colorant, lorsque nous parlerons du système nerveux.

Chlorure de palladium. — F. E. Schulze, qui a indiqué ce réactif, l'emploie à 1 pour 1000. Pour que la dissolution s'effectue, il faut ajouter quelques gouttes d'acide chlorhydrique ; au bout de trois ou quatre jours, les tissus sont assez durs, d'après cet auteur, pour que l'on puisse faire des coupes ; les muscles sont colorés en brun, tandis que la graisse est incolore.

Imprégnation par le bleu de Prusse formé au sein des tissus. — Ce procédé (Leber[1]) consiste à plonger d'abord la cornée (car c'est surtout pour cet organe que cette méthode a été mise en usage) dans du sulfate de protoxyde de fer à 1 pour 200 pendant quelques minutes, puis dans du prussiate rouge (ferricyanure de potassium) à 1 pour 100 ; après cela, on lave à l'eau distillée. Nous y reviendrons à propos de la cornée.

Éclaircissement des objets opaques. — Un point important de la technique microscopique est de rendre les objets plus transparents. On peut y arriver de deux façons, soit en leur faisant subir des modifications chimiques, soit en les imprégnant d'une substance qui ait à peu près le même indice de réfraction qu'eux-mêmes. — On peut aussi combiner ces deux procédés.

Substances qui agissent sur les tissus par modifications chimiques. — Les liquides qui rendent les tissus plus transparents en agissant de cette façon sont certains acides : l'acide formique, l'acide chlorhydrique, l'acide acétique. C'est l'acide acétique qui est le plus généralement employé. Ces acides agissent

Action
des acides.

----

[1] *Leber*, Ueber einige anderweitige Imprägnations methoden der Hornhaüte (Arch. für Ophthalmol., vol. XIV, p. 300).

en gonflant certains éléments, de manière à en former une masse à peu près homogène. Ainsi les faisceaux du tissu conjonctif, plus ou moins opaques à l'état frais, sont transformés par l'action de l'acide acétique en une masse transparente où l'on distingue à peine encore des stries; le protoplasma granuleux des cellules devient aussi transparent, par suite du gonflement des grains albuminoïdes dont il est composé; de cette façon les éléments qui ne subissent pas ce gonflement, comme par exemple les noyaux, apparaissent beaucoup plus nettement. Ce qui prouve que c'est bien là le mode d'action de l'acide acétique, et qu'il ne fait que gonfler et non dissoudre les éléments, c'est que l'on peut ramener un tissu à sa forme primitive en enlevant l'acide que l'on a fait agir sur lui, si toutefois il n'a pas été employé à dose trop concentrée. Il y a longtemps que l'on fait usage de ce mode d'éclaircissement ; on en a même beaucoup abusé : c'est un moyen dont il ne faut user qu'avec ménagement et dans des cas spéciaux. Du reste, les acides doivent toujours être employés à des doses très-faibles ; autrement on voit disparaître tous les éléments du tissu, qui se confondent en une masse gélatineuse, au milieu de laquelle on ne reconnaît plus même la trace des éléments primitifs.

Substances qui éclaircissent les objets en s'interposant entre leurs éléments. — Le mode d'action de ces substances est facile à comprendre au moyen d'un exemple très-simple. C'est une expérience que chacun peut répéter. Si l'on prend une lame de glace transparente et qu'on la pile de manière à la briser en une quantité de petits morceaux, ces morceaux forment une masse opaque à travers laquelle la lumière ne passe pas. Cela tient à ce que les rayons lumineux qui traversent cette masse, passant alternativement à travers un fragment de verre et un petit espace rempli d'air, y sont réfractés suivant les sens les plus différents correspondant à leurs angles variés d'incidence, et finissent par se perdre en grande partie dans ces réfractions successives. Que l'on verse au contraire sur ce verre pilé du baume du Canada, on verra instantanément la masse s'éclaircir et redevenir transparente. En effet, l'indice de réfraction du baume du Canada est à peu près le même que celui du verre; les rayons lumineux ne passeront donc, pour ainsi dire, que par une seule substance au point de vue optique ; ils n'éprouveront que peu de déviation, et la plus grande quantité d'entre eux arrivera à l'œil de l'observateur. C'est un but analogue que l'on se propose lorsque l'on éclaircit les préparations par ce second procédé. Les tissus à examiner sont en effet composés d'éléments divers entre lesquels une grande partie des rayons lumineux se trouve suffisamment déviée pour ne plus arriver à l'œil ; en interposant entre ces éléments des liquides qui ont à peu près la même réfringence, on arrive à se procurer des préparations beaucoup plus transparentes. Ces liquides sont surtout la glycérine, l'essence de térébenthine, l'essence de girofle, le baume du Canada et la résine d'Ammar.

Glycérine. — La glycérine est la substance éclaircissante par excellence ; non-seulement elle s'interpose entre les milieux histologiques de réfraction variée, mais elle infiltre ces milieux eux-mêmes, et en rapproche ainsi l'indice de réfraction du sien propre.

Précautions à prendre dans l'emploi de la glycérine

Il faut se garder de faire agir la glycérine brusquement sur des tissus frais ; autrement ces tissus se ratatinent et deviennent impropres à l'observation. En effet, la glycérine, qui est très-hygrométrique, s'empare de l'eau des tissus, et ceux-ci, manquant du soutien que leur donnait ce liquide interposé, reviennent sur eux-mêmes. On ne doit faire agir la glycérine pure que sur des objets qui sont déjà fixés dans leur forme, c'est-à-dire qui ont été soumis préalablement à l'action de l'un ou l'autre des réactifs durcissants ou modificateurs dont nous avons parlé plus haut. Dans les cas où les tissus ne sont pas suffisamment fixés par le réactif durcissant, il faut avoir soin que l'action de la glycérine se produise lentement et peu à peu. Il y a deux moyens pour atteindre ce but. Le premier est d'opérer avec un mélange d'eau et de glycérine. On dépose à côté de la lamelle une goutte de glycérine, et on laisse tomber à côté d'elle une ou plusieurs gouttes d'eau ; avec la pointe de l'aiguille, les deux gouttes de liquide sont mélangées, et amenées au bord de la lamelle sous laquelle elles pénètrent par capillarité, surtout si l'on a soin de placer à l'autre bord de la lamelle un petit morceau de papier joseph en communication avec le liquide qui imbibe la préparation. Le papier joseph absorbe par capillarité le liquide qui se trouve sous la lamelle, et celui-ci est peu à peu remplacé par le mélange d'eau et de glycérine ; une fois que ce premier mélange a pénétré le tissu, on peut, si c'est nécessaire, déposer au bord de la lamelle une goutte de glycérine plus concentrée ou même de glycérine pure que l'on y fait pénétrer de la même façon.

L'autre moyen pour produire lentement l'action de la glycérine consiste à en placer une goutte au bord de la préparation et en contact avec le liquide qui l'imbibe, après avoir fixé les quatre coins de la lamelle au moyen de la paraffine. De cette façon, la glycérine pénètre dans la préparation progressivement, au fur et à mesure que s'évapore le liquide qui l'imbibait.

En général, il ne faut pas faire agir la glycérine sur des tissus frais délicats ; ils y deviennent en effet si transparents au bout de quelques heures, qu'il n'est plus possible d'y distinguer aucun élément.

Sur les pièces durcies par l'alcool, l'acide chromique et les autres réactifs qui obscurcissent les tissus (et ce sont ceux où elle agit avec le plus d'avantage), l'action de la glycérine se produit lentement, mais elle se poursuit constamment, de telle sorte que des préparations opaques, qui paraissent au premier abord n'être pas modifiées du tout par la glycérine, deviennent au bout de quelque temps parfaitement transparentes.

Essence de térébenthine. — On ne peut mettre directement dans l'essence de térébenthine que des préparations sèches ; si l'on y mettait des préparations humides on les rendrait plus obscures au lieu de les éclaircir. En effet, comme l'essence de térébenthine n'est pas miscible à l'eau, il y aurait des éléments où l'eau séjournerait, et d'autres qui s'imbiberaient d'essence de térébenthine ; les rayons lumineux se briseraient aux surfaces de séparation de ces milieux, et l'objet deviendrait opaque.

Il ne faut donc pas employer l'essence de térébenthine directement pour les préparations à l'eau, mais substituer d'abord à l'eau un corps qui puisse se mélanger avec l'essence. A cet effet, on commence par tremper les préparations dans un mélange d'alcool et d'eau, puis dans l'alcool ordinaire, enfin dans l'alcool absolu, et quand toute l'eau a été ainsi chassée de la préparation, on la trempe dans l'essence, qui peut alors se mêler d'abord à l'alcool et puis s'y substituer. Il est nécessaire de faire agir des mélanges d'alcool et d'eau de plus en plus forts avant d'arriver à l'alcool absolu, si l'on veut éviter le ratatinement qui se produit sur les parties délicates par l'action brusque de l'alcool. Les préparations traitées par l'essence de térébenthine deviennent si transparentes, que l'on peut à peine y reconnaître le contour des éléments. Aussi cette méthode convient-elle pour les préparations où les vaisseaux ont été injectés. Elle fait disparaître tout, excepté l'injection. Elle est aussi d'un fort bon usage pour des tissus dans lesquels on a préalablement coloré certains éléments à l'aide de réactifs divers : ainsi les noyaux et les cylindraxes colorés par le carmin apparaissent très-nettement dans les préparations à la térébenthine.

Essence de girofle ou d'œillet. — Cette essence a un indice de réfraction plus élevé que la précédente et un pouvoir éclaircissant plus considérable. Il n'est pas nécessaire que la déshydratation des pièces par l'alcool soit aussi parfaite qu'avec l'essence de térébenthine. Elle est donc préférable, d'autant plus qu'elle a une agréable odeur.

Il ne serait pas commode de conserver les préparations dans l'une ou l'autre de ces essences sans les fermer; mais en pratiquant l'inclusion dans le baume ou dans un vernis, comme nous allons le dire, on obtient des préparations qui se conservent fort bien.

Baume du Canada. — Pour employer cette substance, on la dissout dans la térébenthine, ou mieux encore dans le chloroforme. Suivant la quantité de chloroforme que l'on y ajoute, on peut lui donner des degrés de consistance variés.

Résine d'Ammar. — On emploie cette résine en solution dans la térébenthine; elle a sur le baume du Canada l'avantage de ne pas présenter une teinte jaune.

CHAPITRE IX

MÉTHODES POUR INJECTER LES VAISSEAUX ET LES CONDUITS GLANDULAIRES

Les injections sont employées en histologie dans plusieurs buts différents :

1° Pour séparer les éléments les uns des autres par l'interposition de substances qui n'ont pas de forme. Nous en avons déjà parlé plus haut à propos de la dissociation (voy. page 71), et nous y reviendrons encore à propos de quelques tissus; nous n'en reparlerons pas ici.

2° Pour conserver ou durcir des organes avant d'en faire des préparations. Lorsque les organes que l'on se propose de faire durcir par l'alcool et quelques-unes des solutions indiquées plus haut ont un volume tel que la diffusion de ces substances ne pourrait s'y produire assez rapidement, on les injecte dans les vaisseaux sanguins, et elles arrivent ainsi, après avoir traversé la paroi de ces vaisseaux, à tous les éléments de l'organe. A côté de l'avantage d'un effet plus complet, il en est un autre qui a une grande importance, au moins dans quelques cas : c'est de fixer instantanément, pour ainsi dire, les éléments dans leur forme et dans leurs rapports.

Les substances employées pour ces injections sont : l'alcool à 36°, l'alcool absolu; les solutions d'acide chromique de 2 à 5 pour 1000; les solutions de bichromate de potasse et d'ammoniaque de 2 à 5 pour 100; l'acide osmique à 1 pour 100 et à 1 pour 500, etc.

3° Pour étudier la configuration de canaux limités et les détails de leur structure. C'est de ces dernières injections seulement que nous nous occuperons ici. Nous aurons à étudier d'abord les matières que l'on injecte dans les tissus, et que l'on appelle *masses*, et les procédés employés pour les faire pénétrer.

MASSES A INJECTION.

On ne se servait autrefois pour les injections que de masses colorées opaques, et c'est encore celles-là dont les naturalistes font généralement usage aujourd'hui. Elles permettent de suivre le trajet des vaisseaux à l'œil nu ou à la loupe, de reconnaître leur distribution et de les disséquer. Elles donnent à l'œil une impression agréable et peuvent être aussi fines que les autres; mais on ne peut pas les employer pour l'observation histologique microscopique. Nous avons vu en effet que, pour étudier complétement un tissu, il est indispensable de l'examiner à la lumière transmise et de faire varier la distance de l'objectif, de manière à se procurer successivement l'image des différents plans de la préparation, et à se rendre compte, par ce moyen, de la forme et de la position relative des éléments dans un tissu (voy. p. 28). Cet examen de la préparation dans son épaisseur n'est possible que grâce à sa transparence, qui permet aux rayons lumineux partant d'un point quel-

Masses.
opaques

conque de traverser le reste du tissu pour donner à l'œil une image nette de ce point. Si le réseau vasculaire est rempli d'une masse à injection opaque, il empêchera le passage de la plus grande partie des rayons lumineux : tous les points situés au-dessus du trajet d'un vaisseau seront indistincts à cause de l'ombre projetée par ce vaisseau ; tous les points situés au-dessous d'un vaisseau seront invisibles. La préparation ne montrerait donc plus qu'un réseau de lignes noires plus ou moins fines et plus ou moins sinueuses entre lesquelles il serait impossible de rien distinguer de net.

Les substances employées d'habitude pour ces injections sont celles que l'industrie prépare pour les peintres, et surtout les suivantes : le blanc d'argent (carbonate de plomb), le jaune de chrome, le vermillon, le bleu de Prusse. Dans les tubes où on les vend, elles ne constituent pas une masse convenable, elles sont trop épaisses ; il faut les délayer avec un excipient convenable, par exemple le suif, l'axonge, le vernis copal, le mastic en larmes ou le siccatif de Courtray. Lorsque l'on fait usage des vernis, il faut avoir soin de ne pas en mettre une trop grande quantité ; autrement, à mesure qu'elle sèche, la masse, revenant sur elle-même, ne remplit plus complétement les vaisseaux et donne une idée inexacte de leur calibre. Nous ne nous arrêterons pas davantage sur ces injections, dont on a cessé de faire usage.

Masses transparentes.

Les histologistes n'emploient plus aujourd'hui que des masses transparentes. Quand les injections sont bien réussies, il est possible de reconnaître de la façon la plus nette sur une préparation les détails de distribution et d'anastomose des vaisseaux ou des canaux injectés. Comme ces canaux sont transparents, on distingue ce qui est au-dessous d'eux, en faisant varier la distance de l'objectif. De cette façon un vaisseau peut être suivi dans toutes ses sinuosités, autant dans celles qui se présentent suivant l'épaisseur que dans celles qui se montrent suivant la surface de la coupe ; on se rend compte ainsi des rapports et de la situation des vaisseaux ou des conduits dans leurs moindres détails.

Masses liquides à froid.

Ces masses sont composées d'une matière colorée et d'un véhicule. Les véhicules employés sont l'eau, la glycérine et la gélatine. Avec l'eau et la glycérine, les injections restent liquides ; l'inconvénient qui en résulte, c'est que, lorsqu'après les avoir faites on divise les tissus, le liquide colorant, au lieu de demeurer dans les vaisseaux, s'écoule par les extrémités que l'on vient de couper. En effet, la paroi des vaisseaux, souple et élastique, revient sur elle même naturellement et chasse le liquide ; il en résulte que, si, avant d'avoir fixé par certains réactifs la matière colorée qu'on vient d'injecter, on divise la pièce pour en conserver des portions, la masse s'écoule et les pièces ne sont plus injectées qu'imparfaitement. On peut obvier à cet inconvénient par la congélation. Dès que l'injection est faite, la pièce est mise dans un mélange réfrigérant ; l'eau qui y est contenue se solidifie, et l'on peut enlever dans un organe ainsi congelé avec injection, le rein de l'homme par exemple, des portions séparées dont les liquides ne s'écouleront pas, et que l'on soumettra immédiatement à l'action de l'alcool ou d'autres réactifs destinés à y fixer la matière colorée et à donner au tissu la dureté suffisante pour y faire des coupes.

Si l'organe injecté est assez peu volumineux pour que l'alcool ou tout autre réactif durcissant puisse y pénétrer jusqu'au centre par diffusion, la congélation de la pièce n'est pas nécessaire. Il suffit de la plonger tout entière dans le réactif, et d'attendre qu'elle soit durcie pour la diviser.

Les masses à la gélatine sont bien préférables aux masses liquides à froid, parce qu'elles donnent de plus belles préparations, et que, la pièce étant abandonnée à elle-même après l'injection, les vaisseaux sont remplis d'une substance qui ne peut s'écouler. Le seul inconvénient qu'elles présentent, c'est qu'on est obligé d'opérer avec des masses chaudes et sur des parties élevées nécessairement à la même température (40° à 50°) ce qui amène certaines difficultés dans la manœuvre toujours délicate des appareils dont on fait usage pour faire pénétrer la matière à injection.

Pour obvier à ces inconvénients, les histologistes ont songé à employer comme véhicules des substances qui, liquides à froid, deviendraient solides par l'influence d'une certaine température, ou par l'action de l'alcool et de quelques acides. Pour cela, on a tenté de faire des injections avec de l'albumine, et de la coaguler une fois qu'elle serait dans les vaisseaux. Mais l'albumine coagulée forme dans les vaisseaux un précipité granuleux, et donne dès lors des images irrégulières. L'injection proposée par Legros, et composée d'un mélange de couleurs d'aniline et de collodion, est encore moins bonne ; elle diffuse dans les tissus, et lorsqu'on emploie l'alcool pour faire durcir la pièce, la matière colorante est dissoute et la diffusion augmente encore. Cette injection doit donc être rejetée complétement.

Après ces généralités sur les masses à injection, nous devons donner maintenant les procédés à suivre dans la préparation des différentes masses dont on pourra faire usage avec succès. Comme c'est pour la très-grande part de la qualité de la masse que dépend la réussite d'une injection, il est indispensable d'apporter le plus grand soin dans sa préparation, en suivant exactement tous les détails que nous allons indiquer. Les procédés à employer varient suivant que les masses sont colorées avec du carmin, du bleu de Prusse ou de jaune de chrome. C'est pour cela que nous les diviserons, non pas suivant les véhicules, mais suivant les matières colorantes.

Masse au carmin. — Le point important à observer dans la fabrication d'une masse au carmin, c'est qu'elle soit aussi complétement neutre que possible. En effet, pour peu qu'elle soit ammoniacale, elle diffuse dans les tissus ; si, au contraire, il y a un excès d'acide, le carmin se précipite en granulations, et l'injection est opaque par places, ou même ne pénètre pas dans les petits vaisseaux.

Voici le procédé dont nous nous servons pour obtenir cette neutralisation complète, condition indispensable d'une belle injection. Nous supposerons, dans ce qui va suivre, des quantités déterminées de carmin et de gélatine pour la préparation d'une masse d'un volume également déterminé ; mais il serait facile de prendre des quantités plus ou moins considérables de ces substances dans les mêmes proportions pour obtenir une masse du volume que l'on désire.

On prend d'une part 2^{gr}, 50 de carmin que l'on broie avec un peu d'eau distillée de manière à en faire une boue que l'on met dans un flacon ; on ajoute goutte à goutte à cette boue de l'ammoniaque jusqu'à ce que le carmin soit dissous, ce qui se reconnaît à ce que la liqueur devient transparente. Le flacon est ensuite bouché et agité de manière à rendre le liquide homogène dans toutes ses parties. D'autre part, on pèse 5 grammes de gélatine sèche (gélatine fine, dite de Paris), que l'on plonge dans de l'eau distillée pendant une demi-heure à une heure ; au bout de ce temps, elle est un peu gonflée et tout à fait molle ; on l'en retire avec une pince, on la lave soigneusement à l'eau distillée, on la laisse égoutter, puis on la met dans une petite éprouvette plongée dans un bain-marie.

Une fois la gélatine fondue au bain-marie dans l'eau qu'elle avait absorbée, on y verse lentement et en remuant constamment la solution de carmin que l'on avait préparée. On obtient de cette façon une solution ammoniacale de carmin dans la gélatine ; lorsque l'opération est terminée, on doit en avoir environ 15 centimètres cubes.

Tandis que le mélange carminé est maintenu dans le bain-marie, on fait dans un flacon une solution de :

Eau distillée.   2
Acide acétique cristallisable   1

Cette solution d'acide acétique est versée goutte à goutte dans la masse en remuant continuellement le mélange avec une baguette de verre. L'acide acétique est destiné à neutraliser l'excès de l'ammoniaque. Cette partie de l'opération exige beaucoup d'attention et de soin pour permettre d'arriver à la neutralisation complète, qui est, comme nous l'avons dit, indispensable pour avoir une masse de bonne qualité.

C'est par l'odeur que l'on reconnaît le moment où il faut cesser d'ajouter de l'acide acétique. Le mélange carminé exhale, surtout à chaud, une forte odeur d'ammoniaque ; à mesure que l'on ajoute de l'acide acétique, cette odeur diminue, et il arrive un moment où elle est tranformée en une odeur sure. C'est le moment où il faut s'arrêter. Pour y arriver plus facilement, il est bon d'étendre, à la fin de l'opération, la solution d'acide acétique avec de l'eau afin de mieux mesurer et de verser de plus petites doses d'acide à la fois. En examinant la liqueur au microscope, on reconnaît qu'on a dépassé le point de saturation, à la présence de granulations de carmin. Dans ce cas, on peut considérer la masse comme perdue.

Un histologiste exercé à cette opération arrive presque à coup sûr à cette neutralisation parfaite. Du reste, il est impossible de l'obtenir autrement. Il ne faut pas avoir confiance dans certaines formules d'injections au carmin dans lesquelles quelques auteurs ont indiqué des proportions d'ammoniaque et d'acide acétique qui doivent se neutraliser. Les solutions d'ammoniaque que l'on a dans les laboratoires présentent en effet des richesses très-différentes.

D'autres auteurs, Frey par exemple, ont proposé de déterminer d'abord la quantité d'un acide acétique connu nécessaire pour neutraliser une quantité donnée de l'ammoniaque dont on se sert. Connaissant la quantité d'ammoniaque employée pour dissoudre le carmin, il suffirait d'ajouter la quantité d'acide nécessaire pour la neutraliser ; mais, comme il arrive souvent que la gélatine du commerce est acide, on arriverait, dans ce cas, en suivant exactement cette méthode, à dépasser le point de neutralisation.

Après cette digression nécessaire, nous terminons ce qui est relatif à la préparation de notre masse carminée. Lorsqu'elle est bien neutre, elle est filtrée sur de la flanelle. Cette flanelle doit être neuve, bien feutrée ; la flanelle vieille aurait trop de lacunes. Il faut avoir soin de la conserver dans une armoire fermée, à l'abri de la poussière. Insistons encore sur un point essentiel :

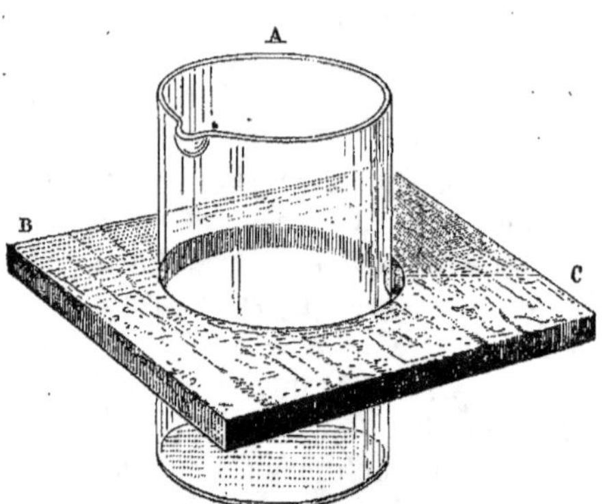

Fig. 34. — Vase pour préparer les masses d'injection à la gélatine.

les vases dans lesquels on fait toutes ces opérations doivent être extrêmement propres ; la meilleure forme à leur donner est celle d'un cylindre muni en haut d'un petit bec : on a de cette façon l'avantage de pouvoir y agiter le liquide et de le verser facilement.

Pour plonger ce verre dans un bain-marie, on le maintient dans un petit plateau de liége B (fig. 34) percé d'un trou, et on l'y cale au moyen d'un morceau de moelle de sureau. De cette façon, on est assuré que le verre ne se renverse pas, comme il pourrait le faire s'il portait sur le fond du vase, lorsqu'une bulle de vapeur viendrait le soulever.

Ces précautions peuvent paraître minutieuses, mais elles sont indispensables pour assurer la réussite de l'injection [1].

---

[1] Cette masse à injection carminée est la seule que nous employions et que nous puissions recommander ; nous ne citerons ici que pour mémoire les deux suivantes :

Masse carminée de Gerlach. — On prend d'une part :

Carmin	5
Eau distillée	4
Ammoniaque	0,50

Masse au bleu de Prusse soluble. — Les injections au bleu de Prusse soluble sont les seules qui nous aient donné de très-bons résultats.

Les histologistes se trouvent dans la nécessité de préparer eux-mêmes ce bleu de Prusse soluble, parce qu'il ne se trouve pas dans le commerce. Voici comment il faut procéder pour cela :

On prend une solution concentrée de sulfate de peroxyde de fer dans l'eau distillée, et on la verse lentement dans une solution concentrée de prussiate jaune de potasse ; il se précipite du bleu de Prusse insoluble. A la fin de l'opération, il doit rester un excès de prussiate de potasse dans la liqueur, ce dont on s'assure en en prenant une petite portion et en constatant qu'une nouvelle goutte de sulfate de fer y donne encore un précipité. On filtre alors sur une *chausse* de feutre. Au-dessous de celle-ci est disposé un entonnoir de verre avec un filtre de papier. Le liquide coule d'abord clair et jaunâtre dans l'entonnoir inférieur. On ajoute par petites quantités de l'eau distillée dans la chausse et l'on

Préparation du bleu de Prusse soluble.

et d'autre part :

Gélatine	6
Eau distillée	8

On mélange à chaud et l'on ajoute quelques gouttes d'acide acétique.

Masse carminée de Beale à la glycérine. — On prend :

Carmin	0,25
Ammoniaque . . . . , ...	5 à 6 gouttes.
Glycérine	15 gram.

Le carmin est dissous d'abord dans l'ammoniaque, ensuite on ajoute la glycérine ; puis on prépare un mélange de :

Glycérine	15 gram.
Acide acétique	8 à 10 gouttes.

On mêle le tout, et l'on ajoute le mélange suivant :

Glycérine	15 gram.
Alcool	$3^{gr},5$
Eau	$10^{gr},6$

Nous avons essayé ce liquide, mais il nous a donné de mauvais résultats ; les vaisseaux sont remplis de granulations, et toute la masse du tissu est colorée par diffusion.

continue à laisser filtrer; peu à peu le liquide sort de la chausse légèrement teinté en bleu, mais au-dessous du second filtre il ne présente pas cette coloration. On continue ainsi pendant plusieurs jours à ajouter de l'eau distillée dans la chausse, jusqu'à ce que le liquide bleuisse au-dessous du second entonnoir, dans le flacon disposé pour cela. A ce moment, le bleu de Prusse est devenu soluble. Pour le recueillir, il faut retourner la chausse et l'agiter dans l'eau distillée. Le bleu s'y dissout, si la quantité d'eau est suffisante. La solution, qui est fortement colorée, peut être conservée ainsi pour les injections, mais il est plus commode d'avoir une provision de bleu de Prusse soluble à l'état solide. Pour l'obtenir, il suffit d'évaporer à l'étuve. On le conserve dans des flacons. Lorsqu'on veut s'en servir, on le dissout dans l'eau distillée; il donne alors un liquide fortement coloré en bleu, qui, abandonné à lui-même après avoir été filtré, ne forme pas de dépôt.

Pour les injections, il est nécessaire que la solution de bleu soit saturée; pour atteindre ce but, on prend un flacon d'un litre de capacité, rempli d'eau distillée, et l'on y met du bleu en grand excès; il forme alors au fond du flacon une masse boueuse. A mesure que l'on en a besoin, on prend de la portion liquide et on la remplace par de l'eau distillée, qui dissout de nouvelles quantités de bleu. De cette façon, on a toujours sous la main une solution de bleu parfaitement saturée[1].

Le bleu de Prusse ainsi préparé peut être injecté tel quel; jamais il ne transsude à travers les parois des vaisseaux. On peut aussi le mélanger avec de la glycérine au quart.

---

[1] Dans un petit travail paru en 1866 (*Erfahrungen über das lösliche Berliner blau als Injectionsfarbe*, Archiv für microsc. Anatomie, 1866, p. 87), Brücke, après avoir dit que c'est Schrœder van der Kolk le premier, et Ludwig ensuite, qui ont employé le bleu soluble dans les recherches histologiques, donne deux formules pour le préparer. La première consiste à faire deux solutions, l'une faible, de perchlorure de fer, l'autre concentrée, de prussiate jaune, et à verser la première dans la seconde, en remuant constamment. L'opération doit être faite de telle sorte que la quantité de perchlorure de fer ne soit que le dixième du prussiate jaune. Le tout est jeté dans une chausse à filtrer; le liquide bleu qui s'écoule est rejeté sur la chausse jusqu'à ce que le liquide filtré ne soit plus bleu. Puis on met de l'eau sur le filtre, et l'on en ajoute à mesure que la filtration se poursuit, jusqu'à ce que le liquide passe bleu. On laisse égoutter complétement; le contenu pâteux de la chausse versé sur du papier à filtrer et soumis à la presse, donne un bleu de Prusse soluble. — Le second procédé, applicable pour de petites quantités, consiste à prendre une solution de ferrocyanure de potassium, telle qu'un litre contienne 217 grammes de sel, et une solution

Si l'on emploie la gélatine, il suffit d'en mettre une petite quantité; voici par exemple de bonnes proportions :

Bleu
de Prusse
à la
gélatine.

    Bleu soluble . . . , ...   25
    Gélatine   1

Pour que le mélange se fasse bien, il est nécessaire de suivre exactement la marche que nous allons indiquer. Après avoir pesé la gélatine, on la met dans un vase rempli d'eau pendant une demi-heure à une heure; quand elle est ramollie et gonflée, elle est lavée à l'eau distillée, puis plongée dans une éprouvette et chauffée au bain-marie; elle fond dans l'eau qu'elle avait absorbée. Le bleu de Prusse est mis dans une autre éprouvette plongée dans le même bain-marie, de manière que les deux liquides soit à la même température. La gélatine est alors versée peu à peu dans le bleu de Prusse, et le mélange, qui reste plongé dans le bain-marie, est remué continuellement avec un agitateur de verre. On continue à chauffer et à agiter jusqu'à ce que le précipité grumeleux qui se forme au premier moment ait disparu. On constate que le bleu est parfaitement dissous, lorsque la baguette de verre retirée du liquide ne présente pas de granulations bleues sur sa surface. Le mélange est alors filtré sur un morceau de flanelle neuve, et recueilli dans une éprouvette bien nettoyée. Puis il est remis au bain-marie à la température de 40° environ, jusqu'à ce qu'on en remplisse la seringue ou l'appareil à injections.

Il y a des gélatines avec lesquelles il se produit un précipité persistant, il faut les rejeter absolument; mais il faut bien savoir que le précipité qui se forme toujours, même avec la meilleure gélatine, disparaît quand on continue de chauffer. C'est là un point qu'il est essentiel de connaître lorsqu'on fait des injections au bleu de Prusse et à la gélatine[1].

de chlorure de fer contenant une partie de chlorure de fer sec du commerce pour 10 parties d'eau. On prend des volumes égaux de ces deux solutions, et l'on ajoute à chacune le double de son volume d'une solution saturée à froid de sulfate de soude. Ensuite la solution de chlorure de fer est versée dans le ferrocyanure, tandis que l'on remue constamment. Le précipité, recueilli sur un filtre et traité comme ci-dessus, donne un bleu parfaitement soluble.

[1] Voici quelques formules qui ont été conseillées dans les livres de technique; mais les résultats qu'on obtient avec ces masses sont bien inférieurs à ceux que donne le bleu de Prusse soluble :

Masse jaune au chromate de plomb. — Cette masse se prépare, d'après Thiersch [1], de la façon suivante :

On prend une partie d'une solution à 1 pour 10 de chromate de potasse, et l'on y ajoute 4 parties d'une solution de gélatine concentrée ; d'autre part, on prend 3 parties d'une solution d'azotate de plomb à 1 pour 10, et l'on y ajoute également 4 parties de gélatine. On mélange à chaud ces deux solutions l'une avec l'autre en remuant constamment, et l'on continue de chauffer pendant une demi-heure et plus ; puis on filtre sur de la flanelle.

Masses au nitrate d'argent. — On fait des injections au nitrate

Masse bleue de Thiersch (Archiv. für mikrosk. Anatomie, 1865, p. 148) :

On fait une solution :

    A. de sulfate de peroxyde de fer concentrée à froid.
    B. de prussiate jaune de potasse également concentrée.
    C. d'acide oxalique à saturation.
    D. de gélatine concentrée.

On fait un mélange de :

D. solution de gélatine	4 gram.
A. sulfate de peroxyde de fer	6 centim. cubes.

Un second mélange de :

D. solution de gélatine	8 gram.
B. prussiate jaune	12 centim. cubes.
C. acide oxalique	12

On ajoute ces deux mélanges à chaud, et on filtre sur de la flanelle.

Bleu de Richardson. — Voici la formule de ce bleu :

On prend A.	Eau	50 gram.
	Sulfate de peroxyde de fer	0^{gr},50
Et B.	Eau	30
	Prussiate jaune de potasse	1

On mélange ces deux solutions, et l'on ajoute :

Glycérine	15 gram.
Alcool	3,5
Eau	10,6

Nous avons préparé ce mélange ; il forme un précipité et des granulations.

[1] *Thiersch*, Arch. für mikrosk. Anatomie, 1865, p. 148.

d'argent dans le but de démontrer la structure de la paroi des vaisseaux ou des conduits glandulaires.

Ces injections se font :

1° Avec une solution de nitrate d'argent à 1 pour 300 ou à 1 pour 500.

2° Avec un mélange d'une solution de gélatine dans l'eau distillée et d'une solution de nitrate d'argent :

> Solution concentrée de gélatine . . . .   2, 3 ou 4 parties.
> Solution de nitrate d'argent à 1 pour 100 . . . . .   1 partie.

Une troisième méthode consiste à injecter d'abord une solution aqueuse de nitrate d'argent, et ensuite une solution de gélatine chaude simple ou colorée avec du bleu de Prusse soluble.

Nous reviendrons plus en détail sur l'application de ces méthodes lorsque nous parlerons des vaisseaux.

PROCÉDÉS POUR FAIRE PÉNÉTRER LES INJECTIONS.

Il y a deux méthodes à l'aide desquelles on fait pénétrer les masses d'injection dans les tissus : la *méthode mécanique*, au moyen de laquelle on pousse les substances dans les canaux, et la *méthode physiologique*, dans laquelle on utilise, pour les y faire pénétrer, les forces de l'organisme, l'impulsion cardiaque ou les sécrétions glandulaires.

Procédés mécaniques. — *Injections avec la seringue.* — L'instrument le plus usité et le plus simple est la seringue ; on en fait de laiton, de maillechort, d'argent ou de verre monté sur métal.

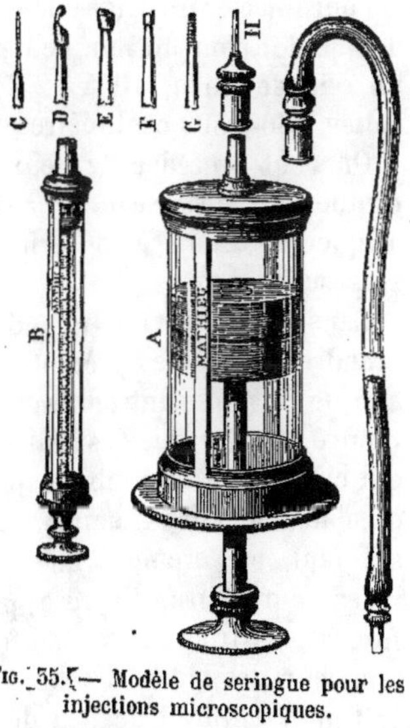

Une bonne seringue doit être courte et large, afin que l'on puisse pénétrer jusqu'au fond avec le doigt pour la nettoyer ; nous nous servons du modèle représenté fig. 35. Avec la seringue, il faut avoir un jeu complet

Fig. 35. — Modèle de seringue pour les injections microscopiques.

Qualités d'une bonne seringue.

de canules, depuis les diamètres les plus fins jusqu'à ceux de 2 à 3 millimètres; autant que possible, elles doivent être munies à leur extrémité d'un arrêt; elles doivent porter une gorge sur laquelle on peut attacher les fils des ligatures (voy. plus loin : Manière de fixer la canule). Les canules qui s'adaptent à frottement sont préférables à celles qui se vissent sur la seringue, parce que l'occlusion est plus certaine et l'adaptation plus rapide et plus commode. On fait aussi usage de canules de verre qui sont reliées à la seringue par l'intermédiaire d'un tube de caoutchouc.

Avant de se servir d'une seringue, il est nécessaire d'en examiner attentivement toutes les parties. Il faut qu'elle soit parfaitement propre ainsi que la canule; que le piston fonctionne facilement et ferme bien; que la canule soit bien ajustée. En outre, il faut avoir sous la main les accessoires nécessaires, des pinces à pression continue, des pinces ordinaires et du fil à ligature.

Pour bien faire, il faut savoir à peu près la quantité de masse qui sera nécessaire pour injecter complétement un organe, une portion d'animal ou l'animal entier; c'est une notion qui ne s'acquiert que par l'habitude. Voici cependant quelques exemples :

Pour injecter un doigt d'homme, il faut 2 à 3 centimètres cubes de liquide; pour un rein de lapin, 3 à 5 centimètres cubes; pour un rein de chien, 10 à 12 centimètres cubes; pour un lapin entier, 250 à 300 centimètres cubes.

On peut procéder de deux façons : ou bien fixer d'abord la canule dans le vaisseau et y adapter ensuite la seringue; ou bien adapter la canule à la seringue et fixer le tout ensemble au vaisseau.

Inconvénient des bulles d'air dans les vaisseaux.

Dans le premier cas, quand on fixe d'abord la canule, il faut prendre de grandes précautions pour qu'il n'y reste pas d'air, afin de n'en pas introduire dans les vaisseaux. L'expérience a prouvé que, lorsque des bulles d'air sont mélangées à un liquide qui circule dans des tubes capillaires, il faut une pression considérable pour faire cheminer ce liquide. Jamin a démontré que s'il faut, par exemple, une force de 1 pour faire cheminer un index de mercure, il faudra, pour faire avancer deux index, une force de 2; trois index, une force de 3, etc., quelle que soit la longueur des index et celle des bulles d'air intermédiaires. On voit qu'il suffirait de peu de bulles d'air pour nécessiter une pression très-grande sous l'effort de laquelle les vaisseaux se rompraient. Pour éviter ce danger, il faut remplir la canule une fois fixée, soit avec la masse à injection, soit simplement avec de l'eau distillée, ce qui est beaucoup plus commode et n'offre pas d'inconvénients.

Dans le second cas, il y a un peu plus de difficulté à placer les canules, mais on n'a pas le danger de l'introduction de l'air.

La manière de fixer la canule est un point très-important à noter. Quand on a découvert le vaisseau ou le conduit dans lequel on veut faire l'injection, on y attache un fil lié solidement de manière qu'il ne puisse pas glisser, et en tirant sur ce fil, on tend le vaisseau; puis avec des ciseaux fins et bien tranchants, on y fait une incision en bec de flûte; on agrandit cette ouverture au moyen d'une incision longitudinale, et, en passant le doigt sous le vaisseau, on fait écarter les parois de cette ouverture de manière à l'entrebâiller. On a ainsi une gouttière dans laquelle la canule est introduite, et où elle est fixée au moyen d'un fil à ligature.

La plupart des canules sont munies à cet effet, à leur extrémité, d'un petit arrêt où le fil est retenu; mais les canules de verre et

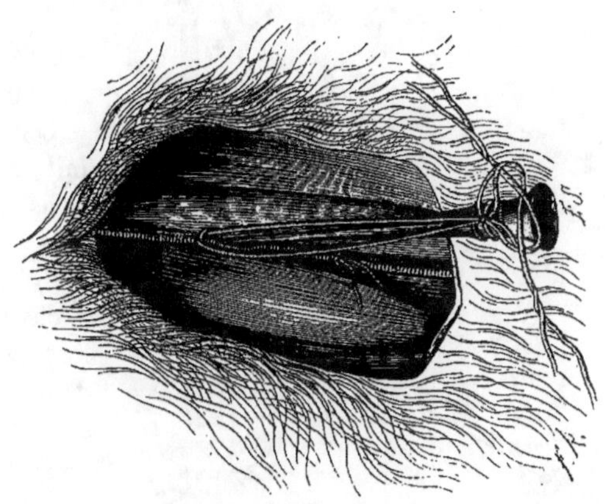

Fig. 36. — Manière de fixer une canule dans la carotide du lapin.

les canules métalliques les plus fines n'ont pas cet arrêt, et une ligature simple ne les maintiendrait pas suffisamment, car elle pourrait glisser sur la surface conique ou cylindrique de la canule, et la laisser sortir du vaisseau. Pour éviter cet accident, les deux bouts du fil avec lequel on a fait la ligature sont ramenés le long de la canule et tendus, puis liés sur la gorge de cette canule au moyen d'un autre fil que l'on attache sur cette gorge avec un nœud (fig. 36). Puis on tord ensemble l'un des bouts du fil à ligature avec l'un des bouts du fil noué autour de la gorge; on fait de même pour les deux autres fils, et l'on noue ensemble les deux nouveaux liens ainsi formés; de cette façon la canule est solidement fixée.

Lorsqu'on injecte à froid, il n'y a pas d'autre précaution à prendre que de pousser lentement l'injection en se réglant sur les modifications qu'on voit se produire dans l'objet. La veine laissée libre donne issue d'abord à du sang, ensuite à la masse à injection: on reconnaît ainsi que la masse s'est substituée au sang. Alors on lie la veine et l'on continue d'injecter avec beaucoup de précautions; puis on place une ligature au-dessous de la canule, et la pièce est mise dans des liquides appropriés pour la faire durcir : l'alcool, s'il s'agit du carmin; l'alcool, le liquide de Müller, l'acide picrique, s'il s'agit du bleu de Prusse.

Injection avec la seringue.

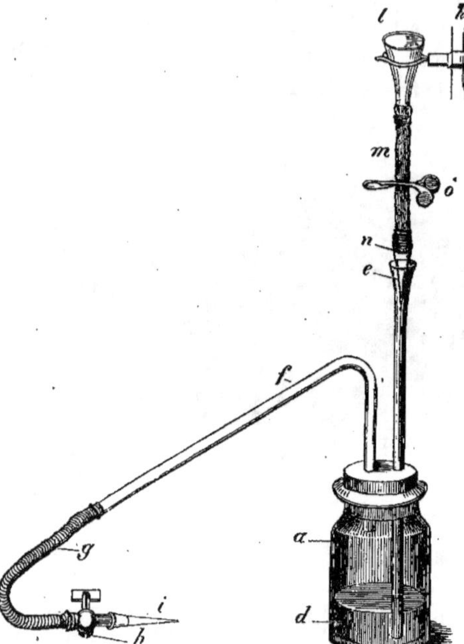

Lorsque l'on fait des injections à la gélatine, on est obligé d'injecter à chaud, et dès lors il convient de ne pas dépasser 45°, pour ne pas altérer les tissus; pour les muscles, il ne faut même pas arriver à cette température, parce que la myosine se

Fig. 37. — Appareil de Ludwig pour les injections avec la pression du mercure.

coagule à 40° et détermine la rigidité cadavérique; cette rigidité empêche la masse de pénétrer dans les plus petits vaisseaux.

Le meilleur procédé pour faire ces injections, c'est de placer d'abord la canule dans le vaisseau, d'y fixer la seringue, et de mettre le tout ensemble dans un grand vase métallique rempli d'eau froide. On élève graduellement la température du tout, et lorsqu'on est arrivé au degré voulu, on pousse l'injection comme si c'était une masse froide.

La seringue est aussi employée pour faire les injections des lymphatiques; mais comme ces vaisseaux sont beaucoup trop fins pour y introduire une canule ordinaire, on essaye de pénétrer dans leur calibre avec une canule très-fine à extrémité en biseau tranchant. Du reste, les détails de cette opération seront indiqués à propos des vaisseaux lymphatiques.

Injection par pression continue. — Ludwig a le premier imaginé de faire pénétrer les masses d'injection par une pression lente et continue. L'appareil dont il se servait (fig. 37) consiste en un flacon à large ouverture fermé par un bouchon en caoutchouc percé de deux trous; ce flacon est rempli complétement par la masse à injection. Dans l'un des trous du bouchon est fixé un tube vertical, terminé en haut par un entonnoir et plongeant jusqu'au fond du flacon; l'autre tube, qui communique avec la canule fixée au vaisseau, se termine à la partie supérieure du flacon. On verse dans l'entonnoir du mercure; ce liquide vient déplacer la matière à injection, qui est ainsi poussée dans le second tube et par là dans l'objet à injecter.

Cet appareil a deux défauts importants : le premier, c'est que le mercure est en contact direct avec la masse, et que, s'il n'est pas parfaitement pur, ses scories viennent la salir; le second, c'est que son niveau baisse dans l'entonnoir au fur et à mesure de l'opération, et que, pour entretenir une pression constante, il faut en verser incessamment de nouveau.

Hering a imaginé un autre appareil fondé sur le même principe que la pompe à mercure, mais un peu compliqué. Celui dont nous nous servons et que nous allons décrire est analogue à celui de Hering, mais plus simple, et peut être construit facilement avec les éléments dont on dispose dans tous les laboratoires, un support, des boules de verre, des tubes de caoutchouc et des flacons.

Il se compose (fig. 38) d'un vase à deux tubulures contenant la masse à injection; par une des tubulures passe un tube qui plonge jusqu'au fond du vase, et qui communique d'autre part avec la canule et l'objet à injecter au moyen de tuyaux de caoutchouc. L'autre tubulure reçoit un tube destiné à transmettre la pression

sur la masse à injection; cette pression s'exerce par l'intermédiaire de l'air. Elle est obtenue au moyen d'un appareil composé
de deux ballons munis chacun de deux tubulures opposées, et
communiquant entre eux au moyen d'un tuyau de caoutchouc.
On remplit de mercure l'un des ballons A et le tube qui les
réunit, et l'on relie le ballon B au tube C par un tube de caout-

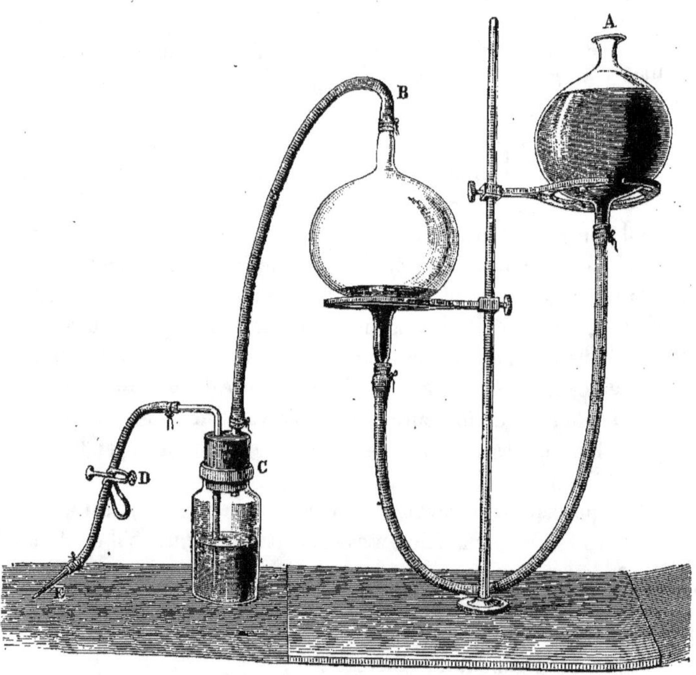

Fig. 38. — Appareil à mercure pour faire les injections avec une pression continue.

chouc. Si alors on élève la boule A, on voit que le mercure
se rendra dans la boule B, et refoulera l'air sous une pression représentée par la colonne de mercure; cette pression, que l'on
peut graduer à volonté, s'exercera sur la masse à injection pendant aussi longtemps que l'on voudra, et la fera pénétrer. La hauteur de pression se mesure en visant par-dessus le niveau du mercure la tige du support. Cette tige est graduée, et l'on obtient de
cette façon en centimètres la différence entre les niveaux du mercure dans les deux ballons.

La précaution la plus importante à prendre avec cet appareil, c'est que tout le système de tubes qui va depuis le flacon jusqu'à la pièce à injecter soit exactement rempli de la matière à injection. Si la masse est préparée avec de la gélatine, le flacon qui la contient et la pièce à injecter sont plongés ensemble dans de l'eau chaude.

Nous nous servons du même appareil pour faire des injections par un procédé inverse: Au lieu d'augmenter la pression à l'intérieur de l'objet, nous la diminuons à l'extérieur.

Nous prenons pour cela un flacon à large ouverture fermé par un bouchon de caoutchouc percé de deux trous; à travers l'un des trous passe un tube muni d'un robinet et surmonté d'un entonnoir; à sa partie inférieure peut s'adapter une canule. La pièce à injecter est fixée de la manière que nous avons décrite plus haut à cette canule, et, après avoir rempli cette dernière avec la masse à injection, nous l'adaptons au tube que nous avons pris soin aussi de tenir rempli. Cela fait, le robinet situé au-dessous de l'entonnoir est refermé; la pièce ainsi montée est introduite dans le vase, en ayant soin de bien ajuster le bouchon dans lequel est passé le tube.

L'autre tube qui passe à travers le bouchon est mis en rapport avec le système des deux ballons que nous avons décrit tout à l'heure; seulement, au lieu d'élever la boule A, on l'abaisse, et l'on produit par ce moyen, dans le vase, une diminution de pression correspondant à la différence de niveau du mercure dans les ballons. On ouvre alors le robinet du tube, et l'injection pénètre par la simple pression atmosphérique sur le liquide contenu dans l'entonnoir.

Comme nous avons constaté que des variations alternatives de pression favorisent la pénétration de la masse à injection, nous avons imaginé, pour les produire, un appareil fondé sur le même principe que celui de Hering, appareil dans lequel ces variations sont produites par des changements alternatifs de niveau des deux ballons à mercure. Ces oscillations sont déterminées par une roue excentrique qui fait basculer une planchette sur laquelle sont montés les deux ballons, et peuvent être rendues plus ou moins considérables suivant qu'on augmente ou diminue l'excentricité de la roue.

Autres appareils pour faire les injections. — Avec une seringue ordinaire, un flacon à deux tubulures, comme celui qui a été indiqué plus haut et un robinet à trois voies, il est facile de construire un appareil commode pour pratiquer les injections. Le flacon étant rempli de la masse, le tube destiné à transmettre la pression de l'air porte sur son trajet un robinet à trois voies et est adapté à la seringue. On aspire avec la seringue l'air extérieur, puis on tourne le robinet, et l'on envoie cet air dans le flacon où il vient exercer sa pression sur la matière à injecter. On peut recommencer la même manœuvre autant de fois que l'on voudra, et faire ainsi pénétrer, à l'aide d'une petite seringue, une grande quantité de masse à injection.

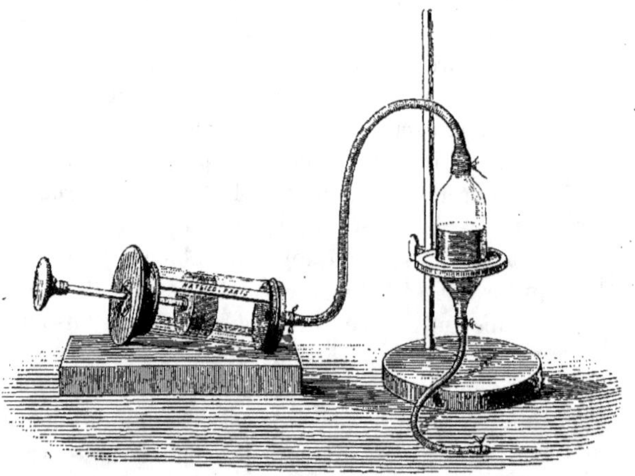

Fig. 39. — Appareil à injection pour les liquides qui attaquent le métal
ou le piston de la seringue.

Un petit appareil très-commode pour injecter avec la seringue des liquides qui attaquent le métal ou le piston de celle-ci est représenté fig. 39. Il est essentiellement formé par la boule d'une large pipette dont la tubulure supérieure est mise en rapport avec la seringue par un tube de caoutchouc, la tubulure inférieure avec un tube muni de la canule. L'aspiration et la propulsion du liquide se font par l'intermédiaire de l'air ; ce dernier fluide pénètre seul dans la seringue, et dès lors l'action corrosive des liquides est évitée.

Lorsqu'il s'agit d'injecter des organes entiers dont la circulation pourrait, par exemple, offrir un intérêt particulier au point de vue pathologique, on n'a pas besoin de posséder les appareils que nous venons de décrire, il est facile d'en construire soi-même à peu de frais.

A l'extrémité inférieure d'un entonnoir de verre est fixé un tube de caoutchouc long d'un mètre et demi au moins (on prend cette longueur pour pouvoir obtenir une pression plus considérable que la pression normale du sang dans les vaisseaux), à l'autre extrémité duquel est adaptée une canule. Sur le tube est disposée une pince à pression continue qui fait fonction de robinet. On remplit du liquide coloré l'entonnoir et le tube de caoutchouc ; les mors de la pince sont écartés un moment pour permettre au liquide d'arriver jusqu'à l'extrémité de la canule, puis on la laisse se refermer. Lorsque la canule a été introduite dans un vaisseau et fixée comme nous l'avons dit plus haut (voy. p. 125), on fait tenir l'entonnoir par un aide à une certaine hauteur, ou bien on le suspend à un objet quelconque, à un clou, à un bec de gaz, à une poulie, et l'on enlève la pince à pression. Le liquide pénètre dans l'artère par son propre poids et sous une pression que l'on peut faire varier suivant la hauteur à laquelle on suspend l'entonnoir.

Un autre appareil, un peu plus compliqué, mais d'un emploi plus commode, est le suivant : Il consiste en un flacon à deux tubulures dont une est à la partie inférieure. Ce flacon est suspendu par une corde à une poulie qui permet de le hisser à des hauteurs variées. De la tubulure qui est au bas du flacon part un tube de caoutchouc très-long, sur lequel est placée une pince à pression et qui communique avec une des tubulures d'un second flacon par le moyen d'un tube de verre qui y plonge jusqu'au fond. De la partie supérieure de ce second flacon part un nouveau tube qui va se rendre à un troisième flacon où se trouve la matière à injection. Le premier flacon est rempli d'eau. Quand tout est disposé pour l'injection, les mors de la pince qui ferme le grand tube de caoutchouc sont écartés ; l'eau descend du premier flacon dans le second et en déplace l'air, qui vient exercer sa pression à la surface de la masse dans le troisième flacon, et la force à passer dans l'objet à injecter.

Il est possible de faire de très-bonnes injections avec n'importe lequel de ces appareils, ou même avec d'autres analogues qu'il serait facile d'imaginer. La question importante, en effet, est moins le choix de l'appareil que la préparation de la masse et la disposition de la pièce au moment où cette masse pénètre dans le système vasculaire. Il faut que la canule soit parfaitement fixée dans le vaisseau, et que tous les autres vaisseaux ouverts, s'il y en a, sauf la veine qui accompagne l'artère et sur laquelle on a placé une ligature d'attente, soient exactement ligaturés ou fermés avec des pinces à pression continue. Ces précautions ne sont pas nécessaires si l'on injecte un animal tout entier.

Pour les injections des vaisseaux sanguins et lymphatiques, nous préférons la seringue à tout autre instrument. Elle est d'un emploi très-commode, et, entre les mains d'un opérateur exercé, elle fournit d'excellents résultats. Pour les injections des conduits glandulaires et, en particulier des conduits biliaires, il est nécessaire de se servir des appareils à pression continue, parce qu'il ne faut pas dépasser une basse pression (2 centimètres de mercure, par exemple), et cependant faire pénétrer la masse.

Nous reviendrons, du reste, sur le mode opératoire et sur toutes les précautions qu'il faut prendre pour injecter les vaisseaux sanguins et lymphatiques ou les conduits glandulaires, à propos de la technique des organes en particulier.

Procédé physiologique de Chrzonczczewski[1]. — Ce physiologiste a eu l'idée d'employer le cœur comme moteur, et de placer la masse à injection dans le sang de l'animal vivant.

Deux points surtout sont importants : c'est d'abord d'avoir des matières à injection convenables, et ensuite de savoir le temps qui est nécessaire pour la réplétion des vaisseaux ou des conduits glandulaires.

Pour les vaisseaux sanguins, l'auteur emploie un liquide dont voici la formule :

Injection
physiologique
des
vaisseaux.

Carmin	5
Ammoniaque	1,50
Eau distillée	30

Il faut, pour suivre cette formule, se servir d'un carmin qui se dissolve précisément dans cette quantité d'ammoniaque ; il est très-important, en effet, que cette injection ne contienne pas de corps solides, autrement ils donneraient lieu à des embolies. Ce procédé ne s'emploie jamais que pour des injections partielles ;

---

[1] *Chrzonczczewski*, Archives de Virchow, vol. XXXI, 1864, p. 187, et vol. XXXV, 1866, p. 155.

les quantités de masse qu'il faut prendre varient suivant les animaux.

Pour le rein d'un petit lapin, il faut	5 centim. cubes.
Pour celui d'un lapin de moyenne taille . .	10 —
Pour celui d'un grand lapin	15 —
Pour celui d'un chien	25 —

Une fois la masse préparée, la veine jugulaire de l'animal est découverte, et une ligature y est placée; on ouvre le bout périphérique de la veine et l'on en laisse couler une quantité de sang équivalente à la quantité de liquide que l'on se propose d'injecter. Cela fait, le sang est arrêté par une nouvelle ligature, et la masse carminée est injectée lentement par le bout central de la veine. D'après l'auteur, la quantité d'ammoniaque ainsi introduite dans l'économie ne produit pas d'accidents graves; les animaux ont même, dans certains cas, survécu à ces injections. Dès que l'injection est terminée, l'abdomen est largement ouvert, et on lie d'abord la veine de l'organe que l'on veut injecter, par exemple, pour le rein, la veine rénale; l'organe alors se remplit de liquide et se gonfle; on lie l'artère, puis le tout est enlevé et transporté dans un mélange d'alcool absolu avec une faible dose d'acide acétique. L'alcool durcit l'organe, et, combiné avec l'acide acétique, il fixe le carmin et l'empêche de diffuser.

Pour les conduits glandulaires, Chrzonczczewski a cherché des substances qui s'éliminent par les organes dont il voulait injecter les conduits. Comme le carmin s'élimine par les reins, il emploie, pour en injecter les conduits, la même solution carminée que pour les vaisseaux et le même procédé opératoire; seulement, au lieu d'opérer tout de suite les ligatures comme s'il s'agissait des vaisseaux, il attend une heure. Au bout de ce temps, le carmin, d'après son estimation, doit avoir pénétré dans les cellules et dans le calibre des conduits glandulaires; alors il lie l'uretère, ouvre l'artère et la veine rénales, et pousse par l'artère une injection de chlorure de sodium à 1 pour 200. Cette injection balaye le sang qui est resté, et en même temps le carmin mélangé; elle fixe le carmin dans les conduits glandulaires; puis la pièce est mise dans l'alcool absolu.

Injection des conduits glandulaires du rein.

Pour le foie, c'est le carmin d'indigo qu'il faut employer pour injecter ses conduits excréteurs, parce que cette substance s'élimine par ces conduits. On fait dissoudre le carmin d'indigo dans

Injection du foie.

l'eau jusqu'à saturation, et l'on filtre; il faut prendre environ 20 centimètres cubes de cette solution pour un lapin, 30 centimètres cubes pour un chien. L'injection doit être répétée trois fois en une heure et demie, chaque fois à une demi-heure d'intervalle ; puis le canal hépatique est lié, et l'on fait passer par la veine porte une injection de chlorure de potassium. Cela fait, la pièce est enlevée et portée dans l'alcool absolu.

Quand les conduits glandulaires ont été ainsi injectés, on peut injecter les vaisseaux par la méthode ordinaire, à la gélatine, en se servant d'une masse bleue pour le rein et d'une masse carminée pour le foie. Dans ces cas, il est inutile de faire passer d'abord le courant de chlorure de sodium ou de potassium.

Lorsque nous traiterons des organes en particulier, nous parlerons des résultats de cette méthode pour chacun d'eux ; ici nous ne ferons qu'apprécier sa valeur en général

Inconvénients des injections physiologiques.

La critique la plus importante qui puisse lui être faite est la suivante : Si l'on ne possédait pas une autre méthode pour contrôler les résultats que donne celle-ci, on ne pourrait absolument pas s'y fier, car ses injections passent des vaisseaux dans les conduits lymphatiques et dans les conduits glandulaires, et ne pourraient servir en aucune manière à faire distinguer les uns des autres ces trois ordres de conduits.

Un autre point défectueux, c'est que la masse de carmin qui remplit les vaisseaux ou les conduits glandulaires contient des granulations appréciables au microscope ; l'auteur en fait lui-même la remarque.

Du reste, il est à noter que, bien que cette méthode soit publiée depuis plusieurs années, il ne s'est trouvé en Allemagne, où cependant les chercheurs et les travailleurs ne manquent pas, personne qui ait reproduit des résultats obtenus par ce moyen. Nous avons essayé nous-même d'y arriver, mais sans grand succès. Cependant nos expériences ne sont pas assez nombreuses pour que nous puissions en inférer que le procédé de Chrzonczczewski n'est pas applicable ou qu'il ne peut pas donner de bons résultats.

CHAPITRE X

MÉTHODES POUR LA CONSERVATION DES PRÉPARATIONS HISTOLOGIQUES

Nous venons de passer en revue les différents procédés au moyen desquels on modifie les tissus, de façon à en permettre l'observation microscopique; il nous reste, pour être complet, à dire quelques mots des méthodes à l'aide desquelles on conserve les préparations une fois faites, soit pour les étudier à nouveau, soit pour les montrer à d'autres observateurs. A cet effet, il faut en premier lieu que les tissus soient conservés dans un milieu qui n'altère pas la forme de leurs éléments; en second lieu, que les préparations soient hermétiquement fermées de manière à empêcher l'évaporation et l'accès de l'air.

Il n'y a que fort peu de préparations que l'on conserve à sec, c'est-à-dire dans l'air; ce sont celles faites sur les os et sur les dents. Dans ce cas, l'objet déposé sur la lame est simplement recouvert avec la lamelle, et celle-ci est réunie à la lame au moyen d'une bande de papier gommé dans laquelle on a découpé un trou au niveau de la préparation.

Préparations sèches.

Liquides conservateurs des préparations. — Les liquides conservateurs varient suivant les tissus et suivant le traitement qu'on leur a fait subir; nous allons les indiquer brièvement.

Préparations conservées dans des solutions aqueuses et dans la glycérine. — Des éléments ou des portions de tissus frais ne peuvent être longtemps conservés en préparations sans subir des modifications telles qu'au bout de quelques jours tout est altéré. On a proposé depuis longtemps des liquides qui auraient la propriété de conserver indéfiniment les tissus qu'on y a mis à l'état frais[1]; mais en réalité aucun de ces liquides ne possède ces avan-

---

[1] Nous citerons parmi ces liquides les mélanges indiqués par Pacini et le liquide de Goadby.

Pacini a recommandé un mélange de :

Sublimé.	1
Chlorure de sodium	2
Glycérine à 25° Baumé	13
Eau distillée	113

Ce mélange doit être abandonné à lui-même pendant deux mois, puis mélangé avec

tages. Il n'est pas à dire pour cela que l'on ne puisse avoir des préparations persistantes des éléments de l'organisme même les plus délicats; pour atteindre ce but, il convient non pas d'employer un seul liquide conservateur, mais une série de réactifs dont les uns servent à fixer les éléments dans leur forme et les rendre plus ou moins inaltérables, d'autres à les colorer, d'autres enfin à les mettre à l'abri des modifications ultérieures. La méthode à suivre dans la conservation des éléments anatomiques séparés n'est pas la même pour tous; à propos de chaque espèce, nous décrirons les procédés à suivre; nous nous contenterons maintenant d'indiquer ce qu'il y a de plus général dans ces procédés.

Réactifs qui fixent les éléments frais.

Les réactifs destinés à fixer les éléments dans leur forme sont l'alcool au tiers, l'acide chromique faible, le bichromate faible, l'acide osmique, l'acide picrique, le sérum iodé. L'alcool au tiers, par exemple, fixe admirablement les cellules épithéliales les plus délicates, même les cellules à cils vibratiles, tandis qu'il dissout les globules rouges du sang. Après un séjour de quelques heures dans l'alcool au tiers ou dans le sérum iodé, les cellules d'un revêtement épithélial se séparent facilement les unes des autres par la simple agitation sur une lame de verre. Une goutte de picro-carminate mêlée avec une aiguille à ces cellules les colore presque

3 parties d'eau distillée, et filtré sur du papier joseph. Nous l'avons essayé, mais sans lui trouver aucun avantage particulier.

Le deuxième liquide indiqué par Pacini est composé de :

Sublimé.	1
Acide acétique	2
Glycérine	43
Eau distillée.	215

On le laisse à lui-même pendant deux mois et on le traite ensuite comme le premier. Le liquide de Goadby se compose de :

Sel de cuisine	120
Alun.	60
Sublimé.	0,20
Eau	2 1/2 litres.

D'après Frey, ce liquide (*conserving liquor* des Anglais) obscurcit les préparations transparentes, mais il est très-bon pour conserver les préparations d'injections opaques.

instantanément ; elles sont alors fixées dans leur forme à un degré tel, que de la glycérine peut être ajoutée sans produire le ratatinement que ce réactif détermine sur les mêmes éléments frais. Ce simple exemple suffira pour donner une idée des préparations des éléments délicats isolés ; le lecteur trouvera dans le cours de cet ouvrage de nombreuses applications de ces méthodes complexes pour arriver à faire des préparations persistantes des divers éléments anatomiques délicats.

La glycérine a souvent l'inconvénient de rendre les parties trop transparentes ; la préparation doit être conservée alors dans une solution aqueuse ; l'eau phéniquée contenant de 1 à 5 pour 1000 d'acide phénique cristallisé constitue certainement le meilleur des liquides conservateurs ; on peut employer pour atteindre le même but l'eau camphrée ou l'eau créosotée. Il faut alors avoir recours à des moyens de fermeture hermétique.

S'il s'agit de préparations obtenues au moyen de coupes faites après durcissement dans l'alcool fort, l'acide chromique, l'acide osmique, etc., les éléments des tissus sont fixés dans leur forme, et lorsqu'ils ont été colorés au moyen d'une des substances indiquées plus haut, on peut les placer, soit dans la glycérine, soit dans de l'eau phéniquée et les y conserver. Soit, par exemple, un fragment d'un parenchyme, le foie, le rein durci dans l'alcool fort ou bien par une des méthodes où l'on fait intervenir la gomme pour compléter le durcissement. Les coupes une fois obtenues, après un séjour plus ou moins long, suivant les cas, dans l'eau distillée, sont placées sur une lame de verre ; une goutte de picrocarminate à 1 pour 100 est déposée sur la préparation ; on attend une minute à peu près ; une lamelle de verre est alors placée avec soin pour éviter les bulles d'air. Sur la lame de verre, au niveau d'un des bords de la lamelle, on laisse tomber une goutte de glycérine ; un petit morceau de papier à filtrer est disposé sur le bord opposé pour absorber le picrocarminate ; la glycérine le remplace. On obtient le plus souvent à l'aide de cette méthode une préparation où les éléments sont bien distincts et qui s'améliore encore dans les jours qui suivent, parce que l'élection du carmin se complète.

Si la préparation est colorée au carmin simple, après qu'elle a été bien lavée dans l'eau, dans le but de faire disparaître certains éléments pour rendre les autres plus évidents, on peut employer comme liquide conservateur un mélange de glycérine et d'acide acétique ou formique. Le mélange de glycérine 100, et d'acide formique 1, nous a donné de très-bons résultats.

Pour éviter le déplacement dans le liquide de la préparation, quelques histologistes emploient des mélanges de glycérine et de gélatine. A une température de 25 à 30 degrés le mélange est liquide; dans cet état, il est versé sur l'objet, et après qu'on l'a recouvert d'une lamelle, le mélange conservateur se solidifie par le refroidissement, emprisonnant ainsi l'objet d'étude et l'empêchant de se déplacer. Pour préparer ce mélange, qui a été conseillé par Deane, une lame de gélatine est plongée dans l'eau distillée; lorsqu'elle est ramollie, elle est retirée, placée sans eau dans un autre vase, fondue au bain-marie, et l'on ajoute un volume égal de glycérine, en agitant constamment.

Rowdanowski a conseillé d'employer la colle de poisson à la place de la gélatine.

Préparations conservées dans le baume du Canada. — La conservation dans le baume peut s'employer pour tous les tissus, mais seulement après injection ou coloration, car l'inclusion dans le baume rend les parties tellement transparentes, que si elles ne se distinguaient pas les unes des autres par leur couleur, on n'y reconnaîtrait presque plus rien. Avant de placer la coupe de tissu dans le baume, il faut qu'elle soit déshydratée par l'alcool et éclaircie avec l'essence de térébenthine ou de girofle. La déshydratation par l'alcool doit être faite avec mesure, c'est-à-dire qu'il faut faire agir d'abord de l'alcool étendu d'eau, puis de l'alcool ordinaire, et n'arriver que progressivement à l'alcool absolu. Autrement les parties se ratatinent et la préparation n'est pas bien réussie.

Soit, par exemple, une coupe faite sur un parenchyme injecté et durci dans l'alcool, déshydratée par l'alcool absolu. Elle est placée sur une lame de verre, et lorsque, commençant à sécher, sa surface devient légèrement terne, on y dépose une goutte d'essence de térébenthine ou mieux d'essence de girofle, en ayant soin de ne pas envoyer son haleine sur la préparation, pour ne pas y ajouter d'eau. Lorsque la coupe est devenue transparente dans toutes ses parties, l'excès d'essence est absorbé avec du papier à filtrer; on laisse tomber sur l'objet du baume du Canada dissous dans le chloroforme, puis on recouvre avec la lamelle de verre, en ayant soin de retenir avec la pointe d'une aiguille l'un de ses bords, de manière à la faire descendre doucement et à ne pas laisser s'interposer de bulles d'air. Du reste, s'il se trouve dans une préparation quelques petites bulles d'air, il n'y a pas lieu de s'en inquiéter; au bout de quelques jours, elles disparaissent, l'air est dissous par le baume.

On opère de même avec la résine d'Ammar dissoute dans l'essence de térébenthine ou avec tout autre vernis.

Quelle que soit la substance conservatrice qui ait été employée, mais surtout lorsque cette substance diminue de volume par suite de l'évaporation (le baume, la résine d'Ammar, les vernis par exemple), la lamelle à recouvrir est rapprochée de la lame de verre par une force qui est proportionnelle à l'adhésion moléculaire du verre et de la substance employée. Cette force est considérable et suffit souvent pour produire des déplacements et même des déchirures. Nous avons vu des pièces injectées où les vaisseaux étaient rapprochés les uns des autres par tassement et la masse à injection divisée en petits fragments par suite de cette adhésion moléculaire. Pour éviter ces accidents, il faut placer à côté de l'objet et sous la lamelle des bandes de papier dont l'épaisseur doit varier suivant celle de la coupe. Ces bandes de papier peuvent être disposées en fer à cheval, ou bien on peut enlever à l'emporte-pièce un cercle autour duquel doit rester une bordure, et dans lequel est disposée la préparation avec la substance conservatrice.

Supports
à mettre entre
la lame
et la lamelle.

Du reste, la pression exercée par la lamelle de verre est à éviter pour tous les éléments délicats (cellules épithéliales isolées, cellules nerveuses, coupes de rétine, coupes d'embryon, etc.). Il est nécessaire, pour toutes ces préparations, d'établir des supports entre la lame et la lamelle, ou d'employer des cellules à inclusion qui remplissent le même but (voy. plus loin).

Fermeture des préparations. — *Bordures*. — Lorsque le tissu a été imbibé de glycérine, il importe de fixer la préparation de façon que ce liquide ne puisse pas s'écouler, et que l'air ne puisse pas y pénétrer.

Dans ce but, on fixe la lamelle dans sa position sur la lame au moyen de différents mastics que l'on dépose sur les bords de la lamelle, et qui, adhérant d'une part à la lame, de l'autre à la lamelle, la préservent des déplacements et empêchent la fuite du liquide. Parmi les substances que l'on emploie pour faire ainsi des bordures, la plus commode est la paraffine.

La paraffine fond à environ 50°; pour en faire usage, on se sert d'une petite baguette de fer que l'on chauffe soit à la flamme du gaz, soit à celle d'une lampe à alcool, et qu'on applique sur le morceau de paraffine. Celle-ci fond dans le voisinage de la baguette de fer, et il adhère à cette dernière quelques gouttes de paraffine liquide que l'on dispose, en inclinant la baguette de manière qu'elles coulent vers son extrémité, d'abord aux quatre coins de la lamelle pour la fixer provisoirement, ensuite sur toute l'étendue de ses bords. Une fois la lamelle suffisamment garnie de paraffine, la baguette de fer est chauffée à nouveau, et en l'appliquant à plat et parallèlement à l'un des bords de la lamelle, on fait fondre la paraffine déposée d'abord, et on l'étale sur une certaine étendue des bords de la lamelle et de ceux de la lame. Il importe pendant ce temps de l'opération, de tenir la lame bien horizontale, autrement la paraffine s'accumulerait vers un des coins de la bordure, et il n'en resterait pas assez à l'autre angle pour produire une occlusion suffisante. On opère de la même façon sur les trois autres côtés, de manière à avoir ainsi la lamelle encadrée d'une bordure de paraffine qui la recouvre dans une étendue de 2 à 3 millimètres, et qui, d'autre part, s'étend sur la lame à 3 ou 4 millimètres de distance de la lamelle.

Pour réussir à produire cette occlusion parfaite, il est nécessaire que le liquide qui imbibe la préparation ne dépasse en aucun point la lamelle ; autrement dans les points où il dépasse et où il y en a une gouttelette, cette gouttelette empêche l'adhérence de la paraffine au verre, et il se forme une bulle remplie soit de liquide, soit de gaz, communiquant souvent avec l'intérieur de la préparation et par laquelle le liquide qui l'imbibe peut s'échapper.

La bordure à la paraffine a l'avantage d'être facile à faire et de pouvoir s'enlever aisément. Il est en effet nécessaire quelquefois de l'enlever, soit lorsque, le liquide s'étant évaporé, on veut en remettre sous la lamelle, soit lorsqu'une coloration est imparfaite et qu'il faut ajouter une nouvelle quantité de matière colorante, soit enfin lorsqu'on veut remplacer par un autre le liquide dont elle est imbibée. Le procédé à suivre est facile. Sur deux côtés opposés de la lamelle, on gratte avec la pointe d'une aiguille ou d'un scalpel la bordure de paraffine sur une étendue de 3 à 4 millimètres, assez complétement (et en pénétrant sous la lamelle s'il est nécessaire) pour que le liquide de la préparation soit en communication avec l'extérieur. Près de l'une des ouvertures ainsi pratiquées, est déposée une goutte du liquide à introduire, et avec la pointe de l'aiguille elle est mise en communication avec l'interstice même de la lame et de la lamelle à cet endroit, c'est-à-dire avec le liquide inclus. A l'extrémité opposée, on met un petit morceau effilé de papier joseph, en ayant soin qu'il soit en communication avec le liquide inclus et puisse l'attirer en l'absorbant par capillarité. Il se produit ainsi un déplacement de liquide, et la goutte ou les gouttes qu'on avait disposées sur la bordure pénètrent peu à peu dans la préparation, sans déranger la position des éléments qui y sont contenus. Lorsque le résultat désiré est atteint, on essuie avec du papier joseph les bords de la lamelle au niveau des ouvertures, on dépose en ces points de nouvelles gouttes de paraffine, et au moyen de la baguette de fer chauffée, on égalise à nouveau les deux bordures.

Lorsque l'on se sert de ce procédé pour remettre du liquide dans une préparation dont il s'est évaporé, il faut avoir soin de pratiquer l'une des ouvertures, celle où l'on déposera le liquide, sur un des points de la bordure où il y en a encore, et l'autre au voisinage d'un point où a pénétré de l'air. Autrement l'air renfermé arrive à se trouver circonscrit de toutes parts par du liquide et à former des bulles plus ou moins considérables qu'il est beaucoup plus difficile de faire disparaître.

S'il s'agit simplement de maintenir provisoirement la lamelle en position, il suffit de déposer de la paraffine à ses quatre coins. C'est le procédé dont on se sert quand on a l'intention de faire agir ultérieurement sur le tissu d'autres réactifs. Dans ce cas, lorsque le liquide est volatil (eau), la préparation est placée dans une chambre humide, qui lui tient lieu de la bordure de paraffine et ne permet qu'une évaporation lente.

Bordure provisoire.

Cette chambre humide se construit très-simplement. Elle consiste en une assiette recouverte d'une cloche de verre et dans le fond de laquelle on verse un peu d'eau. Dans le milieu de l'assiette on met un godet dont les bords dépassent le niveau de l'eau, et sur lesquels on appuie les extrémités de la lame de verre. L'air sous la cloche se trouve saturé de vapeur d'eau, et le liquide de la préparation ne s'évapore que très-lentement.

Chambres humides.

La chambre humide est le complément obligé du traitement des préparations par le picrocarminate. C'est en effet surtout dans ce réactif qu'il est nécessaire de maintenir sans les inclure des tissus que l'on veut colorer lentement, et où plus tard on remplacera le picrocarminate par de la glycérine.

Cire
à cacheter.

Une autre substance très-propre à border les préparations est la cire à cacheter. Nous avons dit plus haut (page 54) qu'il fallait faire usage de cire à cacheter de première qualité. Pour s'en servir, on brise les bâtons en morceaux que l'on met à dissoudre dans l'alcool ordinaire. Cette dissolution exige plusieurs jours ; il faut agiter de temps en temps le flacon pour mélanger la masse, qui finit par avoir la consistance d'un mastic ; on la conserve dans un flacon bouché.

Pour border une préparation, on en prend au bout d'un pinceau ou simplement d'un petit morceau de bois et on l'étend sur les bords de la lamelle, en prenant les précautions indiquées pour la paraffine. L'alcool s'évapore, et au bout de vingt-quatre à quarante-huit heures, la préparation est bien incluse. Lorsque le mastic est devenu trop épais dans le flacon, on lui rend une fluidité suffisante en ajoutant un peu d'alcool. Il ne faut employer directement ni la cire à cacheter, ni aucun vernis à l'alcool, pour les préparations conservées dans du picrocarminate en excès, parce que l'alcool pénètre dans le liquide conservateur et détermine une précipitation du carmin.

Pour obvier à cet inconvénient, il faut se servir de l'enduit simple à la paraffine, ou d'enduit à l'essence de térébenthine et au bitume de Judée.

La bordure à la paraffine n'étant pas solide, les préparations ne sont pas transportables ; il est bon, pour les rendre solides, de mettre par-dessus une bordure de cire à cacheter. (Le bitume ne conviendrait pas, parce qu'il se mêle à la paraffine et constitue un mélange qui ne sèche pas.) La bordure de cire à cacheter doit dépasser en dedans et en dehors la bordure de paraffine ; pour déterminer une occlusion absolue, il est nécessaire qu'elle adhère directement au verre. Ce vernis, ainsi que ceux dont nous allons parler, s'emploie pour l'inclusion définitive des préparations, tandis que la paraffine sert surtout à la fermeture provisoire.

Bitume
de Judée.

Le bitume de Judée en solution dans l'essence de térébenthine ou dans la benzine constitue aussi un bon mastic. Pour le faire dissoudre, on le fait cuire au bain-marie, et il est nécessaire de prolonger cette coction pendant très-longtemps pour que le vernis ne s'écaille pas.

Le vernis des graveurs qui se trouve dans le commerce peut être employé avec avantage pour l'inclusion.

En Allemagne, on fait usage de ce qu'on appelle le vernis blanc de Ziegler; la formule est un secret de fabrication. Nous avons essayé d'en faire avec un mélange de sous-nitrate de bismuth, de mastic en larmes et de chloroforme, et nous avons obtenu un enduit qui ne s'écaille pas.

Cellules à inclusion faites d'avance. — Pour les préparations conservées soit dans l'eau, soit en général dans des liquides qui s'évaporent facilement, les bordures dont nous venons de parler

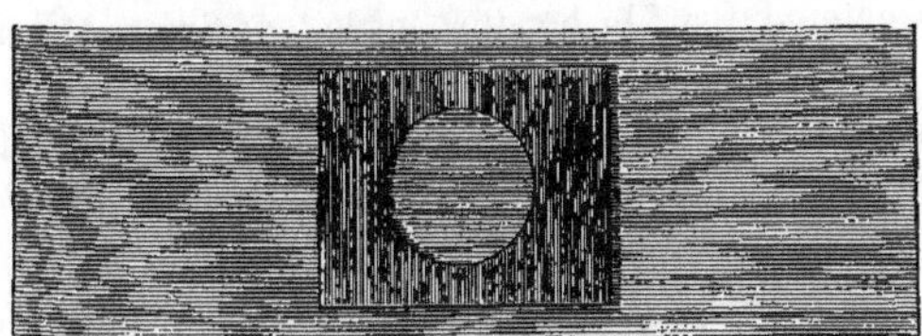

FIG. 40. — Porte-objet à cellule pour préparations.

ne sont pas suffisantes. Pour peu qu'il se produise une fente dans le vernis, le liquide s'évapore insensiblement par cette fente, l'air vient le remplacer dans la préparation, les tissus s'altèrent et la pièce est perdue. Pour assurer plus efficacement l'occlusion, on se sert de cellules préparées d'avance. On trouve dans le commerce des cellules toutes faites, et d'épaisseurs variées; elles sont construites en verre, en caoutchouc ou en gutta-percha. Il est facile aussi d'en fabriquer soi-même assez avec l'un des vernis dont nous avons parlé plus haut. On commence par appliquer sur la lame de verre une bordure plus ou moins épaisse de l'enduit que l'on a choisi, disposée de telle façon que les bords de la lamelle qui y sera appliquée arrivent environ au milieu de la couche d'enduit. Ensuite, on peut procéder de deux façons. Quand la bordure commence à sécher, ce qui se reconnaît à ce qu'il se forme une légère pellicule à sa surface, on verse dans l'intérieur de la cellule le liquide conservateur et l'on y dépose le fragment ou la coupe de tissu; puis on applique la lamelle sur laquelle on appuie légèrement, de manière à l'enfoncer un peu dans l'enduit et à l'y mouler pour ainsi dire. Le liquide qui a débordé est absorbé avec du papier joseph, et l'on applique une nouvelle couche du même enduit. Il arrive quelquefois qu'au moment où l'on cesse la pression sur la lamelle, celle-ci se relève un peu et qu'il rentre de l'air. Pour éviter cet inconvénient, il faut employer un excès de liquide conservateur, ou même, lorsque le liquide n'est pas précieux, en verser dans une soucoupe dans laquelle on plonge la lame tout entière avec sa bordure. On relève la cellule bien remplie de liquide, on l'essuie et on la borde.

L'autre manière de faire consiste, après avoir déposé la bordure de vernis suffisamment épaisse, à attendre qu'elle soit complétement sèche. Elle est alors usée sur une pierre ponce de manière à obtenir une surface parfaitement plane. Le tissu est mis dans la cellule avec le liquide qui l'imbibe, la lamelle appliquée exactement sur la bordure, et le tout fixé avec une nouvelle couche de vernis.

Tournette.   Nous avons supposé, dans ce que nous venons de dire, qu'on se sert de lamelles carrées. Pour faire des cellules rondes, qui peuvent paraître plus élégantes, on se sert de la tournette. Ce petit instrument se compose d'un disque horizontal tournant autour de son axe et sur lequel la lame de verre est assujettie au moyen de deux valets. Au-dessus de ce disque et passant suivant son diamètre, est disposée une tige de laiton horizontale sur laquelle se meut un pinceau dirigé verticalement et arrivant à toucher le disque. Ce pinceau peut être fixé à n'importe quel point de la tige de laiton, et lorsqu'on fait tourner le disque, il trace sur la lame de verre des cercles d'un diamètre varié, suivant qu'on l'a placé plus ou moins loin du centre du disque. On plonge le pinceau dans le vernis, puis on en appuie la pointe sur la lame de verre que l'on fait tourner. On trace ainsi sur cette lame une bordure circulaire de vernis qui enferme une cellule plus ou moins considérable. Il faut que les bords de la lamelle qui y sera appliquée arrivent au milieu de la bordure tracée par l'enduit. Quand cette bordure a atteint la hauteur voulue, le pinceau est relevé, la pièce et le liquide conservateur sont introduits dans la cellule, on applique la lamelle, et avec une pointe de bois mise à la place du pinceau, on l'enfonce légèrement dans la bordure en faisant tourner le disque. On essuie l'excès du liquide, et l'on complète l'occlusion en faisant de nouveau agir le pinceau.

Les lamelles rondes se trouvent dans le commerce; il est facile d'en faire avec la tournette, en remplaçant le pinceau par une pointe de diamant.

Pour éviter de faire tourner le disque chargé de sa lame de verre, M. Maxime Cornu a imaginé une autre espèce de tournette dans laquelle la lame reste immobile ; c'est le pinceau que l'on fait tourner autour d'un axe.

Nous sommes arrivé ainsi à la fin des méthodes générales employées pour examiner les tissus et pour conserver les préparations. Nous allons indiquer maintenant, en passant en revue les différents tissus, les méthodes de préparation qui conviennent à chacun d'eux en particulier.

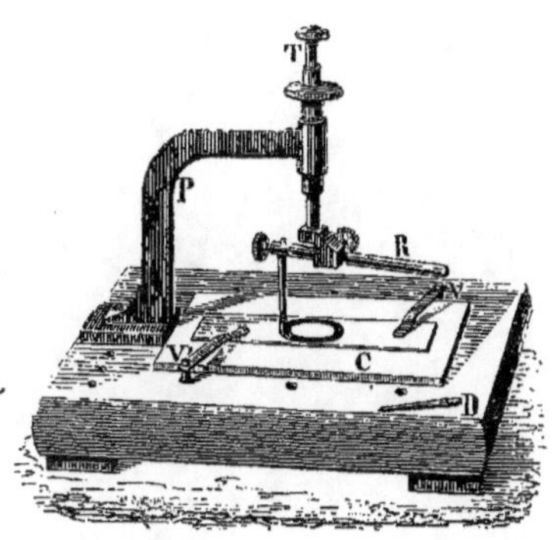

Fig. 41. — Tournette de M. Cornu.

LIVRE II

—

TISSUS

Nous avons étudié dans le Livre premier les instruments dont se sert l'histologiste, et les principaux réactifs qu'il peut avoir à employer ; nous avons indiqué de plus, dans la partie consacrée aux méthodes générales, les procédés à suivre pour permettre d'examiner au microscope les différents tissus. Nous passons maintenant à une seconde partie de la technique histologique, c'est-à-dire à l'application de ces réactifs et de ces procédés à chaque tissu en particulier. Il ne suffit pas en effet, pour guider l'observateur dans l'étude de l'histologie, de lui indiquer les instruments dont il aura à faire usage et de lui en enseigner le maniement ; il ne suffit même pas de lui donner des renseignements généraux sur les procédés à suivre ; il est indispensable en outre de montrer comment l'emploi de ces réactifs doit varier suivant les tissus qu'il s'agit d'examiner, et quelles sont les méthodes qu'il est préférable d'employer dans tel cas ou dans tel autre, suivant l'objet spécial qu'il s'agit d'observer plus particulièrement.

Nous allons donc, dans cette seconde partie, passer en revue successivement tous les tissus, et indiquer à propos de chacun d'eux quels sont les animaux sur lesquels il est le plus aisé à étudier et où il se présente avec ses caractères les plus nettement tranchés ; quelles sont les régions du corps où il convient de le recueillir, et de quelle façon il faut s'y prendre pour ne pas l'altérer avant son examen. Puis, nous montrerons, par de nombreux exemples, quels sont les procédés que l'on doit mettre en usage pour en faire des préparations, c'est-à-dire pour le conserver, pour le rendre susceptible de l'observation microscopique ou pour rendre l'un ou l'autre de ses éléments nettement visible avec tous ses caractères. Nous verrons ainsi, à propos de chaque tissu, ce que nous apprennent les différentes méthodes de traitement qu'on lui fait subir, et nous résumerons pour chacun d'eux, les connaissances positives que l'ensemble de nos études nous aura fait acquérir.

En suivant ce programme, nous ne comptons pas donner un exposé complet de l'histologie; nous ne pourrions, sans étendre trop le volume de cet ouvrage, passer en revue, à propos de chaque tissu, l'action de tous les réactifs qui lui ont été appliqués; mais nous enseignerons ceux qui, d'après notre expérience personnelle, fournissent les meilleurs résultats, et chaque observateur, en suivant exactement les procédés que nous avons employés et que nous décrirons, pourra retrouver les faits que nous indiquons, et partir de ces notions pour éclaircir par des recherches personnelles les points obscurs, ou combler les lacunes qui existent encore dans presque toutes les parties de l'histologie.

CHAPITRE PREMIER

LYMPHE

Il peut paraître singulier, au premier abord, de voir ranger la lymphe parmi les tissus, attendu que c'est un liquide. Mais dans la définition des tissus telle que nous l'entendons, nous ne faisons pas entrer le degré plus ou moins grand de consistance; il suffit que la lymphe contienne des éléments figurés, disposés d'une certaine façon, pour qu'elle constitue un tissu aussi bien qu'un muscle ou un nerf.

La lymphe se rencontre chez les animaux supérieurs dans les vaisseaux lymphatiques et chylifères, dans les grandes cavités séreuses : péritoine, plèvre, péricarde ; dans les ganglions lymphatiques et dans les interstices du tissu conjonctif. Chez la grenouille, elle se trouve dans un système de cavités lacunaires communiquant entre elles. De ce système de cavités fait partie un grand sac situé à la partie inférieure du dos, et que l'on nomme *sac lymphatique dorsal*. C'est là que la lymphe peut être recueillie le plus facilement.

Endroits où l'on trouve la lymphe.

La quantité que ce sac en contient est très-variable suivant les circonstances : ainsi elle est en général presque nulle, si la grenouille a séjourné longtemps dans un endroit sec. Le moyen le plus simple pour reconnaître si le sac dorsal contient une quantité appréciable de lymphe consiste à mettre la grenouille à plat et à essayer si, dans la région de ce sac, il y a de la fluctuation, comme le font les chirurgiens. Pour recueillir cette lymphe, on fabrique, en étirant un tube de verre à la lampe, une pipette effilée dont la pointe est cassée, de manière à la rendre tranchante. Les pattes postérieures de la grenouille sont enveloppées avec un linge, aussi bien pour la maintenir que pour refouler la lymphe vers le sac lymphatique ; puis, en comprimant avec les doigts les côtés du dos, pour ramasser la lymphe vers le milieu, on fait au point saillant une ponction à la peau avec la pipette tenue obliquement de haut en bas, et on l'introduit ainsi dans le sac dorsal. La pipette se remplit généralement tout de suite par capillarité, sinon il faut promener son extrémité dans les culs-de-sac lymphatiques et même aspirer au bout du tube pour y faire arriver du liquide.

Manière de recueillir la lymphe chez la grenouille.

La quantité de lymphe recueillie ainsi n'est jamais considérable ; on en a tout au plus une ou deux gouttes ; mais cette quantité (qui serait insignifiante pour une analyse chimique) est parfaitement suffisante pour un examen histologique.

Dans l'espoir de faire augmenter la quantité de lymphe qu'on pourrait recueillir sur la grenouille, nous avons essayé divers procédés. Ainsi, partant du fait d'observation que la circulation capillaire est plus active chez une grenouille soumise à l'action du curare, nous avons tenté ce moyen, pensant qu'à une circulation capillaire aussi complète que celle qui se manifeste alors, devait

correspondre une transsudation exagérée du sérum hors des vaisseaux sanguins et un accroissement de la quantité totale de la
lymphe. Dans notre expérience, nous n'avons constaté aucune
augmentation de ce liquide dans le sac dorsal[1]. Nous avons aussi
essayé de mettre une grenouille dans le vide ; mais la quantité de
la lymphe a été diminuée au lieu d'être augmentée. Le seul moyen
expérimental qui nous ait réussi pour faire augmenter la quantité
de la lymphe chez la grenouille a été de la mettre dans l'eau ;
l'augmentation est proportionnelle, jusqu'à une certaine limite,
à la durée du séjour qu'elle y fait.

Lorsque l'on a fait une première piqûre à la peau de la grenouille dans le but d'y prendre de la lymphe, on en trouve le lendemain une quantité beaucoup plus considérable ; mais cette nouvelle lymphe ne peut plus être considérée comme normale, à
cause des altérations qu'a dû y amener l'irritation qui s'est produite autour de la plaie.

Manière
de recueillir
la lymphe
chez les
gros animaux. Chez les gros animaux, on prend la lymphe dans le canal thoracique, à la partie inférieure du cou, au point où ce canal va se
jeter dans le système veineux. C'est au moyen des fistules pratiquées dans le canal thoracique que Colin[2] est arrivé aux résultats qu'il a indiqués sur la quantité relative et la composition
chimique de la lymphe.

Ce même procédé peut être appliqué chez les chiens. L'animal
est curarisé et soumis à la respiration artificielle ; son canal thoracique une fois trouvé à la partie inférieure du cou, on y introduit une canule de verre à laquelle est adapté un tube de caoutchouc, et le liquide coule dans une éprouvette placée au-dessous.
C'est ainsi que Lesser[3] a obtenu 300 centimètres cubes de lymphe
en quatre heures.

---

[1] Plus récemment, M. Tarchanoff a fait dans notre laboratoire de nouvelles expériences, et il a constaté que sur les grenouilles soumises à l'influence du curare,
le sac lymphatique rétrolingual et les différentes cavités viscérales contiennent de
grandes quantités de lymphe. Cette lymphe est reprise en partie pour rentrer dans
le système vasculaire au moment où l'animal se réveille.

[2] *Colin*, Physiologie comparée des animaux domestiques, t. II, p. 101.

[3] *K. A. Lesser*, Eine Methode um grosse Lymphmengen vom lebenden Hunde
zu bekommen. *Arbeiten aus der physiol. Anstalt zu Leipzig, mitgetheilt durch
C. Ludwig*, 1872, p. 94.

En 1870, Genersich, dans le laboratoire de Ludwig, a remarqué que le liquide
sort en plus grande abondance du canal thoracique quand on imprime des mou-

Pour l'analyse histologique, pour laquelle il suffit d'une goutte de liquide, le procédé peut être simplifié. Le thorax de l'animal étant largement ouvert, le canal thoracique est assez facile à découvrir à côté de l'aorte ; on l'étreint au moyen d'une ligature au-dessous de laquelle il se gonfle et se remplit de lymphe ; une seconde ligature est alors placée un peu plus bas ; le morceau de canal ainsi isolé est enlevé avec ses deux ligatures, et avec une pipette effilée et tranchante on perce la paroi du vaisseau, et l'on aspire une certaine quantité du liquide qui s'y trouve.

Chez le lapin, la lymphe peut être obtenue de la même façon dans le canal thoracique, mais l'opération est un peu plus délicate, parce que ce canal est plus petit. On peut aussi prendre de la lymphe dans une des cavités séreuses. Le lapin est tué par la section du bulbe ; la cavité thoracique, ouverte avec précaution, permet d'arriver sur le péricarde, qui est incisé de façon à éviter autant que possible le sang. Puis, avec une pipette plongée au fond de la cavité du péricarde, on aspire le liquide qui s'y trouve, et dont la quantité varie entre 1 et 5 centimètres cubes.

La lymphe, de quelque source qu'elle provienne, est liquide au moment où elle sort de ses cavités naturelles ; mais si on la laisse reposer quelques moments après l'avoir extraite, elle se prend en gelée, et ultérieurement se divise comme le sang en un caillot fibrineux et un sérum. Battue immédiatement au sortir des vaisseaux, elle permet de recueillir une fibrine filamenteuse.

La couleur opaline de la lymphe peut présenter toutes les variétés, depuis la blancheur du lait jusqu'au simple état trouble qui diffère peu de la transparence parfaite, suivant les espèces d'animaux chez lesquels on l'examine, suivant leur état de jeûne ou de digestion, enfin suivant la région où elle est recueillie. Elle présente aussi des teintes rosées de nuances variables, suivant la quantité plus ou moins grande de globules rouges du sang qu'elle contient.

vements aux membres inférieurs. Comme les mouvements passifs produisent plus d'augmentation que les mouvements actifs, il en conclut que ce n'est pas la contraction musculaire, mais le mouvement imprimé aux aponévroses et aux tendons, qui produit cette augmentation. Les aponévroses et les tendons contiennent en effet une grande quantité de lymphe. C'est ainsi que cet auteur en a obtenu suffisamment pour l'analyse chimique ; seulement il faut remarquer que le liquide change peu à peu de nature à mesure qu'il s'écoule ; d'opalescent il devient de plus en plus clair.

Dans le canal thoracique d'un animal en digestion, la lymphe est devenue du chyle, c'est-à-dire qu'elle contient un grand nombre de granulations; chez un animal à jeun, la lymphe, même recueillie dans le canal thoracique, est transparente.

Quantité. La quantité de la lymphe est plus considérable qu'on ne serait tenté de le croire. Ainsi, il y a quelques années, Colin[1] a recueilli en vingt-quatre heures, par une fistule faite au canal thoracique d'une vache, 95^{kil}, 286^{gr} de ce liquide, et, comme nous l'avons dit plus haut, Lesser en a recueilli en quatre heures, chez un chien, 500 centimètres cubes. Partant de ces données et d'autres analogues, Krause[2] estime la quantité de la lymphe répandue dans le corps à un tiers du poids du corps; Ludwig, à un quart environ[5].

La lymphe est donc le liquide le plus abondant qui existe dans l'organisme. Chez les animaux inférieurs, elle est répandue dans tous les interstices des tissus; chez les animaux supérieurs, outre qu'elle remplit le système de canaux spéciaux destiné à la ramener dans le sang, elle se trouve entre les parois des cavités séreuses, dans l'épaisseur même des tuniques fibreuses et des tendons, dans les interstices du tissu conjonctif; en un mot, elle est tellement répandue partout dans notre organisme, que non seulement nos organes y sont plongés, mais que leurs éléments mêmes en sont imbibés : de sorte qu'entre ce liquide et les éléments de notre corps, il existe un échange constant, d'où résulte une modification incessante de la composition chimique de la lymphe.

Composition chimique. C'est pour cela que, parmi les nombreuses analyses chimiques, de la lymphe, il n'y en a pas deux semblables; sa composition varie constamment, suivant l'endroit où elle est recueillie et suivant les conditions où se trouve placé l'animal. Colin a démontré qu'elle contenait toujours du sucre, environ 15 à 20 centigrammes pour 100 grammes de lymphe; nous verrons ce fait confirmé et expli-

---

[1] *Colin*, Physiologie comparée des animaux domestiques, t. II, p. 101.

[2] *Krause*, Zur Physiologie der Lymphe (*Zeitschrift für ration. Med.*, 1855, t. VII, p. 148).

[5] Chez l'écrevisse et le homard, on peut aisément, au moment de la mue, recueillir la lymphe et en apprécier la quantité. Sur leur carapace, molle et flexible à ce moment, on perce un trou, et pressant l'animal entier, on en fait jaillir un jet de lymphe, comme d'une poire de caoutchouc munie d'une canule. Je n'en ai pas mesuré la quantité, mais je ne crois pas me tromper en l'évaluant à la moitié à peu près du poids du corps.

qué par nos recherches histologiques[1]. On y a trouvé aussi des gaz, et notamment de l'acide carbonique[2]; par contre, l'oxygène y fait presque complétement défaut.

ÉTUDE HISTOLOGIQUE EXPÉRIMENTALE DE LA LYMPHE.

Après cet exposé rapide des qualités physiques et chimiques de la lymphe, nous allons étudier ses éléments morphologiques à l'aide du microscope.

Dans cette étude, nous considérerons à part la lymphe des animaux à sang froid et celle des animaux à sang chaud, parce que certains phénomèmes que présentent les cellules lymphatiques s'observent dans de tout autres conditions, chez les uns ou chez les autres. Chez la grenouille et chez les animaux à sang froid en général, les mouvements de ces cellules se manifestent à la température ordinaire, et peuvent être étudiés, par conséquent, sans aucun appareil spécial; chez les animaux à sang chaud au contraire, il faut, pour les voir apparaître, élever la lymphe à une température supérieure à 20 degrés, ce qui ne peut se faire que par des moyens artificiels, excepté dans les plus fortes chaleurs de l'été.

[1] Voici, à titre d'exemple, deux analyses de la lymphe, faites la première par Chevreul sur un chien à jeun, l'autre par Gmelin sur un cheval à jeun :

	CHEVREUL (chien).	GMELIN (cheval).
Eau.	926,4	961
Albumine.	61	27,5
Fibrine.	4,2	2,5
Sels.	8,4	9

[2] *Hammarsten*, Ueber die Gase der Hundelymphe (*Arbeiten aus der physiol. Anstalt zu Leipzig, mitgetheilt durch C. Ludwig,* 1872, p. 121), a fait, dans le laboratoire de Ludwig, une séric d'expériences sur les gaz de la lymphe, et il a trouvé que, sur 100 grammes de lymphe, il y avait 42,28 centimètres cubes de gaz qui se décomposaient ainsi :

Azote.	1,63
Oxygène	0,43
Acide carbonique.	40,32

La proportion d'oxygène a varié, suivant les cas, de 0 à 0,43; celle de l'acide carbonique, de 28 à 40.

Nous commencerons par la lymphe des animaux à sang froid, celle de la grenouille, par exemple.

Lymphe des animaux à sang froid (grenouille). — Nous avons indiqué plus haut comment, à l'aide d'une pipette effilée et tranchante, une goutte de lymphe peut être extraite du sac dorsal d'une grenouille. La pointe de la pipette étant placée au-dessus d'une lame de verre bien propre, on souffle dans la pipette pour faire tomber la goutte sur la lame de verre où elle est immédiatement recouverte par une lamelle préparée d'avance et bien propre. La préparation est bordée à la paraffine (voy. plus haut, page 140) et portée sous le microscope.

Examinée avec un grossissement de 500 à 600 diamètres, la lymphe ainsi préparée présente des globules rouges du sang, en plus ou moins grand nombre, suivant les conditions dans lesquelles la lymphe a été recueillie; ces globules, ovoïdes et d'une teinte jaunâtre, se distinguent parfaitement des cellules incolores, arrondies, qui sont les cellules lymphatiques et dont nous allons nous occuper exclusivement.

Cellules lymphatiques. Dans la préparation examinée au moment où l'on vient de la faire, les cellules lymphatiques visibles sous le champ du microscope sont à peu près toutes rondes. Laissées à la même place et examinées quelques minutes après, toutes les cellules ne se montrent plus sphériques; un certain nombre d'entre elles ont changé de forme, et ont pris les aspects les plus variés. Les unes ont encore leur corps ou ce qu'on pourrait appeler leur milieu sphérique, mais celui-ci est muni de prolongements plus ou moins longs, généralement effilés; d'autres sont aplaties, étalées en surface, et occupent une étendue deux à trois fois plus considérable que la dimension primitive de la cellule.

Mouvements des cellules lymphatiques. Ces changements de forme continuent à se produire pendant qu'on examine; comme ils sont généralement lents, le meilleur moyen pour bien s'en rendre compte, c'est de choisir dans le champ une cellule bien déterminée dont on dessine la forme, soit directement, soit à la chambre claire; puis de revoir de minute en minute ou de deux minutes en deux minutes la préparation, pour constater les différences qui se sont produites et que l'on suit parfaitement en même temps qu'on les reproduit par des dessins successifs. La cellule lymphatique, ronde au début de l'observation, pousse tantôt un, tantôt plusieurs prolongements effilés, tantôt des sortes d'éminences coniques ; ces prolongements gran-

dissent, s'élargissent peu à peu jusqu'à avoir le diamètre de la masse principale. Celle-ci se rétrécit, et finalement la masse entière de la cellule est portée dans ce qui n'était que le prolongement; la cellule se trouve par le fait avoir cheminé, s'être déplacée; et il arrive quelquefois qu'a-
près avoir dessiné une
cellule sur le bord du
champ, si l'on attend
trop longtemps pour
l'observer de nouveau,
elle en a disparu. Ces
prolongements donnent
aux cellules lympha-
tiques les aspects les
plus variés et les plus
bizarres.

D'autres cellules res-
tent, comme nous l'a-
vons dit, sphériques
et immobiles; d'autres
s'étendent en surface;
nous en avons vu même
s'étaler de telle façon à
la face inférieure de la
lamelle, qu'elles dispa-
raissaient presque com-
plétement et qu'elles
n'étaient plus recon-

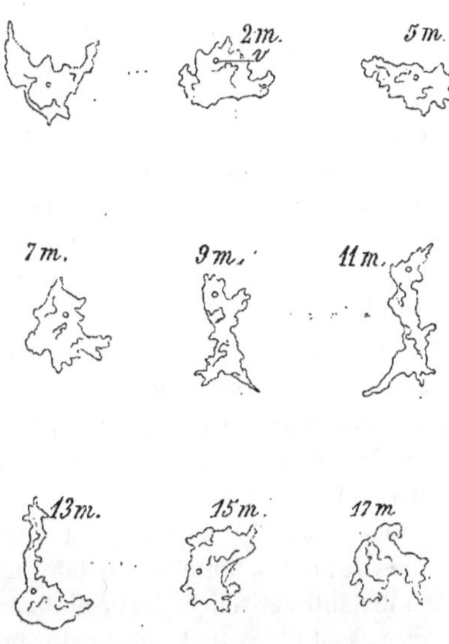

Fig. 42. — La même cellule de la lymphe de la grenouille, observée à la température ambiante et dessinée à la chambre claire, au bout de deux minutes, au bout de cinq minutes, et de deux en deux minutes jusqu'à la dix-septième. Une vacuole *v* change de situation par rapport au centre de figure de l'élément et sert à apprécier les déplacements de sa masse.

naissables que pour nos yeux, qui les avaient suivies dans leurs transformations, et cela grâce à la réfringence spéciale du bord de la lame de protoplasma ainsi formée.

Cette première observation suffit à montrer que les cellules lymphatiques ne possèdent pas de membrane qui les entoure, et qu'elles sont constituées par une masse susceptible de changer de forme.

Pour continuer notre étude, et en faire une étude vraiment expérimentale, comme nous l'avons annoncé, laissons cette pré-paration pendant vingt-quatre à quarante-huit heures, et exami-nons-la de nouveau. Pour que, dans ces conditions, la préparation de lymphe ne soit pas envahie par les bactéries[1] et autres microzoaires, il est nécessaire que la lame et la lamelle aient été chauffées d'abord au-dessus de 100 degrés et refroidies immédiatement avant de s'en servir; en second lieu, que la pipette au moyen de laquelle on a pris la lymphe ait été étirée fraîchement; le tout pour qu'il n'ait pu se trouver entraîné dans la préparation aucun germe microscopique. Si ces conditions ont été bien remplies, voici ce que présente, au bout de quarante-huit heures, la préparation. Quelques cellules lymphatiques rondes ont le même aspect que le premier jour, il en reste aussi çà et là quelques-unes avec une forme irrégulière, trace de leurs mouvements amiboïdes; d'autres, également rondes, sont moins réfringentes et renferment un ou plusieurs noyaux très-distincts, entourés de granulations graisseuses. Dans certaines cellules, ces granulations sont grosses, très-réfringentes, et forment, au nombre de dix ou douze, comme une couronne autour du noyau; d'autres fois elles sont massées sur une des parties de la cellule; dans d'autres, les granulations sont beaucoup plus fines et disséminées dans toute la substance.

Quelques cellules présentent des sortes d'excroissances en forme de boules, tantôt sur le bord même de la cellule, tantôt un peu distantes et reliées à la cellule par un filament. Ces excroissances sont d'une tout autre nature que les prolongements amiboïdes dont nous avons parlé plus haut. Tandis que ces prolongements, une fois produits, changent constamment de forme et peuvent même revenir sur eux-mêmes pour se confondre de nouveau avec la masse de la cellule, les excroissances dont nous parlons en ce moment et que j'appellerai *sarcodiques*, d'après Dujardin[2] qui les

Excroissances sarcodiques.

---

[1] Les bactéries apparaissent d'abord dans les préparations sous la forme d'une masse sphérique granuleuse, dont les granulations sont extrêmement fines et donnent à cette masse une apparence grise. Plus tard, cette boule s'émiette pour ainsi dire sur les bords; il en reste un noyau central où les granulations sont encore denses et serrées, et autour de lui une sorte d'atmosphère nuageuse qui n'est plus formée par des grains arrondis, mais par des grains allongés, ayant déjà la forme de bâtonnets. Plus tard encore, ce nid de bactéries s'est dispersé, et dans toute la préparation on observe de petits bâtonnets isolés ou articulés par leurs extrémités. Ces petits bâtonnets errent parmi les éléments qui sont contenus dans la préparation et les détruisent.

[2] C'est généralement à Dujardin qu'est attribuée la découverte des mouvements amiboïdes, par suite de la confusion faite entre ces mouvements et les excroissances sarcodiques décrites par cet auteur. Il n'a vu ni les mouvements des prolongements

a vues le premier, une fois sorties de la cellule, demeurent à l'endroit où elles se sont produites, et jamais ne rentrent dans son intérieur. Elles ont toujours une forme sphérique. Elles sont claires, homogènes et lisses. On peut considérer leur production comme un phénomène de mort (de même que l'apparition nette du noyau et des granulations), tandis que les mouvements et les prolongements amiboïdes sont des phénomènes de vie.

Si, à une préparation de lymphe de grenouille, on ajoute de l'eau, le protoplasma[1] de la cellule lymphatique se gonfle, devient moins réfringent, et les noyaux de la cellule lymphatique appa-

Action
de l'eau.

qu'il décrit, ni la progression des cellules. Le premier qui ait signalé les vrais mouvements des cellules, c'est Wharton Jones (*The blood corpuscle considered in its different phases of development*, Philos. Transact., 1846, p. 64). Avant lui, Siebold et Kölliker avaient vu des mouvements analogues chez les planaires, mais les considéraient comme un fait isolé et étrange. Depuis lors on a constaté ces mouvements sur des cellules de toute espèce, et aujourd'hui les mouvements amiboïdes sont admis comme une des propriétés générales d'un grand nombre de cellules.

[1] Le protoplasma est par excellence la matière vivante de la cellule. Pour faire comprendre ce que les histologistes modernes désignent sous ce nom, nous sommes obligé de reprendre d'un peu plus haut l'histoire des conceptions diverses qui ont régné sur la cellule.

Les premières notions un peu exactes sur ce sujet remontent à Schwann (*Microscopische Untersuchungen über die Uebereinstimmung in der Structur und dem Wachsthum der Thiere und Pflanzen*, Berlin, 1839). Pour lui, la cellule était composée d'un nucléole, d'un noyau et d'un corps cellulaire qui formaient trois couches, trois sphères concentriques l'une à l'autre. Il admettait que le corps cellulaire est limité par une membrane. Cette conception a régné longtemps ; elle a duré jusqu'à l'époque où Schultze (*Ueber Muskelkörperchen und das, was man eine Zelle zu nennen habe*, Arch. de Reichert et du Bois-Reymond, 1861, p. 1) et Brücke (*Comptes rendus de l'Académie de Vienne*, t. XLIV, p. 381), ont démontré qu'un grand nombre de cellules ne possèdent pas de membrane. Dès lors la cellule est caractérisée par son noyau et une masse cellulaire qui l'enveloppe. Cette masse cellulaire a été comparée à la substance qui entoure les noyaux des cellules végétales et que les botanistes désignent sous le nom de plasma et de protoplasma. Aussi définit-on aujourd'hui la cellule une masse de protoplasma contenant un ou plusieurs noyaux. Quant à la nature de ce protoplasma, il est difficile d'indiquer exactement ce qu'elle est. C'est une substance albuminoïde qui contient habituellement, sous forme de grains distincts, des substances excessivement variées et même des corps inertes. Parmi ses propriétés physiologiques, celle qui la définit le mieux, c'est la faculté qu'elle a de présenter des mouvements amiboïdes ; elle est en outre l'organe d'échanges très-actifs. Le protoplasma des cellules lymphatiques peut du reste être considéré comme un fort bon type du protoplasma en général, et dans les considérations que l'on va lire sur les cellules lymphatiques, on puisera la notion la plus exacte sur la nature de cette substance, sur sa vitalité très-active, sur ses mouvements et sur les échanges nutritifs variés dont elle est le siége.

raissent nettement ; additionnée d'un peu d'acide acétique, l'eau détermine beaucoup plus rapidement ces modifications.

Action de l'iode.

Les phénomènes de la mort des cellules lymphatiques s'observent plus nettement encore par l'action de l'iode. Le sérum fortement iodé et la solution iodée que nous avons recommandée sont également bons pour cette expérience. Une fois la préparation de lymphe faite, une goutte du liquide iodé est déposée à côté de la lamelle et y pénètre par capillarité. Immédiatement les cellules lymphatiques se colorent en jaune verdâtre ; le noyau et les granulations apparaissent ; il se forme des excroissances sarcodiques incolores ou légèrement teintées en violet. Certaines cellules prennent, ainsi que leurs expansions sarcodiques, une teinte d'un brun-acajou.

Matière glycogène.

Cette coloration en brun-acajou par l'iode est la réaction caractéristique de la matière glycogène, et comme nous la rencontrons ici pour la première fois, il ne sera pas mauvais que nous nous étendions un peu sur ce sujet, car les caractères généraux de cette substance sont les mêmes dans toutes les cellules, et en général dans tous les éléments qui en contiennent.

Cette matière est homogène ; elle est répandue d'une manière diffuse dans toute la cellule ; elle se trouve dans une sorte d'état gommeux qui lui permet de s'étendre partout. Aussi peut-elle même s'échapper de la cellule et former des gouttelettes ; si l'action du sérum iodé se prolonge, ces gouttelettes se fondent et finissent par produire autour de la cellule une atmosphère colorée en brun. Ces caractères, joints à la coloration caractéristique de l'iode, sont communs à la matière glycogène partout où il s'en trouve. La présence de cette matière dans les cellules lymphatiques nous explique pourquoi les analyses chimiques de la lymphe y ont décelé du sucre.

Action des matières colorantes.

L'action des différents réactifs colorants sur les cellules lymphatiques est loin d'être la même. Elle diffère suivant la rapidité avec laquelle ces substances amènent la mort de ces cellules.

Si l'on mélange sur une lame de verre avec une goutte de lymphe une goutte de picrocarminate d'ammoniaque à 1 pour 100, l'ensemble de la préparation prend une teinte jaune sur laquelle les cellules lymphatiques se détachent en blanc ; au bout de quinze à vingt minutes, ces cellules, d'abord homogènes, laissent voir nettement leurs noyaux et leurs granulations, et ensuite prennent la couleur du liquide dans lequel elles flottent. Le picrocarminate arrête donc les manifestations vitales des cellules lymphatiques, il les tue rapidement et ne les colore qu'après.

Le carmin, additionné d'un minimum d'ammoniaque en solution étendue, paraît être moins contraire à la vitalité des cellules lymphatiques. En opérant avec du carmin ammoniacal dilué, comme nous avons opéré avec le picrocarminate, on voit les cellules lymphatiques, quoique baignées dans la solution carminée, continuer leurs mouvements amiboïdes et prendre les formes les plus diverses. Les cellules qui ne changent pas de forme demeurent homogènes pendant assez longtemps. Cependant, dès le début, certaines cellules lymphatiques perdent de leur réfringence et laissent voir des granulations nettes ; leurs noyaux se colorent bientôt en rouge. Plus tard seulement les autres cellules deviennent rondes, mais ne se laissent pas encore pénétrer par la matière colorante. La coloration s'y fait ensuite peu à peu, à mesure que l'imbibition se produit. Les noyaux sont alors colorés en rouge et le protoplasma granuleux est à peine rosé.

Les autres matières colorantes ont sur les cellules lymphatiques une action analogue ; elles déterminent une coloration des noyaux alors que la cellule est morte et que l'imbibition est produite.

L'étude des noyaux des cellules lymphatiques présente un grand intérêt, parce que c'est sur elle que seront fondées les notions que nous pourrons acquérir sur la multiplication de ces cellules. De toutes les méthodes que nous avons essayées à cet effet, celle qui nous a le mieux réussi est la suivante : A une goutte de lymphe déposée sur la lame de verre on ajoute une goutte d'une solution d'alcool à 36 degrés dans 2 parties en volume d'eau distillée (voy. p. 77). Les deux gouttes sont mélangées par agitation avec la pointe d'une aiguille ; on recouvre la lamelle et celle-ci est bordée avec de la paraffine. Toutes les cellules lymphatiques sont immédiatement frappées de mort ; elles sont revenues à la forme sphérique, présentent souvent sur leurs bords des boules sarcodiques, et les noyaux apparaissent nettement dans leur intérieur. Examinés à un grossissement de 500 à 600 diamètres, avec un bon objectif, ces noyaux présentent un double contour et des nucléoles brillants. Ces nucléoles sont sphériques, ou allongés en forme de virgule, de haricot ou de bissac. Pour bien voir la disposition des noyaux, il vaut mieux les observer sur des préparations colorées avec le rouge d'aniline. Ces préparations se font en mélangeant, comme il a été dit, la lymphe à la solution d'alcool, et en ajoutant sur la lame de verre une goutte d'une solution de sulfate de rosaniline dans l'alcool dilué. Le tout est mélangé avec la pointe de l'aiguille et fournit une préparation où les noyaux des cellules lymphatiques se montrent avec toutes les variétés de formes que nous allons décrire.

Formes variées des noyaux. — Dans quelques-unes de ces cellules (et elles sont en petit nombre), se montre au centre de la masse de protoplasma un noyau sphérique muni ordinairement d'un seul nucléole. Sur d'autres cellules, le noyau est en forme de bissac; il est replié sur lui-même, de telle sorte que ses deux masses terminales, qui possèdent chacune un nucléole distinct, et le pédicule qui les relie, sont voisins des bords de la masse de protoplasma; mais ce ne sont pas là les formes les plus communes. Le plus souvent le noyau a la forme d'un cylindre replié sur lui-même à la manière des anses de l'intestin. Pour se loger dans la masse protoplasmique de la cellule, ce noyau allongé, dont la longueur serait beaucoup plus considérable que le diamètre de la cellule, est obligé de se contourner en hélice ou en zigzags, de telle sorte que ses différentes parties étant sur des plans très-différents, la masse nucléaire, bien qu'unique, paraît, lorsque l'objectif est au point pour une certaine région, constituée par deux, trois ou un plus grand nombre de noyaux distincts. Dans une quatrième forme, à côté d'un noyau en boudin, se trouvent un ou deux noyaux sphériques isolés, ou reliés au noyau en boudin par une sorte de pédicule. La cinquième et dernière forme dont nous parlerons ici est celle dans laquelle il y a dans l'intérieur de la masse de protoplasma de la cellule lymphatique deux, trois ou quatre noyaux distincts. Cette forme est la plus rare.

Bourgeonnement des noyaux. — En étudiant une préparation de lymphe faite comme nous venons de le dire, nous arrivons à observer successivement tous les modes de multiplication des noyaux par bourgeonnement: allongement et division des nucléoles, allongement et bourgeonnement des noyaux, chacun des bourgeons prenant un nucléole distinct, et finalement se séparant de la masse nucléaire qui l'a produit. Bien que le phénomène ne se produise pas sous les yeux de l'observateur, toutes les formes sont réunies les unes aux autres par des intermédiaires si nombreux et si variés, que l'on est conduit à penser que la multiplication des noyaux des cellules lymphatiques est réelle, et qu'elle se produit par une division rapide et incessante des noyaux de ces cellules. Quant à la division de la cellule elle-même, elle est une conséquence si naturelle de la division du noyau, qu'il ne nous paraîtrait pas possible de la mettre en doute, lors même que nous n'aurions pas fait à ce sujet d'observations directes. Or, nous avons pu observer le processus dans tous ses détails sur les cellules lymphatiques du sang de l'axolotl. Chez cet animal, la plupart des cellules lymphatiques du sang, étudiées à l'état frais, à une température supérieure à 15 degrés dans la chambre humide, possèdent un protoplasma clair, dont la faible réfringence permet l'observation du noyau pendant la vie même de la cellule et tandis qu'elle se traduit par tous les phénomènes amiboïdes. Ces noyaux ont généralement la forme en boudin qui a été décrite plus haut, ou présentent des bourgeons en nombre plus ou moins considérable. La formation de ces bourgeons peut se faire sous l'œil de l'observateur et même très-rapidement. Il se produit un étranglement du noyau en un point. Cet étranglement se resserre peu à peu et se transforme en un pédicule plus ou moins mince. Le bourgeon une fois formé, deux phénomènes peuvent se produire; le pédicule, continuant de s'amincir, finit par se rompre, et le bourgeon se détache en emportant avec lui un ou plusieurs nucléoles; ou bien le pédicule, après s'être rétréci, s'élargit de nouveau, et le bourgeon revient se confondre avec le noyau primitif. Sur certaines cellules encore vivantes, on peut voir des noyaux munis de nombreux bourgeons les plus variés reprendre une forme sphérique par l'effacement de tous ces bourgeons. Plus tard ce noyau sphérique pourra bourgeonner de nouveau.

Cellules lymphatiques de l'axolotl.

Revenons maintenant à l'étude d'un noyau qui, en se divisant, a formé deux noyaux distincts, et disons tout de suite qu'au lieu de deux noyaux, il peut s'en former par bourgeonnement trois, quatre et même un nombre plus considérable. Lorsqu'une cellule lymphatique possède deux noyaux et présente sous l'œil de l'observateur les phénomènes amiboïdes, chacun des noyaux semble diriger les mouvements d'une portion distincte de la masse protoplasmique. Cette masse tend à se diviser par une sorte d'étirement en deux parties. La portion étirée intermédiaire s'amincit peu à peu, finit par se rompre; et, au lieu d'une cellule lymphatique, il en existe deux. On a assisté ainsi à toutes les phases d'une multiplication cellulaire. J'engage les jeunes histologistes à répéter cette expérience si simple, car elle leur donnera des renseignements très exacts sur la constitution des

Division des cellules.

noyaux et sur leur rôle dans la vie cellulaire. Dans une expérience qui nous a fourni des résultats très démonstratifs, tous les phénomènes de la division d'une cellule lymphatique se sont produits dans l'espace de trois heures, à une température qui a varié de 16 à 18 degrés.

Il y a un détail d'observation à ajouter, c'est que les noyaux qui présentent des étranglements pour former des bourgeons montrent, sur l'étranglement même et dans la région voisine, des plis longitudinaux qui nous prouvent : 1° que les noyaux sont des vésicules ; 2° que le protoplasma joue un rôle actif dans le phénomène de bourgeonnement en étranglant par une sorte de contraction des portions de la masse nucléaire, comme le ferait un anneau sur un sac.

Si nous sommes entrés dans d'aussi grands détails sur ce fait de multiplication cellulaire, c'est qu'il a une très-grande importance pour la question tant discutée de la formation des cellules.

Action de la chaleur.

Bien que les cellules lymphatiques des animaux à sang froid possèdent des mouvements amiboïdes à la température ambiante, la chaleur n'est pas sans influence sur la forme des prolongements amiboïdes et sur la rapidité des mouvements. Prenons, par exemple, une préparation de lymphe de grenouille, faite comme nous l'avons indiqué (page 154), bien scellée, ne contenant pas d'air et abandonnée à elle-même pendant vingt-quatre heures. Au bout de ce temps, comme il n'y a pas d'air sous la lamelle, les cellules, qui ne peuvent pas respirer, comme nous verrons plus loin, sont pour ainsi dire atteintes de paralysie ; elles sont pour la plupart rondes et fixes dans cette forme ; quelques-unes, en plus ou moins grand nombre, frappées d'asphyxie, sont mortes, ce qui se reconnaît, comme nous avons dit, à leur moindre réfringence et à l'apparition nette des noyaux et des granulations. Mettons cette préparation dans la platine chauffante (voy. p. 41), et élevons peu à peu la température. Les cellules à noyau net et évident ne changent point. Mais, parmi les cellules restées homogènes, il en est qui, une fois que la chaleur a dépassé 20 degrés, se réveillent et reprennent des mouvements amiboïdes, qui, vers 30 à 35 degrés, deviennent très-actifs.

La chaleur est donc un excitant pour les cellules lymphatiques, puisqu'elle y fait réapparaître des manifestations vitales qui sommeillaient auparavant.

L'air est aussi un agent excitant de la vie des cellules lymphatiques. Pour en observer l'action, nous prenons une des chambres humides que nous avons décrites et figurées (p. 44, fig. 25). Cette chambre est passée à la flamme d'un bec de gaz, ainsi que la lamelle destinée à la recouvrir, pour éviter, autant que possible, la présence de germes dans la préparation. Sur le disque médian est déposée la goutte de lymphe ; on la recouvre de la lamelle, et celle-ci est bordée avec de la paraffine. De cette façon, la goutte de lymphe, entourée de tous côtés par l'air qui se trouve dans la rigole, est cependant protégée contre l'évaporation. Immédiatement après avoir été incluses ainsi, les cellules lymphatiques présentent les mêmes phénomènes que dans une préparation ordinaire ; mais le lendemain, au lieu que dans cette dernière on observe un grand nombre de cellules mortes, dans la lymphe entourée d'air, il n'y a presque pas de cellules présentant les signes caractéristiques de la mort. Celles qui sont près du centre de la préparation sont en général immobiles, presque rondes ou présentent des mouvements très-lents et des prolongements peu accusés ; plus, au contraire, elles se trouvent près du bord, et par conséquent près de l'air, plus leurs formes sont irrégulières et leurs prolongements allongés, plus leur aspect varie et leurs mouvements sont rapides. Cette première observation démontre que l'air est un excitant énergique des cellules lymphatiques. Voici une seconde observation qui l'établit encore mieux. Sur une préparation pareille observée le second jour, il se trouve beaucoup plus de cellules lymphatiques sur les bords que le premier jour. Elles ont donc émigré du côté de l'air, et sont arrivées au bord, à moins qu'elles n'aient été arrêtées sur leur route par quelque obstacle. Comment se fait cette progression ? Il est facile de reconnaître d'abord que les prolongements les plus volumineux et les plus nombreux se produisent sur la partie de la cellule tournée du côté de l'air. En suivant pas à pas les transformations des prolongements d'une de ces cellules, on les voit s'allonger, grossir et absorber peu à peu la substance du corps de la cellule, de telle sorte que finalement celui-ci est déplacé. Sur ces préparations conservées quarante-huit heures et même trois jours, les cellules lymphatiques ont encore des mouvements manifestes, et même si du huitième au dixième jour les cellules sont devenues immobiles, on peut réveiller les mouvements de quelques-unes en chauffant la préparation,

De ces diverses expériences on peut conclure que l'oxygène de l'air est nécessaire, non-seulement pour déterminer les mouvements des cellules, mais même pour leur conserver une vie latente.

Nous allons essayer maintenant l'action combinée de l'air et de la chaleur sur une goutte de lymphe, en mettant la chambre humide dans la platine chauffante. Comme, dans la chambre humide, il y a une distance très-appréciable entre le disque sur lequel est disposée la goutte et la lamelle qui la recouvre, l'objectif ne fait pas voir à la fois toute l'épaisseur de cette goutte. Suivant sa position, il donne successivement l'image nette de la couche supérieure du liquide immédiatement au-dessous de la lamelle, celle de la partie appliquée immédiatement sur le disque, enfin celle de la couche moyenne.

Or, sous l'influence combinée de l'air et de la chaleur, à partir de 20 à 25 degrés, les cellules lymphatiques se comportent très-différemment dans ces trois couches. Dans la couche supérieure, immédiatement sous la lamelle, les cellules ont des formes bizarres, des prolongements effilés, au moyen desquels elles s'appliquent, comme par des tentacules, à la face inférieure de la lamelle et s'y cramponnent; ces prolongements sont souvent nombreux et ramifiés. Dans la couche moyenne, les cellules (flottantes) sont plutôt rondes et ont tout au plus un ou deux prolongements en forme d'aiguilles. Dans la couche inférieure, les cellules s'accroissent beaucoup en dimension; elles deviennent de larges plaques plus ou moins sinueuses, dans lesquelles se distinguent assez bien un ou plusieurs noyaux. Ce n'est pas à une modification chimique ou vitale qu'est due ici la netteté avec laquelle apparaît le noyau, mais simplement à une modification physique. Dans la cellule flottante et ronde, le noyau, environné de protoplasma de toutes parts, est invisible; ici la cellule, arrivée sur la lame, s'est pour ainsi dire répandue, a difflué, s'est étalée, et le noyau, recouvert d'une couche de protoplasma plus mince, est par suite plus apparent.

Si l'action de la chaleur est poursuivie pendant un certain temps, l'activité des cellules lymphatiques devient telle que des portions de globules rouges, situées au voisinage de leurs prolongements, sont absorbées par ces derniers; on en reconnaît dans l'intérieur de quelques cellules lymphatiques des fragments arrondis qui se décèlent par leur couleur ou par leur réfringence spéciale.

L'activité des cellules est d'autant plus considérable que la température est plus élevée, et cela jusqu'à environ 40 degrés. Si cette limite est dépassée et si la température atteint 42 ou 43 degrés, les cellules lymphatiques sont tuées et reviennent à la forme ronde. Celles qui se trouvaient appliquées à la face inférieure de la lamelle par leurs prolongements, se rompent au niveau de ces prolongements et retombent dans la masse liquide ; les fragments de prolongements restés adhérents se détachent aussi et forment de petites boules entraînées çà et là par les courants liquides que produit dans la préparation l'inégalité de température des différentes parties. Toutes les cellules redeviennent rondes ; les noyaux et les granulations apparaissent nettement[1].

Les cellules lymphatiques absorbent, non-seulement des fragments de globules rouges, mais tous les fragments pulvérulents qui se trouvent à leur portée. Pour s'en convaincre, il faut, avant de prendre de la lymphe à une grenouille, injecter dans son sac lymphatique dorsal du vermillon très-fin ou toute autre substance pulvérulente reconnaissable par sa coloration. Si, au bout de quelques minutes, on recueille de la lymphe dans ce même sac, les cellules lymphatiques examinées présentent du vermillon dans leur intérieur. Une expérience encore plus instructive consiste à mêler quelque peu de vermillon très-fin à la lymphe quand elle est sur la lame de verre. Les cellules lymphatiques voisines de granulations leur envoient des prolongements qui les entourent peu à peu, les englobent, et finissent par les faire pénétrer dans leur intérieur. Toutes les cellules lymphatiques ne sont pas suffisamment actives pour absorber ces granulations, mais dans de bonnes préparations

Absorption
des matières
pulvérulentes.

---

[1] Les courants d'induction appliqués avec le porte-objet électrique produisent à peu près le même effet que la chaleur exagérée, en ce sens qu'ils déterminent la mort de la cellule, qui par conséquent redevient sphérique et laisse voir le noyau et les granulations qu'elle contient. Cependant, si le courant d'induction n'a pas une intensité et une durée suffisantes pour déterminer la mort de la cellule, celle-ci revient bien à la forme sphérique, mais elle n'est pas morte, car, abandonnée à elle-même, elle manifeste de nouveau sa vie au bout de quelques instants par des mouvements amiboïdes (voyez *Rollett*, Stricker's Handbuch p. 502). Dans cette expérience, il me paraît impossible de se mettre complétement à l'abri de l'action électrolytique du courant ; dès lors, au niveau des lames d'étain, on obesrve des altérations des éléments qui surviennent sous l'influence de l'acidité ou de l'alcalinité du milieu déterminées par le passage du courant électrique.

il s'en trouve toujours sur lesquelles on peut observer ce phénomène.

Pénétration
dans les
corps poreux.

Les mouvements des cellules lymphatiques les portent non-
seulement à absorber des corpuscules voisins, mais aussi à pénétrer dans des corps poreux. Ainsi un fragment de moelle de
sureau introduit dans le sac dorsal d'une grenouille pendant
vingt-quatre heures, et ressorti ensuite, se trouve rempli de

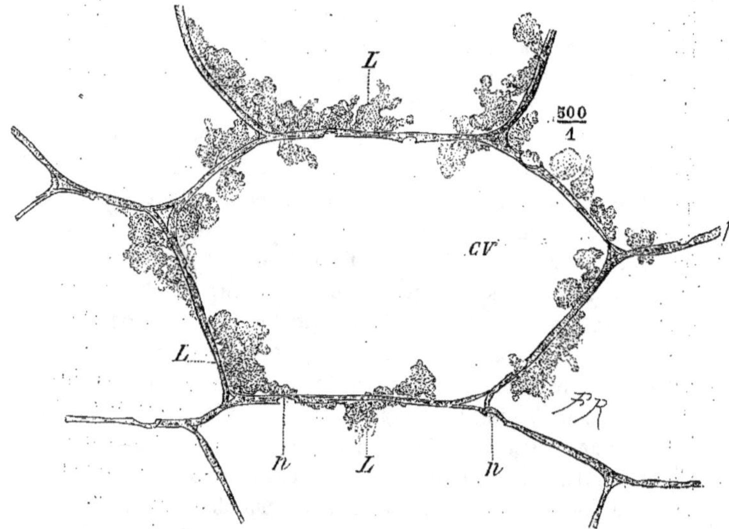

Fig. 43. — Une cellule d'un fragment de moelle de sureau ayant séjourné vingt-
quatre heures dans le sac dorsal d'une grenouille. Coupe faite au rasoir, étudiée
sans addition d'aucun liquide. — VC, cavité de la cellule ; L cellules lymphatiques;
n, canaux poreux.

lymphe. (Pour que l'expérience réussisse, il faut choisir un morceau de moelle de sureau recueillie sur une tige de l'année et desséchée). L'air que contenaient ses cellules a été remplacé, par du
plasma lymphatique. Pour étudier la disposition de la lymphe
dans la moelle de sureau et la manière dont elle y a pénétré, on
en fait des coupes avec un rasoir sec à main levée. Ces coupes
sont simplement déposées sur la lame, recouvertes avec la lamelle,
et la préparation est bordée à la paraffine.

Les grandes cellules polygonales de la moelle de sureau sont
remplies de cellules lymphatiques, mais pas toutes également. La

première rangée de ces cellules, celle qui se trouvait au bord du fragment de moelle, en contient beaucoup; la paroi des cellules de moelle en est couverte, et elles ont des formes diverses qui témoignent de leur vitalité. Dans la seconde rangée des cellules de la moelle de sureau, on trouve des cellules lymphatiques en nombre presque aussi grand, accolées aux parois et présentant des formes diverses. Mais en considérant la troisième et la quatrième rangée de cellules de la moelle de sureau, les cellules lymphatiques se trouvent de moins en moins abondantes; elles ne sont plus étalées sur les parois, affectent des formes plutôt sphériques, et, à mesure que l'on inspecte des parties de la moelle plus rapprochées du centre, il s'en trouve un certain nombre dont les noyaux sont nets et qui présentent des granulations graisseuses. De cette observation, il résulte qu'aux bords de la moelle les cellulles ont conservé leur vitalité, tandis que celles logées dans l'intérieur sont paralysées par asphyxie ou mortes. Or, on sait que les cellules de la moelle de sureau communiquent entre elles au moyen de canaux poreux. Il faut donc admettre que les cellules lymphatiques, arrivées directement à la périphérie de la moelle, y ont cheminé grâce à leur vitalité propre jusqu'aux pores intercellulaires et les ont traversés, gagnant ainsi de couche en couche l'intérieur du fragment. Mais, à mesure qu'elles s'éloignent du milieu oxygéné, elles perdent la vitalité qui permettait leur mouvement, ce qui fait que vers le centre du fragment de moelle de sureau, il n'y a plus que des cellules mortes[1].

---

[1] Il y a quelques années déjà que Wagner et Middeldorf (*Pitha* et *Billroth*, Handbuch der Chirurgie, 1865, vol. I, p. 338) ont parlé de la transformation graisseuse que subissent les corps spongieux introduits dans l'organisme. Suivant ces auteurs, les transsudats de l'économie, après avoir pénétré dans les interstices du corps spongieux, se transformeraient en graisse. D'après ce que nous venons de dire, cette graisse se produit dans les cellules lymphatiques elles-mêmes, qui, après avoir pénétré dans les corps spongieux, y subissent la dégénérescence graisseuse.

On nous a objecté que les cellules observées dans la moelle du sureau ou dans d'autres corps spongieux n'y seraient pas immigrées, mais se développeraient spontanément par autogenèse dans le blastème qui se serait infiltré; cette théorie ne rend pas compte de la différence que nous avons rencontrée dans le nombre et l'aspect des cellules suivant les couches successives de l'objet spongieux. Mais ce qui prouve à l'évidence l'immigration directe des cellules lymphatiques, c'est l'expérience suivante :

Un morceau de *Laminaria digitata*, c'est-à-dire un corps spongieux dont les alvéoles ne sont pas communicants, est introduit dans un sac lymphatique. Au bout de deux jours, il en est sorti et traité comme le fragment de moelle de sureau

Chez l'écrevisse et le homard, la lymphe présente certaines particularités intéressantes. Pour l'obtenir, après avoir essuyé l'animal pour éviter le mélange de l'eau, on fait un trou dans sa carapace, et le liquide qui s'en écoule est aisément recueilli sur une lame de verre.

Outre les cellules lymphatiques ordinaires, ce liquide présente de grandes cellules arrondies remplies de granulations très-réfringentes et disposées autour du noyau. Ces granulations laissent entre elles et le contour de la cellule un bord clair qui pourrait faire croire à une membrane. Au bout de quelques secondes, ces cellules envoient des prolongements amiboïdes en forme de piquants; ils s'étendent lentement, arrivent à être deux ou trois fois plus longs que le diamètre de la cellule, et se subdivisent en ramifications plus fines; les prolongements de plusieurs cellules voisines s'enchevêtrent, de telle sorte que ces cellules, jointes entre elles, semblent former une seule masse granuleuse des bords de laquelle partent des prolongements. Les granulations de ces cellules passent en partie dans les prolongements, et en partie restent autour du noyau. Elles se colorent en rouge par le carmin, et en rouge brun par le picrocarminate d'ammoniaque. Elles ne sont donc ni des granulations protoplasmiques ordinaires, ni des granulations graisseuses, car ni les unes ni les autres de ces dernières ne se colorent en rouge par le carmin. Leur nature chimique est encore indéterminée; mais les réactions qu'elles présentent sont les mêmes que celles des *corpuscules vitellins* (corpuscules du jaune de l'œuf) des raies, des torpilles, des squales, des grenouilles. Ces corpuscules présentent des différences de forme suivant les animaux : tantôt ovalaires, tantôt polyédriques, ils paraissent constitués par des lames superposées et se colorent, comme les granulations dont nous venons de parler, en rouge par le carmin, en rouge brun par le picrocarminate.

Lymphe des animaux à sang chaud (chien, lapin). — Nous

---

dont nous avons parlé. Les cellules végétales qui sont sur le bord et qui se trouvaient ouvertes à l'extrémité du fragment de *Laminaria*, sont bourrées de cellules lymphatiques; celles qui sont demeurées fermées de toutes parts, bien que remplies de liquide, ne contiennent pas une seule cellule lymphatique. C'est donc bien l'accès du dehors qui est la condition de leur présence.

J'ai fait ces expériences il y a déjà plusieurs années, et j'en ai communiqué les résultats à la Société de biologie.

avons indiqué plus haut (page 151) les procédés à employer pour recueillir de la lymphe, soit dans le canal thoracique, soit dans les cavités séreuses des animaux à sang chaud, et spécialement du chien et du lapin.

Chez le lapin, tous les liquides cavitaires (lymphe péricardique, lymphe péritonéale, etc.) se coagulent lorsqu'ils sont sortis de l'organisme, comme la lymphe du canal thoracique. Chez le chien, le liquide péricardique ne se coagule pas.

La première différence qui frappe l'observateur entre la lymphe de grenouille et celle des animaux à sang chaud, c'est que les cellules lymphatiques, qui chez la grenouille avaient des dimensions peu variées, présentent chez les animaux à sang chaud des différences beaucoup plus considérables de grandeur. Ainsi, une goutte de lymphe prise dans le canal thoracique d'un chien à jeun montre des cellules dont le diamètre varie entre 5 et 12 µ (millièmes de millimètre)[1]. Ces cellules sont généralement sphériques ou munies d'excroissances très-petites[2]. *Dimensions des cellules.*

Dans les cavités séreuses, les dimensions des cellules lymphatiques diffèrent encore plus que dans le canal thoracique; elles vont depuis 5 µ jusqu'à 20 µ. Ces variations sont si considérables, qu'elles ont amené certains auteurs à les classer en diverses espèces : c'est ainsi que l'on a appelé *globulins* les plus petites : quelques observateurs les considèrent à tort comme le noyau des autres.

Les cellules lymphatiques des animaux à sang chaud ne présentent généralement pas de mouvements amiboïdes à la température ordinaire[3]. Il faut soumettre la lymphe à l'action de la *Action de la chaleur.*

---

[1] Nous nous servirons de la lettre grecque µ pour désigner le millième de millimètre, qui est l'unité de dimension la plus couramment employée par les histologistes.

[2] Dans les recherches que nous avons faites, le nombre de ces cellules s'est trouvé être une fois de 4800 par millimètre cube; dans un autre cas, chez un chien, nous en avons compté 7500 dans un millimètre cube, tandis que le sang contenait 25 000 globules blancs dans un volume égal. Chez un lapin, dans le canal thoracique, les globules blancs ont été au nombre de 11 300, tandis qu'il ne s'en trouvait dans un millimètre cube du sang de l'aorte que 7 500. Nous reviendrons sur ces chiffres et sur le procédé dont on se sert pour compter les globules, à propos du nombre des globules rouges et des globules blancs du sang.

[3] Cependant, sur une préparation de lymphe de lapin conservée dans une chambre humide à la température de l'appartement (15 degrés) et ayant été refroidie pendant la nuit jusqu'à 6 ou 7 degrés, nous avons constaté, le lendemain, des mouvements amiboïdes

chaleur pour voir apparaître nettement ces mouvements. En plaçant des préparations de lymphe de lapin dans la platine chauffante (p. 41), on les voit pousser des prolongements amiboïdes
lorsque le thermomètre indique 20 degrés centigr. Ces prolongements se manifestent aussi bien dans les petites cellules que dans
les grosses, et même les petites paraissent se mettre en mouvement
plus rapidement que les grandes. A mesure que la température
s'élève, ces mouvements s'accentuent et se produisent plus rapidement : vers 36 ou 37 degrés, il n'est plus nécessaire de dessiner les
éléments pour se rendre compte de leurs changements de forme;
sans quitter des yeux les cellules, on voit leurs prolongements
se former, s'allonger, disparaître, pour se développer d'un autre
côté, comme nous l'avons observé dans la lymphe de la grenouille; les cellules se déplacent et peuvent traverser en peu de
temps le champ du microscope. Mais ici les prolongements ne
sont ni aussi longs, ni aussi étalés que ceux que nous avons
décrits plus haut ; ce sont ou bien des bourgeons plus ou moins
obtus, ou bien des arborisations filiformes.

Si l'on continue à élever la température, on reconnaît qu'au-dessus de 40 degrés les cellules éprouvent une transformation subite,
les unes plus tôt, les autres plus tard; elles reprennent la forme
ronde, deviennent moins réfringentes et le noyau y apparaît
nettement, ainsi que les granulations. Nous n'avons pu remarquer aucun rapport entre la dimension des cellules et leur résistance plus ou moins prolongée à l'action de la chaleur.

Action
de l'oxygène. L'oxygène exerce sur la vie des cellules lymphatiques des animaux à sang chaud une influence analogue à celle que nous avons
décrite plus haut pour les cellules de la grenouille. Pour étudier
cette action, il faut faire deux préparations de lymphe de chien,
l'une à la façon ordinaire, l'autre dans la chambre humide que
nous avons décrite plus haut (voy. page 44). Dans la première préparation, examinée quarante-huit heures après, la plupart des
cellules lymphatiques sont mortes ; leur noyau est nettement apparent. En exposant la lymphe dans la platine chauffante à une température de 36 à 37 degrés, ces cellules ne présentent plus aucun

faibles, mais évidents, à la température de 16 degrés. La basse température à laquelle
ces cellules ont été soumises a-t-elle été pour quelque chose dans la vitalité qu'elles
ont manifestée à la température ordinaire? C'est un point que nous comptons élucider par des recherches ultérieures.

mouvement. La seconde préparation, conservée à une température variant entre 7 et 15 degrés pendant trois jours, contient encore, au bout de ce temps, lorsqu'on la place dans la platine chauffante à la température de 36 degrés, des cellules qui ont manifestement des mouvements amiboïdes et poussent des prolongements. Il y en a fort peu de mortes, c'est-à-dire fort peu qui ne remuent point et qui présentent un noyau apparent. L'oxygène est donc tout aussi indispensable à la vie des cellules lymphatiques chez les animaux à sang chaud que chez les animaux à sang froid ; même à une basse température, à laquelle on ne distingue aucune manifestation de leur vitalité, ce gaz est nécessaire pour leur conserver une vie latente, qui pourra se réveiller par l'excitation de la chaleur. Au contraire, lorsque l'oxygène est absent ou ne se trouve qu'en quantité très petite dans le plasma de la lymphe, la vitalité des cellules se manifeste à peine, même à une température relativement élevée. C'est ce que l'on constate par l'expérience suivante.

Après avoir dégagé chez un chien le canal thoracique, on y fait une petite incision, dans laquelle on introduit un tube capillaire pénétrant assez profondément, et se continuant à son autre extrémité avec un tube capillaire aplati sur deux faces opposées, que nous décrirons plus tard avec détail à propos de la numération des globules du sang. Ce tube aplati se continue lui-même à son bout opposé avec un tube de caoutchouc à parois assez résistantes. On applique la bouche à l'extrémité de ce dernier tube, et l'on aspire assez fortement de manière à faire arriver beaucoup de lymphe dans l'appareil, et jusqu'à ce qu'il en pénètre une certaine quantité dans le tube de caoutchouc. De cette façon, la lymphe qui s'est trouvée en communication avec l'oxygène de l'appareil est amenée au delà du capillaire artificiel, et il n'y a plus dans ce tube que la lymphe normale du canal thoracique. Le tube de caoutchouc est alors enlevé, les deux extrémités du capillaire sont fermées avec de la cire à cacheter, et le capillaire est observé dans la platine chauffante. Nous avons constaté que, dans ces conditions, les mouvements amiboïdes ne se produisent que vers 38 degrés, et qu'ils sont lents et très-limités. Cette observation nous montre que dans le canal thoracique les cellules ont une vitalité peu active, en rapport avec le peu d'oxygène que l'analyse chimique décèle dans la lymphe du canal thoracique; nous verrons plus tard combien cette circonstance est importante pour la circulation de la lymphe.

Action
de l'eau.

Une goutte d'eau ajoutée sur le bord de la lamelle avec laquelle on a recouvert une préparation de lymphe de lapin altère peu à peu les cellules ; le protoplasma se gonfle, les noyaux et les granulations deviennent apparents.

Action
de l'iode.

L'iode fait mourir instantanément les cellules ; lorsqu'on fait pénétrer une goutte de solution d'iode ou de sérum iodé sous la lamelle qui recouvre une préparation de lymphe, les cellules se colorent la plupart en jaune, les noyaux et les granulations apparaissent ; quelques-unes de ces cellules présentent la couleur brun-acajou caractéristique de la présence de la matière glycogène, et des excroissances sarcodiques colorées en violet pâle (voy. page 156) ; certaines contiennent des granulations colorées de cette façon. Il y a donc de la matière glycogène dans la lymphe des animaux à sang chaud aussi bien que dans celle de la grenouille.

Cette matière glycogène se trouve chez les différents animaux en quantité plus ou moins considérable, suivant des conditions qui ne sont pas encore déterminées.

Action
des matières
colorantes.

Les matières colorantes présentent les mêmes particularités dans leur action sur les cellules dont nous nous occupons que sur celles de la lymphe de grenouille. Le carmin très-légèrement ammoniacal et très-étendu colore d'emblée environ la moitié des cellules de la lymphe, tandis que l'autre moitié résiste à son action assez longtemps ; nous avons même vu dans une préparation de lymphe de lapin, où nous avions introduit du carmin ainsi dilué, quelques cellules demeurées incolores au bout de vingt-quatre heures. Il faut dire que le carmin était dilué dans le sérum de la préparation, et qu'en réalité les cellules se trouvaient dans un sérum coloré en rouge.

La coloration des cellules coïncide avec l'apparition du noyau, c'est-à-dire avec la mort de la cellule ; aussi les cellules mortes se colorent-elles instantanément. Si l'on introduit du carmin dans une préparation qui a été soumise à une température de plus de 42 degrés, tous les globules se colorent immédiatement.

Chyle.

Au point de vue histologique, le chyle n'est qu'une des variétés de la lymphe. Il ne diffère de la lymphe ordinaire que par la présence d'un grand nombre de granulations qui lui donnent une couleur lactescente. Il existe toujours de ces granulations dans la lymphe, nous en avons même trouvé dans la lymphe d'un chien à jeun depuis huit jours ; mais dans le chyle elles sont si nombreuses, qu'elles le rendent opaque. Ces granulations présentent le phénomène du *mouvement brownien* [1]. Elles ne sont pas constituées simplement par de la graisse; d'après H. Müller, elles sont composées d'une matière albuminoïde qui limite une cavité remplie de graisse. Cette opinion est confirmée par l'action de l'acide acétique sur le chyle. Sous l'influence de ce réactif, la matière albuminoïde étant dissoute, les granulations se réunissent et forment des gouttelettes arrondies nettement graisseuses.

Si l'on met dans un flacon du chyle auquel on ajoute une quantité égale d'éther, et si l'on agite de temps en temps, il reste au fond du flacon un dépôt blanchâtre. En examinant ce dépôt au bout de deux ou trois jours, on y reconnaît les granulations conservées avec leur forme, mais beaucoup moins réfringentes. Comme l'éther dissout la graisse, il est évident que ces granulations sont composées en partie d'une matière albuminoïde.

En ajoutant à une goutte de chyle déposée sur une lame de verre une goutte d'une solution d'acide osmique à 1 pour 100, et en fermant la préparation, on remarque au bout d'un ou deux jours que l'albumine est coagulée, et que les granulations, facilement reconnaissables, sont légèrement colorées en brun.

RÉSUMÉ DES NOTIONS ACQUISES SUR LA LYMPHE.

De l'ensemble des expériences dont nous venons d'indiquer les procédés et de décrire les résultats, nous pouvons tirer un cer-

---

[1] Le mouvement brownien est un phénomène physique commun à toutes les particules extrêmement petites qui flottent dans un liquide. L'objet sur lequel on l'observe avec le plus de facilité, et en se rendant le mieux compte de la manière dont il se produit, ce sont les cristaux de carbonate de chaux qui se trouvent dans le canal vertébral de la grenouille. Après avoir ouvert le canal vertébral de la grenouille sur une petite étendue et en avoir enlevé la moelle, il suffit de racler la paroi avec la lame d'un scalpel étroit pour obtenir sur cette lame une matière blanche, à l'aspect grumeleux. Cette matière, délayée sur une lame de verre dans une goutte d'eau, recouverte d'une lamelle et examinée à la lumière polarisée avec un grossissement de 400 à 600 diamètres présente des cristaux brillants ou noirs, suivant la position où ils se trouvent par rapport aux axes des nicols. Les plus gros de ces cristaux sont immobiles et conservent le même éclat; mais il se trouve en outre dans la préparation une multitude de cristaux très-petits qui changent constamment d'éclat et de couleur; tantôt brillants, tantôt obscurs, ils rappellent le scintillement des étoiles. Cette alternance d'éclat démontre que le mouvement est réel et tient à ce que

tain nombre de notions sur la nature et les propriétés de la lymphe. Nous allons les résumer ici.

Nature
des éléments
lymphatiques.
La lymphe est composée d'un plasma dans lequel nagent des cellules. Ce plasma baigne, comme nous l'avons dit au début, tous les organes de l'économie, puisqu'il se trouve dans toutes les cavités séreuses et dans tous les interstices du tissu conjonctif. Le tissu conjonctif, en effet, comme nous le verrons plus tard, environne tous les organes, y pénètre et en constitue la charpente ; la lymphe qui se trouve dans ses interstices baigne donc non-seulement les organes dans leur ensemble, mais entoure même leurs éléments, de sorte que l'on peut dire avec juste raison qu'elle est le milieu liquide dans lequel ces éléments vivent. Les cellules lymphatiques qui sont mobiles dans le tissu conjonctif et dans les cavités séreuses, et celles qui circulent dans le système vasculaire lymphatique, y vivent au même titre et de la même façon que les éléments de nos organes, avec cette seule différence qu'elles sont mobiles, tandis que les éléments des tissus sont maintenus ensemble et demeurent fixes.

Nous aurons à revenir sur cette analogie, lorsque nous traiterons de l'origine des cellules lymphatiques. C'est un point dont nous ne parlerons qu'après avoir fait l'histoire du sang, afin de ne pas séparer, dans l'exposé que nous en ferons, le développement du sang du développement de la lymphe, avec lequel il a beaucoup de rapports. Mais nous pouvons dire dès à présent, que les cellules lymphatiques sont très-probablement des cellules du tissu conjonctif mobilisées ; c'est surtout quand nous aurons fait l'étude détaillée du tissu conjonctif que nous pourrons insister sur cette opinion.

Fonctions
des cellules
lymphatiques.
Les cellules lymphatiques sont constituées, comme nous l'avons dit, par des masses de protoplasma se présentant tantôt sous la forme sphérique, tantôt sous les formes les plus bizarres et les plus variées, dépourvues par conséquent de membrane limitante, et contenant dans leur intérieur un ou plusieurs noyaux, et des granulations réfringentes plus ou moins fines et plus ou moins nombreuses. Ces cellules ont une grande vitalité, qui se manifeste même en dehors de l'organisme. Cette vitalité toute parti-

ces cristaux, se déplaçant sans cesse, tournant dans tous les sens, présentent à la lumière tantôt leur axe biréfringent, tantôt un autre axe; ce qui fait qu'ils sont alternativement clairs et obscurs dans le champ noir.

culière est une propriété appartenant au protoplasma, et se traduit d'une part par les échanges chimiques, de l'autre par les
mouvements amiboïdes. Elle varie d'intensité suivant les conditions où les cellules sont placées, sommeille parfois, et disparaît dans des circonstances qui amènent ce que nous nommons
la mort des cellules. Nous allons revenir sur ces différents points.

Les cellules lymphatiques agissent sur le plasma de la lymphe
comme de vraies cellules glandulaires ; comme ces dernières,
elles extraient de ce plasma, au moyen de leur activité propre,
certaines substances qu'elles fixent ou transforment dans leur
intérieur, et que l'on peut déceler par les réactions microchimiques. Ainsi, on y rencontre de la graisse, reconnaissable à sa
réfringence, à la coloration qu'elle prend par l'acide osmique, etc. ;
on constate, dans beaucoup d'entre elles, l'existence de la matière
glycogène, manifestée par la coloration brun-acajou que lui communique l'iode. En outre, nous y avons trouvé, chez les crustacés,
des substances non définies, reconnaissables à la couleur particulière que leur donnent certains réactifs. Les matériaux de ces
substances ont été tirés du plasma lymphatique et fixés ou transformés dans l'intérieur des cellules par l'activité propre de ces
dernières, qui en deviennent les porteurs. Les cellules lymphatiques sont, à ce point de vue, des glandes unicellulaires mobiles.

Les mouvements amiboïdes, qui sont la seconde manifestation
de la vie des cellules lymphatiques, persistant en dehors de l'organisme dans des conditions favorables de milieu, de température
et d'oxygénation, sont, comme nous l'avons vu, faciles à étudier.
Ces changements de forme, ces prolongements poussés vivement
dans tous les sens et sur le détail desquels nous ne reviendrons
pas, amènent le déplacement des cellules de proche en proche,
leur pénétration dans les corps poreux ; enfin leur permettent
d'absorber, de recueillir dans leur intérieur, non-seulement des
éléments du liquide qui les baigne, mais même des corps solides
qui se trouvent simplement dans leur proximité, comme des fragments de globules rouges, par exemple, ou des granules de vermillon.

Le milieu qui permet la continuation des mouvements en dehors
de l'organisme est le plasma de la lymphe. Il faut en outre un
certain degré de température : chez les animaux à sang chaud,
nous avons vu les mouvements se manifester avec intensité vers
30 degrés ; nous n'avons pas constaté la limite inférieure à laquelle

ils apparaissent chez les animaux à sang froid. Ces mouvements sont d'autant plus vifs que la température est plus élevée, et cela jusqu'à la limite de 40 degrés.

Outre un certain degré de chaleur (variable suivant les animaux), l'oxygène est nécessaire pour conserver la vie des globules, et sa présence en active les manifestations : nous avons vu que les cellules lymphatiques de la grenouille vivent plus de huit jours dans une chambre humide, celles du lapin, plus de quatre jours.

Caractères de la mort des cellules. L'absence des mouvements ne prouve point que les cellules ne soient pas en vie; elles peuvent rester immobiles et sphériques pendant plusieurs jours, par exemple sous l'influence du froid, et conserver une vie latente que l'on fera manifester plus tard à l'aide de l'oxygène et de la chaleur. Les cellules qui continuent à vivre se distinguent facilement au microscope de celles qui sont mortes; outre l'impossibilité de leur faire reprendre des mouvements, les cellules mortes, au lieu de l'aspect homogène que présentent les autres, ont une réfringence moins marquée, des noyaux et des granulations apparents; les matières colorantes les pénètrent immédiatement.

Conséquences pour la circulation lymphatique. De l'exposé qui précède, nous pouvons tirer quelques considérations physiologiques et pathologiques intéressantes. Nous avons vu (page 171) que, la lymphe du canal thoracique étant à peu près dépourvue d'oxygène, les cellules doivent y présenter la forme sphérique et y avoir une vie relativement latente, ne pas pousser de prolongements, ne pas s'accoler aux parois, etc. Cette condition est très-importante pour la circulation dans le système lymphatique. En effet, comme la tension y est extrêmement faible et le mouvement du liquide très-lent, si les cellules y poussaient des prolongements et adhéraient aux parois comme nous les avons vues faire sur la lame ou la lamelle dans la chambre humide, elles s'accumuleraient en certains points, y détermineraient des obstructions, et la circulation de la lymphe deviendrait difficile. Comme les cellules se trouvent au contraire à peu près dépourvues d'oxygène dans le système vasculaire lymphatique, elles y conservent la forme sphérique et y circulent facilement. Une fois arrivées dans le sang, elles retrouvent un milieu oxygéné dans lequel elles peuvent reprendre leur vitalité première. Mais ici la rapidité du courant les entraîne et les empêche de se fixer et de s'accumuler de manière à produire des obstructions. Il serait intéressant d'observer directement ces faits sur les canaux lymphatiques eux-mêmes et de vérifier l'exactitude de ces déductions; mais il est bien difficile de trouver un organe sur lequel l'expérience soit possible.

Lorsque les cellules sont restées pendant un à plusieurs jours privées des échanges de matières qui sont nécessaires à leur vitalité, elles passent, comme nous l'avons vu, de l'état de vie latente à l'état de mort. C'est ce qui arrive dans l'organisme aux cellules lymphatiques accumulées en grand nombre dans des points où elles ne peuvent avoir de contact avec un milieu oxygéné. Elles restent amassées en ces points, et leur inertie ou leur mort les empêche d'émigrer ailleurs, tandis que de nouvelles cellules peuvent venir s'adjoindre aux premières : ces cellules inertes sont les globules de pus, et c'est par le mécanisme que nous venons de décrire, c'est-à-dire par l'accumulation, dans un milieu non oxygéné, des cellules qui dès lors n'ont plus les conditions nécessaires du mouvement et de la vie, que se forment les abcès. La présence des granulations graisseuses dans les globules de pus est la suite d'un ralentissement dans les fonctions vitales des cellules lymphatiques.

La nécessité de l'oxygène pour conserver leur activité vitale aux cellules lymphatiques nous donne l'explication d'un fait que nous avons signalé autrefois, et dont nous ne comprenions pas alors la raison. Lorsque l'on met sous la peau d'un animal de petits morceaux de phosphore, il ne se produit autour de ces fragments aucune suppuration, c'est-à-dire aucune accumulation de la lymphe. Cela tient à ce que le phosphore, très-avide d'oxygène, l'absorbe plus rapidement que ne le font les éléments lymphatiques ; ces derniers privés d'oxygène dans une certaine zone autour des fragments de phosphore, ne posséderaient plus de mouvements amiboïdes et ne pourraient sortir des vaisseaux. (Voy. *Capillaires sanguins.*)

L'influence de la chaleur sur l'activité des cellules explique comment on peut prévenir des accumulations de lymphe sur certains points de l'économie en abaissant la température de ces points. Au-dessous de 20°, ces cellules ne poussent plus de prolongements, ne changent plus de forme, ne s'appliquent plus sur les parois des vaisseaux ou des cavités qui les contiennent, et ce n'est qu'à une température supérieure à 35° ou 36° que leurs mouvements sont assez énergiques pour les faire sortir des vaisseaux et cheminer à travers les tissus. Ces données nous font comprendre comment l'application de la glace, connue depuis longtemps des chirurgiens, exerce une action salutaire contre la suppuration.

CHAPITRE II

SANG

Nous ne parlerons ici que du sang rouge des animaux vertébrés. Le liquide transparent et incolore que l'on désigne chez les invertébrés sous le nom de sang n'est en effet autre chose que de la lymphe, et nous renvoyons pour son étude au chapitre précédent. Il n'y a du sang proprement dit que chez les animaux vertébrés; ce sont les seuls chez lesquels il existe un système de canaux limités formant un circuit fermé et dans lequel circule un liquide rouge spécial. Ce système vasculaire est chez les animaux un appareil de perfectionnement destiné à permettre un échange plus continu et plus rapide des matériaux de l'économie, soit entre eux, soit avec les gaz du milieu ambiant.

Le sang est rouge et liquide au sortir des vaisseaux; abandonné à lui-même, il se prend en masse au bout d'un temps assez court et qui varie suivant les espèces d'animaux, suivant les individus et suivant une série d'autres circonstances encore imparfaitement déterminées. Puis, le caillot revient sur lui-même, et, se rétractant, laisse transsuder un liquide jaunâtre qu'on appelle le sérum. Le plus généralement, le caillot est rouge, mais il arrive dans certaines conditions, par exemple lorsque la coagulation se fait lentement, qu'une partie de ce caillot est blanche; elle forme ce que l'on nomme la couenne.

Fibrine.

Si l'on bat le sang avec un balai ou avec une baguette lorsqu'il sort du vaisseau, il s'attache à l'instrument des filaments blanchâtres, et le sang qui reste ne se coagule plus. C'est donc à cette substance filamenteuse, à la *fibrine*, qu'est due la coagulation du sang. On ne sait pas encore aujourd'hui quelle est la cause qui produit de la fibrine solide, soit au dehors, soit au sein de l'organisme[1].

La couleur rouge du caillot est due aux globules rouges, qui contiennent une substance colorante particulière, l'*hémoglobine*, dont l'étude n'a été bien faite que depuis que l'on y a appliqué la spectroscopie. Pour manifester cette substance, il suffit d'ajouter

[1] La cause de la coagulation du sang est une question qui, de tout temps, a préoccupé les médecins. Jusqu'à Hunter, on s'est contenté de l'explication d'Hippocrate (*Œuvres*, trad. Littré, 1853, vol. VIII, p. 576), qui admettait comme causes de la coagulation le repos et le refroidissement. Hunter (*Œuvres*, traduction Richelot, Paris, 1840, t. 3, p. 46), en agitant du sang dans une bouteille, démontra qu'il se coagulait plus vite que le sang laissé au repos. D'autre part, J. Davy (*Obs. on the coagulation of the Blood, Edinb. Med. and. Surg. Journal*, 1828, vol. XXX, p. 251) a prouvé que le froid, loin d'amener la coagulation, la retarde. Ainsi du sang, à la température de 0°, reste liquide pendant une heure; du sang congelé pendant une demi-heure redevient liquide quand on le fait dégeler.

On a ensuite admis comme cause de la coagulation le contact de l'air. Hewson (*Properties of the Blood*, in the Works, London, 1846, p. 18), dans le but de s'en assurer, mit trois ligatures sur une veine jugulaire d'un lapin, de manière à en délimiter deux portions distinctes; il ouvrit l'une de ces portions, laissa le sang s'écouler et l'air y pénétrer, puis refermant par une nouvelle ligature la portion de veine où était entré de l'air, il la mit en communication avec la portion voisine où se trouvait du sang, et constata qu'au bout de cinq minutes ce sang était coagulé. D'autre part, Scudamore (*Essay on the Blood*, 1824, p. 24), mettant du même sang dans un flacon ouvert et dans un flacon fermé, constata que le sang se coagulait plus lentement dans le flacon fermé, d'où il conclut que l'air favorise la coagulation; mais ce qui prouve à l'évidence contre Hewson et Scudamore que l'air n'est pas la cause de la coagulation, c'est que le sang se prend en masse, même dans le vide barométrique.

D'autres ont admis que les vaisseaux exercent une action spéciale. Ainsi, d'après Malgaigne (*Anatomie générale*, p. 483), il se ferait à la surface interne des vaisseaux une exsudation particulière qui empêcherait la coagulation.

Pour Brücke (*British and foreign Medico-Chirurgical Review*, January, 1857, cité dans le *Journal de la physiologie*, t. I, 1858, p. 820), c'est l'action de la paroi même des vaisseaux qui empêche la coagulation. Cet observateur ayant laissé du sang dans un cœur de tortue, ce sang est resté liquide à + 1° pendant huit jours, à + 10° pendant trois jours, à + 24° pendant vingt-quatre heures, le cœur étant parfaitement en repos. Cependant, dans certaines circonstances, le sang se conserve très-longtemps liquide dans l'organisme, en dehors même des vaisseaux.

D'après Richardson (*The cause of the coagulation of the Blood*, Lond., 1858, et *Journal de physiologie*, t. I, p. 389), la fluidité du sang à l'intérieur de l'organisme est due à la présence d'une petite quantité d'ammoniaque. Une fois le sang sorti des vaisseaux, cette ammoniaque s'évapore et le sang se coagule. Il suffit, pour démontrer la fausseté de cette manière de voir, de faire remarquer que le sang se coagule aussi à l'intérieur de l'organisme.

Il y a quelques années, A. Schmidt (*Ueber den Faserstoff und die Ursachen seiner*

de l'eau au sang ; le liquide, d'opaque qu'il était, devient transparent, la matière colorante se dissout dans l'eau, tandis que le stroma des globules reste en suspension dans le liquide. Nous parlerons plus tard, à propos de l'analyse spectroscopique du sang, de la forme cristalline de cette substance et de son état dans le sang.

Outre la fibrine et les globules, le sang contient de l'albumine, des matières grasses, des matières sucrées, etc. [1]

Gerinnung, Arch. Reichert et du Bois-Reymond, 1861, p. 545) a prétendu que la coagulation de la fibrine se produisait par le mélange d'une matière *fibrinogène* qui se trouverait dans le sérum, et d'une matière *fibrino-plastique* qui se trouverait dans différentes parties de l'organisme, et entre autres dans les globules rouges du sang. Une petite quantité de cette matière suffirait pour déterminer la formation de la fibrine.

Plus récemment, en présence du fait de la conservation à l'état liquide de collections sanguines dans l'économie, comme ces collections contiennent dans le sérum de la substance fibrinogène et dans les globules de la substance fibrino-plastique qui doit être mise en liberté par l'altération de ces derniers, Schmidt s'est trouvé conduit à modifier sa première hypothèse, et aujourd'hui il admet que, pour déterminer la formation de la fibrine, il faut, outre les deux substances en question, l'action d'un ferment spécial qui se trouverait dans le sang. (Voy. Centralblatt, 1872, p. 245).

En résumé, la cause de la coagulation du sang est encore inconnue ; on ne sait pas si la fibrine ne se forme qu'au moment où le sang se coagule, ou si elle existe dans le sang liquide, soit à l'état liquide, soit à un état de division tel qu'elle n'empêche pas la fluidité du sang. Du reste, nous indiquerons plus loin, dans le cours de ce chapitre, quelques phénomènes qui peuvent jeter un certain jour sur la question.

[1] Nous ne saurions entrer ici dans tous les détails au sujet de la composition chimique du sang. Nous nous contenterons d'en indiquer une analyse. D'après Dumas, 1000 parties de sang contiennent :

Eau	790
Globules	127
Fibrine	5
Albumine	70
Matières grasses et sels	10

Les analyses modernes ne diffèrent pas beaucoup de celle-là. Du reste, comme la composition du sang varie suivant le vaisseau où on le prend, il ne peut jamais être question que d'une moyenne.

Outre ces parties constituantes, le sang contient des gaz. Sur 100 volumes de sang il y a :

Oxygène	10 à 17 volumes.
Acide carbonique	26 à 38
Azote	1 à 2

Richardson y a signalé des traces d'ammoniaque ; on en trouve en effet quand on

ÉTUDE HISTOLOGIQUE EXPÉRIMENTALE DU SANG.

Pour se procurer la petite quantité de sang nécessaire pour l'examen histologique, il suffit d'une piqûre faite à la peau.

Chez l'homme, cette piqûre se fait en général à l'extrémité du doigt qui a été préalablement serré par un lien, de manière à y accumuler le sang. L'aiguille que l'on emploie à cet usage ne doit pas encore avoir servi, ou, si elle a servi, elle doit être nettoyée en la trempant dans l'alcool et essuyée en la passant à plusieurs reprises à travers son vêtement.

Chez le chien ou le lapin, le moyen le plus simple consiste à faire une piqûre à une veine de l'oreille, tandis que l'on en comprime la base pour y faire affluer le sang[1].

Chez la grenouille, la façon de se procurer du sang est un peu plus compliquée, lorsqu'on tient à l'avoir bien pur. Une incision à la peau ou la section d'un des doigts de la patte fournirait un liquide contenant presque autant de lymphe que de sang. Pour avoir du sang pur, il faut employer le procédé suivant :

Après avoir immobilisé la grenouille en emmaillottant ses pattes

traite le sang par la chaleur. Mais il n'est pas prouvé qu'il en existe auparavant. Ce qui est certain, c'est que le sang est nécessairement alcalin. M. Bernard, dans les expériences qu'il a faites, a toujours vu périr les animaux avant que le sang fût devenu acide.

[1] Pour se procurer une quantité de sang plus considérable, il faut faire une saignée à l'animal. A cet effet, la veine jugulaire mise à nu est coupée, le bout inférieur lié, et dans le bout supérieur est introduite une canule munie d'un tube de caoutchouc. Une fois que le sang est extrait en quantité voulue, le bout supérieur est fermé par une ligature. Pour obtenir la plus grande quantité possible du sang de l'animal, la canule doit être placée dans la carotide. A cet effet, après avoir solidement lié l'animal (car il se produit toujours des mouvements convulsifs dans la mort par hémorrhagie), on découvre la carotide, sur laquelle est jetée aussi haut que possible une ligature ; au-dessous est placée une pince à pression continue. Dans la partie de l'artère ainsi fermée est faite une incision en encoche ; cette incision, agrandie longitudinalement, permet l'introduction dans le bout central de l'artère d'une canule qu'il faut lier sur le vaisseau, et à laquelle est adapté un tube de caoutchouc un peu long qui plonge dans un vase. La pince à pression est alors enlevée et le sang coule dans le vase. Le tube de caoutchouc doit être pris assez long pour que les mouvements de l'animal ne gênent pas l'opération.

Lorsqu'il s'agit de recueillir le sérum, il suffit d'abandonner le sang à lui-même ; pour l'étude des globules, il faut au contraire le défibriner auparavant par le battage.

abdominales étendues avec un fil enroulé en spirale, et en attachant derrière le dos ses pattes thoraciques, on fait avec des ciseaux une incision à la peau au niveau du sternum. Les ciseaux introduits par cette ouverture sont passés de bas en haut sous le sternum, que l'on excise ; le cœur enveloppé du péricarde apparaît alors dans le fond de la plaie. Après avoir incisé le péricarde, le cœur s'échappe de la cavité viscérale et vient faire saillie au dehors. On en coupe la pointe d'un coup de ciseaux au-dessus d'un verre de montre, et le sang vient y tomber goutte à goutte sans aucun mélange de lymphe. S'il s'agit de faire une série d'observations ou de préparations avec le sang de grenouille, il est bon de le défibriner par le battage, et de placer le verre de montre qui contient le sang sous une petite cloche, à l'abri de l'évaporation et des poussières.

Quel que soit l'animal dont on examine le sang, il importe que ce liquide soit exposé à l'évaporation le moins longtemps possible, surtout lorsqu'il s'agit d'un animal à sang chaud et qu'on extrait le sang par une simple piqûre. Aussi est-il indispensable, avant de faire la piqûre, d'avoir préparé d'avance une lame de verre ou mieux une lame de glace, et une lamelle bien nettoyée. La lame est approchée de la goutte de sang ; elle se mouille et l'on applique immédiatement la lamelle par-dessus.

Il est nécessaire que la lame et la lamelle soient bien planes, pour que le sang se répande entre elles deux en une couche qui ait partout la même épaisseur. Cette épaisseur varie du reste suivant la quantité de sang qui est déposée sur la lame ; pour l'étude des éléments figurés, il vaut mieux que le sang ne remplisse pas tout l'espace compris entre la lame et la lamelle ; il s'étale mieux et plus uniformément, et forme une couche plus mince. Si la quantité de sang est trop considérable, il y a, dans la plupart des points de la préparation, plusieurs couches de globules superposées, et l'observation est rendue plus difficile. Une fois la goutte de sang étalée, la préparation est bordée à la paraffine, pour la préserver de l'évaporation.

Sang
d'homme.
Si nous plaçons sous le microscope une préparation de sang d'homme faite comme nous venons de le décrire, nous verrons, en la regardant avec un grossissement de 500 à 600 diamètres, qu'elle est remplie d'éléments figurés si nombreux, que les espaces intermédiaires sont eux-mêmes microscopiques. Ces espaces, plus ou moins grands suivant la disposition que pren-

nent les éléments, paraissent incolores. Parmi les éléments figurés, les uns, les plus nombreux dans le sang normal, sont colorés
en jaune pâle, ce sont les *globules rouges*; les autres, incolores,
diffèrent beaucoup plus entre eux, soit par leurs dimensions,
soit par leur aspect : il y en a qui ressemblent aux cellules lymphatiques étudiées précédemment (*globules blancs*) ; d'autres,
beaucoup plus petits, de différentes espèces et de formes variées,
sont des granulations sphériques ou de petits fragments anguleux :
nous les étudierons sous le nom de *granulations libres*.

Une préparation de sang de grenouille présente des cellules lymphatiques et des granulations libres semblables à
celles du sang de l'homme. Mais, tandis que dans le sang de
l'homme et des mammifères en général [1], les globules rouges
sont discoïdes et ne présentent pas de noyaux, ceux de la grenouille, également colorés en jaune, sont plus grands, de forme
elliptique et contiennent un noyau dans leur intérieur. Nous
serons donc obligé de faire à part l'étude de chacune de ces
deux sortes de globules. Pour les éléments incolores du sang,
nous pourrons réunir leur description en indiquant à mesure
les différences qu'ils présentent suivant qu'on les étudie sur les
mammifères ou sur les amphibies.

Ces préparations, examinées avec attention quelques heures
après avoir été faites, présentent, outre les éléments dont nous
venons de parler, des filaments réfringents tendus en divers sens,
et qui ne sont autre chose que de la fibrine. Nous reviendrons en
détail sur leur formation et leur disposition après que nous aurons étudié les globules rouges, les globules blancs et les granulations libres.

Globules rouges. — Les globules rouges sont les éléments les
plus importants du sang ; leur importance est due à l'hémoglobine
qu'ils transportent, et dont le rôle est essentiel pour l'échange
des gaz dans tout l'organisme. Nous les étudierons au double
point de vue de leur forme et de leur constitution, et nous commencerons par les globules discoïdes des mammifères.

Globules discoïdes. — Si nous examinons les globules rouges
sur une préparation de sang d'homme, faite comme nous l'avons
dit, et en ayant le soin de mettre sur la lame de verre une

---

[1] Les globules rouges sont discoïdes chez les mammifères, excepté chez le chameau
et le lama; ils ont la forme d'un ovoïde aplati chez les oiseaux, chez les amphibies
et chez la plupart des poissons.

fort petite quantité de sang, de couvrir immédiatement avec une lamelle bien plane et de border à la paraffine, nous verrons ces globules rouges se présenter sous différentes formes. Les uns sont franchement circulaires ; d'autres paraissent plus ou moins ovales ; d'autres enfin sont plus colorés, minces et allongés, et présentent deux renflements arrondis à leurs extrémités ; ils ont une forme de bissac. On peut faire mouvoir facilement les globules dans le champ du microscope, en appuyant légèrement sur un point de la lamelle qui les recouvre, ou simplement en approchant la main d'un des côtés de la lamelle,

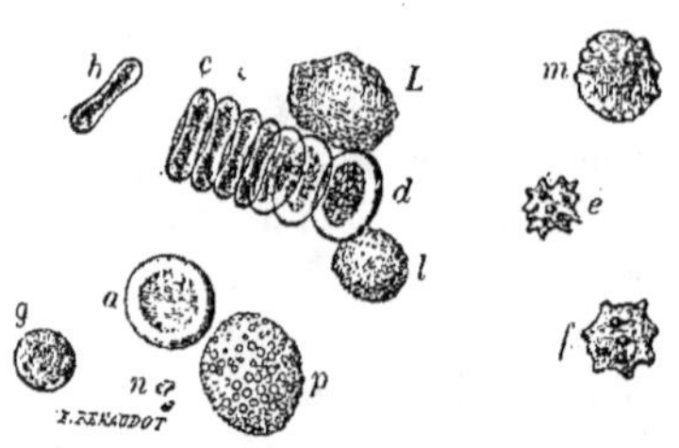

Fig. 44. — Globules rouges et blancs du sang de l'homme (grossissement de 1000 diam.). — *a*, globule rouge vu de face; *b*, vu de profil; *c*, en pile; *d*, vu de trois quarts; *e*, *f*, épineux ; *g*, sphérique ; *m*, crénelé. — L, grosse cellule lymphatique du sang; *l*, petite cellule lymphatique; *p*, cellule lymphatique granuleuse; *n*, granulations libres.

car la chaleur de celle-ci suffit pour déterminer des courants dans la préparation. On s'aperçoit, dans ce cas, en suivant de l'œil un même globule dans ses mouvements, qu'il prend successivement les formes que nous venons d'indiquer ; circulaire et pâle d'abord, il devient de plus en plus ovale, et finit par présenter la forme en bissac, à mesure qu'il change de position par rapport à l'œil de l'observateur. Il est très-facile de déduire, de la comparaison de ces trois aspects, la forme réelle de ce globule : c'est un disque renflé sur les bords. Lorsque le globule est vu de face, le renflement des bords se reconnaît à des différences de réfringence. Après que l'on a bien mis au point, lorsque l'on éloigne l'objectif, le bord du globule devient brillant et son centre obscur (*a*, fig. 45); lorsque l'on rapproche l'objectif, le centre

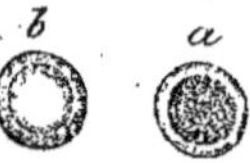

Fig. 45. — Le même globule du sang de l'homme, vu en éloignant l'objectif (*a*), et en le rapprochant (*b*). — Grossissem. 1000 diam.

devient brillant et le bord obscur (*b*, fig. 45). Du reste, ce renflement est démontré nettement par la forme en bissac que présente le globule vu de champ. On conçoit qu'entre ces deux formes extrêmes, le globule discoïde peut, suivant sa position, présenter une série d'images elliptiques diverses.

En continuant d'observer cette préparation, on remarque que les globules flottant dans leur plasma se déplacent, paraissent s'attirer les uns les autres, et viennent s'accoler par leurs faces, de manière à former des séries analogues aux piles de monnaie (fig. 44, c). Ces piles sont réunies entre elles sous les angles les plus variés, et, au bout de peu de temps, le plus grand nombre des globules de la préparation se trouve disposé de cette façon.

La cause de cette disposition que prennent les globules est encore discutée; ce qui est certain, c'est que cet accolement n'est pas dû à la fibrine, car les piles de globules se forment également dans une préparation faite avec du sang défibriné préalablement. Cet arrangement tient probablement, comme le dit Welcker, à une attraction physique que subissent tous les corps plats mobiles dans un liquide; ils tendent toujours à se mettre en rapport par leur plus grande surface. En effet, les globules arrangés en piles ne sont pas agglutinés; on peut facilement, par une pression exercée sur la lamelle, les séparer les uns des autres; on les voit ensuite se réunir pour former de nouvelles séries.

Outre ces globules rouges discoïdes, qui ont un diamètre de 7 à 8 µ, il se présente dans la préparation des globules plus petits, de 5 µ de diamètre (g, fig. 44). Ces globules sont sphériques; en roulant dans la préparation, ils ne changent ni de forme ni de coloration; plus foncés que les globules discoïdes vus à plat, ils sont plus clairs que ces mêmes globules vus de champ, ce qui s'explique simplement par des différences d'épaisseur.

Après avoir constaté la forme que présentent les globules discoïdes normaux sur une préparation fraîche, il nous reste à étudier les diverses altérations qu'ils subissent, soit naturellement dans une préparation, soit par l'action de l'air ou sous l'influence du contact de divers liquides, soit enfin par la dessiccation, par l'action de la chaleur, de l'électricité et du froid.

Nous n'exposerons pas les actions de tous les réactifs que les différents observateurs ont déjà expérimentés; ce que nous voulons, dans ce traité spécialement technique, c'est indiquer la manière de s'y prendre, en citant suffisamment d'exemples.

Une préparation de sang d'homme, fermée à la paraffine et abandonnée à elle-même à la température ordinaire ($+12$ à $15°$ C.) pendant vingt-quatre heures, présente, au bout de ce temps, un certain nombre de globules rouges crénelés sur les bords (*m*, fig. 44). Les globules sphériques sont devenus beaucoup plus nombreux qu'à l'état frais; quelques-uns (*e, f*, fig. 44) montrent sur leur surface des épines qui sont bien différentes des crénelures des globules restés discoïdes. Quelques globules sont en forme de calottes ; enfin quelques-uns, vus de profil, ont une forme en bissac exagérée : ils se présentent comme des haltères, c'est-à-dire comme deux boules réunies ensemble par une tige.

Quelques-unes de ces transformations se produisent plus rapidement dans d'autres conditions : ainsi, il suffit de laisser la goutte de sang une demi-minute à l'air avant de la recouvrir de la lamelle, pour que les globules crénelés et épineux soient très nombreux. D'autre part, la transformation des globules discoïdes en sphériques s'opère sur presque tous au bout de vingt-quatre heures, si, au lieu d'être faite avec du sang pur, la préparation est faite avec un mélange de sang et de plasma sanguin (ce dernier provenant du même sang après coagulation)[1].

Action
de l'eau. L'eau a une action énergique sur les globules rouges. Si l'on met sur le bord de la lamelle avec laquelle on vient de recouvrir une goutte de sang une ou deux gouttes d'eau, elle pénètre par capillarité ; les globules discoïdes fuient d'abord avec rapidité sous l'œil de l'observateur et prennent en roulant les aspects variés que nous avons décrits plus haut : ils s'allongent, s'étirent, se courbent, s'amincissent, suivant les variations du courant. Les globules blancs, au contraire, restent immobiles quand le courant liquide n'est pas trop fort. Une fois l'équilibre rétabli et les globules à peu près en repos, on aperçoit un fond coloré en jaune sur lequel se détachent des globules sphériques décolorés, à peine visibles ; le ton jaune du liquide est d'autant plus foncé que la préparation est plus épaisse. L'eau a donc dissous la

---

[1] Boettcher (Nachträgliche Mittheilung über die Entfärbung ro her Blutkörperchen und über den Nachweis von Kernen in denselben, *Arch. de Virchow*, t. XXXIX, p. 427), en mettant des globules rouges du chat dans de l'humeur aqueuse du même animal en quantité assez abondante pour qu'il y eût seulement 40 globules environ dans le champ du microscope, a vu ces globules devenir sphériques au bout de vingt-quatre heures, puis présenter des granulations ; et enfin il affirme en avoir vu sortir un noyau.

Nous avons répété ces expériences avec de l'humeur aqueuse et avec du sérum, non pas, il est vrai, avec des globules de chat, mais avec des globules de lapin. Ces globules sont devenus sphériques, mais jamais ils ne nous ont présenté de noyaux.

matière colorante des globules et leur a fait prendre la forme
sphérique.

Un grand nombre de solutions salines étendues agissent à la
façon de l'eau.

L'iode, employé en solution dans les proportions que nous
avons indiquées (page 104) et ajouté à une goutte de sang déjà
recouvert de la lamelle, fixe les globules dans leur forme en les
colorant en jaune orangé.

L'alcool a sur les globules une action très-variée, suivant la
manière dont on l'emploie. Un mélange d'alcool à 36° et d'eau,
dans la proportion de 1 à 2 (voy. p. 77), mis au bord d'une
lamelle qui recouvre une goutte de sang, modifie d'abord les glo
bules de la même façon que l'eau; mais, tandis que par l'action
de l'eau pure les globules deviennent des vésicules tout à fait
transparentes et finissent par disparaître complétement, par l'action de l'alcool étendu ils se transforment en vésicules à double
contour très-net.

L'alcool à 36°, ajouté à du sang déjà recouvert de la lamelle de
verre, fixe d'abord les globules rouges dans une forme peu différente de leur forme ordinaire. Les globules qui étaient déjà disposés en piles demeurent dans cet état; ceux qui sont isolés
deviennent pour la plupart crénelés ou présentent des piquants
à leur surface; sur d'autres points de la préparation, il s'en présente de sphériques avec le double contour que nous venons
d'indiquer. Ces différences d'action sur les divers globules
s'expliquent facilement et tiennent à la manière dont se répand
le réactif dans la préparation. Au bord de la lamelle où l'on
dépose la goutte d'alcool, c'est l'action de l'alcool pur que l'on
observe; un peu plus loin vers le centre de la préparation,
l'alcool n'arrive plus aux globules que mélangé avec une certaine
quantité de sérum et affaibli par conséquent; plus loin encore,
il produit naturellement les mêmes effets que l'alcool étendu
d'eau.

C'est pour la même raison que l'alcool absolu employé en
très-petite quantité a une action analogue à celle de l'alcool étendu
d'eau, parce qu'il se dilue dans le sérum. Mais quand, sur une
goutte de sang déposée sur une lame de verre, on verse de l'alcool absolu, les globules sont fixés dans leur forme et possèdent
encore la réfringence et la coloration spéciale qui appartiennent à l'hémoglobine.

Éther.

L'éther, même en très-petite quantité, rend tous les globules sphériques et incolores, tandis que le liquide intermédiaire est coloré.

Urée.

L'urée, qui a été expérimentée par Kölliker[1], à la dose de 25 à 30 pour 100 sur le sang défibriné, ramène aussi les globules à la forme sphérique, mais ne les décolore pas. Sur leurs bords ou sur leur surface, il se produit de petites gouttes de matière semblable à celle qui les constitue, et reliées entre elles et avec le corps du globule par de minces filaments.

Toutes ces expériences, dans lesquelles nous avons vu la matière colorante se répandre dans le liquide ambiant, tandis qu'il reste une trace figurée du globule, démontrent que, comme l'admet Rollett, le globule est constitué par un stroma albuminoïde et par une substance colorante. Du reste, nous verrons cette distinction entre le stroma et l'hémoglobine confirmée par les faits dont il nous reste à parler.

Bile.

L'action de la bile sur les globules sanguins a été expérimentée par Kühne[2]. Elle est extrêmement curieuse : les globules pâlissent d'abord, puis tout à coup ils disparaissent sans laisser aucune trace.

Dessiccation.

La dessiccation produit sur les globules rouges des effets différents, suivant qu'elle est lente ou rapide. Lorsqu'elle est lente, comme par exemple lorsqu'une goutte de sang est exposée à l'air sur la lame pendant quelques minutes avant d'être recouverte de la lamelle, beaucoup de globules présentent l'aspect mûriforme : lorsque la dessiccation est complète, ils sont soudés les uns aux autres, et leur ensemble constitue une masse jaunâtre fendillée, dans laquelle on ne reconnaît plus que vaguement quelques traces de leur forme. Si, au contraire, la dessiccation se fait brusquement, la forme des globules est parfaitement conservée, comme Welcker[3] l'a fort bien indiqué.

Voici comment il faut procéder pour s'en assurer. Une lame de verre est chauffée à la flamme d'un bec de gaz ou d'une lampe à alcool jusqu'à environ 60° ou 70°. C'est une température qui peut facilement s'apprécier à la main. Une goutte de sang y est déposée et étendue immédiatement en lame mince avec une aiguille tenue

---

[1] *Kölliker*, Zeitschrift für wissenschaftliche Zoologie, t. VII, p. 184 et 253.

[2] *Kühne*, ibid., t. IX, p. 261

[3] *Welcker*, Zeitschrift für ration. Med., t. XX, p. 261.

horizontalement et que l'on fait glisser sur la lame de verre. La dessiccation est immédiate. La préparation, recouverte d'une lamelle et portée sous le microscope, présente des globules ayant la forme de disques réguliers ou légèrement sinueux et présentant la dépression centrale caractéristique ; leur diamètre est si bien conservé, que Welcker a pu s'en servir sans crainte d'erreur pour des mensurations.

La chaleur modifie les globules de diverses façons. L'étude méthodique de son action est due à M. Schultze[1]. Pour étudier cette action, nous nous servons d'un procédé facile, différent de celui de M. Schultze, mais qui conduit au même résultat. Un barreau d'étain chauffé à une extrémité jusqu'à ce qu'il commence à fondre (230° C.) est appliqué par cette extrémité, pendant quelques secondes, à la partie inférieure d'une lame de verre sur laquelle le sang a été déposé et monté en préparation. Il se produit dans le sang, au-dessus du point touché, un petit cercle transparent et incolore. En examinant alors au microscope, on constate que le centre de ce cercle est formé par de l'albumine coagulée et des débris de globules ; on ne peut y distinguer rien de net.

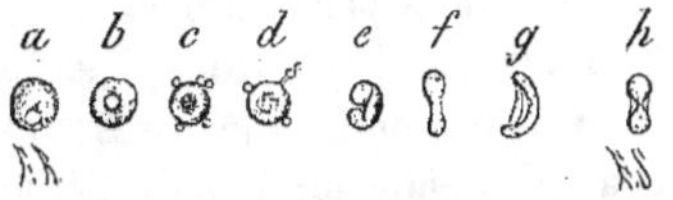

Fig. 46. — Globules rouges du sang de l'homme contenus dans une préparation qui a été chauffée avec la barre d'étain. — a, b, devenus sphériques et présentant une ouverture ; c, d, avec des boules ; e et g, en forme de calotte et vus de profil ; f et h, en forme d'haltères.

Un peu plus vers la périphérie du cercle, se trouvent des globules sanguins devenus incolores et sphériques ; plus loin encore du point touché, les globules sont colorés, sphériques et donnent naissance à de petites boules réunies entre elles par des filaments ; les boules et les filaments sont formés par une matière de la même nature que celle du globule.

A côté des globules qui ont la forme sphérique, il s'en rencontre qui paraissent avoir un trou central. Dujardin[2], qui en avait observé d'analogues à l'aide d'autres méthodes, les considérait comme réellement perforés et les a figurés comme tels dans son atlas. En réalité, ce sont des globules en forme de calotte vus

---

[1] *Schultze*, Archiv. für microsk Anatomie, t. I, p. 1.

[2] *Dujardin*, l'Observateur au microscope. Manuel Roret, Atlas, pl. III, fig. 5, e, f, g, h.

de face ; la dépression centrale normale a été exagérée et le globule a pris la forme d'une cupule, de sorte que le centre clair paraît perforé ; en faisant rouler les globules dans la préparation, il est facile de se convaincre que de profil ils ont l'aspect en cupule que nous avons décrit plus haut (fig. 46, *g*). D'autres globules, au lieu d'une seule ouverture, présentent à leur centre deux, trois ou quatre pertuis, ou bien une ouverture déchirée irrégulière. On reconnaît, par les différents aspects que présentent ces globules quand on les fait changer de position, que cette apparence appartient à des globules en forme de calotte, dont les bords sont revenus sur eux-mêmes et se sont soudés par places. Enfin certains globules vus de profil présentent la forme d'haltères, c'est-à-dire de deux boules réunies par une tige.

En dehors de cette zone, les globules sont normaux.

Platine chauffante. — Une fois ces notions acquises par une première expérience simple et facile, il convient de faire l'étude méthodique de l'action lente et progressive de la chaleur. Cette étude, dont M. Schultze a donné l'exemple, se fait à l'aide de la platine chauffante (voy. p. 41). Une préparation de sang bordée avec de la paraffine est introduite dans la platine, et sa température élevée graduellement. Vers 56° ou 57° (M. Schultze indique 54°), les globules perdent la forme discoïde et deviennent sphériques ; les piles qu'ils formaient se désagrégent, et ils se trouvent disposés les uns à côté des autres comme de petites billes. C'est à cette même température (57°) que nous avons vu se produire ces petites boules dont nous avons déjà parlé, et qui sont reliées par des filaments au corps du globule[1] ; la substance de ce dernier semble se fondre et avoir la consistance de l'huile. Si la température continue à s'élever et arrive à atteindre 70°, les globules et les gouttes de

---

[1] Ces petites boules qui se forment sous l'influence de la chaleur sont-elles des parties du globule, ou sont-elles formées simplement par l'hémoglobine, sans que le stroma du globule y participe ? La forme sphérique de ces boules ne prouve point que le stroma n'ait pas une part à leur formation. En effet, si dans une préparation ordinaire de sang, on casse des globules en agitant la lamelle, leurs fragments prennent une forme sphérique. D'autre part, les cristaux de l'hémoglobine du chien et du cochon d'Inde, chauffés à 56°, perdent bien leur forme régulière en se fondant peu à peu, mais ils ne donnent pas naissance à des boules. Il résulte de ces expériences que l'hémoglobine à elle seule ne peut pas produire des boules sous l'influence de la chaleur, et que les boules que l'on obtient par l'influence de cet agent sur les globules rouges du sang sont formées non-seulement aux dépens de l'hémoglobine, mais encore aux dépens du stroma.

globules se décolorent et se transforment en petites sphères transparentes d'un volume très-inégal.

Le froid a pour effet, comme Rollett[1] l'a montré, d'amener la dissolution de l'hémoglobine; son action est analogue à celle de l'eau. Si l'on fait geler une préparation de sang bordée à la paraffine en la mettant pendant quelques minutes dans une glacière artificielle, et qu'on la laisse ensuite dégeler, le liquide de la préparation se trouve coloré en jaune, tandis que la plupart des globules sont sphériques et décolorés. Si l'on fait geler et dégeler plusieurs fois de suite la même préparation, tous les globules finissent par être sphériques et décolorés.

Lorsqu'on fait passer à travers une mince couche de sang disposée sur le porte-objet spécial (page 45) une série d'étincelles d'une bouteille de Leyde, ou un courant d'induction, l'hémoglobine se dissout dans le plasma et les globules deviennent incolores[2].

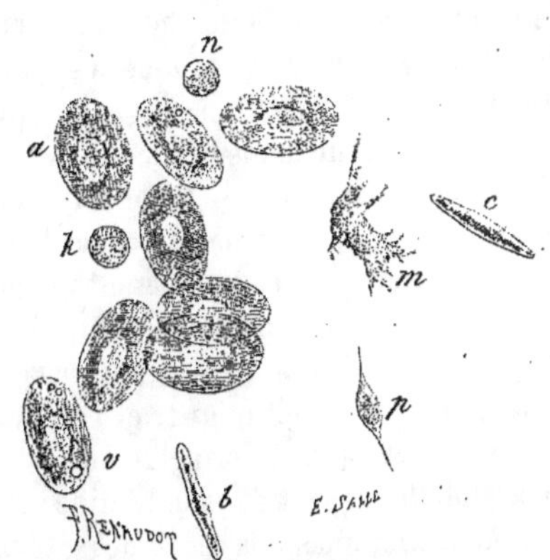

Fig. 47. — Sang de grenouille. — *a*, globule rouge vu de face; *v*, vacuole; *b*, vu de profil; *c*, vu de trois quarts; *n*, cellule lymphatique en repos; *m*, cellule lymphatique présentant des prolongements amiboïdes; *k*, cellule lymphatique morte; *p*, cellule fusiforme incolore qui provient très-probablement de l'endothélium vasculaire.

Globules elliptiques. — Lorsqu'il s'agit simplement d'étudier les globules rouges du sang de la grenouille, il n'est pas nécessaire d'avoir du sang absolument pur et dépourvu de lymphe; il n'est pas indispensable par conséquent de le prendre, comme nous avons dit (p. 181), en faisant la section du cœur. On s'en procure plus simplement en coupant l'extrémité d'un des doigts de la patte de la grenouille, et en comprimant cette patte, de manière à faire suinter à l'extrémité du doigt coupé une goutte de liquide, cette goutte, recueillie immédiatement sur la lame et montée en

---

[1] *Rollett*, Stricker's Handbuch, p. 284.
[2] *Rollett*, ibid., p. 281.

préparation, n'est pas du sang pur ; elle est toujours plus ou moins mélangée de lymphe, mais elle peut parfaitement servir à l'étude des globules.

Forme des globules. De quelque manière que le sang ait été recueilli, les globules sur la préparation se montrent pour la plupart avec une forme elliptique. Ils sont colorés en jaune pâle, et présentent à leur milieu une zone ovalaire légèrement granuleuse, plus claire que le reste, et dont la teinte s'obscurcit peu à peu sur les bords, de façon que la limite de cette zone n'apparaît pas nettement (fig. 47). Tous les globules n'ont pas cet aspect ; il y en a un certain nombre qui ont une teinte jaune beaucoup plus foncée, sont plus étroits et fusiformes, comme des bâtonnets pointus à leurs extrémités. Lorsque les globules nagent dans la préparation, ou lorsqu'on les y fait mouvoir, soit en pesant un peu sur la lamelle, soit en approchant simplement la main, il est facile, en suivant des yeux un globule qui se meut, de se convaincre qu'il paraît tantôt fusiforme, tantôt elliptique, et l'on conclut de l'ensemble de ces deux aspects que sa forme réelle est celle d'un ovoïde aplati[1]. Ces globules nagent dans le liquide pendant assez longtemps sans se mettre en piles à la façon des globules discoïdes. Plus tard ils présentent, quand le sang n'a pas été défibriné, un groupement spécial, sur lequel nous reviendrons à propos de la formation de la fibrine. Parmi les globules rouges de la grenouille, étudiés sur une préparation fraîche, il s'en présente presque toujours quelques-uns qui, au milieu de leur masse, possèdent des vacuoles sphériques, claires (voy. fig. 47, v). Ces vacuoles sont remplies d'une substance dont l'indice de réfraction est inférieur à celui du globule, ce que l'on reconnaît à ce qu'elles deviennent obscures quand on éloigne l'objectif. Une préparation de sang bien fermée, abandonnée à elle-même pendant vingt-quatre heures, montre un bien plus grand nombre de globules rouges munis de vacuoles, et dans chacun de ceux-ci ces vacuoles sont plus grandes et plus nombreuses.

Si, à une goutte de sang de grenouille mise sur une lame de

---

[1] Outre ces globules elliptiques, il se présente aussi des globules fusiformes avec des prolongements très-nets et très-effilés ; il y en a aussi qui ont une extrémité mousse et l'autre pointue. Ces cellules sont incolores et granuleuses. D'après Recklinghausen, elles représenteraient des formes de transition entre les globules blancs et les globules rouges. Il y a tout lieu de croire que ce sont là des cellules endothéliales de la paroi vasculaire qui sont tombées dans le torrent circulatoire.

verre on ajoute une goutte d'eau, et qu'après l'avoir recouverte avec une lamelle, on la soumette à l'observation microscopique, on remarque que les globules se déforment : ils se gonflent et leur bord grossit ; ensuite ils pâlissent peu à peu, tandis que le liquide qui les entoure se colore ; et enfin, au bout de quelques minutes, ils apparaissent dans un liquide coloré comme des cellules arrondies, incolores, contenant un noyau réfringent homogène, à bords très-nets.

Lorsque l'on met une goutte d'eau sur le bord de la lamelle et que celle-ci pénètre peu à peu dans la masse du sang, quelques globules présentent une forme particulière qui peut se rencontrer du reste dans d'autres conditions et que nous avons représentée fig. 48. Entre le noyau et la périphérie du globule s'étendent des stries rayonnées considérées par certains auteurs, Kneuttinger[1] entre autres, comme des filaments qui relieraient le noyau à la membrane du globule. Ces filaments, appelés par ces auteurs prolongements protoplasmiques, détermineraient la forme spéciale des globules. En réalité, ce que Kneuttinger et d'autres auteurs ont pris pour des prolongements n'est autre chose que des plis de la surface du globule. La matière qui le constitue, s'affaissant ou se ramollissant sous l'influence du réactif, tandis que le noyau reste avec sa forme et fait saillie, se dispose en plis comme le ferait un voile souple recouvrant un corps convexe. Ce qui prouve que ces stries sont en effet des plis, c'est qu'elles sont obscures quand on éloigne l'objectif, brillantes quand on le rapproche ; elles se comportent par conséquent comme des corps convexes réfringents (voy. p. 20), tandis que les espaces intermédiaires entre ces stries alternent d'éclat en sens inverse et se comportent comme des corps concaves. L'ensemble de ces aspects indique donc qu'il s'agit là d'une surface ondulée.

Une goutte de sang mélangée à une goutte d'alcool à 36 degrés

Plis
des globules.

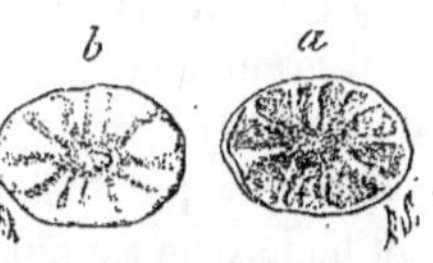

Fig. 48. — Un globule rouge de grenouille vu au commencement de l'action de l'eau. — *a*, en éloignant l'objectif ; *b*, en le rapprochant.

Action
de l'alcool.

---

[1] *Kneuttinger* Zur Histologie des Blutes; Würtzburg, 1865, p. 21. Cet auteur indique comme le meilleur procédé, pour voir ces figures, d'ajouter à du sang frais non défibriné quatre fois son volume d'eau. Ces formes se trouvent aussi quelquefois dans des préparations auxquelles on n'a ajouté aucun liquide.

étendu de 2 volumes d'eau, et étudiée le plus rapidement possible, montre d'abord les globules colorés. Bientôt ceux-ci se gonflent, leurs bords deviennent fortement convexes, tandis qu'au centre la masse reste adhérente au noyau. A cet état, le globule rouge de la grenouille ressemble au globule discoïde des mammifères, en ce sens qu'il présente une dépression centrale, mais il en diffère par son contour elliptique et le noyau qu'il possède. Au bout d'une demi-minute environ, l'alcool poursuivant son action, l'hémoglobine se dissout dans le plasma et les globules sont devenus incolores. Ils sont alors limités par un double contour très-net. Autour du noyau se montrent des granulations incolores, très-variables de nombre, de forme et de dimension. Le noyau paraît homogène, si la dose d'alcool n'a pas été trop forte ou si son action n'a pas été trop prolongée, autrement il devient granuleux. Pour bien distinguer le fait sur lequel l'attention doit être portée, il est indispensable que le noyau soit homogène, alors que l'hémoglobine s'est dissoute dans le plasma. Ce noyau homogène est plus ou moins gonflé par l'action du réactif, et dans son intérieur se montre, soit au centre, soit un peu plus rapproché de son bord, un nucléole sphérique très-petit et plus réfringent que le milieu dans lequel il est plongé, car il devient brillant lorsque l'on éloigne l'objectif. Quelquefois, mais rarement, il y a deux nucléoles. Le sang de l'axolotl, soumis à la même réaction, laisse voir, dans l'intérieur des noyaux des globules rouges, des nucléoles un peu plus volumineux.

Si, après l'action de l'alcool dilué, on colore avec le sulfate de rosaniline, le noyau et les granulations qui l'entourent prennent une couleur rouge vif; la membrane périphérique, limitée par un double contour, est également colorée en rouge, tandis que le reste de la substance globulaire est à peine coloré.

De l'application de l'alcool à l'étude des globules rouges du sang des batraciens, il résulte deux faits importants : A la surface du globule se trouve une couche régulière et nettement limitée, qui résiste à l'action du réactif et se colore par le rouge d'aniline. Cette couche peut être considérée comme une sorte de membrane cellulaire. En second lieu, les noyaux des globules rouges, présentant des nucléoles, sont de véritables noyaux de cellules. Le globule dans son ensemble doit donc être considéré comme un élément cellulaire.

L'acide picrique et le picrocarminate employés de la façon suivante peuvent donner des préparations persistantes de globules rouges. Sur une goutte de sang mise sur la lame de verre, on laisse tomber deux ou trois gouttes d'une solution d'acide picrique concentré; sous l'influence de ce réactif, le sang est fixé dans sa position par la coagulation de l'albumine; la lame est alors inclinée pour faire écouler l'acide picrique, et sur le sang coagulé est déposée une goutte de picrocarminate. La préparation est recouverte d'une lamelle au bord de laquelle on place une goutte de glycérine, puis elle est abandonnée à plat. A mesure que l'eau s'évapore, la glycérine pénètre. Au bout de vingt-quatre heures, les noyaux sont tous colorés en rouge; la plupart sont homogènes, quelques-uns sont granuleux; leur bord est net; le corps des globules, qui a conservé sa forme, est rempli de granulations et coloré en jaune pâle.

Ces préparations sont persistantes; il suffit de les border à la paraffine pour pouvoir les conserver indéfiniment.

La solution iodée colore les globules rouges en jaune, tout en conservant parfaitement leur forme. Le noyau apparaît avec un bord très-net et un contenu granuleux.

La bile produit sur les globules elliptiques un effet analogue à celui que nous avons étudié sur les globules discoïdes. Sur le bord d'une lamelle qui recouvre une préparation de sang de grenouille, laissons tomber quelques gouttes de bile de chien. Les globules pâlissent et prennent la forme sphérique, en même temps que le noyau devient très-net; puis, subitement, le globule disparaît sans laisser de traces et le noyau granuleux et réfringent flotte librement dans le liquide.

La dessiccation brusque, produite comme nous l'avons décrit pour les globules discoïdes, en étendant sur une lame de verre chauffée à 60° ou 70° une goutte de sang suspendue à une aiguille, conserve intacte la forme des globules. Le noyau apparaît très-nettement en clair sur le fond jaune. Par la dessiccation lente, les globules se plissent; il se produit à leur surface des dépressions, obscures quand on éloigne l'objectif, brillantes quand on le rapproche. Lorsque la dessiccation est complète, les globules sont assez souvent fendillés suivant la direction des rayons qui vont du noyau à la périphérie.

Nous n'insisterons pas sur les effets de la chaleur sur les globules elliptiques; ils sont en tous points analogues à ceux que nous avons décrits pour les globules discoïdes et peuvent être étudiés à l'aide des mêmes méthodes. Il en est de même pour l'action de la congélation et pour celle des étincelles électriques.

Hémoglobine. — Après avoir étudié la forme des globules rouges et les altérations diverses qu'elle peut subir, il nous reste à dire quelques mots de leur matière colorante, l'hémoglobine.

Nous avons vu, en observant l'action des différents réactifs sur les globules rouges, qu'un certain nombre d'entre eux les décolorent, et que le liquide dans lequel ils nagent prend une coloration jaune, et nous avons ajouté que cela tient à ce que leur matière colorante se dissout dans le liquide. Lorsque l'on fait agir les mêmes réactifs, c'est-à-dire l'eau, l'alcool, l'éther, le chloroforme, les décharges électriques, le froid, etc., sur de plus grandes quantités de sang défibriné, celui-ci arrive à prendre la transparence d'un sirop.

Pour se procurer de l'hémoglobine, il suffit de mettre au fond d'un flacon du sang défibriné, du sang de chien par exemple; d'y ajouter goutte à goutte de l'éther et d'agiter jusqu'à ce que le liquide soit devenu transparent. L'hémoglobine est alors dissoute dans le sérum. Si l'on abandonne à lui-même ce liquide pendant quelques heures, il se prend en masse, et l'on peut retourner le flacon sans que cette masse se dérange. Si alors, avec la pointe d'un scalpel, on prend un peu de cette substance qu'on étend sur une lame de verre et qu'on recouvre d'une lamelle, la préparation présente des aiguilles cristallines rouges, fines et

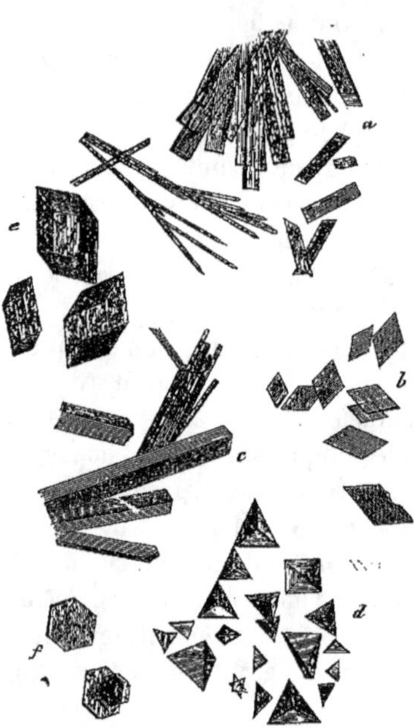

Cristaux d'hé-
moglobine.

Fig. 49. — Cristaux d'hémoglobine. *a* et *b*,
de l'homme; *c*, du chat; *d* du cochon d'Inde;
e, du hamster; *f*, de l'écureuil.

allongées. C'est cette cristallisation en longues aiguilles enchevê-
trées les unes dans les autres et formant une sorte de feutrage
qui explique pourquoi la masse reste au fond du vase, quand
même on le retourne. Les cristaux d'hémoglobine n'ont pas la
même forme, et n'appartiennent même pas à un seul type cristallin chez tous les animaux. Ils varient suivant les espèces. Ainsi,
chez l'écureuil ils appartiennent au type hexagonal ; chez le cochon
d'Inde ils présentent la forme de tétraèdres : ces tétraèdres, réguliers quand ils sont petits, présentent, quand ils ont acquis une
certaine dimension, des troncatures sur leurs angles solides. Pour
obtenir des préparations permanentes de ces cristaux, il faut dessécher brusquement l'hémoglobine cristallisée en l'étendant sur
une lame de verre chauffée, comme nous l'avons indiqué pour
le sang ; ou bien la traiter par l'alcool absolu, puis par l'essence
de térébenthine et conserver la préparation dans le baume du
Canada.

Ces préparations montrent que l'hémoglobine est une substance
définie, puisqu'elle cristallise. Une fois cette substance trouvée,
la question s'est posée de savoir si elle est la même que celle
qui existe dans le sang, ou si elle n'en est qu'un dérivé. C'est là
le problème que Hoppe Seyler[1] a résolu à l'aide de la spectroscopie, et même ce n'est que depuis l'époque où la spectroscopie a été appliquée à l'étude du sang que la constitution de
ce liquide au point de vue de sa matière colorante a été connue.

La spectroscopie du sang repose sur la propriété que possèdent les corps colorés d'absorber certaines des irradiations colorées de la lumière blanche. Un corps rouge, par exemple, absorbe
tous les rayons colorés, sauf les rouges, et c'est précisément pour
cela qu'il nous paraît rouge. Si donc un faisceau de lumière décomposé par le prisme traverse un corps rouge et transparent
pour aller se peindre sur un écran, le spectre ne sera formé que
par une seule bande rouge. Les rayons violets, indigo, bleus,
verts, jaunes et orangés seront complétement arrêtés ; et ils repa-
raîtront dans le spectre à leurs places respectives, dès que l'on
aura écarté le corps rouge. Mais le plus souvent les corps ne présentent pas une coloration simple, c'est-à-dire que plusieurs des
couleurs primitives du spectre entrent dans cette coloration.
Lors donc qu'un corps transparent et d'une coloration complexe

---

[1] *Hoppe Seyler*, Analyse chimique, trad. par Gautier.

est traversé par le faisceau lumineux décomposé d'un spectre, il arrête quelques-unes seulement des irradiations, et sur le spectre formé sur un écran, ou bien examiné avec une lunette, on observera des bandes obscures, non colorées, dans des positions parfaitement déterminées. Ces bandes obscures portent le nom de bandes d'absorption. La spectroscopie, appliquée aux corps colorés, n'est donc qu'un moyen rigoureux d'analyse de leur coloration; comme cette coloration est en rapport avec la constitution de ces corps, et qu'elle change quand on modifie cette constitution, il devient possible par l'examen spectral de reconnaître la présence d'une matière colorée, et d'en déterminer d'une manière précise certaines modifications chimiques. C'est ce qui a permis de pousser aussi loin l'étude de l'hémoglobine et de ses dérivés.

Les instruments dont on se sert pour la spectroscopie du sang sont le spectroscope ordinaire et le microspectroscope.

Spectroscope.

Lorsqu'on se sert du spectroscope ordinaire, voici comment on procède. Dans un tube à analyse d'un centimètre de diamètre environ, on met quelques gouttes de sang et l'on ajoute de l'eau de manière à remplir à peu près le tube; le liquide prend une couleur rouge clair et est parfaitement transparent. Le tube est alors fixé entre la fente verticale du spectroscope et la flamme d'une bonne lampe, de manière que les rayons lumineux réfractés par le tube viennent converger sur la fente de l'instrument. Si la solution de sang a une teinte convenable, à peu près celle de la fleur de pêcher, l'observateur, en regardant par l'oculaire, voit, après avoir mis l'instrument au point, les bandes d'absorption de l'hémoglobine oxygénée.

Microspectroscope.

Le microspectroscope est un appareil qui s'adapte à un microscope ordinaire, et il constitue une pièce qui se met à la place de l'oculaire. Il consiste essentiellement en un oculaire faible formé, comme tout oculaire, de deux lentilles. Au point de la lentille supérieure ou oculaire proprement dit se trouve un diaphragme en forme de fente, dont les deux lèvres peuvent s'écarter ou se rapprocher de telle façon qu'elles restent toujours l'une et l'autre à égale distance d'une ligne qui leur est parallèle, et qui passe par l'axe optique de l'instrument. Le mécanisme qui fait varier les dimensions de la fente est mis en jeu par un bouton que l'observateur peut faire fonctionner à son gré. Au-dessus de la lentille oculaire est placé un prisme à grand pouvoir dispersif et à vision directe (prisme d'Amici). Ce sont là les parties essentielles de tout oculaire spectroscopique; il y a quelquefois dans ces appareils des détails de construction d'un usage spécial que nous ne décrirons pas ici, parce qu'ils ne sont pas très-importants. Revenons à l'appareil simple tel que nous l'avons indiqué. Le microscope est muni d'un objectif faible; le miroir concave est disposé de manière à éclairer vivement le centre de la platine; l'oculaire spectroscopique est mis à la place de l'oculaire ordinaire et orienté de manière que la fente soit antéro-postérieure.

En regardant dans l'oculaire, on aperçoit le spectre avec ses différentes couleurs, en partant de la droite : violet, indigo. bleu, vert, jaune, orangé, rouge. On dispose alors la fente de manière que les différentes couleurs soient bien tranchées, et généralement, lorsque l'observation est faite avec la lumière du jour, les lignes de Frauenhofer sont distinctes. Si, au contraire, l'observation est faite avec une lumière artificielle, le spectre est continu, ce qui tient, comme on le sait, à ce que les lignes de Frauenhofer sont produites par les corps simples qui se trouvent dans l'atmosphère du soleil.

L'appareil étant ainsi disposé, pour observer les bandes de l'hémoglobine oxygénée. il suffit de placer sur la platine du microscope une goutte de sang dans un verre de montre, sur une lame de verre, ou bien une préparation de sang un peu épaisse, ou encore une partie transparente et vasculaire d'un animal vivant, la membrane interdigitale ou la langue d'une grenouille, par exemple. Mais, lorsqu'on veut faire subir au sang une série de réactions qui sont nécessaires pour en faire une analyse spectroscopique complète, on prend un petit tube de verre fermé à un bout, ayant 6 ou 7 millimètres de diamètre et une longueur de 4 à 5 centimètres. Un mélange d'eau et de sang est placé dans le tube qui est fermé au moyen d'un petit bouchon de liége ou d'un tampon de cire à modeler. (Ce dernier procédé doit être préféré, parce qu'il permet de fixer en même temps le petit tube sur la platine du microscope.)

Pour déterminer exactement la situation d'une bande d'absorption, les grands spectroscopes sont munis d'un micromètre. Lorsque l'on se sert du microspectroscope, il est très-facile, en employant la chambre claire, de définir exactement la position d'une bande d'absorption pour la comparer à celle qui sera produite par une seconde solution qui remplacera la première. La chambre claire étant fixée au-dessus de l'oculaire muni du prisme, l'image du spectre est produite à côté du pied du microscope. On peut alors dessiner sur une feuille de papier les bandes telles qu'on les observe, ou rapporter leurs positions à une règle divisée. Par ce moyen très-simple, à la disposition de tous les histologistes, puisque les microscopes sont ordinairement pourvus de chambres claires, on peut donner une grande rigueur aux observations faites avec le microspectroscope.

Quand nous parlerons des muscles, nous indiquerons un moyen simple de construire avec du tissu musculaire un spectroscope, inférieur à ceux dont il vient d'être question, mais suffisant pour faire l'analyse spectrale du sang.

Les bandes d'absorption de l'hémoglobine oxygénée sont au nombre de deux, situées entre les lignes D et E de Frauenhofer, dans le jaune et le vert. La première bande commence à droite de la ligne D (ligne du sodium); la seconde, plus large, se termine en deçà de la ligne E. L'espace clair compris entre les deux bandes obscures est à peu près égal à la deuxième bande d'absorption.

Ce spectre, décrit par Hoppe Seyler, est celui de l'hémoglobine dite oxygénée. On peut le produire avec une solution de cristaux d'hémoglobine dans l'eau; il ne diffère pas de celui que fournit le sang étendu, et l'on conclut de là qu'il n'y a pas dans le sang normal d'autre matière colorante que l'hémoglobine.

Si au lieu d'hémoglobine convenablement étendue, on met dans le tube à analyse des solutions fortement colorées, toute la portion du spectre qui est au-delà du rouge est complétement absorbée.

Enfin, si l'on place devant la fente du spectroscope du sang pur défibriné, sous une couche d'un centimètre, il ne passe aucun rayon lumineux; mais si le sang est en couche mince, si par exemple il est étalé sur une lame de verre, comme pour l'examen microscopique, on distingue d'une manière nette le spectre de l'hémoglobine oxygénée. Une partie vasculaire suffisamment mince d'un animal vivant, la membrane interdigitale ou la langue d'une grenouille, par exemple, étendue sur la platine du microspectroscope, donne le spectre de l'hémoglobine traversé par des raies vacillantes dues à la circulation.

En ajoutant à une solution convenable de sang ou d'hémoglobine oxygénée des corps avides d'oxygène, comme du fer réduit par l'hydrogène, récemment préparé, du tartrate d'oxyde d'étain, du sulfate de protoxyde de fer, du sulfhydrate d'ammoniaque, des fragments de muscles, etc., on obtient au spectroscope un spectre un peu différent : il présente une seule bande d'absorption qui est aussi large que les deux bandes réunies de l'hémoglobine oxygénée, et qui commence un peu à gauche de la ligne D. C'est le spectre de l'hémoglobine réduite ; il a été découvert par Stokes, en 1864. Ce qui prouve que c'est en effet l'hémoglobine réduite qui présente cette bande d'absorption, c'est qu'en agitant au contact de l'air la solution qui l'a manifestée, et en la mettant ensuite devant le spectroscope, on fait apparaître de nouveau les deux bandes d'absorption de l'hémoglobine oxygénée. Elles s'effacent bientôt s'il y a dans le liquide un excès de l'agent réducteur.

Le sang abandonné à lui-même, à l'abri du contact de l'air, subit bientôt des modifications telles que l'oxygène de l'hémoglobine entre dans de nouvelles combinaisons, et l'hémoglobine qui reste en est privée. Si par exemple on fait une préparation épaisse de sang de grenouille, mise à l'abri de l'évaporation par une bordure de paraffine, au bout de vingt-quatre à quarante-huit heures (cela dépend de la température), cette préparation, qui donnait au miscrospectroscope les raies de l'hémoglobine oxygénée, donne la bande unique de l'hémoglobine réduite. Pour faire apparaître de nouveau les deux bandes d'absorption de l'hémoglobine oxygénée, il suffit d'enlever la paraffine et de soulever la lamelle plusieurs fois, de manière à mélanger le sang avec de l'air.

En agitant du sang défibriné avec de l'oxyde de carbone, et en examinant ensuite ce sang mis en solution convenablement étendue dans un tube à analyse devant la fente du spectroscope, il présente un spectre analogue à celui de l'hémoglobine oxygénée. Il possède deux bandes d'absorption, dont la première à gauche est la plus étroite ; ces deux bandes sont comprises entre les raies D et E ; mais la première bande d'absorption est plus éloignée de la ligne D que la première bande d'absorption de l'hémoglobine oxygénée, et la seconde bande est plus voisine de la ligne E. En un mot, les deux bandes d'absorption de cette hémoglobine oxycarbonée, sont portées un peu à droite par rapport à celles de l'hémoglobine oxygénée. Ce spectre de l'hémoglobine oxycarbonée est aussi obtenu avec le sang des animaux empoisonnés par l'oxyde de carbone, et il est dû à la combinaison de l'hémoglobine avec ce gaz. Hoppe Seyler a démontré, du reste, que c'est l'hémoglobine seule qui, dans cet empoisonnement, se combine avec le gaz toxique, c'est elle qui est l'agent effectif de l'échange des gaz[1].

Ce qui caractérise plus nettement le spectre dont nous parlons, c'est qu'il n'est nullement modifié par les agents réducteurs.

Hématine.

Si l'on ajoute quelques gouttes d'acide acétique à du sang étendu ou à une solution d'hémoglobine, on voit apparaître, en examinant ces liquides au spectroscope, un spectre différent qui présente une bande d'absorption commençant à droite de la ligne B et dépassant la ligne C. Les autres acides donnent un spectre semblable, c'est le spectre de l'*hématine acide*.

En ajoutant à une solution de sang ou d'hémoglobine de l'ammoniaque ou de la potasse caustique, on obtient un spectre analogue au précédent et dans lequel la bande d'absorption se produit également à gauche de la ligne D, tandis que les spectres précédents avaient toujours leurs bandes d'absorption à droite de cette même ligne. (La ligne D est facile à déterminer; il suffit, en effet, de placer devant la fente du spectroscope une lampe à gaz dans la flamme de laquelle on met un fil de platine trempé préalablement dans une solution de chlorure de sodium; la raie brillante du sodium que l'on voit apparaître alors détermine cette ligne.) Le spectre déterminé par l'addition d'alcalis au sang présente une bande d'absorption qui commence un peu à droite de la ligne C et qui va presque jusqu'à la ligne D. C'est le spectre de l'*hématine alcaline*. Si l'on ajoute un acide à l'hématine alcaline de manière à dépasser la neutralisation de la base, on fait apparaître le spectre de l'hématine acide. D'après Kühne, une solution d'hématine de $\frac{1}{6667}$, ayant un centimètre d'épaisseur, fournit un spectre très-net de l'hématine acide ou alcaline.

Le spectroscope démontre nettement, comme on le voit, que l'hématine n'existe pas toute formée dans le sang, puisqu'elle présente des bandes d'absorption tout à fait différentes de celles du sang normal; ses raies sont à gauche de la ligne D, tandis que

[1] C'est M. Claude Bernard qui a découvert, en 1854, l'affinité du sang pour l'oxyde de carbone. Lorsque, sous une cloche reposant sur du mercure, on agite du sang artériel avec un excès d'oxyde de carbone, l'oxygène est entièrement dégagé, et l'oxyde de carbone prend sa place dans le sang. La combinaison de l'hémoglobine avec l'oxyde de carbone est plus stable que celle avec l'oxygène; elle est aussi moins soluble, ce qui fait que l'on obtient plus facilement par les mêmes procédés les cristaux de l'hémoglobine oxycarbonée que ceux de l'hémoglobine ordinaire.

celles du sang ou de l'hémoglobine sont situées à droite. On peut la produire par l'addition des acides et des alcalis, mais elle ne se trouve naturellement dans l'organisme que d'une manière accidentelle, par exemple lorsque le sang s'est épanché dans les tissus ou bien lorsqu'il a séjourné dans les voies digestives. On la rencontre à l'état physiologique dans les fèces des animaux nourris avec de la viande (Hoppe Seyler). Elle se forme spontanément dans du sang abandonné dans un vase. Au bout de quelques jours, plus ou moins rapidement suivant la température, le sang prend une teinte brun sale qui indique la formation de l'hématine.

Lorsque l'on chauffe dans un tube à analyse du sang défibriné avec de l'acide acétique et une faible quantité de chlorure de sodium, il se fait, après le refroidissement, un précipité noirâtre, qui, examiné au microscope, se montre formé par des cristaux rhomboïdaux bruns, qui sont du chlorhydrate d'hématine (c'est ce chlorhydrate d'hématine que Teichmann a découvert sans le définir et qu'il a appelé *hémine*[1]). Ces cristaux sont insolubles

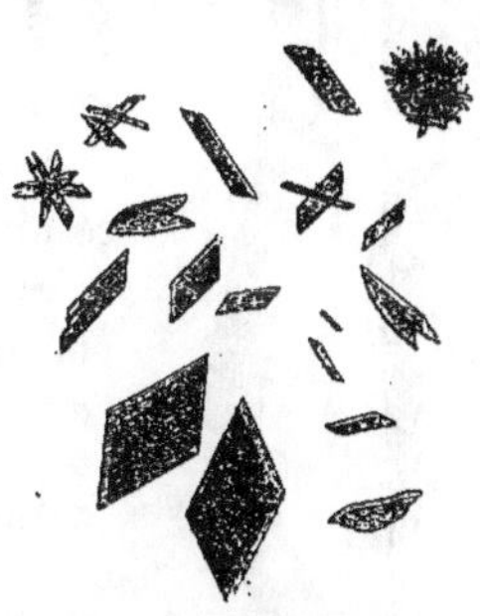

Fig. 50. — Cristaux de chlorhydrate d'hématine.

dans l'eau ; ils se dissolvent dans l'ammoniaque en donnant de l'hématine et du chlorhydrate d'ammoniaque.

Les solutions alcalines d'hématine, obtenues en ajoutant des alcalis à du sang défibriné ou à une solution d'hémoglobine, sont brunes à la lumière directe et verdâtres par transparence, quand on en examine une couche mince. Elles sont donc dichroïques. Les solutions acides, au contraire, sont monochromatiques ; elles paraissent brunes, aussi bien par transparence qu'à la lumière directe.

Nombre des globules rouges. — Le nombre des globules rouges contenus dans un millimètre cube de sang est très-considérable ; il suffit d'avoir vu une préparation d'une goutte de sang pour en

---

[1] Autrefois les cristaux d'hémine avaient une très-grande importance au point de vue de la médecine légale. Ils pouvaient servir à déterminer qu'une tache était produite par le sang. Aujourd'hui que l'on a à sa disposition la spectroscopie, on a complétement abandonné la recherche du sang par les cristaux de chlorhydrate d'hématine ; pour déterminer si une tache a été faite par du sang, on le détrempe dans l'eau, et le liquide coloré est examiné au moyen du microspectroscope.

être convaincu. Pour estimer approximativement ce nombre, on a essayé de divers procédés : on a cherché à l'évaluer par des moyens indirects, par exemple d'après la coloration plus ou moins foncée du sang ; on a aussi entrepris de compter directement les globules dans une quantité donnée de sang.

Le procédé dont nous nous servons à cet effet, et qui nous paraît donner les meilleurs résultats, est celui que M. Malassez a exposé, et qui est fondé sur la numération directe d'un certain nombre de globules contenus dans une quantité donnée de sang[1].

A cet effet, il faut d'abord faire usage d'un sérum artificiel destiné à diluer le sang, tout en évitant de produire des modifications des globules qui les rendraient méconnaissables. Ce sérum est ainsi composé :

Solution de gomme arabique donnant au pèse-urine une densité de 1,020. — 1 volume.

Solution de sulfate de soude et de chlorure de sodium en parties égales donnant également une densité de 1,020. — 3 volumes.

Ce sérum, mélangé au sang, n'altère pas beaucoup les globules ; en tout cas, du moins il les maintient dans une forme nette pendant un temps suffisamment long pour que l'on puisse aisément les compter. L'appareil complet de M. Malassez se compose d'un mélangeur et d'un capillaire artificiel. Le mélangeur est un tube capillaire de verre présentant sur son trajet, au voisinage de l'une de ses extrémités, une dilatation ampullaire dans l'intérieur de laquelle a été placée une petite boule de verre. La longue portion de ce tube capillaire a une longueur telle que son volume intérieur se trouve être une fraction déterminée, la centième partie,

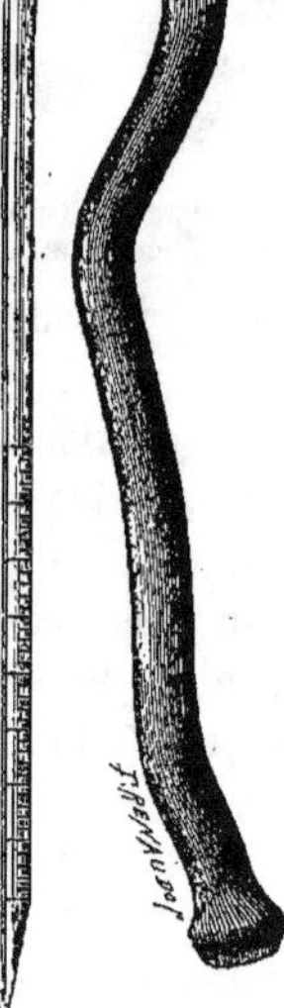

Fig. 51. Mélangeur.

rieur se trouve être une fraction déterminée, la centième partie,

---

[1] *L. Malassez*, De la numération des globules rouges du sang. (*Archives de physiologie*, 1874, p. 32).

par exemple, de la portion dilatée. Un rait placé de chaque côté
de la dilatation indique le point où ces proportions se trouvent
être exactes.

La longue portion est effilée en pointe à son extrémité libre;
la courte, dont la lumière est un peu plus large, est également
effilée, de manière que l'on puisse facilement y adapter un tube
de caoutchouc, assez épais pour ne pas s'aplatir sous l'influence
de l'aspiration et assez long pour aller commodément de la bouche
à la main.

Pour faire un mélange au moyen de cet instrument, on en met
la pointe dans une goutte de sang ou dans le vaisseau dont on veut

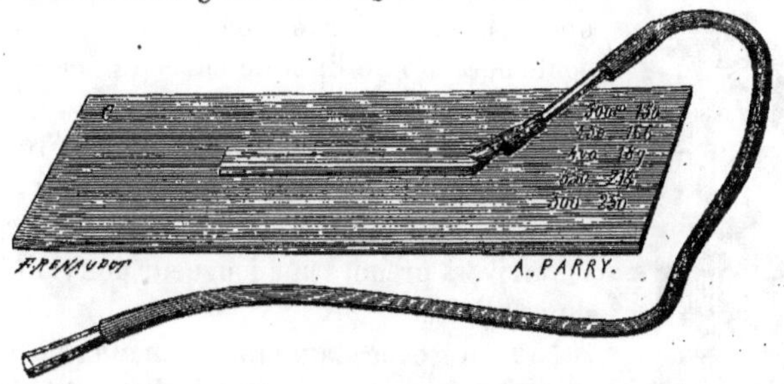

Fig. 52. — Capillaire artificiel.

examiner le sang, et l'on aspire lentement à l'extrémité du tube
de caoutchouc, jusqu'à ce que le liquide arrive au niveau du trait
qui sépare la longue portion de la partie ampullaire; retirant
alors la pointe de l'instrument, on la plonge dans le sérum artificiel et l'on continue à aspirer jusqu'à ce que le mélange soit
arrivé au niveau du trait *c* (fig. 51) qui termine la dilatation
ampullaire.

On a ainsi dans le mélangeur un liquide qui contient une partie
de sang pour 100 parties de sérum. On imprime alors à l'instrument un mouvement de rotation sur son axe, tout en l'inclinant
de côté et d'autre, et la petite boule intérieure, agitée dans tous
les sens, mélange parfaitement le sang avec le sérum artificiel.

Le mélange ainsi fait, la seconde partie du problème à résoudre consiste à compter les globules qu'il contient sous un volume
donné; c'est à cela que sert le second instrument, le capillaire
artificiel (fig. 52). Il consiste en un tube capillaire de verre à lumière centrale aplatie (on en fabrique de la sorte pour certains

thermomètres à mercure) ; ses deux faces opposées sont usées et polies sur une meule d'opticien.

Ce capillaire est fixé sur une lame de glace semblable à celles qui servent pour l'observation microscopique ; l'une de ses extrémités est relevée sous forme d'un tube cylindrique très-court, sur lequel on peut adapter un tube de caoutchouc.

La capacité de l'instrument, c'est-à-dire le volume de liquide qu'il contient pour une longueur donnée, est indiquée sur chacun des capillaires en chiffres qui donnent la fraction de millimètre cube à laquelle cette longueur correspond. Il faudra donc multiplier par ce chiffre le nombre de globules trouvé dans la longueur que l'on aura choisie, pour avoir celui que contiendra un millimètre cube du mélange que l'on aura fait.

Avant de passer à la manière dont on remplit le capillaire avec le mélange, il nous reste à dire comment, d'après M. Malassez, on arrive à prendre une longueur déterminée du capillaire.

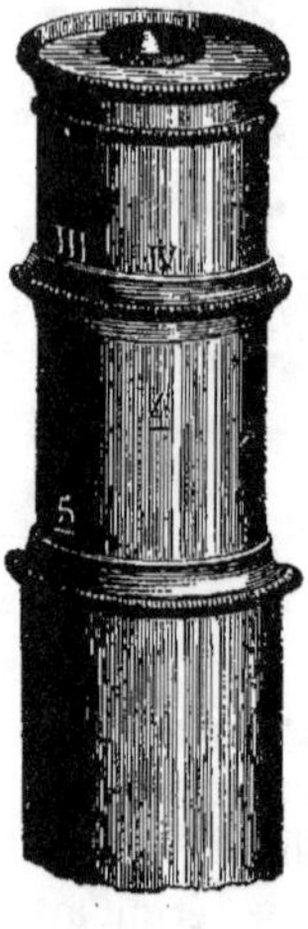

Le microscope étant muni d'un micromètre oculaire quadrillé, on cherche l'objectif et la longueur de tube convenables pour que toute la largeur du quadrillage recouvre sur un micromètre objectif un nombre de millièmes de millimètre égal à l'un de ceux inscrits au diamant sur le capillaire artificiel. Il faut, non-seulement choisir un objectif approprié, mais encore tirer plus ou moins le tube à coulisse du microscope pour avoir une superposition exacte du micromètre quadrillé et du micromètre objectif dans les conditions déterminées. Pour retrouver exactement cette situation relative des deux parties du tube du microscope, on pratique sur le tube rentrant un trait en inscrivant à côté un numéro d'ordre (voy. fig. 53).

Fig. 53. — Partie supérieure du microscope, avec des traits gravés sur le tube rentrant et des chiffres indiquant les numéros des oculaires et objectifs.

Manière de mesurer des longueurs déterminées du capillaire.

Il est clair que si l'on remplace sur la platine le micromètre objectif par le capillaire artificiel, le carré quadrillé de l'oculaire recouvrira une longueur égale du canal. Il suffira donc, pour être certain dans des observations ultérieures que le micromètre quadrillé couvrira exactement une certaine longueur, $400\,\mu$, $500\,\mu$ du capillaire artificiel, de rentrer le tube du microscope jusqu'au trait qui indique cette valeur, en ayant soin de se servir du même objectif.

Cela posé, il est facile, au moyen du microscope ainsi gradué et muni du micromètre oculaire quadrillé, de compter le nombre des globules dans une longueur donnée du capillaire. Il nous reste

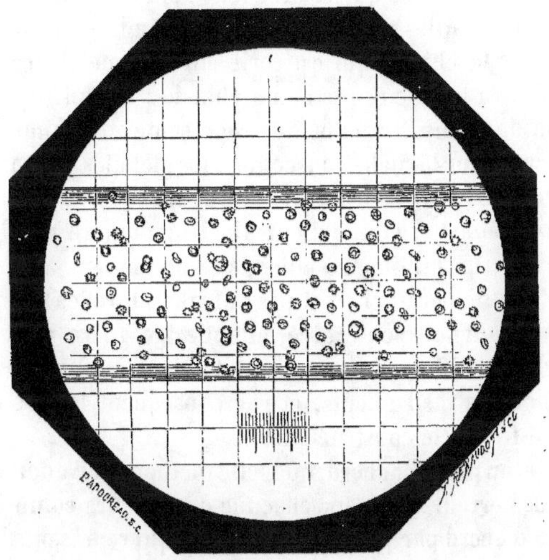

Fig. 54. — Capillaire artificiel rempli d'un mélange sanguin, vu au microscope avec un micromètre oculaire quadrillé. — Grossissem. de 100 diamètres.

à indiquer quelles précautions il faut prendre pour introduire dans le capillaire artificiel le mélange de sérum et de sang qui se trouve dans le mélangeur.

On commence par chasser du mélangeur, en soufflant par le tube de caoutchouc, les premières portions du liquide qui étaient restées arrêtées dans la longue partie et qui sont du sérum presque pur ; puis, en continuant à souffler, on dépose une goutte du mélange à l'extrémité libre du capillaire artificiel. Le liquide y pénètre par capillarité ; il faut avoir soin, pendant ce temps, de remuer avec l'extrémité du mélangeur la goutte déposée, pour que le mélange reste bien homogène. Si le liquide tarde à entrer dans le canal, on aspire légèrement par le tube de caoutchouc placé à l'autre extrémité. Une fois le mélange introduit dans toute la longueur du capillaire, on enlève, soit avec un linge fin, soit avec du papier buvard, le reste de la goutte de liquide. Alors le mouve-vement s'arrête dans le capillaire, et les globules, en raison de leur densité, se disposent à plat sur la face inférieure de son calibre[1].

Numération
des globules.

Une fois le mélange introduit, le tube du microscope réglé pour une longueur donnée, l'oculaire quadrillé tourné de manière que ses divisions soient parallèles et perpendiculaires à l'axe du canal, on compte les globules qui se trouvent dans le quadrillage, en s'aidant pour cela des carrés tracés ; leur nombre trouvé, on le multiplie par le chiffre qui est écrit sur la lame du capillaire en regard de la longueur que l'on a choisie : ce chiffre exprime la fraction de millimètre cube que représente en volume la lon-gueur du canal sur laquelle on a compté les globules. On multiplie ce dernier chiffre par 100, si l'on a fait un mélange de sérum et de sang au centième, et l'on obtient ainsi le nombre de globules contenus dans un millimètre cube de sang que l'on a examiné.

On voit que l'opération n'est pas difficile ; entre les mains d'un observateur tant soit peu exercé, elle n'exige guère plus de dix minutes. L'exactitude de ses résultats tient essentiellement à la perfection des instruments, et par conséquent la plus grande difficulté est pour le constructeur.

Il semble, au premier abord, que cette méthode doive donner lieu à de grandes erreurs, puisque chacune des erreurs commises est multipliée d'abord par 150 ou 200, chiffre qui représente le déno-minateur de la fraction de millimètre cube sur laquelle on a fait la numération, et ensuite par 100, puisque l'on avait fait la numé-ration sur un mélange au centième. Chaque erreur est donc en réalité multipliée quinze ou vingt mille fois.

Cependant, de toutes les méthodes connues jusqu'à présent, c'est celle qui donne les meilleurs résultats, eu égard au temps qu'il faut pour l'appliquer. De plus, on peut s'arranger de façon que les erreurs se fassent toujours dans le même sens ; et, s'il n'est pas possible ainsi d'avoir des résultats rigoureux pour le nombre réel des globules, on peut toujours, malgré les erreurs inévitables, avoir des chiffres qui peuvent se comparer les uns aux

---

[1] C'est parce que les globules se trouvent à la partie inférieure du capillaire que l'on ne peut pas marquer une graduation sur le tube capillaire lui-même ; cette gra-duation serait en effet plus rapprochée de l'objectif que les globules, et par consé-quent, lorsque ceux-ci seraient vus distinctement, le trait marqué sur le capillaire ne serait plus pour l'observateur qu'une ligne confuse.

autres, et donner des indications relatives sur les variations de nombre des globules dans les différentes circonstances.

Cette méthode sert aussi bien à compter les globules blancs que les globules rouges.

C'est par ce procédé que l'on trouve qu'il y a en moyenne, dans un millimètre cube de sang de l'homme, 5 millions de globules rouges.

Ces nombres diffèrent beaucoup, suivant les animaux ; chez les mammifères, ils peuvent varier entre 3 et 18 millions.

Les oiseaux ont un nombre de globules inférieur à celui des mammifères ; le chiffre le plus élevé est de 4 millions, le plus bas est de 1 million et demi. Chez les poissons, ce nombre diminue encore.

Dans la même espèce, par exemple chez l'homme, ce chiffre varie beaucoup, soit dans les conditions physiologiques, soit dans les conditions pathologiques : les chiffres les plus élevés dépassent 6 millions ; le chiffre le plus bas qui ait été trouvé a été de 800 000 globules par millimètre cube.

Chez le même animal et dans les mêmes conditions, le nombre de globules, dans une quantité donnée de sang, diffère suivant le vaisseau dans lequel on le prend : c'est ainsi que le sang des capillaires de la peau donne un chiffre plus élevé que celui de l'aorte ; celui des veines donne toujours un chiffre plus élevé que celui des artères correspondantes[1]. Ces différences s'expliquent facilement : plus la circulation est rapide, plus les globules sont entraînés par le courant ; plus au contraire elle est lente, plus les globules ont de tendance à s'attarder et à s'accumuler. Dans les régions périphériques, l'exhalation cutanée d'une part, l'absorption du plasma par les capillaires lymphatiques de l'autre, expliquent facilement pourquoi les globules s'y trouvent en nombre relativement plus considérable. Cependant il est une cause d'erreur que nous devons signaler pour la numération globulaire du sang des capillaires obtenu par piqûre. La goutte de sang étant très-petite, ayant par conséquent une grande surface par rapport à sa masse, se trouvant d'autre part maintenue à une température de 36 à 37 degrés, s'il s'écoule un temps notable entre la

[1] Tous ces résultats ont été obtenus par M. Malassez au moyen de la méthode de numération qui vient d'être décrite. Les recherches ont été faites dans notre laboratoire, et nous pouvons témoigner des soins minutieux qui ont été pris pour arriver à l'exactitude la plus complète possible.

piqûre et l'introduction du sang dans le mélangeur, l'évaporation pourra être suffisante pour concentrer le sang, et de cette façon le nombre proportionnel des globules sera notablement augmenté. Il faut donc toujours procéder avec une très-grande rapidité, et prendre de la méthode une habitude telle que l'on emploie toujours le même temps pour faire toute l'opération. De cette façon on a des résultats comparatifs.

Globules blancs. — Les globules blancs qui se trouvent dans les préparations du sang, soit des mammifères, soit des amphibies, sont absolument semblables par leur aspect et leurs propriétés aux cellules lymphatiques ; aussi donnerons-nous indifféremment à ces éléments l'un ou l'autre de ces deux noms[1]. La dimension de ces globules est variable : les plus petits ont 4 µ de diamètre, les plus gros ont de 8 à 10 µ et jusqu'à 14 µ de diamètre.

Globules blancs de l'homme. Dans une préparation de sang d'homme qui vient d'être faite, les globules blancs présentent une forme sphérique; mais lorsque les globules rouges commencent à se mettre en piles, ce qui arrive au bout d'une à quelques minutes, les globules blancs se déforment et deviennent irréguliers ; à la température ordinaire, ils ne présentent pas de mouvements amiboïdes, mais ils en manifestent sous l'influence de la chaleur. De même que les cellules de la lymphe, ils peuvent être conservés sans subir de modifications pendant deux à trois jours dans la chambre humide, et au bout de ce temps leur vie se manifeste sous l'influence d'une température dépassant 20 à 25 degrés centigrades.

Globules blancs de la grenouille. Dans une préparation de sang de grenouille, les globules blancs possèdent des mouvements amiboïdes à la température ordinaire et prennent, comme les cellules lymphatiques, les formes les plus diverses. Une goutte de sang de grenouille, placée dans une chambre humide et abandonnée à elle-même pendant vingt-quatre heures, présente beaucoup plus de globules blancs à sa périphérie qu'à son centre: ce qui prouve que, comme dans les préparations de la lymphe, les cellules, en se fixant sur les surfaces et en s'y transportant au moyen de leurs prolongements protoplasmiques, ont cheminé vers la périphérie à la rencontre de l'air. Dans ces conditions,

---

[1] En France, on a aussi désigné les globules blancs sous le nom de *leucocytes* (de λευκός, blanc, et κύτος, utricule). Heureusement ce mot n'a pas été adopté par tout le monde, car il ne fait que jeter de la confusion, en faisant supposer que les globules blancs sont des corps utriculaires, ce qui est complétement inexact.

les globules conservent leur vie et leurs mouvements pendant une dizaine de jours. Après cette époque, ni l'oxygène ni la chaleur n'y font apparaître aucun phénomène de vie; du reste, on distingue à leur intérieur un noyau net et des granulations graisseuses; quelques-uns contiennent en outre des fragments de globules rouges qu'ils ont absorbés.

En un mot, chez les mammifères comme chez les amphibies, les globules blancs présentent les mêmes phénomènes que les cellules lymphatiques.

Comme les cellules de la lymphe, les globules blancs du sang montrent de très-grandes variétés. Les uns sont très-petits, de 4 à 6 μ, possèdent un noyau volumineux et une quantité excessivement minime de protoplasma qui est susceptible de transformations amiboïdes; seulement les prolongements y sont très-grêles, en raison de la faible masse qui les fournit. Parmi les plus gros globules blancs il y en a qui sont vaguement et très-finement granuleux; ce sont ceux qui ont les expansions les plus longues et les déplacements les plus étendus. D'autres enfin possèdent dans leur intérieur des granulations sphériques, brillantes, qui ne semblent pas avoir toutes la même composition. Certaines paraissent de nature graisseuse; d'autres se colorent par le carmin et sont analogues aux granulations des cellules lymphatiques des crustacés (voy. Lymphe). Enfin, quelques-uns des globules blancs du sang, aussi bien chez les mammifères que chez les grenouilles, donnent avec l'iode les réactions de la matière glycogène.

Parmi les globules blancs ou les cellules lymphatiques du sang de l'axolotl, ce sont surtout les grands à protoplasma clair qui donnent lieu au phénomène du bourgeonnement de leur noyau et de la division de leur masse protoplasmique décrits page 161.

Le nombre des globules blancs dans une préparation de sang normal est toujours bien inférieur au nombre des globules rouges. Il y a environ un globule blanc pour 350 ou pour 500 globules rouges; il est facile de déterminer ce rapport au moyen de la méthode de numération que nous avons indiquée pour les globules rouges. On trouve par ce procédé qu'il y a en moyenne 8000 globules blancs dans un millimètre cube de sang chez l'homme. Mais le nombre de globules blancs que présente le sang est si variable suivant le vaisseau dans lequel on le prend et

Nombre des globules blancs.

suivant d'autres conditions, qu'il n'est possible d'en donner qu'une moyenne approximative[1].

Dans tous les points du système vasculaire où la circulation est ralentie, il y a une accumulation de globules blancs.

Voici une expérience qui rend ce fait bien évident. Sur une grenouille attachée sur le dos, ou immobilisée de toute autre façon, on pratique à la paroi abdominale une incision entre les lèvres de laquelle un poumon vient faire hernie ; à la base de ce poumon on place une ligature assez lâche ; puis il est rentré dans le corps de l'animal. Au bout de huit à dix minutes, les deux poumons sont enlevés et placés pendant quelques heures dans une solution concentrée d'acide picrique ; ensuite ils sont fendus longitudinalement, étalés sous l'eau, puis étendus par fragments sur une lame de verre dans de la glycérine. Dans les capillaires du poumon qui n'avait pas été ligaturé, les globules blancs sont très-rares, tandis que dans le poumon ligaturé, les globules blancs sont nombreux. Ce fait s'explique facilement par la propriété qu'ont les globules blancs, comme toutes les cellules lymphatiques, d'adhérer aux parois. La circulation, ayant perdu de sa vitesse par suite de la ligature, est cependant suffisante pour faire cheminer les globules rouges, mais elle ne peut détacher les globules blancs qui se sont fixés à la paroi vasculaire. Ceux-ci sont donc arrêtés et s'accumulent. Nous reviendrons sur ces phénomènes lorsque nous parlerons des vaisseaux et de la circulation.

Influence
de
la circulation
sur
le nombre
des globules
blancs.

[1] Ce n'est que dans les cas exceptionnels, où le nombre des globules blancs est extraordinairement augmenté, que leur numération peut servir à constater un état pathologique, la leucocythémie. Un procédé simple pour constater immédiatement si le nombre des globules est beaucoup au-dessus du chiffre normal consiste à compter ceux qui se présentent dans le champ du microscope avec un grossissement donné. Dans le sang normal, avec les systèmes :

Objectif 7,	oculaire 2,	de Hartnack,
Id. 6,	— 1,	de Verick,
Id. 3,	— 1,	de Nachet,

il y a en moyenne 3 ou 4 globules blancs dans le champ du microscope. S'il s'en trouve dans une préparation un chiffre notablement plus élevé, 10 par exemple, on pourra en conclure, à première vue, que le nombre des globules blancs dans le sang est au-dessus de la normale. Cette méthode est bonne à plus forte raison, si le nombre des globules blancs est plus considérable, par exemple s'il y a un globule blanc sur deux ou trois globules rouges, comme il arrive quelquefois.

La propriété adhésive des globules se démontre par une expérience fort simple. Une préparation de sang faite comme d'habitude est fermée partout, excepté en deux points opposés l'un à l'autre. A l'un de ces points, on met au bord de la lamelle une goutte d'eau ou d'eau salée à 2 pour 100 et à l'autre une languette de papier à filtrer. Il se produit à travers la préparation un courant rapide qui entraîne les globules rouges. Les globules blancs, au contraire, restent immobiles et forment des obstacles contre lesquels le torrent des globules rouges vient se heurter et se diviser sans les déplacer. Dans cette circonstance, les globules rouges prennent les formes les plus variées suivant les obstacles qu'ils rencontrent, les corps auxquels ils s'accrochent en passant, les espaces resserrés qu'ils ont à traverser ; en un mot, suivant les diverses conditions physiques auxquelles ils sont soumis.

Il vaut mieux employer pour cette expérience de l'eau salée, parce qu'elle ne détruit pas les globules rouges comme le fait l'eau pure, et qu'elle ne rend pas les globules blancs transparents.

D'après les expériences que nous venons de décrire, il est facile de voir que, dans tous les points de l'organisme où existera un ralentissement ou une gêne de la circulation, on devra s'attendre à rencontrer une accumulation de globules blancs. Une série de faits pathologiques en témoigne, du reste, suffisamment.

Granulations libres. — Les granulations libres, que nous avons signalées dans le sang à côté des globules rouges et des globules blancs, sont très-nombreuses ; c'est là ce que Zimmermann[1] appelait des vésicules élémentaires.

Une préparation de sang d'homme, examinée après que les globules rouges se sont groupés en piles, permet d'observer facilement ces granulations dans les espaces laissés entre les piles, et d'en distinguer deux espèces. Les premières sont sphériques comme de petites gouttelettes de graisse ; les autres sont anguleuses ou de forme variée et paraissent au premier abord être des débris de globules blancs, mais elles diffèrent de ces derniers en ce que l'eau ne les altère pas. Elles sont colorées par l'iode, mais elles demeurent incolores dans les solutions carminées. Nous verrons bientôt que ces caractères sont les mêmes que ceux de la fibrine, et nous reviendrons sur l'importance que ces granulations acquièrent par ce rapprochement.

[1] *Zimmermann*, Rust's Magazin, t. LXVI, p. 171.

Dans les préparations de sang de grenouille, il est facile de constater l'existence de ces deux espèces de granulations ; les granulations anguleuses paraissent même y avoir des dimensions plus considérables que dans le sang des mammifères.

Chez les animaux à la mamelle et chez les enfants, le sang contient, en outre, des granulations innombrables semblables à celles du chyle ; dans ces cas, le sérum du sang est lactescent.

Fibrine. — Nous avons dit au début qu'une préparation de sang, soit de mammifère, soit d'amphibie, présente au bout de quelques minutes, outre les éléments figurés, globules rouges, globules blancs et granulations libres, dont nous venons de nous occuper, des filaments s'étendant en divers sens, et qui ne sont autres que la fibrine. Nous allons étudier maintenant plus attentivement la forme de la fibrine au moment où elle apparaît et lorsqu'elle est définitivement constituée, d'abord dans le sang de la grenouille, ensuite dans le sang des mammifères, dans celui de l'homme en particulier.

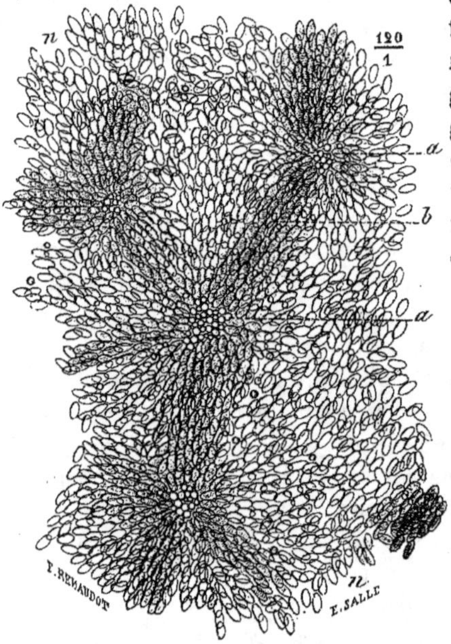

Fig. 55. — Sang de la grenouille conservé dans une préparation depuis vingt-quatre heures. — *aa*, rosaces centrales ; *b*, rayon ; *n*, globules rouges isolés. — 100 diam.

Une goutte de sang, extraite du cœur de la grenouille par le procédé que nous avons indiqué page 182, est mise sur une lame de verre et recouverte immédiatement d'une lamelle supportée par de petites cales, pour que la couche de sang soit bien régulière. Elle peut aussi être placée sur le disque de la chambre humide. Les bords de la lamelle à recouvrir sont lutés avec de la paraffine, et la préparation est abandonnée à plat pendant quinze à vingt heures. Au bout de ce temps, les globules rouges présentent un arrangement régulier. En certains points, ils sont groupés en une petite masse arrondie, d'une forme élégante, semblable à une rosace. De ses bords partent des rayons qui vont se confondre avec des rayons semblables venus d'une rosace voisine. Les globules rouges qui forment la rosace ne sont pas semblables à ceux qui flottent librement dans la préparation ; ils sont sphériques, plus colorés, plus réfringents et moins larges que ces derniers. A un grossissement de 150 diamètres, on a de la peine à les reconnaître comme des globules rouges ; on dirait simplement des granulations colorées. Mais si on les examine avec un grossissement plus fort, et surtout si l'on a séparé les globules en imprimant des mouvements à la masse par des pressions exercées dans divers sens sur la lamelle, il est facile de voir qu'ils ont pris la forme d'une poire. Lorsque les groupes ne sont pas encore décomposés, la grosse extrémité du globule devenue piriforme est dirigée du coté de l'œil de l'observateur, tandis que la petite extrémité est englobée dans un réticulum fibrineux. Voici comment nous comprenons cette déformation des globules rouges : La fibrine, en se formant, a entouré ces globules, et lorsqu'elle est revenue sur elle-même, elle les a étreints de manière à refouler au dehors une partie de la masse globulaire qui a pris alors tout naturellement la forme sphérique, comme la prendrait une vessie de caoutchouc à moitié pleine d'eau, si on la serrait avec la main de manière à refouler le liquide dans la partie de la vessie qui ne serait pas contenue dans la main de l'opérateur. Il est facile de s'assurer que les rayons qui partent des rosaces et dont j'ai parlé un peu plus haut, sont formés par des fibrilles de fibrine qui retiennent des globules rouges.

Pour observer le réticulum fibrineux dans le sang de l'homme, nous avons employé le procédé suivant. Après avoir fait une préparation de sang un peu épaisse et bordée à la paraffine, nous l'avons abandonnée à elle-même pendant plusieurs heures ; puis, après avoir gratté la paraffine et enlevé la lamelle, nous avons lavé à plusieurs reprises la couche de sang coagulé, en l'arrosant avec une pipette remplie d'eau distillée, jusqu'à ce que la lame ne présentât plus de coloration du tout ; puis nous avons replacé sur cette lame une nouvelle lamelle. En examinant cette préparation à un grossissement de 400 à 500 diamètres, le réticulum fibrineux apparaît d'une façon nette, avec une disposition fort intéressante. D'une granulation anguleuse, ayant 1 μ à 5 μ de diamètre, partent en divergeant des fibrilles d'une grande minceur qui se divisent et se réunissent de nouveau entre elles pour former un réseau délicat. La préparation est couverte de ces petits réseaux qui ont chacun une granulation centrale et sont unis les uns aux autres par des fibrilles communes. Nous avons là en miniature une disposition semblable à celle du sang de grenouille coagulé.

Les fibrilles du réticulum du sang de l'homme sont tellement fines que, pour les bien voir, il est nécessaire de les colorer avec la solution d'iode ou avec une solution de sulfate de rosaniline dans l'eau distillée (ni le carmin ni le picro-carminate ne colorent ce réseau).

Les granulations qui servent de centre à chaque petit réticulum fibrineux ont les mêmes pro-

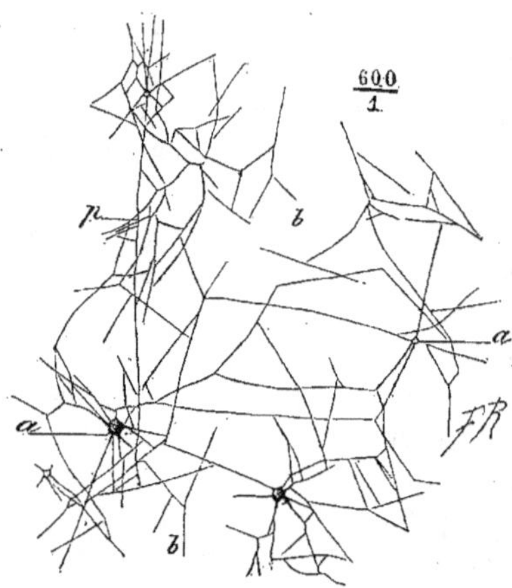

Fig. 56. — Réticulum fibrineux du sang de l'homme, dessiné après coloration avec le sulfate de rosaniline. — *a*, granulation fibrineuse formant le centre d'un système du réticulum; *b*, fibre du réticulum. — 500 diam.

priétés micro-chimiques que les fibrilles ; elles ne sont ni gonflées ni amoindries par l'eau ; ce réactif n'y détermine pas de vacuoles. Elles ne sont donc pas formées par des débris de globules rouges ou blancs. Jamais du reste on ne voit ni un globule blanc, ni un globule rouge servir de point de départ à un réticulum. Les globules blancs qui restent dans la préparation après le traitement par l'eau demeurent isolés, sphériques et facilement reconnaissables à leur réfringence ; jamais il n'en part un prolongement fibrineux. D'autre part, il n'y a jamais de réticulum formé autour d'une vacuole arrondie, ce qui serait le cas s'il s'était développé un réseau autour d'un globule rouge qui aurait ensuite été enlevé ou dissous par le lavage. Ces granulations sont colorées par l'iode et le rouge d'aniline, de même que les fibrilles qui s'en détachent, et leur coloration paraît même plus intense, parce qu'elles sont plus épaisses que les fibrilles.

Pour bien apprécier leur nature, il convient de les étudier au moment de la formation de la fibrine; ce que l'on peut faire sur une préparation ordinaire de sang humain, lorsque l'on a pris bien connaissance du réticulum à l'aide des méthodes indiquées plus haut. Dès qu'une préparation de sang est placée sous le microscope (et il ne s'écoule que quelques secondes, si l'on a pris soin, avant de faire la piqûre, de préparer la lame et la lamelle), il s'y présente, entre les globules, des granulations irrégulières ayant environ 1 µ de diamètre. Ces granulations sont plus faciles à reconnaître au moment où les globules rouges forment des piles entre lesquelles existent des espaces clairs; c'est dans ces espaces qu'elles se montrent avec netteté. En poursuivant alors l'observation, on voit ces granulations grossir progressivement, devenir anguleuses; de leurs bords partent de petits prolongements qui sont les premières travées du réticulum fibrineux. Ce réticulum se complète ensuite peu à peu.

Formation de la fibrine.

Il est probable, d'après ces observations, que les granulations anguleuses, que nous avons signalées plus haut dans le sang en traitant des granulations libres, sont de petites masses de fibrine, et qu'elles sont des centres de coagulation, de la même façon qu'un cristal de sulfate de soude plongé dans une solution du même sel est le point de départ de la cristallisation. Il serait important de savoir si ces granulations existent dans le sang qui circule dans les vaisseaux. Nous n'avons pu encore nous en assurer, mais, comme on les voit dans le sang au bout du temps si court qu'il faut pour exécuter une préparation, il est bien probable que ce sont là des éléments normaux du sang[1].

Rôle des granulations.

Origine des éléments du sang. — Il est admis généralement que les globules blancs du sang proviennent de la lymphe; il est possible qu'ils en viennent tous; il est aussi possible qu'ils se multiplient dans le sang.

Il reste à savoir d'où proviennent les cellules lymphatiques elles-mêmes. Nous avons vu qu'elles peuvent se multiplier après division du noyau en se séparant en deux (voy. p. 161). Les cellules lymphatiques peuvent en outre prendre naissance dans les interstices du tissu conjonctif; nous verrons plus tard, à propos de ce tissu, que cette hypothèse est assez probable. Il peut aussi s'en produire dans les ganglions lymphatiques.

[1] Société de Biologie, 1873.

Aucune de ces origines n'est encore prouvée d'une manière certaine.

Le mode de formation des globules rouges n'est pas encore bien connu.

Granulations vitellines dans les globules rouges.

Lorsque l'on étudie les globules rouges des têtards de grenouilles du septième jour au quinzième jour après la fécondation, soit en observant directement les capillaires et leur contenu sur l'expansion membraneuse de la queue de ce petit animal immobilisé par le curare, soit en examinant le sang qui s'écoule d'une incision pratiquée sur cette expansion membraneuse, on voit que des globules rouges contenant manifestement de l'hémoglobine possèdent encore dans leur masse, à côté du noyau, des granulations vitellines, d'autant plus grosses et d'autant plus abondantes que l'embryon est plus jeune. La présence de ces granulations dans l'intérieur même des globules rouges du sang nous suggère trois hypothèses possibles, sur leur mode de développement. Ces globules rouges ont la propriété de former dans leur intérieur des granulations vitellines; ou bien ils ont joui à une certaine époque de propriétés amiboïdes analogues à celle des globules blancs qui leur ont permis d'absorber ces granulations placées dans leur voisinage; ou bien enfin ils sont un produit ultime de segmentation de la masse primitive de l'embryon. Dans l'état actuel de la science, la première hypothèse n'est guère acceptable; restent les deux autres, et il est impossible de savoir laquelle correspond à la vérité.

Comme les globules rouges présentent des noyaux chez les amphibies et chez les poissons, et qu'ils en ont chez l'homme pendant la vie embryonnaire, on est parti de là pour supposer qu'ils proviennent des globules blancs.

Expérience de Recklinghausen.

Recklinghausen a essayé de le démontrer par l'expérience suivante, dont il nous a indiqué verbalement la plupart des détails[1].

Il faut, pour la faire, se munir d'un vase de verre d'une capacité de 2 à 3 litres et rempli d'eau, d'un petit creuset de porcelaine, d'un verre de montre et d'une assiette. Il faut en outre avoir du papier à filtrer et de l'eau aiguisée de $\frac{1}{100}$ d'acide sulfurique. L'animal qui sert à l'expérience doit être une forte grenouille, bien portante, sans ulcération ni plaie.

---

[1] Les résultats de cette expérience se trouvent indiqués approximativement dans les archives d'anatomie microscopique de *M. Schultze*, t. II, p. 137.

Le creuset est chauffé au gaz ou sur une lampe à alcool jusqu'au rouge sombre, ainsi que le verre de montre; quand le creuset est refroidi, on coupe la peau de la grenouille en avant du sternum avec des ciseaux chauffés. Le sternum découvert est enlevé, le péricarde incisé; la pointe du cœur qui vient faire saillie par la plaie est coupée d'un coup de ciseaux, et le sang qui s'en écoule goutte à goutte et qui n'a touché aucune autre partie de l'animal que les parois du cœur est recueilli dans le creuset et recouvert du verre de montre. Alors le grand vase est vidé, et au fond est placé du papier à filtrer imbibé de l'eau aiguisée d'acide sulfurique. Sur ce papier est déposé le creuset. Sur les bords du vase est mise une couronne de papier à filtrer imbibée de l'eau acidulée, et le tout est recouvert avec l'assiette qu'on a préalablement lavée avec l'eau acidulée.

Toutes ces précautions minutieuses sont destinées et servent en effet à prévenir le développement de microphytes et de microzoaires dans le sang. La chaleur a détruit les germes qui pouvaient exister sur le creuset, le verre, les ciseaux; l'acide sulfurique qui imbibe le papier à filtrer a l'avantage d'être hygrométrique, et d'assurer par conséquent, en maintenant humide le papier à filtrer, la fermeture entre le vase et l'assiette. De plus, il détruit les germes qui pourraient passer avec l'air qui pénètre dans le vase par suite des variations de pression.

Dans ces conditions, le sang peut vivre quinze jours et même un mois, sans qu'il s'y développe ni bactéries, ni microphytes d'aucune espèce.

Nous avons fait trois de ces appareils que nous avons laissés l'un dix jours, l'autre quinze jours, et le troisième vingt-cinq jours.

Au bout de dix jours, la fibrine était redissoute.

Au bout de vingt-cinq jours, nous avons retrouvé les globules rouges intacts ou avec des boules sur leurs bords, comme nous les avons décrits plus haut; quelquefois ils étaient échancrés. Quelques-uns des globules blancs avaient conservé leurs mouvements amiboïdes et avaient mangé une partie des boules formées aux dépens des globules rouges.

Outre ces globules bien caractérisés, on trouvait des cellules fusiformes, des globules rouges qui avaient perdu leur hémoglobine et étaient déformés de diverses manières. Mais rien n'autorisait, dans tout ce qui a été vu, à dire que les globules blancs forment les globules rouges. En tout cas, ils n'en forment pas tous, car au bout de vingt-cinq jours, il en reste un grand nombre; il paraît même, d'après les préparations, en rester un aussi grand nombre qu'il y en avait au début.

Pour trouver la solution de cette question il faudrait donc disposer autrement l'expérience. Elle réussirait peut-être sur des animaux à sang chaud, en maintenant les éléments à une température convenable. Chez ces animaux, en effet, la vitalité des éléments étant plus considérable, les changements ou les transformations se feraient plus rapidement; mais l'expérience est difficile à disposer et n'a pas encore été faite. On ne peut donc encore rien dire de positif sur ce point[1].

RÉSUMÉ DES NOTIONS ACQUISES SUR LE SANG.

Les observations et les expérimentations diverses auxquelles nous avons soumis le sang nous ont fourni quelques données certaines sur sa constitution, en même temps qu'elles nous ont amené à une série de questions non encore résolues. Nous allons résumer ici brièvement le peu de faits que nous avons pu reconnaître comme certains, et puis nous indiquerons les problèmes qui restent à résoudre à propos de chaque partie de ce sujet.

Nos études sur les globules rouges nous ont appris à connaître leurs dimensions, leur forme chez les différents animaux, leur nombre approximatif dans une quantité donnée de sang.

Les changements de forme que nous avons vu subir aux globules par suite de conditions simplement physiques, comme par exemple par suite de l'étroitesse ou de la forme tortueuse des passages à travers lesquels les entraîne un courant sanguin, nous montrent que la manière dont ces globules sont composés est extensible et élastique, susceptible de s'allonger, de s'amincir, de prendre des formes diverses. Les aspects que nous ont présentés les globules dans ces conditions et dans diverses autres, comme par exemple par l'action de la chaleur, nous portent à penser, avec la majorité des histologistes, que ces globules n'ont pas une véri-

Globules
rouges.

---

[1] Différents anatomo-pathologistes, Klebs, Erb, Neumann, ont fait une observation favorable à la théorie de Recklinghausen. Ils ont trouvé dans le sang des leucémiques des globules rouges ayant des noyaux. Dans plusieurs occasions j'ai essayé de répéter cette observation, je n'y ai jamais réussi.

table membrane. Cependant l'action remarquable de l'alcool dilué et du rouge d'aniline démontre, aussi bien pour les globules des mammifères que pour les globules des amphibies, qu'il y a à la périphérie de ces globules une couche spéciale nettement limitée par un double contour. La constitution de cette couche pourrait, il est vrai, différer très-peu de celle du reste du stroma.

Quant à la forme singulière et spéciale de ces globules, discoïde avec un renflement sur les bords, ou ellipsoïde aplatie, nous n'en connaissons absolument pas la raison. En s'appuyant sur l'observation des globules plissés que nous avons décrits, on a admis qu'il y avait dans les globules elliptiques des filaments qui unissent le noyau à la périphérie du globule, et qui en détermineraient ainsi la forme, et l'on a supposé qu'il y avait quelque chose de semblable dans les globules discoïdes. Mais nous avons vu que cette observation repose sur une illusion d'optique, et que ces filaments ou prolongements protoplasmiques dont certains auteurs ont parlé n'existent point. Cette théorie tombe donc avec l'erreur qui lui a donné naissance.

La forme et le volume constant des globules rouges ont amené à penser que ces corps sont, ou bien des cellules proprement dites, ou bien des cellules transformées; en d'autres termes, qu'un globule était formé à l'origine par une cellule complète. La présence des granulations vitellines dans les globules rouges de l'embryon de grenouille, l'existence d'un ou de plusieurs nucléoles dans ces globules chez l'animal adulte, viennent donner un nouvel appui à cette manière de voir.

Quant à la constitution chimique de ces globules, nous savons qu'ils sont composés d'un stroma albuminoïde et d'une matière colorante, l'hémoglobine. La spectroscopie nous a appris que c'est cette matière colorante, cristallisable et définie, qui existe seule dans le sang, tandis que ses dérivés, l'hématine, l'hémine, etc., sont des produits artificiels et ne se trouvent que dans un sang décomposé ou anormal. Mais nous ignorons absolument comment le stroma se trouve disposé dans le globule, si c'est un lacis, une sorte d'éponge dans laquelle se trouve l'hémoglobine, ou en général quelle est la construction intime du globule sanguin.

Nous avons reconnu l'identité des globules blancs avec les cellules lymphatiques; ils ont les mêmes conditions de vie, de mouvements, d'échanges chimiques que ces cellules, et par consé-

Globules blancs.

quent nous renvoyons à ce que nous en avons dit au chapitre précédent ; nous avons montré en outre que le nombre plus ou moins grand de ces éléments, que l'on trouve dans un sang donné, tient surtout à la facilité et à la rapidité plus ou moins grandes du courant sanguin.

Granulations et fibrine.

Outre ces éléments, nous avons appris à distinguer dans le sang deux sortes de granulations, les unes rondes, les autres anguleuses et servant de points d'origine au reticulum fibrineux. Nous connaissons la disposition de ce reticulum chez les mammifères et chez les amphibies, et les réactions microchimiques qui en distinguent les fibrilles ; mais nous n'avons encore aucune notion sur la cause qui produit cette disposition de la fibrine en dehors des vaisseaux.

Origine des globules.

Quant à la formation des globules rouges chez l'adulte, il n'est absolument pas démontré jusqu'à présent qu'ils dérivent des globules blancs, malgré les expériences de Recklinghausen. Cependant, d'une part leur nature cellulaire, démontrée par la présence du noyau et du nucléole chez les batraciens, et d'autre part l'absence de signes de multiplication dans les globules rouges des mammifères une fois formés, puisqu'ils ne renferment pas de noyau, conduisent à penser qu'ils dérivent d'une autre espèce de cellules. Dans cette hypothèse, on ne voit aucun élément de l'organisme en dehors des globules blancs, auquel on puisse attribuer leur production. Reste alors la question de l'origine des globules blancs. Nous avons vu qu'ils peuvent se multiplier et faire souche. Cette multiplication peut avoir lieu dans la lymphe, dans le sang, dans les ganglions lymphatiques, voire même dans les interstices du tissu conjonctif, car l'hypothèse qui les faisait naître spontanément dans un blastème n'est plus guère admise. Sur ce point, comme sur tant d'autres, cette théorie du blastème perd constamment du terrain.

En somme, il reste encore à résoudre, à propos du sang, une grande quantité de problèmes ; les résultats que nous avons indiqués constituent à peu près l'ensemble de ce que la science a acquis de certain sur ce point jusqu'aujourd'hui. Les procédés que nous avons décrits minutieusement, ainsi que les faits que chacun d'eux nous a mis à même de constater, pourront guider pour la méthode à suivre dans des observations ultérieures.

Fonctions du sang.

Les résultats que nous venons de résumer permettent, malgré leur insuffisance et les nombreuses lacunes qui restent à combler dans cette partie de l'histologie, de tirer des faits quelques déductions intéressantes sur le rôle du sang dans l'économie.

Comme nous aurons l'occasion de le démontrer plus complétement dans la suite de ces études, en traitant de la circulation, le sang, contenu dans un système de canaux limité et formant un circuit fermé, ne se trouve nulle part en communication directe avec les tissus; il n'est donc pas exact de dire que les tissus de l'économie sont baignés dans le sang, et que c'est le milieu dans lequel ils vivent. Le liquide dans lequel les organes sont plongés et dont ils sont imbibés, c'est, comme nous l'avons vu, la lymphe; c'est la lymphe qui sert d'intermédiaire entre le sang et les éléments des tissus, et qui est l'organe de leurs échanges mutuels.

S'il n'est pas directement en contact avec les éléments, le sang n'en a pas moins vis-à-vis d'eux une fonction très-importante, celle de leur apporter l'oxygène dont ils ont besoin. Les recherches histologiques récentes, et en particulier les découvertes faites avec le spectroscope, ont mieux précisé le mécanisme de l'hématose et montré que l'oxygène n'est pas charrié indifféremment par toutes les parties du sang. C'est l'hémoglobine, contenue exclusivement dans les globules rouges, qui a la propriété, comme l'ont démontré Hoppe Seyler et Stokes, d'entrer en combinaison avec l'oxygène; cette substance peut, comme nous l'avons vu, s'oxygéner, être réduite, et puis s'oxygéner de nouveau. Les globules rouges, entraînés par le courant sanguin dans toutes les parties de l'organisme, y apportent avec eux l'hémoglobine, et par son intermédiaire l'oxygène dont elle s'est chargée lors du passage des globules dans les capillaires pulmonaires. C'est donc par le moyen de ces organites que l'oxygène est mis à la portée de tous les éléments irrigués par les capillaires sanguins. A ce point de vue, le système vasculaire sanguin remplit donc chez les animaux supérieurs la même fonction que remplissent chez les insectes les trachées. Ces dernières présentent un réseau encore plus ramifié et à terminaisons beaucoup plus fines que les capillaires sanguins; elles sont aussi destinées à amener l'oxygène au contact des tissus, mais elles y apportent l'air en nature, tandis que chez les animaux supérieurs il y est amené par l'intermédiaire des globules rouges.

Nous avons remarqué, en étudiant l'action des divers réactifs sur les globules sanguins, qu'ils ne se comportent pas tous de la même façon vis-à-vis du même réactif qui les atteint en même

Le sang ne baigne pas les tissus.

Les globules apportent l'oxygène aux tissus.

Rôle nutritif des globules rouges.

temps : il s'en trouve qui perdent leur forme dès les premiers instants, d'autres qui la conservent pendant des heures; certains abandonnent leur hémoglobine dès qu'ils sont mis en contact avec l'eau; d'autres, au contraire, conservent longtemps leur couleur jaune. Ces différences dans l'action des réactifs paraissent tenir à des différences dans la vitalité des globules et viennent de ce que ces globules sont dans des périodes d'évolution différentes. Dans les premiers temps, dans une période plus rapprochée de celle de leur formation, c'est du moins ce que nous supposons, ils opposeraient à la destruction une force de résistance plus grande que dans la suite. Il y aurait donc des périodes dans la vie des globules où ils résisteraient moins aux actions chimiques. Si nous rapprochons de ces observations le fait que nous avons signalé (p. 188), la destruction des globules rouges par la bile, il paraît assez vraisemblable qu'il y a dans le corps des organes où les globules rouges, à une période donnée de leur évolution, peuvent perdre leur forme et disparaître comme éléments en se dissolvant dans le plasma, dont ils augmenteraient la richesse nutritive. Les globules sanguins, outre qu'ils portent l'hémoglobine, auraient donc encore pour rôle de transporter dans l'organisme des matières nutritives sous un petit volume et de servir ainsi à la nutrition.

Ce fait n'est du reste pas isolé; dans les cellules lymphatiques de l'écrevisse et du homard, nous avons signalé des granulations qui possèdent les mêmes caractères que les corpuscules vitellins de certaines espèces animales. Ces granulations paraissent avoir le même rôle que possèdent les globules rouges chez les animaux à sang chaud, celui d'être détruites pour servir à la nutrition. Ce qui confirme cette hypothèse, c'est précisément la ressemblance de ces granulations avec les corpuscules vitellins, car ces derniers sont évidemment destinés à la nutrition.

CHAPITRE III

ÉPITHÉLIUMS

L'étude des épithéliums a sa place marquée immédiatement après celle du sang et de la lymphe, car ce sont, après les tissus dont nous venons de parler, ceux dont la constitution est la plus simple et l'observation la plus facile.

Pour bien comprendre les épithéliums, il est nécessaire de les prendre à leur origine et de suivre leur développement. Nous serons donc forcé de commencer par étudier sommairement le premier développement de l'embryon.

Premières phases du développement des tissus dans l'embryon. — Tout embryon de vertébré naît dans un œuf. L'œuf des mammifères est constitué par une enveloppe, la membrane vitelline; un contenu cellulaire, le vitellus; un noyau, la vésicule germinative; dans l'intérieur de celui-ci, un ou plusieurs nucléoles, taches germinatives. Il représente donc complétement une cellule telle que la concevait Schwann, c'est-à-dire un élément anatomique limité par une membrane et contenant un noyau muni de nucléoles.

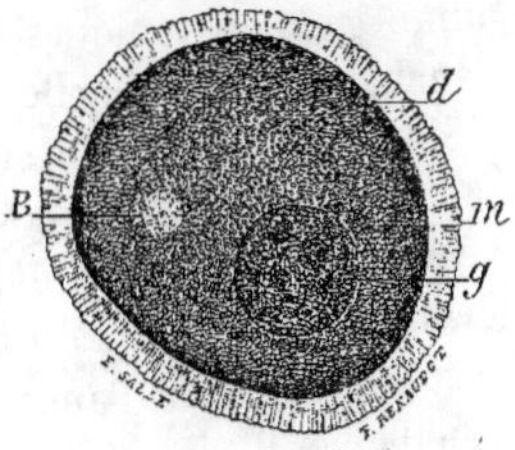

Fig. 57. — Ovule ovarien de la souris. — *m*, membrane vitelline; *d*, vitellus; *g*, vésicule germinative. (500 d.)

L'œuf des oiseaux est constitué un peu différemment; il contient, outre la masse cellulaire proprement dite que l'on nomme le vitellus de formation, un vitellus de nutrition qui ne doit pas entrer dans la composition primitive de l'embryon. Les œufs de cette espèce sont dits *méroblastes;* les autres sont appelés *holoblastes.*

Nous n'entrerons pas ici dans les détails sur la formation de l'œuf, nous l'étudierons plus tard à propos de l'ovaire. Ici nous nous contenterons d'indiquer en quelques traits les premières phases du développement de l'embryon, pour permettre au lecteur de comprendre la disposition des différents épithéliums.

Œuf de poule.

C'est surtout sur l'œuf de poule qu'il est facile d'observer dans tous ses détails le développement de l'embryon, et c'est aussi l'objet que l'on a choisi le plus souvent pour ces études. Comme ce développement offre en somme peu de différences dans la série animale, et que nous l'étudions ici, non pas au point de vue de l'histoire naturelle, mais au point de vue de l'histogenèse, il suffira de nous rendre compte de ce qui se passe dans l'embryon de poule.

Œuf fécondé non couvé.

Prenons d'abord l'œuf de poule fécondé et non couvé. Laissons de côté la coquille, les enveloppes extérieures et le blanc ou albumine de l'œuf, et considérons seulement le jaune ou vitellus. Le jaune est maintenu au milieu de l'albumine par deux prolongements appelés *chalazes*. Ces prolongements s'insèrent au-dessus de son centre de gravité, de sorte qu'il garde toujours la même position par rapport à l'horizon, même quand l'œuf tourne autour de son axe. Aussi, lorsqu'on pratique une petite ouverture au niveau de l'équateur d'un œuf, on aperçoit, sur le jaune, gagnant toujours la partie supérieure, une petite tache blanchâtre qu'on appelle la cicatricule.

Si, après avoir fait durcir l'œuf par la coction, on fait en ce point une coupe perpendiculaire à la surface du jaune, on voit que la cicatricule se continue dans son intérieur par un filament qui se termine au voisinage du centre par un petit renflement. La cicatricule est ce que Pander a appelé la *plaque germinale* (Keimscheibe), et His l'*archiblaste*. Le petit renflement ou nodule central a été appelé par Pander noyau central, et porte le nom de *noyau de Pander*.

Douze à quatorze heures après la fécondation, on voit dans l'œuf de poule lorsqu'il est encore dans l'oviducte, la première segmentation[1]. La cicatricule se divise en deux, puis en quatre,

---

[1] La segmentation a été remarquée pour la première fois par Prevost et Dumas sur les œufs de grenouille (*Annales des sciences naturelles*, 1824, t II, p. 110). Coste l'a observée sur les œufs de poule (*Comptes rendus de l'Acad. des sciences*, 1848, t. XXX, p. 638), et Bischoff (*Entwicklungsgeschichte des Kanincheneies*, Braunschweig. 1842) et . Baer, sur l'œuf des mammifères.

puis en huit segments. Ensuite la segmentation se continue suivant des plans qui ne passent plus par le centre de la cicatricule.
En très-peu d'heures, toute la masse est transformée en boules
de segmentation.

Sur un œuf fécondé, pondu et non couvé, la cicatricule apparaît comme une tache blanche. Son centre est opaque, entouré
d'une zone plus claire et d'un bord qui est de nouveau plus
opaque.

Pour bien étudier la constitution de la cicatricule, la meilleure méthode, classique aujourd'hui, est la suivante : Après
avoir cassé l'œuf en un point, on enlève les fragments de coquille
avec une pince, et le jaune auquel il adhère toujours un peu
d'albumine, est mis dans une solution d'acide chromique à
2 pour 1000. A mesure que l'albumine se coagule, elle est enlevée avec la pince, jusqu'à ce qu'il n'en reste plus à la surface du
jaune; celui-ci est placé alors dans une nouvelle solution d'acide
chromique à 2 pour 1000 et y est laissé pendant huit à dix jours.
Quand le durcissement est produit, la portion à laquelle appartient la cicatricule est enlevée avec un scalpel, lavée à l'eau distillée et placée dans une solution légère de carmin neutre.
Ensuite le fragment est mis dans de l'eau distillée, puis dans de
l'alcool à 36 degrés, après cela dans de l'alcool absolu, et finalement il est inclus dans un mélange de cire et d'huile dont on
prend des proportions telles que la consistance du mélange soit
à peu près la même que celle du tissu.

Les coupes doivent être faites à main levée avec un rasoir
trempé dans de l'essence de térébenthine ou dans de l'essence
de girofle. Une goutte de la même essence est mise sur la lame
de verre et on y fait glisser la coupe en trempant dans la goutte
d'essence la partie du rasoir où elle se trouve. Ces préparations,
après avoir été lavées avec l'essence, sont conservées dans du
baume du Canada ou dans de la résine de Dammar. On peut également employer un mélange à parties égales de résine de Dammar
dissoute dans l'essence de térébenthine et de mastic en larmes
dissous dans le chloroforme.

Il convient aussi d'étudier isolés les éléments qui constituent
la cicatricule; pour cela, il faut prendre directement sur l'œuf
les boules de segmentation. Mais la difficulté consiste précisément
à les recueillir, car on risque toujours de les avoir mélangées
soit avec du vitellus de nutrition, soit avec de l'albumine. Pour

Méthode
pour étudier
la cicatricule.

Boules
de
segmentation.

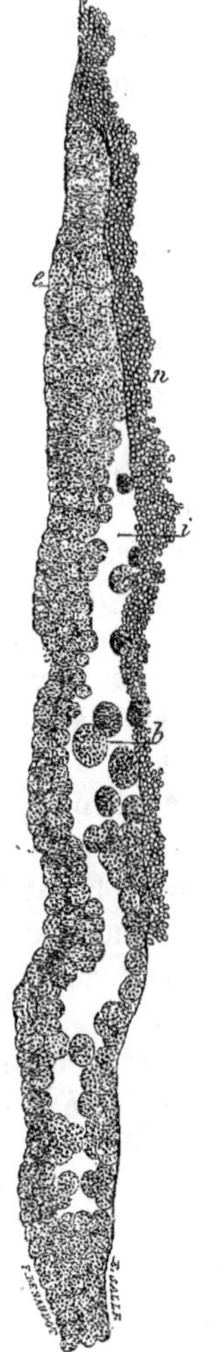

Fig. 58. — Œuf de poule fécondé, pondu et non couvé. Coupe perpendiculaire à la surface de la cicatricule. — *e*, couche cellulaire représentant le feuillet externe ; *b*, boules de segmentation ; *i*, cavité germinale ; *n*, granulations du vitellus de nutrition (400 d.)

éviter cet inconvénient, on se sert d'une pipette de verre à pointe très-effilée que l'on plonge dans la cicatricule ; en aspirant à l'autre bout on en obtient des portions semi-liquides, qui, déposées sur une lame de verre, montrent au microscope des sphères de segmentation.

Peremeschko [1] a soutenu qu'à 32 ou 34 degrés les boules de segmentation ont des mouvements amiboïdes ; nous les avons étudiées à l'aide de la platine chauffante au degré indiqué, mais nous n'y avons pas observé de mouvements analogues aux mouvements amiboïdes. Il est fort possible que les mouvements observés par cet auteur aient été des mouvements passifs causés par les courants liquides qui se produisent toujours dans les préparations lorsque l'on élève la température ; sous l'influence de ces mouvements, les boules peuvent changer d'aspect et même se déformer. Mais ces mouvements passifs ne sauraient être comparés aux mouvements amiboïdes, et pour être certain que ces sphères ont des mouvements propres, il faudrait y avoir constaté de vrais prolongements, analogues à ceux des cellules lymphatiques. Traitées par le carmin, ces boules de segmentation se gonflent et disparaissent, et, à l'endroit où elles se trouvaient, apparaît un

[1] *Peremeschko, Wiener Sitzungsberichte,* 1868.

noyau qui se colore en rouge. Ce noyau n'a pas un double contour et il possède des vacuoles. Il y a donc des caractères particuliers qui le font différer des noyaux ordinaires des cellules.

Les coupes transversales faites au niveau de la cicatricule sur un œuf pondu et non couvé, durci par la méthode que nous avons indiquée plus haut, montrent à la surface de la cicatricule, sous la membrane du jaune, une couche constituée par plusieurs rangées de cellules polygonales superposées *e* (fig. 58) qui paraissent unies par un ciment. Au-dessous, se trouvent des cellules sphériques de grandeur variable et remplies de grosses granulations. Ces cellules, dont la dimension dépasse le plus souvent de beaucoup celle des cellules unies en membrane dont nous venons de parler, sont les boules de segmentation. Elles sont isolées ou bien groupées à trois ou quatre, et disposées irrégulièrement, comme suspendues à la partie inférieure de la première couche. D'après His, il partirait souvent de cette première couche, qui constitue le feuillet externe du blastoderme, des prolongements, sortes d'appendices, qu'il nomme processus sous-germinaux (*subgerminale Fortsaetze*[1]), et qui seraient constitués par de grosses cellules rondes, mises bout à bout. Ces processus ne se trouvent pas sur toutes les préparations; le plus souvent, on n'aperçoit au-dessous du feuillet externe que des boules de segmentation demeurées sphériques et disposées de façons diverses.

Feuillet externe du blastoderme.

Dans quelques cas, au-dessous du feuillet externe, se trouvent des cellules qui paraissent fusiformes sur la coupe, et qui sont en réalité des cellules plates, soudées les unes aux autres par leurs bords. Ces cellules, unies en groupe de quatre à six, sont disposées au-dessous du feuillet externe, auquel vont se rattacher les extrémités des chaînons qu'elles forment. Dans d'autres préparations, elles se sont soudées les unes aux autres en plus grand nombre, de manière que leur coupe forme une seconde ligne presque ininterrompue au-dessous du feuillet externe. Dans ce cas, elles forment un second feuillet au-dessous du premier : c'est le feuillet interne du blastoderme.

Feuillet interne du blastoderme.

Enfin, au-dessous de ces cellules diversement disposées et groupées, se trouve la cavité du germe, remplie d'un plus ou moins

---

[1] *W. His*, Untersuchungen über die erste Anlage des Wirbelthierleibes. Leipzig, 1868, p. 9.

grand nombre de boules de segmentation. Elles sont accumulées surtout au fond de la cavité. Au delà, la coupe présente à considérer les granulations du vitellus de nutrition, qui n'appartiennent plus à l'embryon. En résumé, l'œuf fécondé pondu et non couvé présente, au niveau de la cicatricule, des cellules polygonales unies les unes aux autres sur plusieurs couches et constituant le feuillet externe, des cellules plates formant plus ou moins complétement le feuillet interne, et une cavité remplie de sphères de segmentation.

Au bout de dix-sept heures d'incubation environ apparaît, d'après Peremeschko. le feuillet moyen. Tout d'abord se montrent, entre le feuillet externe et l'interne, des boules de segmentation, en même temps qu'il s'en trouve encore sur le fond de la cavité du germe. D'après Peremeschko, les boules qui se trouvent entre les deux feuillets y seraient venues du fond de la cavité en traversant le feuillet interne.

Embryon après vingt-quatre heures d'incubation. Après vingt-quatre heures d'incubation, les trois feuillets sont nettement formés ; les boules de segmentation se sont disposées en couches continues pour former le feuillet moyen. Au-dessous des trois feuillets, on voit la cavité du germe, sur le fond de laquelle se trouvent encore des boules de segmentation en petit nombre. Au bord de la cicatricule, le feuillet moyen n'existe pas et le feuillet interne vient toucher l'externe ; c'est ce point que His appelle le *rempart du germe* (Keimwall).

Dans les heures qui suivent les vingt-quatre premières, l'embryon prend une forme définie. Il apparaît un sillon que l'on appelle le *sillon dorsal*. Il est formé aux dépens du feuillet externe, mais en son milieu les deux feuillets externe et moyen sont confondus l'un avec l'autre.

Embryon après quarante-huit heures d'incubation. Au bout de trente-six à quarante-huit heures, le développement est beaucoup plus avancé. Sur une coupe perpendiculaire à l'axe spinal et passant par la partie moyenne de l'embryon, le sillon dorsal est fermé et est devenu le canal vertébral (fig. 59) ; des deux côtés on voit deux masses qui sont les vertèbres primitives. En avant du canal vertébral se trouve la corde dorsale *cd* ; elle repose sur le feuillet interne. Entre ce dernier et le feuillet externe, on distingue la lame latérale *m* qui, elle-même, se divise en deux couches distinctes pour laisser une cavité *p* qui est la cavité pleuro-péritonéale. Déjà existent les deux aortes primitives *a*, qui se trouvent en bas dans le sillon que laissent

entre elles les vertèbres primitives et les lames latérales ; en haut,
dans un sillon analogue, se trouve le corps de Wolff *c*.

Nous nous arrêtons ici dans cette histoire du développement
de l'embryon ; le point où nous sommes arrivé permet de comprendre aisément la part considérable qui revient à chaque
espèce d'épithélium dans ce développement.

Le feuillet externe donne naissance à l'épiderme et aux cellules
des glandes de la peau.

Le feuillet interne constituera l'épithélium des muqueuses,
celui des glandes qui en dépendent, ainsi que l'épithélium pulmonaire.

Ces deux feuillets du blastoderme présentent, dès leur origine,
comme nous allons le voir, les caractères spéciaux des épithé-

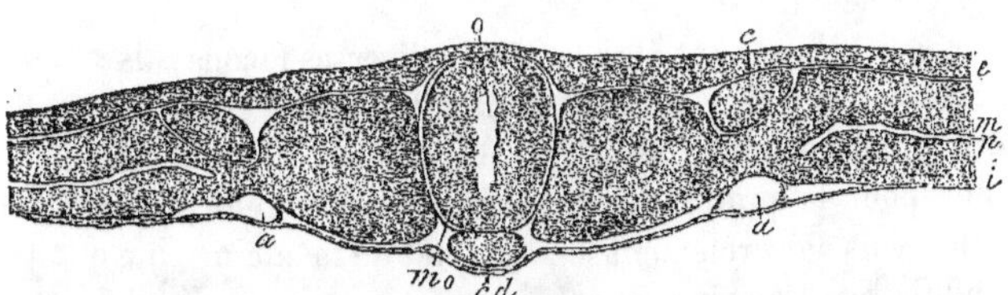

Fig. 59. — Embryon de poule après cinquante-six heures d'incubation. Coupe
transversale de la région dorsale. — *e*, feuillet externe ; *m*, feuillet moyen ;
i, feuillet interne ; *p*, cavité pleuro-péritonéale ; *a*, aortes primitives, *mo*, moelle
épinière ; *c*, corps de Wolff ; *cd*, cordes dorsales ; *o*, canal central de la moelle,
(110 d).

liums : ils sont composés uniquement de cellules soudées les
unes aux autres pour former membrane. Les premiers tissus qui
se montrent dans l'organisme ont donc la forme épithéliale.

Du corps de Wolff se forment les reins et les organes géni-
taux, avec les épithéliums qui leur appartiennent. Des vertèbres
primitives et des lames latérales naissent les tissus cartilagineux,
osseux, conjonctif et musculaire. Le feuillet externe de la lame
latérale donne naissance aux parties périphériques du corps, les
membres compris. Du feuillet interne de cette lame naissent la
partie connective et musculaire de l'intestin, le cœur et la charpente du poumon. La cavité pleuro-péritonéale, située entre les
deux feuillets des lames latérales, représente la première cavité
séreuse, et c'est sur sa surface qu'apparaissent d'abord ces épithéliums spéciaux, connus aujourd'hui sous le nom d'endothéliums.

Définition et classification des épithéliums. — Les épithéliums sont définis par trois caractères principaux qui ne se trouvent réunis que dans ces tissus :

Ils sont toujours disposés sur des surfaces ; ainsi, ils tapissent la surface externe du corps, les membranes muqueuses, les conduits et les culs-de-sac glandulaires, les surfaces séreuses, la cavité du cœur et celle des vaisseaux.

Ils sont constitués uniquement par des cellules juxtaposées et soudées les unes aux autres par un ciment intercellulaire dont l'épaisseur varie.

Ils ne contiennent jamais de vaisseaux.

Ces trois caractères, disposition en couches de revêtement, soudure des cellules, absence de vaisseaux, servent à définir le tissu épithélial.

Les épithéliums ont été classés de diverses façons ; ils ont été divisés, suivant leur siége, en épithéliums de revêtement et en épithéliums glandulaires. Mais cette distinction, qui peut êtres bonne pour la pratique, n'est pas fondée en morphologie ; les épithéliums de revêtement sont au fond de même origine que les glandulaires. Remak a signalé en effet à ce sujet une loi générale sur laquelle Kölliker[1] a beaucoup insisté. Lorsqu'il naît une glande au-dessous d'une surface couverte d'épithélium, il part de la face profonde de celui-ci un bourgeon qui s'enfonce dans l'intérieur des tissus et qui est constitué par des cellules du même genre que celles de l'épithélium dont il provient. Ce bourgeon s'allonge peu à peu et pénètre jusqu'à la profondeur où atteindra la glande. Il est d'abord plein, formé tout entier de cellules, et ce n'est que plus tard qu'il se produit une cavité dans son intérieur. Les deux espèces d'épithélium dont nous venons de parler ont donc une même origine et ne forment, au point de vue du développement, qu'une seule et même espèce, quoique plus tard les fonctions des uns et des autres deviennent différentes. Nous reviendrons du reste sur ce point à la fin de l'étude des épithéliums, et l'on comprendra alors pourquoi la distinction en épithéliums de revêtement et en épithéliums glandulaires ne saurait être un point de départ pour une bonne classification.

Généralement, les épithéliums sont classés aussi d'après la forme des cellules qui les constituent, et le nombre des couches

[1] *Kölliker*, Entwicklungsgeschichte dés Menschen, 1861, p. 538 et suivantes.

superposées de ces cellules. A ce point de vue, on a distingué :

1° L'épithélium formé d'une seule couche de cellules plates, ou *endothélium*. Cet épithélium se développe surtout aux dépens du feuillet moyen, et se rencontre sur les parois des cavités séreuses et des vaisseaux. Cependant, il s'en développe aussi aux dépens du feuillet interne du blastoderme. Ainsi, l'épithélium pulmonaire est un endothélium.

2° L'épithélium formé de plusieurs couches de cellules superposées ou *épithélium pavimenteux stratifié*. L'épiderme, l'épithélium de la bouche, celui du pharynx, etc., appartiennent à cette espèce.

3° L'*épithélium à cils vibratiles*. Cet épithélium se rencontre dans la trachée et dans les grosses bronches, dans les fosses nasales, dans l'utérus et dans les trompes, etc.

4° L'*épithélium cylindrique*, qui diffère de l'épithélium pavimenteux en ce qu'il est composé de cellules molles, aplaties latéralement les unes contre les autres. La plupart des auteurs ne considèrent comme appartenant à ce groupe que les épithéliums qui ont des cellules très-allongées; en réalité on doit y ranger tous ceux qui sont formés de cellules molles et prismatiques, quelle que soit du reste la hauteur de ces cellules.

Nous n'insisterons pas plus longtemps sur ces divisions, et nous ne discuterons pas ici leur exactitude. Au point de vue pratique auquel nous nous plaçons, elles n'ont pas une grande importance.

ÉTUDE PRATIQUE DES ÉPITHÉLIUMS.

Toutes les surfaces du corps, comme nous venons de le voir, sont recouvertes d'épithélium ; mais tandis que l'épiderme et les produits cornés ont une grande consistance, l'épithélium des membranes muqueuses et des séreuses est formé de cellules molles.

Pour les préparer, nous aurons à tenir compte de cette différence. Mais la manière de recueillir ces tissus et les préparations qu'on leur fait subir varient bien davantage suivant que l'on se propose d'étudier les cellules isolées ou d'examiner leurs rapports.

L'observation des cellules isolées a pour but de déterminer leur forme et le détail de leur structure. L'examen de l'ensemble du tissu permet de se rendre compte de l'arrangement réciproque des cellules, de l'épaisseur plus ou moins grande du ciment intercellulaire, du nombre des couches de cellules superposées, enfin des rapports de ce tissu avec les parties sous-jacentes, avec les vaisseaux et avec les nerfs.

La connaissance complète d'un épithélium ne s'obtient que par la combinaison de ces deux observations. Nous exposerons donc successivement les procédés à suivre pour étudier les cellules isolées et les méthodes à employer pour faire des préparations qui permettent d'examiner les cellules dans leur ensemble.

Méthodes pour l'étude des cellules isolées. — Les cellules épithéliales peuvent être séparées les unes des autres, soit directement par des procédés mécaniques, soit à l'aide de réactifs chimiques qui dissolvent le ciment intercellulaire et laissent les cellules flotter librement dans le liquide de la préparation.

Moyens mécaniques de dissociation. — Le moyen le plus simple et le plus rapide pour se procurer des cellules épithéliales consiste à racler avec un scalpel une surface couverte d'épithélium. La petite masse qui reste adhérente à la lame de l'instrument est diluée dans une goutte d'eau sur une lame de verre, agitée avec une aiguille et divisée ainsi en fragments très-petits. La préparation recouverte d'une lamelle présente des lambeaux plus ou moins grands d'épithélium à côté desquels il est facile de trouver des cellules épithéliales isolées. Les cellules obtenues de cette façon sont toujours modifiées dans leur forme, non-seulement par le scalpel ou les aiguilles, mais surtout par l'action de l'eau, qui altère ces éléments et les rend souvent méconnaissables. Aussi ce procédé ne donne que des résultats très-imparfaits, et ne doit être employé que dans les cas où il est nécessaire d'avoir immédiatement une notion approximative de la forme ou de la disposition d'un épithélium. Les épithéliums muqueux peuvent être dissociés ainsi avec quelque succès; pour les épithéliums plus consistants, le résultat de ce procédé est médiocre.

Un moyen analogue est employé avec avantage pour l'examen de l'épithélium de la paroi buccale. Il suffit de racler avec l'ongle la surface intérieure de la joue, et de dissocier dans un peu de salive sur une lame de verre la petite masse qui est restée à l'ongle pour trouver dans la préparation beaucoup de cellules épithéliales isolées. Ces cellules se montrent pour la plupart comme des plaques irrégulièrement polygonales, possédant dans leur intérieur un noyau ovalaire, entouré d'un semis de granulations plus ou moins abondantes ; d'autres, en moins grand nombre, sont fusiformes, très-allongées, munies d'un noyau en forme de bâtonnet. Lorsque ces cellules sont déplacées dans la préparation, soit par une pression exercée sur la lamelle, soit par le courant produit par une goutte de liquide déposée sur l'un de ses bords, elles prennent alternativement l'une ou l'autre de ces deux formes, suivant qu'elles se présentent de face ou de profil. Elles sont donc en réalité plates, minces, et possèdent à leur centre un noyau ovalaire et aplati. L'extrême minceur de leurs bords leur donne une grande flexibilité ; aussi très-souvent ils sont repliés sur le corps de la cellule, sur lequel ils figurent une strie latérale. En faisant varier le point à l'aide de la vis micrométrique, on se rend facilement compte de cette disposition. Les cellules présentent encore sur leur sur-

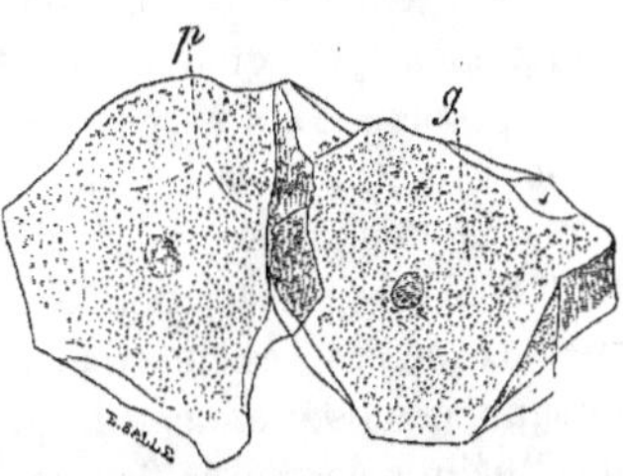

Fig. 60. — Deux cellules de l'épithélium de la paroi interne de la joue. — *p*, lignes d'empreinte ; *g*, granulations. (375 d.)

face des lignes droites, irrégulières, qui peuvent être observées avec de forts objectifs sur une cellule parfaitement étalée ; ces lignes ne sont autre chose que l'empreinte des cellules voisines, qui les recouvraient en partie pour former le revêtement.

Lorsque deux cellules isolées ensemble sont restées en relation (fig. 60), il est facile de s'assurer que les dépressions et les plis de leur surface dépendent de leur emboîtement réciproque.

Ces cellules plates peuvent être ramenées à la forme sphérique par l'action de la potasse à 40 pour 100 ; elles diminuent alors de diamètre. Si l'on ajoute de l'acide acétique pour neutraliser la potasse, toute la masse de la cellule devient granuleuse, sauf une bordure claire, que l'on considère généralement comme une membrane.

Le raclage peut aussi être employé pour l'étude à l'état vivant des cellules épithéliales à cils vibratiles. Chez la grenouille, après avoir ouvert la bouche de l'animal, il est facile d'enlever par ce procédé à la surface du pharynx des lambeaux d'épithélium qui, recouverts d'une lamelle, montrent sur leurs bords des cils vibratiles. Mais pour bien étudier les mouvements de ces cils, il faut procéder d'une façon un peu différente, et examiner l'épithélium dans l'humeur aqueuse, où il se conserve. On crève d'abord un œil à la grenouille, et l'on met une goutte d'humeur aqueuse sur le porte-objet chambre humide ; puis on racle sur le pharynx un peu d'épithélium qui est placé dans l'humeur aqueuse ; le tout est recouvert d'une lamelle, et celle-ci est bordée avec de la paraffine.

Dans cette préparation se trouvent des rangées plus ou moins longues de cellules munies de cils vibratiles qui s'agitent et produisent dans le liquide un courant manifesté par le déplacement des globules de sang ou des granulations qui y nagent. Lorsque ces corpuscules arrivent au voisinage des cils, ils sont rejetés au loin. Les groupes de cellules qui n'adhèrent pas à la lame de verre et qui flottent librement dans le liquide sont déplacés par l'action des cils sur ce dernier et tournent sur eux-mêmes ; ce mouvement de rotation devient plus rapide lorsque les cils prennent un point d'appui solide sur une partie d'épithélium demeurée fixe.

Si l'on examine la préparation le lendemain, on remarque que dans le centre les cils ont perdu le mouvement ; ils l'ont conservé sur les bords, c'est-à-dire là où ils ont eu de l'oxygène à leur disposition. Ce qui prouve que c'est bien là la cause de cette persistance des mouvements, c'est qu'en soulevant la lamelle légèrement, c'est-à-dire en redonnant de l'oxygène, on rend le mouvement à des cils qui l'avaient perdu.

Kühne[1] a déjà fait cette remarque que l'oxygène active les mouvements des cils vibratiles, tandis que l'acide carbonique et l'hydrogène les arrêtent.

Si l'on chauffe la préparation, les cils qui s'étaient arrêtés reprennent leur mouvement ; c'est vers 30 degrés que leur activité est au maximum ; si la température continue à s'élever, les mouvements diminuent peu à peu et à 40 degrés ils cessent tout à fait. Une fois chauffés à ce degré, rien ne rend plus leurs mouvements aux cils vibratiles ; de plus, le noyau, qui auparavant n'était pas visible, apparaît nettement dans l'intérieur de la cellule.

Il est intéressant de rapprocher ces faits de l'action de la chaleur et de l'oxygène sur les mouvements amiboïdes des cellules lymphatiques ; il y a là une analogie à peu près complète.

Action de la chaleur sur les cellules à cils vibratiles.

---

[1] *Kühne.* Ueber den Einfluss der Gase auf die Flimmerbewegung. *Arch. für microsc. Anatomie*, t. II, 1866, p. 372.

Nous avons essayé l'action de toutes les matières colorantes que nous avions à notre disposition sur les cellules à cils vibratiles. Celles qui ne tuent pas immédiatement les cellules : le sulfate et l'acétate de rosaniline en solution dans l'eau, le carmin neutre, le picrocarminate neutre, etc., ne les colorent pas tant qu'elles ont des mouvements vibratiles. Mais au moment où les mouvements s'arrêtent dans les cils, la matière colorante pénètre dans la cellule et se fixe sur le noyau qu'elle colore d'une façon intense, tandis que le corps de la cellule reste généralement plus pâle. Les propriétés vitales de ces cellules ne consistent donc pas seulement dans le mouvement de leurs cils, mais encore dans la régulation de leur nutrition. Tant qu'elles sont vivantes, elles peuvent résister à l'entrée de la matière colorante, et ce n'est qu'au moment de leur mort, indiquée ici par l'arrêt des cils, que cette matière peut se diffuser dans leur intérieur.

Moyens chimiques de dissociation. — L'isolation de cellules se fait mieux au moyen des réactifs chimiques qu'avec les procédés mécaniques directs. Les substances que l'on emploie pour cela dissolvent le ciment intercellulaire et fixent en même temps les cellules dans leur forme.

Parmi ces réactifs, le sérum iodé (voy. p. 76) est un des meilleurs pour isoler les cellules épithéliales. Les tissus doivent y être placés en tout petits fragments et y rester vingt-quatre heures en été, deux à plusieurs jours en hiver.

Si l'on veut arriver à une dissociation complète, tout en conservant les éléments dans leur forme, il faut laisser les tissus plusieurs jours dans le réactif, en ayant soin d'y ajouter de temps à autre quelques gouttes de sérum fortement iodé, à mesure que celui où le tissu est plongé se décolore par suite de la transformation de l'iode.

Au bout du temps indiqué, le ciment intercellulaire est à peu près dissous, ou du moins très-ramolli. En même temps, l'iode a fixé les cellules dans leur forme, de sorte que, tout en se dissociant, elles conservent celle que leur avait donnée l'arrangement du tissu dans lequel elles se trouvaient.

Le fragment retiré du sérum iodé est raclé légèrement sur sa surface épithéliale avec un scalpel, et le produit du raclage est porté sur la lame de verre dans une goutte de sérum. Agitée avec l'extrémité d'une aiguille dans le liquide, cette petite masse se sépare et se dissocie. La préparation recouverte d'une lamelle présente des fragments de tissu composés de rangées de cellules et des cellules isolées en plus ou moins grand nombre. Ces cellules, fixées par l'iode, possèdent, comme nous venons de le dire, la forme qu'elles avaient dans le tissu; ainsi celles qui sont détachées de l'épithélium dit cylindrique conservent une forme prismatique, en rapport avec la pression que ces éléments exercent les uns sur les autres.

Le traitement par le sérum iodé est d'une grande utilité pour la solution de plusieurs problèmes histologiques.

Cellules de l'épithélium pulmonaire.
Relativement à l'épithélium pulmonaire, on discute encore pour savoir si le revêtement épithélial tapisse simplement la fossette intervasculaire ou s'il s'étend par-dessus les vaisseaux. Il est facile de résoudre cette question à l'aide du sérum iodé. Il suffit de placer un fragment de poumon de grenouille dans ce réactif jusqu'à ce que l'épithélium se détache facilement, de racler ensuite légèrement avec un scalpel la surface interne de ce poumon pour obtenir, dans le produit du raclage étendu avec du sérum, de grands lambeaux plats à bords pâles.

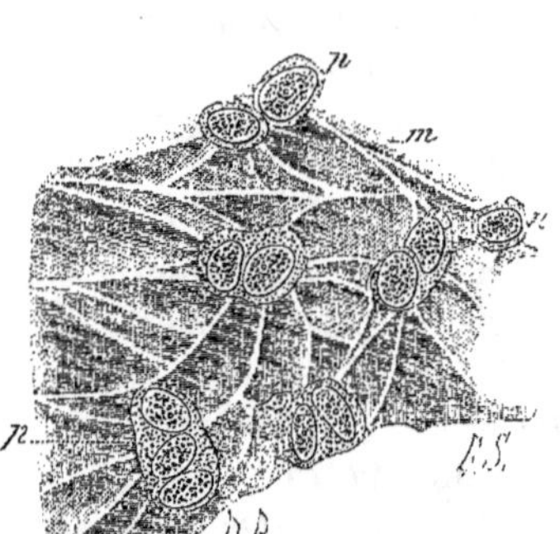

Fig. 61. — Lambeau de l'épithélium pulmonaire de la grenouille, isolé après l'action du sérum iodé. — *m*, membrane formée par les plaques endothéliales; *p*, masse de protoplasma; *n*, noyau. (300 d.)

En certains points de ces lambeaux se trouvent des groupes de noyaux entourés d'une petite masse de protoplasma granuleux, et d'où partent des plis radiés dans toutes les directions. Ces lambeaux sont extrêmement minces; leurs bords sont souvent plissés ou retournés sur eux-mêmes. Outre les noyaux et le protoplasma qui les entoure, les cellules épithéliales du poumon de la grenouille sont donc constituées par une lame très-mince qui s'étend par-dessus les vaisseaux, tandis que les noyaux avec le protoplasma occupent la fossette intervasculaire.

Cellules de l'épiderme.
C'est aussi au moyen du sérum iodé que l'on peut arriver à la solution d'une question controversée à propos des cellules profondes de l'épiderme. Dans le corps muqueux de Malpighi,

Schrön[1] a découvert, sur des préparations d'ensemble obtenues par coupes, que les cellules épithéliales sont séparées les unes des autres par des dentelures (voy. plus loin) ; d'après lui, ces dentelures correspondent à des canaux poreux creusés dans l'intérieur d'une membrane cellulaire très-épaisse et qui font communiquer l'une avec l'autre deux cellules voisines ; ces canaux seraient l'analogue de ceux qui existent dans certaines cellules végétales. Max. Schultze[2] est arrivé, à l'aide de la macération prolongée dans le sérum iodé, à isoler ces cellules, et il a vu qu'elles sont dentelées sur leurs bords. L'hypothèse de Schrön doit donc être abandonnée, car si elle était fondée, les cellules isolées ne devraient pas présenter de dentelures saillantes. D'après Schultze, ces cellules s'engrèneraient par leurs épines à la manière des roues d'engrenage, pour donner au revêtement une grande solidité.

Plus récemment, Bizzozero[3] a repris, en la modifiant, l'opinion de Schrön, et tout en admettant, comme l'a démontré Schultze, que les cellules ont des piquants, il pense que ces piquants ne s'engrènent pas, mais se correspondent par leurs pointes.

Pour arriver à dissocier les cellules du corps muqueux de Malpighi, il faut d'abord enlever, sur la peau fraîche des doigts de l'homme, de petits lambeaux ayant 4 à 5 millimètres de côté. On les débarrasse du pannicule adipeux, puis on les place dans quelques centimètres cubes de sérum iodé. La macération dans ce liquide doit être poursuivie pendant trois semaines, un mois et même plus, et il faut avoir soin d'ajouter quelques gouttes de sérum fortement iodé à mesure que la solution se décolore. Au bout du temps que nous venons d'indiquer, l'épiderme n'est pas ramolli à un degré suffisant pour que l'on puisse en obtenir facilement les cellules en raclant simplement sa surface. Il est cependant possible d'en faire la dissociation. Pour cela, le fragment de peau est placé sur une lame de verre, et à l'aide d'un scalpel à trempe dure, on y pratique des coupes perpendiculaires à la

[1] *Schrön*. Moleschott's Untersuchungen zur Naturlehre, t. IX.

[2] *Schultze*. Die Stachel- und Riffzellen der tieferen Schichten der Epidermis, dicker Pflasterepithelien und der Epithelialkrebse. *Virchow's Arch.*, t. XXX, 1864, p. 260.

[3] *Bizzozero*. Sulla struttura degli Epiteli pavimentosi stratificati. V. *Centralblatt* 1871, p. 482.

surface. Il suffit alors d'agir avec les aiguilles pour séparer complétement le revêtement épidermique du corps papillaire sous-jacent. Dans cette opération, un certain nombre de cellules du corps muqueux sont mises en liberté. On ajoute une goutte de picrocarminate, on recouvre d'une lamelle, et l'addition d'un peu de glycérine rend la préparation persistante.

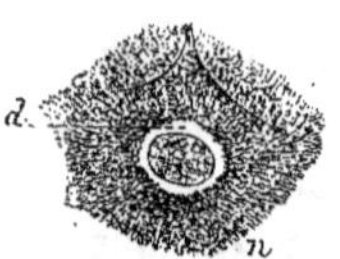
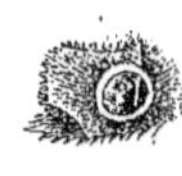

Fig. 62. — Deux cellules du corps muqueux de Malpighi, isolées après macération dans le sérum iodé. — *d*, espace compris entre le noyau et la masse cellulaire: *n*, dents de la cellule (880 d.)

Sur cette préparation, les cellules se présentent sous la forme de polyèdres irréguliers colorés en rouge-brun et munis sur toute leur surface de dentelures très-variées de forme et de dimension. Au centre de la masse, il existe un noyau ovalaire, muni d'un nucléole. Tout autour de ce noyau, on aperçoit une zone claire à peine colorée qui nous indique que le noyau a subi un certain retrait et ne remplit plus la cavité dans laquelle il était contenu. La masse de la cellule n'est donc pas liquide, puisqu'elle ne revient pas sur elle-même. Elle est au contraire solide, et le noyau est logé dans une cavité creusée au sein de sa masse.

Le sérum iodé donne aussi de bons résultats dans l'étude des cellules à cils vibratiles. Si l'on y place par exemple un fragment d'œsophage de la grenouille pendant vingt-quatre heures en été, ou pendant trois à quatre jours en hiver, en prenant les précautions indiquées plus haut pour qu'il reste toujours de l'iode dans le sérum, on obtient par le raclage des cellules isolées et très-nettes. Les cils paraissent partir d'un plateau qui limite la cellule à sa face libre et qui présente à la coupe optique deux bords ombrés, ce qui tient à son épaisseur et à sa réfringence. Le contenu de la cellule a un aspect granuleux, et dans son intérieur se voit un noyau

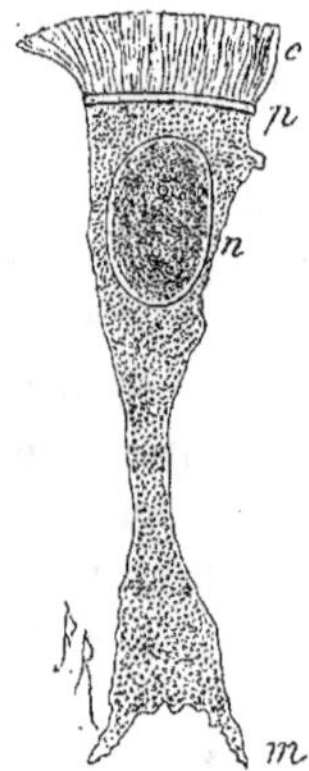
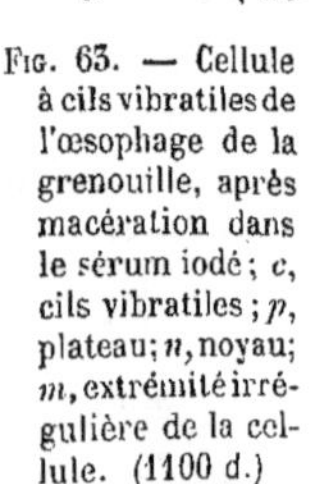

Cellules à cils vibratiles isolées à l'aide du sérum iodé.

Fig. 63. — Cellule à cils vibratiles de l'œsophage de la grenouille, après macération dans le sérum iodé; *c*, cils vibratiles; *p*, plateau; *n*, noyau; *m*, extrémité irrégulière de la cellule. (1100 d.)

arrondi ou ovalaire. Son extrémité profonde est terminée, tantôt par une pointe, tantôt par un bord irrégulièrement échancré. Son corps présente une forme nettement prismatique, tandis que les mêmes cellules étudiées fraîches dans l'eau paraissent arrondies et globuleuses.

Après l'action prolongée du sérum iodé, les cellules isolées peuvent être colorées au picrocarminate, et, après addition de glycérine, fournissent de belles préparations persistantes où les noyaux sont colorés en rouge, tandis que le protoplasma et les cils vibratiles sont légèrement jaunes.

Pour l'étude des cellules cylindriques, le sérum iodé donne également de bons résultats. Ainsi, dans les cellules de l'intestin grêle, il fait apparaître nettement le plateau strié de leur surface libre et le prolongement plus ou moins ramifié de leur extrémité profonde. Dans le protoplasma de ces cellules se montrent des granulations graisseuses, si l'animal était en digestion.

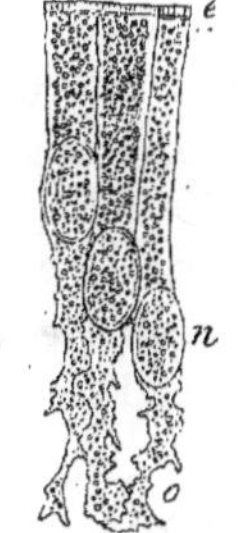

Fig. 64. — Cellules épithéliales de l'intestin de la grenouille, isolées après l'action du sérum iodé. — *e*, plateau strié; *n*, noyau; *o*, extrémité irrégulière des cellules. — 560 diam.

Le sérum fortement iodé présente en outre l'avantage de déceler la présence de la matière glycogène, par la coloration brun-acajou qu'il communique aux cellules qui en contiennent. Quand la quantité de matière glycogène est considérable, cette réaction est visible à l'œil nu ; il se produit alors, au lieu de la couleur jaune déterminée par l'iode sur la plupart des tissus animaux, une teinte brune très-marquée. Si l'on prend par exemple le larynx et le pharynx d'un embryon de mouton, et qu'après avoir fendu ces deux conduits on les plonge dans le sérum iodé, la surface du larynx prend une teinte jaune, tandis que celle du pharynx devient brune, ce qui tient à ce que les cellules épithéliales de ce dernier contiennent de la matière glycogène.

La dissociation des cellules se fait bien aussi, sauf en ce qui regarde l'épiderme, après l'action d'un mélange d'alcool et d'eau, que nous appellerons, pour abréger, alcool $\frac{1}{3}$:

Alcool
au tiers.

Eau . . . . 2 parties.
Alcool à 56° de Cartier . . . . 1 —

Si l'alcool n'est pas à 56°, il faut le ramener à ce titre en y ajoutant de l'eau ou de l'alcool absolu, suivant qu'il est plus ou moins dilué.

Ce réactif dissocie plus rapidement que le précédent; il convient surtout pour l'étude des endothéliums, des épithéliums à cils vibratiles et des épithéliums cylindriques qui ont une structure complexe; il fait voir nettement les cellules caliciformes. Il a surtout pour avantage de permettre de bien réussir les différentes colorations des cellules après qu'elles sont isolées[1].

Lorsque les cellules à cils vibratiles ont été dissociées par l'action de l'alcool dilué, il est facile de les colorer. Si l'on veut en faire des préparations persistantes, le picrocarminate est le meilleur réactif colorant; mais le bleu d'aniline soluble dans l'eau fournit des préparations qui, si elles n'ont pas comme les précédentes, l'avantage de se conserver longtemps, montrent d'une manière très-remarquable certains détails de structure fort importants.

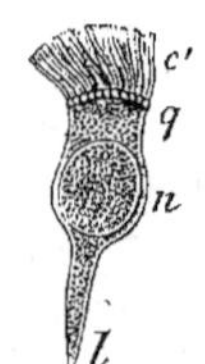

Fig. 65. — Cellule épithéliale à cils vibratiles de la trachée du cochon d'Inde; alcool à un tiers; bleu d'aniline soluble). — *c'*, cils; *q*, plateau strié; *n*, noyau; *l*, extrémité pointue de la cellule. — 1000 diam.

Chez un mammifère, chien, lapin, cochon d'Inde, prenons une petite portion de la trachée et faisons-la macérer un jour ou deux dans l'alcool $\frac{1}{3}$, puis, avec un scalpel, enlevons de la surface de la muqueuse trachéale une petite portion de l'épithélium pour l'agiter sur la lame de verre avec une solution de bleu d'aniline dans le mélange d'alcool et d'eau; recouvrons de la lamelle et examinons. Nous trouverons dans la préparation des cellules dont les cils sont incolores, et dont le plateau coloré en bleu présente une striation parallèle à l'axe de la cellule. Appliquons alors à cette

[1] *Moleschott et Piso Borme* (Moleschott's Untersuchungen zur Naturlehre, XI, p. 99-107. Voy. *Centralb*, 1872, p. 238) ont indiqué un mélange, qui, d'après eux, serait très-bon pour étudier et pour conserver les cellules à cils vibratiles. En voici la formule :

Solution de chlorure de sodium à 1 pour 10.   5 volumes.
Alcool absolu   1   —

Nous avons essayé ce réactif, qui nous a paru inférieur au mélange plus simple que nous indiquons ici.

étude un fort grossissement, et nous verrons que cette striation [1] est produite par une série de grains incolores qui semblent être la continuation des cils dans l'intérieur du plateau.

Les cellules cylindriques de l'intestin, traitées par le bleu
d'aniline après l'isolation par l'alcool, se comportent différemment. C'est le plateau strié qui se colore en dernier lieu, ce qui
semble prouver qu'il n'est pas analogue à celui des cellules à cils
vibratiles, qui se colore en premier lieu. La partie qui, dans ces
cellules cylindriques, se colore d'abord et de la façon la plus
intense, c'est une couche placée immédiatement au-dessous du
plateau.

Cette méthode permet aussi de voir très-nettement les cellules caliciformes isolées. Dans l'intestin, où elles se trouvent
entre d'autres cellules à plateau, elles présentent la forme d'une
coupe élégante avec des rebords renversés en dehors : le protoplasma avec le noyau est refoulé au fond de la cavité.

On obtient de très-belles cellules caliciformes, en mettant un
fragment d'œsophage de grenouille dans de l'alcool au tiers pendant deux ou trois jours et en colorant ensuite le produit du
raclage au bleu d'aniline. Ces cellules sont grandes et ont une
ouverture rétrécie de laquelle on voit sortir un bouchon muqueux légèrement coloré en bleu (*a*, fig, 67). Cette seule observation montre que les cellules caliciformes sécrètent du mucus;

Cellules
cylindriques.

Cellules
caliciformes
isolées
au moyen
de l'alcool
au tiers.

---

[1] Cette striation a été signalée pour la première fois par Eberth (*Zur Kenntnis
des feineren Baues der Flimmerepithelien*. Virchow's Arch., vol. XXXV, 1866,
p. 477) et Marchi (*Beobachtungen über Wimperepithe-
lien*. Arch. für microsc. Anatomie, vol. II, 1866, p. 467)
sur les cellules des branchies de l'anodonte (grande moule
d'eau douce). Marchi a même figuré des cils allant jusqu'au noyau ; pour nous, nous ne les avons point vus pénétrer dans la cellule.

Si le plateau existe toujours dans les cellules à cils vibratiles normales, il manque par contre dans certains cas
pathologiques. Ainsi dans le liquide clair du coryza, on
trouve un grand nombre de cellules qui ont perdu leur
plateau et dans lesquelles les cils naissent directement du
protoplasma ; il y a même de ces cellules où les cils partent de presque toute la surface de la cellule, et où, au
lieu de présenter sur toute leur longueur le même diamètre,
ils s'implantent sur le protoplasma par une base en forme
de cône (fig. 66).

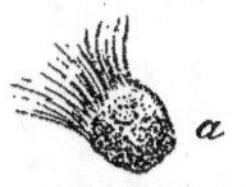
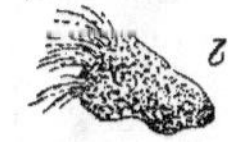

Fig. 66. — Deux cel-
lules à cils vibratiles
des fosses nasales
de l'homme, isolées
dans le liquide du
coryza. — 750 diam.

ce sont, comme le dit avec raison F. E. Schulze[1], des glandes muqueuses unicellulaires. Nous reviendrons sur ces cellules à propos du tissu épithélial.

Sur les préparations des cellules de l'œsophage de la grenouille faites avec l'alcool dilué et le bleu d'aniline, à côté des cellules

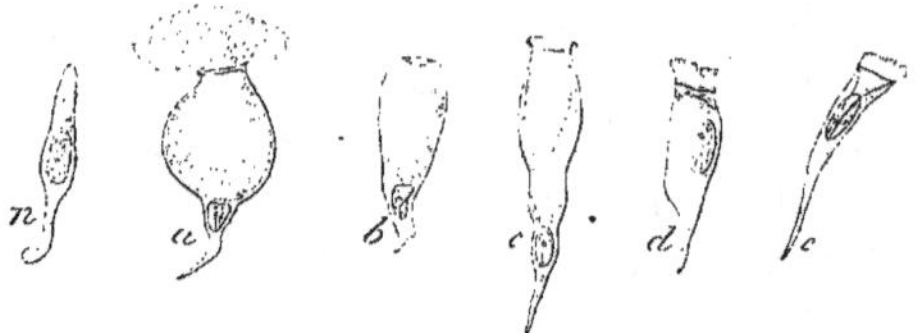

FIG. 67. — Cellules de l'œsophage de la grenouille, isolées après macération dans l'alcool au tiers. — *a*, *b* et *c*, cellules caliciformes ; *d* et *e*, cellules à cils vibratiles ; *n*, cellule à cils vibratiles jeune, dont les cils ne sont pas encore formés. — 320 diam.

caliciformes se voient des cellules à cils vibratiles dont les plans et les arêtes se présentent avec une admirable netteté. On peut y reconnaître tous les détails de forme que produit la pression des cellules les unes contre les autres. Ainsi, chez quelques-unes d'entre elles, on distingue sur une des faces une dépression à fond arrondi représentant en creux le moule d'une cellule caliciforme voisine (*d*, fig. 67).

Cette méthode convient également pour dissocier les cellules épithéliales de la face antérieure de la cornée, et celles de la muqueuse vésicale. Ces dernières en particulier montrent les détails bien connus de leur structure avec une admirable netteté. Les superficielles, larges et minces, paraissent creusées sur leur face profonde de dépressions arrondies séparées par des crêtes plus

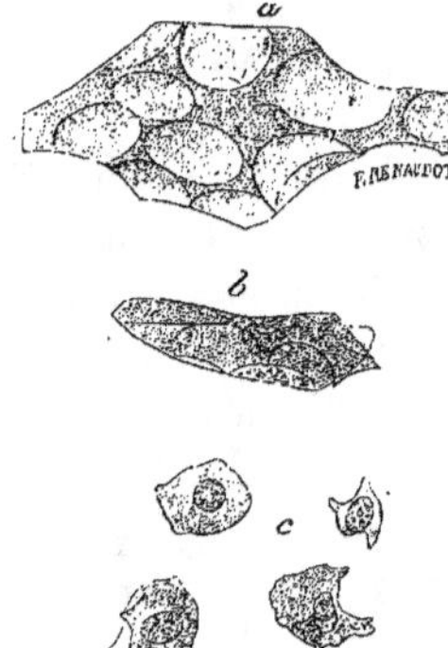

Cellules épithéliales de la vessie.

FIG. 68. — Cellules épithéliales de la vessie du cochon d'Inde, isolées après l'action de l'alcool au tiers. — *a*, cellule de la surface vue par sa face profonde ; *b*, une cellule semblable vue de profil ; *c*, petites cellules de la partie profonde du revêtement épithélial. — 300 diam.

fonde de dépressions arrondies séparées par des crêtes plus

[1] *Fr. E. Schulze.* Epithel-und Drüsenzellen. *Arch. für microsc. Anatomie.* 1867 ; p. 157.

ou moins saillantes, ainsi qu'on en juge sur les vues de face ou de profil de ces cellules (fig. 68, *a* et *b*). Ces dépressions représentent les empreintes des cellules sous-jacentes dont les dimensions sont plus petites et la forme irrégulièrement globuleuse (*c*, fig. 68).

Les cellules de la face antérieure de la cornée se montrent sous des aspects divers, qui dans ces derniers temps ont été décrits par Lott[1]. Les plus profondes présentent sur une de leurs faces une petite plaque transparente, vitreuse, ou bien elles possèdent un prolongement qui porte à son extrémité une plaque semblable. C'est ce que l'auteur a désigné sous le nom de « cellules à pied » (*Fusszellen*). Quelques-unes de ces cellules sont semblables, sauf en ce qui concerne leur grandeur qui est beaucoup moindre, à celles des couches superficielles de la vessie, c'est-à-dire qu'elles sont munies de dépressions dans lesquelles sont logées les cellules sous-jacentes; une des crêtes donne naissance à un prolongement qui se termine par une plaque. Nous reviendrons sur ces cellules à propos de la cornée, et nous montrerons alors que toutes ces petites plaques viennent s'appuyer sur la couche la plus externe de la cornée, désignée sous le nom de membrane de Bowman.

Cellules épithéliales de la cornée.

L'acide chromique, dans la proportion de 1 pour 10 000 à 2 pour 10 000, et le bichromate de potasse, à la dose de 1 pour 1000 à 2 pour 1000, donnent aussi de bons résultats. Mais il est indispensable, surtout en été, d'ajouter environ 20 à 30 gouttes d'une solution d'acide phénique à 1 pour 100 pour 30 gr. de liquide, afin de prévenir le développement des bactéries.

Acide chromique et bichromate de potasse.

Pour les épithéliums durs et stratifiés, par exemple pour l'épiderme, la potasse à 40 pour 100 est un fort bon réactif; elle dissout le ciment sans détruire les cellules qu'elle ramène à la forme sphérique. Dans des proportions plus faibles, elle liquéfie tout le tissu.

Potasse.

La solution de potasse que nous venons d'indiquer peut aussi être employée pour la dissociation des produits épidermiques condensés, comme les poils et les ongles. Mais l'action ne s'opère qu'au bout d'un temps assez long.

---

[1] *Lott*, Ueber den feineren Bau und die physiologische Regeneration der Epithelien. (*Untersuchungen aus dem Institute für Physiologie und Histologie in Graz, herausg. von Rollett*, 1875, p. 266)..

Acide
sulfurique
pour dissocier
les tissus
cornés.

Pour avoir une dissociation rapide de ces parties (poils et ongles) le meilleur réactif est l'acide sulfurique ordinaire. L'objet à dissocier est placé sur la lame de verre avec quelques gouttes d'acide sulfurique, recouvert d'une lamelle, et chauffé sur une flamme. Le ciment intercellulaire est ramolli, et il suffit ensuite d'appuyer avec une aiguille sur la lamelle pour que les cellules se séparent les unes des autres.

Nitrate
d'argent.

Le nitrate d'argent en solution très-faible, à 1 pour 1000, peut servir à dissocier les cellules des épithéliums mous. Un lambeau de la muqueuse est plongé dans la solution d'argent. Les cellules sont fixées dans leur forme, parce que le sel d'argent se combine avec les matières albuminoïdes. La surface épithéliale est alors raclée avec un cure-dents. Le produit du raclage est déposé sur une lame de verre avec une goutte d'eau distillée et on l'y agite pour séparer les cellules ; une goutte de picrocarminate y est ajoutée pour les colorer, et en remplaçant la matière colorante par la glycérine mise sur le bord de la lamelle, on obtient des préparations persistantes.

Méthodes pour étudier le tissu épithélial. — Après s'être rendu compte par l'isolation de la forme des cellules, il importe d'examiner leurs rapports entre elles et avec les tissus voisins, leur groupement pour former des couches de revêtement, en un mot le tissu qu'elles forment.

Les procédés à suivre se divisent en deux groupes : les uns sont destinés à permettre de reconnaitre l'agencement des cellules en examinant les surfaces épithéliales, ce sont les imprégnations, et presque exclusivement les imprégnations au nitrate d'argent ; les autres sont des procédés de durcissement divers qui permettent de faire des coupes perpendiculaires à la surface, et de reconnaître la disposition des cellules dans la lame épithéliale en examinant sa tranche. Nous commencerons par les imprégnations d'argent.

Imprégnations d'argent. — Nous avons décrit longuement dans notre chapitre des *Méthodes générales* (voy. p. 105) les précautions à prendre dans l'emploi du nitrate d'argent pour les imprégnations ; nous y renvoyons le lecteur pour les détails sur lesquels nous ne reviendrons pas ici.

L'imprégnation peut se faire de deux façons : par injection, lorsqu'il s'agit du revêtement épithélial d'un vaisseau ; par aspersion, ou immersion lorsqu'il s'agit de surfaces.

Les injections se font, soit avec une solution de nitrate d'argent dans de l'eau distillée, soit avec un mélange de nitrate d'argent en solution et de gélatine. Nous reviendrons sur la manière d'appliquer ces procédés lorsque nous parlerons des vaisseaux.

L'arrosage des surfaces épithéliales libres se fait avec une solution à 1 pour 300 ou 1 pour 500. Les surfaces à imprégner doivent être bien tendues et arrosées d'abord avec de l'eau distillée pour qu'il n'y reste aucun corps étranger; on y laisse ensuite tomber goutte à goutte la solution d'argent. Quand on pratique l'immersion, il faut avoir soin d'agiter constamment le tissu dans le bain d'argent (1 pour 300 à 1 pour 500 de nitrate) où il est plongé, autrement il se forme à sa surface un dépôt de chlorure et d'albuminate d'argent qui y reste adhérent et qui produit des images trompeuses. Lorsque la surface du tissu commence à prendre une teinte louche, c'est un signe que l'imprégnation est produite. La membrane est alors plongée dans l'eau distillée pour la bien laver; mais il ne faut pas l'y laisser longtemps, car le ciment qui réunit le stroma de la muqueuse aux cellules n'est pas toujours solidifié, et celles-ci seraient emportées par l'eau.

La préparation placée sur une lame de verre peut être étudiée dans différents liquides.

La glycérine la conserve bien, elle rend tout transparent et ne laisse voir que les raies noires de l'argent.

On peut aussi conserver la préparation à sec (Schweigger-Seidel); à cet effet, la membrane est tendue sur une lame de verre, de manière que l'épithélium imprégné soit en contact avec le verre, et abandonnée à l'air; puis, avant que la dessiccation soit tout à fait complète, la membrane est enlevée avec une pince; les cellules de l'épithélium restent adhérentes à la lame de verre avec leur ciment intercellulaire imprégné. Il suffit de la recouvrir avec une lamelle que l'on borde à la paraffine pour obtenir une préparation durable.

Pour conserver dans le baume une membrane imprégnée à l'argent, il faut, pendant qu'elle est encore tendue, la plonger dans l'alcool ordinaire, puis dans l'alcool absolu. Lorsqu'elle est déshydratée, elle est portée sur une lame de verre où on laisse l'alcool s'évaporer jusqu'à ce que la membrane commence à devenir terne; une goutte d'essence de girofle ou d'essence de térébenthine la rend transparente, et il ne reste plus qu'à ajouter du baume et à recouvrir d'une lamelle pour terminer la préparation,

Imprégnation par injection.

Imprégnations par aspersion et par immersion.

Procédé de Schweigger-Seidel pour isoler un revêtement épithélial.

Quelle que soit celle de ces méthodes que l'on ait employée pour imprégner d'argent un vêtement épithélial, les cellules sont séparées les unes des autres par des lignes colorées en brun plus ou moins foncé. Si le tissu imprégné d'argent est traité ensuite par le chlorure d'or[1], à 1 pour 10 000, elles prennent une belle teinte violette.

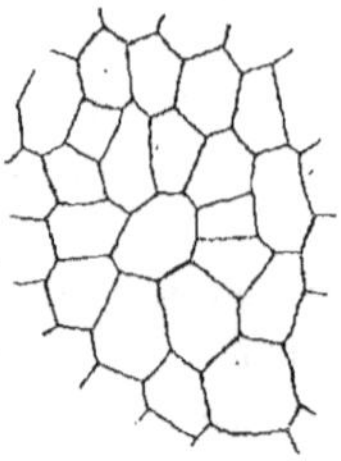

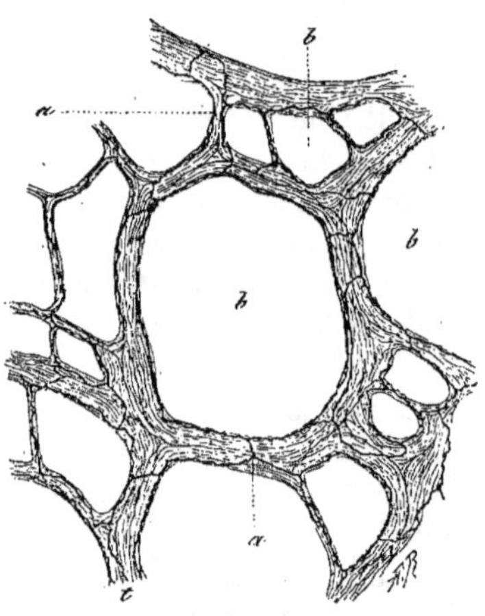

Fig. 69. — Endothélium du mésentère de la tortue, imprégné d'argent. — 233 diam.

Les imprégnations d'argent, faites suivant les procédés que nous venons de décrire, réunissent également bien sur les endothéliums[2] et sur les épithéliums. Nous étudierons successivement les faits qu'elles permettent de constater sur l'un et l'autre de ces groupes de tissus.

Imprégnation des endothéliums. Mésentère.

Une séreuse à surface continue comme le mésentère par exemple, traitée par le nitrate d'argent, présente des dessins extrêmement réguliers, produits par la réduction de l'argent dans le ciment intercellulaire et dessinant les contours des cellules (fig. 69). Pour manifester les noyaux de ces cellules, il suffit généralement d'un séjour de quelques heures dans le picrocarminate d'ammoniaque. Lorsque la solution d'argent employée a été trop concentrée, ou lorsqu'elle a agi trop longtemps, cette coloration ne se produit pas, parce que le protoplasma et le noyau des cellules, dans lesquels l'argent a péné-

Fig. 70. — Grand épiploon du chien adulte, imprégné d'argent. — *a*, interlignes cellulaires imprégnés; — *b*, mailles; — *t*, travées connectives. — 300 diam.

[1] *Journal de l'anatomie et de la physiologie*, 1868, p. 216.

[2] Le mot endothélium a été créé par His pour désigner les épithéliums qui se

tré, ont une nouvelle constitution chimique qui ne permet plus la fixation de la matière colorante.

L'endothélium qui recouvre des travées plus ou moins épaisses, comme celles de l'épiploon par exemple (fig. 70), se moule sur ces travées. Sur les plus grosses, les cellules épithéliales constituent par leur agencement une sorte de tube, comme on s'en assure en faisant varier le point, de manière à suivre les lignes noires du contour cellulaire successivement à la face supérieure, sur les bords et à la face inférieure de la travée. Les travées les plus fines sont revêtues d'une seule cellule endothéliale qui se soude à elle-même par ses bords opposés, et forme un tube complet à elle seule.

Sur la face interne du cœur, les cellules endothéliales sont polygonales ; dans les artères, et à mesure que celles-ci diminuent de calibre, les cellules s'allongent et deviennent de moins en moins larges. Dans les capillaires, elles sont très-longues et très-étroites. Elles s'élargissent de nouveau dans les veines (fig. 72).

Dans les capillaires lymphatiques, elles sont échancrées sur leurs bords et présentent des dents mousses qui s'engrènent les unes dans les autres (fig. 73.)

Grand
épiploon.

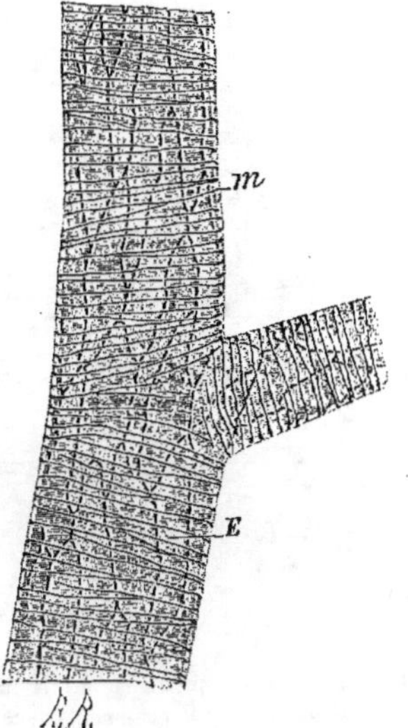

Fig. 71. — Artérioles de l'intestin du lapin imprégnées d'argent par injection ; *E*, cellules endothéliales de la face interne ; *m*, tunique musculaire. — 200 diam.

Endothélium
des
vaisseaux.

Dans les intestins, dans la vessie, dans les bronches, il y a sous l'épithélium une couche de grandes cellules plates, poly-

Endothélium
sous-
épithélial.

développent aux dépens du feuillet moyen. Comme la plupart de ces épithéliums sont formés d'une seule couche de cellules plates, His a cru pouvoir désigner sous ce nom une espèce particulière d'épithéliums, tant au point de vue embryologique qu'au point de vue morphologique. Mais tous les épithéliums à une seule couche de cellules plates ne proviennent pas du feuillet moyen ; ainsi l'épithélium pulmonaire, qui est construit sur ce type, provient du feuillet interne. Le fait reconnu par His n'a donc pas une portée générale, et le mot qu'il a créé ne peu être appliqué

gonales, que M. Debove[1] a signalé pour la première fois. Si l'on prend un fragment d'intestin grêle, et qu'après l'avoir imprégné avec une solution de nitrate d'argent à 1 pour 300 on chasse avec le pinceau les cellules épithéliales, la surface ainsi dénudée, imprégnée une seconde fois par l'argent, présente sur les villosités un réseau de lignes noires marquant les limites des cellules endothéliales. Ces cellules ont des bords irrégulièrement festonnés qui s'engrènent avec les bords des cellules voisines. C'est

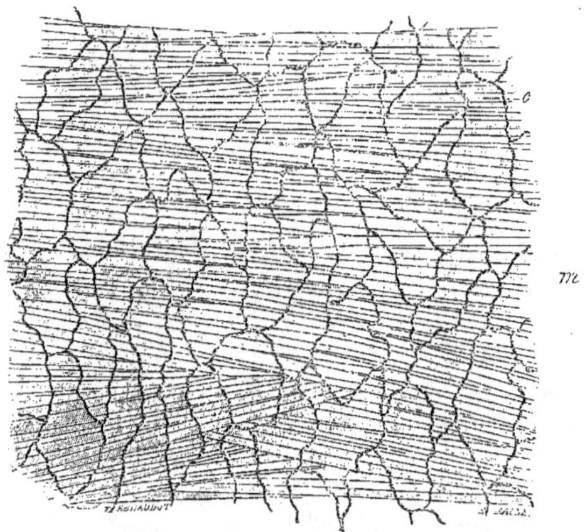

Fig. 72. — Veine jugulaire du lapin, imprégnée d'argent par injection limitée. Dessiccation. Eclaircissement dans l'essence de girofle. Baume du Canada. — c, ligne de séparation des cellules endothéliales marquée par le dépôt d'argent; m, fibres musculaires lisses dont les limites sont dessinées par le dépôt d'argent. — 250 diam.

cette couche endothéliale que His[2] a prise pour le revêtement du chylifère central; elle n'est pas, comme il le croyait, au centre de la villosité, elle est immédiatement sous l'épithélium et s'étend

dans le sens qu'il lui donnait. Nous le conserverons avec la signification qu'il a prise aujourd'hui dans le langage des histologistes, et nous appellerons endothélium tout épithélium formé d'une seule couche de cellules plates, quelle que soit son origine.

[1] *Debove*, Mémoire sur la couche endothéliale sous-épithéliale des membranes muqueuses. *Archives de physiologie*, 1874, p. 19.

[2] *His*, Ueber das Epithel. der Lymphgefässwurzeln, etc. *Zeitschrift für wissenschaftl Zoologie*, t. XIII, p. 462.

à toute la surface de l'intestin. Au niveau des glandes de Lieberkühn, elle se déprime et forme ce que l'on a appelé la paroi propre de ces glandes.

Dans la vessie, cet endothélium est formé de grandes cellules polyédriques, à bords droits. Dans les bronches, il y a aussi sous l'épithélium un endothélium polygonal, limité par des lignes droites.

Pour l'étude de l'endothélium pulmonaire, l'objet le plus favorable est le poumon de la tortue, parce que l'imprégnation peut y être faite directement comme s'il s'agissait d'une séreuse. En effet, lorsque l'on a divisé à l'aide de la scie les deux lames de la carapace qui attachent le sternum, celui-ci est facilement enlevé, en se servant d'un scalpel pour détacher les parties molles. Lorsque cette première partie de l'opération est terminée, le poumon qui a été divisé par l'incision apparaît dans la cavité thoracique sous la forme d'une membrane réticulée adhérente à la face interne de la pièce dorsale de la carapace.

Endothélium pulmonaire.

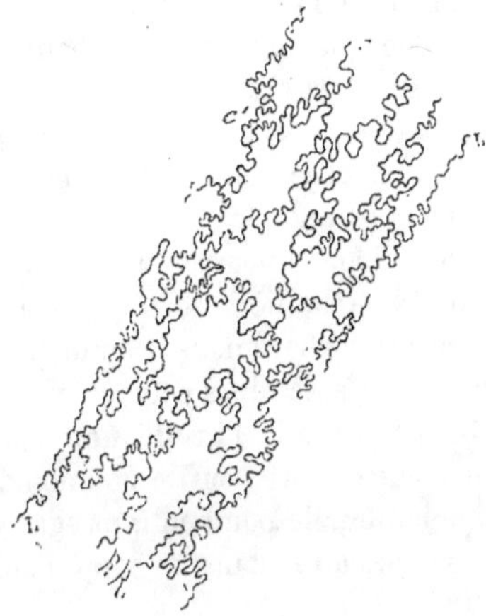

Fig. 73. — Endothélium des capillaires lymphatiques imprégné d'argent dans l'intestin du lapin. — 200 diam.

Il se présente ainsi par sa face interne, qui peut être directement soumise à l'action de la solution de nitrate d'argent. Lorsque l'imprégnation est produite, on lave à l'eau distillée, on circonscrit avec un scalpel de petites portions de la lame pulmonaire ; celles-ci sont alors détachées et conservées comme s'il s'agissait d'une membrane séreuse.

Chez la grenouille, il faut, pour imprégner le poumon, commencer par ouvrir largement la cavité abdominale, puis, avec une pipette introduite dans la glotte, on projette une solution de nitrate d'argent à 1 pour 300 dans les sacs pulmonaires ; ceux-ci se gonflent et viennent faire saillie hors de la cavité abdominale. On les expose à la lumière et, quand la teinte brune s'est produite, ils sont ouverts sous l'eau distillée ; avec des ciseaux, on en coupe de petits fragments sur lesquels se distinguent les cellules endothéliales.

Une variante de ce procédé, qui donne aussi de bons résultats, consiste à faire ressortir le liquide introduit dans le poumon, en pressant légèrement sur ce dernier, après que l'imprégnation s'est produite. Le poumon est ensuite gonflé par une insufflation d'air et ligaturé à sa base. On le coupe au delà de cette ligature, et il est mis à sécher dans un endroit chaud. Lorsqu'il est devenu sec comme de la baudruche, on le divise avec des ciseaux en petits fragments que l'on dépose sur la lame dans une goutte d'essence de girofle, puis on ajoute du baume du Canada pour faire une préparation persistante.

Chez le lapin et chez le chat (le jeune chat convient très-bien), on ouvre la cage thoracique ; l'animal s'asphyxie ; on injecte alors dans son poumon, par la trachée, une solution de nitrate d'argent à 1 pour 300. Le poumon devient opalescent, puis noirâtre s'il est exposé à la lumière solaire ; on en prend de petits morceaux, qui placés d'abord dans l'eau distillée, puis dans l'alcool absolu, deviennent assez durs pour qu'on puisse en faire des coupes.

Le procédé de l'insufflation après imprégnation, que nous venons de décrire pour le poumon de grenouille, est aussi applicable ici. Sur le poumon imprégné et séché il est facile de faire des coupes au rasoir. Ces coupes doivent être conservées dans le baume.

Le poumon de tous les animaux dont nous venons de parler présente un endothélium construit sur le même type. Les cellules qui le constituent ont pour caractère de présenter un noyau situé, non pas à leur centre, mais vers un de leurs bords ou de leurs angles. Cette disposition peut être observée aussi bien sur les préparations faites par imprégnation d'argent que sur celles qui sont obtenues par dissociation (fig. 61). Nous avons vu plus haut, à propos du traitement des endothéliums par le sérum iodé, que, sur les lambeaux d'épithélium pulmonaire détachés par le raclage après-macération dans ce réactif, les noyaux sont plongés dans une masse de protoplasma granuleux. Dans les préparations à l'argent, lorsque l'imprégnation est forte, outre la limite des larges plaques endothéliales, marquée par une ligne noire, on distingue d'autres lignes noires situées sur un plan plus profond et formant autour des noyaux une circonférence plus ou moins régulière ; ces lignes marquent la limite des masses de protoplasma périnucléaires. Nous reviendrons du reste sur cette disposition, et nous en compléterons l'interprétation dans l'article de cet ouvrage consacré au parenchyme pulmonaire.

Les épithéliums proprement dits peuvent tous être imprégnés par l'argent aussi bien que les endothéliums. Il faut noter cependant que pour l'épiderme cette méthode ne donne pas de résultats avantageux, excepté chez l'embryon, où le tissu n'est pas encore corné et se comporte vis-à-vis de l'argent comme les autres épithéliums stratifiés.

Pour imprégner un épithélium, par exemple celui de l'intestin voici comment il faut procéder. Un fragment d'intestin, pris sur un chat ou un chien que l'on vient de tuer, et par conséquent tout à fait frais, est agité dans une solution de nitrate d'argent à 1 pour 500 ; il y devient rapidement opalin. Lorsque l'opalescence commence à tourner à une teinte blanchâtre, l'imprégnation de la surface est faite ; le fragment est alors retiré, agité dans l'eau distillée, où on le laisse quelques minutes. En raclant ensuite avec un scalpel la surface interne de ce fragment, on obtient des lambeaux d'épithélium de diverses grandeurs que l'on étale sur la lame, avec quelques gouttes de picrocarminate. (Pour conserver ces préparations, on dépose une goutte de glycérine au bord de la lamelle, de manière qu'elle remplace peu à peu le liquide qui s'évapore.)

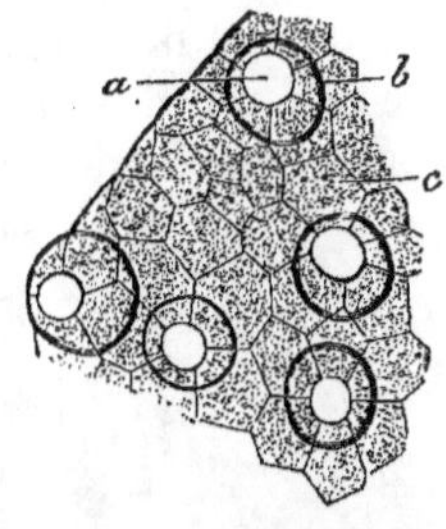

Fig. 74. — Revêtement épithélial des villosités de l'intestin du chien. Lambeau détaché et vu de face. — c, cellules cylindriques vues par leur face libre ; b, cellules caliciformes : a, ouverture de ces cellules sur la face libre de la villosité. — 400 diam.

Les préparations recouvertes de la lamelle et portées sous le microscope présentent des lambeaux d'épithéliums vus de face. Examinés à leur surface (c'est-à-dire quand on éloigne l'objectif de manière à voir leur partie supérieure), ces lambeaux montrent un revêtement régulier de cellules dont les contours sont dessinés par des lignes noires ; de distance en distance se présente sur ce revêtement une ouverture arrondie (a, fig. 74), entourée d'un cercle concentrique diffus, b ; ce second cercle devient plus net lorsqu'on rapproche l'objectif, ce qui prouve que la partie qui donne cette image est située plus profondément.

Dans la même préparation, il est facile de trouver des fragments d'épithélium qui, au lieu de se présenter par leur face, sont vus de profil et permettent d'examiner le tissu dans son épaisseur, comme on pourrait le faire sur une coupe. Ces fragments montrent des rangées de cellules à plateau, alignées les unes à côté des autres, de manière que leurs plateaux sont exactement à la même hauteur; leurs extrémités opposées, pointues, forment une sorte de dentelure à l'autre bord du fragment. De distance en distance, ces rangées régulières se trouvent interrompues par une cellule en forme de coupe, rétrécie à son col qui se trouve au niveau du plateau des autres cellules, élargie à son milieu et se terminant en bas par une pointe analogue à celle des cellules cylindriques.

Le col étroit de cette cellule correspond au cercle (*a*, fig. 74), et son corps élargi correspond au second cercle concentrique au premier (*b*, fig. 74). Tandis que toutes les cellules à plateau présentent un contenu granuleux et dans leur milieu un noyau ovalaire coloré par le picrocarminate, les cellules caliciformes ont leur intérieur transparent et leur noyau placé au fond du calice à l'endroit où la cellule commence à s'amincir.

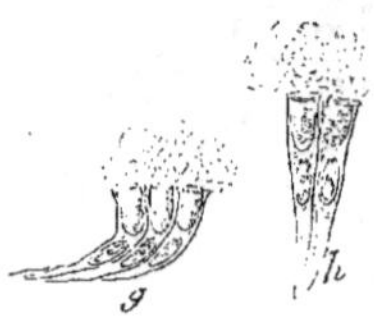

Fig. 75. — Cellules caliciformes de l'estomac de la grenouille, isolées après macération dans l'alcool au tiers. — *h*, cellules droites; *g*, cellules couchées sur les parties latérales des papilles de l'estomac. De l'ouverture de ces cellules se dégage un bouchon muqueux. — 320 diam.

Épithélium de l'estomac.

Lorsque dans la préparation ces cellules fixées dans leur forme par l'argent se présentent isolées, on voit qu'à leur ouverture elles ont des rebords qui viennent s'appliquer sur les plateaux des cellules voisines.

Sur un fragment d'estomac préparé de la même façon, les cellules caliciformes paraissent composer à elles seules tout le revêtement, comme l'a dit F.-E. Schulze[1]. Elles diffèrent de celles de l'intestin en ce qu'elles ne présentent pas de rebord et sont étroitement serrées les unes contre les autres; leur produit de sécrétion forme ainsi une paroi muqueuse continue qui soustrait complétement les cellules épithéliales elles-mêmes, ainsi que les tissus qu'elles revê-

---

[1] *F. E. Schulze.* Epithel- und Drüsenzellen, *Arch. für microsc. Anatomie*, t. III, 1867, p. 137.

tent, à l'action du suc gastrique. La disposition des cellules de l'intestin et celle des cellules de l'estomac sont les mêmes chez la grenouille que chez les mammifères.

Procédés durcissants pour permettre de faire des coupes. — La méthode la plus expéditive et la meilleure dans la majorité des cas pour obtenir un durcissement convenable consiste à employer l'alcool absolu. Les fragments du tissu doivent être très petits, afin que l'alcool puisse rapidement les atteindre dans toute leur épaisseur ; de plus, pour que la coupe que l'on doit pratiquer soit dans un plan bien déterminé, il est indispensable, s'il s'agit d'une membrane, de lui donner, avant de la plonger dans le réactif, une extension convenable. Cette extension peut être obtenue à l'aide de deux procédés. Le premier consiste à étaler et à fixer avec des épingles, sur un fragment

Durcissement au moyen de l'alcool absolu.

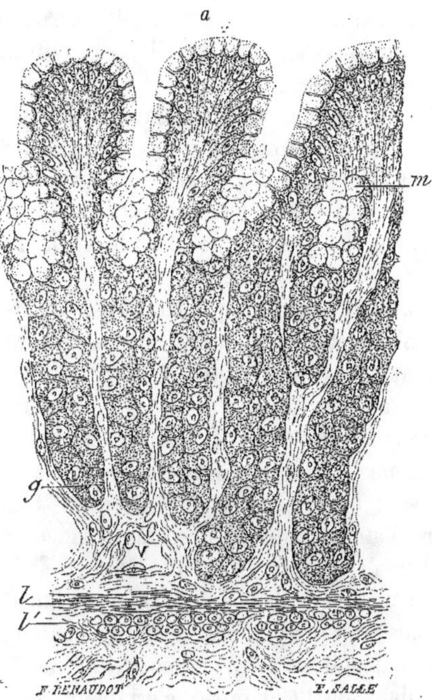

Fig. 76. — Estomac de la grenouille verte. Coupe transversale après durcissement par injection d'alcool absolu, coloration au picrocarminate. A la surface, papilles revêtues de cellules caliciformes *a*; *m*, cellules caliciformes à l'embouchure des glandes ; *g*, épithélium glandulaire ; V, vaisseau sanguin ; *l* et *l'*, muscles lisses de la muqueuse coupés en long et en travers. — 250 diam.

de moelle de sureau ou sur une plaque de liége, une petite portion de la membrane. Le second s'applique à des cavités d'une petite étendue, comme par exemple l'estomac de la grenouille ou l'intestin d'un petit animal. Cette cavité est remplie d'alcool absolu au moyen d'une pipette, après avoir placé les ligatures nécessaires. Une dernière ligature est placée au-dessous du bec de la pipette lorsque l'organe est bien distendu ; celui-ci es alors enlevé, plongé dans l'alcool absolu, et au bout d'une heure sa consistance est assez grande pour qu'il soit facile d'y pratiquer des coupes dans diverses directions. A mesure qu'elles sont détachées, ces coupes sont déposées dans de l'alcool ordinaire; on les y prend pour les mettre dans quelques gouttes de picrocarminate sur une lame de verre. Au bout d'une minute, on les recouvre d'une lamelle, et la glycérine est substituée au picrocarminate.

La même méthode, sauf en ce qui concerne l'extension, peut être avantageusement employée pour l'étude histologique de toutes les glandes. Elle convient principalement pour celles qui contiennent des cellules muqueuses, la sous-maxillaire, la sublinguale, les glandes de la base de la langue, du pharynx, du larynx, etc.

Dans ce genre de préparations, le picrocarminate peut être remplacé par l'hématoxyline; seulement, avant de monter la préparation dans la glycérine, il est nécessaire de bien laver la coupe avec de l'eau.

Tous les détails que nous avons indiqués sur les cellules de l'estomac et de l'intestin étudiées avec l'imprégnation d'argent peuvent être observés sur les coupes faites après durcissement dans l'alcool. Les cellules caliciformes de l'estomac et de l'intestin s'y montreront d'une manière d'autant plus nette que l'eau n'aura pas été employée pour faire la préparation, car le mucus qui remplit ces cellules, même quand il a été condensé par l'alcool, se gonfle de nouveau quand les éléments sont placés dans de l'eau pure; c'est pour cela que nous avons conseillé de transporter directement les coupes de l'alcool ordinaire dans le picrocarminate. Le léger excès d'acide picrique qui reste dans le liquide additionnel de la préparation détermine une élection du carmin de plus en plus nette, de telle sorte que les préparations deviennent encore meilleures au bout de quelques jours.

Congélation.

La congélation est un procédé simple pour donner aux tissus une fermeté suffisante et permettre d'y faire des coupes; il est surtout bon pour les épithéliums glandulaires (voyez plus loin : *Glandes salivaires*). Nous avons décrit avec détails la manière de s'y prendre dans notre chapitre des *Méthodes générales* (voyez page 82). Lorsqu'il est revenu à la température ordinaire, le tissu contient généralement assez de liquide pour remplir l'espace compris entre la lame et la lamelle ; sinon, il faut ajouter sur les bords de cette dernière quelques gouttes de sérum.

La dessiccation est un des procédés de durcissement les plus an- ciennement usités. On l'emploie surtout pour les artères et pour la peau. Nous venons de voir qu'il se combine avantageusement avec le procédé de l'imprégnation à l'argent pour l'étude des en- dothéliums (voy. page 252). Dessiccation.

Pour préparer la peau par ce procédé, il faut d'abord enlever avec soin tout le pannicule adipeux sous-dermique ; autrement, à mesure que l'eau s'évapore, la graisse diffuse dans le tissu et empêche d'obtenir de bonnes préparations. Une fois la peau dépouillée autant que possible de son tissu adipeux, elle est étendue sur une lame de liége, de façon que sa face profonde soit exposée à l'air. On la fixe avec des épingles, qu'il faut avoir soin de planter obliquement en dehors, autrement elle les arrache en revenant sur elle-même. Cette dessiccation doit se faire dans un lieu sec et chaud (en hiver il faut mettre le tissu dans une étuve), de manière à être rapide, autrement il se produirait de la putréfaction.

Pour y faire des coupes, on insère la peau dans un bouchon de liége où l'on a préalablement tracé une fente avec une scie fine. Le morceau de peau est glissé dans cette fente et s'y trouve solidement fixé lorsqu'on serre le bouchon avec les doigts. Il faut employer un rasoir à trempe dure et avoir soin de faire la coupe extrêmement mince, parce qu'elle sera gonflée par l'eau ou par le liquide dans lequel on l'examinera, ce qui augmentera d'autant son épaisseur. Coupes
sur la peau
desséchée.

Les coupes sont déposées sur un morceau de papier à sec. Puis, avec une aiguille mouillée dans du carmin ammoniacal concentré, elles sont transportées sur la lame de verre où l'on a préalablement mis une goutte du même carmin. Le liquide, en pénétrant par imbibition dans les mailles du tissu, y porte la matière colorante, et la coloration se produit mieux que si les coupes avaient d'abord été placées dans l'eau. Au bout d'une demi-minute à une minute, les préparations sont lavées, de manière à enlever l'excès de carmin ; ensuite on les exa- mine telles quelles, ou bien dans la glycérine légèrement acidifiée avec de l'acide acétique ou de l'acide formique.

Ces préparations sont bonnes au point de vue de l'ensemble, mais non pour les détails. Elles permettent de bien voir la limite entre l'épiderme et le derme; mais les contours des cellules ne sont pas distincts et leurs noyaux seuls sont nettement visibles.

Une modification de ce procédé qui donne de meilleurs résultats consiste à plonger d'abord les coupes dans l'eau pendant une demi-heure. Quand elles sont gonflées, on les met sur la lame de verre dans une goutte de picrocarminate. La coloration est achevée au bout d'une minute, mais le séjour de la préparation dans le réactif peut être prolongé sans inconvénients. On recouvre d'une lamelle; puis une goutte de glycérine mise sur l'un de ses bords s'introduit peu à peu et rend la préparation persistante, en même temps qu'elle l'éclaircit en ne laissant bien visibles que les parties colorées. Les noyaux du corps muqueux de Malpighi sont colorés en rouge. Les cellules, qui présentent une teinte brune, ont des contours très-nets, marqués par des stries qui correspondent aux dentelures dont nous avons parlé plus haut (voy. page 259). La couche cornée est colorée en jaune par l'acide picrique. Elle est séparée du corps muqueux de Malpighi par une couche de cellules aplaties, granuleuses, colorées en rouge brun, possédant des noyaux atrophiés, et qui correspond à ce que l'on a appelé le *stratum lucidum*.

Pour bien distinguer toutes ces parties, il est bon de laisser un excès de picrocarminate avec la glycérine dans la préparation.

La dessiccation était également employée par les anciens histologistes pour les membranes recouvertes d'épithéliums mous; mais elle a été abandonnée, parce qu'elle altère les cellules épithéliales et même les rend méconnaissables.

Acide chromique. L'acide chromique convient dans certains cas pour durcir l'épithélium glandulaire; c'est un réactif difficile à manier, et il faut savoir interpréter ses résultats à l'aide des données que nous fournissent les autres méthodes. Il doit être employé en solution de $1\frac{1}{2}$ à 2 pour 1000. Si l'on prend des solutions plus fortes, il se produit un précipité albuminoïde granuleux qui enlève toute netteté aux préparations. Mais quand la précipitation lente s'est faite, on peut continuer avec des solutions plus fortes, par exemple à 3 pour 1000. Il faut un temps assez long (dix à trente jours) pour que les tissus aient acquis une consistance suffisante; encore faut-il que les fragments en soient très-petits et la quantité du liquide relativement considérable.

Pour la peau, ce réactif donne de bons résultats dans l'étude des cellules dentelées et des rapports entre le derme et l'épiderme, mais les coupes sont difficiles à faire parce que les différentes parties en sont inégalement durcies et glissent les unes sur les autres. Afin d'éviter cet inconvénient, il faut mettre dans l'alcool les pièces durcies par l'acide chromique, après les avoir laissées dégorger pendant quarante-huit heures dans l'eau distillée additionnée d'acide phénique. Cette dernière précaution est indispensable en été pour éviter le développement des bactéries. Les éléments prennent ainsi un degré de dureté plus égal. Les coupes doivent être conservées dans l'eau phéniquée ou dans la glycérine. Nous y reviendrons à propos de la peau.

L'acide chromique s'applique encore avec avantage aux épithéliums stratifiés (bouche, œsophage) et donne des résultats analogues [1].

Les bichromates de potasse et d'ammoniaque ont sur l'acide chromique l'avantage de ne pas produire de précipité granuleux. Ils sont à recommander surtout pour les glandes (glandes salivaires, lacrymales, etc.), mais ce n'est qu'après une macération très-prolongée qu'ils déterminent un durcissement suffisant pour permettre de faire des coupes minces. Il faut alors en combiner l'emploi avec d'autres procédés, comme nous verrons plus loin. Les épithéliums durcis dans le bichromate ou dans l'acide chromique se colorent très-difficilement par le carmin.

L'acide osmique doit être employé dans les mêmes conditions que l'acide chromique ; il détermine la solidification de la substance intercellulaire, diminue la différence de réfringence entre le ciment et la substance cellulaire et affaiblit les contours des cellules.

Pour l'épiderme, il présente l'avantage de faire bien distinguer les différentes couches, et de montrer les rapports du derme et de l'épiderme. Un très-petit fragment de peau, bien dépouillé de tout

---

[1] Dans toutes les irritations des épithéliums pavimenteux stratifiés, il se produit dans les noyaux des cellules une vésicule formée aux dépens du nucléole dilaté; cette vésicule, en s'agrandissant, envahit tout le noyau et n'en laisse plus voir sur la coupe optique qu'un croissant. (*Journal de l'anatomie et de la physiologie*, 1866, p. 656.) L'acide chromique convient pour cette étude; seulement, il peut produire une cause d'erreur. En effet, sur les coupes des corps muqueux de Malpighi faites après durcissement dans ce réactif, il arrive que des noyaux, divisés d'abord sur a surface de section, se dégagent ensuite pour laisser au centre de la cellule une cavité. Il ne faut pas confondre cette cavité avec un noyau ayant subi la transformation vésiculeuse.

le pannicule adipeux, et ayant seulement 2 ou 3 millimètres de côté, est plongé pendant dix-huit à vingt heures dans 4 ou 5 centimètres cubes d'une solution d'acide osmique à 1 pour 100. Des coupes peuvent alors y être facilement pratiquées à l'aide du rasoir; elles doivent être d'une grande minceur, et examinées dans l'eau ou la glycérine. La couche cornée de l'épiderme est fortement colorée en noir (Langerhans), mais cette coloration n'est pas uniforme. Si la couche cornée est épaisse, comme à la face palmaire des doigts,

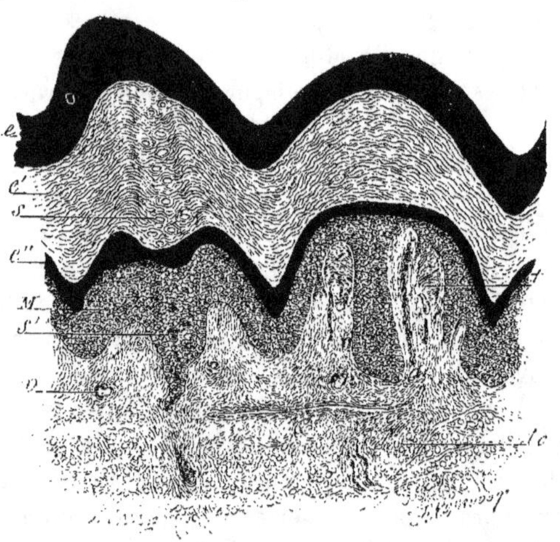

Fig. 77. — Coupe perpendiculaire à la surface de la peau de la face palmaire de l'indicateur de l'homme, après macération dans l'acide osmique. — *e*, partie superficielle de la couche cornée; *e″* partie profonde de la même couche; *e′*, partie intermédiaire; *s* et *s′*, conduits d'une glande sudoripare: *M*, corps muqueux de Malpighi; *t*, corpuscule du tact; *tc*, tissu conjonctif du derme; *v*, vaisseau sanguin. — 61 diam.

il n'y a de coloré en noir que la couche superficielle et la couche profonde de la lame cornée; une portion intermédiaire n'est que faiblement colorée. Il ne faudrait pas admettre pour cela l'existence de trois couches distinctes dans la lame cornée : en effet la portion superficielle de celle-ci, s'imprégnant d'osmium, empêche la diffusion du réactif de se continuer dans une couche plus profonde. Par contre, l'acide osmique, traversant facilement les mailles du derme et le corps muqueux de Malpighi, vient agir sur la partie profonde de la couche cornée comme il a agi sur la superficielle. Il reste ainsi au milieu de cette couche une portion où l'osmium n'arrive pas en quantité suffisante pour produire la coloration caractéristique. Au-dessous de la lame cornée qui se limite par une ligne noire, se montrent des cellules aplaties avec des noyaux atrophiés ; plus profondément encore, le corps muqueux avec ses cellules dentelées. Le derme se termine au niveau des papilles et des espaces interpapillaires par des fibrilles que l'acide osmique a rendues très-nettes. Elles sont coupées selon différentes directions et semblent même pénétrer entre les cellules du corps muqueux.

L'acide osmique peut être employé avec un grand avantage d'une tout autre façon, pour étudier les couches épidermiques sur les doigts de l'homme. Un doigt aussi frais que possible est préparé comme si l'on voulait y faire une injection colorée des vaisseaux. Une des collatérales est liée, l'autre est dégagée, et l'on pose en outre sur la base du doigt une ligature qui en comprend toutes les parties, sauf l'artère qui a été dégagée. Pour être efficace, cette ligature doit être complétée avec un serre-nœud de de Graaf. Une seringue de verre d'une contenance supérieure à 5 centimètres cubes est remplie d'une solution d'acide osmique à 1 pour 100. On fait pénétrer par une forte pression exercée avec la main cette solution d'acide osmique dans le système vasculaire au moyen d'une canule qui est fixée dans l'artère dégagée. Le doigt se gonfle et prend peu à peu une teinte grisâtre. Après l'injection, il est abandonné à lui-même pendant une heure ou deux. Des portions de la peau sont enlevées et placées dans de l'alcool fort où elles resteront vingt-quatre heures. Lavées ensuite à l'eau, elles sont mises, aussi pendant vingt-quatre heures, dans une solution sirupeuse de gomme, enfin reportées dans l'alcool qui leur donne une consistance très-ferme. Nous aurons l'occasion de rappeler cette méthode lorsque nous ferons l'étude complète de la peau et en particulier des corpuscules du tact. Elle donne, en ce qui regarde le corps muqueux de Malpighi, des résultats fort remarquables. Lorsque le tissu est ainsi durci, il est facile d'y faire des coupes perpendiculaires ou parallèles à la surface.

Sur ces dernières, après dégorgement dans l'eau et coloration au picrocarminate, le corps papillaire coupé en travers apparaît comme un cercle dans lequel les vaisseaux sanguins, les corpuscules du tact et le tissu conjonctif sont très-distincts (fig. 78). Ce corps papillaire est limité par une première rangée de cellules épithéliales (fig. 79). Ces cellules présentent du côté du stroma papillaire des prolongements ou des dents simples ou ramifiées qui, pénétrant entre les petits faisceaux du tissu conjonctif, déterminent entre les corps muqueux de Malpighi et le corps papillaire une union très-solide. Ces dents sont semblables à celles qui garnissent les cellules au niveau des faces et des bords par lesquels elles se correspondent. Si nous considérons maintenant la seconde et la troisième rangée de cellules et les rapports de ces cellules entre elles (fig. 79), nous serons frappés de ce fait que les dents ne s'engrènent pas les unes dans les autres. En effet, il existe

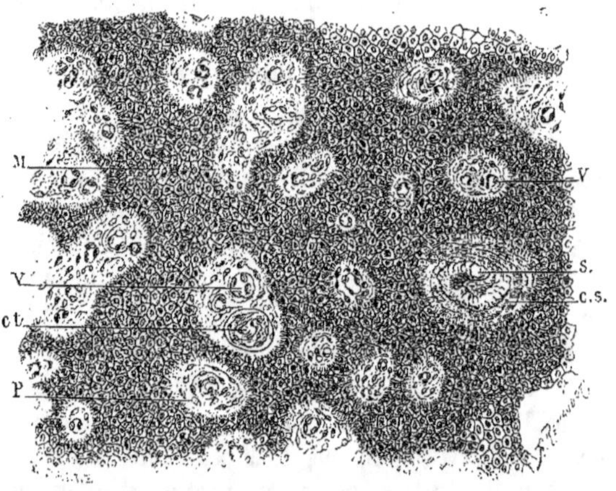

Fig. 78. — Peau de la face palmaire de l'indicateur de l'homme. Section transversale faite après injection vasculaire d'une solution d'acide osmique à 1 pour 100, et durcissement par la gomme et l'alcool. Coloration au picrocarminate. — P, papilles; M, masse épithéliale interpapillaire; V, vaisseaux sanguins coupés en travers; S, conduit de glande sudoripare; CS, région cornée circonvoisine; *ct*, corpuscule du tact. — 100 diam.

entre elles une substance d'une réfringence différente de celle qui constitue les dents elles-mêmes. Pour faire cette observation, il est indispensable que la préparation soit extrêmement mince et ne contienne même pas dans son épaisseur une cellule tout entière. L'examen doit être fait avec un très-fort grossissement. Nous avons employé l'objectif n° 12 à immersion de Hartnack et Prazmowski.

Acide picrique.   L'acide picrique en solution aqueuse est un des meilleurs réactifs durcissants, mais aussi des plus difficiles à manier. Les fragments de tissu que l'on y met doivent être très-petits, et la solution d'acide picrique saturée ; ils doivent y séjourner vingt-quatre, ou au plus quarante-huit heures ; ils y acquièrent de la fermeté, mais ils ne sont pas tannés comme par l'acide chromique. Les sections doivent être faites de façon à ne pas comprimer la surface avec le rasoir ; l'opération est délicate. Si les fragments de tissu sont très-petits, de façon à être difficiles à maintenir, on les colle sur des lames de sureau avec de la gomme très-épaisse, puis le tout est porté dans l'alcool qui achève le durcissement. On peut faire alors des coupes très-fines que l'on colore au picrocarminate et que l'on conserve dans la glycérine. Ce procédé est bon, surtout pour les glandes à mucus, et en particulier pour la glande sous-maxillaire. Le résultat est encore meilleur quand on emploie l'acide picrique uniquement, sans avoir recours à la gomme et à l'alcool.

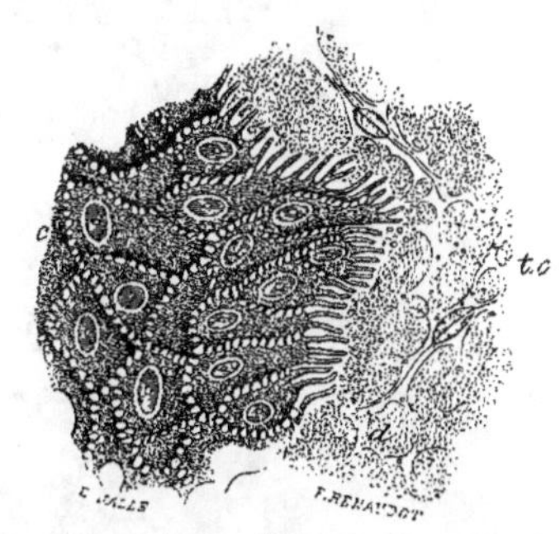

Fig. 79. — Coupe du corps muqueux de Malpighi parallèle à la surface. Injection vasculaire d'acide osmique. Durcissement par la gomme et l'alcool. — *c*, corps muqueux de Malpighi ; *tc*, tissu conjonctif. — 1300 diam.

Sur un acinus de la glande sous-maxillaire du chien traitée ainsi (fig. 80), les cellules épithéliales claires se présentent avec leur sommet dirigé vers le centre de l'acinus ; au fond de la cellule on voit un noyau plat coloré en rouge au milieu d'un protoplasma jaune. Ces acini ne sont pas sphériques ; ils sont allongés en forme de boyaux et se terminent par des culs-de-sac arrondis. Sur le fond de ces culs-de-sac reposent des cellules qui diffèrent des précédentes par leurs dimensions, leur forme et leur disposition. Elles sont petites, granuleuses, et forment un groupe qui, vu de profil, a la forme d'un croissant, *g* [1].

Il faut étudier ces coupes dans une solution faible de picrocarminate sans y ajouter de la glycérine. En effet, la glycérine ratatine les éléments ; si l'on veut en mettre pour conserver la

[1] *Gianuzzi*. Von den Folgen des beschleunigten Blutstroms für die Absonderung des Speichels. *In Sächs. Academ. Sitzunsber.*, 1865.

préparation, il faut la mélanger avec beaucoup d'eau, et ensuite la laisser se concentrer par évaporation. On peut aussi mettre une goutte de glycérine au niveau du bord de la lamelle, de manière qu'elle y pénètre lentement, au fur et à mesure que l'eau s'évaporera.

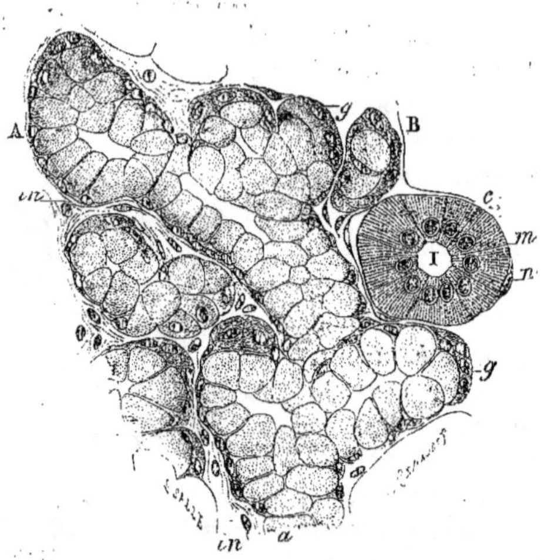

Fig. 80. — Glande sous-maxillaire du chien adulte, Coupe faite après durcissement par l'acide picrique. Coloration par le picrocarminate. — A, acinus coupé suivant son axe; B, acinus coupé en travers près de son fond; a, cellule muqueuse; I, canal excréteur muni d'un épithélium strié; m, couche endothéliale avec des noyaux n; g, croissants de Gianuzzi; in, lacunes lymphatiques intermédiaires. — 330 diam.

La méthode de durcissement par la gomme, pour faire des coupes sur les membranes revêtues d'épithélium, est celle qui a été indiquée page 90. Cette méthode donne des résultats inférieurs à ceux que l'on obtient par l'action de l'alcool absolu employé seul. Les préparations sont très-belles comme ensemble, mais les cellules épithéliales n'y sont pas bien délimitées, et la coloration par le carmin ne s'y produit pas avec une élection aussi complète que sur les préparations à l'alcool.

Accroissement des épithéliums. — Au début de ce chapitre, nous avons étudié comment se fait le premier développement des cellules épithéliales. Nées directement des boules de segmentation du vitellus, elles se soudent les unes aux autres, constituent des couches continues et forment ainsi l'épiderme et les épithéliums proprement dits (feuillets externe et interne du blastoderme). Mais après ce premier développement dont le mécanisme est si simple, les membranes épithéliales, pour s'étendre et se renouveler, sont le siége de néoformations cellulaires, et c'est là ce qui constitue l'accroissement des épithéliums. Cet accroissement se poursuit pendant toute la vie fœtale et après la naissance ; c'est ainsi que chez l'adulte les couches superficielles de l'épiderme ou de l'épithélium buccal se détachent peu à peu, tandis qu'il se forme, dans la profondeur des revêtements épithéliaux, de nouvelles cellules destinées à remplacer celles qui se sont détachées.

Ce phénomène si facile à observer n'a pas encore reçu une explication histologique suffisante. Sur des coupes faites à l'aide de n'importe lequel des procédés que nous avons indiqués, on n'a pas réussi à voir, dans les différentes couches de l'épiderme de l'homme adulte, des noyaux en voie de division ni même des cellules contenant deux noyaux. La même observation faite sur l'épithélium de la bouche a conduit au même résultat. Cependant, chez l'embryon humain, il est facile de faire des préparations sur lesquelles on rencontre tous les signes de la division des cellules épithéliales du corps muqueux de Malpighi. Des fragments de la peau d'un embryon de deux à cinq mois, placés pendant quelques jours dans le liquide de Müller, permettent d'enlever avec une pince des lambeaux d'épiderme qui, lavés à l'eau et placés dans la glycérine, montrent des cellules épithéliales très-nettes. Les noyaux de ces cellules présentent des nucléoles volumineux simples ou bourgeonnants ; quelques-uns, possédant deux nucléoles, sont en forme de bissac. Certaines cellules contiennent deux noyaux qui se touchent encore ou sont plus ou moins distants ; enfin on observe sur quelques-unes des cellules du revêtement, disposée autour du noyau une vésicule arrondie (physalide).

Toutes ces formes des cellules épidermiques peuvent être observées dans les épithéliums pavimenteux lobulés ; elles y ont été décrites par Virchow et les autres anatomo-pathologistes. Elles ne constituent pas un état morbide spécial ; elles sont simplement le signe d'un accroissement très-actif. Aussi les rencontre-t-on également dans les inflammations de la peau, à côté de l'altération vésiculeuse des noyaux que nous avons décrite. Ajoutons que chez l'embryon et dans les épithéliomes les cellules épidermiques en voie de multiplication contiennent de la matière glycogène en plus ou moins grande quantité ; celle-ci s'y manifeste par tous les caractères qui ont été indiqués à propos des cellules lymphatiques (voy. page 158).

L'opinion ancienne de Henle [1], d'après laquelle la couche profonde de l'épiderme de l'embryon serait formée par la matière granuleuse parsemée de noyaux (épithélium nucléaire de quelques auteurs), repose sur une erreur d'observation liée à des méthodes insuffisantes. Nous n'y insisterons pas ici, car aujourd'hui l'observation des embryons dans le liquide de Müller est devenue banale.

Il est un épithélium où la multiplication des cellules chez l'embryon peut être facilement reconnue ; c'est l'épithélium pigmenté de la couche externe de la rétine qui, avant les travaux de M. Schultze, était considéré comme appartenant à la choroïde. Après avoir laissé séjourner l'œil d'un embryon de trois à cinq mois pendant une semaine dans le liquide de Müller ou pendant vingt-quatre heures dans une solution d'acide osmique à 1 pour 200, nous pourrons facilement isoler des lambeaux de cet épithélium. Sur ces lambeaux, les cellules pigmentées se présentent de face. Nous

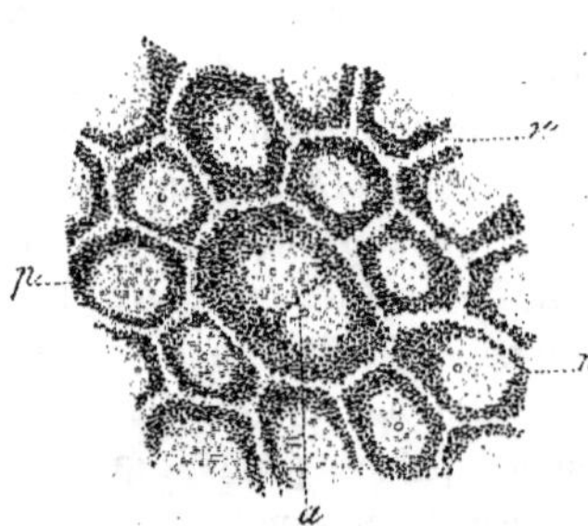

Fig. 81. — Épithélium pigmenté de la rétine d'un embryon humain de cinq mois. — p, protoplasma chargé de granules pigmentaires: n, noyaux; v, ciment intercellulaire sans pigment; a, cellule contenant deux noyaux. — 535 diam.

n'insisterons pas sur certains détails de leur structure qui trouveront leur place à propos de l'œil ; nous ferons remarquer seulement que la limite des cellules est marquée sur ces préparations par des lignes claires non pigmentées, et que les noyaux incolores apparaissent très-nettement au milieu du protoplasma pigmenté de la cellule. Or, parmi ces cellules, il y en a de plus grandes que les autres qui contiennent deux noyaux. L'accroissement de cet épithélium semble donc se faire encore par une division des noyaux et de la substance des cellules.

On peut aussi observer dans les glandes des phénomènes d'ac-

---

[1] Voyez *Kölliker*, Éléments d'histologie, 2ᵉ édition française, p. 149.

croissement des cellules épithéliales ou glandulaires, et c'est
surtout dans les glandes muqueuses, comme la sous-maxillaire et la sublinguale, que cette observation est facile. Sur
des préparations bien réussies, faites après durcissement dans
l'alcool, le liquide de Müller ou l'acide picrique, on voit les
culs-de-sac glandulaires presque remplis par de grandes cellules muqueuses, sauf dans le fond de ces culs-de-sac, où il
existe des amas de petites cellules granuleuses qui, sur les
coupes, forment des croissants (*g*, fig. 80). On admet aujour-
d'hui que ces cellules granuleuses sont destinées à former des
cellules muqueuses par des transformations successives, lorsque ces dernières ont été usées par le travail de la sécrétion. Ces croissants de petites cellules seraient, par rapport à
la masse des cellules muqueuses, ce que sont les cellules du
corps muqueux de Malpighi par rapport à la couche cornée de
l'épiderme.

Les cellules endothéliales, bien que formant une seule couche,
présentent des phénomènes d'accroissement évidents. Sur le
mésentère d'animaux nouveau-nés (lapin, chat, etc.), imprégné
d'argent et coloré au carmin, ou sur des préparations du revêtement endothélial des mêmes membranes, isolé par le procédé de
Schweigger-Seidel (p. 247), les cellules endothéliales, au lieu
de posséder toutes des noyaux à leur centre comme chez les
animaux adultes, ont souvent deux noyaux ou un noyau situé
près d'une des limites de la cellule. Dans ce dernier cas, le noyau
de la cellule voisine est rapproché de la limite correspondante de cette dernière, de telle sorte que les noyaux ne sont
séparés que par un interligne cellulaire (voyez *Dictionnaire de
médecine et de chirurgie pratiques*, t. XXIII, art. ÉPITHÉLIUM,
fig. 113).

Du reste, le remaniement des revêtements endothéliaux se fait
avec une extrême facilité, si l'on en juge d'après l'étude expérimentale de l'inflammation des membranes séreuses et du grand
épiploon principalement, où cette étude est très-facile. Une
inflammation provoquée par l'injection de quelques gouttes
d'une solution de nitrate d'argent dans le péritoine amène le gonflement, la prolifération et la chute des cellules endothéliales du
grand épiploon. Lorsque le mouvement inflammatoire est arrêté, les cellules qui sont devenues libres, et probablement aussi
les cellules lymphatiques, s'appliquent sur les travées de la mem-

brane, s'y étalent et lui reforment un revêtement endothélial[1].

Malgré ces diverses observations sur la multiplication des cellules épithéliales par division, l'accroissement des couches épidermiques chez l'adulte reste encore un mystère pour les histologistes ; aussi a-t-il donné naissance à une série d'hypothèses, dont la plupart n'ont pas de fondement sérieux.

GÉNÉRALITÉS SUR LES ÉPITHÉLIUMS.

L'étude que nous venons de faire des épithéliums est loin d'être complète ; nous avons laissé à dessein de côté toute une série de tissus épithéliaux ou d'origine épithéliale, dont nous nous réservons de parler à propos des organes dont ils font partie. C'est ainsi que nous traiterons du cristallin et de l'épithélium pigmenté de la choroïde à propos de l'œil, de l'épiderme à propos de la peau, etc. Nous avons voulu simplement indiquer un ensemble de procédés qui peut servir à étudier les différentes formes de ces tissus.

La revue rapide que nous avons faite ainsi des diverses espèces d'épithéliums nous a permis de constater certains faits saillants que nous allons résumer ici.

Les différentes formes de cellules épithéliales qui ont passé sous nos yeux rappellent la classification que nous avions indiquée au début : il importe cependant de ne pas oublier que les formes de ces cellules sont loin d'être invariables, et que, dans les diverses couches d'un même revêtement épithélial, les cellules sont différentes les unes des autres. Sous des influences pathologiques même fort simples, la forme des cellules épithéliales peut subir des changements considérables, par exemple un épithélium cylindrique peut se transformer en épithélium pavimenteux, si par hasard la muqueuse qui en était recouverte est amenée à l'extérieur, comme on l'observe souvent dans les polypes ou les tumeurs polypeuses.

Le mouvement des cils vibratiles nous a montré d'une façon bien nette la vitalité de ces cellules et nous a rappelé les mouvements des cellules lymphatiques. Comme ces derniers, les mouvements des cils peuvent s'observer sous le microscope, et sont soumis à peu près aux mêmes conditions pour leur existence et

[1] *Cornil et Ranvier*, Manuel d'histologie pathologique, 1869, p. 74.

leur énergie. L'observation des cellules à cils vibratiles soumises
à l'action d'une matière colorante nous a montré que la vie de
ces cellules ne consiste pas seulement dans la faculté de produire
des mouvements, mais encore dans la capacité d'accepter ou de
refuser les échanges chimiques. Du reste, les cellules épithéliales
ont toutes une activité nutritive spéciale, puisque l'on constate,
dans l'intérieur de beaucoup d'entre elles, de la matière glycogène, de la graisse ou du mucus. Presque toutes les cellules
épithéliales jeunes, dans leur période d'activité, peuvent être
considérées comme des glandes unicellulaires ; les unes retiennent dans leur intérieur les produits élaborés (matière glycogène, graisse), les autres les laissent exsuder à leur surface
(mucus des cellules caliciformes). Tout en formant des couches
de revêtement et de protection, ces cellules sont donc aussi
des organes de sécrétion, aussi bien que celles qui tapissent
les parois des glandes. La seule différence, c'est que dans les
glandes, le produit de la sécrétion d'un grand nombre de cellules est réuni dans des canaux qui arrivent à une même embouchure, tandis que hors des glandes chaque cellule a une sécrétion
individuelle. La grande division des épithéliums en épithéliums
de revêtement et épithéliums glandulaires, tout en conservant
sa valeur au point de vue pratique, n'est donc pas fondée au point
de vue de l'histologie générale.

Quant aux rapports du tissu épithélial avec les autres tissus, il
y a encore beaucoup de problèmes à résoudre. Cependant la
découverte de la couche d'endothélium sous-épithélial nous
explique pourquoi les épithéliums des muqueuses se détachent
si aisément et sont sitôt disparus sur les cadavres, tandis que
l'épiderme, sous lequel n'existe pas de couche analogue, demeure
bien plus longtemps adhérent.

Nous ne possédons encore que des notions très-insuffisantes
sur la nutrition et la reproduction des cellules épithéliales. La
manière dont ces cellules sont attachées au tissu sous-jacent, la
nature du ciment intercellulaire, sont autant de problèmes pour
la solution desquels nous ne possédons encore que des données
très-incomplètes. Du reste, les épithéliums sont tellement différents les uns des autres, soit au point de vue de leur structure,
soit au point de vue de leurs fonctions, qu'ils ne se prêtent pas
à des considérations générales. Nous renvoyons aux chapitres
spéciaux (peau, glandes salivaires et autres, muqueuse stomacale

et intestinale, etc.) pour les considérations physiologiques qui dans l'état actuel de la science, peuvent être présentés à leur sujet.

CHAPITRE IV

TISSU CARTILAGINEUX

Nous ferons précéder l'étude pratique du tissu cartilagineux de quelques mots sur son développement, ses caractères et sa classification.

Chez l'homme, le tissu cartilagineux apparaît entre la sixième et la huitième semaine[1]; il se produit d'abord dans la colonne vertébrale.

Pour se rendre compte de la manière dont il s'y présente, la méthode à suivre consiste à faire, sur des embryons durcis dans l'alcool, des coupes longitudinales et antéro-postérieures, passant par l'axe du corps des vertèbres; ces coupes sont colorées au picrocarminate et examinées dans la glycérine.

Cartilage chez l'embryon. Sur un embryon humain très-jeune, ces préparations, si elles comprennent une longueur suffisante de la colonne vertébrale, montrent les corps vertébraux et les disques intervertébraux composés les uns et les autres de tissu cartilagineux embryonnaire dont les cellules sont colorées en rouge d'une manière plus ou moins intense, tandis que la substance intercellulaire est incolore ou à peine colorée. Les portions de la colonne vertébrale qui correspondent aux disques intervertébraux forment des bandelettes transversales plus vivement colorées que le corps des vertèbres. A cette époque de la vie, les corps des vertèbres et les disques intervertébraux sont également formés par du tissu cartilagineux ; seulement, dans les disques, les cellules sont plus

---

[1] *Kölliker*, Entwicklungeschichte des Menschen, 1861, p. 185.

nombreuses et plus rapprochées, et c'est à cela que tient la différence dans l'intensité de la coloration. La séparation des vertèbres n'est donc indiquée à cette période du développement que
par des bandes de tissu cartilagineux plus riche en cellules que
le corps des vertèbres lui-même. La
transformation fibreuse du disque se produira ultérieurement.

Sur la même coupe longitudinale se
montrent des restes de la corde dorsale ;
ils forment comme un chapelet qui serait
disposé longitudinalement dans l'axe de
la colonne vertébrale ; les parties renflées
se trouvent au milieu des disques intervertébraux encore cartilagineux, et sont
reliées les unes aux autres par des prolongements amincis et presque filiformes.

Plusieurs auteurs, Kölliker entre autres, pensent que l'on doit considérer la
corde dorsale elle-même comme du tissu
cartilagineux ; ou du moins qu'elle se transforme plus tard en ce tissu. Il n'en est
rien. En effet si, chez l'embryon que nous
avons déjà étudié et sur des embryons
plus âgés, on examine avec un grossissement suffisant ces vestiges de la corde
dorsale, on y observe, non pas du tissu
cartilagineux, mais un tissu formé par
des cellules claires, rondes ou légèrement modifiées dans leur forme par la
pression réciproque, ne contenant à leur
centre ni protoplasma granuleux, ni
noyau. Chacune d'elles cependant possède
un noyau, mais celui-ci est logé dans
la paroi cellulaire et se présente sur

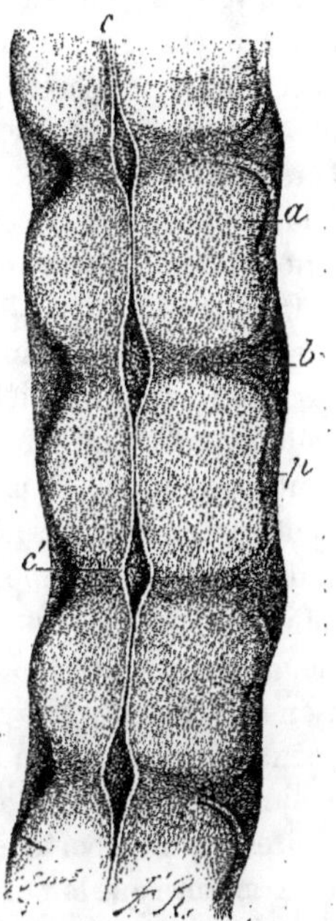

Fig. 82. — Colonne verté-
brale d'un embryon hu-
main. Section longitudi-
nale après durcissement
dans l'alcool. — *a*, corps
vertébral ; *b*, disque in-
tervertébral ; *p*, péri-
chondre ; *c*, corde dor-
sale ; *c'*, renflement de
la corde dorsale au ni-
veau des disques. —
27 diam.

la coupe comme un corps coloré en rouge, en forme de bâtonnet
lorsqu'il est vu de profil, et ovalaire quand il est vu de face sur
la paroi supérieure ou inférieure de la cellule. Il est du reste
facile d'isoler par la dissociation les cellules de la corde dorsale
chez de jeunes poissons et chez les têtards de grenouille, après
avoir fait macérer le tissu pendant vingt-quatre heures dans le

sérum iodé ou dans un mélange d'une partie d'alcool à 36 degrés avec deux parties d'eau.

Chez les têtards, qui sont à la disposition de tous les histologistes, les cellules de la corde isolées se montrent sous la forme d'une vésicule dont la membrane d'enveloppe est d'une grande minceur et se plisse facilement. Pour les observer, il faut éviter la compression, parce qu'elle y détermine un si grand nombre de plis qu'elles apparaissent alors comme des corps très-irréguliers. Lorsqu'elles flottent librement dans le liquide sans être soumises à la compression, il est facile d'y reconnaître le noyau pariétal entouré d'une couche de protoplasma.

Cartilage
embryonnaire. Quoique la corde dorsale ne participe pas à la formation du cartilage, c'est autour d'elle que se développe d'abord le tissu cartilagineux. Les vertèbres primitives, composées uniquement de cellules embryonnaires, apparaissent à une période qui varie suivant les animaux, et plus tard elles forment les vertèbres permanentes ; c'est dans ces dernières[1] qu'apparaît, à la fin de la sixième semaine chez l'homme, entre les cellules qui les composent, une substance qui les sépare peu à peu les unes des autres et que l'on nomme substance fondamentale du cartilage. Dans la préparation dont nous avons parlé tout d'abord, cette substance fondamentale ou substance cartilagineuse se voit nettement entre les cellules, qui du reste ne diffèrent en rien des cellules embryonnaires. Ce tissu porte le nom de *cartilage embryonnaire*.

Cartilage
fœtal. A mesure que la substance fondamentale se développe, les cellules sont pressées les unes contre les autres et prennent des formes anguleuses causées par cette pression. On donne à ce cartilage le nom de *cartilage fœtal*. Il ne diffère du précédent que par la forme des cellules et la quantité plus considérable de substance intercellulaire.

[1] A propos de la transformation des vertèbres primitives en vertèbres permanentes, Remak (*Untersuchungen über die Entwickelung der Wirbelthiere*, p. 43. Comparez His : *Untersuch. über die erste Anlage*, etc., 1868, p. 173) a observé chez le poulet un fait singulier : chacune des vertèbres primitives se divise en deux moitiés vers sa partie moyenne suivant un plan de segmentation transversal ; la moitié postérieure de l'une de ces vertèbres s'unit à la moitié antérieure de la vertèbre voisine pour former la vertèbre permanente. Ce qui prouve qu'il en est réellement ainsi, c'est que, dans la vertèbre primitive, le bourgeon nerveux se trouve au milieu de la hauteur de la vertèbre, tandis que, plus tard, on le voit situé à l'interstice de deux vertèbres permanentes consécutives. Du reste, cette question n'est pas encore complétement résolue, car il n'y a pas le même nombre de vertèbres primitives et de vertèbres permanentes.

À une certaine période du développement, tout le squelette est constitué par du cartilage. Chez quelques espèces animales, la transformation s'arrête là, et le squelette demeure cartilagineux pendant toute la vie; tels sont, par exemple, les mollusques céphalopodes ét les poissons cartilagineux. Chez ces derniers, ce tissu peut s'infiltrer de matière calcaire; mais il ne devient pas osseux. Chez l'homme, quand le développement est complet, il ne se trouve plus de cartilages dans le squelette qu'aux extrémités articulaires des os (symphyses et diarthroses). Il y en a encore dans quelques autres points du corps (oreilles, nez, épiglotte, trachée, bronches, etc.),

La cellule cartilagineuse ne possède aucun caractère distinctif ni dans sa forme, ni dans sa constitution chimique. Elle est toujours contenue dans une cavité qu'elle remplit complétement, et sa forme et ses dimensions sont en rapport avec celles de cette cavité. Elle peut être arrondie, aplatie ou anguleuse. Ses dimensions varient considérablement. Elle est constituée essentiellement par un noyau enveloppé d'une masse protoplasmique qui contient de la matière glycogène ou de la graisse, dans des conditions déterminées.

Cellule cartilagineuse.

À l'état adulte, la cellule cartilagineuse forme autour d'elle-même une membrane cartilagineuse que l'on nomme la *capsule*, et dont on ne voit pas trace dans le cartilage embryonnaire. Dans les cartilages où la substance fondamentale est fibreuse, c'est cette capsule seule qui donne le caractère cartilagineux au tissu.

Suivant la nature de la substance fondamentale, les cartilages ont été divisés en :

Classification des cartilages.

Cartilage hyalin, où la substance fondamentale est homogène, transparente comme du verre.

Cartilage fibreux, où la substance fondamentale est composée de fibres connectives, à l'exception des capsules.

Cartilage élastique ou *réticulé*, où la substance intercapsulaire contient des réseaux de fibres élastiques très-serrés.

On pourrait ajouter à ces espèces le *cartilage calcifié*, où la substance fondamentale est infiltrée de granulations calcaires. Cependant il ne s'agit pas ici d'une espèce histologique, car si l'on dissout ces granulations par l'acide chlorhydrique, l'acide picrique ou l'acide chromique, la masse cartilagineuse qui reste présente les caractères du cartilage hyalin.

RANVIER. Histol. 18

ÉTUDE PRATIQUE DU TISSU CARTILAGINEUX.

On rencontre chez les animaux des cartilages dont la minceur est telle qu'en les examinant à plat, sans leur faire subir de sections, on peut en faire l'étude. Tels sont, par exemple, la sclérotique de la grenouille et les ailerons de l'appendice xyphoïde du même animal. Pour étudier ces derniers, après que l'on a incisé la peau et les muscles, il suffit de les couper avec des ciseaux et de les étaler sur une lame de verre. Les cellules cartilagineuses y apparaissent nettement.

Quant aux cartilages plus épais de la grenouille, et à ceux de l'homme et des mammifères, par exemple ceux de la trachée, du larynx, de l'oreille, de la cloison des fosses nasales et des articulations, il est indispensable pour les étudier d'y faire des coupes.

Ces coupes peuvent être faites sur le tissu frais ; la consistance du tissu cartilagineux permet en effet de les pratiquer très-facilement, sans que le cartilage ait été préalablement soumis à l'action des réactifs durcissants. Comme ces coupes sont transparentes, on est facilement trompé sur leur épaisseur et porté à croire qu'on les fait beaucoup plus minces qu'elles ne sont en réalité. Il faut donc s'appliquer à les faire aussi minces que possible.

Nous allons étudier maintenant l'action des différents réactifs sur le tissu cartilagineux.

Action de l'eau

Prenons pour exemple un objet que tout histologiste à généralement à sa disposition : la tête d'un fémur de grenouille enlevé à l'animal vivant. Sur la surface arrondie du cartilage dont cette tête est recouverte, commençons par affranchir avec un rasoir une surface plane ; par une seconde coupe bien parallèle à la première, détachons une fine lamelle de cartilage, et portons-la rapidement dans une goutte d'eau mise préalablement sur la lame de verre.

La préparation recouverte d'une lamelle présente à considérer des cellules qui possèdent un noyau à double contour et un nucléole ; quelques-unes ont deux noyaux. Elles sont constituées par un protoplasma transparent, autour duquel on distingue un double contour, représentant la coupe optique de la capsule.

En continuant l'examen de cette préparation, il est facile de remarquer que le tissu ne présente pas longtemps le même aspect; bientôt la masse cellulaire revient sur elle-même, et l'eau pénètre dans la capsule. Sur les bords de la cellule, qui étaient d'abord rectilignes et nets, on aperçoit comme un collier de grains. En examinant le bord avec un objectif à grand angle d'ouverture, il est aisé de reconnaître que ce qui paraît des grains est en réalité une sorte de feston dessiné sur le bord de la capsule par le retrait du protoplasma. Dans certains points disposés assez régulièrement, le protoplasma, adhérant à la capsule, y reste fixé, tandis que dans les intervalles entre ces points, il se retire, en formant des courbes à concavité dirigée du côté de la capsule. C'est ce qui produit cet aspect festonné sur les bords de la cellule qui se présentent de profil. En inspectant au contraire avec le même objectif le milieu de la cellule qui se présente de face, il s'y montre un réseau élégant et régulier. Lorsque l'objectif est bien au point, le réseau est brillant, et les mailles sont obscures; si on l'éloigne, le réseau devient obscur et intercepte des mailles brillantes. Ces mailles correspondent aux prolongements protoplasmiques encore adhérents à la capsule. Le réseau correspond aux parties déprimées du protoplasma qui laissent, entre elles et la face interne de la capsule, un espace rempli du liquide additionnel. On comprendra facilement l'image produite par cet ensemble, si l'on considère les prolongements protoplasmiques comme des corps convexes placés dans un milieu moins réfringent, tandis que l'eau qui les entoure donne l'image des corps convexes plongés dans un milieu plus réfringent (voy. p. 20). Au bout de quelques heures, la rétraction est achevée, il ne se montre plus dans l'intérieur de la capsule qu'une masse ratatinée dans laquelle on ne voit rien de net.

Sur le cartilage thyroïde de l'homme traité de la même façon que celui du fémur de la grenouille, et examiné dans les mêmes conditions, la pénétration de l'eau dans la capsule est plus rapide, et la cellule se ratatine beaucoup plus vite.

Les modifications que détermine l'action de l'eau dans les cellules du cartilage sont, comme nous venons de le voir, si considérables, que l'examen du cartilage après l'action de ce réactif ne donne plus qu'une notion fort inexacte du tissu cartilagineux normal.

Pour faire une bonne préparation d'étude, il faut prendre un cartilage tout frais, affranchir avec le rasoir sec une surface plane, et faire une seconde coupe bien parallèle à la première. La lamelle

Cartilage
étudié
sans l'addition
d'aucun
réactif.

de cartilage détachée est rapidement mise sur la lame, immédiatement recouverte de la lamelle, et la préparation est bordée avec de la paraffine. Toute cette opération doit être faite le plus rapidement possible pour éviter la dessiccation. L'évaporation est empêchée par la bordure de paraffine, et le cartilage se trouve plongé dans son propre plasma. Tout cartilage frais contient généralement assez de liquide pour que la coupe disposée ainsi en préparation soit en réalité dans un milieu humide. La réussite se reconnaît à ce que la lamelle de tissu prend entre les deux lames de verre une teinte bleuâtre; cette teinte indique qu'il n'y a pas d'air interposé et que le liquide remplit bien tout l'espace. Dans les points où il se trouve de l'air interposé, le tissu paraît blanc lorsqu'il est regardé à la lumière réfléchie. Ces parties ne sont pas propres à l'observation microscopique, à cause des jeux de lumière variés que produit la présence de l'air. Mais, sur toute préparation, il se trouve des espaces à teinte hyaline, et par conséquent sans air interposé, assez considérables pour permettre une bonne observation.

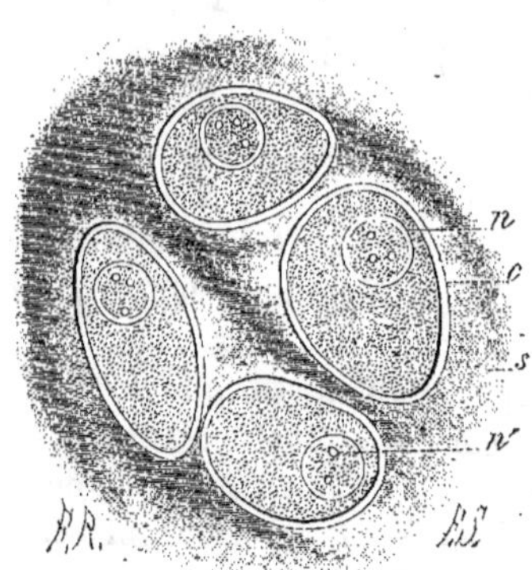

Fig. 83. — Cartilage de la tête du fémur de la grenouille, examiné sans liquide additionnel. — *s*, substance fondamentale; *c*, capsule; *n*, noyau; *n'*, nucléole. — 600 diam.

Dans ces espaces se montrent des masses de protoplasma avec des noyaux très-apparents, et remplissant chacune toute la cavité d'une capsule. A côté de celles-là, on rencontre généralement dans le champ une ou deux capsules qui montrent des éléments cellulaires ratatinés. Il s'en trouve en outre d'autres qui sont vides, c'est-à-dire qui ne contiennent pas d'éléments cellulaires du tout. Quelques histologistes en ont conclu qu'il existe deux espèces de capsules; les unes qui renferment des éléments cellulaires, d'autres qui n'en possèdent pas. Il n'en est rien. En examinant la préparation avec un objectif à grand angle d'ouverture, il est aisé de se convaincre que les capsules des deux dernières espèces se trouvent à la surface, tandis que les premières sont dans la pro-

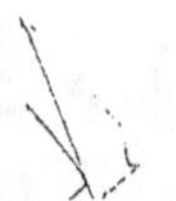

fondeur. De plus, en soulevant un peu la lamelle pour la réappli-
quer ensuite, on voit quelquefois les capsules, qui étaient vides
auparavant, contenir une bulle d'air qui s'y est nichée (A, fig. 84).
C'est une preuve que ces capsules sont ouvertes, puisque l'air peut
y entrer; elles ont été coupées par le rasoir, et leur contenu a été
enlevé. On constate de même que les capsules à cellules ratatinées sont des capsules ouvertes
situées à la surface de la préparation. C'est donc là la circonstance qui les fait différer des
autres et qui a fait ratatiner leurs
cellules.

Dans le cas où la préparation
a été faite sans addition d'aucun
liquide, la rétraction des cellules
dans les capsules ouvertes n'a pu
être causée par l'action d'un réactif; elle s'est produite spontanément. Il faut donc admettre
qu'à l'état normal la cellule ne
remplit toute la cavité que par
suite d'un vide virtuel, analogue
à celui qui maintient le poumon

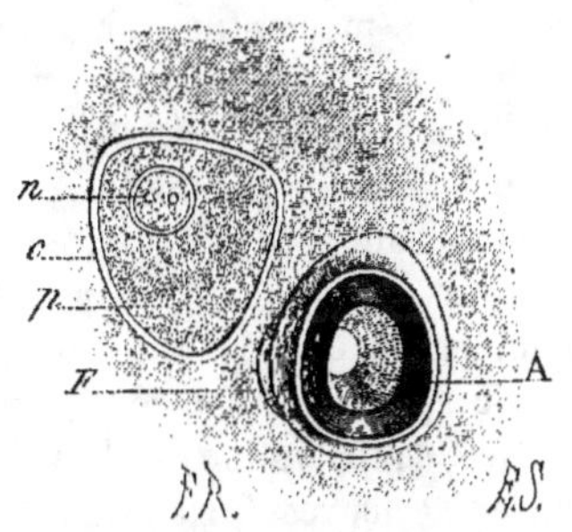

Fig. 84. — Cartilage de la tête du fémur de la grenouille examiné sans aucun liquide additionnel. Une capsule, ouverte sur la surface de coupe, contient une bulle d'air A; F, substance fondamentale; c, capsule; p, protoplasma cellulaire; n, noyau avec deux nucléoles. — 600 diam.

appliqué sur la plèvre pariétale. Cette cellule aurait une tendance
naturelle à se rétracter et à abandonner une partie du liquide qui
l'imbibe, dès qu'elle est soumise à la pression atmosphérique.

Une fois ratatinée, la cellule ne change plus de forme; elle ne
présente pas de mouvements amiboïdes[1].

La plupart des phénomènes qui viennent d'être décrits d'après des
coupes de cartilage examinées sans l'addition d'aucun réactif peuvent être observés sur des coupes semblables plongées dans le sérum du sang. Pour faire cette étude, on reçoit le sang qui s'écoule
du cœur d'une grenouille (voy. p. 181) dans un verre de montre, et

Cartilages examinés dans le sérum.

---

[1] *Virchow* (Ueber bewegliche thierische Zellen, *Virchow's Arch.*, t. XXVIII, 1863,
p. 237,) a signalé, dans les chondromes, des cellules susceptibles de changer de
forme et de pousser des prolongements semblables à ceux des cellules lymphatiques.
Mais cette observation, faite sur les tissus de l'homme à la température ordinaire,
laisse subsister dans l'esprit du lecteur un certain doute. Pour ma part, je n'ai
jamais vu, dans les cellules ramifiées des chondromes, des changements de forme
que l'on puisse attribuer à des mouvements amiboïdes.

on le laisse se coaguler. Le sérum se sépare. Une ou deux gouttes de ce sérum, qui contient encore des globules rouges en suspension, sont déposées sur une lame de verre ; puis, sur la tête du fémur de la même grenouille, on enlève, avec un rasoir humecté de sérum une série de coupes qui sont placées immédiatement sur la lame. Après addition d'une lamelle et fermeture à la paraffine on obtient une préparation qui, examinée de suite, montre à la surface des coupes des capsules ouvertes, vides ou contenant des cellules ratatinées et anguleuses. Dans les premières vient parfois se nicher un globule rouge du sang qui, pour la démonstration de l'ouverture de la capsule, joue le même rôle que la bulle d'air dont il a été question précédemment. Les capsules qui n'ont pas été ouvertes sont remplies exactement par leur cellule, au milieu de laquelle le noyau apparaît nettement.

Si cette préparation est abandonnée à elle-même pour être soumise à de nouveaux examens les jours suivants, on y observe qu'au bout de vingt-quatre, quarante-huit ou soixante-douze heures les cellules, qui remplissaient exactement les capsules au début, reviennent peu à peu sur elles-mêmes en conservant une forme sphérique, tandis que les cellules qui se trouvaient dans les capsules ouvertes par la coupe sont restées anguleuses.

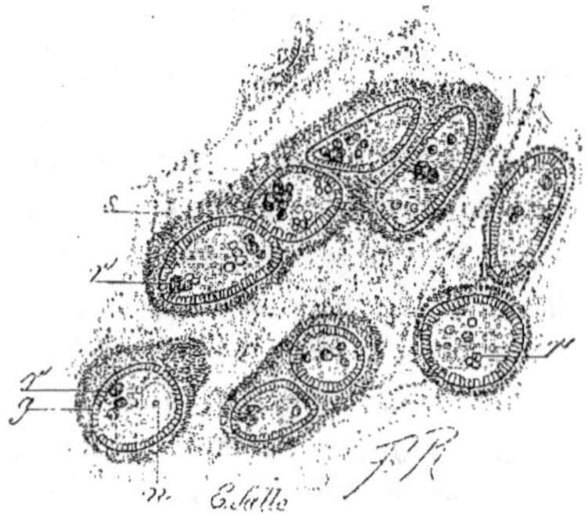

Dans ces préparations, pas plus que dans celles qui ont été faites sans addition d'aucun réactif, on ne peut remarquer aucun mouvement amiboïde des cellules.

Une coupe très-fine de cartilage hyalin frais, faite avec un rasoir sec et placée dans une goutte de sérum fortement iodé, présente des cellules cartilagineuses avec leurs noyaux nettement accusés. Si la préparation a été faite avec le cartilage d'un mammifère adulte, on remarque, à côté du noyau, des gouttelettes de graisse, re-

Sérum iodé. FIG. 85. — Coupe transversale du cartilage aryténoïde du chien adulte, faite après macération dans une solution d'acide osmique à 1 pour 300. — s, substance fondamentale, avec des grains élastiques ; n, noyau ; r, granulations graisseuses du protoplasma colorées en noir par l'osmium. — 300 diam.

connaissables à leur réfringence spéciale, et qui ne sont pas
colorées par le réactif. Lorsque la cellule contient de la matière glycogène, elle se colore en brun-acajou, tandis que le noyau
reste incolore. Les cellules se conservent pendant une heure à
une heure et demie dans ce liquide, puis elles se ratatinent.
Celles qui contiennent de la matière glycogène se déforment plus
lentement que les autres. Le lendemain, toutes les cellules sont
ratatinées, et la matière glycogène a disparu par diffusion.

L'acide osmique employé à la dose de 1 pour 300 et laissé
pendant douze heures en contact avec le tissu (soit que le cartilage entier ait été plongé dans
le réactif, soit que la coupe ait
été faite à sec et mise ensuite
dans la solution) manifeste
très-nettement la graisse dans
l'intérieur des cellules par la
coloration noire qu'il lui communique (*r* fig. 85). Au bout de
douze heures, l'acide osmique
doit être remplacé par l'eau
phéniquée ou la glycérine pour
que la préparation soit persistante. Il faut remarquer cependant qu'elle perd de sa netteté
avec le temps ; la cellule se
ratatine autour de la graisse,
et l'on ne distingue plus dans
la capsule qu'une masse irrégulière noirâtre.

L'acide picrique en solution
aqueuse concentrée permet de
distinguer nettement le noyau
et ne déforme que lentement
la cellule. J'ai cru longtemps

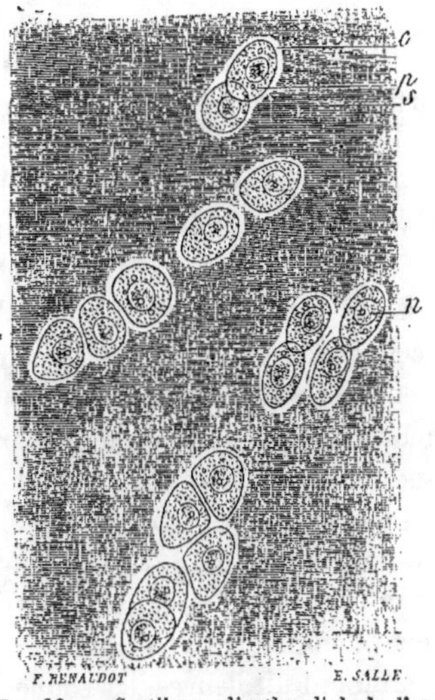

Fig. 86. — Cartilage diarthrodial de l'extrémité inférieure du fémur du veau.
Coupe perpendiculaire à la surface, examinée dans une solution concentrée
d'acide picrique. — *s*, substance fondamentale ; *c*, capsule ; *p*, protoplasma
cellulaire, *n*, noyau. — 500 diam.

qu'il permettait seul de bien voir la cellule, en retardant sa rétraction ; mais je me suis assuré depuis lors qu'il y a une série
de réactifs qui ne ratatinent pas la cellule au début. Ainsi l'alun,
à 5 pour 1000 ; le nitrate d'argent, à 1 pour 1000 ; le sulfate
de cuivre, à 1 pour 100 ; le chlorure d'or, à 1 pour 200 ; le
chlorure de sodium, à 1 pour 100 ; la potasse caustique, à

Acide
osmique.

Acide
picrique.

Alun.
Nitrate
d'argent.
Chlorure
d'or.
Chlorure
de sodium.
Potasse.

40 pour 100, conservent tous, pendant un temps plus ou moins long, la cellule dans sa forme. De tous ces réactifs, l'alun, dans la solution indiquée, est le meilleur; il permet de faire des préparations persistantes, où le cartilage se montre avec tous ses caractères physiologiques.

Préparation des solutions de purpurine.

Action des matières colorantes. — Parmi les matières colorantes que l'on peut employer utilement dans l'étude des cartilages, il en est une que je n'ai pas indiquée dans les *Méthodes générales*, parce que je ne la connaissais pas encore. Cette matière colorante est la *purpurine*[1]. Extraite de la garance, la purpurine se présente sous la forme d'un corps pulvérulent aggloméré comme l'amidon, et d'un rouge-brique. Je l'emploie dans un véhicule qui a la propriété de fixer les éléments cellulaires du cartilage en même temps qu'il colore leurs noyaux. Voici la formule de cette solution de purpurine : 200 grammes d'eau distillée et 1 gramme d'alun sont portés à l'ébullition dans une capsule de porcelaine; on y ajoute alors de la purpurine broyée et délayée dans un peu d'eau. L'ébullition étant continuée, il s'en dissout une partie. On filtre à chaud, et la liqueur colorée qui s'écoule est reçue dans un flacon dans lequel on a mis préalablement 60 centimètres cubes d'alcool à 36 degrés de Cartier. On obtient ainsi une solution d'une couleur rose orangé qui présente une fluorescence très-marquée.

Pour colorer et fixer les éléments d'un cartilage, on en fait avec un rasoir sec des coupes minces qui sont reçues à mesure dans la solution de purpurine, dont la quantité doit être seulement de quelques centimètres cubes. Au bout de vingt-quatre ou quarante-huit heures, les coupes sont retirées, lavées à l'eau distillée et montées en préparations permanentes dans la glycérine.

Ces préparations montrent les noyaux des cellules cartilagineuses colorés en rouge, limités par un double contour et possédant chacun un ou plusieurs nucléoles. Le protoplasma cellulaire incolore remplit constamment la capsule ; la substance fondamentale est très-légèrement colorée en rose.

Sclérotique de grenouille traitée à la purpurine.

Si l'on veut faire des préparations de sclérotique de la grenouille colorées par la purpurine, il suffit de détacher l'œil, et de le placer dans la solution. Vingt-quatre heures après, on enlève avec des

---

[1] *Des applications de la purpurine à l'histologie. Archives de physiologie*, 1874, p. 791.

ciseaux des fragments de la sclérotique. Après avoir été lavés au pinceau dans de l'eau distillée, ils sont placés de nouveau dans la solution de purpurine. Lorsqu'ils ont séjourné un ou deux jours, ils sont lavés encore une fois et montés en préparation dans la glycérine.

Sur ces préparations, la sclérotique se montre sous la forme d'un cartilage hyalin, présentant plusieurs couches de capsules cartilagineuses qui paraissent circulaires sur la membrane vue à plat, et qui sont aplaties suivant sa surface. Entre la sclérotique et la cornée, il existe une zone fibreuse qui réunit les deux membranes. Pour se continuer avec cette zone fibreuse, la sclérotique s'amincit légèrement. A ce niveau, chez plusieurs grenouilles vertes que nous avons examinées à cet effet, nous avons rencontré, dans l'intérieur du protoplasma des cellules cartilagineuses, des grains pigmentaires en nombre plus ou moins considérable. Nous avons déjà vu dans le chapitre précédent qu'il existe dans la choroïde un épithélium pigmenté. Dans la même membrane, il existe des cellules de tissu conjonctif chargées aussi de granulations pigmentaires. A ces variétés d'épithélium et de tissu conjonctif correspond, comme

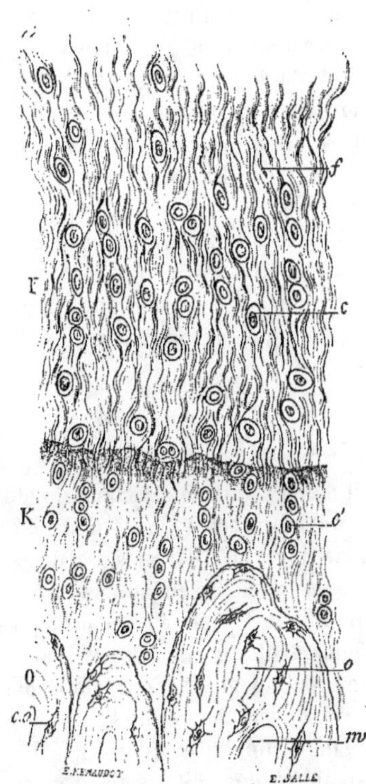

Fig. 87. — Coupe longitudinale du ligament rond et de la tête du fémur du chat adulte. Décalcification dans une solution concentrée d'acide picrique. Coloration avec la purpurine. — F, cartilage fibreux K, cartilage fibreux calcifié; o, tissu osseux; m, canal vasculaire; f, substance fondamentale fibreuse du ligament; o, c'; capsules de cartilage; co, corpuscules osseux. — 200 diam.

nous venons de le voir, un cartilage également pigmenté. Ce fait a pour le cartilage un intérêt particulier. Il démontre en effet que le pigment, n'ayant pu venir tout formé du dehors à l'élément cellulaire, a été formé dans son sein. Cette considération a son importance au point de vue de l'origine de la mélanose et des tumeurs mélaniques.

Les préparations de cartilage des mammifères, faites suivant le même procédé, sont moins belles, en ce sens qu'un certain nombre des cellules se sont ratatinées ; néanmoins elles sont encore meilleures que celles obtenues à l'aide d'autres méthodes. Pour obtenir un succès complet, il faut plonger la pièce pendant vingt-quatre ou quarante-huit heures dans l'acide picrique en solution saturée avant de faire les coupes. Celles-ci sont colorées comme il a été dit plus haut, et conservées dans la glycérine (fig. 87).

Outre la purpurine, beaucoup d'autres matières colorantes peuvent être mises en usage pour l'étude du cartilage.

Iode.   L'iode doit être employé dans la solution que nous avons déjà indiquée et que nous reproduisons ici :

> Eau distillée . . . . , ... 100
> Iodure de potassium. 2
> Iode . . . . q. s.

(il doit y avoir des cristaux d'iode au fond du flacon).

La substance fondamentale est très-faiblement colorée par ce réactif, excepté dans les cartilages fibreux et élastiques ; le protoplasma se colore en jaune vif. La solution iodée sert donc à distinguer immédiatement le protoplasma cellulaire de la substance fondamentale ; elle est très-avantageuse dans les études d'anatomie pathologique, pour empêcher la confusion que l'on a faite trop souvent des cellules avec les capsules. Ainsi, dans le rhumatisme articulaire chronique, il se produit de grandes capsules *Utilité de l'iode pour distinguer les capsules des cellules.* remplies de petites capsules. Redfern, Otto Weber et d'autres ont considéré ces capsules comme des cellules, et ils ont pris la cellule ratatinée pour le noyau. Cette erreur peut être évitée par l'examen du tissu avec la solution iodée.

Carmin.   Le carmin colore mal le tissu cartilagineux. Employé en solution neutre ou ammoniacale sur du cartilage frais, il ne présente aucun avantage. Toute la préparation est colorée ; le noyau ne se remarque que comme une tache plus foncée, sans que les contours en soient distincts.

Le picrocarminate doit être employé après que les éléments

ont été fixés soit par l'acide picrique, soit par l'alcool. Il donne surtout de bons résultats dans l'étude du cartilage réticulé.

L'hématoxyline en solution alcoolique, préparée comme nous l'avons dit page 103, colore la substance fondamentale en violet ainsi que le noyau des cellules.

J'ai employé le bleu de quinoléine en solution (voy. p. 58) dans l'alcool absolu. Sous l'influence de ce réactif, les cellules ne se rétractent que là où les capsules ont été ouvertes. Dans les autres on distingue le noyau qui demeure incolore. Les cellules sont colorées en bleu clair, la substance fondamentale en violet. La coloration résiste à la potasse. Sous l'action combinée de la potasse et du bleu, la couleur se fixe sur les gouttelettes de graisse, qui deviennent d'un bleu intense.

Le nitrate d'argent peut être employé avec avantage pour déterminer nettement la limite des cavités capsulaires. Voici comment il faut s'en servir. Après avoir lavé à l'eau distillée un cartilage, la tête d'un fémur de grenouille par exemple, on le plonge dans une solution de nitrate d'argent à 1 pour 300, jusqu'à ce que le cartilage devienne opaque. Il est alors retiré, et la tête du fémur est placée dans l'eau distillée pendant quelques minutes; la coupe mince faite au rasoir présente une face convexe (celle de la surface du cartilage) et une face plane. Pour obtenir des coupes qui aient les deux faces parallèles, il faut, avant de mettre le fémur dans le bain d'argent, affranchir avec un rasoir trempé dans l'eau distillée une surface plane sur la tête du fémur, puis plonger la pièce dans le bain, et enlever ensuite la tranche mince que l'argent a imprégnée et durcie.

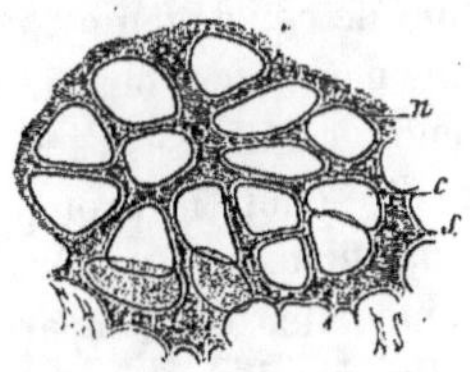

Fig. 88. — Coupe transversale du cartilage de la tête du fémur de la grenouille. Imprégnation d'argent, — 200 diam.

Sur ces coupes, examinées dans la glycérine (fig. 88), la substance fondamentale, colorée en noir, présente de distance en distance des espaces clairs dans lesquels on ne distingue aucun élément cellulaire; ces éléments ont été rendus si transparents par la glycérine qu'ils sont invisibles. Autour des espaces clairs, se remarque un bord moins coloré que le reste de la substance. A première vue, on est tenté de croire que ce bord représente la capsule, ménagée davantage par l'imprégnation d'argent que le reste de la substance fondamentale. C'est une erreur. Ce bord moins coloré est dû à tout autre chose. Au niveau des bords des capsules l'épaisseur de la substance fondamentale est nécessairement moins grande, puisque la cavité de la capsule en enlève une portion, et comme c'est la substance fondamentale qui paraît noire, la teinte obscure sera d'autant moins prononcée que l'épaisseur en sera moins grande. Il est donc naturel que nous ayons sur le bord de chaque capsule un liséré moins foncé. Ce qui vient à l'appui de cette manière de voir, c'est que le liséré ne forme pas un contour régulier autour de chaque capsule. Il doit varier en effet, suivant l'incidence de la coupe par rapport à la cavité capsulaire.

Chlorure d'or. — Le chlorure d'or s'emploie en solution à 1 pour 200. Il faut y plonger de tout petits blocs de cartilage qui n'aient pas plus de 3 à 4 millimètres de côté. Au bout de sept à quinze minutes, ils ont pris une teinte jaune-paille; on les transporte alors dans l'eau distillée pour les laver, puis dans une solution très-faible d'acide acétique (une goutte pour 50 grammes). Exposés à la lumière, ils deviennent violets au bout d'un temps variable, et c'est alors qu'il faut en faire des coupes.

Dans les préparations obtenues à l'aide de ce procédé, les cellules ne sont pas ratatinées, et les noyaux sont très-nets. Mais au bout de peu de temps, ces préparations conservées dans la glycérine deviennent obscures; la glycérine ratatine les cellules et les rend granuleuses; les noyaux disparaissent dans une partie d'entre elles; le protoplasma, au contraire, devient d'un violet plus intense, et se distingue très-nettement de la substance fondamentale. Ces préparations peuvent donc être utiles, comme celles que l'on fait avec l'iode, pour distinguer les capsules des cellules.

De quelques préparations de cartilage en particulier. — Lorsque l'on veut étudier une pièce entièrement cartilagineuse, comme par exemple un cartilage costal, ou bien un cartilage fœtal ou embryonnaire, il suffit d'en faire des coupes à main levée, que l'on peut examiner dans l'eau à l'état frais. Mais les préparations ne se conservent pas, elles sont bientôt envahies par des microphytes ou des microzoaires. Pour faire des préparations durables, il faut que le cartilage ait été soumis préalablement à l'action d'un réactif : alun, liquide de Müller, acide chromique, acide picrique, etc. Alors les coupes que l'on en fait se conservent dans l'eau additionnée de 1 pour 100 d'acide phénique ou encore dans un mélange d'eau et de glycérine. Lorsque la préparation est destinée à être colorée, il vaut mieux la durcir dans l'acide picrique.

Pour les cartilages fœtaux, le meilleur réactif est l'acide osmique à 1 pour 500.

Les cartilages réticulés ou élastiques sont formés de diverses parties de consistance différente, de telle sorte qu'il est fort difficile d'y pratiquer des coupes à l'état frais. Il est nécessaire pour obtenir de bonnes préparations de faire durcir auparavant le tissu, afin de lui donner une consistance plus égale. A cet effet, le cartilage est plongé d'abord dans l'alcool absolu pendant vingt-quatre heures, puis monté dans la moelle de sureau. Les coupes colorées au picrocarminate et conservées dans la glycérine montrent le périchondre coloré en rouge par le carmin ; les capsules du cartilage présentent dans leur intérieur des cellules ratatinées, colorées en rose, avec un noyau un peu plus foncé. La substance fondamentale incolore est parcourue dans toutes les directions par des fibres élastiques, colorées en jaune par l'acide picrique. Lorsqu'elles sont très-nombreuses et très-serrées, on pourrait croire que la substance fondamentale elle-même présente une coloration jaunâtre. Elles se prolongent d'une

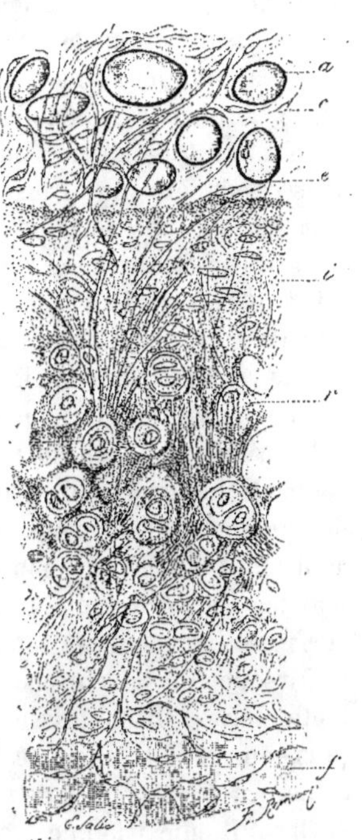

Fig. 89. — Coupe transversale de l'épiglotte du chien, faite après durcissement par l'alcool, colorée par le picrocarminate et conservée dans la glycérine. — a, cellules adipeuses ; c, tissu conjonctif lâche ; e, fibres élastiques ; i, couches superficielles du cartilage avec petites cellules ; r, portion centrale avec de grandes capsules l et une substance fondamentale contenant des fibres et des grains élastiques ; f, faisceaux du tissu conjonctif coupés en travers. — 170 diam.

part dans le périchondre et de l'autre dans le tissu conjonctif voisin. La coloration jaune par l'acide picrique est une réaction caractéristique de la substance élastique ; nous aurons l'occasion d'y revenir. Quant au mode de formation des fibres élastiques dans la substance fondamentale du cartilage, nous en parlerons à propos du développement du tissu élastisque.

Si le cartilage repose sur un os, il est aisé d'en faire des coupes transversales ; mais s'il s'agit d'y faire des coupes suivant l'axe de l'os, on risque de rencontrer le tissu osseux et d'ébrécher le rasoir. Aussi vaut-il mieux détacher d'abord au couteau une lame de cartilage, la monter dans de la moelle de sureau et faire ensuite les coupes. Il est quelquefois intéressant de conserver le tissu osseux sous-jacent pour en voir les rapports avec le cartilage. Il faut alors détacher avec une scie une portion de la tête d'un os, comprenant le cartilage et une lame mince de tissu osseux ; ce fragment est mis à macérer dans l'acide picrique en solution saturée pendant plusieurs jours. L'os se décalcifie, et les coupes comprenant le cartilage et l'os sont faciles à faire (fig. 87). Nous reviendrons sur les faits qu'elles indiquent à propos de l'ossification.

Un cartilage diarthrodial de l'homme adulte, étudié sur des coupes transversales faites sur la pièce fraîche ou après un séjour de celle-ci dans l'acide picrique, et colorées à l'aide de l'un des réactifs dont il a été question (l'iode et la purpurine sont à recommander pour cette coloration), montre plusieurs couches. A la surface se trouvent des capsules elliptiques très-aplaties suivant la direction de la surface articulaire, et qui en réalité sont lenticulaires, disposées sur deux, trois, quatre ou un nombre plus considérable de rangées, suivant les cartilages que l'on examine. Au-dessous de cette première couche (en s'éloignant de la surface) il en existe une seconde, caractérisée par des capsules arrondies. Une troisième couche, plus épaisse que les autres, est formée par des capsules allongées dans une direction perpendiculaire à la surface, et dans leur intérieur sont groupées en séries linéaires des capsules secondaires contenant chacune une cellule. Une quatrième couche, qui sert d'union entre le cartilage hyalin et l'os, est formée par du cartilage calcifié.

Nous avons donc dans tout cartilage diarthrodial quatre couches distinctes : 1° la couche superficielle à capsules lenticulaires ; 2° la couche à capsules sphériques ; 3° la couche à capsules primitives à direction perpendiculaire à la surface ; 4° la couche calcifiée. Un peu plus loin, à propos de l'étude du cartilage à la lumière polarisée, nous aurons à revenir sur ces quatre couches.

Les anciens anatomistes croyaient que les cartilages diarthrodiaux sont constitués par des fibres. Ils se fondaient sur l'expérience suivante :

Un os long, coupé en travers un peu au-dessus de l'épiphyse, est ensuite scié dans sa longueur jusqu'au cartilage : les deux segments divisés par la scie sont alors écartés l'un de l'autre et le cartilage est déchiré. Ce cartilage ainsi divisé montre des stries perpendiculaires à la surface et parallèles entre elles, qui simulent en effet des fibres. Mais cet état fibrillaire ne s'étend pas jusqu'à la surface, et très-souvent la déchirure se termine irrégulièrement, de manière à enlever de l'une ou l'autre des deux surfaces des lambeaux minces déchiquetés sur leurs bords.

Cette observation histologique, faite sans le secours du microscope, pouvait faire croire en effet que le cartilage est constitué par des fibres, sauf cependant dans les couches les plus superficielles. L'observation microscopique que nous avons donnée tout d'abord rend parfaitement compte de cette erreur. Dans la troisième couche du cartilage, celle qui est formée par des capsules allongées disposées en séries perpendiculaires à la surface, la déchirure doit se faire naturellement suivant la direction de ces éléments anatomiques, et produit l'aspect fibrillaire. Quant aux lambeaux enlevés à la superficie, ils proviennent de la couche à cellules lenticulaires dont la direction générale est parallèle à la surface.

Étudions maintenant un de ces lambeaux au microscope, après en avoir fait une préparation dans la solution d'iode. Nous y observons des capsules limitées par un bord circulaire. Cette observation démontre que les capsules superficielles, qui de profil paraissent aplaties, sont en réalité lenticulaires. La paroi de ces capsules est généralement très-épaisse ; elle est formée de plusieurs couches concentriques. Réunies en un certain nombre, ces capsules forment des groupes bien distincts[1].

Chez les céphalopodes (poulpe, seiche, calmar), il existe un cartilage crânien dont la structure, étudiée depuis longtemps par

Apparence
fibreuse
du cartilage
à l'œil nu.

Cartilage
ramifié
des
céphalopodes.

---

[1] Si je me suis étendu aussi longuement sur la disposition des cartilages diarthrodiaux, c'est que toutes ces particularités d'histologie normale doivent être bien connues de tous ceux qui veulent étudier les altérations pathologiques du rhumatisme aigu et chronique et des tumeurs blanches. Je renvoie, pour ces altérations, au Manuel d'anatomie pathologique fait en commun avec M. V. Cornil.

divers histologistes, Queckett[1], Kölliker[2], Hensen[3], et dernièrement encore par F. Boll[4], présente des particularités d'autant plus
intéressantes qu'une forme histologique analogue s'observe souvent chez l'homme dans les chondromes. J'ai eu l'occasion d'étudier ce cartilage chez les poulpes, les seiches et les calmars; c'est

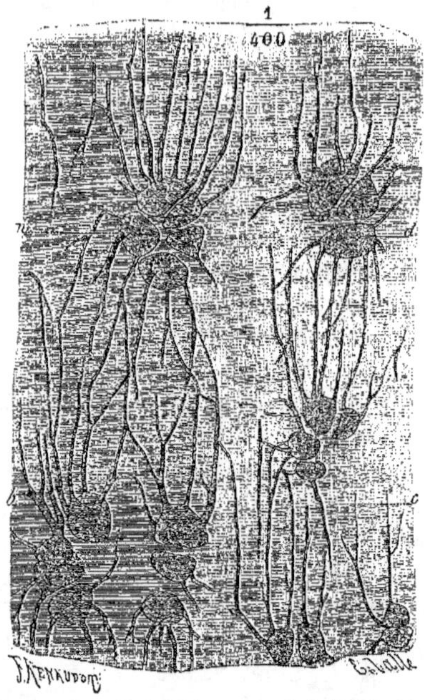

Fig. 90. — Cartilage de la tête du calmar examiné dans le picrocarminate et la
glycérine. — c, substance fondamentale; d, corps cellulaire: b, ramifications
anastomotiques de ces cellules. — 400 diam.

ce dernier animal qui m'a fourni les plus belles préparations.
Pour les faire, j'ai employé différents liquides modificateurs :
l'alcool, le bichromate de potasse, l'acide picrique. Mais de toutes
les méthodes, celle qui m'a donné les meilleurs résultats (après

[1] *Queckett*, Catalogue of the histological series in the Museum of the Royal Col-
lege of Surg., 1850, vol. I, p. 102, pl. vi, fig. 1.

[2] *Kölliker*, traité d'histologie, 2ᵉ édit. française, p. 85.

[3] *Hensen*. Ueber das Auge einiger Cephalopoden. *Zeitschr. für wissensch. Zoologie*, 1865, vol. XV, p. 169.

[4] *Boll*, Beitr. zur vergleich. Histologie des Molluskentypus. *Arch. für mikrosk.
Anatom.* Supplément 1869, p. 14 et 15.

la solution iodée qui ne peut servir que pour les préparations temporaires) est la suivante : des coupes fines, faites au rasoir, sont placées pendant une heure ou deux dans le picrocarminate à 1 pour 100 et ensuite montées en préparations permanentes dans la glycérine.

En beaucoup de points, les cellules du cartilage sont disposées par petits groupes ou îlots distincts. Les cellules qui forment un de ces petits groupes, quel que soit du reste leur nombre, envoient des prolongements ramifiés, seulement par celle de leurs faces qui sert de limite à l'îlot (fig. 90). Ces prolongements sont formés par un protoplasma granuleux semblable à celui de la cellule elle-même, et ils s'anastomosent entre eux de manière à constituer dans le cartilage un véritable réseau. Ce réseau, examiné sur des préparations colorées au picrocarminate, est très-apparent, parce qu'il est coloré en rouge, tandis que la substance cartilagineuse est incolore ou à peine colorée. Sur les préparations fraîches traitées par la solution iodée, il est coloré en brun et se montre aussi avec netteté. Les mêmes modes de préparation pourront être employés avec les mêmes avantages dans l'étude des chondromes à cellules ramifiées. Ce tissu cartilagineux présente un intérêt particulier parce qu'il est intermédiaire entre le cartilage ordinaire, le tissu osseux, qui contient aussi des cellules étoilées à ramifications anastomotiques, et le tissu muqueux des poissons, qui n'en diffère essentiellement que par la nature de la substance intercellulaire [1].

Périchondre. — Les cartilages articulaires présentent une surface libre, c'est-à-dire que le tissu cartilagineux se continue jusqu'à la limite de cette surface avec ses caractères ; mais sur les bords de l'articulation, ces cartilages présentent un revêtement fibreux. Un revêtement semblable s'observe tout autour des cartilages du larynx, de la trachée, des bronches, et de tous ceux qui ne font pas partie des articulations. Cette enveloppe fibreuse, qui porte le nom de *périchondre*, ne constitue pas au

---

[1] Quelques histologistes ont pensé que tous les cartilages hyalins présentent une structure analogue. Bubnoff (*Beitr. zur Kenntniss der Structur des Knorpels.* Comptes rendus de l'Académie de Vienne, 1868), en examinant des coupes faites sur des fragments de cartilage hyalin ayant séjourné dans l'acide osmique à 1 pour 4000, pendant 8 à 12 heures, prétend avoir vu de petits canaux très-fins distribués régulièrement dans la substance fondamentale. Nous avons vainement tenté de faire la même observation en employant exactement la même méthode.

RANVIER. Histol.   19

cartilage une coque indépendante. Lorsqu'on cherche à l'arracher, elle résiste, et l'on n'arrive à la séparer qu'en déchirant son tissu ou celui du cartilage sous-jacent, et cela en employant une très-grande force.

Rapports
du
périchondre
et du
cartilage.

Ce mode d'union si solide du périchondre et du cartilage peut être facilement étudié sur des coupes qui comprennent les deux tissus et qui sont faites, dans différentes directions, sur des pièces fraîches ou macérées dans des solutions d'acide chromique, d'acide picrique ou dans l'alcool. Sur ces coupes, il est facile de se rendre compte des rapports du cartilage et du périchondre. A la limite du cartilage, les capsules sont allongées et paraissent fusiformes. Ces capsules, disposées à peu près parallèlement, interceptent entre elles des bandes de substance fondamentale. En suivant ces bandes sur la préparation, il est aisé de les voir sortir du cartilage proprement dit et pénétrer dans le périchondre, dont elles forment les fibres. Les capsules dirigées obliquement dans le même sens se voient encore avec tous leurs caractères dans les couches les plus profondes du périchondre, entre les fibres duquel elles sont disposées. Dans des couches plus superficielles, il ne se trouve plus entre les fibres du périchondre que des cellules isolées, qui ressemblent tout à fait à celles du tissu conjonctif.

Nous trouverons une disposition analogue dans les points où les tendons et les ligaments viennent se fixer sur le cartilage (voy. plus loin, *Tissu conjonctif*).

Dans le cartilage réticulé, les fibres élastiques (fig. 89) forment un réseau qui se trouve entre les capsules et, se poursuivant jusqu'au périchondre, elles s'y continuent et le traversent même pour gagner le tissu conjonctif circonvoisin.

Vaisseaux des cartilages. — Au moment où un cartilage se forme dans le tissu embryonnaire, il ne présente pas de vaisseaux alors que sa forme caractéristique le fait déjà reconnaître, et qu'il se trouve beaucoup de vaisseaux dans le tissu conjonctif avoisinant. C'est plus tard, et seulement dans les cartilages qui subissent l'ossification, que l'on voit partir du périchondre de petits bourgeons vasculaires qui pénètrent le tissu cartilagineux.

Pour bien étudier ce développement il est nécessaire d'injecter le système vasculaire. L'opération est difficile à réussir, parce que chez l'embryon les vaisseaux n'ont pas de parois solides comme chez l'adulte; ils sont friables, surtout à l'extrémité des anses qu'ils forment. Aussi est-il rare d'obtenir des injections sans ruptures. Il faut employer le bleu de Prusse soluble, et non le carmin. Ce dernier, quand il n'est pas parfaitement neutralisé, diffuse dans les tissus et masque les ruptures qui peuvent s'être produites. Le bleu, au contraire, ne diffuse pas; s'il s'en trouve en dehors des vaisseaux, c'est qu'il s'est produit une rupture quelque part.

Lorsque les vaisseaux ont pénétré dans le cartilage, ils sont con-tenus dans des canaux sinueux. Le tissu cartilagineux qui borde ces canaux est formé d'une substance fondamentale plus dense et gé-néralement de capsules aplaties. Cette disposition est semblable à celle que l'on observe à la surface de tous les cartilages adultes. Les vaisseaux sanguins n'occupent pas complétement les canaux qui les contiennent. L'espace laissé libre est rempli d'un tissu spécial connu sous le nom de moelle du cartilage. Cette moelle est constituée par des cellules lymphatiques et des cellules de tissu conjonctif, voire même quelquefois par des fibres de ce tissu.

Il est assez difficile de faire des coupes qui tombent précisé-ment sur l'extrémité d'un bourgeon vasculaire, de manière à montrer nettement la façon dont il creuse sa cavité dans le cartilage. Souvent, lorsque l'on croit avoir sous les yeux une extrémité vasculaire, on n'a affaire qu'à une sinuosité du vaisseau, qui passe dans un autre plan, et non à l'anse terminale. Quand on arrive réellement à voir l'extrémité du bourgeon, on reconnaît que la cavité médullaire du cartilage se produit par la dissolution de la substance cartilagineuse et la mise en liberté des cellules. Le bourgeon vasculaire use pour ainsi dire la substance fondamentale; les cellules dégagées tom-bent dans le creux ainsi formé; elles y deviennent lenticulaires, plates, et font une sorte de gaîne aux vaisseaux.

Nous reviendrons du reste sur cette question à propos de l'os-sification.

Étude des cartilages à la lumière polarisée. — Les auteurs allemands admettent en général, depuis les travaux de Brücke, qu'une substance qui possède la double réfraction est d'une autre nature que celle qui ne possède que la simple réfraction (voy. *Polarisation*, p. 38). C'est ainsi que Brücke a signalé dans les muscles deux substances, dont l'une est monoréfringente et l'autre biréfringente. On s'est engagé dans cette voie à la suite de cet histologiste, et aujourd'hui on note toujours, et pour chaque tissu, s'il est monoréfringent ou biréfringent.

Chez l'embryon, les cartilages possèdent tous la réfraction simple. En d'autres termes, quand les deux nicols sont croisés et que le champ est noir, la préparation est noire aussi, et, dans quelque sens qu'on la tourne, elle ne rétablit pas la lumière. Il en est ainsi, quel que soit le mode de préparation que l'on ait employé.

Chez les animaux adultes, il en est tout autrement. Étudions un cartilage diarthrodial de l'homme ou de tout autre mammi-fère sur une coupe per-pendiculaire à la surface, placée dans l'eau ou montée dans le baume du Canada. Les deux nicols étant croisés, le cartilage rétablira la lu-mière dans deux posi-tions perpendiculaires l'une à l'autre, comme le ferait un tendon, une fibre musculaire, ou un poil. Seulement le réta-blissement de la lumière

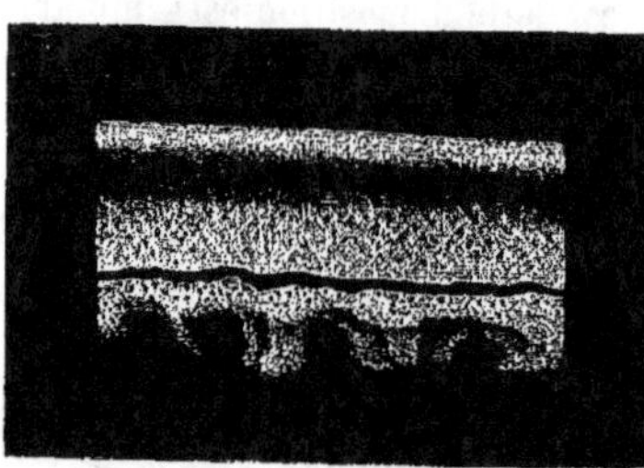

Fig. 91. — Cartilage de la tête d'un métacarpien de l'homme adulte. Coupe perpendiculaire à la surface, faite sur le cartilage frais, et examinée dans l'eau à la lumière polarisée, les deux nicols étant croisés. — 18 diam.

ne se fait pas dans toutes les parties du cartilage, et, dans celles où il se montre, il se fait inégalement. Ainsi, sur la préparation de car-tilage orientée de manière à avoir le maximum d'intensité lumi-neuse (fig. 91), nous observons, immédiatement au-dessus de la surface, une bande claire qui correspond à la couche des capsules lenticulaires, puis une bande sombre, correspondant à la couche des capsules rondes, ensuite une seconde bande claire plus large que la première et qui correspond à la couche à capsules primitives allongées disposées en séries et perpendiculaires à la surface. Cette bande est moins lumineuse que la première. Elle est plus large et s'étend jusqu'à la couche calcifiée. A la limite qui sépare le cartilage hyalin du cartilage calcifié, il existe une seconde bande obscure très-étroite; enfin une dernière bande claire est formée par le cartilage calcifié lui-même. La limite entre la première bande obscure et les deux bandes claires qui l'avoisinent n'est pas nette; elle se fait par une série de teintes dégradées.

Faut-il conclure de cette observation qu'il y a dans le cartilage plusieurs substances disposées par couches successives? Si l'on admettait la théorie de Brücke, il faudrait en reconnaître au moins deux, disposées alternativement : l'une monoréfringente, l'autre biréfringente.

En ce qui concerne le cartilage, cette manière de voir est insoutenable. Sauf la couche calcifiée, qui est évidemment une substance différente puisqu'il s'y est déposé des sels calcaires, on sait parfaitement que la substance cartilagineuse est homogène. Il n'y a de différent dans les diverses couches de cartilage que la forme des cellules; et c'est la même cause qui fait varier la forme des cellules et qui donne à la substance fondamentale ses propriétés monoréfringentes ou biréfringentes.

Dans la couche superficielle où les cellules sont aplaties parallèlement à la surface, la substance cartilagineuse est aussi comprimée dans ce sens, et c'est cette compression qui la rend biréfringente. Dans la couche profonde, où les cellules sont allongées perpendiculairement à la surface, la substance fondamentale, par la même cause, est comprimée dans cette direction. et cette compression la rend de même biréfringente. Entre ces deux couches, dont l'une subit une pression perpendiculaire à la surface du cartilage, et l'autre une pression dirigée dans un sens parallèle à cette surface, se trouve une couche intermédiaire où ces deux pressions se neutralisent, pour ainsi dire. C'est la couche où les cellules sont rondes, et elles ont précisément cette forme parce qu'elles sont comprimées également dans tous les sens. La substance intercellulaire n'étant pas comprimée dans une direction donnée est restée monoréfringente, et c'est pour cela que la première bande obscure se trouve au niveau de la couche des cellules rondes.

Il est un fait parfaitement en rapport avec cette interprétation. Lorsque sous l'influence d'une irritation (rhumatisme articulaire aigu ou chronique, arthrite scrofuleuse), les cellules des couches superficielles du cartilage se sont gonflées et ont proliféré, et que la substance fondamentale de ces couches a subi un certain degré de ramollissement, ces couches ne sont plus biréfringentes; elles restent noires sur champ obscur, quelle que soit leur orientation. Il a donc suffi d'un processus pathologique changeant la constitution physique de cette couche pour lui faire perdre sa double réfraction. Celle-ci n'est donc pas liée à un état chimique de la substance, et il est logique de l'attribuer seulement à un état physique.

Pour terminer ce qui est relatif aux cartilages diarthrodiaux étudiés à la lumière polarisée, je dois dire que la description qui précède ne s'applique pas aux régions marginales d'un revêtement articulaire cartilagineux. Au voisinage du périoste et des capsules articulaires, les rapports intimes de continuité entre le tissu cartilagineux et le tissu fibreux (rapports que nous étudierons plus loin) changent les conditions optiques, de telle sorte que l'image régulière dont nous avons parlé ne se produit plus. Enfin, les cartilages des côtes, du larynx, de la trachée et des bronches, examinés sur des coupes perpendiculaires à la surface et placés suivant une orientation convenable, montrent le périchondre fortement biréfringent ; les couches superficielles munies de capsules lenticulaires se comportent comme la couche superficielle des cartilages diarthrodiaux, tandis que les couches profondes formées de capsules rondes, sont monoréfringentes ou possèdent une biréfringence faible, excepté dans les points où il s'est produit une segmentation fibrillaire de la substance fondamentale. Ces derniers points sont alors biréfringents.

Accroissement des cartilages. — A l'aide des méthodes qui permettent de voir les cellules de cartilage dans leur intégrité, il est possible de suivre toutes les phases de la multiplication des cellules et de la formation de la substance fondamentale.

Chez les jeunes embryons de mammifères, dans les couches du cartilage qui vont bientôt être envahies par l'ossification, on trouve de grandes cellules claires, riches en matière glycogène et ne contenant pas de granulations graisseuses. Parmi ces cellules, il y en a qui contiennent deux noyaux (fig. 92). D'autre fois dans une même capsule existent deux cellules côte à côte, ou séparées par une mince cloison de substance fondamentale. En comparant les

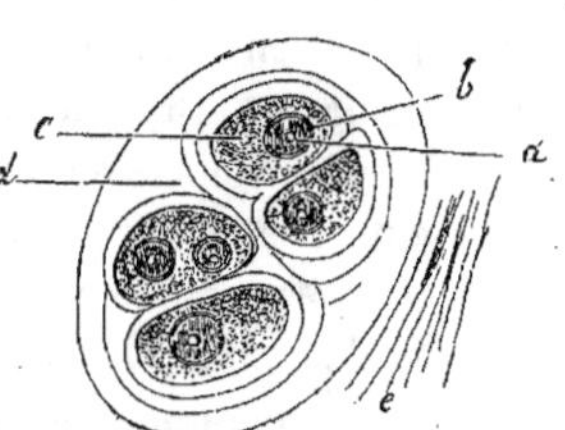

Fig. 92. — Cellules cartilagineuses, du calcanéum d'un embryon de chien, prises au voisinage de la ligne d'ossification et examinées dans une solution saturée d'acide picrique. — d, capsules primitives et secondaires; c, protoplasma cellulaire; b, noyau; a, nucléole; e, substance fondamentale segmentée.

unes aux autres ces différentes formes, on arrive à la notion du mode suivant lequel les cellules cartilagineuses se multiplient : division du noyau, segmentation de la masse protoplasmique pour former un corps cellulaire distinct autour de chaque noyau, puis, autour de chacune des cellules, formation d'une capsule distincte d'abord et qui ensuite tend à se confondre avec la capsule primitive.

Chez les grenouilles, où le développement du cartilage se fait avec lenteur, mais se poursuit constamment, on trouve dans le cartilage de la tête du fémur un certain nombre de cellules contenant deux noyaux, et des cellules qui, contenues dans une capsule primitive, sont disposées l'une à côté de l'autre ou sont séparées par une lame cartilagineuse excessivement mince.

Aussi bien chez la grenouille que chez les mammifères, la multiplication des cellules cartilagineuses se produit par division, et chacune des nouvelles cellules s'enveloppe d'une capsule secondaire distincte de la capsule primitive.

Les auteurs classiques d'histologie désignent la reproduction des cellules cartilagineuses et la formation de leurs capsules sous le nom de *génération endogène*. Cette expression est vicieuse, car elle fait supposer que les cellules de nouvelle formation naissent dans l'intérieur de cellules semblables, tandis qu'elles tirent leur origine de la division de cellules anciennes.

Les mots de capsule mère et de capsule fille sont également mauvais, puisque la capsule primitive ne concourt nullement à la formation des capsules secondaires. Ces dernières proviennent, comme nous venons de le voir, d'un travail physiologique, accompli par chacune des cellules de nouvelle formation[1].

GÉNÉRALITÉS SUR LE TISSU CARTILAGINEUX.

Le tissu cartilagineux est caractérisé essentiellement par une substance intercellulaire ou par des capsules péricellulaires. Ces capsules, de la même nature que la substance intercellulaire, sont formées par une matière élastique, transparente, se colorant faiblement par l'iode, qui se coupe facilement, et qui donne naissance par l'ébullition à un produit que l'on nomme la *chondrine*.

[1] Note à l'édition française du *Traité d'histologie* de Frey, p. 196 et 197.

Quant aux cellules, elles ne possèdent aucun caractère spécial ; elles ne peuvent être définies que par la propriété qu'elles ont de faire autour d'elles de la substance cartilagineuse. Elles remplissent exactement leur cavité capsulaire ; elles possèdent toutes un ou deux noyaux. Elles élaborent dans leur protoplasma soit de la matière glycogène, soit de la graisse. Quand elles ont un développement très-actif, comme chez l'embryon, dans les couches d'ossification que nous étudierons plus tard, et dans les chondromes, elles contiennent de la matière glycogène. Lorsqu'au contraire, leur développement est arrêté et qu'elles sont devenues fixes, on y observe de la graisse. Ce fait a une certaine importance au point de vue des hypothèses que l'on peut faire sur la formation des matières grasses dans les organismes vivants, et conduit à penser que, dans les cellules de cartilage, la matière glycogène donne naissance à la graisse.

Nutrition du cartilage. La nutrition du cartilage ne peut se faire qu'aux dépens de matières provenant de la lymphe ou du sang qui arrivent jusqu'aux cellules cartilagineuses pour y être élaborées. Or, ces cellules étant enfermées dans une substance fondamentale compacte et ne possédant pas de vaisseaux, il importe de savoir comment les matériaux nutritifs peuvent arriver jusqu'à elles. Ils y arrivent nécessairement à travers la substance intercellulaire. Celle-ci est perméable, ainsi que le prouve la rapidité avec laquelle nous voyons s'y faire la diffusion de l'eau et des différentes matières colorantes que l'on fait agir sur le cartilage pour en colorer les cellules. La pénétration des substances colloïdes par les cristalloïdes, bien connue aujourd'hui, nous rend parfaitement compte de ces phénomènes de diffusion ; et pour expliquer l'apport des matériaux de nutrition dans les capsules de cartilage, il n'est nullement nécessaire d'admettre des voies canaliculées que du reste nous n'avons jamais pu observer à l'aide du microscope sur les cartilages des vertébrés.

Nous aurions à présenter ici des considérations générales sur les rapports du tissu cartilagineux avec le tissu fibreux et le tissu osseux. Mais, pour en faire saisir toute l'importance, il est nécessaire d'avoir étudié auparavant le tissu conjonctif, le tissu osseux et les phénomènes essentiels du développement des os. Ces considérations seront donc mieux placées après l'étude que nous allons faire de ces différents tissus.

CHAPITRE V

TISSU OSSEUX.

Le tissu osseux forme le squelette des reptiles, des poissons osseux, des oiseaux et des mammifères. Nous n'étudierons pas ses variétés chez les différents animaux. Ce que nous allons dire s'applique à l'homme et aux mammifères seulement, et si nous prenons quelques exemples ailleurs, ce sera uniquement pour faire remarquer certaines formes spéciales.

On distingue en anatomie descriptive le tissu osseux compacte du tissu spongieux, et l'on admet même des formes intermédiaires. Dans ces différentes formes de tissu osseux, la structure est la même, ce n'est que l'arrangement ou la texture qui diffère.

ÉTUDE PRATIQUE DU TISSU OSSEUX ADULTE.

Pour étudier le tissu osseux, il convient de faire d'abord des préparations qui en montrent l'ensemble. Mais comme ces préparations ne permettent pas une analyse suffisante des différents éléments, nous indiquerons ensuite des méthodes spéciales qui nous mettent à même de faire une observation plus délicate de chacun d'eux pris en particulier.

Les préparations d'ensemble sont obtenues par des coupes faites à la scie sur des os détachés. Il est nécessaire que l'os sur lequel seront pratiquées les coupes ne soit pas infiltré de matières grasses. La plupart des os que l'on rencontre soit chez les naturalistes, soit dans les amphithéâtres d'anatomie, ne peuvent pas fournir de bonnes préparations. Généralement, ils présentent dans plusieurs points de leur masse, soit autour du canal médullaire, soit autour des plus gros canaux vasculaires, des taches graisseuses que l'on reconnaît à leur transparence lorsque ces os sont divisés et que les surfaces de section ont été polies sur une pierre. Il se peut qu'un os ait macéré très-longtemps et que ces taches graisseuses se montrent encore.

Choix de l'os.

Cela tient, non pas à ce que la macération n'a pas eu une durée assez longue, mais à ce que les os ont été desséchés avant d'être plongés dans l'eau. En effet, lorsqu'un œuf frais est abandonné à l'air, la graisse des canaux médullaires s'infiltre de proche en proche à mesure que l'eau s'évapore.

Manière
de préparer
un os
pour
les coupes mi-
croscopiques.

Si l'on destine un os à des préparations microscopiques, il faut le plonger dans l'eau dès qu'il est séparé des parties molles, et, lorsqu'il est encore mouillé, le diviser en fragments d'une certaine longueur à l'aide de la scie. Puis on chasse avec un courant d'eau la moelle contenue dans le canal central, ou s'il s'agit d'un os spongieux, on le soumet à l'hydrotomie. Dans ce but, une épiphyse avec une petite portion de la diaphyse étant séparée du reste de la pièce osseuse, un tube de caoutchouc d'une dimension convenable est ajusté sur le bout sectionné de la diaphyse et fixé avec un lien. L'autre extrémité de ce tube est adaptée à un robinet par lequel l'eau s'écoule sous pression. Pour faciliter le passage de l'eau à travers tout le tissu spongieux, si la pièce a été recueillie chez un adulte, on retranche avec un couteau le cartilage et la lamelle osseuse sous-chondrale.

Les parties osseuses compactes ou spongieuses, une fois débarrassées de leur substance médullaire, doivent être abandonnées à la macération pendant plusieurs mois, en ayant soin de renouveler de temps en temps le liquide. Lorsque toutes les parties molles ont été détruites, et que la graisse s'est décomposée en donnant des produits solides, les pièces osseuses sont abandonnées à la dessiccation. Elles deviennent blanches comme de l'ivoire, et présentent sur des surfaces de coupes une matité uniforme.

Coupes
sur les os
spongieux.

S'il s'agit du tissu compacte, des lamelles en sont séparées à l'aide de la scie, soit dans le sens transversal, soit dans le sens longitudinal. Puis elles sont usées et polies comme il a été dit (p. 82). Le tissu spongieux est trop fragile pour pouvoir être coupé à la scie sans avoir été préparé auparavant. Les lamelles qui le composent seraient brisées si elles n'étaient pas soutenues. Pour réussir ces coupes, il faut employer le procédé suivant : un fragment d'os est plongé dans une solution sirupeuse de gomme ; lorsque cette solution a pénétré dans tous les interstices du fragment, celui-ci est mis à sécher à l'air ; la gomme s'épaissit et devient poisseuse. Alors le fragment est plongé dans l'alcool qui coagule la gomme et complète le durcissement. Sur ce fragment désormais solide, il est facile d'enlever avec la scie des lamelles minces. Ces lamelles sont usées et polies comme les autres, avec cette seule différence que, pour mouiller la pierre, au lieu d'employer de l'eau il faut se servir d'alcool; autrement l'eau dissoudrait la gomme, et le tissu n'aurait plus assez de solidité pour résister aux actions mécaniques. Lorsque la préparation est suffisamment mince, elle est placée dans l'eau où la gomme se dissout, et elle est mise à sécher ensuite sur une feuille de papier à filtrer.

Il est facile de faire des os complètement frais des préparations presque aussi bonnes que celles que l'on obtient sur des os bien macérés. Pour réussir, il est nécessaire que l'os soit plongé dans l'eau dès qu'il a été séparé des parties molles, et qu'il soit bien et complétement mouillé dans toutes ses parties lorsqu'à l'aide de la scie on y pratique des coupes minces. Les lamelles détachées sont déposées à mesure dans un petit baquet plein d'eau; on les lave à plusieurs reprises avec un pinceau, et l'eau est renouvelée jusqu'à ce que toutes les parties graisseuses soient chassées. Ces coupes sont alors usées sur une pierre ponce mouillée. Lorsqu'elles sont suffisamment minces, elles sont de nouveau lavées avec le plus grand soin, puis abandonnées à la dessiccation.

Coupes sur les os frais.

Quel que soit le mode opératoire qui ait été suivi pour faire les coupes, on a recours pour terminer la préparation à des procédés variés, dont les plus usités sont l'inclusion dans l'air ou dans le baume du Canada.

Les coupes d'os qui doivent être examinées simplement dans l'air sont bien desséchées, placées sur une lame de verre et recouvertes d'une lamelle. Celle-ci est fixée avec des bandes de papier gommé. Ces préparations sont bonnes à la condition que les surfaces aient été très-bien polies; autrement elles présentent des stries qui troublent singulièrement l'image.

Coupes montées dans l'air.

Les coupes minces d'os sont montées avec beaucoup d'avantage dans le baume du Canada. Suivant la manière d'opérer, on obtient des préparations variées, opaques ou transparentes, qui permettent de distinguer mieux telles ou telles parties du tissu.

Coupes montées dans le baume du Canada.

Pour faire une préparation opaque, une goutte de baume est déposée sur une lame de verre et chauffée avec ménagement au-dessus d'une lampe à alcool ou d'un bec de gaz, de manière à faire

Préparations opaques.

évaporer l'essence de térébenthine qui y est contenue et à rendre ainsi la résine moins liquide. Après refroidissement, la consistance de la goutte est essayée en appuyant la pointe d'une aiguille sur sa surface. Si cette surface résiste, la lame est portée de nouveau au-dessus de la flamme pour faire fondre le baume, et, tandis qu'il est liquide, la coupe osseuse tenue au moyen d'une pince y est plongée. Puis la lamelle est appliquée exactement sur le fragment osseux en appuyant dessus avec le manche d'une aiguille ou d'un scalpel, et le tout est porté sur une surface métallique froide pour que la résine se solidifie rapidement. Ces précautions sont indispensables. Il faut, en effet, tout à la fois que le baume soit liquide pour éclaircir en l'imbibant la substance fondamentale de l'os, et qu'il se solidifie rapidement pour ne pas pénétrer dans les fins canalicules dont nous parlerons plus loin, parce qu'il les déroberait à l'observateur. La dessiccation brusque du baume du Canada en le chauffant sur une flamme est d'une application délicate, car en la pratiquant on s'expose à enflammer la résine ou à la jaunir. Aussi est-il préférable de le dessécher lentement. Pour cela, on en place une goutte sur une lame de verre en le tenant à l'abri de la poussière, et lorsque l'essence de térébenthine s'est évaporée, sa consistance est convenable pour faire des préparations. Ce procédé exige plus de temps, mais il donne de meilleurs résultats.

Préparations transparentes.

Les préparations transparentes dans le baume du Canada peuvent se faire de deux façons différentes. Lorsque l'on se propose d'obtenir la plus grande transparence possible pour voir nettement des parties que l'on a d'abord colorées, la coupe d'os bien sèche est plongée dans de l'essence de térébenthine ou dans du chloroforme. Elle est ensuite déposée dans une goutte de baume ordinaire sur la lame de verre et recouverte de la lamelle.

Lorsqu'on se propose, au contraire, l'étude des lamelles osseuses, la préparation doit être faite autrement. La coupe d'os est plongée dans du baume du Canada sec fondu par la chaleur et maintenu en fusion jusqu'à ce qu'il ait infiltré complétement les canalicules osseux.

Description générale de la coupe transversale d'un os long.

Une coupe transversale d'un os long de l'homme adulte prise à peu près au milieu de la diaphyse, sur une préparation opaque réussie, nous montre à un faible grossissement le tissu osseux disposé sous la forme d'un anneau dont les couches externes sont formées par un système de lamelles continu (*système de la-*

melles périphériques). Le bord central de cet anneau limite le canal médullaire et il est formé aussi par des lamelles (*système périmédullaire*) ; mais celles-ci ne constituent pas un système circulaire continu comme pour les couches périphériques. Sur presque tous les os, elles sont imbriquées, c'est-à-dire qu'elles sont des sections de cercles qui se recouvrent par leurs extrémités. Entre le système de lamelles périphériques et le sys-
tème périmédullaire se trouve
compris un tissu dont la description est subordonnée à celle
des canaux vasculaires ou canaux
de Havers. Dans cette région de
l'os, ces canaux se montrent sous
la forme de cercles vides comme
le canal médullaire central, seulement ils sont beaucoup plus
petits, autour de chacun d'eux, il
existe un système de lamelles à
couches concentriques semblable
à celui qui entoure l'os tout entier à sa périphérie. Ce sont là
les *systèmes de Havers*.

Deux systèmes de Havers voisins se touchent, ou bien ils sont
séparés par des espaces de formes très variées (triangulaires
ou quadrangulaires) où le tissu
osseux présente une disposition
lamellaire spéciale. Les arcs que
décrivent ces lamelles appartiennent à des cercles dont les rayons
sont toujours très grands par
rapport à ceux des systèmes de
Havers. Ce sont là les *systèmes
de lamelles intermédiaires*.

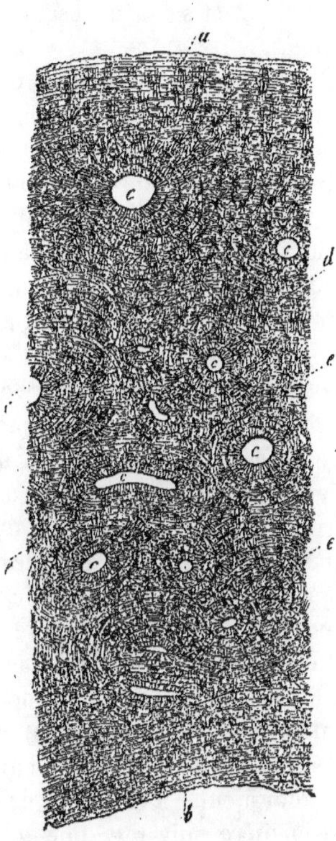

Fig. 93. — Coupe transversale du corps
d'un métacarpien de l'homme. — *a*,
système de lamelles périphériques ;
b, système périmédullaire ; *c*, canaux
de Havers entourés de leurs systèmes ; *d*, systèmes intermédiaires
(grossissement faible).

En résumé, sur une coupe transversale de la diaphyse d'un os long, les systèmes de lamelles se distinguent en pépiphériques, périmédullaires, de Havers et intermédiaires. Nous reviendrons plus loin sur les canaux de Havers et sur ces différents systèmes de lamelles, qui présentent chacun des particularités dans leur structure.

Quel que soit le système de lamelles que l'on considère, on le voit, avec un grossissement de 100 à 300 diamètres, parsemé assez régulièrement de petits corps noirs étoilés (*corpuscules osseux*). De ces corpuscules partent des canalicules extrêmement fins qui se divisent et s'anastomosent entre eux. Ce sont les *canalicules primitifs*.

Telles sont les différentes parties constituantes d'un os. Mais si nous bornions là notre observation, elle serait insuffisante, et il convient de poursuivre cette étude, soit en examinant plus attentivement les préparations dont nous venons de parler, soit en faisant d'après d'autres procédés ayant pour but de nous faire mieux connaître telle ou telle de ces parties

Canaux de Havers.— Sur une coupe transversale, nous avons vu les canaux de Havers représentés par des cercles à peu près réguliers. L'observation de cette préparation ne nous suffit pas pour nous faire connaître exactement la forme de ces canaux. En effet, le microscope ne nous donne ici de cet objet que sa projection sur un plan, ou, si nous faisons varier le point, sur plusieurs plans parallèles. Or, comme l'enseigne la géométrie descriptive, il faut, pour définir un objet, deux projections sur deux plans non parallèles. Dans le cas particulier qui nous occupe, un canal n'est pas défini par une projection sur un plan perpendiculaire à son axe, il faut encore sa projection sur un plan parallèle à cet axe. Nous remplaçons la projection sur un second plan par l'observation d'une coupe perpendiculaire à la première, faite par conséquent suivant l'axe de l'os, et montrant les canaux de Havers dans leur longueur.

Pour ajouter à la netteté de ces préparations, on les traite de la manière suivante. Une fois usées et polies par le procédé ordinaire, elles sont plongées pendant 10 à 20 heures dans une solution ammoniacale de carmin concentré. Leurs deux faces sont ensuite usées sur une pierre à aiguiser mouillée avec de l'alcool. Les couches de la surface qui ont été colorées sont ainsi enlevées, et il ne reste de rouge dans la préparation que ce qui est en creux.

Sur les coupes longitudinales traitées de cette façon, les canaux de Havers apparaissent comme des tubes anastomosés, colorés en rouge. Ils sont pour la plupart dirigés dans le sens de l'axe de l'os et réunis entre eux par des canaux obliques, de manière que les mailles interceptées ont une figure losangique ou trapézoïde.

Sur les coupes transversales, ils se montrent comme des cercles rouges, lorsque le canal est demeuré rempli de détritus osseux colorés par le carmin. D'autres fois, le canal est vide, et il n'y a plus qu'un liséré rouge bordant le cercle qui représente ce canal. En employant des objectifs forts et en faisant varier le point, il est facile de se convaincre, surtout lorsque le canal a été coupé un peu obliquement, que ces anneaux rouges correspondent à des cavités cylindriques.

Nous ne donnons pas ici une description spéciale du tissu spongieux. On peut considérer ses aréoles comme des canaux de Havers considérablement élargis, de telle sorte qu'il ne reste plus entre eux qu'une faible couche de tissu osseux, et celui-ci y est toujours disposé sous forme de lamelles concentriques.

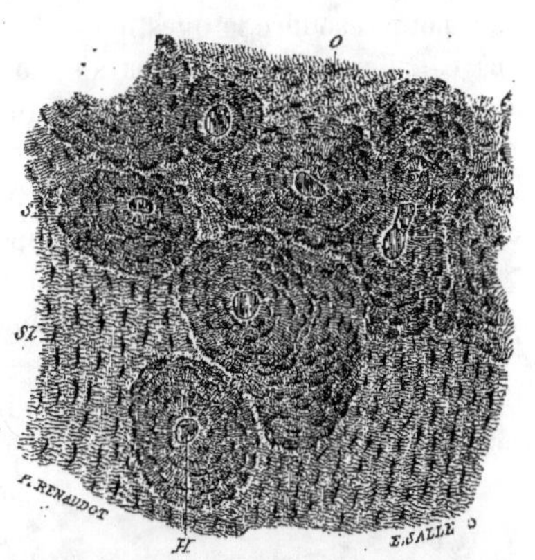

Fig. 94. — Coupe transversale de la diaphyse du fémur de l'homme adulte. Coloration des canaux de Havers par le carmin. Préparation dans le baume sec. — *H*, canal de Havers; *s*, système de Havers; *si*, système intermédiaire. — 40 diam.

Corpuscules osseux et canalicules primitifs. — Sur des préparations sèches conservées dans l'air, aussi bien que sur celles qui sont montées dans le baume du Canada desséché, les corpuscules et les canalicules paraissent noirs, parce qu'ils sont remplis de gaz. Comme ces gaz ont un indice de réfraction très-faible relativement à la substance osseuse dans laquelle ils sont enfermés, ils agissent sur la lumière transmise comme une bulle d'air dans le baume (v. p. 17). Il est tout à fait inutile de discuter à ce sujet l'opinion des anciens histologistes qui considéraient ces corpuscules et ces canalicules comme des amas de sels calcaires, dont l'opacité aurait empêché la lumière d'arriver aux yeux de l'observateur, ce qui les aurait fait paraître noirs.

Pour bien apprécier la forme des corpuscules osseux, il faut les étudier sur des coupes transversales et longitudinales. D'après les images fournies par les deux espèces de coupes, on arrive à se convaincre que la plupart des corpuscules, surtout ceux qui sont situés dans les systèmes périphériques, périmédullaires et de Havers, ont la forme d'une amande ou d'un ovoïde aplati suivant le plan formé par les lamelles qui les contiennent. Quant aux rapports des corpuscules avec les lamelles, il en sera question un peu plus loin, car la méthode ordinaire de préparation est insuffisante pour résoudre la question.

Les canalicules primitifs paraissent anastomosés entre eux, comme nous avons dit plus haut. Dans un système de Havers, les plus internes semblent bien s'ouvrir dans le canal vasculaire, mais ce détail, que l'on peut reconnaître avec peine et seulement pour quelques-uns d'entre eux, échappe sur la plupart des préparations. Les anastomoses des canalicules primitifs sont difficiles à suivre, qu'il s'agisse des canalicules d'un même système ou de ceux de deux systèmes voisins.

Cependant, chez certains poissons, il n'en est pas ainsi. Les corpuscules de la lame osseuse de l'opercule des ouïes du cyprin doré et des divers poissons osseux sont remarquables par la longueur et par la régularité de leurs canalicules. La préparation en est facile. Après avoir enlevé l'opercule, ses deux faces, raclées d'abord avec un scalpel, sont usées sur une pierre; puis la pièce, après avoir été lavée dans l'eau et desséchée, est montée dans du baume du Canada sec (fig. 95).

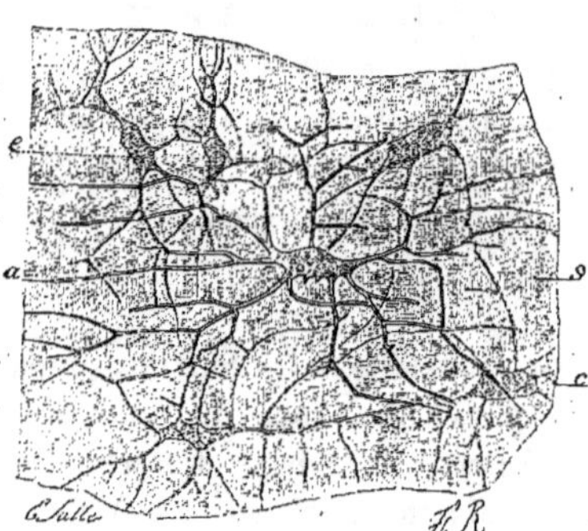

Fig. 95. — Lame osseuse de l'opercule des ouïes du cyprin doré. Préparation dans le baume sec. — c, corpuscule osseux ; a, canalicules primitifs; s, substance fondamentale. — 500 diam.

Sauf cette exception, il est nécessaire, pour bien voir la disposition des canalicules, de recourir à un autre mode de préparation dont les résultats sont bien supérieurs, et qui permet même d'acquérir de nouvelles notions sur les rapports des canalicules entre eux ou avec les systèmes voisins.

Dans ce mode de préparation, on se propose de faire pénétrer dans l'intérieur des canalicules une matière très-vivement colorée, qui en marque nettement le trajet. De toutes les matières colorantes, celle qui convient le mieux sous ce rapport est le bleu d'aniline insoluble dans l'eau en solution alcoolique.

L'os sur lequel on fait les coupes doit être parfaitement macéré et desséché. Des coupes transversales et longitudinales sont obtenues par le procédé ordinaire, bien usées et polies. Mais si on les plonge sans leur faire subir aucune autre opération dans la solution de bleu, la matière colorante n'y pénètre qu'imparfaitement. Cela tient à ce que la poussière et les détritus résultant du polissage obturent les orifices des canalicules qui viennent s'ouvrir sur les deux faces de la préparation et en occupent le calibre sur une certaine longueur. La matière colorante dans laquelle les coupes sont plongées ne peut donc pas entrer directement dans les canalicules, et, n'y pénétrant que par les canaux de Havers, n'injecte que très-incomplétement la préparation. Pour obvier à cet inconvénient, il suffit, après que la coupe a été amincie et polie par les procédés ordinaires, d'en racler les deux faces avec un scalpel bien tranchant, de les décaper pour ainsi dire, en enlevant la couche superficielle où les canalicules sont bouchés. Le bleu, pénétrant dès lors par toutes les ouvertures, irriguera à peu près complétement le système des canalicules. Une fois la coupe ainsi préparée, elle est

Préparation
des os
avec le bleu
d'aniline
insoluble
dans l'eau.

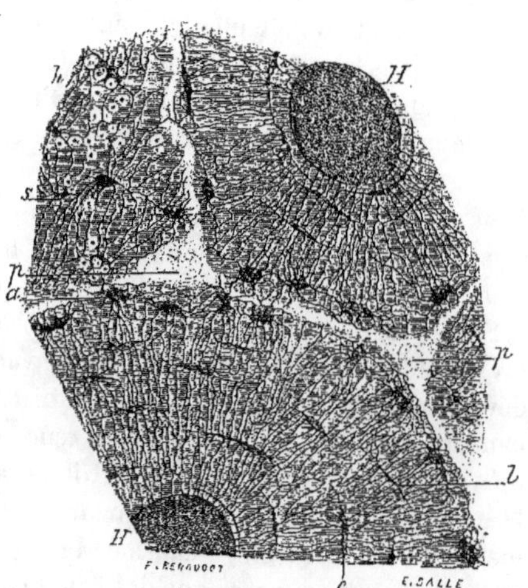

Fig. 96. — Coupe transversale de la diaphyse du fémur de l'homme. Imbibition des corpuscules et des canalicules primitifs par le bleu d'aniline. Préparation dans la glycérine salée. — H, canaux de Havers; c, corpuscules osseux; b, confluents lacunaires; a, corpuscules à canalicules récurrents; s, système intermédiaire avec des fibres de Sharpey h; p, grosses fibres de Sharpey des lames intermédiaires. — 300 diam.

portée dans la solution alcoolique de bleu et y est abandonnée pendant une ou deux heures ; puis on chauffe au bain-marie jusqu'à dessiccation complète. La lame d'os est alors usée des deux côtés sur une pierre à rasoirs mouillée avec une solution de chlorure de sodium à 2 pour 100. Elle est lavée dans cette solution et montée en préparation permanente dans un mélange à parties égales de glycérine et de la solution de sel. Le sel est employé ici parce qu'il diminue la solubilité des couleurs d'aniline ou les rend complétement insolubles.

Sur une coupe transversale d'os traitée de cette façon[1], les corpuscules osseux et les canalicules primitifs remplis de la matière à injection sont très-nettement dessinés. Les canalicules sont faciles à suivre dans leur trajet et dans tous leurs détours. Il est aisé de se convaincre que les plus internes d'un système concentrique vont tous aboutir au canal de Havers qui en est le centre. Celui-ci est dessiné sur la préparation par un cercle ou par un anneau bleu qui représente ses parois colorées par le bleu d'aniline. La communication des canalicules avec le canal est du reste un fait admis par tous les histologistes, et sur lequel je n'insisterai pas.

Sur la même préparation, on peut observer d'autres faits qui présentent de l'importance au point de vue de la structure et du développement du tissu osseux. Parmi les corpuscules compris dans les systèmes de Havers, il s'en rencontre qui ne sont constitués que par une simple fente dont la largeur ne dépasse pas de beaucoup celle d'un canalicule primitif. On reconnaît qu'il s'agit bien là d'un corpuscule, à cause de la place qu'il occupe par rapport aux autres, et parce que des canalicules primitifs venus des corpuscules voisins l'atteignent perpendiculairement à son axe et se comportent avec lui comme les canalicules avec les autres corpuscules. J'appelle ces corpuscules minces *confluents lacu-naires* des os. Je pense qu'il s'agit là des corpuscules osseux en voie d'atrophie ou complétement atrophiés. Cette observation est en rapport avec celle de quelques auteurs sur l'écartement des corpuscules osseux dans les progrès de l'âge. Seulement, je ne pense pas que ce phénomène soit le résultat d'une production de substance osseuse nouvelle qui écarterait les anciens corpuscules, comme le soutiennent ces auteurs, mais bien de la disparition d'un certain nombre de ces corpuscules par le processus

Confluents
lacunaires.

---

[1] *Archives de physiologie*, 1875, p. 16.

d'atrophie. L'existence des confluents lacunaires rend du moins mon interprétation très-probable.

Un second fait que nous montre l'injection des canalicules par le bleu d'aniline est le suivant. Les corpuscules qui sont à la limite périphérique d'un système de Havers présentent deux espèces de canalicules. Les internes se comportent comme les canalicules des autres corpuscules osseux, c'est-à-dire qu'ils sont rectilignes ou légèrement sinueux, se divisent et s'anastomosent par inosculation avec les canalicules des corpuscules voisins. Les externes ont une tout autre marche. Ils se dirigent d'abord en droite ligne vers la limite du système de Havers, comme s'ils allaient s'anastomoser avec des canalicules venus d'un système de Havers voisin ou d'un système intermédiaire; mais, arrivés à la limite du système de Havers auquel ils appartiennent, ils décrivent une courbe, reviennent sur eux-mêmes et vont s'anastomoser avec des canlicules appartenant à leur propre système. J'appelle ces canalicules *canalicules récurrents*. Quelques-uns d'entre eux font exception à la règle et vont s'anastomoser avec des canalicules d'un système voisin.

Il résulte de ces faits que les corpuscules et les canalicules d'un système de Havers forment un ensemble indépendant jusqu'à un certain point. Cela

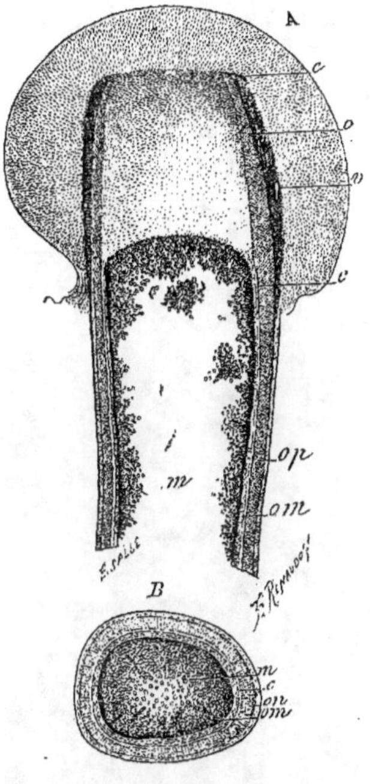

Fig. 97 — Coupes longitudinale et transversale du fémur de la grenouille. — A, coupe longitudinale de l'extrémité antérieure de l'os ; B, coupe transversale de la diaphyse de l'os. — 10 diam.

est en rapport avec cette conception de l'anatomie générale, qu'un système de Havers, avec son canal vasculaire central, son système lamellaire et ses corpuscules, représente l'os élémentaire. Chez certains animaux, la grenouille en particulier,

Disposition des canalicules.

Canalicules récurrents.

un os long est formé par un seul système de Havers[1] (fig. 97).

Dans les systèmes intermédiaires, aussi bien dans ceux qui sont au voisinage du canal médullaire, que dans ceux qui sont placés à la périphérie de l'os, les corpuscules et les canalicules présentent une disposition que l'on ne peut comprendre si l'on ne connaît pas les fibres de Sharpey.

Fibres de Sharpey.

Sharpey a signalé le premier, dans les couches superficielles des os, des fibres pâles qu'il appelle fibres perforantes et que l'on nomme généralement de son nom, *fibres de Sharpey*. Ces fibres pénètrent dans l'os, suivant une direction perpendiculaire ou oblique à sa surface. Nous les avons rencontrées aussi dans l'intérieur de l'os, non pas dans les systèmes de lamelles concentriques, mais dans les systèmes intermédiaires. Elles se présentent dans ces systèmes suivant les directions les plus variées, mais sur les coupes transversales de la diaphyse des os longs la plupart sont coupées transversalement[2].

[1] *Comptes rendus*, 10 novembre 1873.

[2] Il est facile d'obtenir isolées ces fibres de Sharpey. A cet effet, une coupe mince, faite sur un os frais ou macéré, usée et polie soigneusement, est plongée dans 200 grammes d'eau contenant 1 à 2 grammes d'acide chlorhydrique (les os plats du crâne conviennent spécialement pour ce genre de préparation). La décalcification se produit assez rapidement. Sur la lamelle d'os, examinée alors dans l'eau acidulée avec un grossissement de 500 à 500 diamètres, les fibres de Sharpey se distinguent nettement. En dissociant avec des aiguilles, on arrive à écarter les lamelles les unes des autres comme les feuillets d'un livre, et si de temps à autre, on regarde la préparation avec un faible grossissement pour se rendre compte des résultats de la dissociation, on voit les fibres rester adhérentes aux lamelles périphériques, se dégager des profondes et finalement être complétement isolées. Dans les lamelles privées de leurs fibres de Sharpey, se remarque en creux le moule des fibres qui ont été enlevées.

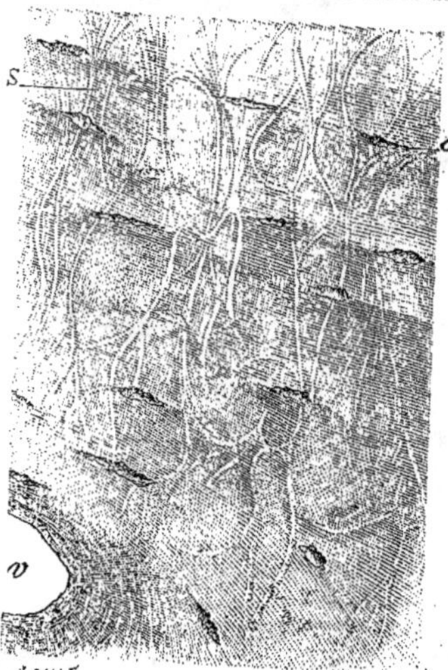

Fig. 98. — Coupe transversale du frontal du chien adulte, faite sur l'os sec, puis décalcifiée par l'acide chlorhydrique. — *S*, fibres de Sharpey; *c*, corpuscules osseux; *v*, canal vasculaire entouré d'un système de lamelles où les fibres ne pénètrent pas. — 400 diam.

Dans les îlots qui, sur une coupe transversale de ces os, correspondent aux systèmes intermédiaires (h, fig. 91), elles se montrent sous forme de cercles réfringents d'un diamètre très-variable. Il se trouve de ces cercles dans tous les îlots intermédiaires, aussi bien dans ceux qui avoisinent le canal médullaire central que dans ceux qui se trouvent à la périphérie de l'os. Jamais on n'en observe dans les systèmes de Havers. Cette première observation établit que tous les îlots intermédiaires ont été formés sous le périoste, ainsi qu'on l comprendra par l'histoire du développement du tissu osseux (voyez plus loin chap. vii). De plus, elle ruine complétement la conception mathématique de Wolff[1] sur le développement des os.

Sur ces préparations, il est facile de voir comment se comportent les corpuscules et les canalicules par rapport aux fibres de Sharpey. Les corpuscules sont placés dans les angles laissés entre ces fibres, dans une masse plus ou moins épaisse de substance osseuse proprement dite; les canalicules nés de ces corpuscules contournent les fibres de Sharpey et s'anastomosent autour d'elles, sans jamais les traverser. Cette dernière observation, rapprochée de celle des canalicules récurrents de la périphérie des systèmes de Havers, conduit à penser que les canalicules osseux ne sont pas des trajets creusés après coup dans la substance osseuse, mais qu'ils se forment en même temps que cette dernière.

Formation
des
canalicules.

Nous reviendrons plus loin sur ce sujet à propos du développement du tissu osseux.

Cellules osseuses. — L'étude que nous avons faite jusqu'à présent ne nous a fait connaître du tissu osseux que les parties qui résistent à la macération. Pour déterminer le contenu des corpuscules osseux pendant la vie, il faut recourir à d'autres méthodes. Le procédé à employer consiste à décalcifier les os frais par les acides et à y faire des coupes avec le rasoir.

Divers acides peuvent convenir pour cette décalcification. Ainsi

---

Sur les préparations qui n'ont pas été soumises à la dissociation, les fibres de Sharpey se montrent sous la forme d'un système élégant (fig. 98). Elles se séparent, se réunissent de nouveau, et finalement viennent se terminer brusquement sur la lamelle la plus externe d'un système de Havers (*Sharpey*, Quain's anatomy, 1867, vol. I, p. 96, fig. 46.)

[1] *J. Wolff.* Ueber die innere Architectur der Knochen, etc. *Virchow's Archiv*, 1870, vol. L, p. 589.

un mélange à parties égales d'eau et d'acide chlorhydrique agit rapidement. Une macération prolongée dans l'acide chromique à 2 pour 1000 ou à 5 pour 1000 permet d'obtenir le même résultat, à la condition que les fragments d'os, s'il s'agit du tissu compacte, n'aient guère plus de 4 millimètres de coté ; autrement ce serait une illusion de l'espérer. L'acide chromique a l'inconvénient de produire souvent des granulations ou des cristaux dans la préparation ; aussi est-il généralement préférable d'employer l'acide picrique concentré qui n'a pas cet inconvénient. Quel que soit l'acide employé, il est indispensable que les fragments d'os soient très-petits et la quantité du liquide relativement considérable.

On reconnaît que la décalcification est complète lorsque les fragments osseux présentent une consistance cartilagineuse, qu'ils sont légèrement flexibles, et qu'ils ne résistent pas au scalpel. Ces fragments sont alors montés dans de la moelle de sureau pour en faire des coupes, qui doivent être aussi minces que possible. Elles sont placées dans l'eau où elles se décolorent, puis elles sont colorées soit dans une solution de carmin neutre ou de picrocarminate, soit dans une solution d'acétate de rosaniline dans l'acide acétique, ou mieux encore en les laissant pendant vingt-quatre à quarante-huit heures dans une solution de purpurine (voy. p. 280). Elles sont ensuite lavées à l'eau distillée et portées sur une lame de verre, où, après que l'on a constaté si la coloration est suffisante, elles sont montées en préparation.

On peut arriver à faire des coupes après décalcification sur des fragments d'os assez volumineux, en procédant de la manière suivante. Une rondelle d'os, (de fémur humain par exemple), ayant 1 à 2 centimètres d'épaisseur, est plongée dans un flacon contenant 500 grammes d'une solution d'acide chromique à 5 pour 1000. L'acide attaque d'abord les couches superficielles et, au bout de quelques jours, il est facile d'enlever avec le rasoir, aux deux extrémités de la rondelle, deux lamelles très-minces. Puis l'os est remis dans une nouvelle solution d'acide chromique, et au bout de quelques jours, on peut enlever sur chacune de ses faces une nouvelle lame osseuse.

On arrive, en continuant de cette façon à pratiquer des coupes successives, à débiter en tranches minces une assez grande épaisseur de l'os.

Sur des os décalcifiés, les canalicules osseux sont mal dessinés, la différence de réfraction entre le liquide qu'ils contiennent et la substance osseuse n'étant pas assez considérable pour faire apparaître nettement des objets si fins, à moins d'employer de très-forts objectifs.

Des coupes minces pratiquées sur un très-petit fragment d'os décalcifié dans l'acide picrique, soumises pour les colorer à l'action de la purpurine, et examinées ensuite dans l'eau, nous présentent, dans l'intérieur des corpuscules osseux, des détails de structure qui, au point de vue de la morphologie générale, ont beaucoup d'intérêt. Au milieu de la figure anguleuse qui correspond à celle du corpuscule osseux à l'état sec, se montre un noyau ovalaire ou arrondi, coloré en rouge par le réactif. Ces noyaux ne sont pas libres dans la cavité des corpuscules. Lorsque ces derniers se présentent à l'œil de l'observateur suivant leur grand diamètre, on voit partir de chaque extrémité du noyau un prolongement granuleux qui s'en va en ligne droite ou en suivant un trajet un peu onduleux gagner la paroi de la cavité du corpuscule. Une observation attentive, faite à l'aide d'un très-fort grossissement, montre que ce filament correspond à la coupe optique d'une lame protoplasmique d'une grande minceur. Cette lame s'est probablement détachée de la surface interne du corpuscule, car, sur un certain nombre de ceux-ci, on la trouve encore fixée à la paroi, tandis que le noyau qu'elle contient fait une forte saillie dans l'intérieur de la cavité. Jamais on ne voit partir de la lame de proto-

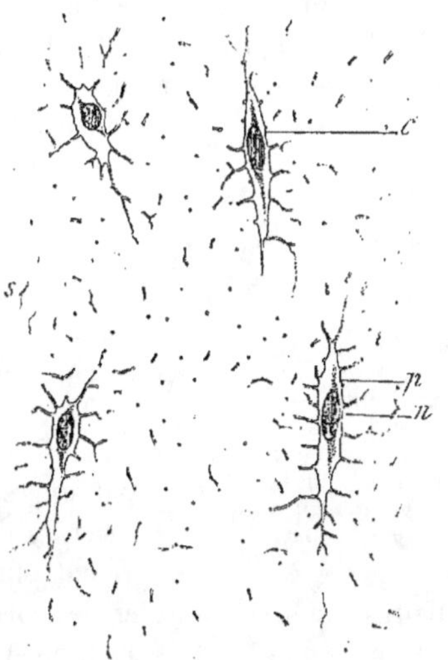

Fig. 99. — Coupe transversale du tissu spongieux de la tête du fémur du chat adulte, faite après décalcification dans une solution d'acide picrique et colorée avec de la purpurine. — c, corpuscules osseux; n, noyaux des corpuscules; p, coupe optique de la lamelle de protoplasma qui constitue la cellule osseuse; s, substance fondamentale de l'os dans laquelle on aperçoit des canalicules primitifs coupés dans diverses directions. — 1500 diam.

-plasma des filaments qui pénétreraient dans les canalicules primitifs.

D'après cette observation, il est vraisemblable que la cellule osseuse proprement dite est une cellule plate, moulée sur la paroi du corpuscule osseux et possédant un noyau globuleux. Il est peu probable que cette masse protoplasmique envoie des prolongements dans les canalicules primitifs, de telle sorte que la circulation plasmatique doit s'y faire facilement.

Cellule osseuse de Virchow.

Virchow, le premier ,a décrit le corpuscule osseux comme une véritable cellule. Le procédé qu'il employait pour le démontrer consistait à décalcifier de minces lamelles d'os au moyen de l'acide chlorhydrique étendu, et à les dissocier ensuite avec des aiguilles. Il obtenait de cette façon des corps étoilés, présentant à leur centre une masse plus réfringente[1].

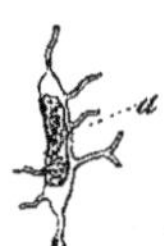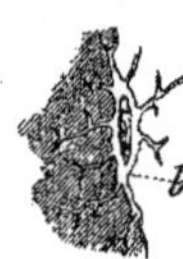

Fig. 100. — Deux corpuscules osseux isolés après macération. — *a*, complétement séparé, avec une masse centrale; *b*, dégagé d'un côté seulement. (*Figure empruntée au traité d'histologie de Frey.*)

Depuis lors, Neumann[2], en traitant d'abord par l'acide chlorhydrique, puis par une solution de soude faible des os macérés et qui par conséquent ne pouvaient plus contenir des éléments cellulaires, est arrivé à isoler des corps étoilés absolument semblables à ceux que Virchow avait obtenus sur des os frais, sauf qu'ils ne présentaient pas de noyau. Puisqu'elle persiste sur l'os macéré, la cellule osseuse de Virchow n'est donc pas en réalité une cellule. C'est une formation secondaire, une sorte de cuticule calcifiée qui entoure la cellule de la même façon que la capsule entoure la cel-

---

[1] La première observation de Virchow (*Verhandlungen der physico-medicalisch. Gesellsch. zu Würzburg*. 1850, p. 193), a été faite en traitant par l'acide chlorhydrique (la dose n'est pas spécifiée) des lamelles osseuses extraites d'une pièce de fracture consolidée, conservée dans l'alcool. L'année suivante (*loc. citat.* 1851, p. 150) Virchow reprend cette question, et dans un travail qui, à cette époque, a frappé vivement tous les histologistes, il cherche à démontrer que le corpuscule osseux, la cellule cartilagineuse, le corpuscule du tissu conjonctif et la cellule ramifiée du tissu muqueux sont des équivalents. Il rappelle qu'avant lui Schwann, Donders et Kölliker ont admis la nature cellulaire du corpuscule osseux, et que Donders était arrivé, en traitant des os par l'acide chlorhydrique d'abord et par la potasse ensuite, à isoler des corps étoilés qu'il considérait comme des cellules munies de prolongements.

[2] *Neumann*, Beiträge zur Kerntniss des normalen Zahnbein-und Knochengewebes, Kœnigsberg, 1863.

lule cartilagineuse. La véritable cellule est dépourvue de membrane, et elle est constituée, comme les cellules que nous avons étudiées jusqu'ici, par une masse de protoplasma contenant un noyau. Cette masse est globuleuse dans les corpuscules osseux en voie de formation. Plus tard elle s'aplatit et devient une lame extrêmement mince qui tapisse la cavité osseuse. Mais dans aucun cas on ne saurait considérer comme une membrane de cellule cette cuticule osseuse qui l'entoure et que l'on peut isoler. Pas plus que la capsule de cartilage, elle ne fait partie intégrante de la cellule.

Lamelles osseuses. — Les lamelles forment la substance osseuse proprement dite. Cette substance est un composé d'osséine et de sels calcaires. Ces sels n'existent pas dans les os sous forme de granulations distinctes, mais on les met en évidence en traitant une parcelle d'os sous le microscope par de l'acide chlorhydrique ou sulfurique. Le premier de ces acides dégage des bulles d'acide carbonique en laissant le stroma organique, qui conserve la forme de l'os. L'acide sulfurique détermine aussi le départ de bulles de gaz, mais il forme en même temps des cristaux de sulfate de chaux qui restent dans la préparation, et que l'on reconnaît à leur forme caractéristique.

Nous avons vu qu'à la périphérie des os longs adultes il y a plusieurs couches de lamelles parallèles à la surface; dans une région plus profonde, ces lamelles sont disposées en cercles concentriques autour des canaux de Havers. Entre ces cercles concentriques se trouvent des systèmes de lamelles qui ne leur appartiennent pas et qu'on appelle des systèmes intermédiaires. Lorsqu'on examine attentivement ces derniers systèmes, il est facile de reconnaître, en considérant leur situation et leur direction par rapport aux systèmes disposés autour des canaux, qu'à une période antérieure du développement de l'os ils ont été des systèmes périphériques.

Une coupe transversale d'os montée dans du baume du Canada sec, maintenu quelque temps en fusion par la chaleur pendant que la préparation y est plongée, montre très-nettement ces différents systèmes. Le baume a pénétré dans les corpuscules et les canalicules et les a rendus presque invisibles, et leurs détails ne gênent plus dès lors l'observation des lamelles.

Une préparation ainsi faite, examinée à un grossissement de 400 à 500 diamètres, avec un objectif à grand angle d'ouverture,

Lamelles
homogènes
et lamelles
striées.

montre, soit dans le système périphérique, soit dans les systèmes concentriques aux canaux de Havers, deux espèces de lamelles qui alternent l'une avec l'autre pour former des couches successives ; les unes, homogènes, brillantes quand l'objectif est au delà du point, obscures quand on le rapproche ; les autres, d'aspect strié, obscures quand l'objectif est au point ou au delà, brillantes quand il est plus rapproché. Ces deux espèces de lamelles ont donc une réfringence différente. Nous appellerons les premières *lamelles homogènes*, les secondes, *lamelles striées*.

Il est facile de se convaincre que l'aspect strié d'une des

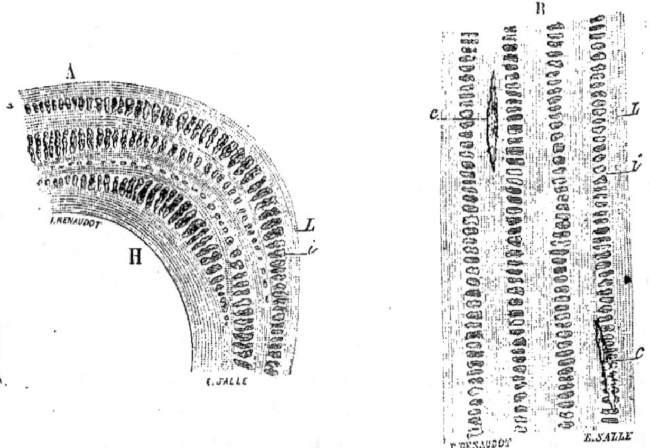

Fig. 101. — Coupes de la diaphyse du fémur de l'homme, faite sur l'os sec et maintenue dans le baume sec fondu par la chaleur jusqu'à infiltration des canalicules. — A. Coupe transversale. — B. Coupe longitudinale. — H, canal de Havers ; L, lamelles homogènes ; *i*, lamelles striées ; *c*, corpuscules osseux. — 600 diam.

espèces de lamelles est dû à de petits ponts à bords sinueux, formés d'une matière semblable à celle des lamelles homogènes et ayant les mêmes propriétés optiques. Ces ponts interrompent la lamelle striée en réunissant les deux lamelles homogènes voisines.

Cette structure des lamelles osseuses se voit aussi bien sur des coupes longitudinales (fig. 101, B) que sur des coupes transversales (fig. 101, A). Cela prouve que la striation est réellement produite par de petits ponts, et non pas par des lames longitudinales, comme on pourrait le croire si l'aspect strié ne se montrait que sur des coupes transversales.]

Ces ponts donnent aux systèmes de lamelles l'aspect d'une étoffe tissée. C'est cette observation qui a dû conduire Sharpey[1] à considérer la substance osseuse comme composée tout entière de fibres passant les unes par-dessus les autres comme la chaîne et la trame d'une étoffe. Cet auteur affirme avoir obtenu après la décalcification au moyen de l'acide chlorhydrique des préparations tout à fait démonstratives, et Kölliker, qui a vu ces préparations à Londres, confirme le fait, mais sans mentionner en aucune façon qu'il ait renouvelé l'expérience. Nous avons essayé le procédé indiqué par l'auteur, mais nous n'avons pas réussi à voir la texture fibreuse dont il parle.

Examen des lamelles osseuses et des fibres de Sharpey à la lumière polarisée. — Pour l'étude des os à la lumière polarisée, les préparations opaques ne conviennent pas. Le meilleur procédé consiste à placer les coupes dans du baume du Canada sec, et à chauffer assez longtemps pour que le baume pénètre dans les corpuscules et les rende transparents.

Une coupe longitudinale d'un os de grenouille préparée de cette façon et examinée au microscope à la lumière polarisée sur champ noir, c'est-à-dire lorsque les deux nicols sont croisés (voy. p. 37), est tantôt lumineuse, tantôt obscure. En faisant tourner la préparation sur la platine (et avec un peu d'exercice on arrive à exécuter facilement cette manœuvre sans lui faire quitter le champ du microscope), on voit qu'elle est brillante dans toutes les positions, excepté suivant deux diamètres perpendiculaires l'un à l'autre et perpendiculaires ou parallèles au plan de polarisation des deux nicols.

Une coupe transversale de la diaphyse d'un os long de mammifère, examinée dans les mêmes conditions, montre sur un champ obscur une croix brillante autour de chaque canal de Havers (fig. 102). Toutes ces croix sont orientées de la même façon. Quand on fait tourner la préparation sur la platine, elles ne changent pas d'orientation ; elles ne proviennent donc pas d'une structure particulière des lamelles en certains points.

Parmi les systèmes intermédiaires, ceux dont les lamelles sont dirigées parallèlement ou perpendiculairement aux branches des croix brillantes sont aussi brillants ; ceux dont les lamelles sont dirigées obliquement par rapport aux croix sont au contraire obscurs. En faisant tourner la préparation, les lamelles des sys-

[1] *Sharpey*, Quain's Anatomy, 1867, vol. I, p. 98, fig. 45.

tèmes intermédiaires deviennent brillantes ou obscures, suivant qu'elles s'orientent parallèlement ou obliquement au système des croix.

Sur des os décalcifiés, ces phénomènes se produisent d'une manière identique; ils appartiennent par conséquent à la substance organique des os, et les sels calcaires ne sont pas nécessaires pour les produire.

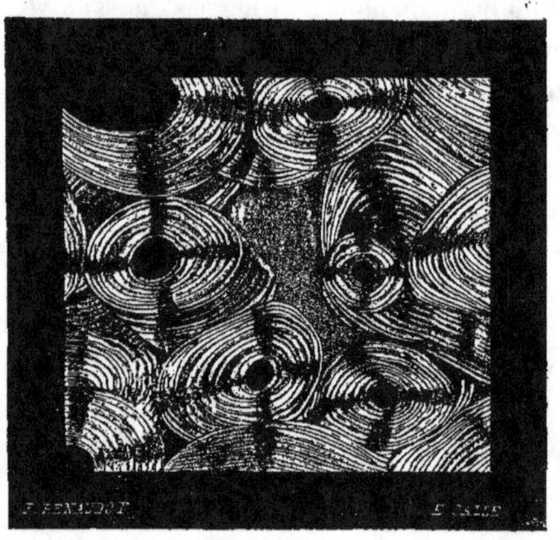

Fig. 102. — Coupe transversale de la diaphyse du fémur de l'homme examinée à la lumière polarisée, les deux nicols étant croisés. — 80 diam.

Les fibres de Sharpey, vues suivant leur longueur, se comportent comme des systèmes de lamelles rectilignes, c'est-à-dire qu'elles sont brillantes dans toutes les positions, excepté suivant deux diamètres perpendiculaires entre eux.

Les corpuscules sont monoréfringents.

PÉRIOSTE.

Le périoste est une membrane fibreuse qui constitue autour de l'os une gaine analogue aux aponévroses qui enveloppent les muscles. Quoique distincte de l'os, cette membrane lui est cependant unie par une série de tractus fibreux, de sorte qu'on ne l'arrache qu'avec un certain effort. Cette union du périoste avec l'os par des tractus fibreux constitue une analogie de plus entre le périoste et une aponévrose musculaire. Celle-ci, en effet, comme on le verra plus loin, donne naissance, par sa face interne, à des fibres connectives qui vont former le tissu conjonctif intra-musculaire.

L'adhérence du périoste est variable suivant les points de l'os que l'on examine. Vers les extrémités, elle est plus forte; au niveau de l'insertion des tendons et des ligaments, elle est tellement intime qu'il est impossible de les séparer par la simple traction, et la séparation ne peut se faire qu'à la suite de la rupture du tendon ou de l'arrachement des fragments osseux. Nous trouverons l'explication de ces différents faits dans l'étude de la structure du périoste, et dans celle de l'union des tendons et des ligaments avec les os. Mais nous ne pourrons fournir des explications complètes sur tous ces points, qu'après avoir exposé les faits relatifs au développement du tissu osseux. (Voy. plus loin, Développement du tissu osseux.)

Voici le procédé que l'on emploie pour l'étude du périoste :

Un os long d'un petit animal, le tibia d'un lapin jeune, adulte, par exemple, dont le système vasculaire a été injecté en totalité, est plongé dans de l'alcool ordinaire pendant vingt-quatre heures pour fixer les éléments. Un fragment de cet os, muni de son périoste, est mis dans une solution concentrée d'acide picrique. Au bout de quelques jours, quand la décalcification est complète, on y pratique des coupes transversales et longitudinales comprenant l'os et le périoste. Ces coupes, colorées au picrocarminate, sont montées dans de la glycérine.

Sur une coupe longitudinale, le périoste paraît strié longitudinalement et présente une coloration d'autant plus foncée qu'il est examiné sur un point plus rapproché de l'os. Dans la couche la plus interne se voient des vaisseaux légèrement sinueux qui la parcourent dans une certaine longueur et finissent par pénétrer dans un canal de Havers. Avec un grossissement considérable (400 à 800 diam.), on y distingue des faisceaux conjonctifs colorés en rose, et des fibres élastiques plus réfringentes colorées en jaune; fibres et faisceaux ont une direction longitudinale.

Sur une coupe transversale, le périoste se montre nettement divisé en deux couches : une couche interne, plus étroite, plus foncée et d'apparence granuleuse; une couche externe, plus claire, rosée, parcourue par un réseau de fibres élastiques qui la cloisonnent en mailles de grandeur variée, occupées par des faisceaux

Procédé
pour étudier
le périoste.

connectifs coupés en travers. Dans la couche interne, le réseau élastique est plus serré et formé de fibres plus fines, et les faisceaux connectifs sont plus minces. A la surface de ces faisceaux sont appliquées des cellules connectives qui, sur la coupe, ont la forme d'un croissant. (Voy. Tissu conjonctif.)

Sur la même coupe transversale, à la surface de l'os, se voient des gouttières semi-circulaires dans lesquelles des capillaires sanguins injectés sont compris à moitié ou aux trois quarts.

Sur certains points, là où le périoste a été un peu séparé de l'os, se montrent des fibres implantées obliquement dans l'os, et dont l'extrémité libre coupée par le rasoir est dégagée du périoste.

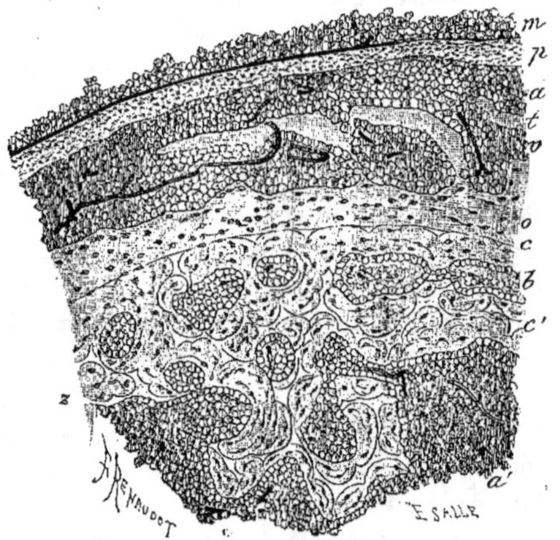

Fig. 103. — Coupe transversale du radius d'un embryon de chien, faite après décalcification par l'acide picrique en solution concentrée. — *p*, périoste ; *a*, moelle sous-périostique. — 50 diam.

Ces fibres, qui passent de l'os dans le périoste, sont des fibres spéciales que nous étudierons plus en détail à propos du développement de l'os, sous le nom de *fibres arciformes*. Il nous suffit de faire remarquer ici que ce sont ces fibres faisant partie également de l'os et du périoste qui déterminent l'adhérence plus ou moins intime de ces deux organes. Cette disposition se montre de très-bonne heure. On peut l'observer sur les os en voie de développement. Seulement dans ces derniers, la couche interne du périoste n'est pas telle que nous venons de la décrire. Tandis que la couche externe est constituée par des faisceaux de tissu conjonctif à direction longitudinale, qui par conséquent sur des sections transversales sont coupés en travers, la couche interne est représentée par un amas de cellules semblables à celles qui existent alors dans les espaces médullaires (voy. fig. 103).

En résumé, le périoste est constitué par des faisceaux conjonctifs et des fibres élastiques disposés longitudinalement, parcouru dans sa partie interne par des capillaires et relié à l'os par des fibres conjonctives qui passent obliquement de l'un dans l'autre.

Il est facile de s'assurer par l'examen des coupes, soit longitudinales, soit transversales, que le périoste se continue avec le tissu conjonctif des aponévroses musculaires. Au niveau de l'insertion des tendons et des ligaments, il est remplacé par le tissu de ces tendons ou de ces ligaments.

Un autre procédé pour l'étude du périoste consiste à circonscrire, avec un scalpel, sur un os disséqué, un petit fragment de périoste, en forme de rectangle, et à l'arracher de l'os en le saisissant par un des angles au moyen d'une pince. Ce fragment, étendu sur une lame de liége avec des épingles, est desséché. Il est facile alors d'y pratiquer des coupes fines longitudinales ou transversales. Ce procédé, d'une application plus facile que le précédent, lui est de beaucoup inférieur. Il convient seulement pour l'étude du réseau élastique.

MOELLE DES OS.

La moelle se rencontre dans les espaces médullaires et vasculaires de tous les os : canal central, aréoles du tissu spongieux, canaux de Havers. Elle se présente tantôt sous l'aspect d'une masse adipeuse jaunâtre, tantôt sous celui d'une pulpe plus ou moins rouge, semblable à la pulpe splénique; d'autres fois, enfin, elle est muqueuse, gélatiniforme et même fibreuse.

La moelle adipeuse se rencontre dans les os des membres de l'homme adulte, du bœuf, du chien, etc ; la moelle rouge, dans le corps des vertèbres des mêmes animaux, dans les os des membres du cochon d'Inde, du lapin et du rat; par contre, les vertèbres caudales de ces animaux renferment de la moelle adipeuse. La moelle muqueuse ou fibreuse se rencontre dans les os du crâne et dans les os de la face pendant leur développement.

A l'examen histologique, et en employant les méthodes que

nous allons indiquer, on trouve dans ces diverses espèces de moelle les mêmes variétés d'éléments; leur proportion variable est la cause de la différence d'aspect de la moelle.

Procédé pour examiner la moelle.

Étudions comme exemple la moelle du fémur, du tibia ou de tout autre os long du cochon d'Inde : procurons-nous d'abord une certaine quantité de sérum du sang de cet animal, en lui faisant une large saignée par la carotide, et en laissant le sérum se séparer du caillot. Un os long, isolé complétement des parties molles, est divisé suivant sa longueur par le procédé suivant : L'os étant sur une table, la lame d'un fort couteau y est appliquée suivant sa longueur, et l'on frappe sur le dos du couteau avec un marteau. C'est ce procédé que l'on doit mettre en usage toutes les fois que l'on veut étudier la moelle des os à l'état physiologique ou pathologique. On ne saurait croire, si on ne l'a essayé, avec quelle facilité on divise ainsi les os les plus gros et les plus compactes. La scie ne doit pas être employée, parce que les débris qu'elle entraîne viennent se mélanger à la moelle, en modifiant l'aspect et y forment des éléments étrangers que l'on retrouverait à l'examen microscopique.

Lorsque la moelle est mise à nu par cette opération, on en enlève des fragments avec la pointe d'un scalpel; ceux-ci sont agités dans une goutte de sérum du sang sur une lame de verre, et il suffit de recouvrir d'une lamelle que l'on borde avec de la paraffine pour obtenir une préparation dans laquelle se montreront, avec un grossissement de 150 à 500 diamètres, les divers éléments de la moelle des os.

Cette méthode, qui est excellente pour observer les différentes cellules de la moelle osseuse à l'état vivant, ne permet pas de voir dans toutes ces cellules les détails de leur structure, par exemple la forme et le nombre des noyaux. Elle ne peut fournir des préparations persistantes.

Méthode pour faire des préparations persistantes.

Voici la méthode qui nous a le mieux réussi dans ce but : Un fragment de moelle est placé dans quelques centimètres cubes d'un mélange d'alcool à 36° une partie, et d'eau distillée deux parties. Au bout de dix à trente heures, on enlève une petite portion du fragment avec un scalpel, et on l'agite sur la lame de verre avec le liquide conservateur. Une goutte de picrocarminate à 1 pour 100 est ajoutée et mélangée. On obtient ainsi une préparation dans laquelle tous les éléments de la moelle sont conservés, sauf les globules rouges du sang qui sont dissous par le mélange d'alcool et d'eau. Le protoplasma des cellules est coloré en jaune, et leurs noyaux en rouge plus ou moins intense. Pour rendre la préparation définitive, il suffit de déposer au bord de la lamelle une goutte de glycérine qui doit se mélanger lentement pour ne pas ratatiner les cellules. Lorsque la glycérine a suffisamment pénétré, la préparation est bordée à la paraffine.

Dans ces préparations, on observe des cellules adipeuses, des cellules semblables aux cellules lymphatiques, des cellules plus volumineuses, sphériques, présentant un ou plusieurs noyaux de forme bizarre (cellules à noyaux bourgeonnants) et de grandes cellules à noyaux multiples.

Éléments de la moelle.

Les cellules adipeuses s'isolent avec une grande facilité, même dans le sérum du sang. Quelques-unes sont complétement libres, elles roulent sous l'influence des courants qui s'établissent dans la préparation, et dès lors elles se montrent sous toutes leurs faces. Leur membrane d'enveloppe est très-distincte; elle est séparée de la masse graisseuse par une substance protoplasmique (voy. TISSU ADIPEUX, p. 342), dans un point de laquelle se voit un noyau lenticulaire. Si l'animal est jeune, à coté du noyau et quelquefois dans toute l'étendue du protoplasma sont disposées des granulations graisseuses.

Cellules adipeuses.

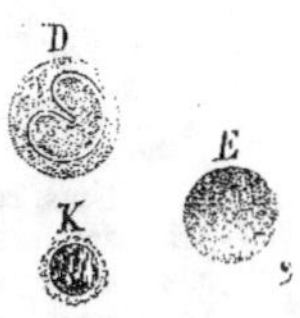
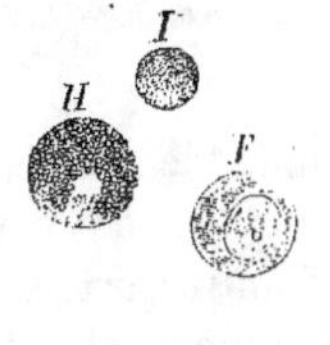

Les cellules semblables aux cellules lymphatiques sont désignées généralement sous le nom de cellules médullaires, cellules de la moelle des os (médullocelles). Nous les appellerons cellules lymphatiques de la moelle des os. Leurs dimensions sont aussi variables que celles des cellules de la lymphe. Quelques-unes renferment des granulations colorées en brun. Lorsqu'elles sont examinées vivantes, dans du sérum du sang, on n'y distingue pas de noyau, nouvelle analogie avec les cellules de la lymphe.

Cellules lymphatiques.

Fig. 104. — Cellules lymphatiques de la moelle du tibia du cochon d'Inde. — E, II, I, examinées dans du sérum du sang; D, K, F, examinées après l'action de l'alcool au tiers. — 650 diam.

Lorsqu'elles sont soumises dans une chambre humide à une température de 30 à 40°, la plupart d'entre elles présentent, comme les cellules lymphatiques, des mouvements amiboïdes. Si elles proviennent de la moelle de grenouille, elles manifestent des mouvements semblables à la température ordinaire. Il est très-facile d'extraire la moelle osseuse du fémur ou du tibia de la grenouille. Le plus souvent lorsque l'on casse l'os à son milieu, la moelle qui est souple n'est pas fracturée, et, si l'on écarte lentement les deux fragments osseux, on voit d'un côté la moelle sortir du canal de l'os comme d'un fourreau.

Après l'addition de l'eau ou de l'acide acétique dilué, ou mieux encore en suivant le mode de préparation par l'alcool indiqué plus haut, les cellules lymphatiques de la moelle des os montrent dans leur intérieur un seul noyau sphérique, ou en bissac. Quelques-

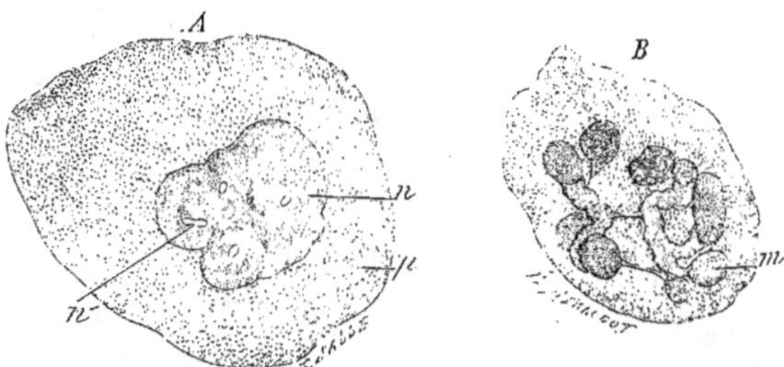

Fig. 105. — Deux cellules à noyaux bourgeonnants à la moelle du tibia du cochon d'Inde. examinées après l'action de l'alcool au tiers et du picrocarminate. A, cellule contenant un gros noyau n, muni de bourgeons, avec des nucléoles n'; p, protoplasma granuleux. B, cellule contenant un noyau bourgeonnant de forme bizarre, m. — 650 diam.

unes de ces cellules possèdent deux, trois ou un plus grand nombre de noyaux. Les unes ont un corps homogène clair, d'autres présentent des granulations brunes ou incolores, plus ou moins abondantes.

Cellules à noyaux bourgeonnants. Les cellules à noyaux bourgeonnants ont été bien décrites par Bizzozero[1]. Elles diffèrent des précédentes par une série de caractères; elles sont plus grandes; leurs noyaux apparaissent lorsqu'elles sont examinées dans le sérum du sang; elles ne présentent pas de mouvements amiboïdes. Après l'action de l'alcool faible et du picrocarminate, leur corps est granuleux. Parfois ces granulations sont disposées en couches concentriques, mais cette disposition n'est pas générale. A leur centre se voit un seul noyau

---

[1] *Bizzozero*. Sul midollo delle ossa. Napoli, 1869, p. 11.

présentant des bosselures, ou une série de noyaux indépendants ou reliés entre eux par des filaments formés d'une substance semblable à celle qui constitue leur masse. Rien n'est plus variable que le nombre, la forme et la dimension de ces singuliers noyaux.

Les cellules à noyaux multiples que Jean Müller[1] avait déjà observées dans certains sarcomes des os, que Robin[2] a trouvées dans la moelle normale et qu'il a désignées sous le nom de *myéloplaxes*, peuvent être considérées comme de grandes cel-

Cellules
à noyaux
multiples.

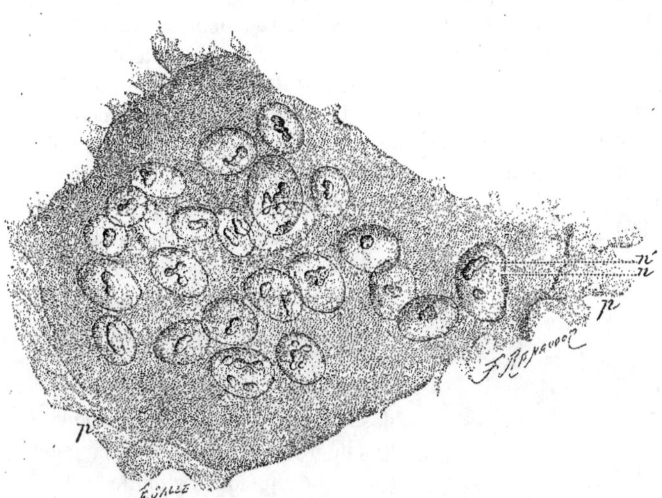

Fig. 106. — Une cellule mère ou gigantesque (myéloplaxe) de la moelle des os, extraite d'un sarcome myéloïde du maxillaire supérieur de l'homme. Alcool au tiers, puis picrocarminate d'ammoniaque. — *p*, masse protoplasmique irrégulière à sa périphérie; *n*, noyaux; *n'*, nucléoles. — 700 diam.

lules plus où moins épaisses possédant des noyaux dans différents plans. Ces noyaux sont généralement ovalaires et ont des nucléoles volumineux. La masse protoplasmique qui constitue les cellules est granuleuse et présente de grandes analogies avec celle des cellules précédentes. Y a-t-il d'autres rapports entre ces deux espèces de cellules, des rapports de développement par exemple? Nous ne possédons encore à ce sujet aucune observation concluante. Leurs noyaux se montrent assez nettement dans le sé-

---

[1] *J. Müller*. Ueber den feineren Bau der krankhaften Geschwuelste, 1838, p. 6.
[2] *Robin*. Comptes rendus de la Société de biologie, 1849, p. 119.

r'um, mais on les observe encore mieux après la coloration au carmin. La masse cellulaire granuleuse se colore en jaune par le picrocarminate. Elle ne présente aucun mouvement lorsque l'examen est fait dans le sérum du sang et sur la platine chauffante.

Parmi les petites cellules médullaires comparables aux cellules de la lymphe, Neumann[1] et Bizzozero[2] en ont trouvé quelques-unes dont le corps est coloré et qui présentent dans leur intérieur un noyau distinct. Ces histologistes, comparant les cellules colorées de la moelle des os aux globules rouges nucléés des embryons de mammifères, sont arrivés à cette conception que, dans la moelle des os, les cellules lymphatiques se transforment en globules rouges du sang, et que la moelle osseuse est par le fait un organe hématopoétique. Je n'ai pas réussi à trouver dans la moelle des os des éléments que l'on puisse considérer comme représentant un stade intermédiaire entre les cellules lymphatiques et les globules du sang. Par contre, les cellules lymphatiques de la moelle osseuse contiennent fréquemment des granulations colorées en jaune ou en brun, qui très-probablement proviennent de l'hémoglobine. On est dès lors conduit à penser que dans la moelle des os comme dans la pulpe splénique, quelques globules rouges sont détruits, et que leur hémoglobine infiltre les cellules lymphatiques et s'y transforme en granulations pigmentaires.

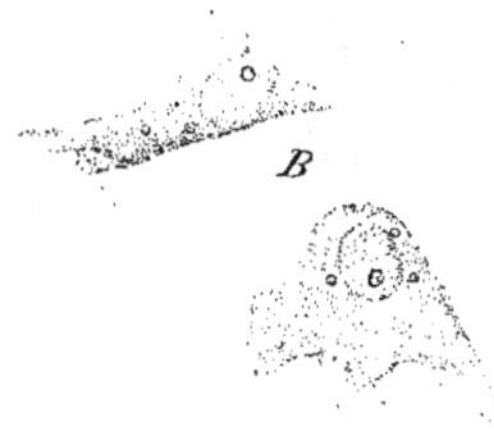

Fig. 107. — Deux cellules dites ostéoblastes de l'extrémité supérieure du fémur d'un chien nouveau-né, isolées après l'action de l'alcool au tiers, et traitées ensuite par le picrocarminate d'ammoniaque. — 650 diam.

Dans le tissu osseux en voie de développement, on rencontre, entre les variétés cellulaires décrites précédemment, des cellules particulières par leur forme, auxquelles Gegenbaur[3] a donné le nom d'ostéoblastes. Elles sont constituées par une masse de protoplasma prismatique, granuleuse, con-

[1] *Neumann.* Ueber die Bedeutung des Knochenmarkes für die Blutbildung, *Centralblatt*, 1868, p. 689.

[2] *Bizzozero.* Sul midollo delle ossa, 1869, p. 15.

[3] *Gegenbaur.* Ueber die Bildung des Knochengewebes. *Jenaische Zeitschrift.* t. I et t. IV.

tenant un noyau ovalaire qui n'est pas situé au centre de la cellule, mais au voisinage de l'un de ses bords. A côté d'elles, on observe souvent des cellules à noyaux multiples et quelquefois des cellules à noyaux bourgeonnants. Il est fort probable que ces trois variétés cellulaires appartiennent à la même espèce.

Nous nous bornerons là pour le moment en ce qui regarde la moelle des os; une étude plus complète en sera faite à propos du développement du tissu osseux. Alors seulement nous pourrons présenter des généralités sur le tissu osseux et sur ses rapports, soit avec le tissu cartilagineux, soit avec le tissu conjonctif.

CHAPITRE VI

TISSU CONJONCTIF.

Le tissu conjonctif correspond à peu près au tissu cellulaire de Bichat. Répandu dans le corps tout entier, il enveloppe tous les organes et pénètre même dans leur intérieur pour leur former une sorte de squelette.

Ainsi le derme et le tissu cellulaire sous-cutané qui le double sont faits de tissu conjonctif; les aponévroses qui entourent les muscles, les capsules qui environnent le foie, les reins, etc., sont faites de tissu conjonctif. Dans les glandes (abstraction faite des vaisseaux et des nerfs), tout ce qui n'est pas le parenchyme lui-même est du tissu conjonctif. Les membranes séreuses, les tendons, les ligaments, les trames plus ou moins serrées qui retiennent ensemble différents organes, sont du tissu conjonctif.

La notion que Bichat avait de ce tissu se trouve aujourd'hui confirmée par les recherches les plus modernes. Malgré l'imperfection des méthodes que notre grand anatomiste a appliquées à l'étude du tissu cellulaire, il en avait compris la disposition générale et la signification physiologique et pathologique. « Placées autour des organes, les différentes parties du système cellulaire servent en même temps et de lien qui les unit et de corps intermédiaire qui les sépare. Plongées dans l'intérieur de ces mêmes organes, elles concourent essentiellement à leur structure[1]. » Sans avoir pénétré la structure de ce tissu, sans même avoir pu en constater la présence dans tous les organes, Bichat a donc prévu (car on ne peut dire connu) toute son importance et s'est élevé, dans les considérations générales dont nous venons de citer un extrait, à une hauteur de vues dont l'exactitude a été confirmée par les plus célèbres histologistes modernes (J. Müller et Virchow). Dans le passage que nous venons de transcrire se trouve en effet déjà exprimée par Bichat, l'idée de tissu unissant, idée qui a porté J. Müller à créer le mot de *Bindewegebe*, tissu conjonctif. Ce mot, heureusement choisi, a passé facilement dans le langage, et, comme ceux qui l'employaient étudiaient les tissus au microscope, ils en ont précisé le sens, de sorte qu'aujourd'hui le mot de *tissu conjonctif* est seul usité parmi les histologistes.

Les histologistes classiques allemands rangent dans un seul groupe les tissus osseux, cartilagineux et conjonctif, sous le nom général de tissus de substance conjonctive. Cette systématisation remonte à Reichert[2]. Voyant dans les fibres et les faisceaux du tissu conjonctif de simples plissements d'une substance homogène, cet auteur assimila la substance fondamentale des cartilages et des os à celle du tissu conjonctif, et lui donna le même nom de substance conjonctive (*Bindesubstanz*).

Tissus de substance conjonctive.

Il y eut peu d'histologistes pour suivre l'opinion de Reichert sur les fibres du tissu conjonctif; ces fibres, qui avaient été fort bien étudiées par Henle, sont trop nettes pour que l'on puisse les mettre en doute. Mais, tout en rejetant le fait qui lui servait de base, un grand nombre d'histologistes admirent l'expression de Reichert et l'idée générale qui en découlait. Cette systématisation, appuyée de l'autorité de Virchow[3], a encore été étendue, et l'on est arrivé à ranger dans les tissus de substance conjonctive une série de parties anhistes ou qui paraissent telles, comme le

---

[1] *Bichat*. Anatomie générale, 1812, t. 1, p. 11.

[2] *C. B. Reichert*. Bemerkungen zur vergleichenden Naturforschung und vergleichende Beobachtungen über das Bindegewebe und die verwandten Gebilde. Dorpat, 1845.

[3] *Virchow*. Verhandlungen der phys.-med. Gesellsch. zu Würzburg, 1851, p. 150.

sarcolemme, la membrane de Schwann, la membrane de Descemet, etc.

L'idée émise par Reichert a eu une influence heureuse sur les
progrès de l'histologie, parce qu'elle a provoqué un grand nombre de recherches ; mais d'autre part, elle a nui à la rigueur des
observations, parce qu'elle satisfaisait trop aisément l'esprit. Le
mot de substance conjonctive répondait à tout, et il dispensait
trop souvent d'un examen approfondi. Beaucoup d'histologistes
en sont restés là, et aujourd'hui encore, malgré que l'on ait
reconnu les erreurs sur lesquelles s'appuie cette théorie, on la
conserve parce qu'elle est commode pour grouper dans un cadre
commun un certain nombre de tissus, qui ont, il est vrai, entre
eux beaucoup de rapports.

Nous n'avons pas à discuter maintenant le plus ou moins
d'exactitude de ces vues sur la substance conjonctive. Avant de
nous livrer à une discussion générale quelconque, nous commencerons par faire l'analyse des éléments du tissu conjonctif et de leur
disposition dans ses différentes formes, comme nous l'avons fait
pour les autres tissus. Nous pourrons alors avec plus de raison
nous poser la question de savoir si, en effet, il y a une substance
conjonctive, base commune des tissus conjonctif, cartilagineux
et osseux, et s'il est possible de faire une synthèse de ces trois
tissus.

ETUDE PRATIQUE DU TISSU CONJONCTIF.

Nous avons défini ce qu'est pour nous le tissu conjonctif, et les
exemples que nous avons cités indiquent assez qu'il est répandu
dans tout le corps et qu'il existe dans tous les organes. Ce tissu,
constitué partout par les mêmes éléments, n'a pas dans tous les
points où il se rencontre la même disposition. Étendu en lames
dans les membranes et les aponévroses, il est disposé en faisceaux parallèles dans les tendons, en couches très-minces dans
les interstices des parenchymes, etc.

Les procédés à employer pour en faire des préparations varie-
ront nécessairement avec ces différences ; nous serons donc for-
cés d'étudier séparément ses différentes formes. Nous exposerons
successivement les méthodes pour examiner le tissu conjonctif

lâche, les tendons, les menbranes, le tissu conjonctif réticulé, le tissu lamelleux ou engaînant, et enfin le tissu muqueux. Pour le tissu conjonctif des organes, nous renvoyons à la partie de cet ouvrage où nous traiterons de ces derniers.

TISSU CONJONCTIF LACHE.

Le tissu conjonctif lâche se rencontre dans différentes parties du corps, et en particulier sous la peau qu'il unit aux parties sous-jacentes de manière à lui permettre une mobilité plus ou moins grande. Pour l'apercevoir, il suffit de faire une incision à la peau d'un animal, d'un chien par exemple, et d'en détacher un lambeau. A sa face profonde, il se montre sous la forme d'un tissu blanchâtre, lâche, facile à saisir et à soulever avec une pince.

Procédé ancien pour l'étude du tissu conjonctif.
Le procédé employé anciennement pour faire une préparation de ce tissu consiste simplement à en exciser avec des ciseaux un petit fragment. Porté sur une lame de verre, ce fragment est dissocié dans une goutte d'eau avec des aiguilles, et lorsqu'il est réduit en filaments ou en débris assez minces, il est recouvert avec la lamelle et porté sous le microscope. La préparation montre une grande quantité de fibres plus ou moins recourbées, entrelacées dans tous les sens, et offre à peu près l'image d'un paquet de cheveux emmêlés. Lorsque le fragment de tissu contient de la graisse, la préparation présente, outre ces fibres, des gouttes de graisse très-réfringentes.

Une petite quantité d'acide acétique mise sur les bords de la lamelle de verre et venant atteindre le tissu fait gonfler d'abord les fibres dont nous avons parlé. Bientôt elles disparaissent, et il en apparaît d'autres beaucoup plus fines et plus réfringentes; ces nouvelles fibres sont très-nettes et présentent un double contour (ce sont les fibres élastiques). Ce procédé simple et rapide, mais très-imparfait, permet donc de constater dans le tissu conjonctif l'existence de deux espèces de fibres et la présence de la graisse, mais il ne donne aucune autre indication.

La méthode qui fournit les notions les plus exactes sur la structure du tissu conjonctif est la dissociation au moyen des injections interstitielles. Cette méthode, que nous avons imaginée et décrite en 1869[1], nous l'avons généralisée depuis en l'appliquant à un grand nombre de tissus, comme on le verra dans la suite. Voici comme on procède pour le tissu conjonctif :

Un morceau de peau est enlevé sur un chien avec le bistouri, en y comprenant le tissu cellulaire sous-cutané; il faut avoir soin de choisir une région où il y ait peu de graisse, le pli de l'aine, par exemple. Puis, avec une seringue de verre remplie d'eau ou d'un liquide coloré et munie d'une canule à extrémité tranchante, une piqûre est faite en un point du tissu cellulaire, et le contenu de la seringue y est injecté. Il se forme autour de l'extrémité de la canule une boule légèrement aplatie dont le volume varie suivant la quantité du liquide injecté. Une fois produite, on peut en augmenter les dimensions sans modifier sa forme, en faisant pénétrer une nouvelle quantité de liquide. Ce fait, à lui seul, démontre que le tissu conjonctif ne contient pas, comme le pensait Bichat, des espaces sphériques d'un volume déterminé. Cet auteur, en effet, s'appuyant sur les résultats qu'il avait obtenus en faisant dans ce tissu des insufflations à la manière des bouchers, le croyait formé par des vacuoles arrondies qu'il comparait à des cellules, et c'est pour cela qu'il lui avait donné le nom de tissu cellulaire. L'injection interstitielle telle que nous l'avons pratiquée suffit pour renverser cette conception. En effet, si un de ces espaces avait été rempli par la première injection, une seconde injection n'aurait pas augmenté simplement le volume de la boule : ou bien elle n'aurait pas pénétré, ou bien elle aurait formé une série de boules en remplissant les espaces voisins du premier.

La manière dont se forme la boule d'œdème artificiel se comprend facilement si l'on veut admettre pour un instant ce que nous démontrerons plus loin, à savoir que le tissu conjonctif est constitué par d'innombrables filaments d'une grande souplesse. Le liquide injecté, arrivant avec une certaine pression au milieu de ces filaments, les refoule, les applique les uns contre les autres et en fait une sorte de membrane dans laquelle il est emprisonné. La pression répartie également dans tous les sens est la cause de la forme sphérique de la boule. Si une nouvelle quantité

Injections interstitielles dans le tissu conjonctif sous-cutané.

Boule d'œdème artificiel.

---

[1] *Des éléments cellulaires des tendons et du tissu conjonctif lâche.* Archives de physiologie, 1869, p. 471, et Frey, *Ed. Française*, p. 275 et suivantes. Paris, 1871.

de liquide est injectée au même point, les fibres qui forment la paroi et qui sont mobiles glissent les unes sur les autres de manière à circonscrire un espace plus considérable, et c'est ce qui explique pourquoi la dimension de la boule peut varier suivant les quantités de liquide que l'on y injecte.

Une excision pratiquée avec de fins ciseaux courbes en un point de cette boule, de manière à en détacher une calotte, montre que, malgré cette ouverture, le liquide ne s'en écoule pas immédiatement. Il paraît y être devenu une sorte de gelée. Cela tient à ce que les fibres n'ont pas toutes été refoulées sur les bords par l'injection; il en est resté dans le milieu de la masse liquide un certain nombre qui la traversent en différents sens et la cloisonnent en des espaces si petits que le liquide y est maintenu par capillarité.

Une fois la boule produite, et après avoir enlevé une partie de son enveloppe, on coupe rapidement d'un second coup de ciseaux une tranche de cette gelée. Celle-ci est portée de suite sur une lame qu'il faut avoir soin de

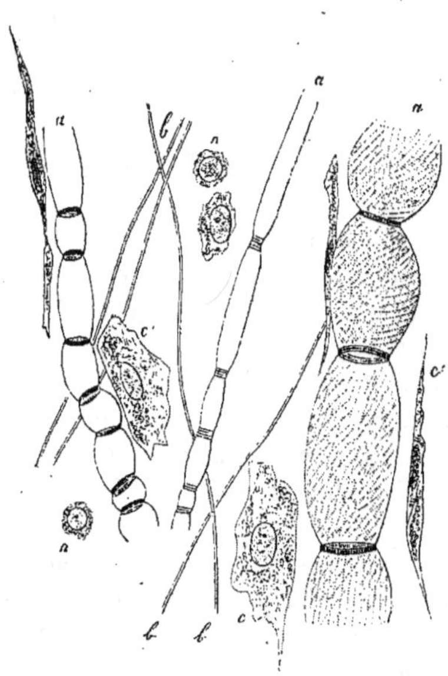

Fig. 108. — Tissu conjonctif sous-cutané du chien adulte, préparé par injection interstitielle d'une solution de nitrate d'argent à 1 pour 1000, coloré avec le picrocarminate et conservé dans la glycérine additionnée d'acide formique. — *a*, faisceaux conjonctifs munis de fibres annulaires; *b*, fibres élastiques; *c*, cellules plates vues de face; *c'*, les mêmes vues de profil; *n*, cellules lymphatiques. — 400 diam.

préparer d'avance, ainsi que la lamelle avec laquelle on la recouvre immédiatement. La rapidité est nécessaire dans cette opération : si l'on tarde un peu à recouvrir avec la lamelle, l'eau s'échappe des mailles qui la retiennent, le tissu revient sur lui-même, et, examiné au microscope, il n'est pas beaucoup plus distinct que lorsque l'on se sert de la méthode ancienne.

Une préparation de ce genre bien faite présente à l'examen microscopique des faisceaux du tissu conjonctif striés longitudinalement, séparés par le liquide interposé et parcourant la préparation dans divers sens. Outre ces faisceaux, se voient des fibres élastiques plus minces (*b*, fig. 108), de grandes cellules plates situées à côté des faisceaux de tissu conjonctif (*c* et *c′* fig. 108), de grosses cellules adipeuses (excepté dans les endroits où il n'y a pas de graisse du tout), et enfin de petites cellules analogues aux globules blancs du sang (*n*, fig. 108). Nous allons examiner en détail ces différents éléments, soit au moyen de la méthode que nous venons de décrire, soit à l'aide de procédés que nous exposerons à mesure.

Faisceaux connectifs. — Les faisceaux de tissu conjonctif préparés, soit par la méthode ancienne, soit suivant le procédé que nous venons d'indiquer, paraissent striés suivant leur longueur. La largeur de ces faisceaux est variable ; ils peuvent avoir depuis 2 millièmes jusqu'à plusieurs centièmes de millimètre de diamètre.

Une goutte d'acide acétique ajoutée sur les bords de la lamelle et venant imbiber le tissu fait gonfler les faisceaux. Alors se remarquent à leur surface des étranglements déterminés par des fibres qui les étreignent tantôt transversalement, de manière à leur former comme

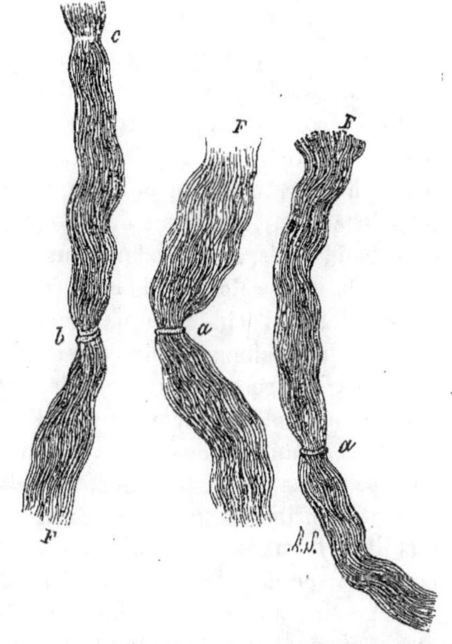

Fibres
annulaires
et spirales.

Fig. 109. — Trois faisceaux du tissu conjonctif rétro-péritonéal de l'homme, examinés dans la sérosité de l'œdème. — F, substance fibrillaire des faisceaux ; *a*, fibres annulaires ; *b*, fibre spirale ; *c*, fibre annulaire peu marquée. — 400 diam.

un anneau, tantôt obliquement, de manière à les contourner en spirale. Ces fibres annulaires et spirales ont été décrites par Henle comme des éléments réels. Plusieurs auteurs lui ont objecté que c'étaient des produits artificiels dus à l'action de l'acide acétique. Mais, sur des préparations ordinaires dans l'eau, ainsi que Henle lui-même l'a établi, lorsque les faisceaux ne sont pas gonflés, les fibres annulaires et spirales se montrent aussi. Elles sont même visibles, sans l'addition d'aucun réactif, sur le tissu cellulaire rétro-péritonéal recueilli chez des sujets œdématiés (fig. 109). Ces fibres existent donc sans aucun doute sur les faisceaux à l'état normal.

Pour déterminer leur nature et leurs rapports avec le faisceau qu'elles entourent, il est nécessaire de les colorer avant de les soumettre à l'action de l'acide; à cet effet, l'injection interstitielle est faite avec du picrocarminate. Une tranche mince de la gelée rosée que soutient la boule d'œdème, mise sur une lame de verre et recouverte rapidement avec la lamelle, est abandonnée à elle-même pendant quelques heures dans une chambre humide (voy. *Méthodes générales*, p. 141). Au bout de ce temps, elle est débarrassée de l'excès de matière colorante par un courant d'eau. Ce courant est produit en mettant sur un des bords de la lamelle une ou deux gouttes d'eau, tandis qu'un morceau de papier à filtrer placé au bord opposé attire le liquide par capillarité et le fait passer à travers la préparation. Lorsque l'excès de carmin a disparu, les faisceaux présentent une coloration rouge. On dépose alors sur le bord de la lamelle quelques gouttes d'une solution d'acide acétique à 1 pour 100, et la préparation est bordée à la paraffine ou placée dans une chambre humide pour empêcher l'évaporation. Au bout de vingt-quatre heures, les faisceaux sont décolorés et gonflés sous l'influence de l'acide faible; les fibres annulaires et spirales ont conservé une couleur rouge vif; aux points où elles étreignent le faisceau, celui-ci a gardé sa dimension primitive, de sorte qu'entre deux anneaux rouges consécutifs, il forme un ventre, à la manière d'un boudin (*a*, fig. 108). Les fibres spirales resserrent le faisceau d'une façon analogue.

Le gonflement qui se produit sous l'influence des acides faibles individualise le faisceau. Les ventres qu'il forme semblent indiquer qu'il est entouré d'une membrane d'enveloppe, mais elle n'est pas manifeste, et il est impossible d'en constater l'existence sur des faisceaux examinés dans leur longueur.

Pour s'assurer si cette enveloppe existe réellement et pour se rendre compte en même temps de la constitution intime d'un faisceau, il faut en faire l'étude sur des coupes transversales.

A cet effet, de toutes les méthodes que l'on peut employer, celle qui donne les meilleurs résultats consiste à plonger un petit fragment de peau muni de son tissu cellulaire dans l'alcool absolu pendant douze heures environ ; puis il est mis pendant vingt-quatre heures dans une solution concentrée d'acide picrique, ensuite pendant vingt-quatre heures dans une solution sirupeuse de gomme, qui pénètre entre les différents éléments et comble des interstices. Enfin, il est placé dans de l'alcool ordinaire pendant vingt-quatre heures pour coaguler la gomme. Sur une pièce ainsi préparée, il est facile de faire des coupes minces. Après un séjour de vingt-quatre heures dans l'eau distillée, la gomme est dissoute, et les coupes portées sur la lame de verre sont colorées au carmin et examinées dans de la glycérine contenant 1 pour 100 d'acide formique.

Comme les faisceaux conjonctifs traversent le tissu dans tous les sens, ils se trouvent coupés suivant des incidences variées ; mais il n'est pas difficile d'en trouver qui ont été atteints transversalement. Toutefois, pour se procurer plus facilement des coupes transversales des faisceaux du tissu conjonctif, il faut choisir une autre variété de ce tissu, dont nous parlerons plus loin. Comme dans les tendons les faisceaux sont tous parallèles, les coupes transver-

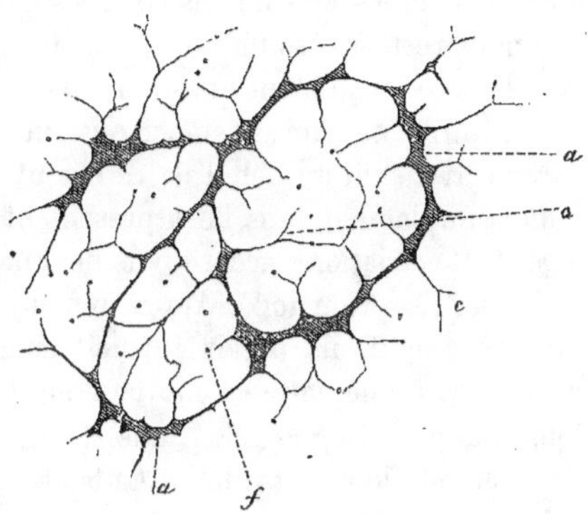

Fig. 110. — Coupe transversale d'un tendon de la queue d'un jeune rat, faite après l'action de l'acide picrique en solution concentrée. Coloration au carmin. — *a*, limite d'un faisceau ; *c*, cloisons ; *f*, fibres liées aux cloisons et coupées transversalement. — 400 diam.

sales couperont tous les faisceaux transversalement. Pour l'étude que nous allons développer, les préparations des tendons sont préférables à celles du tissu cellulaire.

Les faisceaux de tissu connectif ainsi préparées, à un grossissement de 300 à 600 diamètres, se montrent entourés d'une couche circulaire rouge *a*, du bord intérieur de laquelle se détachent des lignes *c* qui se dirigent vers le centre et forment les unes avec les autres un système réticulé ; on remarque en outre sur la coupe des points rouges (*f*, fig. 118) qui paraissent isolés. En abaissant peu à peu l'objectif de manière à examiner cette coupe à différentes hauteurs, les lignes rouges persistent, ce qui prouve qu'elles correspondent à de véritables cloisons qui séparent le faisceau en plusieurs parties. Quant aux points rouges, en les suivant par le même procédé, on voit qu'ils correspondent à la section transversale de fibres qui partent des cloisons. Les faisceaux conjonctifs sont donc, comme le montre cette observation, entourés d'une gaîne, cloisonnés par des membranes qui partent de cette gaîne et parcourus obliquement par des fibres qui sont en continuité avec ces cloisons. Ces fibres, de même que les fibres annulaires et spirales, se distinguent nettement des fibres élastiques que nous étudierons un peu plus loin, car, comme nous venons de le voir, elles se colorent par le carmin, tandis que les fibres élastiques ne sont pas colorées par ce réactif[1].

Il nous reste à résoudre ou du moins à discuter à propos des faisceaux connectifs une question importante : quelle est la constitution intime de leur substance ? est-elle amorphe ou fibrillaire ?

Striation longitudinale et transversale.

Nous avons dit au début de ce chapitre que les faisceaux examinés simplement dans l'eau présentent une striation longitudinale. Cette striation s'accuse plus nettement encore lorsqu'on les traite par le sérum iodé. Après une injection interstitielle faite avec ce réactif, ils paraissent nettement fibrillaires et ressemblent assez à une natte de cheveux non tressée. Outre la striation longitudinale, ils possèdent une striation transversale due à de fines ondulations des fibres. Cette dernière striation s'observe même quand les bords des faisceaux sont rectilignes et que par conséquent ils sont parfaitement tendus.

La striation longitudinale et la striation transversale disparaissent bientôt sur des faisceaux qui sont soumis pendant quelque

---

[1] Il est indispensable de faire remarquer ici que, si le durcissement avait été opéré au moyen de l'acide chromique, la substance fondamentale du faisceau, après le traitement par le carmin, ne demeurerait pas incolore, comme elle l'est sur les pièces qui ont été durcies dans l'alcool et dans l'acide picrique. Sur les préparations à l'acide chromique, les coupes transversales des faisceaux sont rouges dans toute leur étendue ; les cellules seules demeurent incolores. Ce point est important à noter, parce que, dans les recherches d'anatomie pathologique, l'acide chromique est fort souvent employé comme réactif durcissant.

temps à l'action de l'acide acétique faible. A leur place apparaît une striation oblique peu accusée qui dessine souvent des losanges (voy. fig. 108, *a*).

Sans nous arrêter plus longtemps à la description de ces divers aspects, revenons à la question à résoudre : la striation longitudinale correspond-elle à une structure fibrillaire ?

L'existence des fibrilles est généralement considérée comme démontrée par les expériences de Rollett, d'après lesquelles l'eau

Division du faisceau en fibrilles.

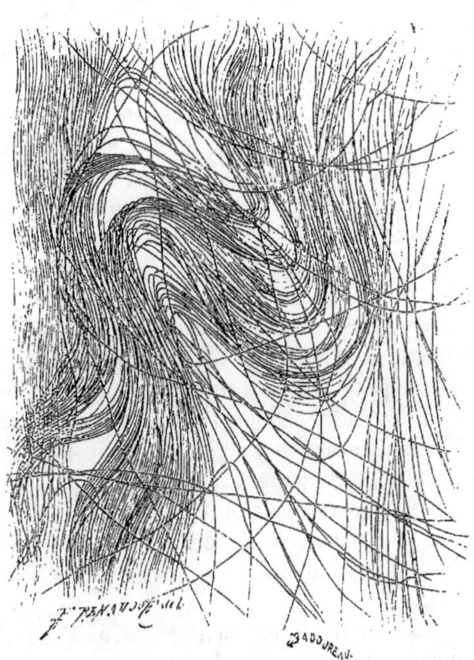

Fis. 111. — Tendon de l'homme dissocié avec les aiguilles après vingt-quatre heures de macération dans l'acide picrique. — Les faisceaux tendineux sont décomposés en fibrilles. — 800 diam.

de chaux ou de baryte les isolerait en dissolvant le ciment qui les unit. J'ai répété ces expériences, j'ai laissé des tendons dans de l'eau de baryte même pendant plusieurs mois, et je n'ai jamais réussi à les voir se diviser en fibrilles. Le tendon se gonfle, il devient transparent, comme dans les solutions alcalines faibles ; on observe des stries à sa surface, mais il ne se résout pas en fibrilles. Il faut remarquer, du reste, que l'on a exagéré ce qu'à dit Rollett. Dans le Manuel de Stricker, il affirme seulement que par ce procédé on arrive à isoler les faisceaux, et *quelquefois* même les fibrilles[1].

La méthode à employer pour démontrer cette structure fibrillaire consiste à faire macérer un fragment de tendon dans de l'acide picrique en solution saturée ou dans une solution d'acide osmique à 1 pour 100, et à le dissocier ensuite avec des aiguilles. On peut isoler ainsi une multitude de fibrilles d'une grande finesse (fig. 111).

Les auteurs les décrivent comme n'ayant qu'un simple contour, mais c'est là seulement une manière de s'exprimer pour dire qu'elles sont d'une minceur extrême. On constate facilement qu'elles ont un double contour, quand on les examine à un grossissement de 800 à 1000 diamètres avec un bon objectif à immersion. Elles sont cylindriques et non pas aplaties. Ce qui prouve bien que ce sont des fibrilles et non des plis de la substance, c'est qu'on voit souvent, sur des faisceaux dissociés, des fibrilles isolées se recourber en divers sens et même s'accrocher les unes aux autres. Du reste, quand on examine du tissu conjonctif mort qui a macéré au milieu de l'organisme vivant, comme par exemple le tissu cellulaire sous-cutané dans le phlegmon, ou des tendons séparés par une inflammation chronique et mortifiés au milieu des tissus, il suffit d'en secouer un fragment dans l'eau pour le voir se décomposer en fibrilles. Cette dernière observation est préférable à la première au point de vue de la démonstration de l'existence des fibrilles, puisque dans ce cas la dissociation est obtenue sans le secours d'aucun réactif coagulant.

Les faisceaux du tissu conjonctif jouissent à un haut degré de la double réfraction. Étudiés dans l'eau à la lumière polarisée et placés sur champ noir, ils paraissent brillants dans toutes les positions, excepté suivant deux diamètres perpendiculaires l'un à l'autre. Lorsqu'on examine des faisceaux un peu épais dans le baume, ils font même plus que rétablir la lumière blanche, ils présentent des colorations intenses et variées.

En résumé, les divers procédés que nous venons d'appliquer à l'étude des faisceaux du tissu conjonctif nous ont montré que

chacun d'eux est constitué par un faisceau de fibrilles extrêmement minces. A sa surface se trouve une couche spéciale qui lui
forme une membrane d'enveloppe ; cette membrane est soutenue
de distance en distance par des fibres disposées autour d'elle soit
en anneaux, soit en spirales ; de sa surface interne partent des
cloisons de même nature qu'elle, et qui forment dans l'intérieur
du faisceau une sorte de charpente lamelleuse et fibrillaire.

Fibres élastiques. — Une boule d'œdème produite par une injection interstitielle de sérum fortement iodé permet de faire,

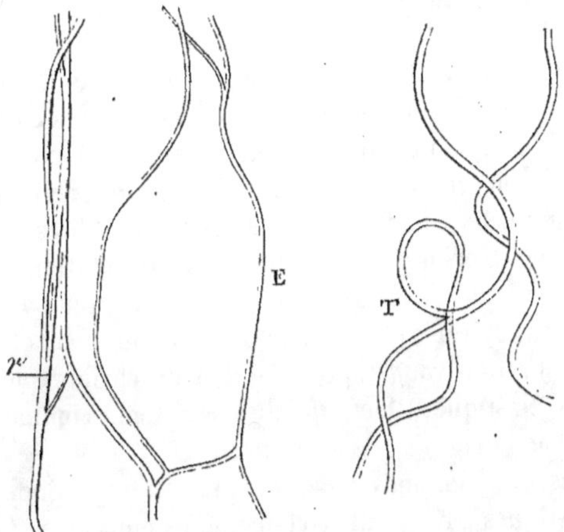

Fíg. 112. — Fibres élastiques du tissu conjonctif lâche sous-cutané du chien, observées sur une préparation obtenue par injection interstitielle de sérum fortement
iodé. — E, fibres élastiques anastomosées en réseau et tendues ; r, réticulation
serrée ; T, fibres élastiques non tendues et tortueuses. — 800 diam.

par le procédé que nous avons décrit, des préparations dans lesquelles se voient très-nettement les fibres élastiques.

Ces fibres sont colorées en jaune par l'iode et paraissent homogènes. Elles ont un diamètre variable, qui peut aller depuis
1 μ jusqu'à 10 μ. Elles sont en général rectilignes. Anastomosées
les unes avec les autres, elles constituent des réseaux dont les
mailles ont des formes et des dimensions très-variées. Aux points
d'entrecroisement des fibres, se trouvent souvent des trous ou
des fentes. Parfois, du bord d'une grosse fibre, il s'en détache une
plus fine qui la rejoint plus loin ou bien va se confondre avec un
réseau voisin. En certains points de la préparation s'observent

des fibres qui, au lieu d'être rectilignes, sont onduleuses, en zigzag ou en tire-bouchon. Ce sont des fibres dont les deux extrémités n'ont pas été fixées, et qui se sont repliées par suite du retrait des faisceaux de tissu conjonctif au milieu desquels elles se trouvent.

Sur les préparations faites par la méthode ancienne, les fibres élastiques sont toujours sinueuses, et, si l'on étudiait seulement des préparations de cette sorte, on serait porté à croire que c'est là leur forme naturelle. Les injections interstitielles nous démontrent qu'à l'état normal, c'est-à-dire quand leurs extrémités sont fixées, elles sont rectilignes.

Sur une préparation faite au moyen d'une injection interstitielle de picrocarminate, les faisceaux connectifs sont, comme nous l'avons vu, colorés en rose, et les fibres annulaires en rouge. Les fibres élastiques, au contraire, sont colorées en jaune par l'acide picrique. Le picrocarminate s'est dédoublé; le carmin s'est porté sur les faisceaux, l'acide picrique sur les fibres élastiques. Ces fibres ne se colorent dans aucune autre solution de carmin, même après une macération prolongée. Ce seul fait prouve que les fibres spirales et annulaires, dont nous avons fait remarquer la coloration rouge après l'action du carmin, ne sont pas des fibres élastiques, bien qu'elles résistent, comme ces dernières, à l'action de l'acide acétique.

Étudiées avec les moyens que nous venons d'indiquer, les fibres élastiques paraissent parfaitement homogènes. Cependant elles ne le sont pas, ainsi qu'on le voit lorsqu'elles sont soumises à certains autres modes de préparation. Au lieu d'employer les différents liquides dont nous avons parlé pour faire l'injection interstitielle, prenons de l'acide osmique à 1 pour 100. La boule d'œdème ainsi produite est détachée tout entière et plongée pendant vingt-quatre heures dans la même solution d'acide osmique; puis elle est placée dans l'eau distillée. Des fragments en sont détachés avec des ciseaux, dissociés avec les aiguilles et montés en préparations persistantes dans la glycérine. Sur des préparations ainsi faites, les fibres élastiques, examinées à un grossissement de 1000 diamètres, se montrent formées de grains réfringents lenticulaires ou sphériques, plongés dans une substance beaucoup moins réfringente. Lorsque le grossissement est moins considérable, s'il n'est, par exemple, que de 400 diamètres, les fibres paraissent simplement striées transversalement.

Sur une préparation de tissu conjonctif traité par une solution de potasse à 10 pour 100, tous les éléments du tissu disparaissent rapidement, et il ne reste que les fibres élastiques seules. Ce procédé convient donc pour l'étude des réseaux que forment ces fibres.

Nous avons vu les fibres élastiques prendre une coloration jaune caractéristique sur des préparations obtenues à l'aide de l'injection interstitielle de picrocarminate. Cette même coloration peut être obtenue sur des coupes. A cet effet, un fragment de peau muni de sa couche de tissu cellulaire sous-cutané est plongé dans l'alcool ordinaire pendant vingt-quatre heures On en fait des coupes qui, placées dans l'eau, puis montées en préparations dans le picrocarminate additionné de glycérine, montrent les fibres élastiques colorées en jaune par l'acide picrique, tandis que les autres éléments du tissu présentent des colorations diverses, en rapport avec leurs élections spéciales pour la matière colorante.

Cellules. — *Cellules connectives*. —L'existence et la forme des cellules connectives ont été l'objet de nombreuses discussions.

Henle signala le premier dans le tissu conjonctif, outre les faisceaux, des corps spéciaux qu'il appela *fibres de noyaux* (Kernfasern), et qu'il faisait apparaître par l'action de l'acide acétique. Sous ce nom de fibres de noyaux, cet auteur a confondu les noyaux de cellules, les fibres élastiques, les fibres spirales et probablement aussi le système de fibres intra-fasciculaires que j'ai été le premier à décrire[1]. Il n'a pas vu les cellules proprement dites. Les moyens dont il disposait ne lui permettaient pas de faire à ce sujet une observation plus rigoureuse.

Fibres
de noyaux
de Henle.

Virchow reprit les mêmes observations, et voyant, parmi les fibres de noyaux de Henle, certains corps qui avaient une forme radiée et qui se distinguaient par leur coloration vive dans le carmin, il les considéra comme les cellules du tissu conjonctif. La forme de ces corps les rapprochait des corpuscules osseux et venait donner une confirmation à la théorie de Reichert sur l'analogie des tissus de substance conjonctive. Aussi les histologistes se rallièrent-ils tous peu à peu à l'opinion de Virchow, et finalement l'existence de la cellule plasmatique ne fut plus contestée que par Henle, son école et les partisans français de sa doctrine. A pro-

Cellules
plasmatiques
de Virchow.

----

[1] *Arch. de physiol.*, 1869, p. 483.

pos du développement du tissu conjonctif, nous aurons l'occasion de revenir sur l'exposé de ces diverses théories.

Par la méthode des injections interstitielles, je suis arrivé à une conception toute différente de celle de Virchow, que j'avais partagée pendant un temps. Les résultats que donne cette méthode sont si nets, qu'aujourd'hui aucun histologiste sérieux et indépendant ne soutient plus la manière de voir de Virchow. Cet auteur examinait, en effet, le tissu après l'action de l'acide acétique, qui modifie complétement la forme des cellules.

La première condition, au contraire, est de fixer cette forme avant de soumettre le tissu à cet agent modificateur.

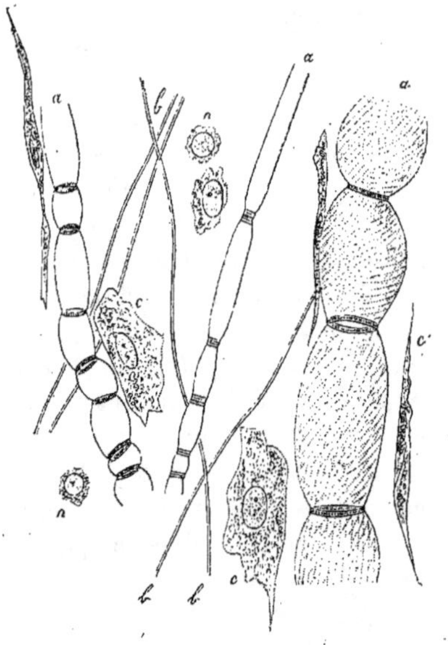

A cet effet, le meilleur procédé consiste à faire dans le tissu cellulaire sous-cutané une injection de nitrate d'argent à 1 pour 1000. Lorsqu'il est ainsi dilué, ce réactif n'imprègne pas les cellules, mais il les fixe, et lorsqu'ensuite on les traite, soit par l'eau, soit par l'acide acétique faible, elles conservent leur forme.

Injection interstitielle de nitrate d'argent.

Fig. 113. — Tissu conjonctif sous-cutané du chien adulte, préparé par injection interstitielle d'une solution de nitrate d'argent à 1 p. 1000, coloré avec le picrocarminate et conservé dans la glycérine additionnée d'acide formique. — a, faisceaux conjonctifs munis de fibres annulaires; b, fibres élastiques; c, cellules plates vues de face; c', les mêmes vues de profil; n, cellules lymphatiques. — 400 diam.

Un fragment de la boule d'œdème produite par l'injection de la solution de nitrate d'argent est enlevé avec des ciseaux; il est placé sur la lame de verre avec recouvert d'une lamelle quelques gouttes de picrocarminate, et mis ensuite pendant vingt-quatre heures dans une chambre humide. Au bout de ce temps, une ou deux gouttes de glycérine sont déposées sur le bord de la lamelle et se mêlent au picrocarminate. La préparation est ainsi rendue persistante.

Portée sous le microscope, elle présente, outre les faisceaux et les fibres dont nous avons parlé, de grandes plaques granuleuses ayant une teinte rouge brun légère et munies d'un noyau coloré en rouge. Certaines de ces cellules ont exactement la forme des cellules endothéliales, c'est-à-dire qu'elles sont minces, polygonales et régulières; d'autres présentent un ou plusieurs prolongements. Elles sont toujours parfaitement plates et si minces que, lorsqu'elles ne sont pas enlevées, elles échappent facilement à l'observation. Vues de profil, elles paraissent fusiformes; mais il est facile de constater que ce n'est pas leur forme réelle. Examinées attentivement avec un fort objectif, elles montrent au niveau du noyau, dans le sens de leur longueur, une strie fine qui peut se prolonger jusqu'aux extrémités; cette strie représente le bord de la cellule qui avance vers l'œil de l'observateur. Souvent aussi, ce bord est déjeté et forme, sur le côté du noyau, une ligne frangée, très-pâle et difficile à apercevoir.

Lorsque l'on s'est convaincu de l'existence de ces cellules et que l'on a appris à les voir par le noyau que nous venons de décrire, il est facile de les reconnaître sur les préparations faites par la plupart des autres procédés. Les injections interstitielles de sérum, de sérum iodé, d'alcool 1/3 (c'est-à-dire d'alcool à 36° additionné de 2 parties d'eau) et de picrocarminate fournissent des préparations où elles sont très-nettement visibles, lorsque l'on emploie pour les examiner un objectif fort et à grand angle d'ouverture.

Si la boule d'œdème a été produite par une injection d'eau, les cellules sont ratatinées, et elles se présentent alors comme des corps irréguliers et anguleux dans lesquels il est cependant encore possible de distinguer le noyau.

La forme de ces cellules une fois connue, il reste à savoir la manière dont elles sont disposées par rapport aux faisceaux. Sur les préparations faites à l'aide des injections interstitielles, elles se trouvent généralement à côté d'eux et n'y adhèrent que par exception; mais on peut fort bien admettre qu'elles ont été déplacées par la dissociation qu'a produite le liquide injecté.

Pour connaître la position normale des cellules, il est nécessaire d'examiner des coupes perpendiculaires à la direction des faisceaux. A cet effet, un petit fragment de peau est porté dans l'alcool pendant douze heures, puis dans l'acide picrique pendant vingt-quatre heures. Ensuite il est plongé pendant vingt-quatre heures dans une solution sirupeuse de gomme qui en comble les interstices et enfin pendant vingt-quatre heures dans de l'alcool qui coagule la gomme et durcit le tissu. Les coupes minces sont placées pendant vingt-quatre heures dans l'eau. Une fois dégommées, elles sont colorées au picrocarminate, lavées, et examinées dans de la glycérine contenant 1 pour 100 d'acide formique.

Parmi les faisceaux qui se présentent sur la préparation, il faut choisir, pour les étudier, ceux qui sont coupés transversalement. Ils sont colorés en rose et ils se reconnaissent facilement, grâce à l'anneau plus fortement teinté que forme leur gaîne. Sur certains d'entre eux, on aperçoit autour de cette gaîne un croissant ou un cercle complet de protoplasma granuleux, au milieu duquel se montre un corps ellipsoïde plus fortement coloré, qui correspond au noyau.

De cette observation, il faut conclure qu'à l'état normal les cellules connectives sont appliquées sur les faisceaux comme des cellules endothéliales. La grande différence entre ce revêtement et le revêtement endothélial, c'est que ce dernier est continu, tandis que, sur les faisceaux de tissu conjonctif, les cellules ne se touchent pas par leurs bords, et, comme nous le verrons plus loin en étudiant les tendons avec le nitrate d'argent, il y a de grandes étendues de la surface des faisceaux non revêtues par des cellules. Sur des coupes, le petit nombre de faisceaux que l'on voit munis de cellules fait déjà soupçonner cette disposition[1].

Cellules adipeuses. — Sur un fragment de tissu cellulo-adipeux dissocié et examiné dans l'eau, les cellules adipeuses apparais-

---

[1] Dans certaines conditions, ces cellules peuvent éprouver en très-peu de temps des modifications remarquables. Ainsi, quand on produit chez le chien un œdème expérimental en liant la veine cave inférieure et en coupant un des nerfs sciatiques, il suffit de prendre, vingt-quatre heures après l'opération, un fragment du tissu cellulaire œdématié et d'en faire une préparation, pour voir que les cellules ne sont plus plates; elles sont toutes devenues globuleuses, et leur protoplasma est chargé de granulations spéciales qui sont formées d'une substance albuminoïde et de graisse. En ce court espace de temps, la lame de protoplasma si mince, si inerte en apparence, qui constitue ces cellules, peut donc changer complètement de forme et de volume, et subir une transformation complète. (*Des lésions du tissu conjonctif lâche dans l'œdème*. Comptes rendus, avril 1872.)

sent au milieu d'un réseau plus ou moins embrouillé de filaments comme des masses globuleuses réfringentes. Il est rare qu'elles se trouvent isolées d'une façon complète ; presque toujours elles conservent avec le reste du tissu une certaine adhérence. C'est du tissu adipeux du chien qu'il est le plus facile de les dégager tout à fait, probablement parce que chez cet animal la membrane d'enveloppe des cellules est plus résistante. Sur quelques-unes d'entre elles se distingue un noyau plat appliqué contre la paroi. Pour que ce noyau soit visible, il faut que la cellule soit dans une position favorable, c'est-à-dire que le noyau soit précisément sur ce que l'on pourrait appeler son équateur, en supposant qu'un de ses pôles soit tourné vers l'œil de l'observateur. De face, il n'est pas visible. Aussi arrive-t-on à en voir plus facilement en imprimant des mouvements à la lamelle à recouvrir, de manière à faire rouler les cellules isolées qui, se présentant alors successivement dans différentes positions, laissent voir leurs noyaux sur leur équateur.

Lorsqu'il n'est pas recueilli immédiatement après la mort, le tissu adipeux présente assez fréquemment dans beaucoup de cellules des aiguilles cristallines qui partent en rayonnant d'un point central. Ces aiguilles, que l'on considère comme des cristaux de margarine, sont dues à une transformation subie par la graisse après la mort ; jamais elles ne se rencontrent dans le tissu adipeux vivant.

Cristaux
dans
les cellules
adipeuses.

Le moyen employé d'ordinaire pour démontrer la membrane d'enveloppe des cellules adipeuses consiste à plonger dans l'éther un très-petit fragment de tissu adipeux à peu près dissocié et à l'y maintenir pendant vingt-quatre heures. Au bout de ce temps, la graisse est dissoute, au moins dans une partie des cellules, et, en examinant au microscope, on trouve, à côté des cellules adipeuses qui ont conservé leur aspect primitif, des utricules à membrane plissée que l'on considère comme des cellules dont la graisse a été dissoute. C'est le procédé indiqué par les auteurs pour faire apparaître la membrane, et le résultat en est généralement considéré comme parfaitement démonstratif.

Membrane
d'enveloppe.

La méthode que nous employons pour examiner les cellules adipeuses nous permet de les voir avec tout ce qui les constitue, noyau, enveloppe et masse graisseuse. C'est à cette méthode que nous nous arrêtons, parce qu'il suffit ainsi d'une seule préparation pour donner une notion exacte et complète de ces cellules.

Sur un animal que l'on vient de tuer, un chien par exemple, un fragment de peau muni du tissu cellulo-adipeux est détaché, et tandis qu'il est encore chaud, une injection interstitielle y est pratiquée avec une solution de nitrate d'argent à 1 pour 1000. Une mince tranche de la boule d'œdème ainsi produite, détachée avec des ciseaux courbes, portée sur la lame de verre et recouverte, montre les cellules adipeuses sous un aspect que l'on ne soupçonnerait pas si l'on n'avait employé pour les préparer que les moyens ordinaires.

La cellule présente la forme d'un vaste utricule limité par une membrane à double contour. La graisse, reconnaissable à sa réfringence, n'occupe qu'une portion de sa cavité; le reste est rempli par du protoplasma finement granuleux et un liquide transparent; en un point se montre un noyau vésiculeux muni d'un ou deux nucléoles. Quelquefois mais rarement, une cellule contient deux noyaux.

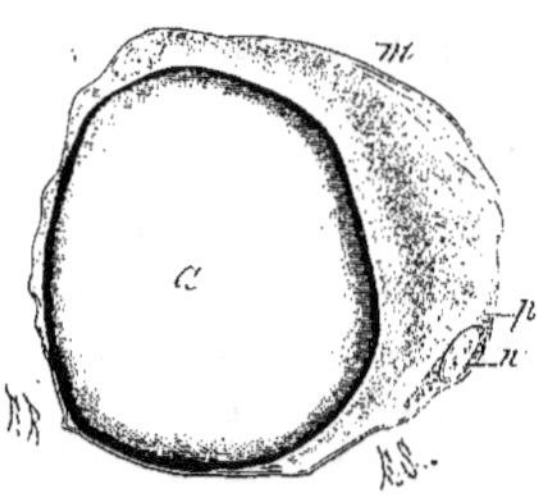

Fig. 114. — Cellule adipeuse isolée du tissu conjonctif lâche souscutané du chien, après injection interstitielle de nitrate d'argent à 1 pour 1000. — *m*, membrane; *n*, noyau entouré d'un protoplasma granuleux *p*; *a*, boule de graisse. — 300 diam.

La cellule adipeuse est donc constituée, comme le démontre l'aspect qu'elle présente sur ces préparations, par une membrane homogène transparente, tapissée à l'intérieur par une lame de protoplasma dans laquelle est contenu le noyau. Le milieu de la cellule est occupé par une masse graisseuse, séparée du protoplasma par une zone qu'occupe un liquide transparent.

Pourquoi dans les autres modes de préparation ne retrouve-t-on pas cette zone, et que devient le liquide dont elle est remplie? Pourquoi, presque dans tous les cas, la membrane d'enveloppe vient-elle s'appliquer immédiatement contre la masse graisseuse, de manière à dissimuler le protoplasma et souvent le noyau? Nous n'avons encore aucune donnée expérimentale à ce sujet, et la solution de ce problème nécessitera de nouvelles recherches.

Sur des préparations faites avec le picrocarminate et examinées dans la glycérine, la membrane enveloppe exactement la masse graisseuse. Le noyau est visible, soit de face quand il se trouve sur l'hémisphère de la cellule qui est du côté de l'observateur, soit de profil quand il se trouve sur l'équateur de la cellule. Il est facilement reconnaissable à sa couleur rouge. Lorsqu'il est vu de profil, il se trouve dans un mince croissant rosé qui est la coupe optique du protoplasma.

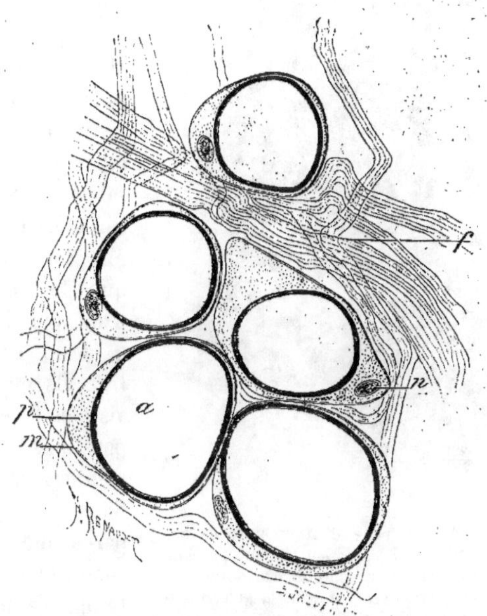

Fig. 115. — Tissu cellulo-adipeux sous-cutané du chien, obtenu après injection interstitielle de nitrate d'argent à 1 pour 1000. — *a*, boule de graisse; *p*, protoplasma; *n*, noyau; *m*, membrane de la cellule; *f*, faisceau conjonctif. — 200 diam

Les solutions d'acide osmique, à quelque degré qu'elles soient employées, ont la propriété de colorer la graisse en brun noirâtre. La meilleure manière d'appliquer ce réactif est de faire des injections interstitielles avec une solution à 1 pour 300. Il serait plus simple de plonger un fragment du tissu dans la solution, et la coloration se produirait aussi ; mais l'avantage de l'injection interstitielle, c'est que, pénétrant en même temps autour de chaque cellule adipeuse, elle produit directement sur elle la réaction caractéristique. En outre, à la périphérie de la boule d'œdème artificiel, les cellules adipeuses ne sont pas également colorées. Tandis qu'au centre ces cellules, transformées en une masse noire, ne laissent plus reconnaître ni leur protoplasma, ni leur noyau, quelques-unes des périphériques sont à peine teintées de jaune brun. Ces dernières, soumises à l'action du picro-carminate, montrent nettement leur croissant protoplasmique et leur noyau. De plus, leur membrane présente des plis facilement reconnaissables et tout à fait caractéristiques. Ces plis sont dus à ce que la membrane, fixée par l'osmium, a perdu sa rétractilité. Ils ne sont pas visibles dans les préparations ordinaires colorées et montées dans la glycérine, parce que, dans ces conditions, la membrane n'a pas perdu cette propriété, et que dès lors elle peut revenir s'appliquer dirctement sur le contenu cellulaire.

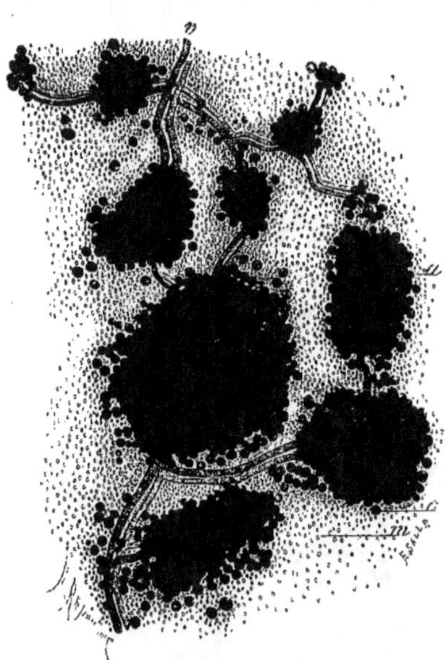

Fig. 116. — Lobule adipeux d'un embryon de bœuf de 35 centimètres. Préparation obtenue par injection interstitielle d'une solution d'acide osmique à 1 pour 300, et conservée dans la glycérine. — *a*, lobule adipeux; *c*, cellule adipeuse isolée à la périphérie du lobule; *m*, tissu conjonctif embryonnaire; *v*, vaisseau sanguin. — 50 diam.

Une mince couche de tissu adipeux dissocié, traité sur la lame de verre par une solution alcoolique de bleu de quinoléïne, montre les cellules adipeuses colorées en bleu. Cette coloration se conserve et devient même plus intense si la préparation, colorée et lavée, est soumise ensuite à l'action d'une solution de potasse à 40 pour 100.

Des coupes faites sur le tissu adipeux après durcissement dans l'alcool fort peuvent être soumises au même traitement. Les cellules adipeuses s'y présentent avec des caractères identiques[1].

Cellules lymphatiques. — Une préparation de tissu conjonctif, faite après une injection interstitielle, contient, outre les cellules adipeuses et les cellules connectives plates, des cellules arrondies, libres dans la préparation et qui ont tous les caractères des cellules lymphatiques. Il y a de ces cellules dans toutes les parties du tissu conjonctif lâche, mais elles se trouvent toujours en plus grand nombre au voisinage des cellules adipeuses. La question de l'origine de ces cellules n'est pas encore résolue. Elles peuvent venir du système vasculaire et être sorties des vaisseaux par diapédèse; elles peuvent aussi provenir d'une prolifération des cellules connectives fixes; ou enfin, vivant dans la lymphe du tissu conjonctif, elles peuvent s'y être reproduites par division, et dès lors ce tissu devrait être considéré comme un lieu de production des cellules lymphatiques[2]. Jusqu'à présent il est impos-

[1] Les modifications pathologiques que subit la cellule adipeuse présente de l'intérêt au point de vue de sa constitution histologique. Chez le chien, dans les œdèmes produits expérimentalement, les cellules adipeuses sont profondément modifiées vingt-quatre heures seulement après le début de l'hydropisie : Le protoplasma contient une grande quantité de gouttelettes de graisse, de sorte que la masse graisseuse centrale se montre entourée comme d'un collier de grains brillants.

Dans l'inflammation, il se produit une multiplication des noyaux et une hypertrophie du protoplasma, avec résorption graduelle de la masse graisseuse; finalement, le protoplasma se segmente, et il s'en répartit autour de chaque noyau, de telle sorte que la cellule adipeuse devient ainsi une sorte de nid de cellules embryonnaires. (*Manuel d'histologie pathologique*, en commun avec Cornil. 1869, p. 90, fig. 46.)

Dans l'amaigrissement, il s'accumule à l'intérieur de la membrane une grande quantité de liquide séreux, tandis que la graisse diminue progressivement. C'est notamment ce que l'on observe dans les appendices épiploïques de la grenouille à la fin de l'hiver : Les cellules adipeuses sont alors remplies d'un liquide séreux, au milieu duquel nage librement une granulation ayant la réfringence de la graisse, et dont la couleur est jaune ambré.

[2] Dans certaines conditions, le nombre des cellules lymphatiques du tissu conjonctif augmente considérablement. C'est ce qui se produit dans l'œdème soit spontané, soit expérimental. Dans l'inflammation, leur nombre peut être encore beaucoup plus considérable, mais la présence d'un grand nombre de cellules lymphatiques dans les mailles du tissu conjonctif ne suffit pas pour caractériser l'inflammation, comme Cohnheim l'a soutenu. En effet, ainsi qu'on vient de le voir, ce phénomène peut se produire dans l'œdème, état que les médecins n'ont jamais compris dans les phlegmasies. Du reste, à propos des vaisseaux capillaires, nous reviendrons sur la diapédèse des globules blancs et nous montrerons qu'elle existe à l'état physiologique et dans une série de modifications non inflammatoires; elle ne saurait donc, à elle seule, fournir une définition de l'inflammation.

sible d'appuyer l'une ou l'autre de ces hypothèses sur des faits ayant une valeur expérimentale[1].

Tissu conjonctif lâche dans son ensemble. — Nous venons de passer en revue les différents éléments du tissu conjonctif lâche. Les méthodes que nous avons employées ne nous les montrent pas isolément, de telle sorte qu'elles nous permettent, non-seulement d'étudier chacun de ces éléments dans son individualité, mais encore de voir dans quel rapport ils sont entre eux. C'est ainsi que les faisceaux conjonctifs nous ont paru se continuer avec le même diamètre dans une grande longueur, sans se diviser ni se réunir. Plus tard, en étudiant le tissu conjonctif dans les membranes, en le poursuivant à la peau jusque dans les papilles, nous verrons qu'il n'en est pas toujours ainsi.

Du reste, il y a de très-grandes différences dans le diamètre des faisceaux du tissu conjonctif lâche dans une même région.

Une autre question se pose à propos des fibres que l'on observe dans le tissu conjonctif lâche. Les fibres élastiques et les réseaux élastiques sont-ils indépendants des faisceaux de tissu conjonctif? Un faisceau de tissu conjonctif peut-il contenir dans son intérieur, au milieu des fibres connectives proprement dites, des fibres élastiques? Il est important de soulever cette dernière question,

[1] On trouve dans certaines régions, entre les faisceaux du tissu conjonctif, outre les cellules plates, les cellules lymphatiques et les cellules adipeuses, d'autres cellules spéciales. C'est un fait sur lequel tout dernièrement Waldeyer (Ueber Bindegewebszellen, *Arch. f. microsc. Anatomie XI*, 1874, p. 186), a beaucoup insisté, et il considère ces cellules comme des cellules particulières du tissu conjonctif. C'est ainsi que certains groupes de cellules du testicule et toutes les cellules dites parenchymateuses de capsules surrénales seraient des cellules connectives. Nous reviendrons sur ces différents éléments à propos des organes qui les contiennent. Nous ferons seulement remarquer ici qu'il peut exister dans les mailles du tissu conjonctif des cellules ou des groupes de cellules qui, par leurs fonctions et par leur développement ultérieur, doivent être distinguées des cellules connectives proprement dites. C'est ainsi que, lorsque nous étudierons les vaisseaux, nous verrons qu'au milieu des cellules plates et des cellules lymphatiques du tissu conjonctif, il existe parfois des cellules particulières destinées à former des vaisseaux et que nous avons appelées vasoformatives. Du reste, on ne doit pas considérer comme de nature connective tous les éléments ou tous les groupes d'éléments qui sont plongés dans le tissu conjonctif, car, s'il en était ainsi, un vaisseau capillaire, un tube nerveux, un faisceau musculaire, qui chacun sont contenus dans une maille de ce tissu, devraient faire partie du système conjonctif.

parce que dans la plupart des traités classiques d'histologie se trouvent figurés des faisceaux de tissu conjonctif contenant à leur intérieur des fibres élastiques (voyez par exemple Frey, édit. française, p. 244, fig. 201).

Lorsque des faisceaux ont été dissociés par la méthode des injections interstitielles et individualisés par le traitement à l'acide acétique, jamais je n'ai vu, dans l'intérieur d'un faisceau, ni fibres élastiques, ni éléments cellulaires d'aucune sorte. Les fibres élastiques que l'on observe dans le tissu conjonctif lâche se montrent à côté des faisceaux, et elles paraissent en être indépendantes.

Les cellules plates occupent aussi les interstices laissés entre les faisceaux du tissu conjonctif, et, comme l'établit l'observation des coupes transversales, elles sont appliquées à leur surface, sur laquelle elles semblent moulées. Les observations que nous poursuivrons sur les membranes de tissu conjonctif et sur le tissu conjonctif lamelleux établiront qu'une cellule plate peut reposer sur plusieurs faisceaux de tissu conjonctif disposés en natte.

Rapports des faisceaux et des cellules.

Les cellules lymphatiques sont complétement libres dans les interstices laissés entre les faisceaux connectifs. Elles y cheminent au milieu du plasma de la lymphe connective, et celui-ci est disposé entre les différentes fibres, à la manière d'un liquide qui imbiberait un paquet de chanvre teillé.

Du reste, nous reviendrons sur ces généralités et sur la signification morphologique du tissu cellulaire, lorsque nous aurons étudié les autres variétés du tissu conjonctif.

TENDONS ET EXPANSIONS TENDINEUSES.

Tendons. — Les tendons paraissent au premier aspect présenter peu d'analogie avec le tissu cellulaire sous-cutané; ils sont cependant composés des mêmes fibres (faisceaux conjonctifs et fibres élastiques) et font, à ce titre, partie du système conjonctif. Mais, dans la série des tissus qui sont à ranger dans ce système, ils occupent l'autre extrémité. Entre eux et le tissu cellulaire sous-cutané se placent une série de formes intermédiaires. Si nous étudions tout d'abord ici cette forme de tissu si différente en apparence de celui que nous venons d'examiner en détail, c'est pour donner immédiatement une idée de la variété des dispositions que peuvent affecter les éléments du système conjonctif. Les formes intermédiaires seront ensuite comprises beaucoup plus facilement.

Tendons de la queue des souris.

Pour faire l'étude des tendons, il est bon d'en choisir de très-grêles qui puissent être examinés dans leur intégrité, sans qu'il soit nécessaire d'y pratiquer aucune section. Ceux qui conviennent le mieux pour cet usage sont les tendons qui terminent les muscles spinaux dans la queue des petits mammifères (rat, souris, taupe, etc.), ou encore les tendons extenseurs et fléchisseurs des doigts de la grenouille.

La queue d'une souris ou d'un rat, coupée au voisinage de sa base, est dépouillée de sa peau; on pince alors avec les ongles l'extrémité de cette queue dans l'interstice entre deux vertèbres, de manière à rompre les tissus mous. Les tendons résistent, et, en tirant doucement et d'une manière soutenue sur le fragment détaché, on obtient des filaments blanchâtres qui ont plusieurs centimètres de longueur et qui sont constitués par quelques tendons accolés. Chez la grenouille, il faut disséquer la patte pour obtenir les tendons des doigts.

Les tendons isolés sont étendus sur une lame de verre et fixés à leurs deux extrémités avec de la cire à cacheter ou avec de la paraffine, pour les empêcher de se rétracter sous l'influence des réactifs que l'on emploiera. Ils sont ensuite colorés avec quelques gouttes de picrocarminate, puis, après une demi-heure, lavés à l'eau distillée. On ajoute alors une goutte de glycérine additionnée d'acide acétique ou d'acide formique, et on recouvre avec une lamelle

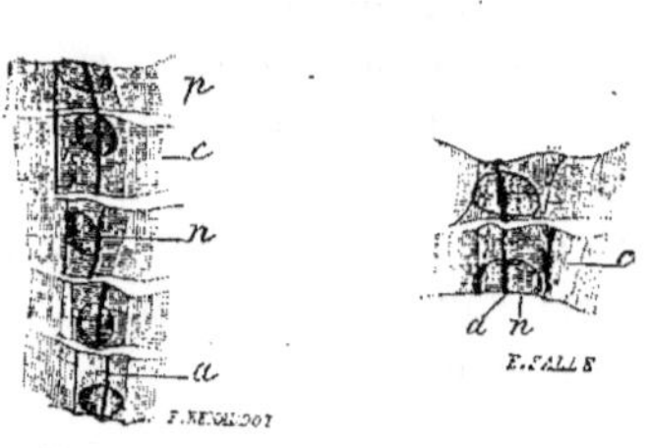

Fig. 117. — Cellules des tendons de la queue de la souris. Picrocarminate. Acide acétique. Glycérine formique. — c, cellules; p, prolongements latéraux; n, noyaux; a, crêtes d'empreinte. — 325 diam.

Ainsi traité, le tendon, examiné à un grossissement de 100 diamètres, présente deux bords rectilignes, et dans sa substance, qui est presque incolore, se montrent des traînées longitudinales colorées en rouge, fines et à peu près parallèles. Avec un grossissement plus considérable, on voit que ces traînées sont formées par des éléments cellulaires placés bout à bout. Si l'on comprime la préparation en appuyant avec une aiguille sur la lamelle, de manière à aplatir le tendon, ces éléments cellulaires changent de forme et deviennent des plaques rectangulaires rouges dans lesquelles on distingue un noyau plus fortement coloré (fig. 117). Ce noyau est rectangulaire ou ovalaire, suivant l'âge des animaux. Il n'est pas toujours au centre de la cellule, souvent il est situé au voisinage d'un de ses bords, et alors, dans une rangée de cellules, les noyaux sont placés symétriquement deux à deux; c'est-à-dire que si l'on rabattait l'une sur l'autre deux cellules voisines, les noyaux se correspondraient.

Ces cellules sont incurvées en forme de tuiles. Elles présentent dans leur longueur des lignes plus colorées (*a*, fig. 117); ce sont ces lignes que F. Boll a appelées des stries élastiques[1]. Le plus souvent il se trouve deux stries plus colorées sur les deux bords de la plaque cellulaire; d'autres fois il y en a trois, deux sur les bords et une sur la ligne médiane; dans les tendons du chien adulte, j'ai même pu voir cinq stries longitudinales sur la même cellule.

Sur quelques-unes des cellules, qui semblent d'abord limitées par deux bords fortement colorés en rouge, on remarque, en examinant avec plus d'attention, deux expansions membraneuses très-légèrement colorées, en formes d'ailes (*p*, fig. 117), qui partent des bords et s'étendent latéralement de manière à donner à ces cellules une extension trois ou quatre fois plus considérable que celle qu'on leur attribuait au premier abord[2].

Les histologistes se sont divisés sur la signification de ces stries colorées. Nous allons indiquer les procédés à l'aide desquels on peut se convaincre qu'elles correspondent en réalité à des crêtes saillantes, dont la connaissance exacte aide beaucoup, comme nous le verrons dans la suite, à comprendre la forme et la disposition des cellules des tendons en général.

Aspect
des tendons
après
le picrocarmi-
nate et l'acide
acétique.

Cellules
tendineuses.

---

[1] *F. Boll.* Untersuchungen über den Bau und die Entwicklung der Gewebe. *Arch. f. microsc. Anat.*, 1871, p. 281.

[2] Voy. *Grünhagen*, Notiz über die Ranvier'schen Sehnenkörper. *Arch. f. microsc. Anat*, 1873, p. 282.

Dans ce but, les tendons sont plongés d'abord pendant vingt-quatre heures dans l'alcool absolu, puis dans l'eau distillée, ensuite ils sont colorés au picrocarminate et aplatis dans de la glycérine acidifiée avec 1 pour 100 d'acide formique. Sur ces préparations, les cellules sont très-nettes, l'alcool leur a donné une plus grande consistance et les a fixées pour ainsi dire dans leur forme physiologique. Examinées avec un objectif à grand angle d'ouverture, elles présentent les mêmes stries que nous avons signalées plus haut. En faisant varier le point de la vision distincte, il est facile de constater sur certains de ces éléments que ces stries deviennent brillantes quand on éloigne l'objectif, obscures quand on le rapproche, et qu'elles sont nettes et distinctes quand le corps de la cellule est encore au delà du point. Ces raies obscures ne sont donc pas des stries, mais des crêtes saillantes à la surface du noyau et de la cellule (voy. p. 19).

Un autre procédé qui démontre le même fait d'une façon encore plus nette consiste à placer le tendon pendant vingt-quatre heures dans une solution d'acide osmique à 1 pour 100; puis à le plonger pendant vingt-quatre heures dans le picrocarminate, et à l'examiner ensuite dans la glycérine additionnée de 1 pour 100 d'acide formique. Il n'est pas besoin dans ce cas de maintenir le tendon dans l'extension pendant son séjour dans la glycérine acidifiée, car l'acide osmique a fixé les éléments et empêche le tissu de se rétracter. Examinée au microscope, cette préparation ne montre nettement au début que les noyaux; mais peu à peu, à mesure que l'action de la glycérine se prolonge, les cellules deviennent plus apparentes et présentent des crêtes aussi marquées qu'avec l'alcool.

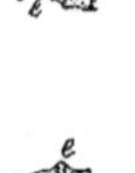

Fig. 118. — Deux cellules isolées des tendons de la queue d'un rat. Acide osmique. Picrocarminate. Dissociation avec les aiguilles. Conservation dans la glycérine. — *n*, noyaux; *e*, crêtes d'empreinte. — 350 diam.

Après l'action de l'acide osmique et du carmin, le tendon peut être dissocié avec des aiguilles, et, les faisceaux étant écartés, les cellules se montrent isolées. On reconnaît alors que les raies brillantes ou obscures suivant l'éloignement de l'objectif sont en réalité des crêtes saillantes; les cellules roulant dans le liquide de la préparation se présentent tantôt de face, tantôt de profil, et leurs crêtes se montrent en saillie.

Lorsqu'un tendon d'un animal adulte, d'un chien par exemple, fixé par l'alcool absolu, coloré au carmin et aplati sans extension dans un mélange de glycérine et d'acide formique, est revenu sur lui-même par le fait du gonflement de la substance fibrillaire, les cellules et les groupes qu'elles forment ont des aspects très-variés, quelquefois même bizarres ; mais aujourd'hui tous peuvent facilement s'expliquer. Les traînées cellulaires qui ont échappé au retrait se montrent sous la forme de rubans très-légèrement colorés, contenant de distance en distance des plaques rectangulaires rouges, groupées deux par deux, qui représentent des noyaux, et toute l'image est disposée très-régulièrement. On peut la comparer à un ruban composé de bandes transversales alternativement roses ou rouges, dont les rouges auraient toutes la même longueur, tandis que les roses seraient inégales, alternativement larges et étroites. Il est facile de comprendre que ce ruban est formé par des cellules rectangulaires soudées les unes aux autres, et contenant des noyaux symétriquement placés. Le plus souvent ce ruban est parcouru dans sa longueur par des crêtes parallèles ou légèrement obliques à ses bords.

Dans les traînées cellulaires qui ont subi un retrait, les plaques rectangulaires rouges qui correspondent aux noyaux restent unies, tandis que les portions intermédiaires roses, qui représentent le reste de la cellule et qui sont plus souples, forment des replis ; on peut suivre alors sur ces sinuosités les crêtes longitudinales dont il a déjà été question. Enfin les rubans cellulaires, tendus ou revenus sur eux-mêmes, peuvent se présenter de profil, de trois quarts, ou avec les inflexions les plus variées.

Une fois la forme des cellules reconnue, il nous reste à savoir comment elles sont disposées dans le tendon par rapport aux faisceaux et d'où proviennent ces crêtes longitudinales saillantes qu'elles présentent à leur surface.

Voici à quels procédés il faut avoir recours pour résoudre ces questions : sur des tendons de la queue du rat ou de la souris soumis à l'action de l'acide osmique et colorés par le picrocarminate, il est facile d'obtenir par dissociation au moyen des aiguilles des faisceaux tendineux isolés qui sont recouverts sur une partie de leur surface par des cellules disposées en séries. Ces cellules sont moulées sur le faisceau et lui sont adhérentes (c, fig. 119). Elles se correspondent par des bords dont la direction est perpendiculaire ou oblique à l'axe du faisceau et possèdent des crêtes d'empreinte longitudinales placées soit sur leur face libre, soit sur leur face adhérente. Dans ce dernier cas, les crêtes semblent s'insinuer dans l'angle laissé par plusieurs faisceaux secondaires séparés par des cloisons dont nous allons bientôt parler.

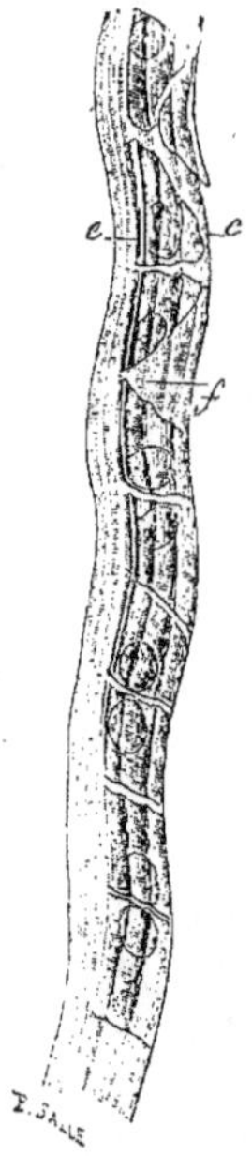

Fig. 119. — Tendon de la queue d'un jeune rat. Acide osmique. Picrocarminate. Dissociation avec les aiguilles. Conservation dans la glycérine. Faisceau tendineux isolé recouvert d'une rangée de cellules. — c, cellule; f, faisceau; e, crête d'empreinte. — 500 diam.

Coupes transversales de tendons.

Cette première observation établit que les cellules tendineuses aplaties sont appliquées sur la surface d'un faisceau et s'y moulent exactement. Mais pour compléter ces notions, il est nécessaire de faire et d'étudier des coupes transversales des tendons. A cet effet, un tronçon de la queue d'une souris est plongé dans l'acide picrique pendant 2 ou 3 jours, jusqu'à décalcification de ses parties osseuses, puis il est inséré dans un fragment de moelle de sureau. On en fait alors des coupes transversales minces, qui sont colorées au picrocarminate et examinées dans de la glycérine additionnée de 1 pour 100 d'acide formique. A la périphérie des tendons coupés en travers se montrent des noyaux disposés sur une seule couche, aplatis suivant la surface et contenus dans un lacis de fibres. A l'intérieur (fig. 120) se trouvent des corps rouges étoilés qui rappellent de loin les corpuscules osseux, mais qui ne disparaissent pas quand on éloigne ou quand on rapproche l'objectif. Ils ne correspondent donc pas seulement à un point de la coupe transversale, puisqu'ils s'étendent dans toute l'épaisseur de la préparation.

Cellule plasmatique de Virchow.

Ces figures stellaires ont été considérées par Virchow comme des cellules du tissu conjonctif, il les a appelées cellules plasmatiques et les a considérées comme les analogues des corpuscules osseux. Henle, au contraire, a toujours soutenu que ces figures sont simplement produites par les bords de faisceaux voisins coupés en travers. En effet, les faisceaux tendineux, étant cylindriques et parallèles les uns aux autres, laissent entre eux des espaces qui, sur des coupes transversales, doivent nécessairement donner des figures étoilées. En faisant varier le point, on voit que le corps de la prétendue cellule plasmatique se continue sous la forme d'un cordon dans toute l'épaisseur de la préparation et que ses prolongements latéraux correspondent, non pas à des canaux, mais à de véritables cloisons qui se poursuivent dans toute l'épaisseur de la coupe. De plus, lorsque les bords d'un tendon ont été renversés en dehors par la pression de la lamelle, les figures étoilées

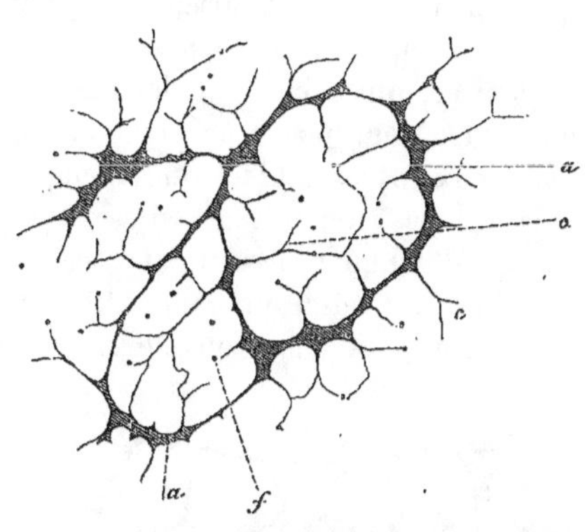

Fig. 120. — Coupe transversale d'un tendon de la queue d'un jeune rat, faite après l'action de l'acide picrique en solution concentrée. Coloration au carmin. — *a*, limite d'un faisceau; *c*, cloison; *f*, fibres liées aux cloisons et coupées transversalement. — 400 diam.

de la surface de section apparaissent nettement comme la terminaison des trainées de cellules qui, sur la partie renversée, se voient suivant leur longueur.

Une autre méthode encore plus démonstrative consiste à plonger un tendon de la queue d'une souris dans l'acide osmique à 1 pour 100 pendant vingt-quatre heures, puis à le mettre tout entier, après l'avoir lavé, pendant vingt-quatre heures dans le picrocarminate; ensuite il est lavé de nouveau et fixé contre un morceau de moelle de sureau avec de la gomme épaisse, et le tout est mis dans l'alcool absolu.

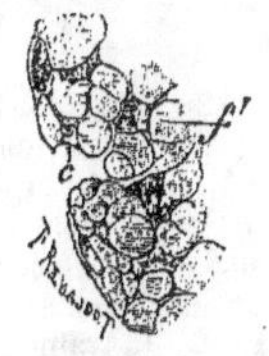

Fig. 121. — Tendon d'un jeune rat. Acide osmique. Picrocarminate. Gomme. Alcool. Coupe transversale.— *c*, cellule; *f'*, faisceaux. — 350 diam.

Lorsque le durcissement est suffisant, on fait, avec un rasoir à trempe dure, des coupes transversales fines, qui, après un séjour convenable dans l'eau, sont montées dans la glycérine. Ces coupes présentent les mêmes figures étoilées que nous avons fait remarquer dans la préparation précédente, et de plus, dans l'intérieur de chacune de ces étoiles se trouve un corpuscule anguleux.

Il est facile, en faisant varier le point de l'objectif, de s'assurer que chacun de ces corpuscules anguleux correspond à une des cellules composant les traînées que nous avons signalées sur les tendons examinés dans leur longueur. Les angles du corpuscule, qui se trouvent placés au point de jonction de deux faisceaux tendineux, y forment les crêtes d'empreinte.

Structure des faisceaux.

Les coupes transversales faites d'après les méthodes que nous venons d'indiquer permettent aussi de se rendre compte de la structure des faisceaux conjonctifs. On y distingue l'enveloppe du faisceau, les lames qu'elle envoie dans son intérieur et les fibres qui partent de ces lames. Nous avons parlé longuement (p. 333) de cette enveloppe et de ses dépendances à propos des faisceaux du tissu cellulaire sous-cutané, nous avons insisté sur la coloration rouge que lui donne le carmin et qui la distingue des fibres élastiques et des fibrilles tendineuses qui ne se colorent pas par ce réactif ; nous n'y reviendrons pas ici.

Les faisceaux du tissu tendineux diffèrent de ceux du tissu cellulaire ous-cutané en ce qu'ils

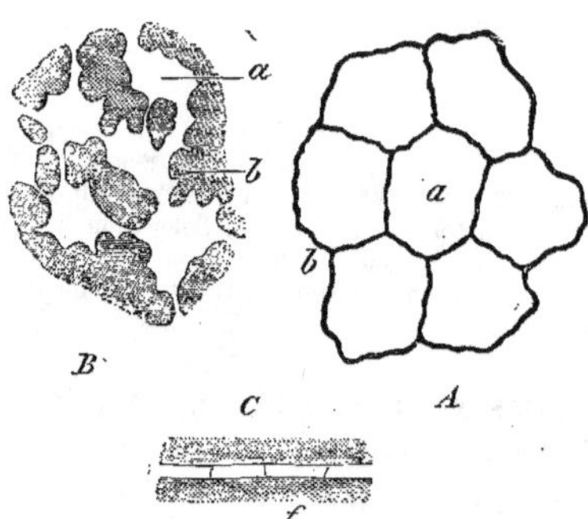

Fig. 122. — Tendon de la queue d'un jeune rat. Imprégnation par le nitrate d'argent à 1 pour 500. — A, épithélium de la surface, formé de cellules *a*, limitées par le dépôt d'argent *b*. — B, couche de tissu conjonctif sous-épithélial, formée par des cellules *a* et une substance fondamentale *b*.—C, traînée cellulaire vue de profil, disposée entre deux faisceaux *f*, et dont les cellules sont séparées les unes des autres par des lignes formées par le dépôt d'argent.

ont tous la même direction ; ils sont tous disposés suivant l'axe du tendon. A la surface de celui-ci il existe une enveloppe commune de tissu conjonctif sur laquelle repose une couche endothéliale.

Enveloppe du tendon.

Sur des coupes transversales comprenant toute l'épaisseur du tendon, il est possible de distinguer cette couche. Mais pour acquérir une notion plus exacte de sa disposition, il est nécessaire d'avoir recours à l'imprégnation d'argent. A cet effet les petits tendons extraits de la queue d'un rat ou d'une souris, alors que les tissus sont tout à fait frais, sont plongés dans une solution de nitrate d'argent à 1 pour 300. Lorsque l'imprégnation est produite, ils sont lavés et montés en préparation dans la glycérine. En certains points de leur surface se montre un revêtement endothélial continu (A, fig. 122), et au-dessous de celui-ci, si l'imprégnation a été un peu forte, il se trouve des cellules étoilées (B, fig. 122), disposées le plus souvent par séries sur un fond coloré en brun plus ou moins intense par le dépôt d'argent. Quand on rapproche l'objectif de manière à examiner l'intérieur du tendon, on voit, dans les traînées cellulaires disposées entre les faisceaux, des stries transversales noires qui correspondent aux interlignes cellullaires (C, fig. 122).

Les faisceaux des tendons sont composés de fibrilles comme ceux du tissu cellulaire sous-cutané. Ces fibrilles peuvent être parfaitemement isolées sur des tendons qui ont séjourné un jour dans l'acide osmique à 1 pour 100 ou dans une solution concentrée d'acide picrique et qui ont été dissociés dans l'eau à l'aide des aiguilles. Elles sont très-souples et d'une finesse extrême. Quand elles sont contournées par le fait de la préparation et qu'elles forment des anses dont la convexité regarde l'œil de l'observateur, on peut, avec un objectif à grand angle d'ouverture, apercevoir leur coupe optique; elle est circulaire, ce qui montre, ainsi qu'il a été dit à propos du tissu conjonctif lâche (voyez p. 335), que ces fibrilles sont cylindriques.

Les fibres élastiques des tendons deviennent manifestes par l'ébullition prolongée. Lorsqu'un tendon a été soumis à ce traitement, il devient transparent et friable. Examiné ensuite, soit dans l'eau, soit dans la solution d'iode, les faisceaux et les fibrilles s'y montrent transformés en une substance claire parsemée de granulations, et il apparaît nettement des fibres élastiques extrêmement fines, parallèles à l'axe. Elles sont réunies entre elles par des anastomoses obliques et constituent un réseau tant à la surface que dans l'intérieur du tendon. Ces fibres élastiques, qui ne se colorent pas par le carmin, sont absolument distinctes des fibres qui prennent naissance sur les cloisons de la gaîne des faisceaux, lesquelles se colorent en rouge dans ce réactif.

Les expansions tendineuses, c'est-à-dire les prolongements aplatis des tendons, qui vont s'étaler sur les muscles pour augmenter leur surface d'insertion, ont une structure analogue à celle des tendons proprement dits.

Aponévrose d'enveloppe de la cuisse de la grenouille.

Parmi ces membranes, il en est une, l'aponévrose d'enveloppe de la cuisse de la grenouille, qui possède des cellules dont la forme spéciale nous fait bien comprendre la manière dont se produisent les crêtes d'empreinte des cellules tendineuses.

Pour obtenir des préparations de cette membrane, on circonscrit par des incisions peu profondes faites avec un scalpel bien tranchant une portion de l'aponévrose d'enveloppe au niveau du triceps; on l'enlève avec une pince, et on la place sur une lame de verre dans une goutte de picrocarminate où elle est laissée pendant une demi-heure. Après cela elle est portée dans l'eau distillée. Lorsqu'elle a perdu sa teinte jaune et qu'elle est franchement rose, elle est étendue sur une lame de verre. Cette extension doit être complète. Pour la réussir il faut faire usage du procédé de la demi-dessiccation (v. p. 69). Puis on recouvre d'une lamelle dont les quatre coins sont fixés avec de la paraffine, et l'on ajoute sur son bord une goutte d'acide acétique. Quand ce réactif a rendu la membrane transparente, on fait passer de la glycérine sous la lamelle.

Sur une préparation bien réussie, on voit, avec un grossissement de 100 diamètres, des lignes fines, d'une couleur rose, qui limitent en s'entre-croisant à angle droit des carrés clairs, à peu près d'égales dimensions, semblables à ceux d'un damier. Une observation un peu attentive apprend vite que cette figure est produite par deux plans de fibres qui s'entre-croisent à angle droit, ou mieux par deux plans aponévrotiques superposés, les fibres de l'un ayant une direction perpendiculaire à celle de l'autre.

A la surface de ces divers faisceaux sont disposées des cellules dont les noyaux seuls sont bien nets. C'est sur ces noyaux que doit se porter l'attention. Ils se présentent de face, de profil, à la surface de la préparation, entre les deux couches de la membrane aponévrotique, etc. Étudiés avec un grossissement de 400 à 600 diamètres, ils se montrent avec des formes variées et singulières (fig. 123). Les uns sonts plats et elliptiques : ce sont ceux qui se présentent de face. D'autres ont la forme d'un bâtonnet; ce sont ceux qui sont vus de profil dans un espace compris entre deux faisceaux voisins de la même couche. Certains paraissent comme une croix latine dont la branche transversale serait sur un plan diffèrent de la longitudinale. Quelques-uns sont semblables à une croix russe, les deux branches transversales étant à un plan différent de la longitudinale. Il y en a qui sont en demi-lune avec un bord rectiligne épais et foncé ; et sur cette demi-lune on peut observer une ou deux crêtes transversales également foncées. Ces dernières figures peuvent être expliquées facilement. En effet, si les noyaux sont appliqués d'une manière variée sur les faisceaux, et s'ils prennent

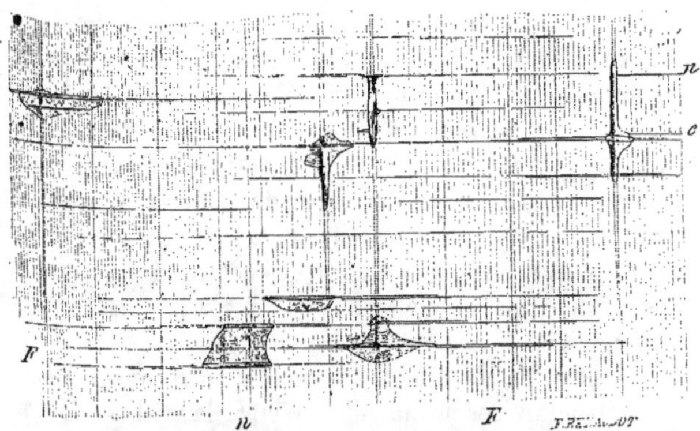

Fig. 123. — Aponévrose fémorale de la grenouille, colorée au picrocarminate, et examinée tendue dans la glycérine additionnée d'acide formique. — F, faisceaux connectifs ; *n*, noyaux ; *c*, crêtes d'empreinte. — 500 diam.

l'empreinte des faisceaux voisins et de leurs interstices, on comprendra, avec les notions les plus élémentaires de la géométrie descriptive, toutes les formes que nous venons d'indiquer. Pour les faire bien saisir, nous avons l'habitude de les montrer d'après le schéma suivant : entre les doigts des deux mains appliqués les uns sur les autres par leurs faces palmaires et croisés perpendiculairement, on presse de petites masses de cire à modeler. Aplaties par la pression, ces masses envoient entre les doigts des expansions en forme de crêtes, et, quand on les examine après leur avoir fait subir cette manipulation, elles montrent quelques-unes des formes des noyaux de l'aponévrose fémorale de la grenouille. On comprendra dès lors pourquoi nous appelons crêtes d'empreinte les saillies des noyaux dont nous venons de parler et pourquoi nous avons appliqué le même nom aux crêtes des séries cellulaires des tendons, qui correspondent à ce que F. Boll a appelé stries élastiques.

Aponévrose de la cuisse de la grenouille traitée par l'acide osmique.

On pourrait objecter, contre l'interprétation que nous venons de donner des crêtes d'empreinte, que ces crêtes sont un produit artificiel. Les faisceaux conjonctifs gonflés par l'acide acétique auraient pu comprimer les noyaux qui leur sont interposés de manière à leur faire prendre ces formes bizarres. Pour répondre à cette objection, il faut fixer les éléments cellulaires avant de les colorer et de les examiner. Voici la méthode que nous avons employée dans ce but : chez une grenouille nous avons séparé la cuisse, dépouillée de la peau, en y laissant une partie du bassin et l'extrémité supérieure du tibia, et nous l'avons immergée dans une solution d'acide osmique à 1 pour 200. Au bout de deux heures, l'aponévrose fémorale a été détachée dans de l'eau distillée, colorée par un séjour de vingt-quatre heures dans le picrocarminate, placée sur une lame de verre et montée dans la glycérine (il n'est pas nécessaire de la tendre par le procédé indiqué plus haut, parce que l'action de l'acide osmique, en fixant tous les éléments dans leur forme, a donné à la membrane une certaine rigidité).

Après l'action de ces différents réactifs, on reconnaît tous les détails de structure des noyaux observés par la méthode indiquée précédemment. Comme l'acide osmique est un excellent fixateur des éléments délicats, les objections que l'on aurait pu faire contre les résultats obtenus au moyen de l'acide acétique tombent d'elles-mêmes, et il faut admettre que les noyaux ont bien réellement les formes que nous avons décrites.

Les mêmes détails peuvent encore être observés sur l'aponévrose fémorale placée à l'état frais dans une solution de purpurine (p. 280), et montée dans la glycérine après un séjour de vingt-quatre à quarante-huit heures dans la matière colorante. A l'aide de cette méthode, les noyaux se montrent avec la même disposition, et, comme nous n'avons fait intervenir aucun acide susceptible de gonfler les faisceaux et que de plus la solution de purpurine que nous employons conserve bien la forme des noyaux tout en les colorant, nous sommes encore dans ce cas mis à l'abri de toute cause d'erreur.

Nodule sésamoïde du tendon d'Achille de la grenouille.

A côté des tendons ordinaires et des expansions tendineuses, il convient de placer un organe intéressant, surtout au point de vue de la forme des cellules, le nodule sésamoïde du tendon d'Achille de la grenouille.

Lorsque chez la grenouille on a dégagé le tendon d'Achille de

sa gaîne, on observe à sa face profonde un nodule dur, cartilaginiforme, du volume d'une lentille. Dans ce nodule pris entre deux
lames de moelle de sureau, on fait avec un rasoir sec une coupe
que l'on agite dans une solution d'iode (p. 104). Les cellules qui
y sont contenues se détachent alors et flottent dans le liquide.
Elles apparaissent sous la forme de blocs
arrondis ou irréguliers, transparents
comme du verre, à peine teintés en jaune
par l'iode, possédant un beau noyau
ovalaire rarement situé au centre de la
cellule et à côté de celui-ci un petit
corps granuleux, qui se colore en jaune
brun par l'iode. On ne trouve dans ces
cellules ni matière glycogène, ni gouttes
de graisse.

Pour tout histologiste ayant traité
par la solution d'iode une coupe de cartilage hyalin, fibreux ou élastique, il
sera bien certain, d'après la description
qui précède, que les cellules du nodule
sésamoïde ne sont pas semblables aux
cellules du cartilage. Celles-ci se colorent vivement par l'iode, contiennent
souvent des gouttes de graisse, sont granuleuses et se rétractent fortement sur
le noyau et les gouttes de graisse de
manière à confondre le tout dans une
masse informe.

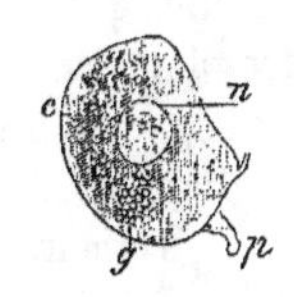
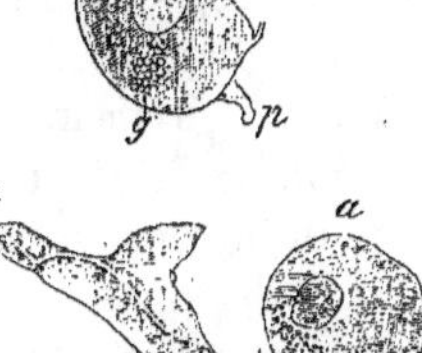

Fig. 124. — Cellules du nodule sésamoïde du tendon
d'Achille de la grenouille,
isolées dans la solution
d'iode. — *a*, sphérique;
b, irrégulière avec des saillies et des dépressions correspondant à l'empreinte
des faisceaux connectifs;
c, cellule avec un prolongement *p*; *n*, noyau; *g*,
corps granuleux situé au
voisinage du noyau. —
430 diam.

Les cellules du nodule sésamoïde au contraire ne reviennent
pas sur elles-mêmes, et, comme nous venons de le voir, elles
se colorent faiblement par l'iode et ne contiennent pas de
graisse.

Il importe d'étudier ces cellules *in situ*, pour reconnaître leurs
rapports avec les faisceaux conjonctifs du tendon. Sur des coupes
pratiquées après durcissement dans l'alcool ou dans l'acide
picrique, on constate que les faisceaux tendineux sont écartés les
uns des autres de manière à laisser entre eux des logettes dans
lesquelles les cellules sont groupées en nombre plus ou moins
considérable.

Après avoir traité la préparation par le pinceau, on reconnaît que ces logettes contiennent un réticulum fibrillaire dont les mailles étaient occupées par ces cellules[1].

Tendons cartilaginiformes et osseux des oiseaux.

Un tendon cartilaginiforme de la patte d'un poulet, d'un dindon ou de tout autre oiseau, possède dans sa partie chondroïde des faisceaux tendineux parallèles comme un tendon ordinaire, et des séries de cellules qui diffèrent des cellules tendineuses en ce qu'au lieu d'être plates elles sont cylindriques ou polyédriques. De plus, elles sont séparées les unes des autres par une substance intercellulaire disposée en colonnes, homogène, transparente et qui se colore légèrement par le carmin; ce dernier caractère la distingue de la substance cartilagineuse. Sur les coupes transversales, traitées par le carmin d'abord, et ensuite par l'acide acétique, ces cellules se montrent comme des cercles clairs avec un noyau central fortement coloré, tandis que les faisceaux tendineux sont représentés par des cercles incolores plongés dans une substance colorée en rouge.

Lorsque la calcification du tendon chondroïde s'est produite partiellement, des coupes transversales faites après décalcification par l'acide picrique, colorées au carmin et traitées par l'acide acétique, montrent en quelques points les caractères précédemment décrits; sur d'autres, au contraire, les cercles qui représentent les faisceaux tendineux sont colorés comme la substance qui les sépare.

Coupes sèches faites sur les tendons ossifiés.

Enfin, sur les tendons complétement ossifiés, c'est-à-dire ceux qui, sur des coupes longitudinales et transversales usées à la meule et montées dans le baume de Canada, fournissent des préparations semblables à celles que donne du tissu osseux complet, on peut retrouver encore la structure du tendon. Pour cela il faut décalcifier dans une solution concentrée d'acide picrique, faire des coupes transversales que l'on colore au carmin, ou bien décalcifier dans une solution d'acide chromique à 2 ou 3 pour 1000 et colorer les coupes dans une solution de purpurine. On y observera des canaux de Havers coupés en travers, et autour de chacun d'eux, si la préparation a été traitée par le carmin, une zone plus colorée que le reste de la préparation, rappelant les systèmes de lamelles qui, dans les os longs, entourent les canaux vasculaires.

---

[1] Voyez, à propos de ces cellules, *Boll*, Untersuchungen über den Bau und die Entwickelung der Gewebe (*Arch. für microsc. Anat.*, 1871, p. 301), et *Renaut*, Recherches sur la transformation vésiculaire des éléments des tendons (*Arch. de physiol.*, 1872, p. 171, et *Arch. de physiol.*, 1874, p. 194).

Une étude plus attentive, avec un grossissement de 150 à 400 diamètres, fera reconnaître qu'il n'y a pas là de véritables lamelles osseuses, et, même lorsque l'ossification est ancienne, la substance osseuse paraît constituée autour des vaisseaux, comme dans le reste du tendon, par des faisceaux tendineux qui, sur les coupes transversales, forment autant de cercles. Seulement, en ces

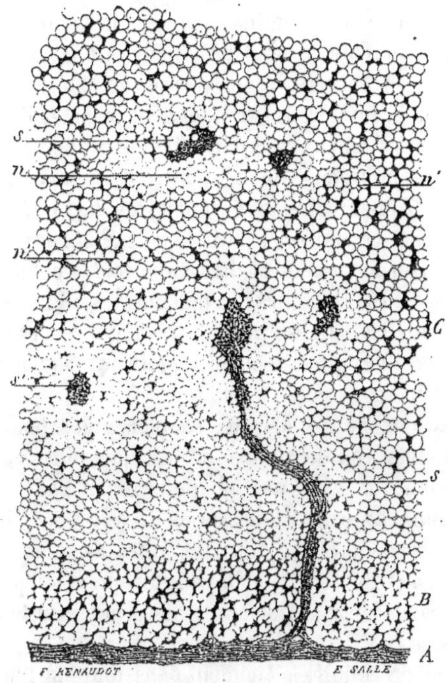

Fig. 125. — Tendon fléchisseur des doigts du poulet ayant subi l'ossification. Décalcification par l'acide chromique. Coupe transversale. Coloration à la purpurine. Examen dans la glycérine. — A, couche connective de la surface du tendon ; B, couche non ossifiée ; C, couche ossifiée ; s, canal de Havers à direction transversale ; s', canaux de Havers à direction longitudinale ; n, coupe transversale des faisceaux tendineux ; n', corpuscules osseux. — 200 diam.

points, ils sont beaucoup plus petits et moins distincts, bien qu'il soit encore très-facile d'en apprécier les limites.

Ce fait a déjà été très-bien décrit et figuré par Lieberkühn[1].

----

[1] *Lieberkühn,* Ueber die Ossification der Schnengewebes, *Arch. Reichert et Du Bois-Reymond.* 1860, p. 824.

Il est clair que les tendons ossifiés des oiseaux sont formés par du tissu osseux véritable, et que la substance osseuse fondamentale y est principalement représentée par les faisceaux tendineux transformés, mais reconnaissables encore. En un mot, les tendons ossifiés des oiseaux sont presque entièrement constitués par des fibres de Sharpey (voy. p. 308).

Tendons à la lumière polarisée. — L'étude de ces tendons à la lumière polarisée achève de le démontrer. Les coupes longitudinales faites à la meule et montées dans le baume de Canada sont fortement biréfringentes, tandis que des coupes transversales préparées de la même façon ne rétablissent pas la lumière lorsque les deux prismes de Nicol sont croisés. Autour des canaux vasculaires il ne se produit alors aucune trace de la croix lumineuse qui se montre d'une manière si nette sur les coupes transversales des os longs (voy. fig. 102, p. 316).

Pour terminer ce qui est relatif aux tendons des oiseaux, il reste à dire qu'en dehors des parties chondroïdes ou ossifiées ces tendons possèdent la structure des tendons des mammifères. Les cellules plates y sont très-grandes, très-nombreuses et ont des prolongements effilés qui s'étendent au loin sur les faisceaux tendineux qu'elles recouvrent.

Tendons de la queue des taupes. — A côté des tendons des oiseaux se placent les tendons de la queue des taupes, ou du moins de quelques-uns de ces animaux dont nous n'avons pas pu déterminer l'âge. Entre les faisceaux tendineux existent des séries de cellules cylindriques, placées bout à bout et soudées les unes avec les autres, de manière à former des chaînes de cellules que l'on peut facilement isoler par la dissociation après macération du tendon dans l'acide picrique.

Ces chaînes de cellules s'étendent dans toute la longueur du tendon, ou bien elles s'arrêtent et se terminent par une extrémité effilée dans laquelle on ne trouve plus trace d'éléments cellulaires. Quelquefois une chaîne est formée par quelques cellules seulement, et chacune de ses extrémités se termine par un long filament, coloré en rouge si la préparation a été soumise à l'action du carmin.

Ces chaînes de cellules des tendons de la taupe, figurées par Ciaccio[1], sont semblables aux rangées de cellules des tendons chondroïdes des oiseaux. Il s'agit là d'une forme de transition

---

[1] Ciaccio. *Nuove ricerche sull'interna tessitura dei tendini*, Bologna, 1872.

entre les tendons d'une part, et de l'autre les ligaments constitués par des faisceaux tendineux entre lesquels sont disposées des capsules de cartilage tellement nettes qu'on ne peut les mettre en doute. Le ligament rond de l'articulation coxo-fémorale en fournit un exemple remarquable (fig. 126).

Les tendons et les ligaments, au voisinage de leur insertion à l'os ou aux cartilages, présentent entre leurs fibres, non pas des cellules libres comme celles que l'on trouve dans le reste de leur étendue, mais des cellules renfermées dans des capsules de cartilage. Pour bien voir cette disposition, le ligament rond de l'articulation coxo-fémorale ou les ligaments croisés de l'articulation du genou chez les différents mammifères sont parfaitement convenables. Le meilleur mode de préparation consiste, s'il s'agit du ligament rond, à diviser par un trait de scie une petite portion de la tête du fémur correspondant à l'insertion du ligament. Si le fragment osseux est très-petit, il suffit d'un séjour de deux ou trois jours dans une solution d'acide picrique concen-

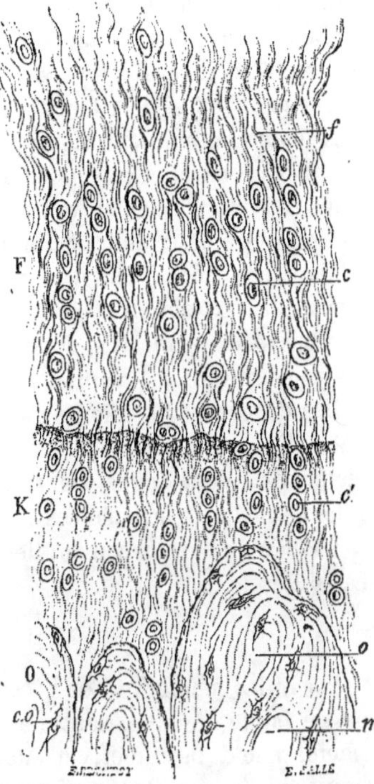

Fig. 126. — Coupe longitudinale du ligament rond et de la tête du fémur du chat adulte. Décalcification dans une solution concentrée d'acide picrique. Coloration avec la purpurine. — F, cartilage fibreux; K, cartilage fibreux calcifié; O, tissu osseux; m, canal vasculaire; t, substance fondamentale fibreuse du ligament; c, capsule de cartilage; c', capsule cartilagineuse calcifiée; c o, corpuscules osseux. — 200 diam.

trée et abondante pour produire la décalcification. Des coupes minces et parallèles à l'axe du ligament, placées d'abord dans l'eau jusqu'à décoloration, puis laissées pendant vingt-quatre heures dans une solution de purpurine, sont enfin lavées et montées en préparation persistante dans de la glycérine. Comme dans ces préparations tous les noyaux sont très-nettement colorés, il est facile de voir qu'il n'y a pas, dans ce tissu ligamenteux ou tendineux, au voisinage de l'os, d'autres éléments cellulaires que ceux contenus dans des capsules de cartilage.

Variété des éléments cellulaires des tendons.

De la description de toutes ces variétés de tissu tendineux et ligamenteux il résulte que, si les faisceaux conjonctifs y sont toujours semblables dans leur forme, même au milieu de l'os vrai des tendons ossifiés des oiseaux, il n'en est pas de même des éléments cellulaires. Ces éléments sont en effet différents suivant l'âge des animaux et suivant les tendons que l'on examine. Ils peuvent être des cellules embryonnaires, c'est-à-dire des cellules globuleuses constituées par une masse de protaplasma et un noyau. Ils peuvent être des cellules plates appliquées à la surface des faisceaux connectifs, comme dans le tissu conjonctif lâche. Ils peuvent être des cellules spéciales plus ou moins voisines de celles du cartilage, comme dans le nodule sésamoïde du tendon d'Achille de la grenouille, les tendons chondroïdes des oiseaux et les tendons de la queue des taupes. Ils peuvent être enfin des cellules de cartilage incapsulées ou de véritables corpuscules osseux.

L'étude du développement des tendons nous rendra compte de ces différences.

MEMBRANES.

Parmi les membranes de l'économie, les unes, en petit nombre ou de faible étendue, sont formées par une substance anhiste (membrane de Descemet, capsule du cristallin, sarcolemme, membrane de Schwann); les autres sont presque entièrement constituées par du tissu conjonctif. Ces dernières seules nous occuperont ici.

Il convient, en commençant ce chapitre, de rappeler le chef-d'œuvre de Bichat, son Traité des membranes, où se trouve à un haut degré la largeur de vues qui a fondé la réputation de cet illustre anatomiste. Nous ne saurions accepter aujourd'hui sa classification en membranes fibreuses, séreuses ou celluleuses et muqueuses, parce que, au point de vue de l'histologie, les membranes fibreuses se confondent avec les tendons et que les membranes muqueuses forment des organes complexes et variés qui exigent une description spéciale pour chacune d'elles.

Dans ce chapitre, il sera seulement question des membranes séreuses. Disons tout d'abord qu'au point de vue de la conception générale il y a peu de chose à changer aujourd'hui à ce que

Bichat en a dit, et voici quelques citations qui certainement surprendront beaucoup d'histologistes. Les membranes séreuses sont « toutes formées de tissu cellulaire »; « le système lymphatique entre essentiellement dans leur formation ». « Les absorbants s'ouvrent par une infinité d'orifices sur les membranes séreuses.» « Il faut regarder les membranes séreuses… comme de grands réservoirs intermédiaires aux systèmes exhalant et absorbant, où la lymphe, en sortant de l'un, séjourne quelque temps avant d'entrer dans l'autre, où elle subit, sans doute, diverses préparations[1], » etc.

La science a fait justice des vaisseaux exhalants, mais pour les absorbants ce qu'a dit Bichat reste rigoureusement vrai. Il affirme qu'il y a sur les membranes séreuses une infinité d'ouvertures qui leur corespondent. Certainement, il n'avait pas vu ces ouvertures et il n'avait aucune raison anatomique de les admettre; il les a devinées pour ainsi dire, et ce qu'il en a dit se trouve aujourd'hui parfaitement justifié, à tel point que cela pourrait servir de conclusion à un travail actuel sur les vaisseaux lymphatiques.

Nous allons nous occuper d'une série de membranes séreuses, et nous comprendrons dans leur description le centre phrénique tout entier.

Membranes séreuses. — Nous choisirons comme type de séreuse le mésentère, et nous prendrons comme objet d'étude le mésentère des animaux qui servent habituellement à nos recherches : le chien, le lapin, le cochon d'Inde, le rat. Ce que nous dirons du mésentère de ces mammifères s'appliquerait fort bien au mésentère de l'homme. Nous verrons que cette étude soulève une série de questions, et que certaines d'entre elles trouvent leur solution dans l'étude du mésentère de la grenouille.

Mésentère du lapin. — Prenons d'abord le mésentère du lapin. Sur un animal fraîchement tué, par hémorrhagie, par exemple, la cavité abdominale est ouverte et une anse d'intestin attirée au dehors. Cette anse figure un arc sous-tendu par le mésentère, dans lequel les vaisseaux et les nerfs forment comme des rayons qui vont rejoindre l'arc d'intestin. Une portion de cette membrane comprise entre deux rayons vasculaires est enlevée avec des ciseaux, étendue sur la lame de verre et recouverte d'une lamelle. Elle présente à l'examen des filaments disposés d'une façon variable et embrouillée, que l'on reconnaît comme des faisceaux

---

[1] *Bichat*, Traité des membranes, 1816, p. 113, 114, 116, 117.

de tissu conjonctif; des fibres élastiques, les unes droites et tendues, les autres en tire-bouchon; enfin quelques corps indistincts qui sont des noyaux ou des cellules.

Cet examen superficiel suffit pour montrer que l'on a affaire à du tissu conjonctif, mais nous allons voir qu'en faisant varier les modes de préparation et en étudiant cette membrane avec divers procédés, elle offre à considérer bien plus de détails et un arrangement beaucoup plus régulier qu'on ne pourrait le supposer au premier abord.

Si le fragment, au lieu d'être simplement déposé sur la lame de verre, est tendu avant d'être examiné, l'aspect de la préparation change complétement.

Pour étendre le mésentère, deux procédés peuvent être employés. Le premier consiste à prendre un fragment de celui-ci plus grand que la lamelle à recouvrir. Lorsqu'il est étalé sur la lame de verre, imbibé d'un liquide additionnel et recouvert de la lamelle, ses bords dépassent de tous les côtés. La préparation est bordée à la paraffine, et une fois que cette dernière est refroidie il se trouve fixé. Alors, avec un scalpel ou une aiguille, la paraffine est enlevée sur l'un des bords, et la membrane, saisie avec une pince par la partie qui dépasse la lamelle, est tirée de ce côté; maintenue sur les autres côtés par les bordures de paraffine, elle est tendue dans ce sens, et une nouvelle couche de paraffine appliquée sur ce bord maintient l'extension. En opérant de la même façon sur les quatre côtés de la lamelle, on arrive à tendre exactement le mésentère dans tous les sens.

Un second procédé pour obtenir cette extension consiste à abandonner le fragment de mésentère à lui-même sur la lame de verre, après l'y avoir étalé. Le liquide s'évapore, et les bords, qui sèchent plus rapidement que la partie centrale, contractent une certaine adhérence avec la lame de verre. Il est facile, en tirant sur l'un de ces bords, simplement avec les doigts, d'étendre le tissu dans ce sens, grâce à la résistance à la traction qu'offrent les autres bords; les doigts appuyés sur la partie tendue la dessèchent complétement et la font adhérer. En opérat ainsi successivement sur les quatre bords de la membrane, on arrive à la tendre fort bien, à mesure qu'elle continue à sécher. Pour éviter une dessiccation complète qui l'empêcherait d'obéir à la traction, il convient de la maintenir légèrement humide avec l'haleine. Une goutte de picrocarminate est alors déposée au centre du fragment tendu, de façon qu'elle n'arrive pas jusqu'aux bords (autrement ceux-ci cesseraient d'adhérer au verre et la rétraction se produirait); puis la préparation recouverte avec une lamelle est bordée à la paraffine. Les parties du mésentère qui dépassent doivent être coupées avec un scalpel, mais seulement lorsque la paraffine est refroidie et qu'elle maintient l'extension.

Sur un mésentère ainsi tendu se présentent des faisceaux de tissu conjonctif rectilignes qui traversent le champ du microscope dans dfférentes directions. Des fibres élastiques, fines et délicates, qui s'anastomosent fréquemment les unes avec les autres, forment un réticulum entre ces faisceaux. Enfin, outre les fibres élastiques et les faisceaux, la préparation offre à considérer des noyaux plats, circulaires ou elliptiques, qui se présentent toujours de face et qui n'apparaissent pas tous avec la même netteté pour la même position de l'objectif, si l'on fait l'examen avec un très-fort grossissement ; tandis que les uns se distinguent nettement pour une position donnée, les autres sont confus, et réciproquement. Noyaux et cellules du mésentère.

Il importe de savoir ce que sont ces noyaux. Sur un mésentère de lapin imprégné avec du nitrate d'argent et coloré ensuite au picrocarminate, il est aisé de reconnaître avec un objectif fort (5 à 600 diamètres) et à grand angle d'ouverture que la plupart de ces noyaux appartiennent aux cellules endothéliales qui recouvrent chacune des faces de la membrane et qui sont limitées par le dépôt d'argent. Mais tous les noyaux que l'on observe ne peuvent pas être considérés comme appartenant à des cellules endothéliales de la surface. Quelques-uns d'entre eux se distinguent des noyaux endothéliaux par leur situation, leurs rapports et parce qu'ils sont entourés d'une zone granuleuse, dont les contours sont vagues et irréguliers. Chacun de ces noyaux, avec sa masse granuleuse, représente une cellule connective ordinaire ou mieux encore une de ces cellules connectives plates qui, à la surface des tendons, sont placées au-dessous du revêtement endothélial. Comme ces dernières, elles paraissent situées immédiatement sous l'endothélium, et elles ne se moulent pas sur les faisceaux. Mésentère imprégné au nitrate d'argent.

On peut démontrer que tous ces noyaux et les cellules qui y correspondent sont situés à la surface de la membrane. Pour cela, un fragment de celle-ci est mis dans du picrocarminate pendant vingt-quatre heures, puis lavé dans l'eau avec le pinceau. Soumis alors à l'examen microscopique, il ne présente plus aucun noyau. Il a donc suffi de l'action mécanique du pinceau pour enlever tous les éléments cellulaires. Il faut conclure de là que ces éléments ne sont pas inclus dans l'épaisseur de la membrane, et que le stroma de celle-ci est constitué par un tissu conjonctif sans cellules, composé uniquement de faisceaux de tissu conjonctif, de fibres élastiques et peut-être d'une substance unissante.

Ce que nous venons de dire ne s'applique qu'à la partie du mésentère qui n'est pas dans le voisinage des vaisseaux. Les portions de cette membrane qui sont près des traînées vasculaires présentent au contraire des cellules de tissu conjonctif appliquées à la surface des faisceaux, des cellules adipeuses et des cellules lymphatiques.

Une autre question, tout aussi intéressante, est celle-ci : Y a-t-il quelque chose entre les fibres que nous voyons sur nos préparations, ou n'y a-t-il rien? Il importe, en effet, de savoir si les cellules endothéliales reposent sur ces fibres disposées en réseaux comme sur un crible, ou s'il y a entre les deux couches endothéliales une membrane continue. Sur une préparation ordinaire, faite comme nous venons de le dire, on ne voit que des faisceaux conjonctifs et des fibres élastiques. S'il existe une membrane, elle est tellement mince que les réactifs colorants ne sont d'aucun secours pour la démontrer, car le rouge et le bleu d'aniline et le carmin en solution forte ne produisent entre les fibres qu'une coloration insignifiante. Pour établir nettement l'existence de cette membrane, il faut employer le procédé suivant :

 Un fragment de mésentère étendu sur une lame de verre est coloré par du carmin ammoniacal, puis lavé à l'eau et ensuite brossé avec un pinceau pour le débarrasser de ses cellules endothéliales. Il est étalé de nouveau sur une lame de verre, tendu aussi fortement que possible par le procédé de la demi-dessiccation et arrosé avec de l'alcool absolu qui en fixe les éléments. Une goutte d'essence de girofle ajoutée ensuite éclaircit la préparation. Alors, avec un scalpel ou un rasoir à trempe dure, on y pratique quelques incisions nettes. La membrane ainsi traitée et montée dans le baume du Canada est portée sous le microscope.

En examinant le tissu au niveau de l'une de ces incisions

(*i*, fig. 127), il est facile d'y reconnaître une perte de substance produite par le passage de l'instrument tranchant, sous la forme d'une bande qui se distingue du fond rosé de la préparation parce qu'elle est incolore. Cette bande est limitée par deux bords nettement distincts; les faisceaux et les fibres coupés viennent aboutir à l'un de ces bords et reprennent au même niveau sur l'autre bord de là bande incolore. Le fond rosé, qui est interrompu par la strie incolore de l'incision, correspond donc à une membrane.

La même préparation, examinée en d'autres points, permet de suivre les faisceaux conjonctifs du mésentère sur toute la longueur de la préparation et de les étudier dans leur continuité. Ces faisceaux, qui ont de 5 à 12 µ de dia-

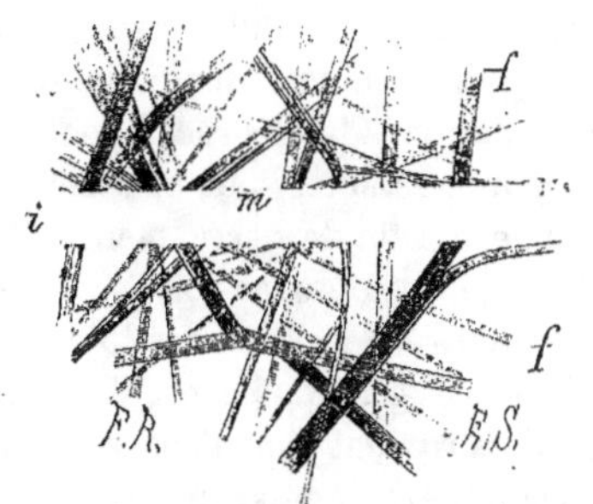

Fig. 127. — Mésentère du lapin adulte, coloré au carmin, traité au pinceau, tendu par la demi-dessiccation, deshydraté par l'alcool, éclairci par l'essence de girofle. — On y a pratiqué une incision *i*; *f*, faisceaux conjonctifs; *m*, membrane inter-fasciculaire. — 330 diam.

Disposition
des faisceaux
connectifs.

mètre, se divisent pour donner naissance à des faisceaux plus petits; ceux-ci vont s'accoler avec d'autres pour former des faisceaux plus gros. Mais jamais un faisceau ne perd son individualité; on peut le suivre sur tout son parcours, soit qu'il soit divisé, soit qu'il soit réuni à d'autres. Il n'y a donc pas pour ces faisceaux de véritables anastomoses, telles qu'en présentent par exemple les fibres élastiques.

En outre, il n'est pas rare de rencontrer dans ces préparations des faisceaux qui s'entre-croisent à la façon de deux anses de fil placées l'une dans l'autre. Pour reconnaître cette disposition, il faut que le mésentère soit fortement coloré et qu'on l'observe avec un objectif à immersion à grand angle d'ouverture. Il est possible que les faisceaux se soient constitués d'emblée de cette façon, mais il est plus probable qu'il s'est produit pendant l'accroissement du mésentère des changements de situation des faisceaux connectifs qui ont déterminé cet entrelacement.

Les observations que nous venons de faire sur le mésentère du lapin ne nous permettent pas de savoir s'il est constitué par un ou par plusieurs feuillets. Pour élucider cette question, nous avons eu recours à l'insufflation, méthode fort simple, employée déjà par Bichat pour l'étude de cette membrane.

Bichat[1] avait remarqué qu'à l'aide de l'insufflation il est possible de diviser le tissu du mésentère en mailles ou en cellules comme le tissu cellulaire sous-cutané, et c'est sur cette observation qu'il se fondait pour établir l'analogie de ces deux tissus. L'application de ce procédé nous a permis d'observer plusieurs faits intéressants. Voici comment il faut s'y prendre :

Insufflation du mésentère. Une pipette de verre bien effilée est introduite obliquement dans le mésentère, au voisinage des vaisseaux, chez un jeune lapin adulte. Grâce au tissu cellulo-adipeux abondant qui se trouve autour des gros vaisseaux, il est facile de faire pénétrer la pointe de l'instrument dans l'épaisseur même de la membrane, et l'on n'est pas exposé à la voir traversée de part en part.

L'insufflation avec la bouche introduit dans le tissu cellulo-adipeux une certaine quantité d'air qui, à partir de là, diffuse dans les parties plus minces et divise le mésentère en deux

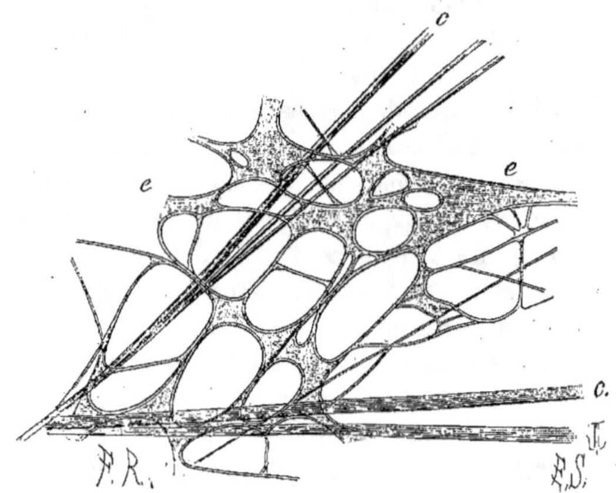

Fig. 128. — Un des feuillets du mésentère du lapin adulte, isolé par l'insufflation, coloré au picrocarminate. — e, réseau élastique; c, faisceaux de tissu conjonctif. — 500 diam.

Le mésentère est composé de plusieurs feuillets. feuillets. L'un de ces feuillets contient les vaisseaux et les ganglions lymphatiques, tandis que l'autre n'est pas vasculaire. La question est donc résolue sans l'aide du microscope : le mésentère est

[1] *Bichat*, Anatomie générale, 1812, t. IV, p. 514.

formé de deux feuillets au moins. Il est même probable qu'il y en a trois, deux superficiels non vasculaires et un moyen qui contient les vaisseaux sanguins et lymphatiques.

Pour étudier isolé un des feuillets non vasculaires du mésentère, la membrane, placée sur une lame de verre, est insufflée par le procédé que nous venons d'indiquer. Il se forme ainsi une vaste bulle dont une des parois est appliquée sur la lame tandis que l'autre est soulevée. Si cette dernière contient les vaisseaux, il suffit de l'exciser avec des ciseaux courbes; il ne reste alors qu'un feuillet dépourvu de vaisseaux sur lequel on laisse tomber une goutte de picrocarminate. Une lamelle étant alors ajoutée, on retranche tout autour d'elle les parties qui pourraient gêner l'observation. Avec un fort grossissement, on trouve des faisceaux du tissu conjonctif (*c*, fig. 128) moins nombreux que sur la membrane entière et un admirable réseau élastique, dont l'observation est maintenant facile parce que la préparation est moins encombrée d'éléments.

Ce réseau est formé par des fibres d'une grande minceur qui, dans les points anastomotiques, sont réunies par une lame élastique présentant des trous de dimensions variables (*e*, fig. 128). On peut donc considérer le réseau élastique du mésentère comme une membrane élastique fenêtrée dont les ouvertures seraient très-inégales. De la surface de l'eau qui regarde l'observateur partent des fibres élastiques ayant une extrémité libre, et qui sont contournées en vrille parce qu'elles ne sont point tendues. Il est fort probable que ces dernières fibres unissent les deux feuillets du mésentère et qu'elles ont été déchirées par l'insufflation.

Les différents réseaux élastiques, dont la direction est parallèle à la membrane, sont donc reliés les uns aux autres et forment en réalité un réseau continu disposé sur plusieurs plans. Il n'en est pas de même des faisceaux connectifs : ceux-ci se présentent tous dans leur continuité, et l'on n'y observe aucune trace de rupture.

Nous ne parlerons ici ni des vaisseaux sanguins, ni des vaisseaux lymphatiques, ni des nerfs du mésentère, il en sera question à propos des vaisseaux et des nerfs en général.

Grand épiploon. — A la suite de l'étude du mésentère du lapin se place naturellement celle d'une autre membrane séreuse, le grand épiploon, dont la structure présente des particularités intéressantes.

Un fragment du grand épiploon de l'homme ou du chien adultes, bien tendu sur une lame de verre, coloré au picrocarminate et examiné dans la glycérine, apparaît non comme une membrane continue, mais comme un réseau dont les mailles sont de grandeur variée et dont les travées sont formées par des faisceaux du tissu conjonctif. Ces travées ont les diamètres les plus divers. Les plus minces, constituées par un seul faisceau de tissu conjonctif, ne contiennent pas de vaisseaux sanguins. Les plus épaisses renferment du tissu cellulo-adipeux, des artères, des veines, des capillaires et des lymphatiques.

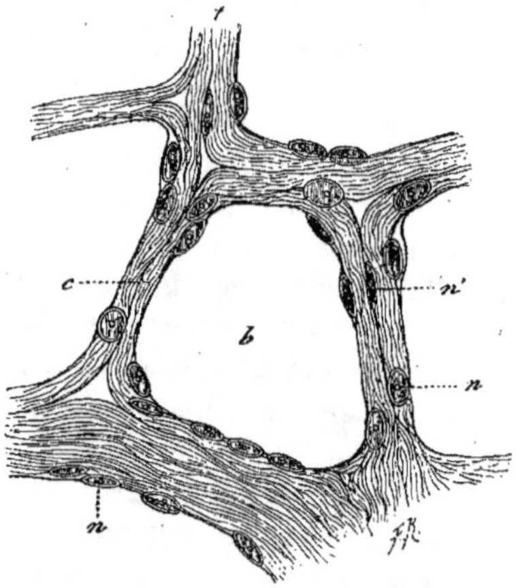

Sur toutes les travées se rencontrent des noyaux colorés en rouge. Les uns, situés sur les bords, ont la forme d'une lentille vue de profil; d'autres, qui se trouvent à la surface des travées les plus larges et qui sont vus de face, ont une forme elliptique.

On observe encore dans l'épaisseur de la membrane, au point où trois ou quatre travées se rencontrent pour limiter autant de mailles distinctes, des noyaux semblables aux précédents, mais qui n'appartiennent pas à la surface (*n′* fig. 129). L'existence de ces noyaux établit que le grand épiploon possède, à côté des cellules endothéliales qui recouvrent la surface, des cellules semblables à celles qui existent dans le tissu conjonctif lâche.

Noyaux du grand épiploon.

Fig. 129. — Grand épiploon du chien adulte, traité frais par le picrocarminate et la glycérine. — *b*, mailles; *t*, travées; *n*, noyaux endothéliaux; *n′*, noyaux des cellules du tissu conjonctif du stroma. — 330 diam.

Il est aisé, du reste, de suivre exactement les cellules endothéliales du grand épiploon et de les distinguer des cellules fixes du tissu conjonctif. A cet effet, le grand épiploon est imprégné au nitrate d'argent. Pour réussir ces imprégnations, il faut choisir un chien jeune, adulte et maigre. L'animal étant encore chaud, la

Grand épiploon imprégné au nitrate d'argent.

cavité abdominale est ouverte, en ayant soin que le sang n'y pénètre pas. Une portion du grand épiploon est détachée avec des ciseaux courbes, dédoublée soigneusement et très-modérément tendue sur le bord d'une assiette. On l'arrose avec de l'eau distillée, et l'on incline ensuite l'assiette pour faire déverser l'eau. Puis l'eau distillée est remplacée par une solution de nitrate d'argent à 1 pour 300, et, en imprimant des mouvements d'oscillation à l'assiette, on renouvelle incessamment les parties du liquide qui sont en contact avec la membrane. Lorsque celle-ci est devenue opaline, elle est lavée dans de l'eau distillée, puis elle est exposée à la lumière solaire, jusqu'à ce qu'elle ait pris une teinte grise. Des lambeaux en sont alors excisés avec des ciseaux, puis ils sont placés sur une lame de verre dans de la glycérine pour en faire des préparations persistantes, ou bien ils sont portés dans une solution de picrocarminate où ils séjournent pendant vingt-

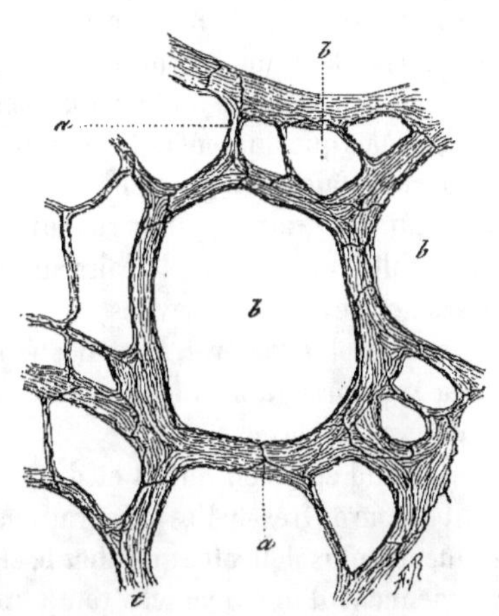

Fig. 150. — Grand épiploon du chien adulte imprégné d'argent. — *a*, interlignes cellulaires imprégnés d'argent; *b*, mailles; *t*, travées connectives. — 300 diam.

quatre heures, lavés de nouveau avec de l'eau distillée et montés aussi dans de la glycérine. Lorsqu'au lieu d'imprégner le grand épiploon tendu, on le fait flotter dans la solution d'argent, les préparations sont beaucoup moins régulières, mais cependant elles peuvent être encore bien démonstratives.

Sur toutes ces préparations, on voit les cellules endothéliales appliquées sur les travées à la manière d'un vernis souple ; chaque noyau coloré par le carmin correspond à une plaque cellulaire limitée par l'argent. Sur les plus fines travées, dont la surface entière est moindre que celle d'une cellule endothéliale ordinaire, on distingue une ligne sinueuse longitudinale marquée par le dépôt d'argent et indiquant le point de soudure des deux bords d'une cellule enroulée tout autour de la travée. Cette cellule forme donc à elle seule un tube dans l'intérieur duquel se trouve tendu un faisceau de tissu conjonctif. Au point d'union de cette travée fine avec les travées voisines, on voit la cellule qui l'enveloppe se terminer par une ligne noire qui correspond à l'union de cette cellule avec d'autres cellules du revêtement.

Cellules connectives et cellules endothéliales. — Il est maintenant facile de bien distinguer les cellules connectives du stroma de la membrane et les cellules endothéliales qui en tapissent la surface ou les travées. Les cellules connectives apparaissent, comme on l'a vu un peu plus haut, dans les figures polygonales que laissent entre eux trois, quatre ou un plus grand nombre de faisceaux qui s'entre-croisent en un point. D'habitude, on peut les voir appliquées sur un de ces faisceaux, et il en résulte que, dans l'épaisseur même du grand épiploon, il existe de petites cavités qui, au point de vue morphologique le plus général, sont des équivalents d'une des mailles de la membrane, ou mieux encore de la cavité péritonéale tout entière.

Grand épiploon du rat et du cochon d'Inde. — Le grand épiploon du rat et du cochon d'Inde imprégné d'argent donne de très-belles préparations, parce que les travées y sont beaucoup plus délicates que chez le chien, et dès lors ces animaux conviennent d'une manière toute spéciale pour l'étude expérimentale de la péritonite. Mais, pour faire ces imprégnations, il est très-difficile de tendre la membrane au moment où l'on fait agir la solution d'argent. Il vaut mieux la laisser flotter dans cette solution, en imprimant au vase qui la contient des mouvements, afin de renouveler les portions du liquide qui sont en rapport avec les travées.

Grand épiploon du lapin. — Chez le lapin, la réticulation du grand épiploon est beaucoup moins accusée que chez les rongeurs précédents. Elle y est représentée par de simples trous répartis d'une manière irrégulière et dont les dimensions sont très-variables. Le grand épiploon du lapin adulte, qui à ce point de vue est comparable au même organe chez les jeunes des autres animaux, présente encore des dispositions particulières intéressantes. Notons d'abord qu'à sa surface se rencontrent des excroissances polypiformes qui, rattachées à la membrane par un pédicule plus ou moins mince, sont formées par des couches emboîtées de tissu conjonctif et possèdent un revêtement endothélial complet, comme on peut le voir après l'imprégnation d'argent[1].

Les cellules connectives du stroma sont ici beaucoup plus nombreuses et mieux accusées que dans le grand épiploon du chien. Contenant un noyau aplati et ovalaire, et formées par une lame de protoplasma granuleux, elles ont un contour irrégulier et se terminent le plus souvent par deux prolongements très-allongés. Pour les observer, on peut employer diverses méthodes. Une des meilleures consiste à placer la membrane pendant vingt-quatre heures dans une solution d'alcool à 36° mélangé à deux parties d'eau distillée, ou pendant plusieurs jours dans le bichromate d'ammoniaque à 2 pour 100, et à la colorer ensuite avec l'hématoxyline. On voit alors, à côté des cellules colorées

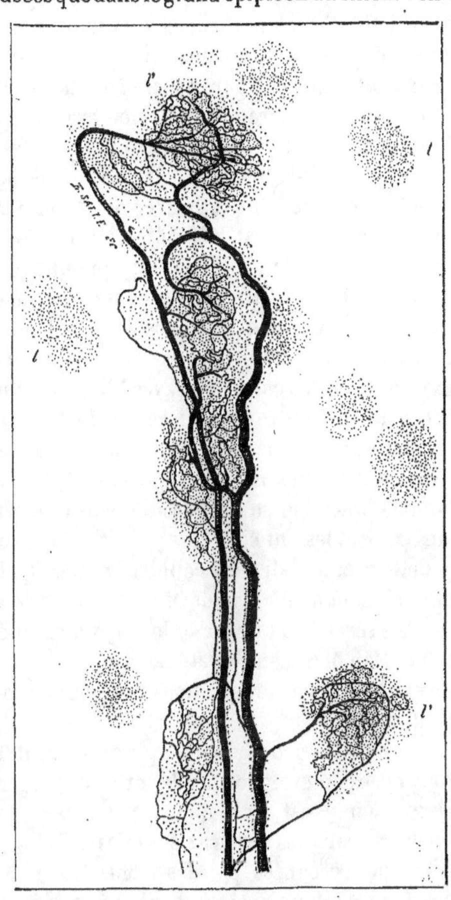

Fig. 131. — Grand épiploon du lapin jeune adulte. Injection de tout le système vasculaire. Coloration au picrocarminate. — *l*, tache laiteuse non vasculaire; *l'*, tache laiteuse vasculaire; *a*, artère; *v*, veine. — 17 diam.

en bleu, les faisceaux de tissu conjonctif ayant une coloration analogue, mais beaucoup plus faible.

[1] Chez presque tous les lapins, il existe dans le grand épiploon des cysticerques

Sur les préparations faites comme nous venons de le dire ou sur d'autres semblables colorées au picrocarminate, on aperçoit des taches qui le plus souvent sont régulièrement circulaires et qui présentent une coloration plus forte que le reste de la membrane. Ces taches peuvent être observées sur le grand épiploon frais n'ayant subi aucune préparation, et comme alors elles tranchent, par une légère opacité, sur les parties les plus minces et les plus transparentes de la membrane, je les ai désignées sous le nom de taches laiteuses. Les plus grandes de ces taches sont gaufrées, c'est-à-dire que, la membrane étant régulièrement étendue sur une lame de verre, elles y forment comme des bulles plissées et vides dont le fond serait représenté par la lame de verre sur laquelle l'épiploon est appliqué. Quelques-unes de ces taches sont vasculaires, d'autres ne renferment pas de vaisseaux (fig. 131). Plus loin, à propos du développement des vaisseaux sanguins, nous reviendrons sur les premières. Les secondes, examinées après coloration avec l'hématoxyline, nous présentent à considérer, outre des faisceaux de tissu conjonctif qui sont la continuation de ceux de la membrane, des cellules connectives semblables à celles qui ont été décrites et des cellules lymphatiques qui se sont accumulées en grand nombre entre les faisceaux et les ont écartés.

Cette accumulation de cellules lymphatiques en certains points de l'épiploon du lapin nous offre, au point de vue de la comparaison des séreuses et des ganglions lymphatiques, un très-grand intérêt. Mais les considérations qui y sont relatives trouveront mieux leur place lorsque nous nous occuperons du système lymphatique.

Les cellules endothéliales qui recouvrent les taches laiteuses sont mises en évidence par le nitrate d'argent, seulement l'imprégnation y est irrégulière. Sur les préparations les mieux réussies, les lignes de séparation des cellules sont très-sinueuses; elles sont occupées par des taches noires qui correspondent à des amas d'albuminate d'argent et par des cellules lymphatiques maintenues en place par l'imprégnation. L'irrégularité de l'en-

isolés qui s'y sont formé des nids en refoulant la membrane et en s'en enveloppant comme d'une sorte de bourse. Il ne paraît pas y avoir de rapport entre le développement des petits polypes de tissu conjonctif et les cysticerques, car ces derniers sont enveloppés, comme on vient de le voir, dans toute la membrane, tandis que les petits polypes semblent simplement appliqués à l'une de ces faces.

dothélium provient de ce que les cellules lymphatiques de la lymphe péritonéale et celles des taches laiteuses le traversent constamment, ainsi que cela ressortira de l'étude que nous allons faire bientôt de la formation des trous et des mailles dans le grand épiploon.

On observe, dans le grand épiploon d'un certain nombre d'animaux, des taches laiteuses ou des formations analogues. A ce point de vue, le grand épiploon du marsouin mérite une mention spéciale. Admirablement réticulé, il possède des travées d'une grande minceur ; sur les plus grosses, qui contiennent des vaisseaux, sont distribués d'une manière assez régulière des renflements fusiformes produits par une accumulation de cellules lymphatiques au-dessous de l'endothélium et entre les faisceaux de tissu conjoncif.

Plusieurs questions importantes doivent être soulevées au sujet du grand épiploon. L'une d'elles est relative aux rapports des faisceaux avec les mailles. Rollett [1] a soutenu que chaque maille est entourée d'une sorte de couronne faite par un faisceau de tissu conjonctif enroulé et soudé à lui-même. Il n'en est pas ainsi. Mais les préparations dont nous avons parlé jusqu'ici ne peuvent pas servir à l'établir. Il est difficile d'y suivre la direction des faisceaux, parce que ceux-ci ont à peu près le même indice de réfraction que le milieu dans lequel ils sont plongés ; le bord de la maille seul y apparaît comme une ligne très-nette.

La méthode qu'il faut employer pour étudier le trajet et les rapports des faisceaux est fondée sur cette notion bien connue qu'un objet observé au microscope a des contours d'autant plus précis qu'il se trouve dans un milieu dont l'indice de réfraction s'écarte davantage du sien propre. Comme il y a entre l'indice de réfraction de ces faisceaux secs et celui de l'air une très-grande différence, nous pourrons facilement en faisant l'examen à sec et dans l'air déterminer leur limites et par conséquent suivre leur trajet. A cet effet, le grand épiploon du chien, du chat, du rat, du cochon d'Inde, etc., est placé dans de l'eau distillée. Une portion de la membrane ne contenant pas de tissu adipeux est enlevée avec des ciseaux, étendue régulièrement sur une lame de verre par le procédé de la demi-dessiccation et abandonnée

----

[1] Rollett. *Stricker's Handbuch*, p. 57.

ensuite à la dessiccation complète. Elle est recouverte d'une lamelle, et les bords de celle-ci sont fixés avec des bandes de papier. En examinant alors la préparation avec un grossissement de 150 à 200 diamètres, il sera facile de reconnaître que les faisceaux connectifs ne forment pas des anneaux complets autour de chaque maille du réseau, mais qu'ils sont simplement écartés, de telle sorte qu'une de ces mailles est bordée par deux, trois, quatre ou un plus grand nombre de faisceaux qui continuent leur parcours et vont concourir à la délimitation des mailles voisines.

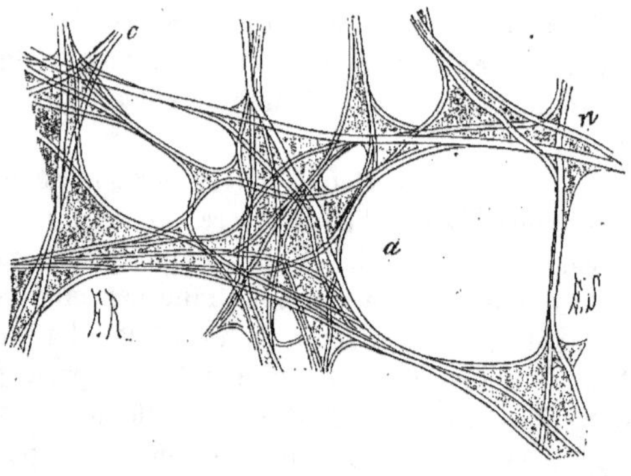

Fig. 132. — Grand épiploon du cochon d'Inde, séché et observé dans l'air. — *a*, mailles; *n*, travées; *c*, faisceaux du tissu conjonctif. — 200 diam.

Ces faisceaux s'éloignent, se rapprochent et s'entrelacent comme les fils d'une dentelle.

Ces premières notions sur la disposition des faisceaux de tissu conjonctif autour des mailles étant établies, il importe d'étudier comment se forment ces mailles, car elles n'existent pas dans le grand épiploon des embryons et des nouveau-nés. Chez eux, cette membrane est continue, et c'est seulement après la naissance que s'y font des trous qui, s'agrandissant peu à peu, deviennent des mailles plus ou moins étendues.

Formation des trous. Pour étudier la formation des mailles du grand épiploon, il faut choisir un chien ou un chat nouveau-nés, ou mieux encore un lapin de un à trois mois. Chez ce dernier animal, les trous qui représentent les mailles sont si variés que l'on pourra suivre, sur une seule préparation et quelquefois dans le même champ du microscope, toutes les phases de la perforation.

Considérons d'abord les trous complétement formés sur une préparation bien réussie du grand épiploon du lapin, imprégné avec le nitrate d'argent. Avec un grossissement de 150 à 400 diamètres, l'objectif étant à grand angle d'ouverture, nous pourrons distinguer successivement le pavé endothélial supérieur et le pavé endothélial inférieur, de telle sorte que les deux images ne seront pas confondues. Dès lors, il nous sera possible de bien observer comment se comportent les interlignes cellulaires imprégnés d'argent au niveau de chaque trou, et par suite de savoir quelle y est

Grand
épiploon
du lapin
examiné après
imprégnation.

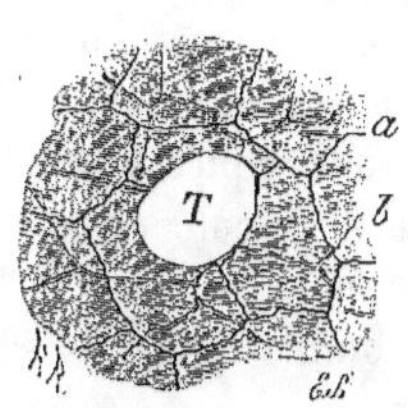

Fig. 133. — Grand épiploon du lapin adulte. — T, trou ; a, interlignes cellulaires marqués par le dépôt d'argent à la face supérieure ; b, interlignes cellulaires de la face inférieure. — 250 diam.

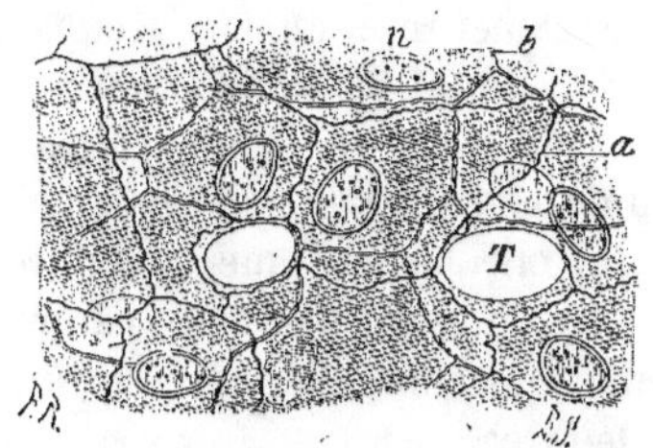

Fig. 134. — Grand épiploon du lapin adulte. Imprégnation d'argent. Coloration au picrocarminate. Conservation dans la glycérine. — T, trou ; a, interlignes cellulaires de la face supérieure ; b, interlignes cellulaires de la face inférieure ; n, noyau. — 330 diam.

la disposition des cellules endothéliales. Cette disposition n'est pas toujours la même. Trois cas principaux peuvent se présenter : 1° une ligne noire marque la circonférence du trou et à cette ligne viennent se terminer les cellules de la face supérieure et celles de la face inférieure ; 2° il n'y a pas de ligne noire sur la circonférence du trou, et une cellule en particulier, tapissant le bord de ce trou, appartient par une de ses portions à la face supérieure et par son autre portion à la face inférieure de la membrane ; 3° un trou est enveloppé par une ligne continue excentrique, limite d'une cellule endothéliale ; sur l'autre face de la membrane on voit partir des bords du trou plusieurs lignes divergentes qui sont la limite de plusieurs cellules. Ce sont là les trois dispositions qui représentent les types les plus saillants et les plus importants, mais il y en a de très-grande variété. Parmi celles que nous avons indiquées, la dernière est la plus intéressante au point de vue auquel nous nous sommes placé. Elle prouve,

Disposition
des cellules
endothéliales
autour
des trous.

en effet que la perforation de la membrane, se poursuivant au milieu d'une plaque endothéliale, est le produit d'une action mécanique dont la cause doit être cherchée en dehors de cette membrane. C'est du moins l'hypothèse qui nous semble la plus probable.

Voici comment nous sommes conduit à la formuler : parmi les nombreuses cellules lymphatiques qui vaguent dans la cavité du péritoine (et chez le lapin en particulier elles sont parfois si abondantes que la sérosité péritonéale en est rendue lactescente) supposons-en une qui vienne se fixer entre deux cellules du revêtement endothélial du grand épiploon. Elle les écartera pour venir se mettre en rapport avec la face profonde d'une cellule de l'endothélium de la face opposée de la membrane. Poursuivant son trajet en ligne droite, elle perforera cette dernière cellule endothéliale, et, lorsqu'elle se sera complétement dégagée, elle laissera une ouverture limitée d'un côté par deux cellules du revêtement et de l'autre par une seule cellule présentant à son centre une perte de substance comme taillée à l'emporte-pièce.

La même hypothèse s'applique fort bien à la première des dispositions que j'ai indiquées. Pour la comprendre, il suffit d'admettre que la cellule lymphatique perforante, partie d'un interligne endothélial de l'une des faces de la membrane, a gagné la face opposée au niveau de la séparation de plusieurs des cellules de cette face.

Quant à la seconde disposition, qui est de beaucoup la plus fréquente, surtout dans l'épiploon du lapin adulte, et qui correspond au grand épiploon du chien, du rat, etc., elle ne peut se comprendre qu'en admettant un remaniement du revêtement endothélial ; elle en montre du reste l'importance et l'étendue, et à ce point de vue elle ne manque pas d'intérêt. Du reste l'étude du grand épiploon enflammé nous apprend combien ce remaniement est facile, puisque la membrane peut être à un certain moment presque complétement dénudée et cependant se recouvrir plus tard d'une nouvelle couche endothéliale[1].

L'hypothèse que nous venons de formuler au sujet de la formation des trous de l'épiploon peut être encore étayée sur deux ordres de faits : les uns sont relatifs à la distribution des trous, les autres à l'observation des trous en voie de formation.

[1] Manuel d'histologie pathologique, p. 74.

Les trous se montrent loin des vaisseaux sanguins, là où la membrane est le plus mince et où elle est le moins largement pourvue de moyens de nutrition. Ce sont donc les points qui présentent le moins de résistance mécanique et vitale qui sont perforés, ce qui semble prouver qu'il s'agit là d'un processus passif de la part de la membrane.

Un second fait au sujet de la distribution des trous est encore à noter. Cette distribution est tout à fait irrégulière. Chez le lapin, les perforations grandes ou petites sont éloignées, rapprochées, ou se confondent sans qu'aucune place paraisse marquée d'avance pour chacune d'elles. Chez l'homme, le chien, le cochon d'Inde, le rat, etc., la réticulation se poursuit et n'est limitée finalement que par les faisceaux connectifs et les grosses travées vasculaires et adipeuses. Chez ces derniers animaux, le réticulum paraît alors avoir une certaine régularité; mais chez le lapin, où la réticulation est beaucoup plus limitée, les mailles n'ont pas une distribution régulière. De ce fait, on peut encore induire que la membrane joue un rôle passif dans le phénomène qui la transforme en un réseau.

L'observation des trous en voie de formation doit être faite sur le grand épiploon d'un jeune lapin imprégné en place avec la solution de nitrate d'argent. L'animal étant tué par une hémorrhagie ou par la section du bulbe, la cavité abdominale est largement ouverte, l'épiploon est étendu sur le paquet intestinal, et avec une pipette on l'arrose d'une solution de nitrate d'argent à 1 pour 400. Lorsque l'imprégnation est produite, le grand épiploon est détaché avec des ciseaux, placé dans de l'eau distillée, et des fragments en sont régulièrement étalés sur une lame de verre, pour être soumis à l'examen microscopique.

La plupart des trous sont remplis par une masse noire provenant de ce que la sérosité albumineuse du péritoine, maintenue par capillarité dans chacun d'eux, a été d'abord coagulée par le nitrate d'argent, puis a retenu une partie du métal sous la forme d'albuminate.

D'autres trous contiennent une cellule globuleuse, semblable par son volume et sa forme à une cellule lymphatique et séparée de la circonférence du trou par un liséré inégal noir provenant de la fixation du nitrate d'argent par l'albuminate.

En quelques points, entre deux cellules endothéliales et plus souvent au niveau de la jonction de trois de ces cellules, se trouve enclavée une cellule lymphatique limitée par une ligne circulaire d'imprégnation. Comme sur l'autre face de la membrane le revêtement endothélial qui lui appartient se montre continu, il faut bien admettre que la figure produite par la cellule lymphatique correspond sur cette dernière face tantôt à une cellule endothéliale, tantôt à un interligne cellulaire.

Toutes les cellules enclavées entre les cellules endothéliales ne sont pas semblables aux cellules lymphatiques. Il y en a qui

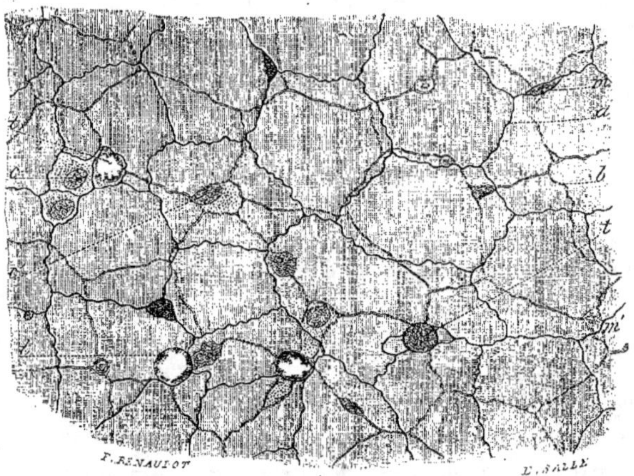

Fig. 135. — Grand épiploon d'un lapin de trois mois, imprégné sur place chez l'animal qui vient d'être sacrifié. — *t*, trous de la membrane; *a*, interlignes cellulaires de la face supérieure; *b*, interlignes de la face inférieure; *m*, amas d'albuminate d'argent intercellulaires de la face supérieure; *m'*, les mêmes de la face inférieure; *c* et *c'*, petites cellules intercalaires.

ont une analogie bien plus grande avec de petites cellules endothéliales, car elles présentent des côtés rectilignes et des angles bien marqués. Il n'est pas probable qu'elles proviennent d'un produit de division des cellules du revêtement, parce que cette division se fait en d'autres points d'une tout autre façon (voyez page 267). Lorsqu'elle a lieu, les deux cellules qui proviennent de la segmentation de l'élément primitif sont à peu près de la même dimension et présentent des noyaux placés en face l'un de l'autre de chaque côté d'un interligne. Cette petite cellule endothéliale dérive sans doute d'une cellule migratrice qui, n'ayant pas pu poursuivre sa route dans l'épaisseur de la membrane, s'est étalé à sa surface. Du reste, il suffit d'avoir vu une cellule lymphatique de la grenouille s'aplatir sur une lame de verre, au moment où on l'examine (voy. p. 155), pour que cette interprétation paraisse naturelle.

Enfin, on observe, entre les cellules endothéliales, de petits amas noirs et des perforations complètes de la membrane d'un très-petit diamètre. Les uns et les autres peuvent encore être considérés comme des traces laissées par les cellules lymphatiques au moment où elles s'attaquent à la membrane ou viennent de la traverser.

Le nombre, les dimensions et la distribution des taches et des trous du grand épiploon sont successivement variables. Ils semblent livrés à une sorte de hasard, mais on peut cependant les expliquer en admettant que les cellules lymphatiques qui vivent à l'état de liberté dans la cavité péritonéale y possèdent les propriétés qui ont été indiquées antérieurement (p. 175). Au moyen de leurs prolongements amiboïdes, elles se fixent sur les surfaces et tendent naturellement à pénétrer dans les interstices. Elles mettent en jeu cette activité sur le grand épiploon qui, étendu librement dans la cavité péritonéale, se trouve soumis à leur action. Elles tendent incessamment à pénétrer et à s'établir entre les cellules endothéliales; elles y réussissent parfois, mais le plus souvent, après avoir écarté deux cellules voisines, elles changent de direction et laissent une empreinte qui se trouve remplie par de la sérosité. Si à ce moment-là une solution d'argent est mise en rapport avec la membrane, cette empreinte sera nécessairement marquée par une tache noire. Ces taches existent seulement quand l'imprégnation a été faite sur le grand épiploon en place et non lavé. Elles ne se rencontrent pas lorsque la membrane a été détachée et lavée à l'eau distillée avant d'être soumise à l'imprégnation. Il a donc suffi d'un simple lavage pour permettre aux bords des cellules momentanément écartés de se rejoindre de nouveau.

La plupart des histologistes considèrent les petites taches inter-endothéliales comme des stomates préexistantes destinées à livrer passage aux cellules lymphatiques; cette hypothèse à été émise à propos d'autres membranes revêtues de cellules endothéliales (v. *Vaisseaux capillaires*). Mais la distribution irrégulière de ces taches et leur absence, lorsque avant d'employer le nitrate d'argent on a enlevé les albuminates qui souillent les surfaces, font supposer qu'il ne s'agit pas là d'ouvertures préexistantes. La présence même de ces taches sur le grand épiploon, qui est déjà si largement perforé et où le passage des globules blancs est parfaitement inutile, apporte un nouvel argument contre l'opinion de ceux qui voudraient en faire des stomates.

Mésentère de la grenouille. — Il convient maintenant d'indiquer quelques faits observés sur le mésentère de la grenouille

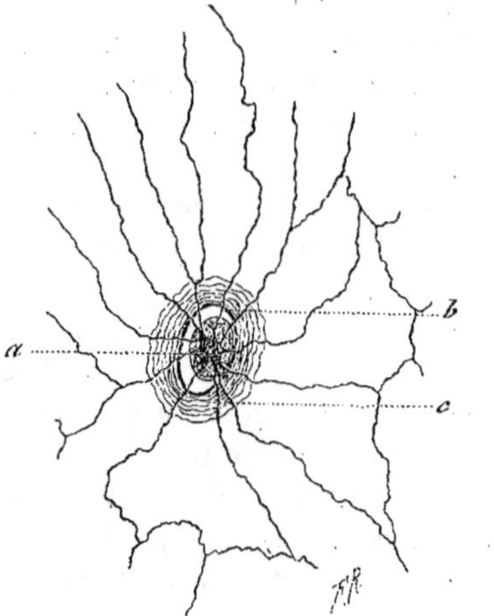

Fig. 136. — Mésentère de la grenouille imprégné au nitrate d'argent. — *b*, trou occupé par une cellule granuleuse *a*, limité par une couronne de tissu conjonctif *c* et entouré de cellules endothéliales disposées en rayons. — 400 diam.

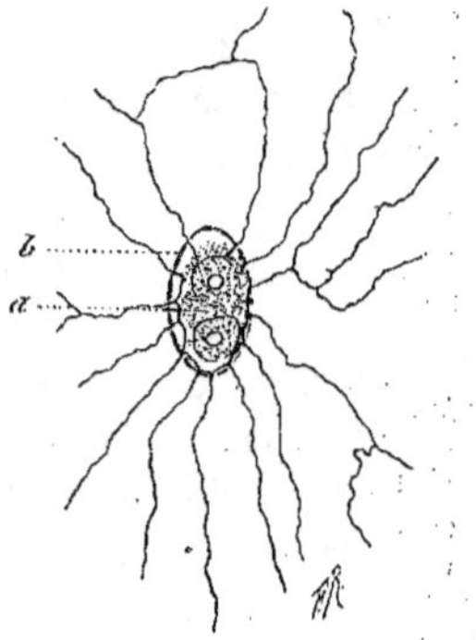

Fig. 137. · Mésentère de la grenouille imprégné d'argent. — *b*, trou occupé par deux cellules granuleuses. — 400 diam.

qui, à certains points de vue, peut être rapproché du grand épiploon des mammifères.

Après avoir imprégné au nitrate d'argent un fragment du mésentère, en conservant la portion de l'intestin à laquelle il est attaché, on l'étale sur une lame de verre et on le recouvre d'une lamelle ronde. L'intestin vient se ranger en couronne autour de cette lamelle et le mésentère se trouve ainsi régulièrement tendu. On y ajoute du picrocarminate et, après un séjour de 24 heures dans une chambre humide, la membrane est colorée ; pour la conserver, il suffit d'introduire de la glycérine.

Examinons alors avec un faible grossissement la partie de

cette membrane située entre les vaisseaux; nous y verrons un revêtement endothélial continu, dans lequel se distinguent des

Trou
du mésentère
de la
grenouille.

cellules ayant un groupement particulier. Ces cellules forment des systèmes rayonnés au centre desquels il existe une ou deux cellules rondes, granuleuses et beaucoup plus petites que les autres (fig. 136 et fig. 137).

Pour savoir à quoi correspondent ces cellules dans la membrane, il est nécessaire de recourir à un autre mode de préparation qui nous permet d'observer le mésentère dépourvu de son revêtement endothélial. A cet effet,

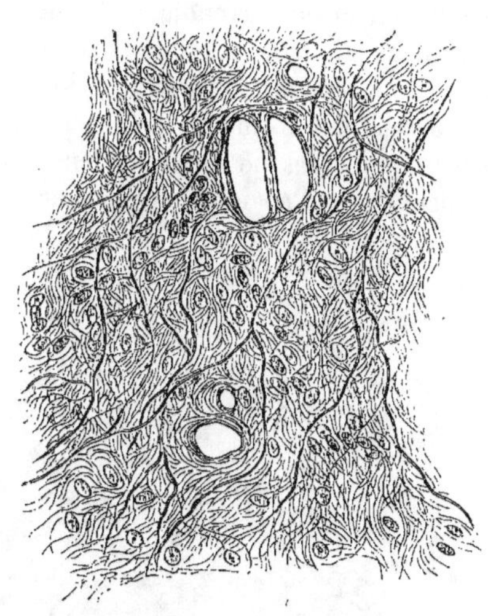

Fig. 158. — Mésentère de la grenouille, coloré au picrocarminate et traité au pinceau. — 120 diam.

la membrane est colorée au picrocarminate et traité par le pinceau. Elle montre alors des trous simples (v. fig. 158) ou divisés par un réticulum. Dans ce dernier cas, ils représentent, pour ainsi dire, des épiploons en miniature (fig. 139). C'est au niveau de ces trous que, sur les préparations imprégnées, nous avons vu une ou deux cellules rondes et granuleuses. Nous pouvons donc conclure de là que dans le mésentère de la grenouille il y a, entre les rayons vasculaires, des cellules rondes qui habitent dans des trous et qui sont là comme des tampons destinés à boucher momentanément ces ouvertures.

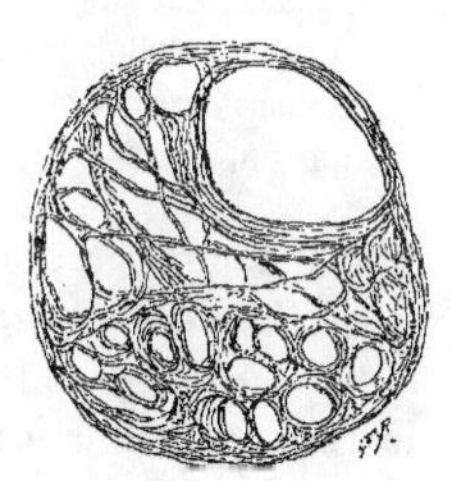

Fig. 139. — Un des trous réticulés du mésentère de la grenouille, coloré au picrocarminate et traité au pinceau. — 120 diam.

Si nous revenons à la préparation imprégnée à l'argent et colorée, pour examiner la partie du mésentère qui est située au-dessus des vaisseaux, nous y trouverons aussi des systèmes rayonnés. Au centre de ces systèmes, on observe une ou plusieurs cellules qui diffèrent de celles qui les entourent par une forme plus arrondie, des dimensions moindres et un état granuleux de leur substance. Souvent, lorsqu'on imprime de légers mouvements à la lamelle, elles se séparent un peu, tandis que les cellules ordinaires du revêtement résistent à cette action mécanique. Elles ne correspondent pas à des trous qui traverseraient toute l'épaisseur du mésentère, mais à des logettes

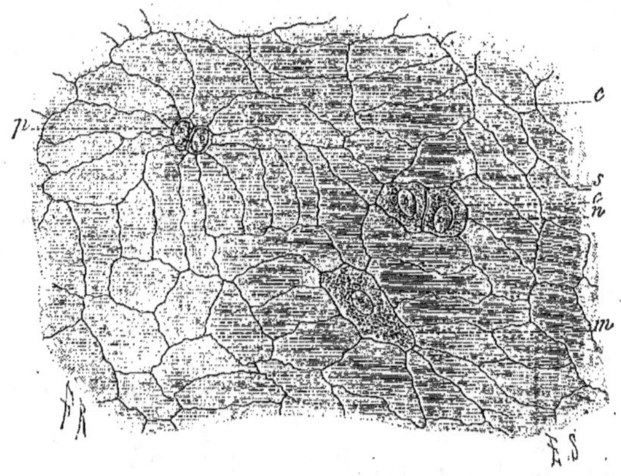

Fig. 140. — Mésentère de la grenouille imprégné d'argent. Endothélium au-dessus des gaînes lymphatiques périvasculaires. — *c*, cellules endothéliales ordinaires; *m*, grande cellule granuleuse; *s*, deux cellules granuleuses laissant entre elles une stomate semblable à celles des végétaux; *p*, deux cellules analogues plus petites; *n*, noyaux. — 300 diam.

dont le fond correspond aux gaînes lymphatiques périvasculaires (voy. *Vaisseaux lymphatiques*). Ces cellules, plus molles que les autres, peuvent se laisser écarter et constituent des stomates à lèvres mobiles, mais ce ne sont pas là des stomates béantes, telles que les histologistes modernes, et His en particulier, les ont décrites dans les vaisseaux et les séreuses. Ces dernières n'existent pas, comme il ressort de la description que nous avons donnée précédemment de la formation des trous du grand épiploon.

Repli méso-péricardique du chien. — Pour compléter cette étude des membranes conjonctives présentant des mailles, nous allons décrire quelques faits relatifs au repli méso-péricardique du chien; ils présentent, comme nous le verrons, un certain intérêt au point de vue de la morphologie générale du tissu conjonctif.

Chez le chien, le lapin, le cochon d'Inde, le péricarde n'est pas adhérent au thorax et au diaphragme comme chez l'homme ; il est libre, mobile dans la cavité thoracique et retenu seulement à la face profonde du sternum et au diaphragme par une membrane flottante. Cette membrane, dont la structure est analogue à celle du grand épiploon, présente encore chez le chien une particularité remarquable. Au lieu d'être simple, c'est-à-dire d'être tout entière dans un seul plan, elle est complexe. En certains points, on y trouve des travées sur des plans différents : par exemple, d'une des travées du réseau part une travée transversale qui s'élève au-desssus des autres, en croise plusieurs en passant par-dessus, et revient se continuer avec des travées qui sont dans le plan commun.

Le repli mésopéricardique du chien se rapproche par cette disposition du tissu conjonctif lâche, ou mieux encore du tissu réticulé des ganglions lymphatiques, comme on le verra plus loin, et, possédant cependant la structure générale du grand épiploon, il rattache les unes aux autres ces différentes formes du tissu conjonctif.

Notons encore que, chez le chien, les plus grosses travées du repli mésopéricardique possèdent des vaisseaux et présentent des renflements fusiformes constitués par des cellules lymphatiques accumulées en grand nombre. A ce point de vue, il se rapproche du grand épiploon du marsouin.

Ligament suspenseur du foie. — Le ligament suspenseur du foie du lapin, étalé sur une lame de verre, abandonné à la dessiccation et examiné à l'œil nu à contre-jour, montre des stries parallèles.

Cette membrane bien tendue, colorée au picrocarminate et étudiée au microscope, présente à considérer des faisceaux de fibres élastiques colorés en jaune par l'acide picrique, et qui correspondent aux stries vues à l'œil nu. Entre ces faisceaux se trouvent des faisceaux de tissu conjonctif rectilignes ou ondulés, suivant que la membrane a été plus ou moins tendue. Toutes ces fibres ont la même direction et sont disposées sur l'animal suivant le sens de la résistance qu'elles doivent opposer au poids du foie. Quelques-uns des faisceaux connectifs se divisent, et alors leurs ramifications restent isolées, ou bien elles vont rejoindre un faisceau voisin. Tous ces faisceaux de tissu conjonctif sont recouverts de cellules plates dont les noyaux ont été fortement colorés en rouge par le picrocarminate. Il y a en outre, sur chacune des faces de la membrane, un réseau élastique très-fin qui en relie les différentes parties.

Le ligament suspenseur du foie montre dans sa structure beaucoup d'analogie avec le mésentère. Il y a cependant des différences ; les faisceaux du ligament suspenseur sont plus volumineux et possèdent à leur surface, comme les faisceaux du tissu conjonctif sous-cutané, des cellules plates qui n'existent pas autour des faisceaux connectifs du mésentère.

Centre phrénique. — Le centre tendineux du diaphragme, bien qu'il puisse être considéré comme un tendon plat, présente cependant quelques dispositions qui lui sont tout à fait spéciales, et sur lesquelles nous insisterons à cause de leur importance physiologique.

Depuis que Recklinghausen[1] a démontré que le centre phrénique absorbe par sa face péritonéale des parties solides, cet organe a été de la part des histologistes l'objet d'études nombreuses et attentives. Voici comment il faut faire l'expérience de Recklinghausen : chez un lapin que l'on vient de sacrifier, la cavité thoracique est largement ouverte ; les poumons et le cœur sont enlevés, et sur la face thoracique du centre phrénique est appliqué un disque de liége muni d'une ouverture centrale. Par la cavité abdominale également ouverte, on fixe avec des épingles le diaphragme contre ce disque de liége, de manière que le centre phrénique se trouve libre sur ses deux faces. Cette partie du diaphragme est circonscrite par une incision, de manière à la détacher. On obtient ainsi une portion du centre phrénique bien tendue, qui peut être portée sur la platine du microscope. Lorsqu'elle y est placée, elle est arrosée sur sa face péritonéale, qui doit être tournée en haut, de quelques gouttes de lait dilué avec de l'eau sucrée. Observant alors avec un grossissement de 50 à 100 diamètres, on voit se produire dans le liquide une série de tourbillons. Ensuite, la préparation étant lavée à l'eau, on constate que les vaisseaux lymphatiques sont remplis de globules de lait.

Cette expérience prouve que les canaux lymphatiques du centre

Expérience de Recklinghausen. Lait injecté dans le centre phrénique.

---

[1] *Recklinghausen*. Das Lymphgefässystem. *Stricker's Handbuch*, p. 222.

phrénique peuvent absorber des particules solides qui se trouvent dans la cavité abdominale ; elle conduit naturellement à supposer que ces canaux possèdent des ouvertures sur la face péritonéale du diaphragme. Aussi, depuis que l'on connaît cette expérience, les histologistes ont-ils cherché à voir les pertuis que l'on supposait devoir exister sur cette face péritonéale, mais jusqu'à présent personne n'y a réussi.

Nous allons reprendre avec détail l'étude du centre phrénique et indiquer les diverses méthodes à l'aide desquelles on peut en reconnaître la structure. Le centre phrénique d'un lapin, examiné à l'œil nu sans aucune préparation, présente du côté pleural des fibres paraboliques concentriques, tandis que du côté péritonéal on y remarque des fibres radiées séparées les unes des autres par des espaces plus clairs. Ces deux systèmes de fibres n'appartiennent ni à la plèvre ni au péritoine, car lorsque les deux feuillets superficiels qui correspondent à ces séreuses ont été enlevés, la membrane intermédiaire qui reste possède encore sa disposition radiée du côté abdominal et ses fibres paraboliques concentriques du côté pleural.

Pour étudier la disposition des vaisseaux lymphatiques, Ludwig et Schweigger-Seidel [1] ont eu recours à la méthode suivante : sur un lapin tué par hémorrhagie, la cavité abdominale est ouverte. La veine cave, l'aorte et l'œsophage sont pris dans une ligature commune qui passe autour de la colonne vertébrale. Le lapin est ensuite coupé en deux moitiés par le travers, au-dessous du diaphragme. La moitié thoracique est suspendue, la tête en bas, au moyen de trois ou quatre ficelles passées dans les téguments, de manière que la concavité péritonéale du diaphragme soit disposée comme une coupe. On y verse une certaine quantité de bleu de Prusse dissous dans l'eau et, en faisant la respiration artificielle au moyen d'une canule que l'on a préalablement introduite dans la trachée, on imprime au diaphragme des mouvements alternatifs d'élévation et d'abaissement [2]. Lorsque cette manœuvre a été pratiquée pendant quelques minutes, la face péritonéale du diaphragme est lavée à l'eau distillée pour enlever le bleu en excès ; puis on y verse de l'alcool pour fixer les éléments

Injection de
bleu de Prusse
dans
le centre
phrénique.

---

[1] *Ludwig et Schweigger-Seidel.* Arbeiten aus der physiologischen Anstalt zu Leipzig, mitgetheilt durch C. Ludwig. Leipzig, 1867, t. I, p. 174.

[2] Pour la description de l'appareil à respiration artificielle, voyez l'article MUSCLE.

et pour rendre le bleu insoluble. Le centre phrénique est ensuite détaché et étendu à plat.

En l'examinant à l'œil nu, on y trouve fort exactement ce qu'ont indiqué Ludwig et Schweigger-Seidel. Sur la face péritonéale se distinguent des fibres blanches rayonnées, qui limitent des fentes colorées en bleu parce qu'elles sont remplies par la masse à injection. Sur la face pleurale se présentent au contraire des dessins d'une forme différente ; il y a là un véritable réseau lymphatique, coloré en bleu, formé de vaisseaux ramifiés en divers sens et allant rejoindre des vaisseaux de plus en plus considérables. Il est facile de se convaincre, en faisant varier la durée de l'expérience, que les fentes rayonnées se remplissent avant les vaisseaux lymphatiques du côté pleural.

Cette injection montre donc clairement qu'entre les fibres radiées il existe des conduits lymphatiques en forme de fentes, communiquant d'une part avec la cavité péritonéale et de l'autre avec les vaisseaux lymphatiques sous-pleuraux.

Ces fentes peuvent être étudiées avec avantage sur des coupes perpendiculaires à la surface du centre phrénique. Pour les faire, on peut prendre un diaphragme non injecté ou un diaphragme injecté au bleu par le procédé de Ludwig. Dans l'un et l'autre cas, la membrane, tendue régulièrement sur une lame de liége et fixée à l'aide d'épingles, est d'abord placée pendant vingt-qnatre heures dans le liquide de Müller ou dans l'alcool absolu. Elle est ensuite portée dans une solution sirupeuse de gomme, et, lorsqu'elle y a séjourné quelques heures, elle est plongée dans de l'alcool qui lui donne une consistance suffisante pour permettre des coupes régulières. Ces coupes, faites au rasoir après inclusion dans de la moelle de sureau, placées dans l'eau pour dissoudre la gomme, colorées au picrocarminate et montées en préparations persistantes dans la glycérine, nous montrent les trois couches dont il a été question : deux marginales, formées par du tissu conjonctif lâche ou rétiforme, appartenant l'une à la plèvre, l'autre au péritoine, et entre elles la membrane tendineuse proprement dite.

Si la section a été faite bien perpendiculairement à la direction des fibres radiées, on reconnaît que chacune de celles-ci montre une disposition semblable à celle des petits tendons de la queue des mammifères coupés en travers (voy. p. 355). Ce sont les mêmes figures étoilées, colorées en rouge et les mêmes sections circulaires de petits faisceaux tendineux. Les fibres radiées du centre phrénique ne sont donc pas de simples faisceaux de tissu conjonctif, ainsi qu'on pourrait le supposer quand on les examine à l'œil nu. Chacune d'elles représente un véritable petit tendon.

C'est entre la section de deux de ces petits tendons que se voit la section de la fente lymphatique qui paraît comme une tache bleue si la pièce a été injectée, ou comme un espace vide, si elle n'a pas été soumise à l'injection. Cet espace est limité sur les côtés par les deux tendons marginaux, ainsi que nous venons de le dire : en bas, par le feuillet connectif du péritoine; en haut, le plus souvent par un tendon placé entre les deux premiers sur un plan supérieur, ou bien simplement par le feuillet pleural.

On observe assez souvent la disposition suivante : au centre de l'espace qui correspond à la fente lymphatique, se montre la coupe d'un petit faisceau tendineux qui, dans les pièces injectées, est entourée de bleu. Parfois, au lieu d'un faisceau tendineux, on y trouve un vaisseau sanguin coupé en travers, qui généralement est relié à la paroi par une sorte de méso.

Ces coupes transversales du centre phrénique ne suffisent pas pour nous donner des notions complètes sur sa structure. Pour acquérir ces notions, il est nécessaire d'employer d'autres méthodes qui nous permettent de bien voir les éléments constitutifs de cette membrane. Il faut pour cela que ces éléments soient fixés dans leur forme et que la membrane soit bien tendue.

Le procédé le plus simple pour obtenir ce résultat consiste à verser de l'alcool absolu sur le centre phrénique pendant qu'il est en place. Quand il est fixé par le réactif, il est enlevé et plongé dans l'alcool absolu. Plus tard on en détache avec des ciseaux des fragments qui sont placés dans l'eau, colorés au picrocarminate et examinés dans la glycérine. En les observant du côté péritonéal, on y distingue les tendons séparés par les fentes lymphatiques. En éloignant l'objectif, on trouve, sur un plan plus superficiel, un réticulum comparable à celui du grand épiploon et constitué, comme ce dernier, par des faisceaux de tissu conjonctif qui s'anastomosent les uns avec les autres, de manière à former par leur réunion des travées plus ou moins considérables.

Ce réticulum ne se voit pas facilement au-dessus des tendons radiés, mais on peut toujours le reconnaître au-dessus des fentes lymphatiques.

En étudiant attentivement les fentes lymphatiques elles-mêmes, on remarque qu'en certains points elles sont traversées obliquement par des faisceaux tendineux isolés qui se dégagent d'un tendon pour aller se confondre avec un autre. Ces faisceaux présentent à leur surface des noyaux aplatis et ne possèdent pas de noyaux semblables dans leur épaisseur. Voilà donc un faisceau tendineux qui, dégagé de son tendon, se montre isolé et recouvert de cellules endothéliales et peut dès lors être considéré comme l'analogue d'une des travées du grand épiploon. Ce fait établit un rapport entre le tissu tendineux, le tissu conjonctif lâche et le tissu rétiforme, et à ce point de vue il a une certaine importance[1].

Dans l'intérieur des fentes, au-dessous du réticulum péritonéal et même dans les mailles de ce réticulum, il existe toujours un nombre plus ou moins considérable de petites cellules, qui sont des cellules lymphatiques. Au voisinage des gros vaisseaux qui sillonnent la face abdominale du centre phrénique, le réticulum formé par le péritoine est très-développé et constitue là une sorte de lac lymphatique.

Centre phrénique traité par l'acide osmique.

Pour préparer le centre phrénique on peut aussi employer avec avantage l'acide osmique en solution à 1 pour 100 dont l'action doit être prolongée pendant quelques heures. Lavée à l'eau distillée, placée pendant vingt-quatre heures dans le picrocarminate à 1 pour 100 et lavée de nouveau, la membrane est montée en préparation persistante dans la glycérine, de telle façon qu'elle se présente par sa surface péritonéale. On y distingue, au-dessous des petits tendons rayonnés, la couche des fibres circulaires qui se trouve du côté pleural. En éloignant au contraire l'objectif, le réticulum formé par le péritoine apparaît nettement, et l'on y voit au niveau des fentes des figures circulaires ou un peu allongées (p fig. 141), sortes de lacunes bordées par une rangée de petites cellules rondes. C'est ce que j'appellerai des *puits lymphatiques*.

Puits lymphatiques.

En abaissant un peu l'objectif, cette figure ne disparaît pas, ce qui prouve que la disposition à laquelle elle répond se continue dans l'intérieur de la préparation : il s'agit donc là non-seulement

---

[1] Ludwig et Schweigger-Seidel (*Arbeiten der physiol. Anstalt zu Leipzig.* 1867, t. I, p. 178) ont parfaitement décrit le réticulum qui, du côté péritonéal, recouvre le système tendineux du diaphragme; ils en ont donné une figure très-exacte; mais les travées tendineuses qui se trouvent entre les faisceaux leur ont échappé.

d'un orifice bordé de cellules, mais d'une véritable gaîne de cellules qui se continue jusqu'à ce qu'elle se confonde avec la cavité lymphatique de la fente. L'aspect que présentent les puits lymphatiques examinés ainsi est semblable à celui d'une glande en tube, vue de face du côté de son ouverture.

Pour se rendre compte de la nature de ces cellules et de leur rapport avec les cellules épithéliales, il est nécessaire d'avoir recours à une autre méthode, à l'imprégnation d'argent.

A cet effet, le centre phrénique, pris chez un lapin tout à fait frais, est lavé à l'eau distillée et plongé dans une solution de nitrate d'argent à 1 pour 300. Un fragment de la membrane est alors étendu sur une lame de verre et divisé en deux parties, dont l'une est étendue sur sa face pleurale, et l'autre sur sa face péritonéale. Les deux préparations sont montées dans la glycérine. Chacune d'elles présente un revêtement endothélial imprégné d'argent, mais le dessin est loin d'être le même sur les deux faces. Sur la face pleurale, l'imprégnation est plus forte, les interlignes cellulaires sont relativement plus larges, et le réseau qu'ils forment est tout à fait régulier. Sur la face péritonéale (fig. 142) les lignes d'imprégnation sont plus minces et plus nettes, et les cellules varient de forme et de dimension. A côté des grandes cellules polygonales, on voit en certains points des îlots de cellules beaucoup plus petites et plus arrondies (n fig. 142). Sur une préparation de la face péritonéale, imprégnée, colorée au picro-

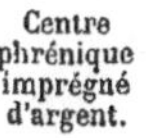

Centre
phrénique
imprégné
d'argent.

Fif. 141.—Centre phrénique du lapin, fixé par l'acide osmique, vu par sa face péritonéale. — f, fente lymphatique; t, tendon; p, puits lymphatique. — 120 diam.

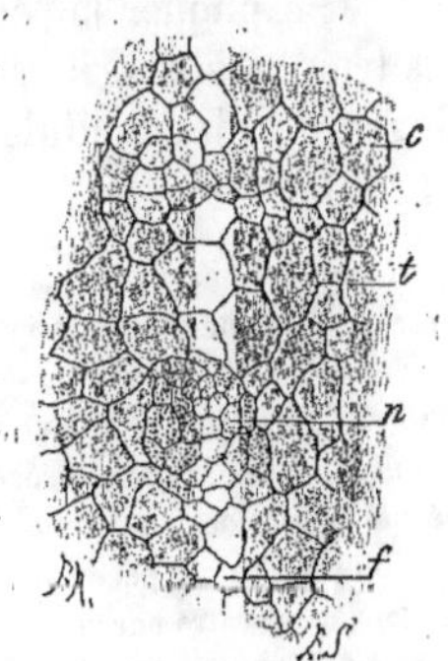

Fig. 142. — Centre phrénique du lapin, imprégné d'argent, vu par sa face péritonéale.—f, fente lymphatique; t, tendon; c, cellules endothéliales ordinaires; n, îlot de petites cellules. — 200 diam.

carminate et examinée dans la glycérine, on peut se convaincre que ces îlots de petites cellules correspondent précisément aux points où se trouvent les puits lymphatiques que nous venons de décrire[1]. En effet, là où la préparation, examinée à la surface, présente ces îlots, l'objectif rapproché de manière à donner l'image de l'intérieur de la membrane permet d'apercevoir la figure des puits lymphatiques.

Ces puits, bien que largement ouverts à la surface péritonéale, peuvent cependant avoir leur orifice obstrué par de petites cellules; mais, comme nous le verrons plus loin (voy. *Vaisseaux lymphatiques*), elles ne sont pas solidement unies, et elles peuvent être facilement déplacées[2].

Disposition des puits lymphatiques. En résumé, il y a sur la face péritonéale du centre phrénique des orifices bouchés par des cellules molles d'une autre forme que les cellules endothéliales et arrangées d'une autre façon. Ces cellules sont des cellules lymphatiques. Elles se trouvent disposées à l'orifice de canaux ou de puits dont la paroi est elle-même garnie d'une rangée de cellules semblables. Les puits du centre phrénique établissent une communication directe entre la cavité péritonéale et les fentes lymphatiques. Ces dernières communiquent, comme l'injection au bleu de Prusse nous l'a démontré, avec le réseau lymphatique sous-pleural.

Pour expliquer la pénétration du bleu de Prusse dans les fentes lymphatiques, il est tout à fait inutile d'invoquer l'existence de stomates intercellulaires. Les petites cellules lymphatiques qui

---

[1] Ludwig et Schweigger-Seidel, dans le mémoire que nous avons eu plusieurs fois l'occasion de citer, ont constaté cette différence dans la dimension des cellules, et ils la figurent. D'après eux, les cellules sont plus grandes au niveau des tendons et plus petites au niveau des fentes; mais ils représentent ces dernières comme des traînées continues qui alternent avec des traînées de grandes cellules, tandis qu'en réalité ce sont des îlots limités.

[2] Un procédé qui permet de voir fort nettement les puits lymphatiques consiste à plonger le centre phrénique pendant une heure dans une solution de nitrate d'argent à 1 pour 500, puis à le maintenir 15 à 20 heures dans l'eau distillée. L'épithélium se détache, et dans la membrane, examinée du côté péritonéal et complétement débarrassée de son revêtement endothélial, on aperçoit les puits avec leur garniture marginale de petites cellules. En abaissant l'objectif, il est possible de reconnaître que, par leur orifice profond, ils correspondent à une des fentes lymphatiques intertendineuses, dont la paroi est recouverte de l'endothélium caractéristique des capillaires lymphatiques chez le lapin. Nous reviendrons du reste sur cette disposition à propos du système lymphatique.

occupent les orifices des puits ne les ferment pas d'une manière complète. Elles sont faciles à déplacer et peuvent même pénétrer dans les voies lymphatiques ou tomber dans la cavité péritonéale pour laisser complétement libre l'orifice lymphatique. Ce que nous avons dit plus haut de l'action des cellules lymphatiques sur le revêtement endothélial du grand épiploon du lapin fera suffisamment comprendre comment les ouvertures des puits du centre phrénique, bien que paraissant closes, sont parfaitement perméables.

TISSU CONJONCTIF RÉTICULÉ.

Le tissu conjonctif réticulé se trouve surtout dans les ganglions lymphatiques. His en a fait un tissu à part, sous le nom de tissu adénoïde, parce que les Allemands, ayant conservé les vieilles traditions anatomiques, appellent les ganglions glandes lymphatiques. Kölliker, pensant qu'il est formé uniquement par des cellules et des prolongements cellulaires, lui a donné le nom de tissu cytogène. En réalité, le tissu qui forme la charpente des ganglions lymphatiques présente une grande analogie avec celui du grand épiploon. Il n'en diffère que par la minceur extrême des faisceaux qui le constituent et par ce fait que ses travées, au lieu d'être sur un seul plan, se croisent dans tous les plans possibles.

Le repli mésopéricardique du chien, dans lequel il y a des travées qui s'entre-croisent (v. p. 388), forme une sorte d'intermédiaire entre le grand épiploon et le stroma des ganglions lymphatiques, et c'est à ce point de vue qu'il offre un intérêt tout particulier.

Pour étudier le tissu des ganglions lymphatiques, on prend un de ces organes, de préférence chez le chien, et on le place dans une solution saturée d'acide picrique. Au bout de 24 heures, on y fait à main levée avec un rasoir des coupes fines qui sont placées dans une soucoupe contenant de l'eau, et, à l'aide du pinceau, on chasse les cellules lymphatiques qui comblent les mailles du stroma. Lorsque celui-ci est bien dégagé, on examine la coupe dans l'eau ou dans le picrocarminate. Il nous suffit pour le moment de considérer le stroma d'un follicule. Nous le voyons composé par des fibres qui se réunissent, se séparent et forment ainsi un réticulum d'une grande délicatesse. Si la préparation est bien réussie, il ne doit rester aucune cellule ni aucun noyau

Procédés pour étudier les ganglions lymphatiques.

dans les mailles du réticulum, ni à la surface des travées. Lorsque le ganglion a séjourné plus de vingt-quatre heures dans la solution d'acide picrique, il devient impossible de chasser avec le pinceau tous les éléments cellulaires, et à la surface des travées on aperçoit des noyaux aplatis, semblables à ceux qui existent à la surface des travées du grand épiploon.

On obtient de fort belles préparations du tissu conjonctif des follicules, en faisant dans un ganglion une injection interstitielle d'acide osmique à 1 pour 300 et en le plaçant ensuite dans l'alcool. Ce réactif donne une consistance suffisante pour faire des coupes qui, traitées au pinceau, fournissent des préparations où les noyaux de la surface des travées se montrent avec une très-grande netteté.

On peut donc, suivant qu'on le désire, avoir du tissu réticulé sans aucun élément cellulaire, et du tissu réticulé dont les travées sont recouvertes de cellules endothéliales.

Ces observations combinées démontrent que les travées des ganglions lymphatiques ne sont pas constituées uniquement par des cellules ramifiées réunies par leurs prolongements, mais qu'elles sont bien formées par des fibres de tissu conjonctif réunies en réseau et tapissées de cellules endothéliales.

La notion sommaire que nous venons de donner de ce tissu nous suffit en ce moment pour établir les relations qui existent entre les différentes parties du système conjonctif, et nous renvoyons au chapitre spécial consacré aux ganglions lymphatiques pour l'historique de la question, la description de ces organes et les méthodes à employer dans leur étude.

TISSU CONJONCTIF LAMELLEUX OU ENGAINANT.

Il est une variété de tissu conjonctif que nous avons décrite sous le nom de tissu conjonctif lamelleux ou engaînant[1]. Ce tissu est constitué par une série de lames spéciales ne contenant pas d'éléments cellulaires dans leur intérieur, mais séparées les unes des autres par des cellules plates, formant parfois, dans la gaîne lamelleuse des nerfs par exemple, une couche endothéliale continue. Ces lames sont composées de faisceaux connectifs et de fibres

[1] *Recherches sur l'histologie et la physiologie des nerfs.* Archives de physiol. 1872, p. 429.

élastiques noyés dans une substance amorphe, que sa constitution chimique rapproche, soit de la couche périphérique des faisceaux du tissu conjonctif lâche, soit des fibres annulaires et spirales des mêmes faisceaux.

Sur une coupe transversale d'un nerf, faite après durcissement par l'acide picrique, la gomme et l'alcool, colorée au carmin et examinée dans la glycérine additionnée d'acide formique, avec un grossissement de 50 à 100 diamètres, chaque faisceau nerveux paraît entouré d'un anneau fortement coloré en rouge, tandis que le tissu conjonctif voisin qui relie les différents faisceaux est à peine coloré. Cette différence dans la coloration suffirait à elle seule pour montrer que la gaîne connective du faisceau nerveux, qui apparaît sur la coupe comme un anneau, a une composition bien différente du tissu conjonctif lâche. Lorsque l'on applique à cette étude un grossissement un peu considérable, 400 à 500 diamètres, cette gaîne se montre formée d'une série de lamelles circulaires imbriquées, entre lesquelles on aperçoit des noyaux.

Pour faire une analyse plus complète de la gaîne lamelleuse des faisceaux nerveux, on emploiera avec avantage la méthode suivante : une partie de gélatine ramollie dans l'eau distillée est fondue au bain-marie et mélangée à une demi-partie d'une solution de nitrate d'argent à 1 pour 100. Introduite dans une seringue hypodermique munie d'une canule tranchante, elle est injectée dans l'épaisseur du nerf sciatique d'un lapin que l'on vient de sacrifier. La masse pénètre dans le tissu conjonctif du nerf. Celui-ci est alors enlevé et, après la solidification de la gélatine par le refroidissement, il est placé dans de l'alcool. Sur des coupes transversales faites après le durcissement et examinées dans la glycérine, on constate que les différentes lames de la gaîne périfasciculaire sont séparées les unes des autres par la masse d'injection. Elles sont colorées en noir par l'argent et sont unies les unes aux autres par des lamelles communes obliques, de telle façon que leur ensemble constitue une sorte de système caverneux facilement injectable.

Chez le chien, il n'est pas aussi facile d'écarter les différentes lames de la gaîne fasciculaire à l'aide des injections. Le plus souvent, sur des coupes transversales du nerf sciatique ou de tout autre gros nerf, faites par le procédé que nous venons d'indiquer, les lamelles de la gaîne sont encore accolées ou simplement séparées les unes des autres par le dépôt d'argent. Ce dépôt s'est fait sur la couche endothéliale, ainsi qu'on peut s'en assurer en dissociant avec des aiguilles des coupes parallèles à l'axe du nerf. Ces couches endothéliales peuvent être facilement reconnues sur des nerfs minces qui ont été immergés pendant quelques minutes dans une solution de nitrate d'argent. Nous reviendrons sur ces préparations à propos du système nerveux périphérique.

Dissociation de la gaîne des nerfs.

Mais il est une disposition des fibres connectives et surtout des réseaux élastiques dans des lames de la gaîne lamelleuse, qui doit nous arrêter un instant à cause de son importance. Un nerf volumineux, le sciatique ou le pneumogastrique de l'homme ou du chien, est placé pendant quelques semaines dans une solution d'acide chromique à 2 pour 1000. Lorsqu'il y est durci, il est facile d'en séparer les gros faisceaux nerveux et de les dégager de leur tissu conjonctif interfasciculaire. Un de ces faisceaux, bien isolé et plongé dans l'eau, est fendu suivant sa longueur. Les deux bords de l'incision étant rabattus, on enlève, à l'aide d'une pince, tous les tubes nerveux. On obtient ainsi une membrane enroulée qui possède un éclat comparable à celui de la baudruche gommée. En agissant sur cette membrane à l'aide des aiguilles, on peut encore la décomposer en une série de lames.

Substance élastique de la gaîne lamelleuse des nerfs.

On choisit parmi les plus internes celles qui ont la plus grande minceur, et en les plaçant dans la glycérine après coloration au carmin, on obtient des préparations bien instructives. On y voit des faisceaux de tissu conjonctif incrustés dans une substance fondamentale homogène. Dans l'intérieur de celle-ci, si le nerf provient d'un animal adulte ou avancé en âge, se montrent des plaques réfringentes irrégulières ou étoilées, de dimensions très-variables (fig 143). Leurs bords sont entourés de granulations rondes, réfringentes, formées par une substance semblable à celle qui constitue les plaques elles-mêmes, de telle sorte que ces dernières semblent avoir été formées par un amas de ces granulations.

Ailleurs, ces granulations, au lieu de se réunir en plaques, se disposent en chapelets et forment des réseaux compliqués. Quelques-unes des branches de ce réseau sont cylindriques et homogènes. Enfin, il y a des réseaux dont la forme est irrégulière et l'étendue variable, et qui sont composés uniquement de fibres semblables à celles qui proviennent de la confluence des grains.

Ces grains, ces fibres et ces plaques présentent les caractères physiques et micro-chimiques de la substance élastique : formes arrêtées et grande réfringence, résistance à l'acide acétique et à la potasse, coloration à l'iode et l'acide picrique, etc.

Dans le tissu conjonctif de la gaîne lamelleuse des nerfs, le tissu élastique se montre donc sous trois formes : grains, fibres et plaques. Mais la forme primitive paraît être celle de grains, et les fibres et les plaques semblent être constituées par des grains accolés les uns aux autres.

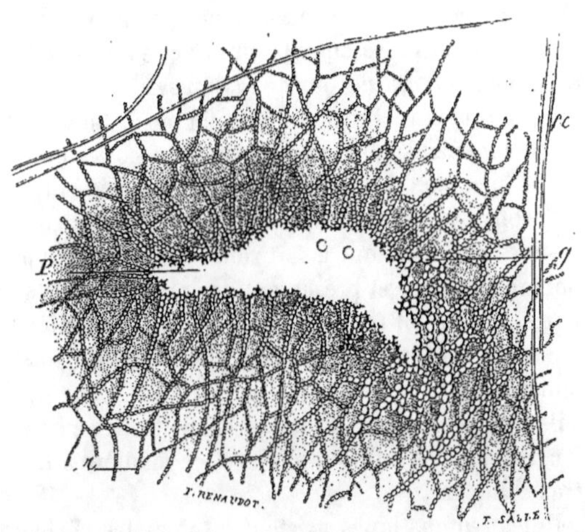

FIG. 143. — Lame la plus interne de la gaîne lamelleuse du nerf pneumogastrique du chien adulte, séparée après macération prolongée dans une solution d'acide chromique à 2 pour 1000. — P, plaque élastique ; g, grain élastique ; v, substance intermédiaire ; r, fibre composée de grains ; fc, faisceau conjonctif. — 400 diam.

Plus loin, en traitant du développement du tissu conjonctif, nous rapprocherons ce fait de la formation du réticulum élastique de certains cartilages, et nous verrons que le développement des fibres et des lames élastiques par des grains est un fait d'une assez grande généralité.

DÉVELOPPEMENT DU TISSU CONJONCTIF.

Pour se rendre compte du développement du tissu conjonctif, il importe d'étudier d'abord le développement des divers éléments qui le constituent : les cellules fixes, les cellules lymphatiques, les faisceaux connectifs, les fibres élastiques et les cellules adipeuses. C'est seulement après avoir examiné la série des faits relatifs à la formation de chacun de ces éléments que nous essayerons de formuler une conclusion sur le développement du tissu conjonctif en général.

Cellules fixes.

Développement des cellules. — Les cellules fixes sont, à leur origine, des cellules du feuillet moyen du blastoderme et possèdent à cette période, de grandes analogies avec les cellules lymphatiques. Peu à peu, dans les points où il se formera du tissu conjonctif, ces cellules s'accroissent en longueur, prennent la forme de fuseaux et représentent alors ce que l'on a nommé *corpuscules à queue* ou *cellules fibro-plastiques*.

Si nous étudions ces cellules sur un embryon de bœuf de 15 centimètres de longueur, nous voyons qu'elles possèdent, au moment où les faisceaux du tissu conjonctif apparaissent, la forme qu'elles auront dans le tissu conjonctif adulte. Il y en a encore quelques-unes qui sont tout à fait rondes, mais la plupart sont plates, membraneuses, et présentent des prolongements plus ou moins longs, qui tantôt sont indépendants et se terminent librement, tantôt se continuent avec ceux d'une cellule voisine. Ces prolongements sont quelquefois très-nombreux pour une même cellule ; ils se ramifient et s'anastomosent soit entre eux, soit avec les prolongements des cellules voisines, de manière à former un réseau très-complexe.

Cellules lymphatiques[3]

Les cellules lymphatiques existent à toutes les périodes dans le tissu conjonctif, avec les formes et les propriétés que nous avons observées chez elles dans le tissu adulte. Cela tient à ce que ces cellules se renouvellent sans cesse et que ce sont par conséquent toujours des cellules jeunes que l'on observe.

Développement des faisceaux. — Les premières notions sur le développement des faisceaux du tissu conjonctif ont été données par Schwann[1] dans l'ouvrage qui a fondé sa célébrité. Il soutenait que les cellules formatrices du tissu conjonctif (corpuscules à queue) s'allongent et se transforment à leurs extrémités en un pinceau de fibrilles. C'est ainsi qu'une seule cellule engendrerait un faisceau de tissu conjonctif en se décomposant tout entière en fibrilles.

Plus tard Valentin[2] modifia un peu la conception de Schwann.

---

[1] *Schwann*, Microscopische Untersuchungen über die Uebereinstimmung in der Structur und dem Wachsthum der Thiere und der Pflanzen, 1839, p. 135.

[2] *Valentin*. Artikel Gewebe, R. Wagner's Hantwörterbuch der Physiologie. 1842, vol. I, p. 670.

D'après lui, la cellule formatrice s'étire en pointes à ses deux extrémités et forme une seule fibrille, de telle sorte que, pour constituer un faisceau conjonctif, il faudrait autant de cellules qu'il contient de fibrilles, c'est-à-dire un nombre très-considérable.

Henle[1], au contraire, fut conduit, par des vues systématiques sur la formation des tissus, à soutenir que les faisceaux de tissu conjonctif se développent dans un blastème primitif, indépendamment des cellules.

Tout en rejetant la conception générale de ce dernier auteur, Reichert[2] et Donders[3] se firent les défenseurs de la formation extra-cellulaire des faisceaux du tissu conjonctif. Virchow[4] surtout, avec sa nouvelle conception de la cellule de tissu conjonctif adulte, qu'il considérait comme une cellule creuse, étoilée et anastomosée avec les cellules voisines, ne pouvait admettre que cette cellule donnât naissance directement aux faisceaux connectifs. La manière de voir de Virchow sur le développement du tissu conjonctif, qui n'est qu'une modification de celle de Henle, a régné pendant ces derniers temps d'une façon absolue dans la science; elle a même rallié les anciens partisans de la théorie de Schwann, entre autres Gerlach[5] et Kölliker[6].

Cependant un élève de Max. Schultze, F. Boll[7], a essayé d'appliquer les conceptions morphologiques de son maître à la question de la formation des faisceaux du tissu conjonctif. Nous rappellerons que d'après Schultze une cellule embryonnaire est constituée par un noyau enveloppé d'une masse de protoplasma.

[1] *Henle*. Allgemeine Anatomie, 1844, p. 197 et 379.

[2] *Reichert*. Bemerkungen zur vergleichenden Naturforschung und vergleichenden Beobachtungen über Bindegewebe und die verwandten Gebilde. Dorpat, 1845. Zur Streitfrage über die Gebilde der Bindesubstanz, über die Spiralfaser und über den Primordialschädel. *Müller's Archiv*, 1852, p. 521.

[3] *Donders*. Form, Mischung und Function der elementären Gewebetheile, etc. *Zeitschrift für wissenschaftliche Zoologie*, 1851, t. III, p. 354.

[4] *Virchow*. Ueber die Identität von Knochen — Knorpel — und Bindegewebskörperchen sowie über die Schleimgewebe. *Würzburger medicin. Verhandl.* 1852, II, p. 150. Weitere Beiträge zur Strucktur der Gewebe der Bindesubstanz. *Ibid.* p. 314.

[5] *Gerlach*. Handbuch der allgemeinen und speciellen Gewebelehre des menschlichen Körpers. 2ᵉ édit. Mayence, 1853, p. 96.

[6] *Kölliker*. Neue Untersuchungen über die Entwickelung des Bindegewebes. Würzburg, 1861.

[7] *F. Boll*. Untersuchungen über de Bau und die Entwickelung der Gewebe. Berlin, 1871, p. 28 et suivantes.

Lorsque cette cellule indifférente à l'origine, acquiert par suite de son évolution une forme définie pour constituer un tissu adulte, ses couches périphériques seraient modifiées, et il ne resterait du protoplasma qu'autour du noyau. C'est ainsi que dans une cellule nerveuse adulte, exemple que dans ses conversations particulières Schultze prenait de préférence lorsqu'il voulait faire comprendre sa théorie, il y aurait autour du noyau une petite masse granuleuse, reste du protoplasma primitif, tandis que les régions périphériques de la cellule qui présentent une striation arciforme spéciale posséderaient seules les fonctions nerveuses[1].

Boll a observé, dans le tissu conjonctif en voie de formation, chez des embryons de poule, des cellules munies de prolongements fins, réunis en grand nombre comme les poils d'un pinceau, et il en conclut que ce sont là des fibres connectives naissantes provenant d'une transformation directe du protoplasma cellulaire. Sa manière de voir se rapproche donc de celle de Schwann, en ce sens que le faisceau connectif serait formé par une seule cellule, et au fond sa description ne diffère de celle de cet auteur que parce qu'il y introduit la notion nouvelle du protoplasma.

Tous ces histologistes ont fondé leurs théories sur l'examen du tissu conjonctif embryonnaire à l'état frais et sans réactifs, ils ont donc tous observé les mêmes faits avec la même méthode. De leur divergence d'opinion il faut conclure que ces faits ne sont pas assez précis pour que l'on puisse en tirer une conception bien nette du développement des fibres connectives. Il est probable même que, s'il survenait une nouvelle théorie générale sur la formation des tissus, on l'appliquerait au même objet avec le même succès.

Si l'observation directe du tissu conjonctif des embryons de

[1] Beale (*The microscope and its application to practical Medicine*, 1867, p. 28) a émis, sur la formation des tissus, une opinion qui se rapproche un peu de celle de Schultze et qui lui est antérieure. Pour l'histologiste anglais, tous les tissus de l'organisme sont constitués par deux substances : *germinal matter* et *formed material*. Le *formed material*, nous dirions en français le matériel formé, auquel appartiennent les fibres du tissu conjonctif, dérive de la *germinal matter*, qui correspondrait ainsi au protoplasma de Schultze. Cette conception paraît analogue à celle de Schultze, mais ce qui lui ôte toute valeur scientifique, c'est la manière dont Beale distingue ces deux éléments essentiels : tout ce qui se colore par son carmin à la glycérine est *germinal matter*, tout ce qui reste incolore est *formed material*.

mammifères ou d'oiseaux, sans le secours d'aucun réactif, ne peut fournir des images assez nettes, il faut chercher d'autres objets d'étude. C'est ce que nous allons faire ici. De l'ensemble de nos observations nous pourrons tirer des conclusions sinon absolues, du moins mieux fondées que celles qui découlent de théories générales établies à l'avance.

Pour bien faire comprendre l'importance des méthodes, commençons par une observation simple. Sur un embryon de bœuf, de 15 centimètres de longueur par exemple, un pli fait à la peau est excisé. Le tissu conjonctif qui recouvre les muscles est ainsi mis à découvert. Ce tissu est gélatiniforme et charge oe sucs. Il est facile d'en enlever un petit fragment avec des ciseaux courbes. Ce fragment, étendu sur une lame de verre et recouvert d'une lamelle, nous fournit une préparation dans laquelle on reconnaît les éléments constitutifs du tissu, mais elle renferme trop d'objets superposés pour que l'étude en soit facile. D'autre part, si le tissu est dissocié à l'aide des aiguilles, les rapports des divers éléments sont tellement changés qu'il n'est pas possible de tirer de cette observation une conclusion légitime sur leur disposition normale.

On aurait beau observer longtemps cette préparation, appliquer à son étude les grossissements les plus variés, même les plus considérables, on n'arriverait certainement pas à acquérir des notions exactes sur les relations des éléments. Pour résoudre la difficulté, il faut employer une méthode de dissolution qui ne change pas le rapport des parties constituantes du tissu, tout en accusant les caractères différentiels de chacune d'elles. Les injections interstitielles de sérum fortement iodé fournissent, dans le tissu conjonctif embryonnaire, celui qui double la peau d'un embryon de bœuf de 15 à 25 centimètres par exemple, des boules d'œdème artificiel dans lesquelles on peut enlever avec des ciseaux des fragments qui, légèrement comprimés par la lamelle à recouvrir, montrent les différents éléments constitutifs du tissu plus ou moins colorés par l'iode. Pour obtenir cette coloration, indispensable dans l'étude que nous faisons, il est nécessaire que le sérum soit fortement iodé (voy. page 76).

Dans ces préparations, les cellules, ainsi que leurs prolongements, sont granuleuses et colorées en jaune. A côté d'elles se trouvent des fibres qui mesurent depuis 1 μ jusqu'à 5 ou 6 μ de diamètre. Ces fibres ne sont pas colorées et ne sont pas granuleuses, de sorte qu'il est facile de les distinguer des prolongements protoplasmiques des cellules. De plus, elles ne présentent pas d'anastomoses comme ces derniers et se poursuivent avec le même diamètre dans toute l'étendue de la préparation. Quelques-unes de ces fibres longent ou croisent les prolongements cellulaires et paraissent à une observation superficielle se confondre avec eux. Quelquefois une cellule, se trouvant placée au-dessus ou au-dessous d'une fibre, paraît, lorsque l'examen est fait avec un objectif insuffisant, lui donner naissance. Mais, en examinant les préparations avec un objectif à grand angle d'ouverture, j'ai toujours pu résoudre ces difficultés, et je n'ai jamais vu en aucun point une fibre se continuer directement avec une cellule. Dans cette observation, le sérum fortement iodé est, je le répète, d'un très-grand secours, parce qu'il détermine, entre les ramifications protoplasmiques des cellules et les faisceaux connectifs en voie de formation, des différences tellement grandes qu'il est impossible de les confondre. Les ramifications cellulaires y deviennent fortement granuleuses et y sont colorées en jaune plus ou moins intense, tandis que les faisceaux connectifs y restent presque incolores et conservent leur aspect nacré et fibrillaire.

Cette première observation du tissu conjonctif en voie de développement chez un embryon de mammifère semble prouver que les faisceaux du tissu conjonctif se développent à côté des cellules, et que celles-ci ne les constituent pas par une transformation directe de leur substance.

Voici maintenant une observation d'un genre tout à fait différent, et qui conduit au même résultat. La substance fondamentale du cartilage peut, dans certaines conditions, se décomposer en fibrilles semblables à celles du tissu conjonctif. Au centre des cartilages costaux de l'homme il se produit une transformation de ce genre. Mais, pour l'observer d'une manière plus complète, il vaut mieux l'étudier dans la sclérotique de la raie. En effet, chez cette espèce de poissons, ainsi que chez beaucoup d'autres, chez la grenouille également, la sclérotique est formée par du cartilage. C'est là un premier fait intéressant, car il prouve que, suivant les animaux, le tissu cartilagineux peut se substituer au tissu conjonctif, et réciproquement, pour former un même organe.

Une sclérotique de raie est placée dans le liquide de Müller pendant quelques jours, puis on y fait des coupes transversales et longitudinales au niveau de son pôle postérieur, au voisinage de l'entrée du nerf optique. Ces coupes colorées au carmin nous montrent un fort beau tissu cartilagineux, formé de grandes capsules primitives contenant un nombre variable de capsules secondaires. Les capsules primitives sont séparées les unes des autres par une substance fondamentale d'une transparence parfaite. Mais, en certains points, des portions plus ou moins étendues de cette substance paraissent décomposées en fibrilles d'une grande minceur qui se colorent en rouge par le carmin, tandis que la substance fondamentale hyaline est à peine teintée.

Il résulte de cette seconde observation que des fibrilles de tissu connectif peuvent se former au sein de la substance cartilagineuse par une transformation de cette substance, sans la participation directe des cellules, puisque toutes celles qui existent sont renfermées dans des capsules.

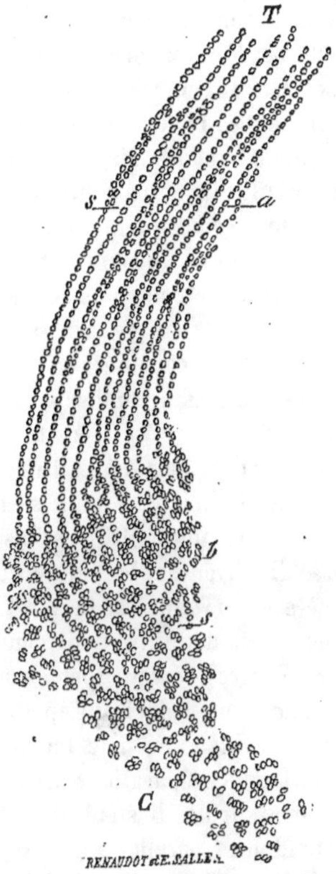

Un deuxième exemple de la transformation de la substance cartilagineuse en fibres connectives nous est fourni par les tendons en voie de développement. Pour l'observer, il faut procéder de la façon suivante :

Fig. 144. — Coupe longitudinale antéro-postérieure du calcanéum et du tendon d'Achille d'un lapin nouveau-né, après durcissement par la gomme et l'alcool. — T, tendon; C, cartilage; s, substance fondamentale du cartilage; b, cellules du cartilage groupées au voisinage du tendon; S, substance du tendon; a, cellules du tendon disposées en séries. — 150 diam.

Sur un lapin nouveau-né, le calcanéum est détaché avec le tendon d'Achille, plongé dans une solution d'acide picrique, puis dans la gomme et ensuite dans l'alcool. Il est facile alors d'y pratiquer des

Union du calcanéum et du tendon d'Achille.

coupes parallèles à l'axe du tendon. Ces coupes, après avoir été dégommées dans l'eau distillée, sont colorées au picrocarminate et examinées dans la glycérine à un grossissement de 100 à 150 diamètres. On y voit (fig. 144) les capsules de cartilage, qui sur le calcanéum sont en groupes irréguliers, se disposer, dans le voisinage du tendon, en séries linéaires parallèles à l'axe de ce dernier, en laissant entre elles des espaces allongés de substance fondamentale. Ces bandes de substance cartilagineuse se continuent directement avec les faisceaux du tendon, sans qu'il soit possible de saisir la limite entre celui-ci et le cartilage. Les séries linéaires de capsules se continuent aussi sans interruption avec les traînées de cellules qui se trouvent entre les faisceaux tendineux.

A un grossissement plus considérable, 400 ou 500 diamètres, il est possible de suivre ces transformations dans tous leurs détails. Les cellules capsulées du calcanéum cartilagineux y forment de petits groupes arrondis à une faible distance de l'insertion tendineuse. Plus près de cette dernière, elles se disposent en groupes allongés suivant la direction des faisceaux du tendon, et lorsqu'elles l'atteignent, elles s'égrènent pour ainsi dire pour se disposer une à une entre ces faisceaux (fig. 144). Enfin, les capsules se dissolvent, et les cellules devenues libres reprennent leur caractère embryonnaire. Ce n'est que plus loin encore, lorsque le tendon est définitivement constitué, que ces cellules s'aplatissent pour revêtir leur forme caractéristique.

Le microscope polarisant appliqué à l'étude de l'union des cartilages et des tendons nous fournit des renseignements précieux. Les meilleures préparations sont celles que l'on obtient en faisant des coupes sur des tissus frais, comprenant à la fois le cartilage et le tendon et parallèles à l'axe de ce dernier. Nous avons vu (page 292) que le cartilage fœtal et le cartilage embryonnaire sont monoréfringents, c'est-à-dire que, les deux nicols étant croisés et le champ du microscope obscur, une coupe de ces cartilages ne rétablit pas la lumière, quelle que soit son orientation. D'un autre côté, nous avons reconnu (page 464), que les tendons sont biréfringents, c'est-à-dire que, disposés en long sur la platine du microscope, les deux nicols étant croisés, ils rétablissent la lumière, excepté dans deux directions, l'une parallèle et l'autre perpendiculaire au plan de polarisation des nicols.

En rapprochant ces deux observations, il est tout naturel de supposer qu'à l'aide de la polarisation il sera possible de déter-

Union
du cartilage
et du tendon
observée
à la lumière
polarisée.

miner exactement la limite entre le cartilage et le tendon. Si nous pratiquons, sur le calcanéum et le tendon d'Achille d'un lapin nouveau-né ou d'un embryon de mammifère, une coupe antéro-postérieure passant par l'axe du tendon, et que celle-ci soit placée dans l'eau sur la platine du microscope polarisant, les deux nicols étant croisés, nous trouverons facilement une orientation qui fera paraître brillantes les fibres tendineuses, tandis que le cartilage sera obscur. On constatera alors (fig. 145) que chacun des faisceaux du tendon pénètre dans l'épaisseur de la masse cartilagineuse et s'y termine en s'effilant et en devenant de moins en moins lumineux. De cette observation il résulte que les faisceaux tendineux prennent bien naissance dans l'intérieur même de la substance cartilagineuse, et que celle-ci, pour devenir du tissu fibreux, subit peu à peu une condensation et une fibrillation qui la rendent biréfringente.

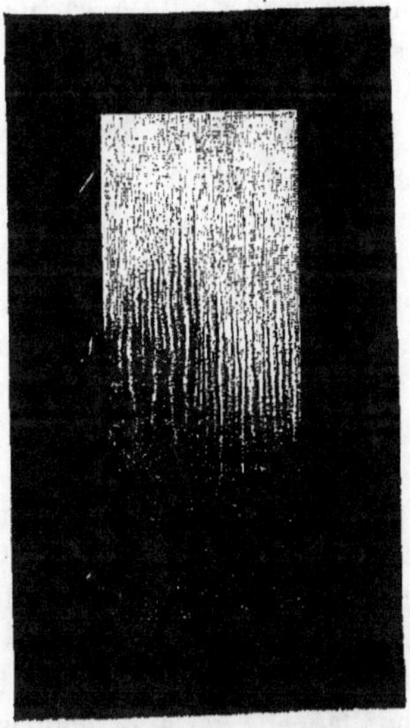

Fig. 145. — Coupe longitudinale antéro-postérieure du calcanéum et du tendon d'Achille d'un embryon de bœuf de 45 centimètres, examinés sur la pièce fraîche dans l'eau et sur champ noir. — c, cartilage ; t, tendon ; f, fibres du tendon qui naissent dans le cartilage. — 80 diam.

Le développement des tendons et des ligaments aux dépens du cartilage nous explique pourquoi, chez les animaux adultes, ces organes présentent, au niveau de leurs insertions à l'os, entre leurs faisceaux fibreux, des cellules entourées de capsules cartilagineuses, au lieu des cellules habituelles des tendons et des ligaments (voy. fig. 126, p. 365).

A la fin de la croissance, le mouvement formateur des tissus étant ralenti, les cellules de cartilage qui s'engagent entre les faisceaux tendineux conservent leurs capsules. Il en résulte un tissu spécial, le fibro-cartilage, ou mieux le cartilage fibreux. Cette variété histologique du tissu conjonctif présente un très-grand intérêt au point de vue de la question du développement des

Cartilage fibreux.

faisceaux conjonctifs dans ses rapports avec les cellules, car il nous paraît évident que des cellules capsulées et séparées par conséquent de la substance fibreuse qui les entoure ne peuvent concourir directement à sa formation. Dès lors, si dans un tendon ou un ligament nous ne trouvons pas d'autres éléments cellulaires que des cellules cartilagineuses, il faut bien admettre que les faisceaux de ce tendon se sont développés à côté des cellules et nullement à leurs dépens.

Origine des variétés de forme des cellules tendineuses.

Pour compléter ce qui est relatif au développement des tendons, il convient d'ajouter que les différentes variétés de forme des éléments cellulaires que l'on trouve entre les faisceaux des tendons et des ligaments peuvent parfaitement s'expliquer si l'on tient compte de leur origine. En effet, provenant des cellules du cartilage délivrées de leurs capsules, ces éléments constituent d'abord entre les faisceaux tendineux des cellules molles embryonnaires; bientôt, pressées entre les faisceaux, ces cellules s'aplatissent et prennent les différentes formes que nous avons signalées. Mais leur origine leur imprime une tendance à revenir à leur forme primitive, et c'est là la cause des dispositions si intéressantes que l'on observe dans les tendons des taupes, dans les tendons cartilaginiformes des oiseaux et dans le nodule sésamoïde du tendon d'Achille de la grenouille. C'est aussi la raison pour laquelle certains tendons, ceux de la patte des oiseaux et ceux des mammifères au voisinage de leurs attaches aux os, subissent si facilement la transformation osseuse.

Les faisceaux connectifs se développent sans participation directe des cellules.

En rapprochant les uns des autres les quelques faits que nous venons d'étudier et que nous avons choisis entre beaucoup d'autres parce que leur netteté leur donne une valeur démonstrative, nous sommes conduit à conclure que les faisceaux conjonctifs peuvent se développer sans la participation *directe* des cellules. Nous insistons sur ce point. Il y a en effet toujours participation *indirecte* des cellules à leur développement, même quand ils se produisent dans le cartilage, puisqu'alors les cellules ont produit la substance fondamentale aux dépens de laquelle ils se forment.

Quant à la question de savoir si les faisceaux du tissu conjonctif se développent *toujours* ainsi, on ne pourra la résoudre qu'après avoir étudié en détail un très-grand nombre de faits avec autant de soin que nous en avons mis à ceux dont nous venons de parler. Jusqu'à ce que ce travail considérable ait été fait, il ne sera pas possible de donner une réponse absolue à cette question;

mais en attendant, les observations que nous avons signalées prouvent au moins que ce n'est pas toujours le protoplasma cellulaire qui se transforme de toutes pièces en fibres et en faisceaux, comme le pensait Schwann et comme le soutient encore aujourd'hui F. Boll.

Développement des fibres élastiques. — Le développement des fibres élastiques dans le tissu conjonctif a été fort discuté. D'après Henle[1], ces fibres se forment aux dépens des noyaux des cellules, et c'est pour cela qu'il leur a donné le nom de fibres de noyaux. D'après Donders[2], et Virchow, ces fibres se produisent aux dépens des prolongements des cellules du tissu conjonctif.

Il y a déjà longtemps que H. Müller[3], en étudiant les cartilages du larynx chez l'homme et chez les animaux supérieurs, a montré nettement que ni l'une ni l'autre des théories précédentes ne sont vraies, et que les fibres élastiques se forment dans la substance fondamentale primitivement hyaline.

Pour suivre le développement des fibres élastiques, le cartilage aryténoïde du larynx de l'homme ou du chien adulte constitue un bon objet d'étude. Les coupes peuvent être faites sur le cartilage frais ou modifié par l'action de l'alcool, de l'acide picrique ou mieux encore de l'acide osmique. En général, ce cartilage présente une partie qui a subi une transformation élastique complète et une autre partie constituée par du cartilage hyalin. Entre les deux se trouve une zone intermédiaire sur laquelle l'observation doit principalement porter. Dans cette zone, à un grossissement faible, de 80 à 100 diamètres, se montrent des groupes de capsules entourées chacune d'une sorte de couronne granuleuse, de la périphérie de laquelle partent des prolongements également granuleux qui rayonnent dans toutes les directions. Sur les préparations traitées par l'acide picrique et le picrocarminate, toutes ces portions granuleuses sont colorées en jaune.

A un grossissement fort, 300 à 500 diamètres, on reconnaît que cette apparence granuleuse est produite par des grains disséminés, par des grains arrangés en séries, par des fibres élastiques modiliformes évidemment constituées par la soudure d'un

Cartilage
aryténoïde
du chien,
préparé
au picrocar-
minate.

---

[1] *Henle.* Traité d'anatomie générale. Traduction française, 1843. T. I, p. 437.

[2] *Donders.* Zeitschrift f. wissenschaftliche Zoologie, III. 1851, p. 354.

[3] *H. Müller.* Würzburger Verhandl. Vol. X, p. 132.

certain nombre de granulations, et par des fibres élastiques à bords rectilignes et parallèles.

Cartilage aryténoïde du chien à l'acide osmique.

Sur le cartilage aryténoïde du chien jeune, ayant séjourné dix-huit à vingt heures dans une solution d'acide osmique à 1 pour 300, puis divisé en coupes minces, il est facile de trouver des capsules où le processus est à son début. Tout autour de la capsule on observe une zone granuleuse formée par des grains extrêmement fins, tandis qu'à l'intérieur de celle-ci, entre sa paroi interne et le corps cellulaire, se montrent une série de grains plus gros, disposés en une couche régulière et rendus légèrement polyédriques par pression réciproque (*g*, fig. 146). Dans l'état actuel de la science, il est impossible de savoir quelle relation il y a entre les grains formés à l'intérieur de la capsule et ceux qui se développent à son pourtour ; mais cela ne change en rien les conclusions que l'on peut tirer de l'observation de ce qui se produit dans la substance fondamentale hyaline du cartilage autour des capsules, à savoir que la substance élastique y apparaît sous la forme de fines granulations qui grossissent peu à peu, se disposent en séries et se soudent les unes avec les autres pour former les fibres élastiques.

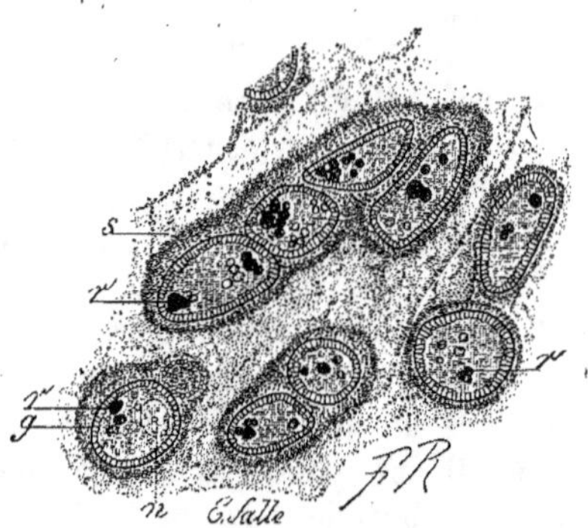

Fig. 146. — Coupe transversale du cartilage aryténoïde du chien adulte, faite après macération dans une solution d'acide osmique à 1 pour 300. — *s*, substance fondamentale, avec des grains élastiques ; *n*, noyau ; *r*, granulations graisseuses du protoplasma colorées en noir par l'osmium ; *g*, granulations à la surface du protoplasma. — 300 diam.

Coupes transversales de l'épiglotte du chien.

Ces fibres, poursuivant leur développement, arrivent au périchondre, le traversent et viennent se confondre avec le réseau élastique du tissu conjonctif circonvoisin. Des coupes transversales de l'épiglotte du chien, faites après durcissement dans l'alcool et colorées ensuite au picrocarminate (fig. 147), montrent des îlots de cartilage élastique, séparés les uns des autres par du tissu cellulo-adipeux ; ceux qui avoisinent la surface sont limités par de gros faisceaux du tissu conjonctif. Comme, dans ces préparations, les fibres élastiques sont colorées en jaune par l'acide picrique, il est facile de les suivre. Elles partent en rayonnant d'un des petits îlots de cellules cartilagineuses dont nous avons parlé tout d'abord, le dépassent et traversent le tissu cellulo-adipeux pour s'anastomoser avec des fibres venues d'un autre îlot ou bien, gagnant le périchondre, elles le traversent et viennent concourir à la formation du réseau de la muqueuse épiglottique[1].

Notre observation sur le développement des fibres élastiques dans la gaîne lamelleuse des nerfs n'est pas moins instructive. Elle a même cet avantage sur la précédente que, la substance élastique se produisant dans une membrane extrêmement mince et seulement dans le plan de celle-ci, il est impossible de prendre pour un grain élastique une coupe transversale de fibre. Nous avons déjà parlé antérieurement (p. 400) de la manière de préparer la gaîne lamelleuse des nerfs pour y observer les masses élastiques qu'elle contient.

Les grains, les fibres et les plaques élastiques de la gaîne des faisceaux nerveux n'existent pas chez les jeunes animaux. Ils ne se développent que chez les adultes et sur les gros faisceaux nerveux, par exemple le pneumogastrique ou le gros faisceau du sciatique du chien. Ce dévelop-

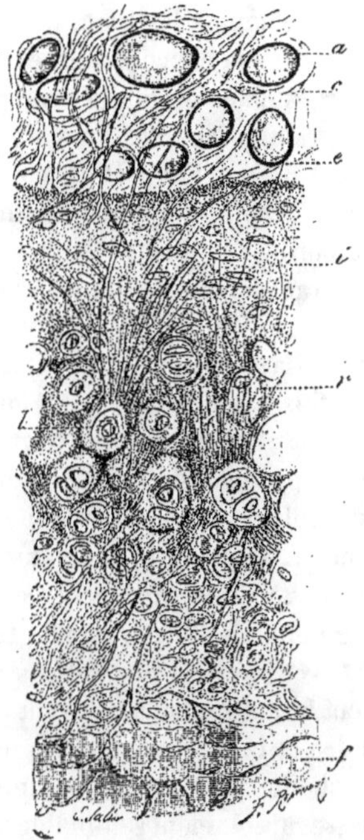

Fig. 147. — Coupe transversale de l'épiglotte du chien, faite après durcissement par l'alcool et colorée par le picrocarminate. — *a*, cellules adipeuses; *c*, tissu conjonctif lâche; *e*, fibres élastiques; *i*, couches superficielles du cartilage avec petites cellules; *r*, portion centrale avec de grandes capsules; *l*, substance fondamentale avec des fibres et des grains élastiques; *f*, faisceaux du tissu conjonctif coupés en travers — 170 diam.

---

[1] Dans ces derniers temps, les conceptions doctrinales de M. Schultze ont engendré un travail sur le développement des fibres élastiques, dans lequel l'auteur (*Oscar*

pement tardif appartient d'une manière spéciale au tissu élastique qui, à ce point de vue, peut être placé à côté du tissu osseux, comme on le verra plus loin.

Les plaques élastiques sont disséminées d'une manière irrégulière dans la couche interne de la gaîne lamelleuse; elles sont entourées chacune d'une zone plus ou moins étendue formée par des granulations élastiques dont le nombre et le volume diminuent à mesure que l'on s'éloigne de la plaque (voy. fig. 143). Quelques-unes de ces granulations ont un volume relativement considérable. Au bord de la plaque, et cela dans une proportion très-variable, ces granulations élastiques se disposent en réseaux et forment des fibres moniliformes ou des fibres à bords rectilignes. Comme dans le cartilage élastique, on peut donc suivre, dans la gaine lamelleuse des faisceaux nerveux, la formation des fibres élastiques par juxtaposition et soudure de grains. Dans les deux tissus, on voit le développement de la substance élastique se faire en rayonnant à partir de certains points qui semblent être des centres de formation[1]. A ce point de vue, nous rappellerons, uniquement dans le but de faire un rapprochement de formes, les figures analogues que donne la fibrine lors de sa coagulation (voy. p. 214 et 216).

Développement des cellules adipeuses. — Si, chez un lapin qui vient de naître, nous enlevons en l'arrachant la peau qui recouvre le dos et la nuque, nous voyons que le tissu adipeux y apparaît, de chaque côté de la colonne vertébrale, sous forme de deux masses absolument semblables, bien limitées, ayant une apparence glandulaire. En dehors de ces masses, le tissu conjonctif lâche voisin ne contient pas de tissu adipeux.

Hertwig. Archives de M. Schultze, 1873, p. 80), cherche à démontrer que ces fibres naissent dans le cartilage aux dépens du protoplasma des cellules. Il s'appuie sur un travail de Bubnoff, d'après lequel il serait démontré que les capsules de cartilage sont perforées pour donner naissance à de fins canaux anastomotiques. En suivant exactement la méthode de Bubnoff (v. p. 289), nous n'avons jamais pu réussir, bien que nous ayons répété cette opération sur plusieurs espèces de cartilages, à voir les canaux qui sillonneraient la substance fondamentale. Nous avons repris aussi les observations de Hertwig sur l'oreille des mammifères nouveau-nés, et nous n'avons jamais pu observer nettement la continuité des fibres élastiques naissantes avec le protoplasma des cellules cartilagineuses. Par contre, nos propres observations sur le cartilage aryténoïde de l'homme et du chien et sur la gaîne lamelleuse des nerfs corroborent l'opinion de H. Müller sur le développement des fibres élastiques.

[1] *Recherches sur l'histologie et la physiologie des nerfs*, Archives de physiologie, 1872, p. 428.

Cette première observation, faite simplement à l'œil nu, peut déjà nous suggérer une hypothèse sur le développement du tissu adipeux, à savoir que toutes les parties du tissu cellulaire sous-cutané ne sont pas également aptes à produire des cellules adipeuses, et que très-probablement les cellules ordinaires du tissu conjonctif ne concourent pas directement à leur formation.

Sur les embryons de bœuf ayant moins de 15 centimètres de longueur, il n'y a pas encore de cellules adipeuses dans le tissu cellulaire sous-cutané. Sur un embryon plus développé du même animal, long de 30 à 35 centimètres, on observe à l'œil nu, dans le tissu cellulaire sous-cutané, de petits grains arrondis, un peu opalins, qui tranchent sur le tissu conjonctif embryonnaire alors très-transparent. Si avec des ciseaux courbes on enlève de petits fragments de ce tissu et qu'on les étale en préparation en les recouvrant d'une lamelle sans y ajouter aucun réactif, on voit que chaque îlot adipeux est appendu à la paroi des vaisseaux sanguins, de sorte que l'ensemble des ramifications vasculaires ressemble à des branches garnies de fruits.

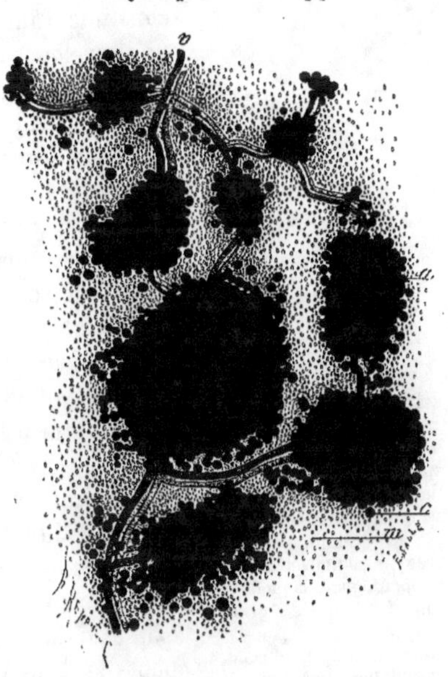

Fig. 148. — Tissu cellulo-adipeux de l'aisselle d'un embryon de bœuf de 35 centimètres de longueur. — *v*, vaisseau sanguin; *m*, tissu conjonctif embryonnaire; *a*, îlot adipeux; *c*, cellule adipeuse isolée au voisinage d'un îlot. — 50 diam.

Ces groupes de cellules adipeuses ne sont pas également chargés de graisse. On en rencontre même où presque toutes les cellules en sont encore dépourvues. Ces cellules, étudiées avec un grossissement de 400 à 500 diamètres, apparaissent sous la forme de corps globuleux, constitués par une masse de protoplasma dans l'intérieur de laquelle se trouvent un ou plusieurs noyaux ovalaires.

La graisse apparaît, dans le sein du protoplasma de ces cellules, sous forme de granulations fines, plus ou moins nombreuses. En grossissant, ces granulations arrivent à se toucher et à se confondre de manière à former une gouttelette qui occupe le centre de la cellule. Le noyau et le protoplasma sont refoulés à la périphérie et constituent autour de la goutte de graisse une enveloppe qui, sur la coupe optique, apparaît comme un anneau complet, en un point duquel le noyau se montre comme le chaton d'une bague (a fig. 149). Dans le protoplasma refoulé à la périphérie se produisent de nouvelles granulations graisseuses g, qui semblent destinées à gagner la masse centrale et à se fondre avec elle. Pour bien étudier ce tissu, il convient de le préparer à l'aide des injections interstitielles faites avec une solution d'acide osmique à 1 pour 300. Les préparations faites avec la boule d'œdème par le procédé qui a été indiqué, montrent dans chaque cellule la goutte de graisse centrale sous la forme d'une sphère colorée en noir brun, tandis que les granulations éparses dans le protoplasma sont faiblement colorées dans la même teinte. Même en tenant compte de la différence de volume des granulations graisseuses et de la goutte centrale, les premières sont si faiblement colorées par l'acide osmique qu'il y a tout lieu de croire que leur constitution chimique est un peu différente. Ces granulations seraient formées par un mélange de matières grasses et de matières albuminoïdes [1].

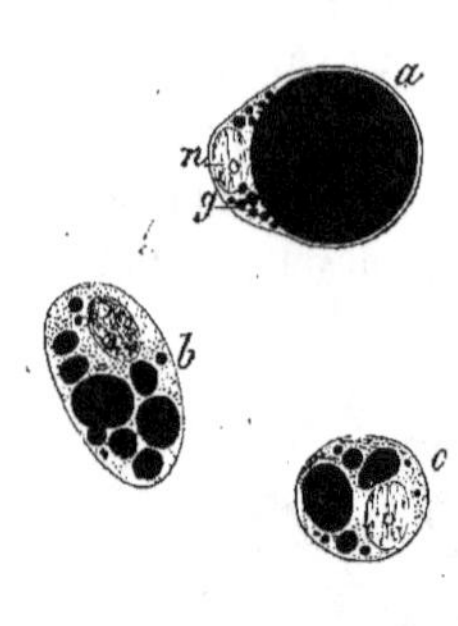

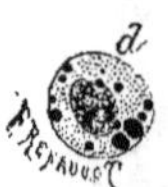

Fig. 149. — Cellules adipeuses du tissu conjonctif souscutané d'un embryon de bœuf de 45 centimètres, après injection interstitielle d'acide osmique. Conservation dans la glycérine. — a, cellule adipeuse presque complétement développée, dans laquelle on voit une boule de graisse colorée en noir par l'osmium, un noyau n et des granulations graisseuses g dans la masse du protoplasma qui l'entoure; d, cellule adipeuse au début de la formation de la graisse; b et c, deux cellules présentant les stades intermédiaires du développement. — 550 diam.

<hr>

[1] Dans les œdèmes produits expérimentalement chez le chien par la ligature de la veine cave et la section d'un des nerfs sciatiques, vingt-quatre heures après le début

Les cellules adipeuses, lors de la formation de la graisse dans leur intérieur, ne présentent pas toujours les dispositions que nous avons observées dans le tissu conjonctif lâche sous-cutané des embryons de bœuf. Si, par exemple, nous prenons le mésentère d'un jeune rat et qu'après l'avoir régulièrement étendu sur une lame de verre nous y ajoutions du picrocarminate à 1 pour 100, nous remarquerons, le long des vaisseaux mésentériques, des cellules adipeuses complétement constituées. A côté de celles-ci, généralement dans les portions les plus éloignées de la limite du vaisseau, se trouvent des cellules rondes dépourvues de graisse ou contenant seulement quelques granulations graisseuses. Entre ces dernières et les cellules adipeuses parfaitement développées, on peut rencontrer une série de formes intermédiaires.

Parmi ces cellules, nous en observons qui contiennent seulement de fines granulations disposées dans leurs parties périphériques où elles forment une zone distincte, tandis qu'au centre de l'élément cellulaire se trouve une masse de protoplasma transparent et renfermant un, deux ou trois noyaux vésiculeux colorés en rouge par le carmin. Les granulations graisseuses marginales augmentent de volume et arrivent même en confluant à constituer des goutelettes. Le protoplasma et les noyaux, contrairement à ce que nous avons observé dans le tissu conjonctif lâche sous-cutané, restent longtemps au centre. C'est seulement à une période plus avancée du développement que, par un phénomène de transposition dont nous observerons d'autres exemples, en particulier dans le développement des muscles, le protoplasma et les

Tissu adipeux
du mésentère
du rat jeune

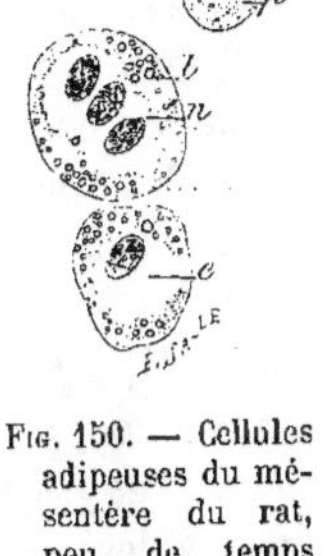

Fig. 150. — Cellules adipeuses du mésentère du rat, peu de temps après la naissance. Coloration au picrocarminate. — *n*, noyau; *p*, protoplasma; *l*, granulations graisseuses; *e*, région du protoplasma autour du noyau, dépourvue de granulations graisseuses.

---

de l'hydropisie, le tissu conjonctif, infiltré de sérosité, montre des cellules adipeuses dont le protoplasma périphérique contient des granulations d'apparence graisseuse. Cependant leur indice de réfraction est un peu inférieur à celui de la graisse, et, lorsqu'on les traite par une solution faible d'acide chromique ou de bichromate de potasse, elles deviennent plus réfringentes et perdent de leur diamètre. Comme dan les cellules adipeuses en voie de développement, ces granulations marginales paraissent être formées d'une combinaison de matières grasses et de matières albuminoïdes. (*Des lésions du tissu cellulaire lâche dans l'œdème*. Comptes rendus. 10 juillet 1871.)

noyaux s'étalent à la périphérie de la cellule pour laisser la goutte de graisse au centre de celle-ci. Quel que soit le mode de développement de la cellule adipeuse, c'est seulement lorsque le noyau et le protoplasma ont été refoulés à la périphérie que s'y forme la membrane caractéristique. Cette cellule, si on la supposait déroulée, pourrait être représentée de la façon suivante : Une lame de protoplasma contenant un noyau, semblable à une des cellules plates du tissu conjonctif, ayant élaboré au niveau de l'une de ses faces des matières grasses, tandis que sur l'autre se serait formée une membrane anhiste. Cette membrane peut être considérée comme une production secondaire périphérique de la cellule, et à ce point de vue elle est l'analogue d'une capsule de cartilage.

Les cellules adipeuses sont des cellules spéciales.

D'après l'ensemble de ces observations, le tissu adipeux ne résulterait pas d'un simple dépôt de graisse dans les cellules fixes du tissu conjonctif, comme Flemming[1] l'a soutenu dernièrement encore. Les cellules adipeuses sont à l'origine des cellules spéciales. Elles apparaissent le long des vaisseaux sanguins, et en cela mon observation concorde avec celle de Flemming. Il ne faudrait pas soutenir cependant que des matières grasses ne peuvent pas être élaborées ultérieurement dans les cellules plates du tissu conjonctif, d'autant plus que la fonction de produire de la graisse appartient à un très-grand nombre d'éléments cellulaires, les cellules du cartilage et les cellules du foie, par exemple. A ce point de vue, ces éléments peuvent être considérés comme supplémentaires des cellules adipeuses proprement dites.

Il n'en reste pas moins établi que, dans le développement physiologique du tissu conjonctif, la graisse semble se former dans des cellules spéciales qui agissent pour la produire comme des éléments glandulaires, de sorte qu'une cellule adipeuse est en réalité une glande unicellulaire.

Développement du tissu conjonctif dans son ensemble. — Le tissu conjonctif se développe tout entier aux dépens du feuillet moyen du blastoderme. Aussi peut-on, avec une certaine logique, considérer comme du tissu conjonctif la masse cellulaire qui constitue ce feuillet à son origine. Plus tard, à des périodes qui varient suivant les espèces animales, les cellules du feuillet

---

[1] *Flemming.* Ueber Bildung und Rückbildung der Fettzellen im Bindegewebe. *Archiv für microsc. Anatomie.* vol. VII. 1870, p. 32.

moyen se différencient, et, si nous laissons de côté celles qui concourent à la formation des cartilages, des os, des vaisseaux, des muscles, des nerfs et de certains parenchymes, toutes les autres peuvent être regardées comme des cellules de tissu conjonctif. Lorsqu'il apparaît en masse distincte, le tissu conjonctif se montre formé entièrement par des cellules dont les unes, conservant le caractère embryonnaire, sont petites, rondes ou irrégulièrement globuleuses, tandis que les autres grossissent, changent de forme, s'aplatissent ou s'étirent en fuseaux et donnent naissance à des prolongements ramifiés et anastomotiques, constitués par un protoplasma semblable à celui du corps de la cellule. Entre ces divers éléments cellulaires est répandue une substance albuminoïde amorphe, qui donne au tissu une apparence gélatineuse ou muqueuse. C'est dans cette substance intercellulaire que se montrent les premières fibres du tissu conjonctif. À leur origine, elles sont extrêmement minces, possèdent une longueur indéterminée et n'ont avec les cellules et leurs prolongements que des rapports de contiguïté. Les cellules adipeuses se forment ensuite, principalement aux dépens des petites cellules arrondies. Les fibres élastiques ont un développement encore plus tardif; il se poursuit après la naissance et même dans l'âge adulte. Ces fibres, pas plus que les faisceaux connectifs, ne se produisent aux dépens des prolongements protoplasmatiques des cellules. Elles apparaissent dans la substance intercellulaire.

Première constitution du tissu conjonctif.

Quelle que soit celle des variétés de tissu conjonctif que l'on considère, les faisceaux connectifs, depuis leur apparition jusqu'à leur complet développement, sont absolument distincts des cellules, et jamais on ne trouve de cellules dans leur intérieur; toujours elles sont disposées à leur surface. Mais tantôt une cellule s'enroule autour d'un faisceau de manière à lui constituer une sorte de revêtement, tantôt elle recouvre la surface d'un certain nombre de faisceaux groupés pour former des faisceaux plus volumineux ou des membranes. Dans ce dernier cas, comme il arrive dans le mésentère du lapin et dans les gaînes lamelleuses des nerfs par exemple, les cellules connectives sont disposées à la surface de la membrane et lui forment un revêtement plus ou moins complet.

Les conclusions que nous venons de présenter sur le développement du tissu conjonctif, bien que fondées sur une série d'observations dont le détail a été donné plus haut, peuvent encore prêter matière à la discussion. Mais les arguments que l'on pourrait produire contre notre manière de voir doivent, ce nous semble, tomber complétement, si l'on étudie l'accroissement des faisceaux du tissu conjonctif, en se plaçant dans de bonnes conditions.

Dans le paragraphe destiné à l'étude des membranes, nous avons vu que dans les portions les plus minces du mésentère du lapin adulte, les éléments cellulaires de la membrane sont les cellules endothéliales qui en tapissent les deux faces et les cellules plates sous-jacentes. Chez le lapin nouveau-né, le mésentère a une structure absolument semblable.

Variations de diamètre des faisceaux connectifs suivant l'âge.

Or, les plus gros faisceaux connectifs qui se trouvent dans l'épaisseur de la membrane ont chez le lapin nouveau-né 2 μ, tandis que chez l'adulte ils atteignent 12 μ. Leur diamètre a donc augmenté dans la proportion de 1 à 6. Cet accroissement ne peut pas être considéré comme le produit d'une transformation du protoplasma cellulaire, puisque, pendant la période de croissance comme lorsque le développement est achevé, il n'y a pas de rapport de forme entre les faisceaux conjonctifs et les cellules. Les faisceaux connectifs du mésentère sont cylindriques, ont une grande longueur et se poursuivent même dans toute l'étendue de la membrane, tandis que les cellules sont de très-petites plaques, n'ayant avec ces faisceaux qu'un rapport très-limité.

Du reste, il suffit d'un simple lavage avec le pinceau pour enlever toutes les cellules des portions les plus minces du mésentère, ce qui démontre, ainsi que nous l'avons dit, qu'elles sont toutes disposées à sa surface.

Ce fait, resté inconnu aux auteurs qui se sont occupés du développement du tissu conjonctif, doit être considéré comme ayant une très-grande valeur. Il ne s'agit pas ici, en effet, de l'interprétation de telle ou telle figure dont l'observation est difficile, mais d'un fait absolu, que les histologistes moins exercés seront à même de reconnaître, s'ils emploient les méthodes qui ont été indiquées plus haut pour tendre et colorer les membranes.

TISSU MUQUEUX.

Nous avons vu que le tissu conjonctif en voie de formation contient dans ses mailles une grande quantité d'une substance albuminoïde liquide, alors que les faisceaux du tissu conjonctif ne sont pas encore formés ou qu'ils sont peu nombreux et très-minces. Chez les mammifères, il y a certaines parties du corps où le développement s'arrête à cette période. Le tissu muqueux de Virchow n'est pas autre chose. Il constitue le cordon ombilical et le corps vitré. Chez un grand nombre d'animaux, les raies et les céphalopodes par exemple, du tissu muqueux, persistant pendant toute la durée de la vie, se rencontre dans des régions plus étendues. Au voisinage des cartilages de la tête, il existe chez ces animaux une masse de tissu muqueux. Pour en obtenir de belles préparations, il suffit d'en étaler de petits fragments que l'on a enlevés avec des ciseaux, et que l'on peut colorer avec la solution d'iode ou le picrocarminate. Au milieu d'une substance amorphe, presque liquide, se colorant faiblement par les réactifs dont nous venons de parler, se voient de grandes cellules à protoplasma granuleux munies de nombreux prolongements ramifiés qui s'anastomosent avec les prolongements des cellules voisines, de manière à former un réseau cellulaire. A côté de ces cellules s'observent de petits faisceaux de tissu conjonctif qui parcourent en ligne droite ou légèrement sinueuse la préparation dans toute son étendue, à moins qu'ils n'aient été coupés par l'instrument tranchant au moment où la préparation a été faite. Il y a une indépendance complète des faisceaux de tissu conjonctif et du réseau cellulaire. Le nombre des faisceaux conjonctifs est extrêmement variable, et l'on trouve même des régions étendues où ils manquent complétement[1].

Pour étudier le tissu muqueux du cordon ombilical, les anciens histologistes le faisaient sécher pour y pratiquer des coupes minces qui étaient ramollies dans l'eau, non colorées ou colorées au carmin et traitées après lavage par l'acide acétique. Cette méthode est bien grossière pour un tissu aussi délicat, aussi n'a-t-elle pas fourni des notions exactes sur sa structure. Pour se rendre compte

Tissu
muqueux de
céphalopodes

Procédé
pour étudier
le tissu
muqueux.

---

[1] Il y a une grande analogie entre ce tissu muqueux et le cartilage à cellules ramifiées des céphalopodes; la substance intercellulaire seule diffère. Parmi les tumeurs observées chez l'homme, il en est quelques-unes qui sont formées du tissu muqueux et que l'on désigne sous le nom de myxomes. L'analogie qui existe entre ce tissu et le tissu cartilagineux à cellules ramifiées a certainement frappé tous les anatomo-pathologistes qui ont fait une étude des tumeurs de la glande parotide. Parmi ces tumeurs, il en est qui présentent, à côté de masses formées par du cartilage à cellules ramifiées, des parties dont la constitution histologique est semblable à celle du tissu muqueux.

Injection
interstitielle
de sérum iodé.

de sa constitution, il faut employer la méthode des injections interstitielles avec le sérum iodé. Les boules d'œdème artificiel obtenues ainsi fournissent des préparations qui diffèrent suivant l'âge de l'embryon.

Chez des embryons humains de trois mois à cinq mois, le tissu muqueux du cordon ombilical présente à peu près les mêmes ca-

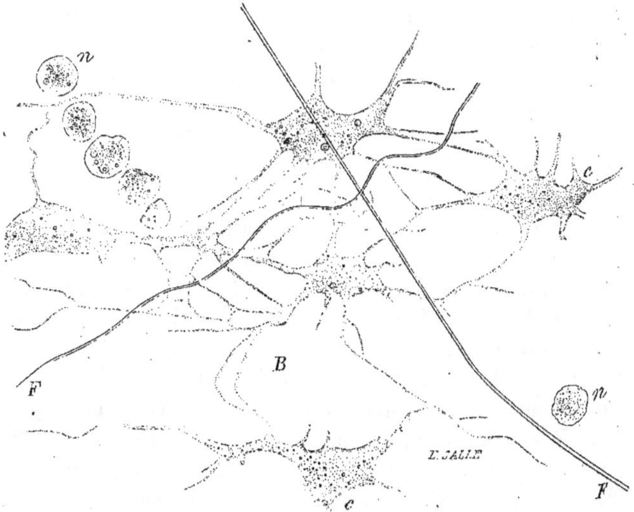

FIG. 151. — Tissu muqueux du cordon ombilical d'un embryon de mouton. c, cellules ramifiées; n, cellules embryonnaires ou lymphatiques; F, faisceaux de tissu conjonctif; B, substance amorphe. — 500 diam.

ractères que le tissu muqueux des poissons : on y observe des cellules lymphatiques, de grandes cellules ramifiées et anastomosées et des faisceaux du tissu conjonctif minces et rectilignes. Chez les nouveau-nés, la trame connective s'est développée; elle est constituée par des faisceaux isolés ou groupés de façon à limiter des aréoles, et les cellules devenues plates sont généralement appliquées à leur surface, tandis que les mailles sont remplies d'un liquide albuminoïde dans lequel nagent des cellules lymphatiques[1].

Le corps vitré des mammifères adultes se rapproche du tissu

[1] V. J. Renaut, Du tissu muqueux du cordon ombilical. *Archives de physiologie*, 1872, t. VII, p. 219.

muqueux par sa consistance, mais il n'en a pas la structure, car on ne trouve dans son sein que quelques cellules arrondies. Nous y reviendrons à propos de l'œil.

Chez les embryons, le corps vitré est vasculaire, et, à la surface externe des vaisseaux sont appliquées des cellules plates semblables à celles du tissu conjonctif et qui ont été décrites par Éberth[1]. Les mailles laissées entre les capillaires sont occupées par de la substance muqueuse dans laquelle sont disséminées de petites cellules de formes variées.

CLASSIFICATION DES DIFFÉRENTES FORMES DU TISSU CONJONCTIF.

L'étude que nous venons de faire sur un certain nombre d'organes formés par du tissu conjonctif et sur le développement de ce tissu nous permet d'en essayer une classification méthodique.

A son origine, le tissu conjonctif est constitué entièrement par des cellules. C'est là le tissu conjonctif embryonnaire ou *tissu embryonnaire* proprement dit. A une période plus avancée du développement, il se produit entre les cellules une substance intercellulaire liquide plus ou moins abondante ; la formation des fibres est encore rudimentaire. Tel est le tissu conjonctif muqueux ou *tissu muqueux*. Quant au tissu conjonctif adulte, il se présente sous des formes très-variées. Constitué par des faisceaux connectifs entrecroisés suivant toutes les directions, disposé en masses plus ou moins considérables, sans forme spéciale, comblant des cavités ou des interstices, c'est le *tissu conjonctif lâche*, que Reichert a appelé tissu conjonctif sans forme, par opposition à celui qui produit des organes d'une forme déterminée, par exemple les membranes ou les tendons. Le *tissu conjonctif membraneux* est celui dans lequel les différents faisceaux sont disposés de manière à figurer une membrane, comme le mésentère, le ligament suspenseur du foie, etc. A côté de ce dernier se placent le *tissu conjonctif lamelleux* ou engaînant (gaîne des faisceaux nerveux); le tissu conjonctif *rétiforme*, dans lequel les faisceaux se séparent et se réunissent tour à tour pour intercepter des mailles (épiploon, repli

---

[1] *Eberth.* Von den Blutgefässen, Stricker's Handbuch, p. 205.

mésopéricardique, pie-mère); le tissu conjonctif *réticulé*, qui ne diffère du précédent que par la finesse très-grande de ses faisceaux (ganglions lymphatiques); le *tissu conjonctif adipeux*, caractérisé par la présence des cellules adipeuses entre les faisceaux du tissu conjonctif lâche; le *tissu conjonctif tendineux* et *ligamenteux* distingué par l'ordonnance parallèle des faisceaux; enfin, le *tissu conjonctif élastique* dans lequel prédominent les fibres et les réseaux élastiques (ligament cervical postérieur, par exemple).

Cette classification n'est pas complète parce qu'elle ne donne que les types les plus accusés, et entre eux il y a de nombreux intermédiaires. C'est ainsi que le tissu conjonctif lâche contient presque toujours une quantité plus ou moins considérable de cellules adipeuses et de fibres élastiques. De même, dans le centre phrénique, membrane tendineuse, nous voyons des faisceaux tendineux partir d'un des petits tendons pour aller se confondre avec un tendon voisin, en interceptant des mailles comparables à celles du tissu conjonctif rétiforme du grand épiploon, etc.

Rapports du tissu conjonc-tif avec d'autres tissus.

Les limites mêmes de l'ensemble des tissus conjonctifs ou, pour employer le langage de Bichat, du système conjonctif, ne sont pas toujours tranchées. Nous avons fait remarquer l'analogie qu'il y a entre le tissu muqueux et le tissu cartilagineux à cellules ramifiées. D'autre part, nous avons vu quel rapport étroit il y a entre les tendons et le cartilage, puisque non-seulement les faisceaux de tissu conjonctif du tendon se continuent avec la substance fondamentale du cartilage, mais encore les cellules qui sont placées entre les faisceaux tendineux peuvent être contenues dans des capsules. Nous allons trouver bientôt, en étudiant le développement du tissu osseux, un rapport tout aussi intime de ce dernier tissu avec le tissu conjonctif.

CONSIDÉRATIONS PHYSIOLOGIQUES SUR LE TISSU CONJONCTIF.

Le tissu conjonctif est répandu dans toute la masse du corps. Son importance est considérable par la place qu'il y occupe et par son rôle physiologique. Ce rôle est double et doit être considéré au point de vue mécanique et au point de vue de la nutrition.

Au point de vue mécanique, ce tissu, comme Bichat l'a si bien exposé, soutient les organes, les entoure en leur formant une sorte de capsule et pénètre dans leur intérieur pour leur constituer une charpente solide. Pour les protéger, il forme aux vaisseaux et aux nerfs une gaine qui les accompagne jusque dans leurs dernières ramifications. Sous forme de ligaments, il maintient en contact les surfaces articulaires ; sous celle de tendons, il permet aux muscles d'agir sur les leviers osseux dans des points bien limités.

Les tendons et les ligaments, aussi bien que le périoste, autre membrane fibreuse, sont en continuité avec le squelette, et ils en sont pour ainsi dire des parties constituantes, comme il ressortira de l'étude du développement du tissu osseux. Les autres parties du tissu conjonctif sont surtout destinées à la protection, soit du corps tout entier, soit des organes. Ces derniers, s'ils étaient réduits à leurs éléments anatomiques essentiels, si le tissu conjonctif ne venait se mêler à ces élémens pour en régler l'ordonnance et interposer entre eux des parties plus solides, auraient le plus souvent une mollesse telle que le moindre choc viendrait les troubler et compromettre la vie de l'individu.

Au point de vue de la nutrition générale, le tissu conjonctif a une importance de premier ordre, surtout si l'on considère cette partie du système conjonctif qui n'appartient pas spécialement au squelette. Les fibres et les membranes dont il est formé constituent un système continu à lui-même dans tout l'organisme, en sillonnant et en cloisonnant en divers sens un vaste réservoir dont toutes les cavités communiquent entre elles. En font partie aussi bien les grandes cavités séreuses que les interstices du tissu conjonctif lâche. Ce réservoir appartient au système lymphatique, et dans toutes ses parties il contient les éléments de la lymphe. La communication directe des grandes cavités séreuses avec les vaisseaux lymphatiques est un fait définitivement acquis à la science. On discute encore aujourd'hui l'origine des vaisseaux lymphatiques dans les mailles du tissu conjonctif lâche, mais à propos du système lymphatique nous exposerons une série de faits qui tendent à prouver qu'ils prennent réellement leur origine dans les interstices de ce tissu.

La lymphe est contenue entre les différentes parties constitutives du tissu conjonctif, et elle existe partout où se trouve une maille de ce tissu. Comme il pénètre dans l'épaisseur de tous les organes pour en séparer les éléments (faisceaux primitifs des muscles, tubes nerveux) ou des groupes d'éléments (culs-de-sac glandulaires), il en résulte que ces éléments ou ces groupes d'éléments sont placés pour ainsi dire dans un sac lymphatique, de même que l'intestin et la rate dans la cavité péritonéale. Mis ainsi en rapport direct avec la lymphe, les éléments de nos organes y puisent les matériaux de leur nutrition et y déversent le résidu de leur travail. Ainsi se trouve confirmé ce que nous disions à propos de la lymphe : elle est le véritable milieu liquide dans lequel vivent nos organes.

Prolifération des cellules lymphatiques dans le tissu conjonctif.

C'est à cette lymphe des parenchymes organiques que le sang abandonne son oxygène, et c'est par son intermédiaire qu'il arrive aux éléments qui doivent l'utiliser. Il en résulte que la lymphe contenue dans les mailles du tissu conjonctif est très-oxygénée, contrairement à la lymphe qui circule dans les gros canaux (voy. p. 171). Or nous avons vu que les cellules lymphatiques ont des manifestations vitales d'autant plus actives que, toutes choses égales d'ailleurs, elles se trouvent placées dans un milieu plus riche en oxygène. Il est donc logique de supposer que les cellules lymphatiques situées dans les mailles conjonctives y jouissent des conditions les plus favorables pour s'y multiplier par division. Le tissu conjonctif jouerait ainsi un rôle important dans l'élaboration des éléments cellulaires de la lymphe [1].

Production de la graisse dans le tissu conjonctif.

Considérons maintenant ce tissu au point de vue de la formation de la graisse; et rappelons en passant qu'il peut emmagasiner une quantité considérable de matières grasses pour les rendre à mesure que l'organisme en a besoin pour sa nutrition générale. Ces matières grasses, qui paraissent être élaborées dans des cellules spéciales du tissu conjonctif, sont-elles fabriquées dans des cellules aux dépens du matériel banal apporté par le sang, ou bien la graisse absorbée dans les voies digestives

---

[1] Tous les faits que nous avons exposés relativement à la structure du tissu conjonctif sont en opposition directe avec la théorie de Virchow sur la circulation des sucs dans des cellules connectives qui seraient creuses et munies de prolongements anastomotiques. Ils contredisent également la conception de Recklinghausen qui présente avec celle de Virchow une très-grande analogie. Recklinghausen supposait l'existence de canalicules (*Saftkanälchen*) parcourant en tout sens le tissu conjonctif et chargés d'y transporter les sucs nutritifs. Nous renvoyons au chapitre spécial destiné aux vaisseaux lymphatiques l'étude et la critique des observations sur lesquelles il avait fondé cette théorie , qui n'est du reste plus soutenable aujourd'hui.

ou formée dans quelque autre organe, le foie par exemple, est-elle simplement mise en dépôt dans ces cellules ? Nous manquons d'expériences directes pour répondre à ces questions, mais il n'en reste pas moins aux cellules adipeuses un rôle très-important dans la fonction stéatogénique considérée d'une manière générale.

Au point de vue pathologique, le tissu conjonctif est le tissu le plus important de l'organisme ; c'est lui qui est le plus souvent le siège des néoplasmes, inflammatoires ou autres, comme Bichat l'a établi. Mais cette conception perdrait de sa généralité si l'on voulait restreindre la signification du tissu conjonctif. En effet, une maille du tissu cellulaire, une cavité séreuse, un ganglion lymphatique, une aréole du tissu osseux, une vésicule pulmonaire, un vaisseau lymphatique, sont des équivalents au point de vue des altérations inflammatoires et des néoplasmes qui constituent les tumeurs. Un vaisseau sanguin même peut se comporter de la même façon qu'une maille du tissu conjonctif, et c'est ce qui arriverait plus fréquemment si le cours du sang ne venait entraver le processus. Aussi suffit-il que la circulation soit arrêtée dans une artère, et que le sang s'y soit coagulé pour que l'on voie bourgeonner sa paroi interne absolument comme le ferait du tissu conjonctif lâche sous-cutané.

Une question qui reste à élucider au point de vue de la pathologie du tissu conjonctif c'est celle de la prolifération de ces éléments cellulaires. Pour les cellules lymphatiques, cette prolifération est certaine, et il n'est pas nécessaire d'y revenir. Pour les cellules plates, quand on voit, sous l'influence d'une inflammation, ou même sous l'influence d'une irritation simple, par exemple un œdème aigu produit par l'injection de nitrate d'argent à 1 pour 300, ces cellules prendre en quelques heures une forme globuleuse, puis présenter dans leur intérieur plusieurs noyaux, on a peine à douter de leur prolifération. Si des globules blancs du sang, passant à travers les vaisseaux, viennent augmenter le nombre des éléments cellulaires dans les foyers inflammatoires, cela ne prouve pas que de leur côté les cellules de tissu conjonctif ne se multiplient pas, malgré ce que Cohnheim a soutenu.

Quant à la question de la suppuration, ce phénomène ultime de l'inflammation, nous n'avons pas à l'aborder ici ; l'étude du pus se rattache bien plus directement à l'histoire de la lymphe, et

Rôle du tissu
conjonctif
dans
les inflamma-
tions.

nous en avons parlé plus haut. Nous avons vu que les globules du pus ne sont autre chose que des cellules lymphatiques mortes ou sur le point de mourir, parce quelles se trouvent dans des conditions telles que les échanges nutritifs nécessaires à leur vitalité sont difficiles ou impossibles. Nous ne reviendrons pas ici sur l'expérience qui nous a montré ces conditions si nettes de la vie des cellules lymphatiques (voy. p. 167). Sorties des vaisseaux grâce à leurs mouvements amiboïdes, ces cellules, une fois mortes, deviennent des corps étrangers, qui ne peuvent plus être repris par la circulation lymphatique qu'après avoir subi une série de modifications chimiques.

CHAPITRE VII

DÉVELOPPEMENT DU TISSU OSSEUX

La plupart des os du squelette sont précédés par des pièces cartilagineuses qui possèdent la même forme qu'aura ensuite l'os adulte. Le tissu osseux ne s'y développe que plus tard, prenant en partie la place du cartilage lui-même auquel il se substitue, et en partie l'enveloppant de couches périphériques qui en augmentent les dimensions sans en altérer la forme.

Certains os, ceux de la voûte du crâne, par exemple, ne sont pas précédés par du cartilage et se développent entièrement aux dépens d'un tissu conjonctif fibreux. Nous ne pouvions donc aborder l'étude de leur formation qu'après avoir fait l'histoire du tissu conjonctif. Nous étudierons d'abord le mode de développement et d'accroissement des os longs. En second lieu nous parlerons des os qui prennent naissance dans le tissu fibreux. Lorsque nous aurons exposé les différents procédés dont il faut se servir dans cette étude et les résultats que fournit chacun d'eux, nous résumerons en quelques mots l'histoire de ce développement.

DÉVELOPPEMENT DES OS LONGS.

Le développement des os longs doit être étudié au moyen de coupes pratiquées sur des os d'embryons ou d'animaux en voie de croissance. Pour obtenir ces coupes, il est nécessaire de placer d'abord les os dans des réactifs divers qui tous doivent agir en dissolvant les sels calcaires, tout en conservant la forme des parties molles aux dépens desquelles se forme le tissu osseux.

Le procédé de décalcification le plus usité consiste à plonger les os dans une solution d'acide chromique, de 2 à 4 pour 1000. Un os long d'embryon très-jeune, placé dans 100 à 200 centimètres cubes de ce réactif, y est complétement décalcifié au bout de quelques jours. Mais, si cet os est plus volumineux, comme le fémur, le tibia, l'humérus d'un enfant nouveau-né, la solution d'acide chromique devient insuffisante, et quand bien même on l'a renouvelée plusieurs fois, l'os n'est pas encore décalcifié dans toute sa masse. Du reste, pour étudier le développement du tissu osseux, un os entier n'est pas nécessaire ; il suffit d'avoir le cartilage d'ossification avec la petite portion du tissu osseux qui lui fait suite. On divisera donc, au moyen de la scie, l'extrémité d'un os long, et celle-ci placée dans une solution chromique convenable sera décalcifiée au bout de peu de jours, surtout si l'on a soin de renouveler plusieurs fois la solution.

Procédé de décalcification et de durcissement.

Un os complétement décalcifié peut être coupé avec le rasoir, mais la différence de consistance des diverses parties rend très-difficile de faire des coupes minces et égales. Pour éviter cette difficulté, il faut, à sa sortie de la solution d'acide chromique, laisser la pièce vingt-quatre ou quarante-huit heures dans l'eau, puis la mettre dans l'alcool ; la différence de consistance entre les divers tissus diminue, et les coupes sont plus faciles à faire. Il est essentiel de laisser dégorger la pièce dans l'eau avant de la mettre dans l'alcool, autrement il se produirait dans les tissus un précipité chromique granuleux.

Une autre méthode consiste à placer le fragment d'os d'abord dans l'alcool absolu pour en fixer les éléments, puis dans une solution concentrée d'acide picrique qui le décalcifie et qui a sur l'acide chromique l'avantage de ne pas donner de précipité avec l'alcool. Ensuite la pièce est mise dans une solution sirupeuse de gomme arabique pendant vingt-quatre heures et enfin dans l'alcool. Les coupes sont laissées vingt-quatre heures dans l'eau pour les dégommer.

Lorsque les coupes ont été pratiquées après décalcification du tissu, soit par l'acide chromique, soit par l'acide picrique, on les soumet d'habitude à la coloration par le carmin ou par le picro-carminate, et c'est alors seulement qu'on voit que les préparations faites au moyen de l'acide picrique sont supérieures, parce que les cellules et les noyaux, qu'il importe à un haut degré de suivre dans leurs diverses modifications, se colorent très-bien, tandis que, dans les préparations faites au moyen de l'acide chromique, ces cellules se colorent mal ou ne se colorent pas du tout. Cependant ces dernières préparations ont des qualités remarquables, en ce sens que la substance intercellulaire du cartilage d'ossification et les jeunes travées osseuses, tannées pour ainsi dire par le réactif, possèdent des formes plus accusées.

Coloration
à la purpurine.

Dernièrement, j'ai trouvé un réactif, la purpurine, qui après l'action de l'acide chromique, colore admirablement les différentes cellules que l'on trouve soit dans le cartilage, soit dans l'os en voie de développement. L'emploi de cette matière colorante entre pour une part dans le mode de préparation qui m'a donné les résultats les plus nets.

Un os long d'un embryon humain de 3 à 5 mois ou un os court d'un petit animal en voie de croissance, d'un jeune lapin ou d'un chien nouveau-né, est placé d'abord dans une solution de bichromate d'ammoniaque pendant une semaine, puis dans une solution abondante d'acide chromique à 2 pour 1000. Lorsqu'il est décalcifié complétement, il est laissé pendant vingt-quatre ou quarante-huit heures dans de l'eau que l'on renouvelle plusieurs fois ; puis, quand il a abandonné presque tout l'acide chromique qu'il contenait dans son tissu, on le met pendant trois ou quatre jours dans une solution de gomme ayant la consistance d'un sirop peu épais. Finalement, il est porté dans l'alcool qui lui donne au bout de vingt-quatre ou trente-six heures une excellente consistance pour permettre des coupes fines que l'on fait au rasoir à main libre ou au microtome. Ces coupes, laissées pendant vingt-quatre heures dans de l'eau distillée pour dissoudre la gomme, sont colorées ensuite par un séjour de vingt-quatre ou quarante-huit heures dans la solution de purpurine préparée comme il a été dit page 280.

Toute cette manipulation est un peu longue, encore avons-nous omis de dire que, pour obtenir des préparations vraiment démonstratives, il est nécessaire d'y soumettre des pièces dont les vaisseaux ont été préalablement injectés avec du bleu de Prusse soluble additionné de gélatine (voy. p. 121). Mais on sera bien récompensé de toutes ces peines par la bonne qualité des préparations et la possibilité d'y reconnaître certains détails de structure qui échappent complétement sur les autres.

Pour avoir une idée générale du développement d'un os long, examinons une coupe longitudinale d'un de ces os, pris chez un très-jeune embryon, faite à l'aide d'une des méthodes que nous venons d'indiquer. Si cette coupe passe par l'axe de l'os et comprend le cartilage épiphysaire, le périoste et l'os proprement dit, on y distingue, à l'œil nu ou avec un faible grossissement, deux parties bien différentes l'une de l'autre. La partie centrale m (fig. 152) a la forme de deux triangles opposés par le sommet et dont les bases sont à chacune des extrémités du cylindre osseux; la partie externe m' s'étend de là jusqu'au périoste. Ces deux couches sont bien distinctes l'une de l'autre par leur origine et leur structure. L'une correspond à l'os cartilagineux, l'autre, à l'os périostique. A cette période, l'os tout entier pourrait être représenté par le schéma suivant : un sablier, figurant l'os cartilagineux, est placé debout dans un vase cylindrique qui représenterait le périoste, et l'espace compris entre les deux correspondrait à l'os périostique.

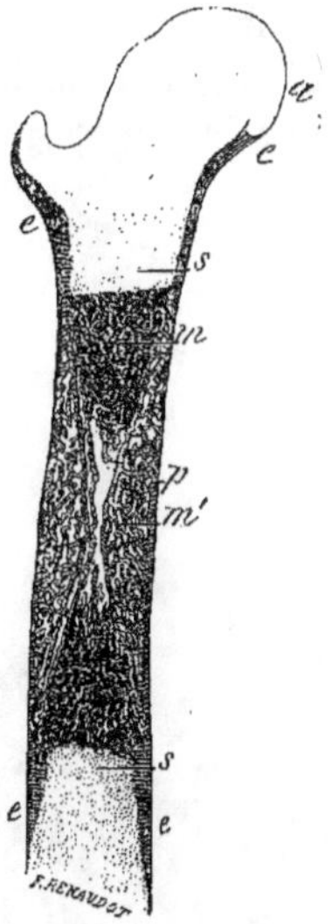

L'os cartilagineux se termine nettement, par une ligne droite ou légèrement sinueuse s, la ligne d'ossification. Aux deux extrémités de cette ligne, l'os empiète sur le cartilage et y est compris

Coupe
longitudinale
d'un os long.

Fig. 152. — Coupe longitudinale de l'humérus d'un embryon de chien, faite après décalcification par l'acide picrique et durcissement par la gomme et l'alcool. Coloration avec le picrocarminate. — a, tête cartilagineuse de l'os; m, os cartilagineux; m', os périostique; e, encoches d'ossification; s, cartilage sérié; p, périoste. — 7 diam.

Ligne
d'ossification.

de chaque côté dans une encoche. C'est ce que nous avons décrit sous le nom d'encoche d'ossification[1].

Elle correspond évidemment à un sillon circulaire tout autour du cartilage épiphysaire. Nous verrons bientôt qu'elle a une grande importance dans l'explication des phénomènes de l'ossification.

Nous allons maintenant revenir avec plus de détails sur chacune des parties que nous venons d'indiquer, et nous étudierons

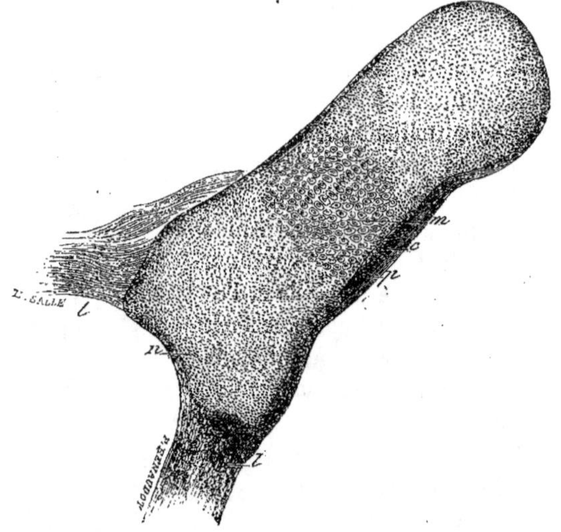

Fig. 153. — Métacarpien d'un embryon de chien. Coupe longitudinale passant par l'axe de l'os, faite après décalcification par l'acide chromique. Coloration au carmin. — *m*, îlot central calcifié; *n*, cartilage fœtal; *c*, croûte osseuse périchondrale; *p*, périoste et périchondre. — 45 diam.

successivement la ligne d'ossification et le processus de formation de l'os cartilagineux, puis l'encoche d'ossification et le développement de l'os périostique.

Os cartilagineux. — L'os en voie de développement (fig. 152) que nous avons pris d'abord pour type ne représente pas le premier stade du développement du tissu osseux. Pour étudier l'apparition du premier point d'ossification, il faut prendre chez un embryon un os dans lequel on distingue, au milieu de la masse

[1] Comptes rendus de l'Acad. des sc., 10 novembre 1873.

cartilagineuse transparente, une tache blanche opaque. Comme tous les os ne sont pas à la fois à la même période de leur développement, on peut en trouver à ce premier stade sur un embryon dont les os longs sont assez développés pour fournir une préparation comme celle qui est représentée fig. 152. Une coupe mince, faite avec un scalpel ou un rasoir à tranchant dur au niveau d'un point d'ossification tout à fait à son début, permet de constater à l'examen microscopique qu'il consiste en un dépôt calcaire qui se produit autour des capsules de cartilage. Les sels calcaires des os étant attaqués et dissous par l'acide chlorhydrique, on pourrait se servir de cet acide pour ramollir le point d'ossification et y faire ensuite des coupes à l'aide du rasoir ; mais les préparations obtenues ainsi ne sont pas nettes, parce que l'acide chlorhydrique produit des modifications trop considérables dans les éléments cellulaires qu'il importe de conserver. Un procédé bien meilleur consiste à mettre l'os tout entier dans 150 à 200 centimètres cubes d'une solution d'acide chromique à 2 pour 1000. Au bout de deux jours, la décalcification est complète, sans

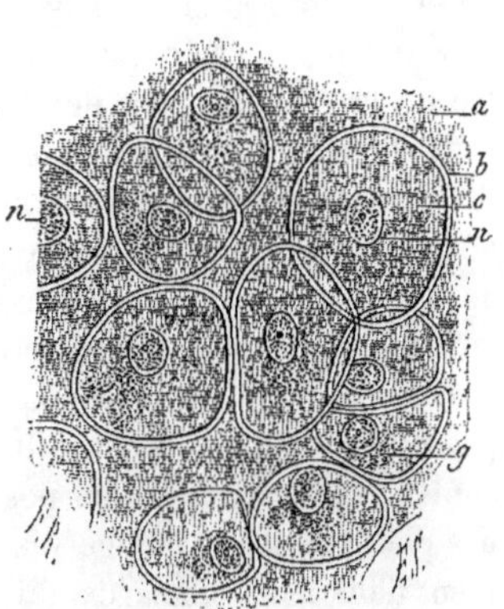

Fig. 154 — Portion centrale, infiltrée de sels calcaires, du métacarpien représenté dans la figure 153. — *a*, substance fondamentale du cartilage; *b*, capsules; *c*, masse cellulaire; *n*, noyau; *g*, zone granuleuse du protoplasma autour du noyau. — 320 diam.

que la forme des éléments anatomiques délicats soit sensiblement altérée, et il est facile alors de faire des coupes qui comprennent le cartilage et le point d'ossification. Ces coupes présentent, dans la partie qui était infiltrée de sels calcaires et qui maintenant est décalcifiée, des capsules plus grandes que dans le reste du cartilage, arrondies et caractérisées par un double contour. Sur des préparations conservées dans la glycérine, on y reconnaît que le protoplasma de la cellule remplit toute la cavité capsulaire et contient un noyau vésiculeux (fig. 154). Ces cellules ne reviennent donc pas aussi facilement sur elles-mêmes que les autres cellules du cartilage, car dans ces dernières, étudiées dans les mêmes conditions, la glycérine détermine une rétraction considérable.

Tout autour du point calcifié, les capsules cartilagineuses forment des séries rayonnées et deviennent de plus en plus petites à mesure qu'elles s'en éloignent. (Fig. 153.)

Immédiatement au-dessous du périchondre et au niveau de la zone calcifiée, il existe une couche spéciale qui enveloppe l'os cartilagineux comme d'un manchon. Cette couche (*c* fig. 153), que je désigne sous le nom de *croûte osseuse périchondrale*[1], forme le premier rudiment de l'os vrai. Elle est composée de cellules incomplétement enfouies dans une substance solide qui, après décalcification dans l'acide chromique, se colore fortement en rouge par le carmin, tandis que la zone calcifiée centrale, traitée de la même façon, demeure incolore. C'est là un caractère important, car, ainsi qu'on le verra dans la suite de ce chapitre, toute substance osseuse de nouvelle formation, après qu'elle a été décalcifiée, se colore en rouge par le carmin, tandis que les restes de la substance cartilagineuse demeurent incolores ou ne sont que faiblement colorés, après l'action même prolongée de ce réactif.

A ce moment, le cartilage ne contient point encore de vaisseaux, pas plus dans sa partie hyaline que dans sa partie calcifiée. Par contre, le périchondre en possède, comme on peut le voir sur des pièces dont le système vasculaire a été injecté, et c'est seulement dans leur voisinage qu'il se forme du tissu osseux vrai pour constituer la croûte osseuse périchondrale. A cette époque, le point d'ossification est simplement ossiforme. Il ne s'y développe du véritable tissu osseux qu'après que les vaisseaux venus du périchondre y ont pénétré et y ont creusé des espaces médullaires.

Après avoir décrit ce premier stade de l'ossification du cartilage qui consiste dans une simple infiltration calcaire, reprenons maintenant l'étude de la ligne d'ossification. En l'examinant à l'œil nu ou à la loupe, sur un os frais de nouveau-né, divisé suivant sa longueur avec un scalpel, nous pourrons facilement, à son niveau, reconnaître plusieurs couches distinctes :

Au cartilage fœtal hyalin succède une zone également cartilagineuse, mais plus transparente et présentant un reflet bleuâtre bien net. Au-dessous de celle-ci commence brusquement une couche opaque d'un gris jaunâtre à laquelle fait suite le tissu osseux embryonnaire, caractérisé par une apparence spongieuse

Croûte osseuse périchondrale.

Étude de la ligne d'ossification.

---

[1] Comptes rendus, 10 nov. 1875.

et par une coloration rouge due à la présence de vaisseaux remplis de sang.

Si nous examinons, avec un grossissement de 300 à 400 diamètres, ces différentes couches sur la coupe d'os d'embryon dont nous avons décrit plus haut la disposition générale (fig. 152), nous distinguerons dans le cartilage fœtal les capsules anguleuses qui le caractérisent. Dans la couche du cartilage qui a un reflet bleuâtre et qui touche à la ligne d'ossification, les cellules sont plus volumineuses que dans le cartilage fœtal. Leur forme, leurs dimensions et leur groupement varient dans les différents étages de cette couche. Ainsi, d'abord rondes et réunies en petits groupes, elles forment bientôt des séries longitudinales, d'autant plus longues qu'elles sont plus voisines de la couche osseuse. Les cellules qui composent ces séries sont aplaties les unes contre les autres et présentent un arrangement semblable à celui des piles de monnaie. Ces piles (a, fig. 155), qui sont toutes disposées suivant l'axe de l'os, sont à peu près parallèles, et entre elles il reste des colonnes de substance cartilagineuse (b, fig. 155) transparentes et striées suivant leur longueur.

La couche calcifiée sous-jacente est formée des mêmes éléments ; seulement les cellules cartilagineuses y sont devenues arrondies, et les cavités qui les contiennent présentent des bords nets. Les colonnes de substance cartilagineuse situées entre les piles que forment ces cellules paraissent constituées par une substance fortement réfringente et homogène, si la décalcification est complète, ou bien elles sont semées de granulations fines et cependant distinctes, si les sels calcaires n'ont été dissous qu'en partie. À la limite de cette couche du côté de l'os, les cavités cartilagineuses s'ouvrent les unes dans les autres pour former des cavités plus grandes, anfractueuses, entre lesquelles subsistent les colonnes ou les travées longitudinales de substance fondamentale du cartilage. Ces travées sont limitées latéralement par une ligne festonnée en creux ; elles demeurent incolores sur les préparations traitées par le carmin.

Dans la couche osseuse proprement dite, elles sont bordées d'un liséré plus ou moins épais d'une substance colorée en rouge par le carmin (n, fig. 155). Dans cette bordure rouge, on aperçoit, non pas au point où elle commence à apparaître, mais un peu plus loin, des corpuscules osseux (p, fig. 155), tandis qu'il n'y en a jamais dans les travées qui représentent des restes de la substance cartilagineuse. Les premiers espaces médullaires limités par ces travées contiennent de petites cellules colorées en rouge par le carmin et des anses vasculaires que l'on ne distingue bien que dans les préparations faites sur des pièces injectées.

En résumé, la zone du cartilage qui, à l'œil nu, se montre transparente et à reflets bleuâtres correspond à celle où les cellules sont disposées en séries longitudinales. Nous désignerons le tissu qui la forme sous le nom de cartilage sérié. Dans la zone qui, à l'œil nu, est gris jaunâtre, on observe au microscope une infiltration calcaire simple du cartilage. Il n'y a pas encore là du véritable tissu osseux. Nous appellerons ostéoïde cette dernière couche, réservant le nom de couche osseuse seulement à cette portion où, le long des travées qui séparent les premiers espaces médullaires, s'est déposée de la substance osseuse et se sont produits des corpuscules osseux.

Tels sont les principaux faits relatifs au développement du tissu osseux aux dépens du cartilage. Leur étude soulève une série de problèmes pour la solution desquels il faut un examen plus attentif ou le secours d'autres méthodes.

Prolifération des cellules de cartilage.

Une première question est de savoir si, dans le processus d'ossification, les cellules cartilagineuses prolifèrent.

La multiplication des éléments cellulaires se produit dans toute la portion du cartilage que nous avons appelée cartilage sérié. Pour le reconnaître, on peut suivre deux méthodes : la première consiste à pratiquer sur le cartilage frais des coupes minces qui sont placées immédiatement sur la lame de verre, soit dans une solution concentrée d'acide picrique, soit dans une solution d'alun à 1 pour 200. Dans ces conditions, les cellules n'étant pas ratatinées et leurs noyaux étant très-apparents, on y observe, à l'aide d'un grossissement convenable (300 à 500 diamètres) toutes les phases du processus de multiplication cellulaire : deux noyaux dans l'intérieur d'une même cellule, deux cellules dans une même capsule, en contact ou séparées par une lamelle de substance cartilagineuse excessivement mince (voy. fig. 92).

Le second procédé est celui que nous avons indiqué au début de ce chapitre (p. 430) et qui consiste à faire subir à l'os une série de préparations par le bichromate d'ammoniaque, l'acide chromique, etc., et la coloration par la purpurine. Sur des coupes longitudinales des phalanges d'un embryon humain de quatre mois et demi à cinq mois, on peut observer ainsi dans le cartilage qui limite la ligne d'ossification tous les signes d'une multiplication cellulaire très-active ; dans la partie qui était infiltrée de sels calcaires, certaines capsules contiennent même trois, quatre ou un nombre plus considérable de cellules distinctes possédant chacune un noyau.

Ainsi se trouve confirmée cette donnée générale que j'ai signalée il y a longtemps déjà : Aussi bien à l'état physiologique qu'à l'état pathologique, toutes les fois que dans un cartilage ayant subi l'infiltration calcaire de sa substance fondamentale, les cellules poursuivent leur mouvement de multiplication, elles redeviennent embryonnaires et perdent la propriété de former autour d'elles de la substance cartilagineuse[1]. C'est pour cela que, chez les embryons très-jeunes, dont par conséquent le mouvement formateur est très-actif, il existe dans la partie calcifiée du cartilage d'ossification des capsules qui, contenant un certain nombre de cellules libres, ont perdu la propriété de produire autour d'elles de la substance cartilagineuse sous forme de capsules secondaires.

Un second problème est le suivant : Lorsque l'infiltration calcaire est produite, quelle est la cause de l'ouverture des capsules les unes dans les autres? qu'est-ce qui détermine la résorption des parois et donne naissance à ces grandes cavités anfractueuses qui constituent les premiers espaces médullaires? Quand on étudie attentivement cette destruction des parois, on remarque qu'elle ne se fait pas dans une direction quelconque, mais seulement dans le sens de la croissance des vaisseaux.

Pour s'assurer de ce fait, il faut l'étudier sur des pièces dont le système vasculaire a été injecté. Ces injections présentent ici quelques difficultés, parce qu'à cette période de leur développement les vaisseaux sont formés de cellules molles faiblement soudées entre elles et ont par conséquent peu de solidité. Aussi faut-il choisir non pas des embryons, mais des animaux en voie de croissance (un lapin de deux ou trois mois par exemple), chez lesquels les vaisseaux ont des tuniques un peu plus solides, parce que le développement y est moins actif que chez l'embryon. Il faut employer une masse formée de bleu de Prusse en solution aqueuse ou additionné de gélatine (p. 121). L'injection

---

[1] De quelques points relatifs à la préparation et aux propriétés des cellules de cartilage. *Journal de la physiologie*, t. VI, 1865, p. 577.

doit être faite dans l'animal entier et préférablement par le bout central d'une des carotides. Après cela, les os sont enlevés avec soin, y compris le périoste, et placés dans l'alcool, pour être soumis ultérieurement à la décalcification par l'acide picrique. Les coupes sont colorées par le picrocarminate. On obtient encore de meilleurs résultats en traitant les os injectés par le bichromate, l'acide chromique, etc., et en colorant les coupes par la purpurine (voy. page 430). ·

Sur les coupes longitudinales des grands ou des petits os longs, examinées dans la glycérine ou dans le baume du Canada, on voit les vaisseaux sanguins, remplis de la matière colorée, partir de la moelle centrale et envoyer du côté du cartilage des rameaux qui, en s'insinuant dans les premiers espaces médullaires. arrivent jusqu'à la ligne d'ossification. Situés entre les travées cartilagineuses, ils s'avancent jusqu'au plafond de ces espaces et s'y recourbent pour former des anses dont la convexité est en rapport direct avec une capsule de cartilage destinée à disparaître bientôt.

Rôle
des vaisseaux
dans la
résorption
des capsules
de cartilage. Sur de bonnes préparations, cette disposition est tellement nette, qu'il est impossible de ne pas reconnaître que les vaisseaux jouent un très-grand rôle dans la résorption du cartilage d'ossification.

Du reste, des bourgeons vasculaires peuvent déterminer la résorption du cartilage non-seulement sur la limite de l'ossification, où il y a infiltration calcaire, mais en d'autres points. Ainsi, par exemple, dans la tête du fémur du lapin, du chien, etc., au moment de la naissance, un bourgeon venu de la moelle, composé d'une série d'anses vasculaires superposées, s'avance au delà de la limite de l'ossification, pénètre dans le cartilage et y creuse des canaux ramifiés.

Cependant les histologistes ne s'entendent pas sur les causes qui déterminent la formation et l'agrandissement des espaces médullaires. Ils ne s'entendent pas non plus sur le rôle des cellules du cartilage dans le processus de l'ossification.

D'après H. Müller[1], au niveau de la couche ostéoïde, les capsules ouvertes laissent proliférer d'une façon active les cellules qu'elles contenaient. Ces cellules, libres dans les premiers espaces

---

[1] *H. Müller*. Ueber die Entwickelung der Knochensubstanz, etc. *Zeitschrift für wissensch. Zoologie*, t. IX, 1858, p. 148.

médullaires, deviennent des cellules de la moelle, et, comme les autres cellules médullaires, peuvent ensuite former des corpuscules osseux. Müller reste dans le domaine des faits observables ; il n'émet pas d'hypothèses sur la cause qui amène la résorption de la paroi cartilagineuse.

Lovén[1], au contraire, dans un travail publié en 1865 en langue suédoise, soutient que les cellules embryonnaires de la moelle arrivent avec les vaisseaux dans les premiers espaces médullaires et y végètent avec eux ; ce sont ces cellules qui, d'après lui, agissent sur la substance cartilagineuse calcifiée, la rongent pour ainsi dire et en absorbent les débris de manière à agrandir peu à peu ces espaces médullaires et à leur donner la forme festonnée caractéristique. Cet auteur n'indique pas ce que deviennent les cellules de cartilage.

D'un autre côté, Stieda[2], dans un mémoire publié à l'occasion du 50e anniversaire de la Société des médecins de Riga, partant de cette idée de Duhamel, de Flourens, d'Ollier, etc., que le périoste est par excellence l'organe formateur des os, admet que les vaisseaux sanguins du périoste envoient des prolongements dans l'intérieur de l'os, s'y ramifient et entraînent avec eux une partie des cellules qui doublent le périoste et dont il sera question plus loin. Ce sont ces cellules qui, en se multipliant, formeraient toute la masse cellulaire de la moelle ; le cartilage n'y aurait aucune part.

Pour ce qui est de l'origine des cellules médullaires, il nous semble que les assertions de Lovén et de Stieda sont trop absolues. Nos observations nous ont amené à d'autres conclusions. En choisissant bien les objets d'étude, c'est-à-dire en prenant des embryons très-jeunes où le processus du développement est actif, pour qu'il soit aisé de le suivre, on peut voir, sur de bonnes préparations, les cellules de cartilage, devenues libres après l'ouverture de la capsule qui les contenait, concourir à la formation des cellules qui remplissent l'espace médullaire nouvellement formé. Nous avons nettement observé ce fait chez des embryons

Origine des cellules médullaires.

---

[1] *Lovén*. Studier och undersökningar öfver benväfnaden, förnämligast med afseende på dess utweckling, analysé dans *Quain's Anatomy*, p. CX, par Sharpey, et dont un extrait a été publié en 1872 dans les *Comptes rendus de la Société physico-médicale* de Wurzbourg.

[2] *Stieda*. Die Bildung des Knochengewebes. Leipzig, 1872.

humains de quatre mois et demi à cinq mois. Les os d'un jeune dauphin nous ont aussi fourni à cet égard des préparations très-démonstratives, parce que chez cet animal le travail d'ossification est relativement lent, et qu'au lieu de se produire suivant une ligne droite, ou à peu près droite, il est irrégulier.

Quant à la cause qui amène la résorption de la capsule cartilagineuse, si c'étaient, comme le pense Lovén, les cellules médullaires qui la rongent, on ne s'expliquerait pas pourquoi cette résorption ne se ferait que suivant l'axe de l'os, et pourquoi les espaces médullaires ne s'agrandissent qu'en longueur. Les travées cartilagineuses qui les séparent sont respectées, et cependant elles sont recouvertes de cellules médullaires dans toute leur étendue.

Tous les observateurs qui étudieront la résorption du cartilage sur des pièces injectées seront certainement frappés de ce fait que cette résorption se fait suivant la direction des vaisseaux. Presque toujours ces vaisseaux sont parallèles à l'axe de l'os; mais on peut quelquefois aussi voir des bourgeons vasculaires qui ont une direction transversale, et dans ce cas la résorption se fait à leur niveau et suivant le sens transversal. C'est ainsi que les premiers espaces médullaires présentent bientôt des communications latérales plus ou moins larges, et tel est le mécanisme de la formation du tissu spongieux.

Chez les très-jeunes embryons, où le développement est très-actif, on observe quelquefois un fait qui vient à l'appui de notre opinion. Les premiers alvéoles du tissu osseux paraissent complètement remplis par des globules rouges du sang, de telle sorte que la limite du cartilage du côté de l'os semble formée par une hémorrhagie. Mais, en étudiant attentivement des préparations très-minces, faites d'après les méthodes déjà indiquées, on aperçoit, à la périphérie de chaque masse sanguine qui remplit les alvéoles, des noyaux colorés en rouge; il est probable que ces noyaux appartiennent à des cellules qui limitent des vaisseaux, et que l'on n'a pas affaire là à une hémorrhagie, mais à une dilatation tellement grande des anses capillaires terminales qu'elles remplissent exactement les premières cavités médullaires. Il n'y a pas de cellules de la moelle dans ces cavités, et cependant la résorption du cartilage se produit.

Les coupes longitudinales des os en voie de développement, décalcifiés par l'une des méthodes précédemment indiquées, nous montrent, lorsqu'elles ont été colorées par le carmin, la substance

Formation de la substance osseuse.

osseuse sous la forme d'un liséré rouge à la surface des travées cartilagineuses.

Dans les points où elle se montre d'abord, au voisinage du cartilage, cette substance paraît homogène et ne présente à considérer aucun corps cellulaire; c'est seulement plus loin dans l'intérieur de l'os que l'on y rencontre des corpuscules anguleux, qui tantôt y sont complétement enfouis, tantôt n'y sont englobés qu'en partie et font saillie par une de leurs portions dans la cavité médullaire.

Parmi les cellules contenues dans cette cavité, quelques-unes sont appliquées sur sa paroi et la tapissent dans toute son étendue. Elles sont rondes, ou polyédriques par pression réciproque; souvent elles sont allongées et contiennent alors, dans un protoplasma granuleux, un noyau qui n'occupe pas leur centre, mais le voisinage d'une de leurs extrémités. H. Müller les a nommées cellules médullaires, parce qu'il les considérait comme une simple variété de celles qui remplissent la cavité. Gegenbaur[1], qui les a le premier bien décrites, les a regardées comme des cellules spéciales qui serviraient à la formation de l'os. C'est en partant de cette idée qu'il les a appelées *ostéoblastes*. On les trouve en effet le long de toutes les travées osseuses en voie de formation, et leur rôle dans le développement du tissu osseux est de toute évidence.

Mais les ostéoblastes se rencontrent aussi dans les lacunes plus ou moins profondes qui se produisent dans les os sous l'influence de l'ostéite[2]. Ils recouvrent donc aussi bien les travées osseuses destinées à disparaître par la résorption imflammatoire que celles dont l'accroissement se poursuit[3]. La spécificité des ostéoblastes, au point de vue de la formation de l'os, n'est donc pas absolue. Du reste, les formes qu'ils affectent sont très-variables, et, si sou-

Ostéoblastes.

---

[1] *Gegenbaur*. Jenaische Zeitschrift für Medecin und Naturwissenschaft, 1864.

[2] Ostéite, carie et tubercules des os. *Archives de physiologie*, t. 1, 1868. p. 72.

[3] Ces cellules peuvent même contribuer à résorber des corps étrangers à l'os. Dans les expériences où Billroth, pour s'éclairer sur la résorption pathologique du tissu osseux, implanta dans les os des chevilles d'ivoire, il vit qu'au bout d'un certain temps ces chevilles, devenues irrégulières à leur surface, étaient particllement résorbées comme le tissu osseux vivant dans l'ostéite. En outre, Kœlliker (*Verbreitung und Bedeutung der vielkernigen Zellen der Knochen und Zähne*. Würzburg, 1872), ayant étudié au microscope la surface de ces chevilles devenue irrégulière, a reconnu qu'elle est couverte d'ostéoblastes, qu'il a nommés pour cette raison

vent ils sont disposés le long des travées osseuses en voie de formation à la manière d'un épithélium cylindrique sur une muqueuse, cela tient principalement aux pressions qu'ils exercent les uns sur les autres.

Formation des corpuscules osseux. Quelques-unes de ces cellules sont destinées à former des corpuscules osseux. A mesure que le dépôt de substance osseuse augmente d'étendue, on voit certains ostéoblastes englobés par elle, contenus à moitié dans la travée osseuse en voie de formation et à moitié dans l'espace médullaire, tandis que d'autres en sont complétement enveloppés.

Il reste à connaître le mécanisme intime de la formation de la substance fondamentale de l'os. Provient-elle de l'élaboration des cellules médullaires ou ostéoblastes qui tapissent les travées cartilagineuses, ou bien, comme l'a soutenu Waldeyer[1], les ostéoblastes se transforment-ils directement en substance osseuse? Aucune observation probante n'est encore venue confirmer cette dernière opinion. Personne n'a vu les ostéoblastes se transformer ainsi, et, d'autre part, on ne s'expliquerait pas pourquoi, si les ostéoblastes subissent cette transformation complète, il y en a quelques-uns qui font exception et qui, au milieu des autres, persistent pour constituer des corpuscules osseux. D'ailleurs, l'observation attentive de préparations faites dans de bonnes conditions n'est pas favorable à la manière de voir de Waldeyer. Pour le dire en passant, cette manière de voir est fondée sur la doctrine de Max. Schultze, à savoir que toute substance fondamentale ou intercellulaire provient d'une transformation *in situ* du protoplasma (voy. Développement du tissu conjonctif, page 403).

Les os qui conviennent pour l'étude de la formation de la substance osseuse sont ceux d'animaux déjà grands et en voie de croissance, par exemple ceux d'un lapin de deux à trois mois.

ostéophages ou ostoclastes. Nous n'insisterons pas sur ces divers noms. Ils prêtent d'autant plus à confusion que les corpuscules osseux ont reçu chez nous le nom d'ostéoplastes.

Toutes ces cellules ne sont que des cellules médullaires, transformées, et, à cette période du développement, cellules médullaires, ostéoblastes, ostoclastes, ostéophages, sont autant de noms différents par lesquels on a désigné les mêmes éléments, suivant la nature et le rôle qu'on leur a assignés.

[1] *Waldeyer*, Ueber den Ossificationsprocess. *Arch. für microsc. Anat.*, t. I, 1865, p. 354.

Les phalanges de ce dernier animal fournissent d'excellents objets d'étude. Après que ces os ont été soumis à l'action successive du bichromate d'ammoniaque, de l'acide chromique, de la gomme et de l'alcool (page 430), on y fait des coupes longitudinales qui, colorées à la purpurine et examinées dans la glycérine ou préférablement dans l'eau pure, montrent des détails fort intéressants.

Comme chez ces animaux le développement du tissu osseux se fait avec lenteur, on peut suivre, le long des travées cartilagineuses directrices de l'ossification, le mode suivant lequel apparaît la substance osseuse (fig. 155). Elle se montre sous la forme d'un liséré incolore, d'abord extrêmement mince, qui existe même sur le plafond des cavités médullaires, malgré qu'il soit destiné à disparaître plus tard. Dans cette mince couche de substance osseuse, il n'y a pas encore de corpuscules, et cependant on y observe des stries perpendiculaires à la surface, qui représentent des canalicules primitifs. Avec un grossissement de 400 à 600 diamètres, sur des coupes d'une grande minceur, cette première couche osseuse ne se montre pas limitée du côté de la cavité mé-

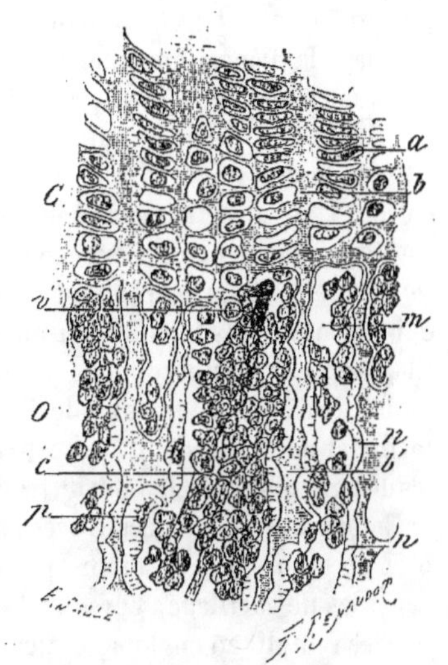

Fig. 155. — Coupe longitudinale de la tête d'un métacarpien d'un lapin de trois mois. Injection vasculaire. Bichromate d'ammoniaque. Acide chromique. Gomme. Alcool. Purpurine. — C, cartilage; O, os; *a*, cellule cartilagineuse; *b*, travée cartilagineuse; *m*, espace médullaire; *n*, feston osseux; *b'*, travée directrice; *p*, corpuscule osseux; *c*, cellule médullaire; *v*, vaisseau. — 240 diam.

Formation des canalicules osseux.

dullaire par un bord rectiligne, mais par un bord festonné régulièrement. Les petits festons de ce bord font saillie dans la cavité médullaire, et, au niveau de chacun des angles qu'ils laissent entre eux, se trouve un canalicule dont l'orifice présente la forme d'un entonnoir. A mesure qu'elle est plus éloignée du cartilage, la bordure de substance osseuse augmente d'épaisseur, et elle englobe des cellules médullaires qui deviennent ainsi des corpuscules osseux. Ces corpuscules sont déjà étoilés ou plutôt la substance qui les entoure est limitée par des festons semblables à ceux dont nous venons de parler et entre ces festons se montrent les canalicules.

De ces observations il résulte que les canalicules primitifs des os se forment d'emblée et que la substance osseuse, en se déposant le long des travées de cartilage calcifié, réserve la place de ces canalicules. La nature, en bâtissant le tissu osseux, agit donc à la manière de l'architecte qui, en construisant une maison, en aménage la disposition intérieure et les ouvertures.

Direction du travail de l'ossification. Nous venons de voir que c'est le long des travées de substance cartilagineuse calcifiée que se dépose la substance osseuse. Ces travées jouent donc un rôle important dans le travail de l'ossification. Leur direction générale est parallèle à l'axe de l'os, et elle est terminée par les bourgeons vasculaires qui, partis de la moelle centrale, s'accroissent en marchant du côté du cartilage épiphysaire. Mais quand bien même la direction des travées cartilagineuses est subordonnée à celle des vaisseaux, il n'en est pas moins vrai que la texture de l'os cartilagineux dépendra de la forme et de la direction de ces travées. C'est pour cela que nous les désignerons sous le nom de travées directrices de l'ossification.

Nous avons vu que ces travées présentent sur la coupe des festons en creux plus ou moins profonds et qui correspondent aux capsules de cartilage. Lorsque la substance osseuse s'y dépose, elle les remplit en englobant quelques cellules qui forment autant de corpuscules osseux. Si la section ne passe pas par l'axe d'une des cavités ou boyaux médullaires, il peut se faire qu'elle ait séparé complétement un ou plusieurs de ces festons qui apparaissent alors comme des cercles entourés par de la substance cartilagineuse et formés par de la substance osseuse et des corpuscules osseux en nombre variable. Ces figures, qui sont connues depuis longtemps des histologistes, ont été prises par quelques-uns pour des capsules de cartilage closes (z, fig. 156), dans l'intérieur desquelles se serait formé d'emblée du tissu osseux.

Travées directrices. Sur des coupes d'os décalcifiés par l'acide picrique ou chromique, les travées directrices de l'ossification se reconnaissent à leur réfringence, à l'absence d'éléments cellulaires dans leur intérieur et à leur forme spéciale qui est celle d'un polygone à côtés concaves. Nous possédons une série de réactifs colorants qui ont une action différente sur ces travées et sur la substance

osseuse qui les entoure. Dans les coupes d'os décalcifiés traitées
par le carmin, la substance osseuse est colorée en rouge, tandis
que celle des travées cartilagineuses est incolore ou très-faiblement colorée. Le bleu de quinoléine en solution alcoolique colore
les travées cartilagineuses en violet intense et la substance osseuse
en bleu clair. Le bleu d'aniline, insoluble dans l'eau et soluble
dans l'alcool, colore les travées cartilagineuses en bleu et n'a pas
d'action sur la substance osseuse. La purpurine, contrairement au
carmin, ne colore pas la substance osseuse, tandis qu'elle pro-

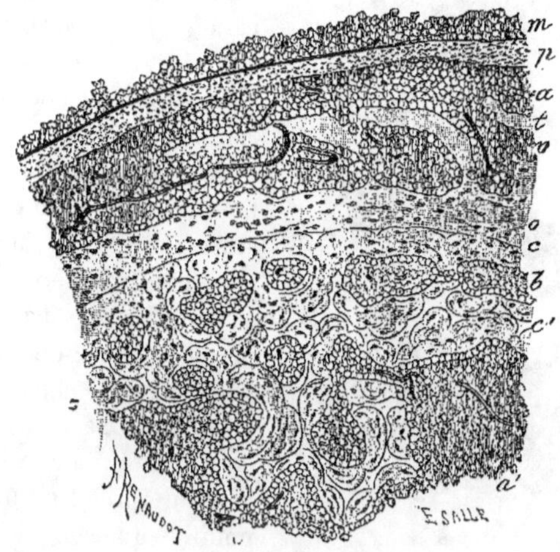

Fig. 156. — Coupe transversale du radius d'un embryon de chien, faite après
décalcification par l'acide picrique en solution concentrée et colorée par le picrocarminate. — m, faisceaux musculaires coupés en travers; p, périoste; a, moelle
sous-périostique; t, travée osseuse en voie de formation; v, vaisseau sanguin; o,
os périostique; c, vestige des travées cartilagineuses qui séparent l'os périostique
de l'os cartilagineux; b, espace médullaire de l'os cartilagineux; c', coupe transversale des travées directrices; a', moelle centrale. — 50 diam.

duit une coloration rose des travées directrices. Enfin l'hématoxyline colore en violet la substance osseuse et la substance cartilagineuse, mais celle-ci est plus fortement colorée.

Ces différents réactifs, le bleu de quinoléine et le bleu d'aniline
principalement, nous permettront de reconnaître au milieu d'un
os les plus faibles vestiges des travées directrices et d'établir
quelles sont celles de ses parties qui sont de formation cartilagineuse.

Os périostique. — Pour compléter l'histoire du développement des os longs, il nous reste à étudier la formation des couches osseuses périphériques, que nous avons désignées sous le nom d'*os périostique*.

A cet effet, nous aurons à examiner d'abord les phénomènes qui se produisent dans ce que nous avons nommé l'*encoche d'os-sification* (fig. 152, *e*), c'est-à-dire dans le sillon tracé sur le cartilage tout autour de la ligne d'ossification. La tête du fémur de la grenouille est l'objet qui nous servira de guide et que nous examinerons tout d'abord, parce que l'encoche d'ossification y est extrêmement accusée; au lieu d'être un simple sillon, elle est une rainure profonde.

Pour cette étude, les grenouilles présentent encore un autre avantage; tandis que chez les mammifères l'accroissement des os s'arrête à une période donnée qu'on appelle l'âge adulte, chez les grenouilles, il se poursuit pendant toute leur vie. Aussi peut-on prendre une grenouille quelconque, grande ou petite, elle est toujours en voie de croissance, et il sera toujours possible d'y suivre les phénomènes du développement des os.

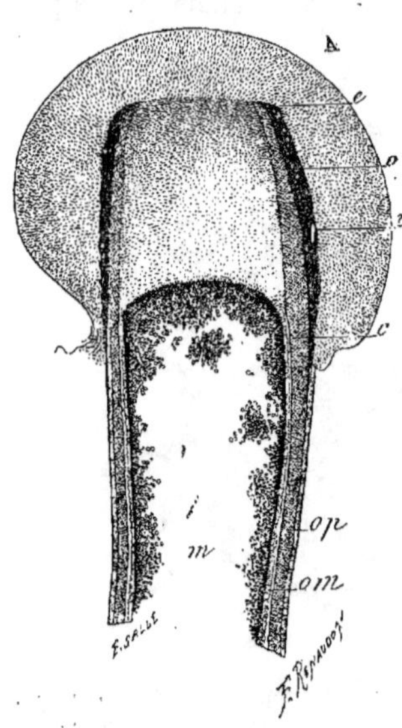

Fig. 157. — Coupe longitudinale de la tête du fémur de la grenouille. — *e*, encoche d'ossification; *o*, lame osseuse contenue dans l'encoche; *c*, lamelle cartilagineuse; *op*, os périostique; *om*, os médullaire; *m*, canal médullaire; *v*, vaisseau sanguin. — 10 diam.

Nous avons vu plus haut (voy. p. 307) que le fémur de la grenouille est formé par un seul système de Havers, ce qui se reconnaît aussi bien sur la coupe transversale que sur la coupe longitudinale.

Sur une coupe longitudinale, faite après l'emploi d'une des méthodes de décalcification que nous avons indiquées, la tête cartilagineuse se montre comme une sphère dans laquelle la dia-physe osseuse pénètre comme un emporte-pièce (fig. 157).

Le cartilage se montre avec des aspects différents suivant qu'il est compris dans le cylindre osseux, qu'il se trouve en dehors, ou à son extrémité.

En dedans de ce cylindre, il présente tous les phénomènes qui, dans les cartilages des mammifères, précèdent l'ossification, c'est-à-dire la disposition des capsules en séries, leur infiltration calcaire et la disparition de la substance cartilagineuse qui est remplacée par de la moelle. La ligne qui fait la limite du cartilage et de la moelle est droite ou sinueuse; elle correspond à ce que nous avons appelé chez les mammifères la ligne d'ossification. Presque toujours le cartilage cesse brusquement à ce niveau et par conséquent ne donne naissance à aucune travée directrice, ni à aucune formation osseuse, sauf dans des cas tout à fait exceptionnels.

En dehors du tube de la diaphyse, se montrent des capsules de cartilage sphériques contenant des capsules secondaires. A son extrémité, les capsules de cartilage sont disposées suivant des rayons divergents.

Considérons maintenant, dans la tête cartilagineuse de l'os, cette portion qui correspond à la section longitudinale du cylindre osseux. Nous y trouvons trois couches : en dedans une lame hyaline très-mince ne contenant pas d'éléments cellulaires, une couche moyenne possédant la structure du tissu osseux et une couche externe formée de tissu conjonctif et d'un élégant réseau vasculaire.

En se rapprochant du corps de l'os, la couche osseuse augmente peu à peu d'épaisseur, et; au point où cesse le cartilage, on voit la lamelle amorphe qui la double en dedans se poursuivre et former la limite du canal médullaire. Un peu plus loin s'y ajoutent de nouvelles couches osseuses qui se développent aux dépens de la moelle. Lorsqu'elle est complétement constituée, la diaphyse possède trois couches, une externe représentant l'os périostique, une interne correspondant à l'os médullaire, et une intermédiaire, sous la forme d'une lame cartilagineuse mince festonnée en creux, infiltrée de sels calcaires. Pour mettre cette disposition en évidence, on peut employer différentes méthodes. Des coupes obtenues sur l'os décalcifié sont colorées d'abord dans une solution alcoolique de bleu d'aniline insoluble dans l'eau et ensuite dans le picrocarminate. La préparation montée dans la glycérine laisse voir la lamelle cartilagineuse colorée en bleu se continuant avec le cartilage épiphysaire, et les deux couches os-

seuses colorées en rouge. Pour reconnaître la structure différente de ces deux couches osseuses, il faut pratiquer dans l'os
décalcifié et vers sa partie moyenne des coupes transversales
très-minces (fig. 158) qui, après coloration au picrocarminate,
sont examinées dans l'eau. Elles montrent à la périphérie l'os
périostique dans lequel la substance fondamentale est constituée,
non par des lamelles concentriques, mais par des fibres entrecroisées dans diverses directions. Dans l'os
interne ou médullaire, la substance fondamentale est représentée par un système
de lamelles à couches concentriques,
semblable à celui qui entoure les canaux
de Havers dans les os des mammifères.
Entre les deux couches osseuses, se
trouve la lamelle cartilagineuse festonnée et incolore c, qui indique d'une manière nette la limite entre les deux espèces d'os. Enfin le canal médullaire
contient de la moelle osseuse qui, dans
ses couches périphériques, c'est-à-dire
au voisinage de l'os, possède de petites cellules médullaires sans
graisse.

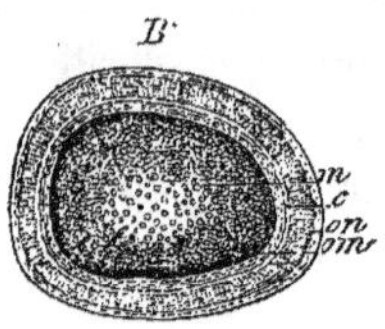

Fig. 158. — Coupe trans-
versale de la diaphyse
du fémur de la gre-
nouille, vers sa partie
moyenne. — *m*, moelle
centrale; *om*, os mé-
dullaire; *c*, lamelle cartilagineuse; *on*, os pé-
riostique. — 10 diam.

Nous avons décrit le fémur de la grenouille, parce qu'il présente le type simplifié de tous les os longs des mammifères et qu'il
nous montre d'une manière élémentaire, pour ainsi dire, l'encoche
d'ossification avec l'os périostique qui en dépend.

Nous y avons vu que l'os périostique et l'os médullaire, séparés
l'un de l'autre par une lame intermédiaire, ont une structure
différente. Chez les mammifères, il n'en est pas ainsi, parce que
l'os médullaire aussi bien que l'os périostique possède des canaux
de Havers, dont les systèmes de lamelles ont absolument les
mêmes dispositions dans les deux espèces d'os. Les systèmes
intermédiaires seuls déterminent la structure spéciale de l'os
périostique, comme nous allons le voir.

Encoche
d'ossification
chez les
mammifères.

Chez les mammifères, l'encoche d'ossification peut être reconnue sur tous les os qui se développent aux dépens d'un carti-
age primitif. C'est ainsi que, sur les coupes longitudinales d'os
d'embryons, obtenues à l'aide d'une des méthodes que nous avons
indiquées, par exemple, l'action successive de l'alcool, de l'acide
picrique, de la gomme et de l'alcool pour durcir et du picrocar-

minate pour colorer les coupes, on voit le périoste embryonnaire se confondre par ses couches superficielles avec le périchondre, tandis que, dans ses couches profondes qui correspondent à l'encoche, il se continue avec le cartilage (fig. 152).
Avec un grossissement fort, de 300 à 500 diamètres, on reconnaît
que la portion du périoste correspondant à l'encoche est formée par des fibres qui prennent naissance dans le cartilage lui-
même.

Elles s'y développent, comme les fibres tendineuses, aux dépens
de la substance du cartilage, et entre elles sont rangées à la file
des cellules semblables à celles des tendons embryonnaires et
qui, comme ces dernières, semblent provenir des cellules cartilagineuses.

Ces fibres, que j'ai désignées sous le nom de *fibres arciformes*,
se recourbent en dedans et gagnent la surface de l'os embryonnaire; au point où elles l'atteignent, les cellules qui les accompagnent deviennent plus nombreuses et prennent les caractères des ostéoblastes. Elles en ont aussi les propriétés, en ce
sens qu'elles produisent de la substance osseuse et des corpuscules osseux. Ainsi, les fibres arciformes sont le centre d'aiguilles osseuses, et à ce point de vue elles se comportent dans
la formation de l'os périostique comme les travées directrices
dans la formation de l'os cartilagineux.

Cependant il y a une différence. Le jeune tissu osseux qui se
développe sous le périoste ne constitue pas toujours aux fibres
arciformes une enveloppe complète. Souvent on voit ces fibres
traverser les premiers espaces vasculaires ou médullaires sous-
périostiques pour aller s'enfoncer plus profondément dans la
masse osseuse. Une fibre arciforme ayant pénétré dans l'os embryonnaire peut donc être, dans une partie de son trajet, englobée
dans le tissu osseux et, dans une autre partie, simplement en
rapport avec la moelle ou les vaisseaux. Les travées cartilagineuses
directrices, au contraire, sont recouvertes sur toute leur surface
par du jeune tissu osseux, et elles ne demeurent jamais libres
dans les espaces médullaires de l'os cartilagineux.

Tous ces phénomènes de l'ossification périostique peuvent être
observés, comme nous l'avons dit, sur des coupes longitudinales
d'os d'embryons de mammifères, décalcifiés et durcis à l'aide
d'une des méthodes que nous avons indiquées. Mais, pour bien
suivre tous les détails du processus, nous recommandons spécia-

Fibres
arciformes.

lement des préparations du calcanéum du chien nouveau-né,
faites comme nous allons le dire. Chez le chien nouveau-né, le
calcanéum présente un seul point d'ossification en forme de demi-sphère irrégulière, noyé dans le cartilage primitif et ne touchant au périoste qu'au niveau de sa face plantaire. Cet os tout entier étant enlevé, il faut le soumettre à l'action successive du bichromate d'ammoniaque, de l'acide chromique, de la gomme et de l'alcool (p. 430), avant d'y pratiquer des coupes, qui doivent être faites suivant un plan vertical antéro-postérieur. Ces coupes, débarrassées de la gomme par macération dans l'eau, sont colorées à la purpurine, puis elles sont lavées et plongées dans du bleu de quinoléine dissous dans l'alcool. Au bout de quelques minutes, lorsqu'elles ont pris dans ce dernier réactif une coloration violette, elles en sont retirées, lavées une dernière fois et montées en préparations persistantes dans la glycérine.

Sur ces préparations, le cartilage hyalin et les tra-

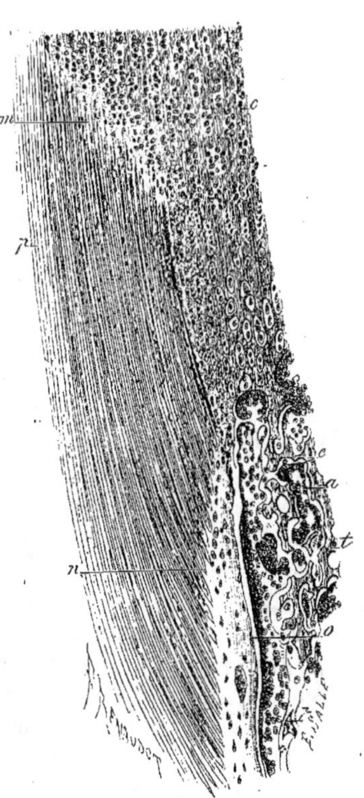

Fig. 159. — Encoche d'ossification du calcanéum du chien nouveau-né. Bichromate de potasse. Acide chromique. Gomme. Alcool. Coloration à la purpurine et au bleu de quinoléine. — c, cartilage ; t, travée directrice de l'ossification : a, substance osseuse; o, os périostique; m, fibres de l'encoche, naissant du cartilage ; p, périoste ; n, terminaison des fibres de l'encoche sur l'os périostique. — 80 diam.

Préparations
colorées au
bleu
de quinoléine.

vées directrices sont colorés en violet foncé, le tissu osseux est
incolore ou gris bleuâtre. Le périoste se présente sous la forme
d'un ligament incrusté dans deux encoches d'ossification, l'une an-

térieure, l'autre postérieure, et, par ses fibres superficielles, il se continue avec le périchondre. Examinées à un grossissement de 150 à 400 diamètres, les fibres arciformes figurent des arcs-boutants appuyés par une de leurs extrémités sur les couches superficielles de l'os et par l'autre sur le cartilage qui forme le fond de l'encoche. Elles sont incolores, sauf au voisinage du cartilage où elles présentent une teinte violacée d'autant plus forte qu'elles en sont plus rapprochées. Or nous avons vu que cette coloration violette, produite par le bleu de quinoléine, appartient spécialement à la substance cartilagineuse; si donc les fibres arciformes, nées du cartilage, montrent encore dans une partie de leur longueur la même coloration, c'est qu'elles conservent pendant un certain temps la composition chimique de la substance cartilagineuse et ne prennent que peu à peu celle des fibres du tissu conjonctif.

Arrivées à l'os, les fibres arciformes s'y perdent en s'y enfonçant, et il se produit autour d'elles des aiguilles osseuses, qui forment autant de petites éminences coniques dont elles semblent la continuation.

La couche osseuse périostique est mince encore dans l'os que nous considérons en ce moment. Au-dessous d'elle se trouve l'os médullaire caractérisé par les figures à bords concaves, colorées en violet, qui représentent les travées directrices. Jamais on ne voit une fibre arciforme traverser ces travées, et cependant, si ce phénomène se produisait, on pourrait facilement le saisir à cause des différences de coloration.

Pour confirmer et compléter ces notions sur la structure d'un os en voie de développement, il faut y faire des coupes transversales au-dessous de l'encoche, dans les points où il y a en même temps ossification sous-périostique et ossification aux dépens du cartilage.

Coupes
transversales
des os
au-dessous
de l'encoche.

Sur ces coupes, on reconnaît exactement les deux portions de l'os. A la périphérie, le périoste forme une couche continue; au-dessous se montrent des cellules tassées les unes contre les autres, au milieu desquelles s'avancent des aiguilles osseuses droites ou recourbées. Ces aiguilles, qui en réalité représentent la coupe de trabécules osseuses ayant une direction longitudinale, se fondent dans un système d'aréoles formées par l'os embryonnaire et sont recouvertes d'une couche d'ostéoblastes. Plus profondément, l'os de formation cartilagineuse se décèle par la présence des travées directrices du cartilage qui, coupées perpendiculairement à leur direction, forment des figures anguleuses, dont les bords concaves sont remplis par de la substance osseuse (fig. 156). Tout le centre de l'os est formé par du tissu spongieux d'origine cartilagineuse, ou bien il y a déjà un canal médullaire contenant de la moelle fœtale. Sur les pièces injectées, la plupart des vaisseaux, excepté quelques branches anastomotiques et des rameaux perforants venus du périoste, sont coupés perpendiculairement à leur direction.

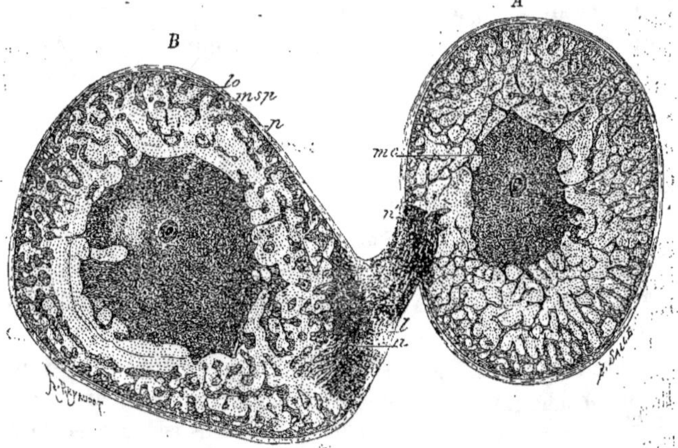

Fig. 160. — Radius et cubitus d'un embryon de chien. Section transversale. Alcool. Acide picrique. Gomme. Coloration au picrocarminate. — A, radius; B, cubitus; l, ligament interosseux; p, périoste; mc, moelle centrale; msp, moelle sous-périostique; lo, travées osseuses; n, point où le ligament entre dans l'os; n′, union du ligament avec le périoste. — 24 diam.

Le périoste manque d'une manière complète au niveau des tendons et des ligaments. Ceux-ci, logés dans une dépression de l'os embryonnaire, s'y terminent par des faisceaux qui se continuent sous forme de fibres de Sharpey avec la substance même de l'os. Entre les faisceaux tendineux, il existe des cellules rondes ou polygonales à protoplasma granuleux, semblables à celles que l'on observe sous le périoste. Elles concourent à la formation de la substance osseuse qui, peu à peu, englobe chaque faisceau et qui, chez l'adulte, arrive même à dépasser la surface de l'os, de telle sorte que les insertions tendineuses, au lieu d'être comme chez le fœtus des dépressions plus ou moins profondes, sont au contraire des crêtes saillantes. Des coupes transversales, comprenant en même temps le radius, le

Rapports de
développement
des os
avec les
tendons et
les ligaments.

cubitus et le ligament interosseux, constituent des préparations très-démonstratives au point de vue de l'insertion des ligaments (fig. 160). Le fémur avec sa ligne âpre présente un sujet d'étude analogue et du même intérêt.

Pour comprendre comment les couches osseuses sous-périostiques de l'os embryonnaire se modifient de manière à former le tissu osseux de la diaphyse des os longs, rappelons en quelques mots les faits que nous avons observés sur une coupe transversale du fémur de l'homme adulte dont les corpuscules et les canalicules sont injectés avec du bleu d'aniline insoluble dans l'eau : Les corpuscules qui se trouvent à la périphérie des systèmes de Havers ont des canalicules récurrents ; les fibres de Sharpey existent dans les systèmes intermédiaires ; jamais elles ne pénètrent dans les systèmes de Havers.

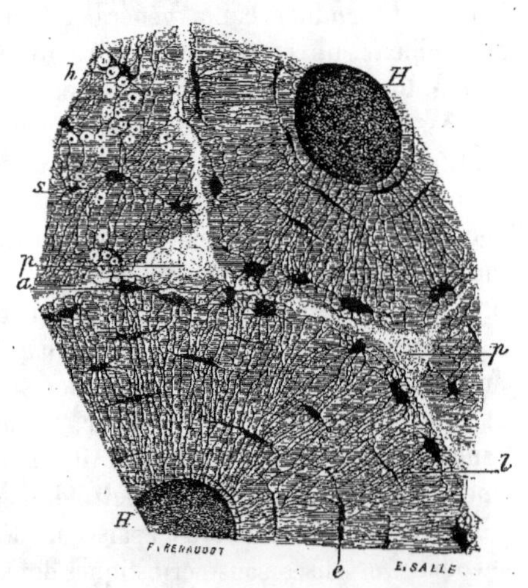

Fig. 161. — Coupe transversale de la diaphyse du fémur de l'homme. Imbibition des corpuscules et des canalicules primitifs par le bleu d'aniline. Préparation dans la glycérine salée. — H, canaux de Havers ; c, corpuscules osseux ; b, confluents lacunaires ; a, corpuscules à canalicules récurrents ; s, système intermédiaire avec des fibres de Sharpey coupées en travers ; p, grosses fibres de Sharpey.— 300 diam.

Les fibres de Sharpey n'étant autre chose que des fibres arciformes ayant subi l'infiltration calcaire et plongées dans la substance osseuse, il en résulte que tous les systèmes intermédiaires qui contiennent de ces fibres ont été nécessairement formés sous le périoste. Quant aux systèmes de Havers, qui n'en possèdent pas, ils proviennent d'une élaboration médullaire et sont analogues à la couche la plus interne du fémur de la grenouille que nous avons désignée sous le nom d'os médullaire (page 448). Le premier travail d'ossification sous-périostique construit les premières travées osseuses destinées à former les systèmes intermédiaires. Ces travées limitent des espaces médullaires assez vastes qui, comblés peu à peu par des couches osseuses concentriques, laisseront à leur centre un simple canal vasculaire, canal de Havers. On comprend dès lors pourquoi les systèmes de Havers ne contiennent jamais de fibres de Sharpey.

Après cette étude du développement des os longs, il convient d'en formuler la loi générale. Lorsqu'il est entièrement cartilagineux, un os possède déjà sa forme caractéristique, et, pendant tout son développement, quel que soit le rapport entre les masses cartilagineuses, osseuses et fibreuses qui le constituent, cette forme se maintient. L'accroissement en longueur et l'accroissement en épaisseur sont donc proportionnels. Nous avons vu que l'accroissement en longueur se fait entièrement aux dépens du cartilage. A mesure que celui-ci est usé par le travail de l'ossification, il s'y fait une élaboration formative qui en augmente la masse, de telle sorte que, quand bien même il est en partie absorbé pour former de l'os, non-seulement il ne diminue pas, mais il augmente en longueur, au moins pendant la plus grande période du développement. Il augmente aussi en largeur à mesure que s'agrandit le diamètre de l'os.

L'accroissement de l'os en épaisseur dépend de la formation de couches osseuses sous-périostiques dont la direction est donnée par des fibres spéciales qui, parties des bords du cartilage épiphysaire, pénètrent dans l'intérieur de l'os après un trajet plus ou moins long. Les cellules formatrices de l'os périostique ont très-probablement pour origine des cellules de cartilage qui se dégagent avec ces fibres et les accompagnent. L'os s'accroît donc en épaisseur aux dépens d'un matériel fourni par le tissu cartilagineux. L'accroissement d'un os long en épaisseur et son accroissement en longueur se trouvent donc ramenés à un même type.

A leur origine, les os longs n'ont pas un canal médullaire unique, mais ils possèdent à leur centre une cavité anfractueuse limitée par des travées d'os cartilagineux. A mesure que l'os se développe, ces travées sont résorbées par la moelle et les vaisseaux, de la même façon que le cartilage d'ossification est résorbé pour former les premiers espaces médullaires. Cette résorption se poursuit, et bientôt elle atteint les couches formées sous le périoste, de telle sorte que, dans un os adulte, c'est seulement dans l'épiphyse que l'on trouve encore des vestiges des travées directrices.

FORMATION DES OS AUX DÉPENS DU TISSU FIBREUX.

Dans les os qui ne sont pas précédés d'un cartilage, le développement du tissu osseux se fait dans une masse fibreuse préexistante. Parmi ces os, ceux qui montrent les phénomènes d'ossification les plus simples sont les tendons osseux des oiseaux.

Les tendons fléchisseurs des doigts des poulets, des dindons, etc., sont constitués, dans la plus grande partie de leur longueur, par un tissu osseux véritable, contenant des corpuscules munis de canalicules et des canaux de Havers dont la direction générale est parallèle à l'axe du tendon. Pour s'en convaincre, il faut en faire des préparations sèches que l'on monte dans le baume du Canada (voy. page 299). Puis il convient d'en faire d'autres pour suivre les phénomènes de l'ossification. A cet effet, les tendons, décalcifiés à l'aide de l'une des méthodes qui ont été indiquées dans l'étude générale du développement du tissu osseux, fournissent des coupes que l'on colore, soit avec le carmin soit avec la purpurine. Il faut les examiner d'abord dans l'eau et ensuite dans la glycérine.

Sur les coupes transversales, tous les faisceaux tendineux et la plupart des canaux de Havers sont coupés en travers. Quelques-uns seulement de ces derniers se présentent suivant leur longueur, et, situés à la périphérie du tendon, ils conduisent les vaisseaux qui en gagnent l'intérieur (fig. 162). A une observation superficielle, avec un grossissement de 60 à 150 diamètres, on pourrait croire que les canaux de Havers sont entourés, comme dans les os de mammifères, de systèmes de lamelles concentriques, disposés au milieu des faisceaux tendineux qui auraient subi simplement l'infiltration calcaire. Mais une observation plus attentive démontre qu'il n'en est rien; ainsi que Lieberkühn[1] l'a soutenu, les parties qui enveloppent la lumière des canaux de Havers sont formées, comme le reste du tendon, par des faisceaux connectifs coupés en travers, de telle sorte que presque toute la substance fondamentale est constituée par des fibres de Sharpey. Ces fibres représentent bien les faisceaux du tendon; seulement, même lorsque les parties calcaires ont été complétement enlevées, elles

Tendon
osseux
des oiseaux.

Coupes
transversales.

---

[1] *Lieberkühn*, Die Ossification des Sehnengewebes, *Arch. Reichert et du Bois-Reymond* 1860, p. 8.

sont rigides et homogènes, tandis que les faisceaux tendineux ordinaires sont souples et montrent, sur les coupes tranversales, des dessins correspondant aux fibrilles ou aux groupes de fibrilles qui les constituent.

L'ossification des tendons est donc produite non-seulement par une infiltration de sels calcaires, mais encore par une transformation de leur substance collagène. Du reste, cette transfor-

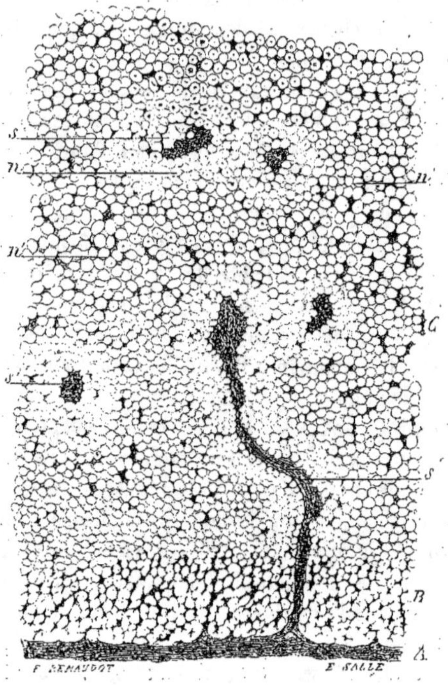

Fig. 162. — Tendon fléchisseur des doigts du poulet, ayant subi l'ossification. Décalcification par l'acide chromique. Coupe transversale. Coloration à la purpurine. Examen dans la glycérine. — A, couche connective de la surface du tendon; B, couche non ossifiée; C, couche ossifiée; s, canal de Havers à direction transversale; s' canaux de Havers à direction longitudinale; n, coupe transversale des faisceaux tendineux; n', corpuscules osseux. — 200 diam.

mation s'observe sur toutes les fibres arciformes qui deviennent des fibres de Sharpey, et si nous n'en avons pas encore parlé, c'est que, dans les tendons ossifiés des oiseaux, elle est beaucoup plus manifeste.

Au voisinage des canaux vasculaires, les faisceaux tendineux ont subi une condensation plus prononcée que dans le reste du tendon ; leur limite y est moins nettement dessinée, bien qu'elle soit encore reconnaissable. En outre, ils font saillie dans la lumière de ces canaux et y dessinent une bordure festonnée dont chaque feston correspond à un faisceau tendineux coupé en travers.

Tous ces faisceaux tendineux, aussi bien ceux qui avoisinent les vaisseaux que les autres, sont séparés par une substance homogène dont l'épaisseur est variable, et dans laquelle sont placés, principalement aux angles formés par plusieurs faisceaux, des noyaux, bien visibles surtout si les préparations ont été traitées par le carmin ou par la purpurine. Ces noyaux appartiennent aux corpuscules osseux.

Si maintenant, pour suivre les modifications qui se produisent dans les éléments cellulaires du tendon, on y pratique des coupes longitudinales comprenant à la fois les parties ossifiées et celles qui ne le sont pas, on verra les cellules plates disposées en séries devenir globuleuses à la limite de l'ossification. Chez les jeunes animaux dont les tendons ne sont pas encore ossifiés, on rencontre, dans les points qui plus tard seront envahis par l'ossification, des rangées de cellules globuleuses placées entre les faisceaux tendineux. Là où elles existent, le tendon a perdu de sa souplesse et est devenu chondroïde.

Dans les tendons en voie d'ossification, à la limite des parties ossifiées, se trouve aussi une zone chondroïde. Les cellules qui y sont contenues sont globuleuses ou embryonnaires ; elles diffèrent des ostéoblastes par leur forme, et cependant elles en ont les propriétés, car c'est autour d'elles que se produit, entre les faisceaux tendineux, de la substance osseuse.

L'ossification des tendons des oiseaux nous montre dans sa plus grande simplicité le développement du tissu osseux dans le tissu fibreux ou tendineux. Chez les mammifères, les os qui apparaissent dans des lames fibreuses préformées, comme les os de la voûte du crâne, ont un développement un peu plus compliqué. Les pariétaux, le frontal et la portion écailleuse du temporal d'embryons humains de trois à cinq mois, les mêmes os, chez les jeunes embryons de mammifères, constituent de bons objets d'étude pour suivre ce développement.

Pour y réussir, la méthode la plus simple consiste à enlever le péricrâne sur la face externe, et la dure-mère sur la face interne de l'os, en les arrachant du centre à la périphérie avec une pince. On aperçoit alors, à la limite de l'os plat, une série d'aiguilles noyées dans une lame fibreuse qui constitue la *membrane d'ossification*. Celle-ci, avec la portion osseuse qui lui fait suite est placée sur une lame de verre. Quelques gouttes de picrocarminate y étant ajoutées, on obtient une préparation où l'on peut suivre les principales phases du développement du tissu osseux. Dans la membrane d'ossification, il existe des fibres colorées en rouge qui se termine librement par une extrémité effilée, et qui, par l'autre, plongent dans le jeune tissu osseux, comme les fibres arciformes dans l'os sous-périostique. Ces fibres sont simples, ou bien, se réunissant et se séparant, elles constituent dans la portion membraneuse un réseau plus ou moins compliqué. Autour d'elles il existe des cellules embryonnaires qui, au voisinage de l'os, revêtent les caractères des ostéoblastes. Bientôt, sous l'influence de ces derniers, elles s'entourent de tissu osseux et deviennent ainsi des fibres directrices de l'ossification. Mais il ne se développe pas toujours du tissu osseux sur toute leur surface, et bien qu'elles en soient recouvertes dans la plus grande partie de leur longueur, elles paraissent en certains points complétement libres dans les premiers espaces médullaires ou vasculaires.

Ces espaces médullaires sont larges à la périphérie de l'os, mais ils diminuent de diamètre à mesure qu'on se rapproche de son centre, parce qu'il s'y dépose constamment de nouvelles couches osseuses. Ces nouvelles couches présentent une structure lamelleuse comme toutes celles qui sont de formation médullaire, et elles constituent autour des vaisseaux des systèmes aussi complets que dans les os longs développés aux dépens des cartilages.

Pour étudier le développement des os plats du crâne, on peut utiliser des pièces qui ont séjourné dans le liquide de Müller, en employant pour le reste le mode de préparation qui vient d'être indiqué ; mais lorsqu'on veut suivre l'accroissement en épaisseur de ces os, il faut, après les avoir décalcifiés, y pratiquer des coupes transversales que l'on colore soit avec le carmin, soit avec la purpurine. Les espaces médullaires s'y montrent alors remplis d'un tissu conjonctif jeune, dont la constitution se rapproche beaucoup de celle du tissu muqueux. Les travées osseuses sont recouvertes d'une couche régulière d'ostéoblastes qui y figure comme un revêtement épithélial de cellules cylindriques.

Sur la face externe de l'os on voit le périoste, constitué par des faisceaux de tissu conjonctif, envoyer dans son intérieur des fibres qui s'y comportent comme les fibres directrices de la membrane d'ossification. En certains points, là où la coupe présente une di-
rection convenable, ces faisceaux, coupés en travers, pressés les uns con-
tre les autres et pris à moitié dans le jeune tissu osseux, fournissent des figures semblables à celles que l'on observe dans la coupe transversale d'un tendon ossifié des oi-
seaux.

Toutes ces fibres sont destinées à devenir des fibres de Sharpey, et c'est pour cela qu'il y a une si grande quantité de ces dernières dans les os plats du crâne à l'état adulte (fig. 163). Elles y forment un système réti-

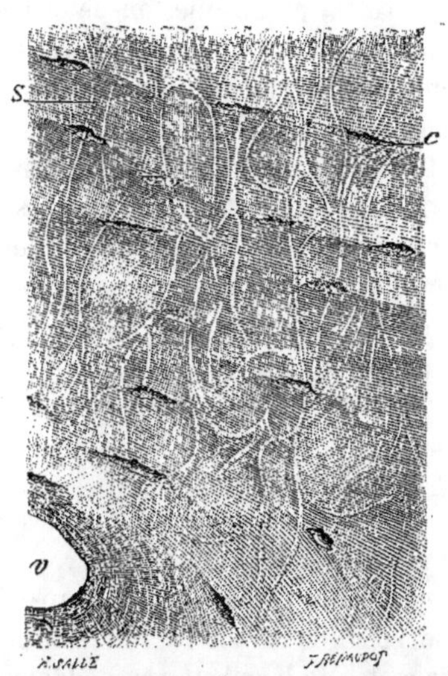

Fig. 163. — Coupe transversale du frontal du chien adulte, faite sur l'os sec, puis décalcifiée par l'acide chlorhydrique. — S, fibres de Sharpey; — c, corpuscules osseux; v, canal vasculaire entouré d'un système de lamelles où les fibres ne pénètrent pas. — 400 diam.

culé complexe dans lequel elles se rapprochent en certains points, s'écartent dans d'autres et finalement se terminent à la périphérie des systèmes de Havers.

RÉSUMÉ DU DÉVELOPPEMENT DU TISSU OSSEUX

Les os appartiennent au vaste système qui constitue la charpente de l'organisme, c'est-à-dire qu'ils concourent avec les car-
tilages et tout le tissu conjonctif à la formation du squelette du corps et des organes. Il n'est dès lors pas surprenant que le cartilage et le tissu conjonctif puissent prendre part à leur dévelop-
pement.

Nous avons vu les masses cartilagineuses du corps être en continuité avec le tissu fibreux du périchondre, avec les ligaments et

avec les tendons ; de même les os sont en continuité avec les cartilages, avec le tissu fibreux du périoste, avec les ligaments et
avec les tendons. Cette continuité est établie à l'aide des fibres
arciformes, perforantes ou de Sharpey.

La substance fondamentale de certains os est même presque
complétement formée par des fibres de Sharpey, ainsi qu'on l'observe dans les téndons ossifiés des oiseaux.

Dans les autres os, la quantité relative de ces fibres contenue
dans la substance fondamentale est extrêmement variable. Elle
varie suivant les os que l'on considère, elle varie aussi pour un
même os suivant les espèces animales. C'est ainsi que les os secondaires du crâne et de la face contiennent dans leur intérieur
une quantité plus considérable de ces fibres que les os du tronc
et des membres ; c'est ainsi que les os longs du mouton renferment plus de fibres de Sharpey que les mêmes os de l'homme,
du chien, du lapin, etc.

Il est des os, ou du moins des portions d'os qui ne possèdent pas de fibres de Sharpey, les épiphyses des os longs par
exemple. En revanche on y trouve des travées que leur forme et
une série de caractères microchimiques font reconnaître pour
des restes de la substance fondamentale du cartilage au sein duquel l'ossification s'est effectuée.

Sauf dans le cas où un os est constitué presque uniquement par
des fibres de Sharpey, la formation de la substance osseuse est
sous la dépendance d'éléments cellulaires spéciaux dont l'origine
est encore obscure, au moins pour quelques-uns d'entre eux. Ces
éléments, cellules médullaires jeunes, ostéoblastes, se montrent
dans l'encoche d'ossification, où ils paraissent provenir des cellules
de cartilage ; ils se montrent aussi dans les premiers espaces médullaires. Ceux qui apparaissent en ces points proviennent-ils des
cellules de cartilage mises en liberté par la dissolution des
capsules secondaires, comme H. Müller l'a soutenu, ou sont-ils
amenés par la végétation vasculaire qui les aurait pris sous le
périoste pour les conduire jusque-là, comme le veulent Lovén et
Stieda ? C'est ce que les faits ne nous permettent pas encore de
déterminer. Ces deux derniers observateurs ont certainement eu
raison d'insister sur le bourgeonnement de la moelle dans les
premiers espaces médullaires, mais ils ont été trop absolus lorsqu'ils ont nié que les cellules du cartilage puissent proliférer et
devenir des ostéoblastes.

Le rôle de ces derniers dans la résorption du cartilage pour produire les premières cavités médullaires n'est pas suffisamment établi. Cette résorption s'effectue du reste dans les directions qui sont déterminées par le bourgeonnement des vaisseaux sanguins et paraît être sous sa dépendance immédiate.

La substance osseuse proprement dite, celle par exemple qui, sous forme de lamelles, entoure les canaux de Havers, se produit sous l'influence des ostéoblastes.

Rappelons d'abord que les corpuscules osseux, qui sont de véritables éléments cellulaires, ne sont que des ostéoblastes englobés dans la substance de l'os; mais le rôle intime des ostéoblastes dans la formation de la substance osseuse peut être discuté. Cette dernière résulte-t-elle tout entière de l'accumulation d'ostéoblastes momifiés et pétrifiés, comme Waldeyer l'a soutenu, ou est-elle un produit de formation périphérique à ces ostéoblastes, et est-elle développée simplement sous leur influence ? C'est là une question à laquelle répondront d'une manière différente ceux qui ont adopté la théorie du protoplasma formateur et ceux qui admettent la théorie de la substance intercellulaire. Je dirai cependant que je n'ai jamais pu observer, avec les moyens délicats que j'ai employés dans cette étude, la transformation directe des ostéoblastes tout entiers en substance osseuse. Ils conservent toujours tous leurs caractères, en dehors de la ligne qui limite les travées osseuses en voie de développement. Si donc leur protoplasma se transforme en substance osseuse dans la partie qui touche à l'os, il faut admettre qu'il s'en développe à mesure une nouvelle quantité à la périphérie pour conserver à chaque ostéoblaste sa dimension primitive.

Cependant, c'est bien sous l'influence des ostéoblastes que se développe la substance osseuse. On ne saurait attribuer son origine aux corpuscules osseux, car elle se montre le long des travées cartilagineuses sous forme de lisérés festonnés à un moment où elle ne contient encore aucun de ses corpuscules. D'autre part, cette substance ne saurait être considérée comme un simple dépôt, car dès son origine elle est munie de fins canaux perpendiculaires à la direction des travées et qui ne sont autre chose que les canalicules osseux primitifs ; ceux-ci ne sont donc pas creusés après coup dans la substance fondamentale, comme les histologistes l'ont cru pendant longtemps.

La substance osseuse élaborée par les ostéoblastes sous forme de lamelles concentriques ne compose pas l'os tout entier, mais elle en est la partie la plus importante et vraiment caractéristique. En se plaçant au point de vue de l'anatomie générale, on pourrait considérer cette substance comme un parenchyme placé dans un réseau de fibres connectives représentées par les fibres de Sharpey. Ces fibres constituent donc dans l'os une trame plus ou moins étendue, qui n'est pas sans analogie avec la trame connective ou fibreuse des autres organes.

CHAPITRE VIII

TISSU MUSCULAIRE.

Le tissu musculaire se distingue par une propriété physiologique particulière : la contractilité. Cette propriété ne saurait suffire cependant à le définir, car on connaît des éléments qui se contractent et qui néanmoins ne sont rangés dans le système musculaire ni par les anatomistes, ni par les physiologistes, les cellules de la lymphe et les cellules à cils vibratiles, par exemple. Tout ce qui est contractile n'est donc pas nécessairement musculaire. Dès lors c'est dans la structure intime des muscles que nous devrions chercher la définition de leur tissu. Toutefois la contractilité[1] reste un élément important de cette définition, car

[1] La contractilité est une propriété inhérente au muscle, et si les nerfs, par leur activité, la mettent en jeu, elle peut aussi se produire d'une manière indépendante. Cette indépendance a été démontrée par les expériences de J. Müller et Sticker, de Longet, et surtout par celles de Cl. Bernard.

J. Müller et Sticker (*Müller's Archiv*, 1834; p. 202 et Müller, *Traité de physiologie*, trad. française, t. II, p. 48), après avoir coupé le nerf sciatique chez des lapins et chez un chien, constatèrent, au bout d'un temps variant suivant les expériences entre trois semaines et deux mois et demi, que l'excitation du bout périphérique du nerf sectionné ne produisait aucun mouvement dans les muscles correspondants, tandis que la même excitation exercée directement sur ces muscles y déterminait des contractions. .

Longet (*Traité de physiologie*, 2ᵉ édition, t. I, 2ᵉ partie, p. 24) a expérimenté sur le chien. Il a fait sur cet animal la section de différents nerfs moteurs. Quatre jours après, le bout périphérique de ces nerfs avait perdu ses propriétés, c'est-à-dire qu'en l'excitant dans un point quelconque de son étendue, on ne déterminait

lout ce qui est musculaire est contractile, et elle est aussi un des éléments principaux de la classification, car c'est d'après les divers modes de contraction que l'on peut diviser les muscles en différents groupes.

Le mode de contraction est, en effet, loin d'être le même pour les différents muscles, comme on peut s'en rendre compte par l'expérience suivante :

Choisissons, pour cette expérience, une lapine adulte dont l'utérus est à l'état de vacuité. Pratiquons sur cet animal la section du bulbe avec un scalpel. La respiration est immédiatement supprimée, et le tronc et les membres cessant d'être en rapport avec l'encéphale sont en résolution ; il ne s'y produit aucun mouvement volontaire. Pour y maintenir la vie pendant la durée de l'expérience, pratiquons la respiration artificielle. A cet effet, la trachée est rapidement dégagée au moyen d'une excision faite sur la peau de la région antérieure du cou avec des ciseaux courbes, puis elle est ouverte dans l'étendue d'un centimètre par une incision longitudinale, et l'on y introduit une canule en verre que l'on y fixe au moyen d'une ligature. Cette canule termine un petit appareil à respiration artificielle spécialement destiné aux lapins et aux petits animaux. Comme il peut être utile aux histologistes qui se proposent d'étudier les tissus sur l'animal vivant et immobilisé, sa description doit trouver place ici. Une poire de caoutchouc *a* (fig. 164) d'une contenance de 120 cent. cub. est en communication avec un tube de même substance qui s'adapte

aucune contraction des muscles correspondants, tandis que la même excitation, appliquée directement sur ses muscles, y amenait des contractions aussi énergiques qu'à l'état normal. Si donc un nerf a perdu ses propriétés physiologiques, tandis que les muscles correspondants les ont conservées, c'est que la contractilité est indépendante des nerfs.

L'expérience de Longet, en ce qui concerne le temps au bout duquel le nerf a perdu ses propriétés, est exacte pour le chien, mais elle ne l'est pas s'il s'agit d'autres animaux. Chez le lapin, le bout périphérique d'un nerf divisé n'est plus excitable quarante-sept à quarante-huit heures après la section. Chez la grenouille, en automne, il faut plus de trente jours pour que le nerf cesse d'être excitable.

Claude Bernard (*Leçons sur les effets des substances toxiques et médicamenteuses,* 1857, p. 316), dans ses célèbres expériences sur l'action physiologique du curare, a montré que, sous l'influence de ce poison, les nerfs moteurs des grenouilles ont perdu toute excitabilité, tandis que les muscles sont encore contractiles. Il en a conclu que la contractilité est une propriété inhérente à la fibre musculaire elle-même.

sur une des branches d'un petit tube en cuivre à trois voies, *b*. Des deux autres branches de ce dernier tube, l'une contient une soupape s'ouvrant de dehors en dedans, et l'autre une soupape dont le dégagement se fait de dedans en dehors. Sur cette dernière est ajusté un tube de caoutchouc terminé par la canule qui doit être introduite dans la trachée de l'animal. Cette canule en verre présente au voisinage de son extrémité une gorge pour y maintenir la ligature qui y fixe la trachée, et, sur son côté, en deçà de la gorge, une petite ouverture *t*.

Pour faire fonctionner ce petit appareil, il suffit d'aplatir avec la main la poire de caoutchouc, et l'air est projeté dans le poumon de l'animal. Lorsqu'on la laisse revenir sur elle-même, les parois thoraciques, par leur élasticité, expulsent l'air qui a été projeté dans le poumon, et qui se dégage par la petite ouverture ménagée sur le côté de la canule[1].

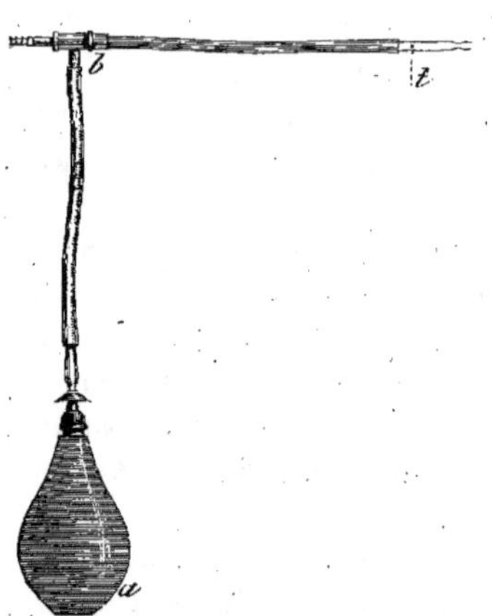

Fig. 164. — Appareil à respiration artificielle pour le lapin. — *a*, poire en caoutchouc; *b*, tube en cuivre à soupape; *t*, canule en verre avec un petit trou latéral. — $\frac{1}{5}$ diam.

La respiration artificielle a, comme nous l'avons dit, le but de maintenir les muscles à l'état vivant, tandis qu'il ne peut se produire aucun mouvement volontaire.

Pour étudier le mode de contraction des différents organes musculaires, prenons maintenant un appareil électrique d'induction (fig. 165) et réglons-le de manière qu'il donne un courant interrompu 50 fois par seconde environ; fixons les deux rhéo-

---

[1] Dans cet appareil, la disposition de la canule est empruntée à Ludwig. Elle est ort ingénieuse, et elle a beaucoup simplifié les appareils à respiration artificielle. Mais, pour que le jeu en soit régulier et efficace, il faut que la quantité d'air projetée soit assez considérable en un temps donné pour que, malgré son issue à travers la petite ouverture, les poumons soient convenablement distendus. Les dimensions de l'orifice et celles de la poire en caoutchouc seront facilement réglées par quelques tâtonnements.

phores de la bobine induite à une petite pince électro-physiologique dont les deux extrémités de platine sont distantes de 3 ou
4 millimètres. Ouvrons les cavités viscérales du lapin, la cavité péritonéale d'abord. Nous verrons les intestins présenter des mouvements dits péristaltiques. L'estomac, plus ou moins rempli de
matières alimentaires, est immobile. La vessie, quel que soit son
degré de réplétion, est aussi dans l'immobilité. On constate que
le cœur, après l'ouverture de la cage thoracique, se contracte

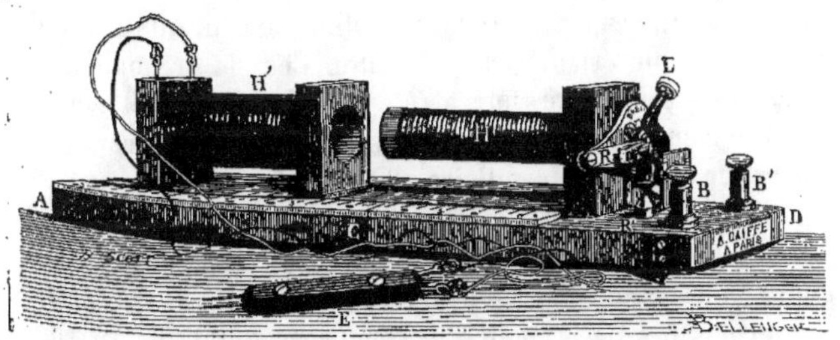

Fig. 165. — Petit appareil d'induction pour l'excitation des muscles
et des nerfs.

spontanément suivant son rhythme habituel. Les muscles du tronc
et des membres sont dans la résolution.

Essayons maintenant sur ces différents muscles l'excitation
électrique directe. La pince électro-physiologique appliquée sur
l'intestin n'y détermine pas une contraction instantanée, mais
peu à peu on voit se produire entre les deux mors de la pince
une dépression au niveau de laquelle les tissus de la paroi intestinale deviennent durs et pâlissent par suite de l'expulsion du
sang de la région contractée. Bientôt la zone dure se déprime,
s'agrandit, et la contraction se poursuit sur l'anse intestinale dans
une étendue plus ou moins considérable.

Sous l'influence de la même excitation, il se produit des phénomènes analogues dans les tuniques de l'estomac et de la vessie.
L'utérus, aussi bien dans son corps que dans ses cornes, paraît
inexcitable. Nous reviendrons sur l'interprétation de ce dernier fait lorsque nous parlerons de cet organe, et alors nous
expliquerons ce paradoxe, car l'utérus est un organe musculaire.

Si nous éloignons la bobine induite de la bobine inductrice,
de façon à avoir un courant faible, par exemple celui que l'on
peut supporter aisément sur sa propre langue, et que nous

appliquions ce courant interrompu faible sur les ventricules du cœur, au moment où ils sont en pleine activité, nous modifierons le rhythme des contractions. Si nous employons un courant très-fort, il se produira une série de contractions fibrillaires, ce qui indique que le muscle ventriculaire a perdu de sa synergie. Enfin, si l'animal est affaibli et que le muscle cardiaque ne présente plus que les contractions rares, chaque excitation électrique, si elle n'est pas trop rapprochée de la précédente, produira une contraction cardiaque.

Dans d'autres espèces animales, l'action des courants interrompus sur le cœur est un peu différente. Chez la grenouille, un courant interrompu très-fort arrête momentanément et complétement le cœur. Nous aurons du reste l'occasion d'y revenir à propos de la circulation capillaire. Chez le chien, le même courant détermine un arrêt permanent de l'organe (Panum[1] et Vulpian[2]).

L'arrêt du cœur par excitation directe est un paradoxe physiologique dont l'explication ne peut être donnée que par l'étude des terminaisons des nerfs, nous y reviendrons plus tard. Au contraire, comme nous l'avons vu un peu plus haut, lorsque le cœur est affaibli, c'est-à-dire à cette période de la mort où le système nerveux ne réagit plus ou ne réagit du moins que fort incomplétement sous l'influence des excitants, tandis que les muscles ont encore leur excitabilité, un courant électrique interrompu détermine une contraction du muscle cardiaque comme s'il s'agissait d'un muscle ordinaire.

Passons maintenant aux muscles des membres.

Muscles rouges et muscles blancs. Ils ne présentent pas tous le même aspect chez le lapin. La plupart sont blancs et translucides, mais au milieu d'eux s'en trouvent certains qui sont rouges et qui par leur coloration tranchent nettement sur les autres. En ne considérant que le membre abdominal, le muscle demi-tendineux, le crural, le petit abducteur, le carré crural et le soléaire sont rouges, tandis que les autres muscles sont blancs. Ces deux espèces de muscles ne se comportent pas de même sous l'influence de l'agent électrique, comme nous allons le voir.

[1] *Panum*, Untersuchungen über einige von den Momenten, welche Einfluss auf die Herzbewegungen, auf den Stillstand und auf das Aufhören des Contractionsvermögens des Herzens ueben. *Schmidt's Jahrbücher*, 1858, vol. 100, p. 148. Sq.

[2] *Vulpian*. Note sur les effets de la faradisation directe des ventricules du cœur chez le chien. *Archives de physiologie*, 1874, p. 995.

De tous les muscles rouges du lapin, celui qui convient le mieux pour cette étude est le demi-tendineux. Voici comment il faut s'y prendre pour le découvrir : la face interne de la cuisse est dénudée par une excision de la peau faite en un seul coup avec des ciseaux courbes. Le muscle droit interne étant rejeté en dedans ou incisé, on aperçoit à travers les fibres de l'extrémité inférieure du muscle grand adducteur une trainée blanche qui correspond au tendon du demi-tendineux; ce tendon est mis à nu par une incision qui, pratiquée sur les fibres du grand adducteur, est poursuivie de manière à dégager le corps du demi-tendineux. Celui-ci est alors excité directement avec un courant dont les interruptions sont de cinquante par seconde. Il se raccourcit peu à peu pour arriver à la contraction complète. Tant que l'excitation est continuée, il reste contracté sans communiquer de secousses à la pince électrique et à la main qui la tient. Lorsque l'excitation cesse, le muscle revient lentement à sa longueur primitive[1].

Les muscles blancs excités avec le même courant se contractent au contraire brusquement, et, pendant toute la durée de l'excitation, ils sont agités de secousses correspondant aux interruptions du courant. Lorsque l'excitation cesse, ils reviennent brusquement à leur longueur primitive. Malgré cette différence si marquée entre les muscles rouges et les muscles blancs du lapin, ils n'en appartiennent pas moins à la même famille, car si les muscles rouges se contractent plus lentement que les pâles, leur contraction parait encore rapide à côté de celle des muscles du canal intestinal. Cependant ils constituent, au point de vue

---

[1] J'ai exposé tous ces faits dans un travail récent (*Arch. de physiologie*, 1874, p. 5) et j'ai démontré, par une série d'expériences auxquelles je renvoie, que cette différence des muscles dans la manière de se contracter est indépendante des nerfs et tient à la substance musculaire elle-même.

Chez les poissons, on trouve aussi ces deux espèces de muscles. Chez la raie, par exemple, lorsque l'on a enlevé, par dissection, la peau qui recouvre la face dorsale des nageoires latérales, on observe de petits faisceaux musculaires rouges. Chacun de ces faisceaux correspond à un intervalle entre deux arêtes cartilagineuses. Ils reposent sur des masses de muscles pâles. Les expériences que j'ai faites sur ces deux espèces de muscles m'ont prouvé qu'il y avait dans leur mode de contraction la même différence qu'entre les muscles rouges et les muscles pâles du lapin. Je pense que ces deux espèces de muscles existent chez un grand nombre d'animaux, mais pour l'établir il faudrait des recherches spéciales que je n'ai pas encore faites.

physiologique, une forme intermédiaire, pour venir appuyer ce vieil adage : *Natura non facit saltus.*

Nous avons constaté, au début de ces expériences sur les différentes parties du système musculaire, que, l'influence du cerveau ou de la volonté étant supprimée par la section du bulbe, certains muscles, le cœur et les muscles des intestins, continuent de se contracter, tandis que les autres sont dans la résolution. Cette observation a servi à diviser les muscles en deux classes : les muscles volontaires et les muscles indépendants de la volonté. En poursuivant cette expérience, nous avons vu que chez les uns la contraction est brusque, chez les autres elle est lente, successive et s'accomplit en un temps plus ou moins long.

D'après toutes ces différences, on peut diviser les muscles en trois catégories : les muscles à contraction volontaire, muscles de la vie animale; les muscles à contraction involontaire et brusque, comme le muscle cardiaque; les muscles à contraction involontaire et lente, comme les muscles des intestins, des artères, etc.

MUSCLES A CONTRACTION VOLONTAIRE

Etude du faisceau primitif. — Un fragment de muscle, dissocié avec des aiguilles, se laisse diviser en fibres qui ont de 10 à 80 μ de diamètre et auxquelles on a donné le nom de faisceaux primitifs. Ces faisceaux ne sont pas difficiles à séparer, mais il est nécessaire cependant d'employer certaines précautions pour en obtenir des préparations bien nettes.

Un animal à sang chaud, chien ou lapin, étant sacrifié, on l'abandonne jusqu'à ce que la rigidité cadavérique se soit produite. Un muscle étant alors mis à découvert, on en circonscrit à sa surface une petite portion au moyen d'incisions faites avec un scalpel bien tranchant ; puis on la détache en la saisissant par un coin avec une pince et en en coupant la base avec le scalpel. Cette première partie de l'opération doit être exécutée avec précaution pour ne pas altérer par une action mécanique les éléments délicats qui doivent être soumis à l'examen.

Il faut procéder maintenant à la dissociation. Pour cela, le fragment de muscle est porté sur une lame de verre dans une goutte de picrocarminate qui y a été déposée préalablement. Bientôt toute la surface en est colorée en rouge plus ou moins intense;

et pour le bien voir, il est nécessaire de le placer sur un photophore à fond blanc (voy. p. 71). Lorsque l'on a constaté la direction des fibres musculaires, on applique les aiguilles à l'un des bouts du fragment, puis on les écarte de manière à le séparer en deux faisceaux distincts. Sur un de ces faisceaux, on agit de la même façon, les aiguilles étant toujours appliquées à la même extrémité, de manière à n'altérer les éléments qu'en ce point. On continue la dissociation en suivant toujours le même procédé, et l'on finit par obtenir des faisceaux primitifs isolés.

Examinant alors au microscope à un faible grossissement et sans recouvrir d'une lamelle, l'observateur pourra s'assurer du succès de l'opération et écarter les débris inutiles en s'aidant de l'aiguille, du pinceau ou de languettes de papier à filtrer. Lorsqu'il ne restera plus que des faisceaux primitifs isolés, bien conservés, nageant dans une faible quantité de picrocarminate, il lui suffira de recouvrir d'une lamelle, en soutenant celle-ci avec de petites cales de papier d'une épaisseur convenable, pour obtenir une bonne préparation. S'il veut la rendre persistante, il substituera sous la lamelle la glycérine au picrocarminate, mais seulement quand la coloration sera complète.

On peut aussi, lorsque après un séjour d'une heure ou deux dans le picrocarminate la coloration est bien produite, laver les faisceaux avec de l'eau pure ou de l'eau distillée, recouvrir d'une lamelle et remplacer ensuite l'eau par de la glycérine contenant une partie pour cent d'acide formique.

En plaçant la lamelle de verre sur des faisceaux primitifs isolés nageant dans un liquide, il arrive souvent qu'ils sont déplacés, enroulés les uns dans les autres, ou rejetés en dehors de la lamelle. A l'aide d'un tour de main, on arrive à éviter ces accidents. Pour cela, lorsque les faisceaux ont été colorés et lavés, ils sont disposés convenablement sur la lame de verre au moyen des aiguilles et du pinceau. L'excès d'eau est enlevé avec du papier à filtrer, et lorsque la dessiccation commence, ce que l'on reconnaît à l'aspect terne que prennent les éléments, ils ont contracté avec la surface sur laquelle ils reposent une légère adhérence qui permet d'ajouter une goutte de liquide et de recouvrir de la lamelle sans qu'il se produise de déplacement, si toutefois l'opération est faite avec assez de rapidité.

Examinons maintenant une préparation de faisceaux primitifs dissociés dans le picrocarminate et conservés dans la glycérine.

Nous y distinguerons d'abord la striation transversale bien marquée, et une striation longitudinale beaucoup plus vague. Sur le faisceau se trouvent distribués, en nombre variable suivant les muscles que l'on étudie, des noyaux colorés en rouge. Au milieu ils paraissent ovalaires; sur le bord ils sont également ovalaires, mais beaucoup plus minces. Dans cette dernière observation ils sont vus de profil, et, en la combinant avec la première, on se convainc que ces noyaux ont la forme d'un ellipsoïde aplati parallèlement à la surface du faisceau.

Sur les points du faisceau qui ont été touchés avec les aiguilles, la striation n'est plus régulière; elle est plus ou moins dérangée, et même la substance musculaire peut y être fragmentée. Ces accidents de préparation constituent souvent des conditions avantageuses pour observer certains détails de structure. Ainsi, lorsque la substance musculaire a été déchirée d'une façon accidentelle, elle revient sur elle-même et laisse, entre les lèvres de la déchirure, un espace irrégulier rempli par le liquide additionnel, dans lequel peuvent nager des débris de la substance musculaire et parfois des noyaux devenus libres. Sur les parties latérales du faisceau, cette cavité est limitée par une membrane donnant sur sa coupe optique un double contour. Lorsque le faisceau a subi une torsion sur son axe, cette membrane s'accuse encore par des plis, et même, si la torsion a été très-forte, elle présente de nombreuses plicatures disposées en tourbillon.

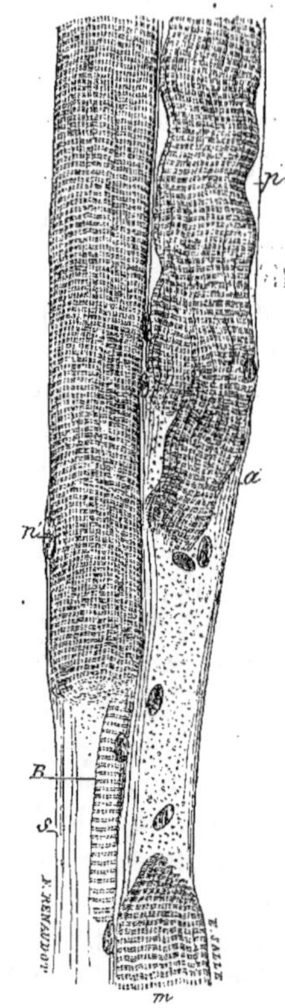

Fig. 166. — Deux faisceaux musculaires du grand adducteur du chien, pris après la rigidité cadavérique, dissociés dans le picrocarminate et conservés dans la glycérine. — *m*, substance musculaire; *n′*, noyaux vus de profil; *s*, sarcolemme; *p*, espace compris entre le sarcolemme et la substance musculaire, rempli du liquide additionnel; B, couche mince de substance musculaire restée adhérente au sarcolemme. — 270 diam.

A l'aide de ce mode de préparation nous pouvons donc reconnaître dans le faisceau musculaire trois éléments distincts : une membrane amorphe enveloppante, en forme de tube, c'est le sarcolemme ; dans son intérieur une substance striée en travers et en long, c'est la substance musculaire ou contractile ; et enfin des noyaux.

Sarcolemme. — Le sarcolemme est une membrane amorphe tellement mince et tellement transparente qu'il est impossible de la distinguer lorsqu'elle est exactement appliquée sur la substance du faisceau. Mais, ainsi que nous venons de le voir, quand il s'est produit une rupture de la substance musculaire, le sarcolemme devient manifeste par un double contour et quelquefois par des plis.

Si des faisceaux musculaires enlevés à un muscle encore vivant sont placés sur une lame de verre et recouverts d'une lamelle, il suffit d'y ajouter un peu d'eau au moment où l'on fait l'observation, pour la voir pénétrer par diffusion au-dessous du sarcolemme, le détacher de la substance musculaire et le soulever. Il apparaît alors sur le bord du faisceau primitif comme une ligne fine et continue qui représente sa coupe optique. En faisant agir sur la même préparation de l'acide acétique, on voit, en observant l'extrémité coupée de l'un des faisceaux, la substance musculaire devenue transparente se gonfler et s'échapper au niveau de cette extrémité sous forme d'un bourgeon irrégulier plus ou moins volumineux et vaguement strié en long. Le sarcolemme ne se laisse pas gonfler par le réactif, et, refoulé par le bourgeon, il forme immédiatement au-dessous de lui une série de plis transversaux.

Pour rendre ces plis bien évidents, il faut, après dissociation, colorer le sarcolemme avec du sulfate de rosaniline dissous dans de l'alcool 1/3.

Plus loin en étudiant les rapports des muscles et des tendons, nous ferons connaître une méthode à l'aide de laquelle on obtient le tube sarcolemmique isolé dans une grande étendue.

Noyaux. — Chez les mammifères, les noyaux compris entre le sarcolemme et la masse musculaire sont aplatis, comme le montre leur vue de profil. Ainsi que nous l'avons dit, ils peuvent être mis en liberté dans l'espace que laissent entre eux deux fragments de substance musculaire déchirée (fig. 166).

Noyaux vus dans les muscles traités au picrocarminate.

La meilleure méthode pour les voir tous sur un faisceau primitif est celle qui a été indiquée précédemment et qui consiste à colorer au picrocarminate des faisceaux isolés, et, après les avoir lavés, à les conserver dans de la glycérine additionnée d'acide formique. Au bout de quelques jours, la préparation devient plus nette, le carmin se fixe sur les noyaux qui prennent une coloration rouge plus intense. Dans leur intérieur apparaissent un ou plusieurs nucléoles, et tout autour d'eux se montre une zone granuleuse en forme de nacelle lorsqu'elle est vue de face, et qui a été considérée par Max. Schultze comme l'indice d'une masse protoplasmique dans laquelle ils seraient plongés.

Noyaux sur le faisceau musculaire vivant.

Il est possible d'apercevoir les noyaux sur des faisceaux musculaires vivants, examinés sans l'addition d'aucun réactif, d'après la méthode qui sera indiquée un peu plus loin, mais il faut alors employer un objectif fort et à grand angle d'ouverture. La difficulté de voir nettement les noyaux musculaires sur les fibres vivantes tient à ce que leur indice de réfraction diffère très-peu de ceux de la substance musculaire et du sarcolemme entre lesquels ils sont compris ; ils sont alors dans les mêmes conditions optiques qu'une baguette de verre plongée dans le baume du Canada. (Voy. p. 13.)

Les faisceaux primitifs des muscles de grenouille possèdent des noyaux non-seulement sous le sarcolemme, mais encore dans leur épaisseur. Ces noyaux, que nous étudierons plus loin au point de vue de leurs rapports avec le sarcolemme et la substance musculaire, sont aplatis et présentent même quelquefois des crêtes d'empreinte semblables à celles des noyaux et des cellules tendineuses (E. Weber[1]).

Dans les muscles rouges du lapin, le demi-tendineux par exemple, les noyaux sont beaucoup plus abondants que dans les muscles blancs du même animal. Ils sont globuleux, groupés en séries linéaires, et font à la surface des faisceaux primitifs un relief assez marqué, ainsi qu'on peut l'apprécier quand ils se montrent de profil.

Substance musculaire. — La substance musculaire présente, comme nous l'avons dit, une striation qui a fait donner

---

[1] *E. Weber.* Note sur les noyaux des muscles striés chez la grenouille adulte. *Archives de physiologie*, 1874, p. 489,

aux muscles qui la possèdent le nom de muscles striés. Cette striation est double ; il en existe une transversale et une longitudinale. Les modifications qui se produisent dans cette disposition du muscle, suivant qu'il est en activité ou en repos, ont fixé l'attention des physiologistes aussi bien que des histologistes, car on a espéré y trouver le secret de la contraction musculaire.

Il est nécessaire, pour se rendre compte des changements de disposition que la contraction produit dans les stries musculaires, d'en bien connaître l'aspect à l'état normal. Or, cet aspect, comme on s'en convainc facilement par un examen attentif, n'est pas le même lorsque le faisceau musculaire est revenu sur lui-même ou lorsqu'il a été tendu. Il doit donc être observé dans ces deux états.

Pour étudier les faisceaux musculaires à l'état vivant et en extension, il faut, chez un lapin que l'on vient de sacrifier, dénuder un des muscles blancs de la cuisse, le grand adducteur par exemple. On y pratique une incision nette et peu profonde, qui doit être perpendiculaire à la direction des fibres. Alors, à l'aide d'une pince appliquée sur une des lèvres de l'incision, on arrache l'aponévrose et quelques faisceaux primitifs sous-jacents. Puis, appliquant de nouveau la pince, on peut extraire de la surface du muscle des faisceaux groupés en nombre plus ou moins considérable, qui s'en détachent comme des filaments. A mesure qu'on les extrait, ces filaments, qui par une extrémité sont tenus par la pince, restent par leur autre extrémité adhérents à la masse musculaire. On glisse alors au-dessous une lame de verre bien propre, sur laquelle ils se fixent dans un état d'extension qui variera suivant la volonté de l'opérateur. Il suffit ensuite de recouvrir avec une lamelle et de couper l'extrémité adhérente au muscle pour obtenir une bonne préparation d'un petit groupe de faisceaux musculaires. Pour la mettre à l'abri de l'évaporation pendant l'examen, la lamelle à recouvrir est bordée avec de la paraffine.

En examinant comparativement deux préparations, l'une où les faisceaux ont été tendus et une autre où les faisceaux sont revenus sur eux-mêmes, on reconnaît immédiatement entre eux une grande différence. Sur le muscle non tendu, les stries transversales sont très-rapprochées, et il faut de forts objectifs pour les distinguer. Sur le muscle tendu, au contraire, les stries transversales sont beaucoup plus éloignées les unes des autres, et l'on aperçoit des détails qui échappent complétement sur le muscle non tendu. A un grossissement de 400 à 600 diamètres, il donne une image d'une admirable régularité. Les stries transversales y sont exactement parallèles. Les stries longitudinales y sont mal indiquées. Cependant elles se reconnaissent à certains détails dont il sera question bientôt.

Le faisceau primitif complétement dégagé a la forme d'un cylindre ; mais, dans notre préparation, la lamelle de verre le comprimant légèrement ramène à l'état plan une certaine étendue de sa surface. C'est sur cette surface que doit porter l'observation. Mettons l'objectif bien au point sur la première couche musculaire qui se présente au-dessous de la lamelle, et prenons garde de ne pas l'abaisser au delà, parce que l'image perdrait de sa netteté. Nous verrons que la striation transversale n'est pas produite simplement par des bandes de même épaisseur alternativement claires et obscures, mais qu'elle est déterminée par des bandes claires, larges, devenant d'autant plus claires qu'on éloigne légèrement l'objectif, séparées par des bandes obscures moins larges et qui deviennent d'autant plus obscures que la bande large devient plus claire. Cette bande obscure est divisée par une strie transversale très-mince qui possède les mêmes propriétés optiques que la bande claire. Cette strie claire n'est pas continue dans toute l'épaisseur de la fibre, elle est coupée à intervalles réguliers par des points obscurs qui indiquent la striation longitudinale[1]. Si au contraire, on rapproche l'objectif, les parties claires deviennent obscures et réciproquement ; la figure 167 représente un faisceau primitif vu de cette façon.

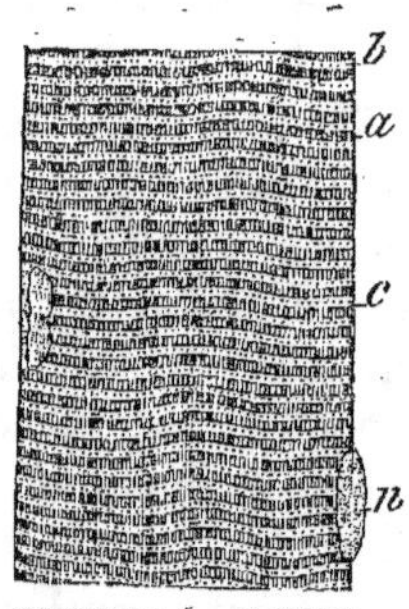

Fig. 167. — Faisceau primitif du muscle grand adducteur du lapin, examiné à l'état vivant dans son propre plasma, et à l'état d'extension. — *a*, disque épais ; *b*, disque mince ; *c*, espace intermédiaire ; *n*, noyau vu de profil. — 700 diam.

---

[1] Les faisceaux primitifs des muscles rouges du lapin possèdent des stries transversales beaucoup moins régulières, et la striation longitudinale y est beaucoup plus marquée.

Si nous observons un faisceau primitif qui n'a pas été soumis à l'extension, la strie *b* ne se distingue plus, et la bande *a* (fig. 167) est beaucoup moins haute. La bande claire est également moins large. Un peu plus loin, à propos des fibres musculaires des pattes de l'hydrophile, nous indiquerons d'autres détails sur les fibres musculaires tendues ou non tendues, en contraction ou à l'état de repos, qui nous donneront sur la striation des muscles des notions plus complètes. Mais avant d'y arriver, il importe d'étudier certains modes de préparation des faisceaux primitifs, qui nous feront mieux connaître la constitution intime de la substance musculaire.

Parmi les réactifs que l'on peut faire agir sur les faisceaux des muscles, les uns accusent la striation longitudinale et permettent même de décomposer les faisceaux en fibrilles, les autres au contraire rendent la striation transversale bien nette, tandis que la longitudinale disparaît plus ou moins complétement.

Réactifs qui décomposent le faisceau en fibrilles.

L'alcool dilué, l'alcool ordinaire et l'alcool absolu, l'acide picrique saturé, l'acide chromique à toutes les doses de concentration inférieures à 2 pour 1000, les bichromates de potasse et d'ammoniaque jusqu'à la dose de 2 pour 100, permettent de décomposer les faisceaux primitifs en fibrilles. Ces réactifs sont tous employés de la même façon : un fragment de substance musculaire, enlevé comme il a été dit, est disposé le long d'une petite tige de bois et fixé en extension sur celle-ci au moyen de ligatures placées à ses deux extrémités. Le tout est plongé dans le liquide et y est maintenu jusqu'à ce que ce muscle ait acquis un certain degré de rigidité. La dissociation faite au moyen des aiguilles permet alors d'isoler des faisceaux primitifs et même de les décomposer, surtout s'il s'agit de faisceaux un peu volumineux comme ceux de la grenouille, ou mieux encore ceux de la raie, en fibrilles plus ou moins fines, sur lesquelles on peut encore reconnaître la striation transversale. (Pour l'étude de ces fibrilles, voyez plus loin : fibres des hydrophiles).

Parmi les réactifs qui accusent la striation transversale et peuvent même décomposer le faisceau en disques superposés, Frey indique l'acide acétique à $\frac{1}{2}$ ou 1 pour 100, l'acide chlorhydrique de 1 pour 200 à 1 pour 2000, le carbonate de potasse, le chlorure de calcium, le chlorure de baryum, et enfin le suc gastrique. De tous ces réactifs, le plus anciennement connu est certainement le suc gastrique. Tous les physiologistes qui ont étudié au micro-

Réactifs qui décomposent le faisceau en disques.

scope l'effet de la digestion artificielle sur les muscles ont observé la décomposition en disques, décomposition sur laquelle Bowman[1] a beaucoup insisté, et c'est pour cela que l'on appelle ces disques, disques de Bowman.

Parmi les méthodes que l'on peut employer pour décomposer un faisceau primitif en une série de disques, celle qui donne les résultats les plus beaux et les moins discutables est la suivante :

Congélation. — Un muscle enlevé à un mammifère que l'on vient de sacrifier est soumis à la congélation, puis on y pratique avec un rasoir bien tranchant des coupes qui doivent être très-minces et parallèles à l'axe des faisceaux. On les dissocie sur une lame de verre dans une goutte de picrocarminate. En étudiant alors la préparation avec des grossissements variés, de 150 à 500 diamètres, on reconnaît que les faisceaux sont décomposés en une série de disques dont l'ensemble figure une pile de monnaie. Lorsque, sous l'influence des moyens mécaniques employés pour la dissociation, un faisceau musculaire ayant subi la décomposition discoïde a été incurvé, au niveau de la convexité les disques s'écartent les uns des autres comme les feuillets d'un livre entr'ouvert. Si l'action mécanique a été plus forte et plus irrégulière, les disques sont séparés d'une manière plus ou moins complète, et quelques-uns entièrement isolés nagent librement dans le liquide de la préparation. On y trouve aussi des fragments de faisceaux de longueur variable, formés par un ensemble de disques. A la surface de ces faisceaux se montrent un ou plusieurs noyaux, qui semblent y être fixés par une très-faible quantité de substance granuleuse.

Dans cette méthode n'intervient aucune substance chimique active, et dès lors les résultats qu'elle fournit ne laissent aucun doute sur la décomposition des faisceaux musculaires en disques superposés. Nous avons déjà vu, à propos du sang, la congélation déterminer la dissolution de l'hémoglobine. Il est probable qu'elle agit sur les faisceaux musculaires d'une manière analogue, en dissolvant une substance qui souderait les disques les uns aux autres[2].

[1] *Bowman*, Philosophical Transactions, 1840 ; part. 2, p. 69, et 1841, part. 1, p. 457.

[2] La décomposition des faisceaux musculaires en disques peut aussi être observée dans des conditions où n'intervient aucun réactif chimique ; lorsqu'un fœtus humain a été frappé de mort dans la cavité utérine, et qu'il y a séjourné encore un certain

Nous venons de voir la substance musculaire qui constitue un faisceau primitif se décomposer, soit en disques, soit en fibrilles, sous l'influence de certains agents ; il faut en conclure avec Bowman que cette substance n'est en réalité formée ni par des disques ni par des fibrilles, mais par des particules limitées par des plans de segmentation longitudinaux et transversaux. Ce sont ces particules qui, considérées comme les organes élémentaires de la contractilité, ont été désignées par Bowman sous le nom de *sarcous elements*. D'après cette conception, une fibrille musculaire serait constituée par une série de *sarcous elements* placés bout à bout dans le sens longitudinal, et un disque serait formé par une seule couche de ces éléments disposés dans le sens transversal.

Quant à la constitution intime des *sarcous elements* et à leur rôle dans la contraction musculaire, ce que nous en savons aujourd'hui repose en majeure partie sur l'observation des fibres musculaires des insectes, et en particulier des fibres musculaires des pattes et des ailes de l'hydrophile (*hydrophilus piceus*).

Chez cet insecte, il y a deux espèces de muscles. Ceux des ailes, que l'on met à découvert après avoir extirpé une élytre et excisé la lame dorsale de la carapace qui correspond à son insertion, apparaissent comme une masse d'un blanc mat. Ceux des pattes, au contraire, sont translucides et ont l'aspect sarcomateux.

Pour examiner au microscope les muscles des ailes, il suffit d'en retrancher une petite portion avec des ciseaux courbes sur l'animal encore vivant et de les dissocier sur une lame de verre dans du sérum faiblement iodé ou dans du picrocarminate. Les faisceaux qui sont demeurés intacts se montrent comme de gros cylindres recouverts de distance en distance d'amas granuleux en forme de monticules, et garnis d'innombrables ramifications de trachées. Quant à la substance musculaire elle-même, sa striation est masquée par une quantité considérable de grosses granulations graisseuses. La plupart des faisceaux sont plus ou moins dissociés, et l'on peut reconnaître alors qu'ils sont composés par une série de fibrilles admirablement striées en travers, séparées les unes

temps avant d'être expulsé, il s'y produit une sorte de macération sans putréfaction. Si l'on étudie les faisceaux musculaires de ces embryons dans du sérum iodé ou dans du picrocarminate, on y observe souvent une décomposition discoïde aussi marquée que celle produite sous l'influence de la congélation.

des autres par des granulations graisseuses et reliées en faisceaux par les ramifications des trachées. Mais il n'y a pas, autour de leur ensemble, une enveloppe analogue au sarcolemme.

Fibrilles
des muscles
des ailes
de
l'hydrophile.

Les fibrilles des ailes de l'hydrophile sont incontestablement les objets les plus nets pour l'étude de la striation musculaire. La facilité de les observer isolées sans qu'elles aient subi aucune altération permet de distinguer mieux qu'ailleurs le détail des dispositions élémentaires et de se rendre mieux compte ensuite, par comparaison, de la structure sinon semblable, du moins analogue des autres muscles. Celles de ces fibrilles qui se trouvent tendues par un hasard de préparation donnent des images très-nettes et très-régulières qu'on s'accorde à considérer comme normales. Lorsque avec un fort grossissement, 600 à 1000 diamètres, l'objectif est mis au point sur le bord de la fibrille, on y voit une série de bandes alternatives obscures et claires, qui nous rappellent entièrement la disposition des faisceaux primitifs examinés à l'état de tension sans addition d'aucun liquide (fig. 167). Une série de bandes obscures à peu près aussi longues que larges sont séparées les unes des autres par des bandes claires, et ces dernières sont traversées en leur milieu par une strie qui a les mêmes qualités optiques que la bande obscure. En effet, si l'on éloigne l'objectif, les bandes qui étaient obscures deviennent claires, et celles qui étaient claires deviennent obscures. Nous désignerons la bande obscure dont nous avons parlé tout d'abord sous le nom de *disque large*, la strie qui divise la bande claire sous le nom de *disque mince*, et ce sont les noms dont nous nous servirons pour fixer les idées.

Disque large
et
disque mince.

C'est ainsi que, dans une fibrille considérée suivant sa longueur (A et B, fig. 168), nous trouverons successivement un disque large, une bande claire, un disque mince, une nouvelle bande claire et de nouveau un disque large. Lorsque les fibres ont été préparées avec du picrocarminate et qu'elles y ont séjourné au moins une semaine, les disques larges et les disques minces présentent une coloration rouge, tandis que les espaces clairs sont incolores.

Tels sont les faits que l'on observe en employant des objectifs à grand angle d'ouverture, en mettant le miroir qui sert à éclairer l'objet exactement dans l'axe optique de l'instrument et en n'employant pas de diaphragme. Si au contraire nous mettons au-dessous de l'objet un diaphragme très-petit et si nous l'éloignons un peu de manière à ombrer le champ, il se produira immédiatement des phénomènes de diffraction qui modifieront l'image d'une manière plus ou moins considérable.

Si l'on poursuit l'observation dans ces conditions, en employant un bon objectif à immersion donnant 600 ou 800 dia-

Phénomènes
de diffraction
dans
les fibrilles.

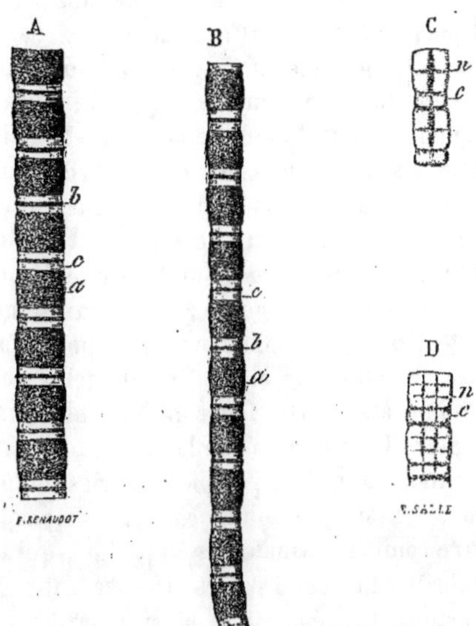

Fig. 168. — Fibrilles des ailes de l'hydrophile, préparées et conservées dans le picrocarminate à 1 pour 100. — A et B, deux de ces fibrilles de différents diamètres à l'état d'extension. a, disque épais; b, disque mince; c, espace intermédiaire. — C et D, portion de ces fibrilles vues en éloignant l'objectif et avec un petit diaphragme. n, disque épais; c, disque mince. — 2000 diam.

mètres, et qu'après l'avoir mis exactement au point, on l'éloigne un peu de manière à faire apparaître brillants les disques larges, on y voit se dessiner de nouvelles stries. Sur les fibrilles les plus larges, celles par exemple qui ont 3 à 4 μ de diamètre, il se produit sur chaque disque épais deux stries longitudinales et deux stries transversales (D, fig. 168). Sur les plus minces, par exemple celles qui n'ont que 2 μ de diamètre, il se montre sur les disques épais seulement deux raies perpendiculaires entre elles (C, fig. 168), se rencontrant au centre du disque et y dessinant une croix.

Ces stries ne correspondent pas à une disposition anatomique; elles sont un simple jeu de lumière. Ce sont des phénomènes de diffraction, analogues à ceux qui se produisent autour d'une boule de graisse. En effet, si au lieu de la lumière blanche on emploie une lumière monochromatique jaune, comme on l'obtient en faisant brûler de la soude dans un fort bec de gaz à double courant, ces stries de diffraction s'accentuent et paraissent comme de véritables raies noires tracées à la plume. C'est là une preuve que ce sont bien des phénomènes de diffraction, car on sait que tous les phénomènes de ce genre sont exagérés lorsque pour les produire on emploie la lumière jaune (voy. p. 20).

Tout ce que nous venons de dire de la fibrille de l'aile de l'hydrophile s'applique seulement à celles de ces fibrilles qui sont en extension. Celles qui ne sont pas tendues fournissent une image bien différente. Les espaces clairs ne s'y voient pas et les disques épais sont séparés les uns des autres par le disque mince, reconnaissable à sa forte réfringence ; sur certains même, il a complétement disparu, et la fibrille paraît homogène. Quelquefois elle est revenue sur elle-même de telle sorte que le disque épais, renflé à sa partie moyenne, semble comme tassé suivant sa longueur. Il en résulte que la fibrille tout entière a un aspect moniliforme. Enfin il arrive que les stries de la fibre, au lieu d'être transversales, sont obliques. Cette disposition a été décrite et figurée comme normale par Dujardin [1], qui l'avait observée sur les fibrilles musculaires des crustacés. Il s'agit probablement d'un artifice de préparation, ainsi qu'on peut le reconnaître en étudiant attentivement des fibrilles des ailes de l'hydrophile ; lorsqu'une de ces fibrilles, par suite de la dissociation, a été repliée sur elle-même de manière à former un arc, les stries ne sont plus parallèles, et, si des fibres se sont mêlées les unes aux autres, il arrive très-souvent que l'une d'elles qui était d'abord rectiligne et avait des stries parfaitement transversales, en possède de plus ou moins obliques lorsqu'elle a été déviée de sa direction. Accrochée à ses voisines en divers points, elle a subi une tension irrégulière agissant en sens inverse sur chacun de ses bords, et dont le résultat est nécessairement une modification dans la direction des stries.

Strie intermédiaire de Hensen. Il est une dernière image que présentent les fibrilles de l'aile de l'hydrophile lorsqu'elles sont bien tendues. Le disque épais est divisé transversalement en deux parties égales

---

[1] *Dujardin*. L'Observateur au microscope, 1842 ; Atlas. Pl. III, fig. 22.

par une strie claire difficile à voir et qui a été indiquée pour la première fois par Hensen[1]. Nous la désignerons sous le nom de strie intermédiaire.

Pour rendre bien évidents tous les détails de la structure des fibrilles musculaires de l'aile de l'hydrophile, il est nécessaire de les colorer avec le picrocarminate, comme nous l'avons indiqué d'abord, ou avec l'hématoxyline. Mais le picrocarminate, même en suivant les indications que nous avons données plus haut, ne produit jamais une forte coloration. Les différences de teinte ne sont pas suffisamment accusées, et, pour cet objet, l'hématoxyline présente sur le picrocarminate de grands avantages. Pour réussir, il faut procéder de la manière suivante : un ou deux faisceaux des muscles des ailes étant enlevés sur l'animal vivant, puis placés sur une lame de verre, y sont rapidement dissociés avec des aiguilles très-fines sans y ajouter aucun liquide et en s'aidant de la demi-dessiccation qui permet de fixer à mesure et de tendre plus ou moins complètement les fibrilles séparées. Pour éviter dans cette opération la dessiccation complète, il convient d'humecter à mesure et légèrement au moyen de l'haleine. On dépose alors sur les fibrilles dissociées deux ou trois gouttes d'une solution d'hématoxyline riche en matière colorante et anciennement préparée[2].

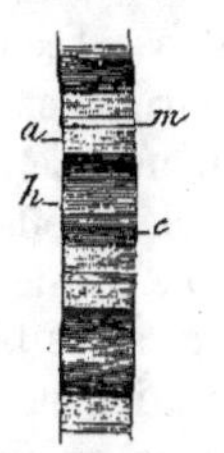

Fig. 169. — Fibrille de l'aile de l'hyd ophile, dissociée par la demi-dessiccation après un séjour de 24 heures dans l'alcool au tiers. Coloration à l'hématoxyline. — c, disque épais; m, disque mince; a, espace clair; h, strie intermédiaire. 2000 diam.

Quelques minutes suffisent pour leur donner une coloration violette très-foncée, et, comme elles sont fixées sur la lame de

[1] *Hensen.* Ueber ein neues Structurverhæltniss der quergestreiften Muskelfaser (*Arbeiten des Kieler physiol. Instituts*, 1868, p. 1). Nous ne connaissons le travail de Hensen que par un compte rendu de F. Boll (*Centralblatt*, 1868, p. 853). Il en résulte que Hensen a réellement observé dans le disque épais biréfringent une strie transversale monoréfringente. D'après lui, cette strie correspond à un disque, mais cette manière de voir ne peut s'appuyer sur l'observation ni des fibres musculaires vivantes, ni des fibres colorées soit avec le picrocarminate soit avec l'hématoxyline.

[2] Cette hématoxyline est préparée par le procédé de Boehmer (p. 103). Le mélange de la solution alcoolique d'hématoxyline et de la solution d'alun produit une solution faiblement colorée et d'un violet brunâtre. Mais, dans les jours qui suivent, elle prend une teinte violette plus franche, en même temps qu'il s'y produit un dépôt

verre par la demi-dessiccation qui a été préalablement employée on les lavera sans les détacher au moyen d'un filet d'eau qui entraînera la solution d'hématoxyle.

Ces fibrilles, traitées par l'alcool absolu et l'essence de girofle, se conservent très-bien dans le baume du Canada et constituent de fort belles préparations. Les disques épais et les disques minces y sont colorés en violet; les épais toujours d'une manière plus intense. Les bandes claires y sont incolores. Il en est de même de la strie intermédiaire, visible seulement sur les fibrilles fortement tendues. Cette strie, qui semble formée par une substance semblable à celle qui existe au niveau des bandes claires, se montre d'une manière beaucoup plus constante et paraît beaucoup plus large si les faisceaux musculaires, avant d'être soumis à la dessiccation et à la teinture, ont séjourné vingt-quatre heures dans l'alcool au tiers (*h*, fig. 169). Cela tient à ce que l'alcool a fixé la substance qui compose les disques épais, de telle sorte qu'elle ne tend plus par son élasticité à combler l'espace qui se forme en leur milieu (strie intermédiaire) lorsqu'on les a tendus.

Muscles des pattes de l'hydrophile. Les fibres musculaires des pattes de l'hydrophile présentent de très-notables différences avec celles des ailes. Pour les étudier, il faut procéder de la façon suivante : une patte étant enlevée par arrachement à l'animal, on coupe avec un scalpel la carapace de l'article le plus large, de manière à mettre à nu les fibres musculaires. Le tendon chitinisé et lamelleux sur lequel elles s'insèrent est alors détaché avec des ciseaux. A l'aide d'une pince, on l'enlève avec les fibres qui lui sont attachées. Le tout est porté sur une lame de verre, dans une goutte de lymphe qui s'est écoulée de la blessure produite par l'arrachement de la patte; une lamelle étant ajoutée et bordée à la paraffine, on obtient une préparation très-propre à l'étude des faisceaux musculaires à l'état vivant.

Le sérum iodé et le picrocarminate sont employés avec avantage lorsque l'on veut examiner certains détails de structure. Enfin on peut aussi, après avoir détaché la patte de l'animal, la plonger dans l'alcool absolu et, quelques heures après, en extraire des faisceaux musculaires qui, montés dans le baume du Canada,

pailleté. C'est seulement lorsqu'elle a subi ces modifications qu'elle convient pour la coloration des fibrilles musculaires. Il faut filtrer la liqueur immédiatement avant d'en faire usage.

fournissent de bonnes préparations pour l'observation des muscles à la lumière polarisée. Cependant elles ne valent pas, même pour cette étude, celles des muscles vivants.

Les faisceaux primitifs de ces muscles ne se dissocient pas aussi facilement en fibrilles que ceux des ailes. Du reste, leur constitution est absolument différente de celle de ces derniers; elle est semblable à celle des muscles des mammifères, des muscles blancs du lapin en particulier. On y distingue un sarcolemme, des noyaux sous-jacents et une masse musculaire continue sans granulations graisseuses, avec une admirable striation transversale et longitudinale.

La striation longitudinale sépare assez nettement les uns des autres les disques épais; ils sont plus longs que ceux des fibres des ailes et figurent des bâtonnets rangés régulièrement les uns à côté des autres. A un grossissement de 200 à 300 diamètres, lorsque l'objectif est un peu au-delà du point, les disques minces apparaissent dans l'espace clair comme autant de grains brillants. A un grossissement plus considérable, 500 à 600 diamètres, ils se montrent avec des caractères identiques à ceux que nous avons signalés pour les fibres des ailes.

Ce grossissement permet de reconnaître sur les fibres fortement tendues, surtout lorsqu'elles ont été fixées dans cet état au moyen de l'alcool, quelques détails de structure que nous n'avons pas indiqués à propos des fibrilles des ailes, car ils se montrent seulement, au moins d'une manière nette, dans les fibres musculaires que nous considérons en ce moment et dans quelques autres que nous signalerons à mesure. Le disque épais, au lieu d'être constitué de deux pièces distinctes séparées par la strie intermédiaire, paraît composé d'un plus grand nombre de pièces superposées, le plus souvent trois : une centrale et deux terminales. Ces deux terminales ont été désignées par quelques auteurs (Merkel[1], Flœgel[2], Frédéricq[3]) sous le nom de disques accessoires. Brücke[4] avait déjà décrit et figuré cette disposition, et, l'observant par hasard sur certaines fibres, il supposait qu'elle

Disques accessoires.

---

[1] *Merkel*, Der quergestreifte Muskel (*Arch. f. micr. Anatomie*, 1872, p. 244).

[2] *Flœgel*, Ueber die quergestreiften Muskeln der Milben (*Arch. f. micr. Anat.*, VIII, 1872, p. 69).

[3] *Frédéricq*, Génération et structure du tissu musculaire. Bruxelles, 1875.

[4] *Brücke*, Untersuchungen über den Bau der Muskelfasern mit Hülfe des polarisirten Lichts (*Mém. de l'acad. des sciences de Vienne*, t. XV. 1858).

était en rapport avec l'état du muscle au moment de sa mort. Mais il est facile de s'assurer qu'elle dépend du degré d'extension, et qu'elle ne se montre que sur les fibres qui sont fortement tendues.

Chez d'autres insectes on peut reconnaître dans les disques épais, lorsque les fibres sont bien tendues, un nombre encore plus considérable de pièces. Il y a même des muscles où cette disposition est tellement nette qu'il n'est pas nécessaire pour la voir que les fibres soient en extension. Dans ce cas est la tunique musculaire du jabot de la blatte orientale, insecte que l'on peut se procurer facilement en toute saison chez les boulangers. Pour en obtenir de bonnes préparations d'études, il faut procéder de la manière suivante : l'animal étant fixé sur une lame de liége, on introduit entre deux articles de sa carapace la pointe de la canule d'une seringue hypodermique, contenant une solution d'acide osmique à 2 pour 100. En poussant l'injection, on remplit toute la cavité lacunaire de l'animal, et tous les organes se trouvent baignés dans l'acide osmique qui en fixe les tissus. L'insecte est alors ouvert sous l'eau ; le jabot, qui se présente sous la forme d'un grand sac placé immédiatement au-dessous des glandes salivaires et occupant une notable partie du corps, est détaché et fendu dans sa longueur. Des fragments de sa paroi sont étendus sur une lame de verre et dissociés avec des aiguilles de manière à en séparer autant que possible l'épithélium et la cuticule qui adhèrent à sa face interne. Les lambeaux de la tunique musculaire ainsi isolés sont disposés régulièrement sur la lame de verre dans un mélange de picrocarminate et de glycérine, dans lequel leur coloration se produit progressivement. Les faisceaux musculaires qui composent cette tunique sont aplatis, rubanés, anastomosés les uns avec les autres par des branches obliques étroites. Leur grande minceur en rend l'observation facile et précise. Voici quelle est leur constitution : Entre deux disques minces qui, suivant l'observation d'Amici, sont reconnaissables au resserrement annulaire du sarcolemme à leur niveau, le disque épais se trouve composé de cinq parties distinctes : deux disques terminaux accessoires au voisinage des disques minces, séparés d'eux par des bandes claires, et trois pièces centrales. Les deux disques terminaux sont les parties les plus réfringentes, de telle sorte qu'elles paraissent les plus lumineuses lorsqu'on éloigne légèrement l'objectif après l'avoir mis au point.

Du reste, le nombre des pièces qui composent un disque épais paraît variable suivant les muscles, et il est fort probable qu'il varie en effet. Plus loin, en donnant la théorie de la contraction musculaire qui nous paraît la plus probable, nous reviendrons sur ces détails de structure pour montrer que la décomposition du disque épais a une certaine importance au point de vue physiologique.

A la lumière polarisée, un faisceau musculaire de la patte de l'hydrophile, tendu de manière à montrer nettement tous ses détails de structure et placé sur champ noir, paraît lumineux, excepté dans deux positions perpendiculaires entre elles. Il se comporte comme un tendon ou un poil. Seulement toutes ses parties constituantes ne rétablissent pas la lumière au même degré. Lorsque, pour faire cette observation, on emploie un très-fort grossissement, afin de distinguer les détails de structure du faisceau musculaire, on reconnaît que ce sont les disques épais et minces qui deviennent brillants, tandis que les bandes intermédiaires transversales ou longitudinales restent obscures, quelle que soit du reste l'orientation du faisceau.

Brücke[1] s'est appuyé sur cette observation pour établir qu'il y a dans les muscles deux substances différentes, l'une monoréfringente et l'autre biréfringente; la dernière seule serait douée de contractilité.

Lorsque l'on place sous la préparation une lame de gypse, de manière à colorer le champ du microscope, les parties biréfringentes, c'est-à-dire les disques, prennent une couleur complémentaire, verte si le champ est rouge, violette si le champ est jaune, etc. Brücke monte d'ordinaire ses préparations sur une lame de gypse et obtient ainsi de très-jolis objets d'étude.

Nous n'avons pas besoin de l'examen du faisceau musculaire à la lumière polarisée pour savoir que les disques ont d'autres propriétés optiques et une autre constitution chimique que la substance qui les sépare, puisque nous avons vu certains réactifs les colorer différemment. De plus, l'observation à la lumière polarisée ne saurait nullement établir à elle seule l'existence de deux substances différentes dans la fibre musculaire. En effet, nous avons vu plus haut, dans les généralités sur l'emploi de la lumière polarisée en histologie (p. 38), qu'une telle conclusion n'est pas rigoureuse, ces différences pouvant dépendre simplement d'un état de compression plus ou moins grand dans une seule direction.

<hr>

[1] *Brücke*, Muskelfasern im polarisirten Lichte (*Stricker's Handbuch*, p. 174).

Muscles des pattes de l'hydrophile à la lumière polarisée.

Se fondant sur les phénomènes qu'il avait observés dans les muscles à la lumière polarisée, Brücke a cherché à pénétrer la structure intime de l'élément musculaire et, pour le faire, il s'est appuyé sur la théorie de Bartholin. Comme on le sait, Bartholin a découvert (1669) dans les prismes naturels de spath d'Islande le phénomène de la double réfraction; pour l'expliquer, il supposait qu'un prisme de spath est constitué par une quantité innombrable de petits prismes semblables juxtaposés, auxquels il donnait le nom de disdiaclastes. De même, Brücke, admet que les disques musculaires épais et minces sont formés par un grand nombre de petits grains juxtaposés et superposés qu'il appelle également disdiaclates. Il ne s'agit pas là d'une réalité anatomique, mais d'une simple vue de l'esprit.

Théorie de Brücke. Disdiaclasies.

Nous arrivons maintenant à l'exposé des différentes théories qui ont été émises sur le mécanisme intime de la contraction musculaire. Commençons par la théorie de Brücke.

Lorsqu'un faisceau primitif est en repos et à l'état d'extension, les disques présentent leur plus grande longueur. Les disdiaclastes seraient alors groupés en séries longitudinales, en colonnes, pour ainsi dire. Quand la contraction se produit et que le faisceau primitif devient plus court et plus épais, chaque disque subit une modification dans le même sens, et les disdiaclastes changeraient d'ordre de bataille pour se présenter de front; ils diminuraient ainsi la longueur du disque et par suite celle du faisceau musculaire.

Cette conception est fort ingénieuse, mais, l'existence des disdiaclastes n'étant établie par aucune observation directe, la théorie qui repose sur leur déplacement n'a en réalité aucun fondement.

Le besoin d'exprimer la contraction musculaire a du reste conduit beaucoup d'histologistes à des interprétations ingénieuses, et même chaque observation nouvelle sur les parties élémentaires de la substance musculaire a amené avec elle une nouvelle théorie de la contraction.

Théorie de de Krause.

Ainsi Krause[1], partant de l'observation de la strie obscure qui divise en deux parties égales l'espace clair compris entre les disques épais et que nous avons appelé disque mince, observation faite déjà par Amici[2], a supposé que l'espace compris entre deux disques minces est une boîte limitée par une membrane et rem-

---

[1] *Krause*, Ueber den Bau der quergestreiften Muskelfaser (*Zeischr. f. ration Medicin*, 1868, p. 265 et 1869, p. 111).

[2] *Amici*, Ueber die Muskelfaser (*Arch. de Virchow*, t. XVI, 1859, p. 414).

plie d'un liquide dans lequel flotte un prisme qui correspondrait à ce que nous avons appelé le disque épais. Il donne à la boîte le nom de case musculaire et au disque le nom de prisme musculaire. Cela posé, voici le mécanisme de la contraction :

Pendant le repos, le liquide contenu dans la case musculaire est accumulé aux deux extrémités du prisme, et le faisceau possède alors sa plus grande longueur. Au moment de la contraction, le liquide de la case passerait sur les côtés du prisme, de telle sorte que les différents prismes disposés en séries longitudinales ne seraient plus séparés que par l'épaisseur des cloisons qui limitent les cases. Dès lors le faisceau tout entier serait raccourci.

Plus récemment, se fondant sur l'observation de la strie qui divise transversalement en deux parties égales le disque épais, strie intermédiaire ou de Hensen, Merkel[1] a présenté une nouvelle théorie de la contraction musculaire. Il admet que cette strie représente une cloison ; il admet également avec Krause que le disque mince est une cloison, de telle sorte que la case musculaire de Krause serait constituée en réalité par deux cases superposées. Quant à la substance contenue dans chacune de ces cases, elle ne serait pas formée d'une masse solide et d'une partie liquide, mais d'une matière épaisse et cependant mobile. Dans un muscle à l'état de repos, cette matière serait accumulée des deux côtés de la strie intermédiaire et constituerait le disque épais. Lorsqu'il est contracté, au contraire, cette substance s'éloignerait de la strie intermédiaire et viendrait peu à peu s'accumuler contre le disque mince. A une certaine période de la contraction, il arriverait que cette substance remplirait uniformément toute la case, et que l'on ne verrait plus aucune striation. Lors même qu'on admettrait le fait, il n'expliquerait en rien la contraction musculaire, puisqu'un simple transport de matière d'une extrémité à l'autre d'une case ne pourrait pas produire un raccourcissement. Nous reviendrons tout à l'heure sur cette théorie en parlant des phénomènes que l'on conserve en réalité.

Pour être complet, signalons en passant la théorie suivante : Frappé de la forme en spirale que prend le style d'insertion de la vorticelle, lorsque cet infusoire revient brusquement à son point d'attache, Rouget[2] pensa que dans ce phénomène il pourrait trouver la clef du mécanisme de la contraction, et il supposa

Théorie de Merkel.

Théorie de Rouget.

[1] *Merkel*, Loc. cit.
[2] *Rouget*, Journal de la physiologie, t. VI, 1865, p. 693.

qu'une fibrille musculaire est constituée comme le style de la vorticelle .Cette comparaison d'un élément anatomique avec un organe complexe n'est pas rigoureuse; pour donner quelque fondement à cette théorie, il aurait fallu établir que les fibrilles musculaires sont en spirale. C'est ce que l'auteur a essayé de faire, mais il a été trompé par les images que fournissent les fibrilles de l'aile de l'hydrophile, lorsqu'elles ont subi des torsions ou qu'elles sont revenues sur elles-mêmes (voy. p. 480). Nous sommes convaincu que, lorsque M. Rouget aura observé des fibrilles musculaires de l'aile de l'hydrophile colorées au carmin ou à l'hématoxyline, il abandonnera complètement sa manière de voir.

Du reste, alors même que les fibrilles musculaires seraient en spirale et qu'elles agiraient comme une spire de laiton, ce qui n'est pas possible puisqu'elles sont formées par une substance molle, leur raccourcissement au moment de la contraction ne serait nullement expliqué.

La contraction observée sur le muscle vivant.

Avant de discuter la valeur de toutes ces théories, il convient d'observer un faisceau primitif vivant en état de contraction. Cette observation peut être faite sur les muscles des pattes de l'ydrophile examinés, soit dans la lymphe de l'animal, comme nous avons dit plus haut, soit dans de l'albumine pure de l'œuf de poule, comme l'a conseillé Merkel[1]. Dans ces conditions, les faisceaux musculaires isolés présentent de temps en temps des contractions spontanées. Sur un point du faisceau apparaît un nœud épais dans lequel la substance musculaire possède des stries beaucoup plus rapprochées que dans le reste de l'étendue de ce faisceau. Ce nœud grossit, en attirant à lui une partie de la substance musculaire placée à ses deux extrémités, puis il se déplace tantôt dans une direction, tantôt dans une autre, en formant comme une sorte d'onde qui parcourt le faisceaux dans sa longueur.

Cette première observation est facile, parce qu'elle peut se faire à l'aide d'un faible grossissement (100 à 300 diamètres), mais lorsque l'on emploie un objectif plus fort (400 à 600 diamètres) pour étudier les phénomènes qui se produisent dans les derniers éléments musculaires (disques et espaces clairs), au moment où la contraction survient, on rencontre de très-grandes difficultés parce que, le faisceau se gonflant au niveau du nœud de

---

[1] *Merkel*, Loc. cit.

contraction, la partie qu'il importe de bien voir n'est plus au point et n'offre dès lors qu'une image confuse.

En ce qui regarde les phénomèmes intimes de la contraction observables au microscope, la seule chose que puisse affirmer un observateur consciencieux, c'est que, dans les parties revenues sur elles-mêmes par contraction, les disques épais sont devenus moins hauts, qu'ils sont plus rapprochés les uns des autres et qu'ils sont seulement séparés par les disques minces, les espaces clairs ayant disparu.

Vers la fin de l'observation, lorsque la contraction des faisceaux primitifs a perdu beaucoup de son énergie, on peut observer, sur certains de ces faisceaux à moitié contractés, que les disques épais, dont la forme est celle d'un bâtonnet, sont devenus obliques à l'axe du faisceau, cette obliquité pouvant être dans deux sens différents pour deux rangées voisines de ces bâtonnets. Amici[1], qui avait reconnu cette inclinaison des disques épais sur les muscles de la patte de la mouche, avait cru pouvoir y trouver l'explication du raccourcissement du muscle et de son augmentation de diamètre transversal au moment de la contraction. Cette inclinaison est, au contraire, un phénomène passif et accessoire, c'est-à-dire qu'au moment où il se produit dans un faisceau une zone de contraction les régions voisines sont tiraillées en divers sens. Il en résulte un déplacement de leurs parties élémentaires qu'il ne faut pas attribuer à leur contraction.

Tous les auteurs qui ont examiné des fibres musculaires détachées vivantes ont été dans un grand embarras quand ils ont voulu indiquer nettement les modifications qui se produisent dans les différentes parties du faisceau musculaire, au moment où de l'état de repos il passe à l'état de contraction. Aussi ont-ils cherché des moyens détournés pour arriver à la solution du problème qu'ils se proposaient.

Ainsi Merkel, ayant plongé un insecte vivant dans l'alcool absolu, a constaté, après l'action complète du réactif, que les faisceaux musculaires montrent, en certains points de leur longueur, des nœuds fixes semblables à ceux qui constituent les ondes de contraction sur les faisceaux vivants. Il a conclu de cette observation que ces nœuds ont une structure absolument semblables à celle d'un muscle contracté, et, en étudiant la disposition

Ondes de contraction fixées par l'alcool.

---

[1] Amici, Loc. cit.

de la substance musculaire au niveau de ces renflements et dans le reste de l'étendue de la fibre, soit dans les parties complétement relachées, soit dans les parties intermédiaires, il a cru pouvoir édifier la théorie dont nous avons parlé plus haut, et soutenir ainsi que dans la contraction il se produit une inversion complète (v. p. 487).

Théorie d'Engelmann.

Cette théorie du changement de structure ou de l'inversion a rencontré de nombreux contradicteurs, même parmi ceux qui ont suivi le procédé de l'auteur. A ce propos, il convient de citer Engelmann[1], qui, tout en combattant Merkel, a édifié une théorie particulière. Il suppose que les bandes claires correspondent à une substance liquide qui, au moment de la contraction, pénètre dans les disques épais, en les imbibant. Entre la théorie d'Engelmann et celle de Krause (v. plùs haut), il y a des analogies et des différences. L'un et l'autre expliquent le raccourcissement du muscle par la disparition du liquide des espaces clairs; mais, tandis que Krause soutient que les disques épais ne subissent aucune modification, ni dans leur forme, ni dans leur volume, et par conséquent ne sont pas contractiles, Engelmann, au contraire, croit qu'ils sont les agents essentiels de la contraction.

Depuis le mémoire de Merkel, aucun des histologistes qui ont observé la contraction musculaire n'a adopté sa manière de voir et cependant personne n'a pu encore la réfuter complétement.

Muscles fixés. par l'acide osmique.

De là la nécessité d'un autre mode de recherches. Nous allons exposer celui que nous avons imaginé, mais avant d'y arriver il importe de faire remarquer que, si un faisceau musculaire peut se contracter par ondes successives, comme il a été dit plus haut à propos des fibres musculaires vivantes, il peut aussi subir sous l'influence d'un excitant une contraction totale et simultanée. Aeby[2], qui a introduit la notion exacte de l'onde dans la physiologie musculaire, a remarqué que, lorsqu'on excite un muscle en un point limité, les ondes se produisent à partir de ce point. Lorsque, au contraire, l'excitation se fait par le nerf, ou que le muscle est excité dans son entier par des électrodes appliqués à ses deux extrémités, il se contracte simultanément dans toute sa longueur et ne présente aucune trace d'ondes successives.

Engelmann, Microsc. Unters. über die quergestr. Muskelsubstanz (*Pflüger's Archiv*, 1873, p. 33).

[2] *Aeby*. Ueber die Fortpflanzungsgeschwindigkeit der Muskelzuckung (*Arch. f. Anat. u. Physiol.*, 1860, p. 253).

On pourra donc déterminer dans un muscle une contraction permanente ou tétanique, en faisant passer dans toute sa longueur un courant d'induction à interruptions fréquentes.

La tétanisation se produit dans un muscle maintenu en extension aussi bien que dans un muscle abandonné à lui-même. C'est là un point important comme on le verra tout à l'heure. Nous devons considérer à un muscle quatre états physiologiques : il peut être tendu et au repos; tendu et contracté; revenu sur lui-même et au repos; revenu sur lui-même et contracté. Quel est le rapport des différentes parties de la substance musculaire dans ces quatre états? Telle est la question qui se présente et qu'il faut résoudre d'abord, pour arriver à connaître les changements qui se produisent pendant la contraction.

L'acide osmique nous en fournit le moyen. Ce réactif, mis en présence des tissus, les fixe instantanément dans leur forme[1]. Seulement il est nécessaire qu'il soit mis en rapport direct avec les éléments. C'est ce qu'on obtient par des injections interstitielles au moyen d'une seringue hypodermique, munie d'une canule tranchante en or. L'acide osmique, introduit par ce moyen dans un muscle à l'un des différents états indiqués plus haut, fixera les parties de la substance contractile et nous permettra de les conserver pour étudier à loisir leurs formes et leurs rapports.

Pour ces expériences, il ne faut pas choisir des insectes. Les muscles blancs et les muscles rouges du lapin sont, au contraire, très-convenables; ils doivent être préférés, pour cette étude, à ceux de la grenouille dont les stries sont beaucoup trop rapprochées. Les muscles de la tortue moresque, si répandue aujourd'hui partout, sont aussi très-bons pour ce genre de recherches.

Étudions d'abord, en les comparant, un muscle revenu sur lui-même et un muscle en extension. Pour fixer le muscle revenu

Muscle revenu
sur lui-même
et fixé par
l'acide
osmique.

---

[1] Parmi les nombreux faits qui établissent cette propriété de l'acide osmique, il en est un qui est vraiment saisissant. Une hydre d'eau douce, placée dans cinq ou six centimètres cubes d'eau, présente au bout d'un instant des mouvements variés. Son corps s'allonge, certains de ses tentacules se déploient, d'autres reviennent sur eux-mêmes, etc. Si, au moment où l'animal est en pleine activité, on laisse tomber sur lui, au moyen d'un tube en verre ouvert à ses deux extrémités et que l'on plonge dans le liquide, une ou deux gouttes d'une solution d'acide osmique à 2 pour 100, l'animal est instantanément fixé dans sa forme et peut être conservé en préparation persistante en suivant un des procédés connus.

sur lui-même, on dénude sur la patte du lapin un muscle quelconque, le grand adducteur par exemple, puis on place le membre dans une position telle que ce muscle soit à son maximum de raccourcissement. On y enfonce alors obliquement la canule de la seringue hypodermique et on y injecte quelques gouttes de la solution osmique.

Quatre ou cinq minutes après, les parties du muscle où l'acide osmique a pénétré sont reconnaissables à leur couleur foncée; on les enlève et on les dissocie dans l'eau. Cette dissociation se fait avec la plus grande facilité. Les faisceaux musculaires primitifs ainsi isolés sont disposés régulièrement sur une lame de verre et recouverts d'une lamelle. Ils présentent à l'examen une striation transversale très-nette produite par l'alternance des tries claires et foncées, comme dans une onde de contraction des fibres musculaires des pattes de l'hydrophile; il est impossible d'y distinguer aucun autre détail. Notons en passant que l'on n'y remarque aucune onde de contraction; la fibre est uniformément striée dans toute sa longueur.

Pour fixer par le même réactif un muscle en extension, le procédé opératoire est absolument le même, excepté que l'on place le membre de l'animal de façon que le muscle où pénétrera l'acide osmique soit à son maximum d'extension. Il est nécessaire de le maintenir fortement dans cette position, autrement la douleur produite par l'injection porterait l'animal à le déplacer.

Muscle fixé en extension par l'acide osmique,

Sur le muscle ainsi fixé en extention par l'acide osmique, il est facile d'observer tous les détails de la striation musculaire ; disques minces, espaces clairs, disques épais. Ils se montrent avec la plus admirable netteté sur toute la longueur de la fibre. Ici encore on ne remarque pas d'ondes de contraction.

Muscle contracté et tendu, fixé par l'acide osmique.

Arrivons maintenant au muscle contracté pendant l'extension. Pour obtenir ce résultat, nous opérons comme précédemment. Nous maintenons le membre dans une position telle que le muscle sur lequel nous devons agir soit très-tendu. Nous introduisons dans le muscle, au niveau d'une de ses insertions, un fil métallique qui constitue un des électrodes d'une machine d'induction; l'autre électrode est fixé à la canule de la seringue. Les choses étant ainsi disposées, nous excitons le muscle par un courant à interruptions fréquentes (40 à 50 par seconde), de manière que ce muscle soit tétanisé sans secousses; à ce moment même, nous poussons l'injection, et les faisceaux musculaires sont fixés, à la fois tendus par la situation du membre et contractés par le courant électrique.

Préparés comme nous l'avons dit plus haut, ces faisceaux nous montrent les mêmes détails de la striation musculaire que nous avons observés sur le muscle tendu, avec cette différence que le disque épais a diminué de longueur. Il a en même temps diminué d'épaisseur, car la striation longitudinale est beaucoup plus nettement marquée sur le faisceau tétanisé que sur le faisceau simplement tendu. Si l'on a opéré sur le muscle rouge du lapin, sur le demi-tendineux par exemple, ou sur les muscles de la tortue, la différence entre le muscle tendu simplement et le muscle tétanisé tendu est plus frappante. Le disque épais a diminué beaucoup plus de longueur, à tel point qu'il est difficile de le distinguer du disque mince. L'espace clair naturellement a gagné en longueur une partie de ce qu'a perdu le disque épais. Le disque mince, déjà plus épais à l'état de repos dans le muscle rouge que dans le blanc, a acquis une plus grande épaisseur. Nous reviendrons dans un instant sur ce dernier fait, quand nous essaierons de nous rendre compte, par l'analyse histologique, du mode de contraction spécial au muscle rouge.

L'observation du muscle tétanisé tendu nous conduit à penser que, dans un faisceau musculaire, les disques épais sont les seules parties contractiles, tandis que les disques minces et les espaces clairs n'ont qu'une fonction purement mécanique. Rappelons d'abord qu'un faisceau musculaire revenu sur lui-même soit par contraction, soit par rétraction, ne laisse voir au microscope que les disques épais et les disques minces, et encore ceux-ci sont-il peu distincts. C'est seulement lorsqu'un muscle est tendu (et les expériences que nous venons de faire nous le démontrent assez) que l'on y reconnaît d'une manière nette les espaces clairs qui bordent le disque mince, et cela quel que soit du reste son état de contraction. De là on peut conclure que la substance qui forme les espaces clairs se déplace dans la masse du faisceau avec une grande facilité et d'une manière tout à fait indépendante de la contraction elle-même, puisque tout retrait du muscle, actif ou passif, en amène la disparition. C'est ce que n'ont pas assez considéré les auteurs qui dans ces dernières années ont écrit sur la contraction musculaire, parce que leurs études ont porté principalement sur les muscles des pattes des insectes, et qu'ils ont négligé les muscles des vertébrés.

Les espaces clairs correspondent donc à une substance élastique qui tend constamment à rapprocher avec une certaine force les disques épais des disques minces, que le muscle soit à l'état de repos ou à l'état de contraction. Les disques minces sont moins élastiques que les espaces clairs, mais cependant leur élasticité est démontrée, puisqu'ils sont allongés dans un muscle contracté et tendu.

Ces premiers faits étant établis, pour avoir tous les éléments nécessaires à l'explication du raccourcissement du muscle lorsqu'il est revenu sur lui-même par contraction, il faut encore que nous reconnaissions que l'union des éléments musculaires est plus solide dans le sens longitudinal que dans le transversal.

En effet, il est impossible, sur un faisceau musculaire à l'état vivant, d'obtenir la décomposition en disques, c'est-à-dire de rompre l'union des éléments en longueur, tandis qu'il est assez facile, dans quelques faisceaux musculaires (comme nous l'avons fait remarquer à propos des ailes de l'hydrophile), d'isoler des fibrilles, c'est-à-dire de rompre l'union transversale.

L'union des différentes fibrilles qui constituent un faisceau semble, en effet, ne se faire qu'au niveau du disque mince, comme Amici l'a indiqué[1] et comme doit le faire penser l'étranglement du faisceau à ce niveau dans l'état de contraction. Entre les disques épais, au contraire, il existe des espaces qui peuvent être plus ou moins remplis par le plasma musculaire.

Revenons maintenant à la contraction des disques épais et cherchons à voir comment leur retrait peut déterminer le raccourcissement du faisceau d'une part, son augmentation d'épaisseur de l'autre. Lorsque la contractilité de ces disques est mise en jeu, ils tendent à prendre la forme sphérique, de même que des globules blancs amiboïdes lorsqu'on les soumet à l'excitation électrique, et, comme ils sont en forme de bâtonnets allongés dans le sens du faisceau, leur état de contraction doit déjà produire un certain raccourcissement du muscle. Ce raccourcissement sera plus considérable encore si, comme les faits que nous avons observés nous autorisent à le croire, les disques épais, au moment de la contraction, perdent leur masse en abandonnant

---

[1] Amici (*loc. cit.*) a même cru que tous les disques minces d'une même rangée sont unis latéralement les uns aux autres pour constituer des lames continues dans toute l'étendue du faisceau musculaire.

une partie du plasma qui les imbibe. Ce plasma, se répandant sur les côtés des disques épais, concourt pour une grande part à l'accroissement du diamètre transversal du faisceau et au durcissement du muscle dans l'état de contraction.

Le phénomène essentiel de la contraction musculaire est donc le changement de forme et de volume du disque épais. Cet élément manifeste une activité du même ordre que celle de tous les autres éléments contractiles de l'organisme. L'amibe, la cellule lymphatique, la cellule musculaire lisse se contractent de la même façon que le disque épais, en prenant la forme qui leur permet d'occuper un plus petit volume.

Ce qu'il y a de spécial dans le muscle strié, c'est la petitesse des différents éléments contractiles, par rapport au faisceau musculaire qu'il s'agit de raccourcir. Nous croyons que ce petit volume des éléments contractiles est en rapport avec la rapidité du mouvement. Supposons, en effet, qu'un faisceau primitif ne contienne à son intérieur qu'un seul disque épais qui en occupe toute la longueur; au moment de la contraction, la sortie du liquide qui permettra le raccourcissement sera beaucoup plus lente. Dans le faisceau strié, au contraire, les surfaces par lesquelles peuvent se faire les échanges sont extrêmement multipliées, puisqu'elles sont constituées par les surfaces de tous les disques épais. La rapidité des échanges sera donc beaucoup augmentée, et par suite la rapidité de la contraction.

Comme on le voit, pour nous, ce n'est pas le secret de la contraction qu'il faut chercher dans la striation transversale, mais le secret du mode de contraction brusque. C'est en vue de la rapidité d'exécution du mouvement que la substance contractile, au lieu d'être en une seule masse, comme dans la cellule lymphatique, est divisée en une grande quantité de petites parties qui en augmentent la surface d'échange.

C'est aussi avec la rapidité de la contraction que doit être en rapport cette séparation du disque épais en plusieurs disques accessoires que nous avons fait remarquer plus haut (p. 483).

Dans les muscles lisses au contraire, dont nous allons parler bientôt, la fibrille musculaire est continue. Dès lors, la surface de l'élément contractile étant moins grande par rapport à sa masse, les échanges au moment de la contraction y seront plus difficiles, celle-ci devra s'y produire d'une manière plus lente; c'est ce qui a lieu en effet.

Contraction
du
muscle rouge.

Il nous reste à dire quelques mots du mode de contraction particulier aux muscle rouges et à chercher si nous pouvons expliquer par leur constitution histologique pourquoi ils se contractent peu à peu progressivement, arrivent à un maximum de contraction plus considérable et se décontractent aussi avec lenteur.

Nous avons vu que, sur un muscle rouge tétanisé tendu, les disques épais ont subi un plus grand retrait, tandis que les espaces clairs et les disques minces se sont relativement beaucoup plus allongés que le muscle blanc. Nous pouvons donc en conclure que ces dernières parties sont beaucoup plus extensibles et plus élastiques que dans les muscles blancs. Lorsque la contraction se produira dans un muscle rouge, c'est-à-dire lorsque les disques épais changeront de forme et diminueront de volume pour produire le raccourcissement, leur action s'exercera d'abord sur ces intermédiaires, et, comme ils sont très-élastiques, ils céderont à la traction exercée et s'allongeront. Le raccourcissement du muscle sera diminué d'autant à son début. Mais ensuite, leur élasticité étant mise en jeu, ces parties restitueront la force qu'elles avaient absorbée, et, se racourcissant à leur tour, continueront à diminuer la longueur du muscle. C'est pour cela qu'un muscle rouge, excité par une série de secousses d'un courant d'induction (10 à 20 par seconde, par exemple), se contracte peu à peu et sans interruption jusqu'à son maximum de raccourcissement, les parties élastiques servant d'intermédiaires pour emmagasiner en quelque sorte la force de contraction, tandis que dans les muscles blancs, où ces parties sont moins élastiques, chaque secousse produit une contraction brusque suivie d'une décontraction.

Rapports des parties constituantes d'un faisceau musculaire. — Après avoir fait l'analyse successive des éléments qui composent un faisceau musculaire, il importe de voir comment ils sont groupés dans les différentes espèces de faisceaux; ce qui nous conduit à étudier ces espèces et à en chercher les rapports morphologiques.

Dans ce but, il est bon d'examiner d'abord des coupes transversales de faisceaux primitifs. Ces coupes peuvent être faites sur des muscles desséchés. A cet effet, un fragment de muscle dont tous les faisceaux sont parallèles est fixé sur une lame de liége avec des épingles; lorsqu'il est sec, on l'insère dans une rainure pratiquée dans un bouchon de liége, pour en faire des coupes.

Celles-ci sont d'abord placées dans l'eau, et, lorsqu'elles ont subi un gonflement qui leur donne à peu près les dimensions qu'elles auraient si elles avaient été faites sur le muscle frais, on les colore avec le picrocarminate et on les monte dans la glycérine additionnée d'acide formique.

Sur un faisceau d'un muscle blanc du lapin, coupé en travers, les noyaux se montrent au-dessous du sarcolemme, sous la forme de petits corps rouges, ovalaires et légèremen taplatis.

Sur un faisceau d'un muscle rouge du même animal, les noyaux, placés au-dessous du sarcolemme, paraissent plus globuleux et ils

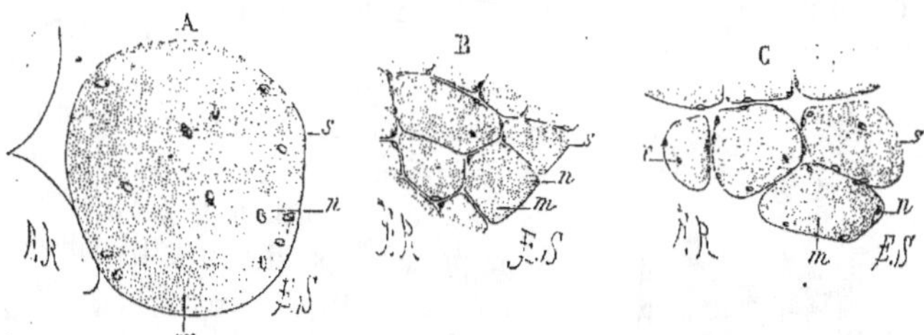

Fig. 170 — Coupes transversales des faisceaux musculaires faites après dessiccation; coloration au picrocarminate; conservation dans la glycérine additionnée d'acide formique. — A, faisceau du couturier de la grenouille; B, faisceau du grand adducteur du lapin; C, faisceau du demi-tendineux du même animal. — m, substance musculaire; n, noyaux; s, sarcolemme. — 100 diam.

sont logés dans des dépressions que présente à leur niveau la substance musculaire du faisceau. En outre, on observe quelquefois, dans l'épaisseur de cette dernière, un ou plusieurs noyaux, qui dès lors n'ont aucun rapport avec le sarcolemme.

Dans les coupes transversales des muscles de grenouille, le nombre des noyaux situés dans l'épaisseur de la substance musculaire est plus considérable, et leur existence est constante.

L'existence des noyaux dans l'épaisseur même de la substance musculaire a une signification que l'on ne peut saisir que si l'on a acquis la notion des cylindres primitifs. Depuis longtemps déjà, Leydig[1] a montré que chez un grand nombre d'animaux les faisceaux primitifs sont eux-mêmes constitués par un ensemble de faisceaux plus petits, auxquels il a donné le nom de cylindres primitifs.

Cylindres primitifs.

[1] *Leydig*. Traité d'histologie de l'homme et des animaux, trad. française, 1866, p. 150.

Pour mettre en évidence les cylindres primitifs des muscles de la grenouille, voici une bonne méthode :

Une cuisse de cet animal, que l'on enlève en y laissant adhérer une portion du bassin et du tibia, de manière à ne pas détacher les muscles de leurs insertions et à les maintenir ainsi tendus, est plongée pendant quelques minutes dans une solution d'acide osmique à 1 pour 300. On la porte ensuite dans l'eau, et, en s'aidant de la pince et des aiguilles, on en extrait des faisceaux superficiels fixés par le réactif; ils sont plongés dans une solution de picrocarminate à 1 pour 100 pendant 24 heures et lavés. Enfin ils sont mis sur une lame de verre dans une goutte d'acide acétique pur et recouverts d'une lamelle. En appuyant sur celle-ci à plusieurs reprises avec une aiguille, on arrive à briser les faisceaux dans diverses directions. Une goutte de glycérine déposée sur le bord de la lamelle rend la préparation persistante. L'acide osmique est destiné à fixer les cylindres primitifs, le picrocarminate à colorer les noyaux, l'acide acétique à ramollir le sarcolemme et la substance qui sépare les cylindres primitifs, de sorte que la pression suffit pour les dissocier.

En examinant ces préparations avec un objectif fort (400 à 500 diamètres), les faisceaux primitifs paraissent encore nettement striés en travers. On y aperçoit une série de fentes longitudinales qui, sur un certain nombre de faisceaux, sont occupées par des rangées de granulations graisseuses, colorées en noir plus ou moins intense par l'acide osmique, et par des noyaux colorés en rouge par le carmin. Ces noyaux (fig. 171) présentent, comme nous l'avons déjà dit, une disposition semblable à celle des noyaux des tendons. Du reste, la raison de leur forme est la même : placés entre les cylindres primitifs, ils en prennent l'empreinte.

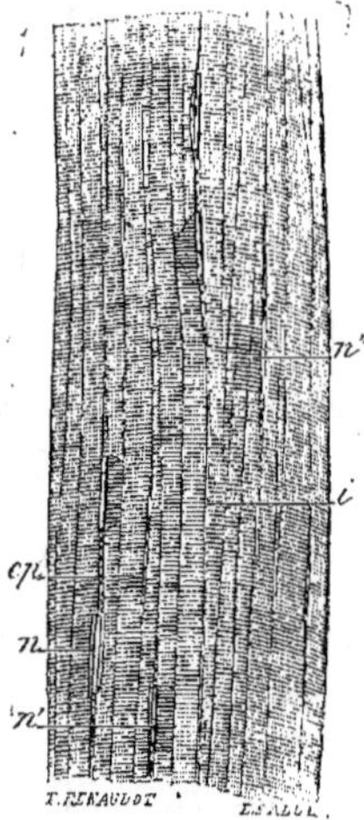

Fig. 171. — Fragment d'un faisceau superficiel du couturier de la grenouille soumis à l'action successive de l'acide osmique, du picrocarminate et de l'acide acétique. — *cp*, cylindre primitif; *i*, interstice; *n*, noyau vu de profil; *n'*, noyau vu de trois quarts; *n"*, noyau vu de face. — 400 diam.

Quant aux cylindres primitifs, en certains points ils sont séparés les uns des autres dans une longueur plus ou moins grande et peuvent alors être observés isolés, mais le plus souvent ils sont groupés, et leur séparation est simplement marquée par les fentes dont il a été question. Tantôt ces fentes sont parallèles entre elles, tantôt deux fentes voisines vont en se rapprochant, de telle sorte que le cylindre qu'elles limitent semble se terminer en pointe. Si cette observation est exacte, c'est-à-dire si cette apparence n'est pas due à un déplacement des cylindres par la pression, ceux-ci auraient donc la forme d'un fuseau très-allongé. Ces fuseaux en s'engrenant les uns dans les autres arriveraient à composer la masse cylindrique qui constitue le faisceau primitif,

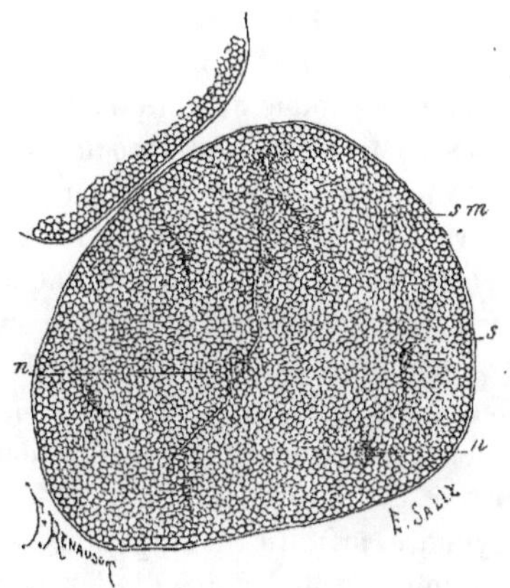

Fig. 172. — Coupe transversale d'un faisceau du couturier de la grenouille, faite après l'action successive de l'acide osmique, de la gomme et de l'alcool. Préparation conservée dans la glycérine. — s, sarcolemme; n, noyaux; sm, substance musculaire. — 625 diam.

comme nous verrons les cellules musculaires lisses qui sont également fusiformes constituer par leur réunion des groupes cylindriques ou membraneux.

L'existence des cylindres primitifs dans les faisceaux musculaires rend parfaitement compte des figures que Cohnheim a observées sur les coupes transversales de ces faisceaux, faites après congélation et examinées dans le chlorure de sodium à 1 pour 200. Du reste, ce dernier réactif n'est pas le seul qui convienne.

Avec une solution d'alun à 1 pour 200 et avec l'alcool au tiers on obtient des résultats absolument semblables. Les préparations faites à l'aide de cette méthode ne peuvent pas être conservées. Il est possible cependant d'en obtenir de persistantes par le procédé suivant. La cuisse d'une grenouille étant dénudée, on pratique sur le couturier resté en place (nous choisissons ce muscle parce que ses faisceaux sont bien parallèles) une injection interstitielle d'une solution d'acide osmique à 1 pour 100. Le muscle est ensuite détaché et plongé dans l'alcool ; puis il est mis pendant vingt-quatre heures dans une solution de gomme et plongé une seconde fois dans l'alcool qui durcit la gomme. Il est facile alors d'en faire des coupes transversales minces qui, après avoir été dégommées par un séjour de 24 heures dans l'eau, sont montées dans la glycérine.

Quelle que soit la méthode que l'on a suivie, les faisceaux apparaissent sur ces coupes comme autant de cercles réguliers ou légèrement déformés par la pression réciproque. En mettant l'objectif bien au point sur leur surface de section, on les voit décomposés en une série de polygones (*sm*, fig. 172) groupés les uns à côté des autres comme des pavés et séparés par une substance cimentante de réfringence moindre. De distance en distance se montrent dans le ciment des corpuscules réfringents qui correspondent aux noyaux. Les polygones, connus sous le nom de „champs de Cohnheim, correspondent bien évidemment à la coupe transversale des cylindres primitifs.

La notion du cylindre primitif nous permet de mieux comprendre la signification morphologique des fibrilles des ailes de l'hydrophile. Nous avons vu que ces fibrilles ont des diamètres variés, mais toujours supérieurs à celui d'une fibrille des muscles des pattes. En outre, dans certaines préparations, il arrive quelquefois qu'une de ces fibrilles des ailes est divisée en deux dans une partie de son étendue. Ces deux observations font supposer que ce ne sont pas des fibrilles élémentaires, mais des cylindres primitifs.

Rapports des faisceaux primitifs entre eux. — Le rapport des faisceaux musculaires les uns avec les autres sera étudié sur des coupes transversales. Ces coupes peuvent être faites sur des muscles desséchés ou sur des muscles durcis par un des procédés généraux de durcissement (voy. p. 82).

La disposition la plus simple est celle que l'on constate sur le muscle couturier de la grenouille. Tous les faisceaux y sont rangés les uns à côté des autres en un seul groupe. A la périphérie du muscle se montre une couche de tissu conjonctif sous forme d'enveloppe continue, plus épaisse au niveau de sa face superficielle où elle correspond à l'aponévrose du membre tout entier. Entre les différents faisceaux musculaires se voient les coupes des vaisseaux capillaires et de petits faisceaux du tissu conjonctif entre lesquels il existe des cellules connectives. Le long des gros vaisseaux, le tissu conjonctif est disposé en masses plus considérables, et la direction de ses fibres est subordonnée à celle de ces vaisseaux.

Chez les mammifères et en particulier chez l'homme, pour former un muscle, les faisceaux primitifs se réunissent en groupes distincts que l'on appelle des faisceaux secondaires. Le tissu conjonctif et les vaisseaux d'un faisceau secondaire se comportent de la même façon que dans le muscle de grenouille qui nous a servi de type. Tout autour des faisceaux secondaires il existe une atmosphère plus ou moins considérable de tissu conjonctif dans lequel circulent des artérioles et des veinules. De cette disposition des faisceaux il résulte qu'une coupe transversale d'un muscle de mammifère, étudiée à un faible grossissement, montre une série d'îlots distincts constitués chacun par un certain nombre de faisceaux primitifs[1].

*Faisceaux se-
condaires et
tertiaires.*

Dans certains muscles, les faisceaux secondaires forment en se groupant des faisceaux tertiaires, de telle sorte que le muscle tout entier est partagé en une série de départements séparés par des cloisons épaisses de tissu conjonctif. Chacun de ces départements est divisé à son tour en départements plus petits, et ces derniers sont eux-mêmes composés de faisceaux primitifs. Pour cette étude nous recommandons les muscles d'embryons humains, où, les faisceaux étant très-petits, il est possible, en se servant d'un grossissement de 20 à 25 diamètres, d'observer en même temps la coupe d'un muscle tout entier ou d'une portion considérable de celui-ci.

Le tissu conjonctif des muscles possède une constitution analogue à celle du tissu conjonctif lâche sous-cutané; il est remarquable

*Tissu con-
jonctif des
muscles.*

---

[1] La plupart des auteurs ont cru nécessaire de donner un nom particulier au tissu conjonctif des muscles. Ils l'appellent périmysium. Nous ne voyons pas l'utilité de cette dénomination.

par la minceur de ses faisceaux. On y observe souvent des cellules adipeuses, et ses mailles conti ennent toujours des cellules lymphatiques en nombre plus ou moins grand. Il peut être considéré comme une vaste cavité lymphatique dans laquelle sont plongés les faisceaux musculaires, de sorte que c'est dans la lymphe qui les baigne qu'ils prennent les éléments de leur nutrition et qu'ils déversent les produits de leur désassimilation.

A propos des rapports que les faisceaux musculaires affectent les uns avec les autres, il se présente une question : Un faisceau primitif s'étend-il toujours d'un tendon d'insertion jusqu'à l'autre? Pour la résoudre, il importe d'avoir des méthodes qui permettent d'isoler un faisceau dans toute sa longueur. La difficulté de la dissociation tient à ce que les faisceaux primitifs, ayant une consistance faible, se déchirent lorsque l'on cherche à les isoler, ou à ce que le tissu conjonctif qui les unit présente une trop grande résistance. De là deux méthodes : l'une qui consiste à augmenter la consistance des faisceaux, l'autre par laquelle on se propose de diminuer la résistance du tissu conjonctif.

Dissociation des faisceaux primitifs. On ne peut songer à la dissociation par la première de ces méthodes que si le tissu conjonctif du muscle n'a pas une trop grande résistance, comme par exemple chez la grenouille et le lapin; mais chez le chien et chez l'homme, il ne faudrait pas compter sur la réussite de l'opération. Les procédés qui sont surtout à recommander sont l'injection interstitielle d'acide osmique et la macération dans l'alcool. Sous leur influence, la myosine, qui entre dans la constitution des faisceaux primitifs, se coagule, leur donne de la consistance, et il est alors possible, en se servant de la pince et des aiguilles de détacher un à un ou par très-petits groupes les faisceaux primitifs.

Pour ramollir ou dissoudre le tissu conjonctif intermusculaire, Rollett a conseillé de mettre le muscle à sec dans un tube de verre dont les deux extrémités sont fermées à la lampe et de chauffer le tout dans un bain de sable à 120 ou 140 degrés. A cette température, le tissu conjonctif se transforme en gélatine, tandis que la myosine se coagule et reste coagulée. Portant alors le tube dans l'eau chaude, on le brise et il suffit d'agiter le tissu pour le voir se dissocier en faisceaux.

Kühne a employé le procédé suivant. Un fragment musculaire

est placé dans un petit baquet et saupoudré de chlorate de potasse en cristaux; on verse alors avec ménagement, pour ne pas déranger le chlorate, de l'acide azotique ordinaire. Bientôt le tissu conjonctif est dissous, et le muscle porté dans l'eau. se laisse décomposer en faisceaux.

Les deux meilleurs procédés sont ceux que nous décrirons avec détail dans l'article suivant : la solution de potasse ou de soude à 35 ou 40 pour 100, et l'élévation à une température de 55 degrés.

Quelle que soit la méthode employée, on pourra trouver, comme Rollett l'a indiqué le premier, chez tous les mammifères, chez le lapin par exemple, quelques faisceaux musculaires qui s'amincissent et se terminent sans avoir atteint le tendon d'insertion. Cette terminaison se fait quelquefois par une extrémité régulière fusiforme, et d'autres fois, comme dans le muscle adducteur du lapin, par une série de dents plus ou moins allongées et ramifiées à leur tour.

Rapports des muscles et des tendons. — L'union des muscles avec les tendons est si intime, qu'il est imposible, en employant des moyens mécaniques simples, de les séparer. C'est pour cela que les anciens histologistes supposaient que la fibre musculaire et la fibre tendineuse sont continues. Ce rapport paraît surtout exister lorsque les faisceaux primitifs possèdent un tendon dont l'axe se confond avec le leur; mais c'est là une illusion. Déjà Kölliker[1] avait remarqué que, dans le cas où les faisceaux primitifs rencontrent obliquement leur tendon d'insertion, ils se terminent par des extrémités arrondies, de telle sorte que la discontinuité est évidente. C'est ce qui a conduit cet observateur distingué à admettre que l'union des muscles avec les tendons peut se faire de deux façons différentes, suivant que l'axe des faisceaux se continue avec celui du tendon, ou que ces faisceaux rencontrent le tendon obliquement.

Weismann[2], en plaçant de petits muscles tout entiers ou des fragments de muscles dans une solution de potasse à 35 pour 100, remarqua qu'après un séjour d'une demi-heure à peu près dans le réactif, les faisceaux musculaires se séparent facilement

---

[1] *Kölliker*, Éléments d'histologie humaine, 2ᵉ édit. française, p. 215.

[2] *Weismann*, Ueber die Verbindung der Muskelfasern mit ihren Ansatzpunkten *Zeitschrift für ration. Medicin*, 3ᵉ série, vol. XII, 1861, p. 126.

les uns des autres et se détachent de leurs insertions tendineuses.
Examinant alors au microscope l'extrémité des faisceaux musculaires, il reconnut qu'elle est limitée par une ligne régulière,
sans trace de rupture. Il en conclut que les faisceaux musculaires sont unis au tendon par une substance cimentante qui
est dissoute par la potasse. Cette substance cimentante se trouverait placée entre le tendon et le sarcolemme, et cette membrane
recouvrirait le faisceau aussi bien à son extrémité adhérente
que sur sa surface libre.

Action de la
potasse sur les
insertions
tendineuses
des muscles.

Pour bien juger de l'action de la solution concentrée de potasse
sur les muscles, voici comment il faut procéder. Chez une grenouille vivante, le gastrocnémien étant dénudé, on pratique sur
la partie inférieure de son aponévrose d'insertion deux incisions
parallèles dont on réunit les extrémités par deux incisions transversales. Le segment d'aponévrose ainsi isolé est détaché avec la
portion du muscle qui y adhère et porté sur une lame de verre.
Tandis qu'on en prévient la dessiccation avec l'haleine, on
sépare au moyen des aiguilles les faisceaux musculaires en
deux groupes, dont on rabat l'un d'un côté et l'autre de l'autre, en laissant dans le milieu une raie au fond de laquelle on
aperçoit l'expansion tendineuse. Recouvrons alors d'une lamelle
et ajoutons une goutte d'une solution de potasse à 40 pour 100, qui
pénétrera par capillarité; les quelques bulles d'air qui restent
le plus souvent dans la préparation ne gênent pas l'observation.
Examinons avec un grossissement de 250 à 300 diamètres; nous
verrons d'abord que chaque faisceau musculaire possède un petit
tendon particulier qui embrasse son extrémité. Ce tendon, en
s'amincissant progressivement, finit par devenir un simple filament qui va bientôt se confondre avec la masse connective de
l'expansion tendineuse.

A mesure que la potasse agit, on voit l'extrémité des faisceaux
musculaires se dégager peu à peu de leurs tendons et s'en écarter. Ce résultat est dû à ce que la substance musculaire se rétracte, et ce retrait exerce son action sur cette extrémité, parce
que l'autre est maintenue fixée entre les deux lames de verre.

Entre la cupule du petit tendon et l'extrémité du faisceau musculaire primitif qui s'y moule exactement, on voit se
produire un espace clair en forme de croissant qui s'agrandit
peu à peu. Plus tard le sarcolemme est ramolli, il se déchire
sur les bords, et l'extrémité du faisceau est alors complétement

dégagée et libre. Jamais nous n'avons vu le sarcolemme détaché du tendon envelopper l'extrémité du faisceau musculaire, comme l'a indiqué Weismann; du reste cet auteur dit lui-même qu'il n'a pu le voir qu'une fois ou deux dans un nombre considérable d'observations.

Il convient de dire à ce propos que Weismann n'a pas suivi le mode de préparation que nous venons de décrire. Il plaçait dans quelques centimètres cubes de la solution de potasse une petite portion du muscle avec le tendon correspondant, et, au bout d'une demi-heure à trois quarts d'heure, il pratiquait la dissociation. Ce dernier procédé donne des faisceaux musculaires isolés et séparés de leurs insertions tendineuses, mais il ne permet pas de suivre d'une façon exacte ce qui s'y produit sous l'influence de la potasse. C'est là probablement la raison pour laquelle cet auteur a cru avoir dissous un ciment interposé entre la surface tendineuse et le sarcolemme qui, d'après lui, recouvrirait l'extrémité du muscle.

Nous allons indiquer maintenant une méthode bien préférable à la précédente, et qui de plus fournit des préparations persistantes.

Un litre d'eau est élevé à la température de 55 degrés centigrades; on cesse de chauffer et on y plonge une grenouille vivante. Elle s'agite, meurt, et est prise de rigidité. On la laisse dans l'eau chaude, dont la température s'abaisse peu à peu, pendant un quart d'heure. Au bout de ce temps, la peau est ramollie à tel point, qu'il suffit, pour l'enlever sur un des membres abdominaux, de le saisir dans un linge et d'exercer une légère traction sur l'animal.

Les muscles se détachent alors de leurs tendons avec la plus grande facilité, et leurs faisceaux primitifs se séparent en les agitant simplement dans l'eau, ou en les dissociant avec les aiguilles sur une lame de verre. On peut obtenir ainsi de très-nombreux faisceaux primitifs isolés. C'est sur ce genre de préparations qu'il est peut-être le plus facile d'arriver à une bonne notion des cylindres primitifs des faisceaux musculaires de la grenouille. La striation longitudinale de la substance musculaire est très-marquée, sauf en certains points où, sous l'influence des convulsions produites par la chaleur, il s'est fait des zones de contraction de formes très-irrégulières et présentant un éclat et une homogénéité qui rappellent la transformation vitreuse (transformation cireuse de Zenker). Par contre, la striation transversale, bien que marquée, est fort irrégulière, de sorte que les stries des cylindres primitifs ne se correspondent pas exactement.

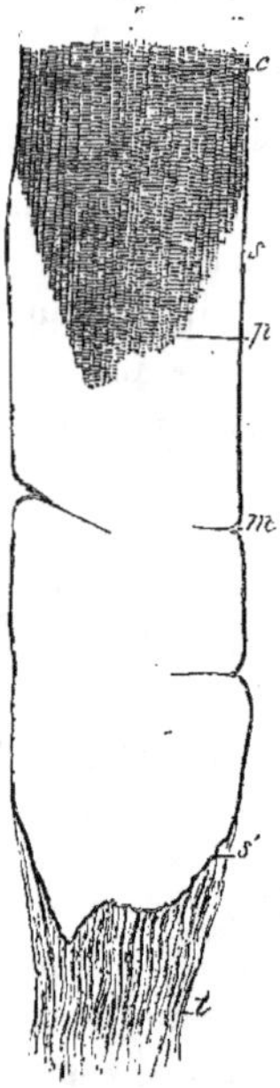

Fig. 173. — Faisceau musculaire du gastrocnémien de la grenouille, isolé avec son petit tendon, après l'action de la chaleur. Examen fait dans le sérum fortement iodé. — *c*, cylindres primitifs; *p*, terminaison conique du faisceau musculaire; *s*, sarcolemme; *s'*, sarcolemme recouvrant la cupule tendineuse; *m*, pli du sarcolemme; *t*, tendon. — 140 diam.

Les faisceaux primitifs dissociés par ce procédé possèdent chacun leurs deux extrémités. Ces extrémités sont nettement limitées; leur forme est très-variable, mais en général elle figure un cône à sommet arrondi et dont la surface serait recouverte d'un nombre plus ou moins considérable de dentelures de forme et de dimensions très-différentes. Chacune de ces dentelures appartient à un seul cylindre primitif, ou bien plusieurs cylindres primitifs sont groupés pour donner une dent plus volumineuse.

Pour reproduire l'isolation complète des faisceaux musculaires telle que nous venons de l'indiquer et en même temps pour observer le mode d'union du faisceau primitif et du tendon, il faut faire avec beaucoup de soin la dissociation des muscles chauffés, afin d'éviter que les faisceaux musculaires ne se détachent complétement des tendons pendant l'opération.

Prenons par exemple le gastrocnémien de la grenouille, coupons avec des ciseaux le tendon d'Achille et le tendon antérieur du muscle; puis, le gastrocnémien étant placé dans l'eau, faisons avec les ciseaux, sur le tendon d'Achille et sur son expansion, une série de sections longitudinales qui comprendront le muscle dans toute son épaisseur. Nous aurons ainsi des fragments possédant chacun une portion de tissu tendineux et les faisceaux musculaires correspondants.

Portant alors un de ces petits fragments sur une lame de verre et agissant avec des aiguilles, on sépare un à un les faisceaux musculaires et, en les tirant légèrement, on verra qu'ils sont encore reliés au tendon par une attache peu résistante, que l'on se garde de rompre. Lorsque la dissociation est complète, ce dont on juge en faisant l'examen au microscope avec un faible grossissement, on ajoute une goutte de sérum fortement iodé. Ce réactif produit une coloration brune de la portion des faisceaux musculaires qui avoisine le tendon, ainsi qu'on peut déjà l'apprécier à l'œil nu. Avec un grossissement de 150 à 200 diamètres, l'observateur constate que cette partie brune correspond à la gaîne sarcolemmique de laquelle le faisceau musculaire s'est retiré en laissant une substance qui se colore par l'iode à la façon de la matière glycogène. Cette coloration permet d'apprécier très-exactement la disposition du sarcolemme par rapport aux faisceaux musculaires et tendineux (fig. 173).

Il faut remarquer que cette substance particulière ne se montre pas seulement au bout de la gaîne sarcolemmique, mais encore sur différents points de la surface des faisceaux primitifs où le sarcolemme est un peu écarté de la substance musculaire.

L'extrémité du faisceau se montre avec les caractères qui ont déjà été décrits : le sarcolemme s'accuse par un double contour et par des plis transversaux. Lorsque le faisceau musculaire a été fortement tendu, il se produit des plis longitudinaux, très-marqués et nombreux surtout au voisinage de l'insertion tendineuse.

L'extrémité du tendon forme le moule en creux plus ou moins déformé, mais encore reconnaissable, de l'extrémité du faisceau primitif correspondant. Ce moule, qui figure une sorte de cupule, présente sur la coupe optique un double contour se continuant avec le sarcolemme, et des dentelures correspondant à celles de l'extrémité du faisceau primitif. Les fibres tendineuses se terminent d'une façon brusque à la surface de cette cupule, sur laquelle les fibres centrales arrivent perpendiculairement, tandis que les fibres périphériques lui sont plus ou moins obliques.

L'union qui existe entre la cupule tendineuse et le sarcolemme est si intime, qu'il est impossible de les séparer. La potasse à 40 pour 100 ne semble pas produire cette séparation, quoiqu'en ait dit Weismann. Si l'on compare les préparations obtenues par ce dernier réactif à celles que donne la chaleur à 55°, on arrive à se convaincre que la séparation des faisceaux musculaires s'effectue dans les deux cas par la rétraction des faisceaux primitifs. Cependant, cette rétraction ne suffit pas à elle seule, car un courant d'induction interrompu, dont on prolonge l'action même pendant longtemps, ne produit pas la désunion ; il faut donc qu'il se soit fait en même temps, dans les préparations dont nous parlons, une modification chimique grâce à laquelle le faisceau musculaire, moins solidement uni au tendon, a pu obéir à la rétraction.

Il reste plusieurs points à discuter au sujet de l'union intime des fibres musculaires et des tendons. Ce mode d'union n'est pas aussi simple que l'a dit Weismann et que l'ont répété à sa suite la plupart des histologistes. D'après les faits que nous avons exposés, il ne suffit pas d'admettre l'existence d'un ciment ; il faut en supposer deux et de nature différente : l'un qui relierait la fibre musculaire au sarcolemme et qui se dissoudrait à une température de 55°, l'autre qui réunirait le sarcolemme à la cupule du tendon et qui conserverait à cette température toute sa solidité.

Pour se rendre bien compte de la disposition des noyaux du muscle et du tendon à leur point de juxtaposition, il faut, après avoir fait une préparation sur le muscle chauffé, la colorer au picrocarminate. On voit alors un certain nombre de noyaux colorés en rouge qui se trouvent libres dans la cavité du sarcolemme abandonnée par le faisceau rétracté. Les noyaux intramusculaires aplatis, situés entre les cylindres primitifs, forment des séries linéaires longitudinales qui se continuent jusqu'à l'extrémité du faisceau. Le tendon présente immédiatement au-dessous de la cupule, un certain nombre de noyaux allongés suivant son axe et formant en ce point une bordure régulière.

Rapports du muscle et du tendon chez l'hippocampe. Jusqu'à présent, pour étudier l'union des muscles et des tendons, nous avons été obligés de soumettre les tissus à des réactions qui modifient les rapports des parties. Cette étude peut se faire sur certains animaux sans que les rapports soient changés. Chez l'hippocampe (cheval marin), petit animal que l'on se procure facilement sur nos côtes, la nageoire dorsale[1] est mise en mouvement par une série de petits muscles contenus dans une boîte osseuse divisée en deux parties latérales par une cloison longitudinale que forment les arêtes de la nageoire. Lorsque, chez un hippocampe vivant, on fait sauter avec des ciseaux une des parois latérales de cette boîte osseuse, on aperçoit ces muscles, qui sont à peu près tous d'égale dimension et rangés les uns à côté

___

[1] *Note sur la nageoire dorsale de l'hippocampe.* Arch. de physiologie. 1874, p. 16.

des autres. La boîte osseuse détachée de l'animal est alors placée tout entière dans une solution d'acide osmique à 1 pour 300. Après un séjour de quelques heures dans cette solution, les muscles peuvent être détachés avec des ciseaux et placés dans l'eau sans qu'il se produise de rétraction, et avec des aiguilles on peut facilement en isoler des faisceaux primitifs qui possèdent chacun un tendon distinct. Les cylindres primitifs y sont volumineux et forment à leur surface un relief très-marqué. Le sarcolemme en est séparé par une masse de protoplasma parsemé de gros noyaux. Au niveau de l'union du muscle et du tendon, la masse protoplasmique disparaît, et le sarcolemme vient en se recourbant se fixer sur la ligne de séparation et se confondre avec elle. Cette ligne est marquée par un double contour.

Si le sarcolemme est interposé entre la terminaison musculaire et la cupule tendineuse, comme semblent l'établir les faits exposés antérieurement, il faut admettre que la substance protoplasmique qui le sépare de la masse musculaire n'existe pas à ce niveau. Mais il est impossible, dans l'état actuel de la science, de dire si elle s'est transformée en une sorte de ciment ou si l'adhésion du sarcolemme en ce point est simplement moléculaire. C'est là une question encore fort obscure, et de nouvelles recherches sont nécessaires pour l'élucider.

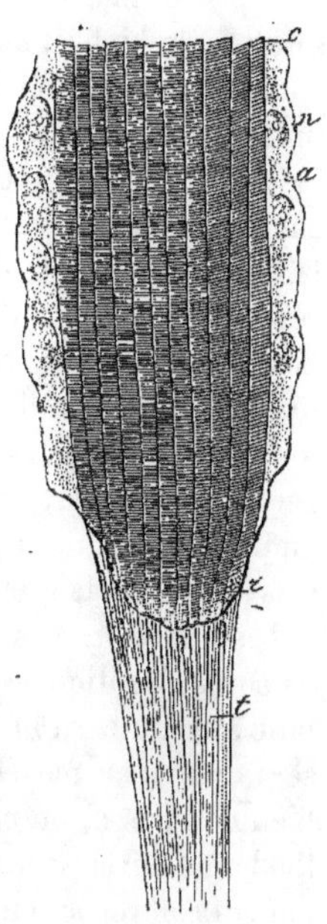

Fig. 174. — Fibre musculaire de la nageoire dorsale de l'hippocampe, fixée par l'acide osmique et conservée dans la glycérine. — *t*, tendon ; *r*, terminaison du faisceau musculaire ; *n*, noyau ; *a*, masse protoplasmique ; *c*, cylindre primitif. — 450 diam.

Fidèle au programme que nous nous sommes tracé, nous croyons devoir indiquer les problèmes à mesure qu'ils se présentent. Plus loin, à propos du developpement des faisceaux musculaires, on verra que, le faisceau primitif étant à l'origine une cellule dont le sarcolemme est la membrane, celui-ci doit exister sur toute la surface du faisceau, aussi bien à son extrémité que sur ses côtés.

Vaisseaux des muscles. — Pour être étudiés convenablement, les vaisseaux des muscles doivent être injectés avec des masses à la gélatine, colorées par le bleu de Prusse ou le carmin. Si l'injection a été faite avec une masse colorée par le bleu de Prusse soluble, il suffira, pour obtenir des préparations convenables, de mettre le muscle tout entier, après que par le refroidissement la gélatine aura pris de la consistance, dans le liquide de Müller ou dans une solution de bichromate d'ammoniaque à 2 pour 100. Lorsqu'il y aura séjourné 24 ou 48 heures, en se servant des ciseaux, de la pince et des aiguilles, on pourra enlever des faisceaux secondaires qui, colorés au picrocarminate et montés dans la glycérine ou dans le baume du Canada, fourniront de bonnes préparations pour la vue longitudinale du réseau capillaire. On y observera que ce réseau forme des mailles rectangulaires allongées dans le sens de l'axe des faisceaux, et que chacune de ces mailles correspond à un faisceau primitif. On obtient des préparations analogues et tout aussi démonstratives en prenant des muscles plats et très-petits tout entiers, comme par exemple les muscles de l'œil du lapin, du rat et de la souris, les muscles abdominaux et les muscles du cou de la grenouille, que l'on traite de la même façon.

Les vaisseaux des muscles peuvent être étudiés aussi à l'aide de coupes pratiquées sur les pièces injectées. Si l'injection a été faite avec du carmin comme matière colorante, le durcissement sera obtenu au moyen de l'alcool seul. Si elle a été faite avec du bleu de Prusse, on pourra employer n'importe laquelle des méthodes de durcissement que nous avons indiquées, et de plus on pourra colorer le muscle soit avec le carmin, soit avec la purpurine. Les coupes longitudinales, qui doivent être un peu épaisses, montrent un réseau vasculaire tel qu'il a été décrit ; sur les coupes transversales, la plupart des vaisseaux capillaires sont coupés transversalement et apparaissent comme de petits cercles dorés, situés entre les faisceaux primitifs.

Dans la langue, où il y a des faisceaux musculaires qui s'entre-croisent perpendiculairement, on a, sur une même coupe, la vue longitudinale et la vue transversale du réseau.

Disposition des vaisseaux dans les muscles rouges du lapin. Dans les muscles rouges du lapin, les vaisseaux sanguins ont une forme et une distribution toutes particulières ; les mailles formées par les réseaux capillaires sont sur beaucoup de points presque aussi larges que longues ; les branches longitudinales de ce réseau sont très-sinueuses, tandis que les branches transversales montrent des dilatations fusiformes. Les veinules qui partent du réseau possèdent des dilatations encore plus considérables.

Cette disposition des vaisseaux sanguins dans les muscles rouges
est en rapport avec leur mode de contraction. Pendant qu'un
muscle est contracté, il ne laisse pas passer de sang dans son intérieur, mais, au moment où la contraction s'arrête, la veine du
muscle donne lieu à un écoulement abondant de sang noir. Par
contre, si le muscle est bien reposé, le sang qui s'en échappe est
rouge (Cl. Bernard)[1]. Le sang est donc arrêté dans le muscle
pendant sa contraction ; il s'y transforme en sang noir, c'est-à-

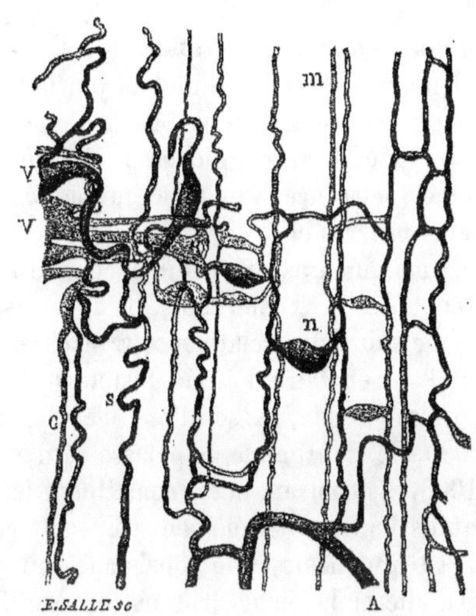

Fig. 175. — Réseau vasculaire du muscle demi-tendineux du lapin, injecté avec le
bleu de Prusse soluble et la gélatine. — A, artère ; V, veines ; n, dilatation sur
les branches transversales des capillaires ; m, place des faisceaux musculaires
qui n'ont pas été dessinés ; s, branche longitudinale sinueuse. — 100 diam.

dire qu'il abandonne son oxygène, car la contraction ne peut se
produire s'il ne se fait dans le muscle une action chimique dont
l'oxygène est un des éléments essentiels.

Si donc un muscle ne laisse pas passer de sang pendant
qu'il se contracte et s'il lui faut cependant de l'oxygène pour se
contracter, c'est qu'il a fait provision de ce dernier corps ;
cette provision doit être plus grande lorsque la contraction est
plus lente. C'est la raison pour laquelle les muscles rouges, qui se
contractent lentement et avec persistance, présentent des capillai-

[1] *Cl. Bernard.* Liquides de l'organisme, 1859, t. I, p. 525.

res nombreux, très-volumineux et munis de dilatations qui forment autant de réservoirs pour le sang.

La circulation lymphatique des muscles sera étudiée dans le chapitre consacré au système lymphatique.

Pour les nerfs des muscles et leur terminaison dans les faisceaux primitifs, comme les méthodes à employer dans leur étude ne diffèrent pas de celles qui servent à observer les autres terminaisons nerveuses, nous renvoyons au système nerveux.

Développement des faisceaux musculaires striés. — Les muscles se développent aux dépens du feuillet moyen du blastoderme. Chaque faisceau musculaire semble se former d'une seule cellule primitive, mais les modifications qui se produisent dans cette cellule pour donner naissance à un faisceau ne sont pas identiques chez les mammifères et les batraciens.

Chez les embryons humains, on commence à distinguer les muscles seulement après le second mois. Ils apparaissent alors à l'œil nu comme une substance gélatineuse transparente et vaguement fibrillaire. Pour en faire l'étude histologique, le sérum faiblement ou fortement iodé, les solutions d'acide chromique à 1 ou 2 pour 10000, de bichromate de potasse et d'ammoniaque à 1 ou 2 pour 1000, l'alcool au tiers, constituent les meilleurs réactifs, parce qu'ils donnent aux éléments musculaires, qui sont alors très-mous et très-délicats, une consistance qui permet de les séparer sans en altérer la forme. De tous ces réactifs, celui qui convient d'une manière particulière, c'est le sérum iodé. Il peut être employé de deux façons : de petits fragments d'embryon contenant des muscles sont placés dans quelques centimètres cubes du réactif, et, après qu'ils y ont séjourné vingt-quatre ou quarante-huit heures, on pratique la dissociation avec des aiguilles sur la lame de verre. On peut aussi exécuter directement dans le sérum fortement ou faiblement iodé la dissociation d'une petite masse musculaire enlevée avec des ciseaux. Mais la première méthode est préférable lorsqu'on se propose simplement d'isoler des fibres musculaires.

Ces fibres apparaissent sous la forme de corps allongés possédant à leur centre des noyaux ovalaires disposés en série, et au niveau de chacun desquels il existe un léger renflement. L'existence de ces renflements, contenant un noyau et séparés les uns des autres par des parties rétrécies, avait fait supposer à Schwann[1] qu'une fibre musculaire est formée par une série de cellules placées bout à bout et soudées les unes aux autres. Depuis, Kölliker[2], en étudiant le développement des muscles sur des embryons très-jeunes, a pu reconnaître qu'un faisceau primitif est constitué à l'origine par une seule cellule fusiforme, contenant un noyau à son centre. Cette cellule s'allonge en même temps que son noyau se multiplie, et elle devient ainsi une longue fibre possédant un grand nombre de noyaux.

Chez un embryon humain de trois à quatre mois, les faisceaux primitifs, devenus cylindriques, possèdent une striation transversale très-nette. Ils sont formés d'une masse centrale granuleuse, entourée d'une écorce de substance musculaire proprement dite, où les striations transversale et longitudinale se montrent aussi nettement que sur les fibres musculaires d'adulte (fig. 176). La substance striée, disposée à la périphérie, constitue ainsi un tube dans l'intérieur duquel se trouve la substance granuleuse centrale. Celle-ci contient des noyaux ovalaires dont le grand axe se confond avec celui de la fibre et qui sont munis d'un ou de deux nucléoles brillants et volumineux. Il arrive très-souvent ue ces noyaux sont disposés par paires, et qu'ils présentent des signes de division, par exemple l'existence de deux nucléoles ou des étranglements.

Sous l'influence du sérum fortement iodé, la substance granuleuse centrale prend une coloration brun acajou. Cette réaction indique qu'elle contient de la matière glycogène, comme Cl. Bernard l'a montré il y a déjà si longtemps.

En poursuivant l'examen d'un faisceau musculaire d'embryon traité par le sérum fortement iodé, on voit que la matière qui a été colorée par ce réactif traverse bientôt la couche striée périphérique et se répand par diffusion dans le liquide de la pré-

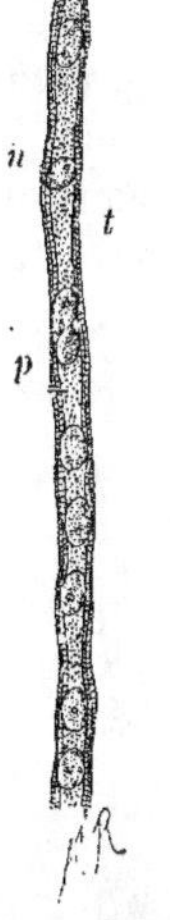

Développement des faisceaux striés chez les mammifères.

Fig. 176. — Faisceau primitif d'un embryon humain de trois mois et demi à peu près, examiné dans le sérum iodé. *n*, noyau; *t*, écorce musculaire striée; *p*, protoplasma central. 500 diam.

Matière glycogène dans les muscles en voie de développement

[1] *Schwann*, Microscopische Untersuchungen über die Uebereinstimmung in der Structur und dem Wachsthum der Thiere und Pflanzen. Berlin, 1859.

[2] *Kölliker*, Éléments d'histologie humaine, trad. franç., 2e édition, p. 231.

RANVIER. Histol. 33

paration, de telle sorte que la coloration de la matière centrale finit par disparaître complétement. Du reste, tout élément anatomique contenant de la matière glycogène et traité par le sérum iodé, présente des phénomènes de diffusion tout à fait semblables.

Parmi les faisceaux musculaires dissociés soit avec le sérum iodé, soit après l'action des solutions chromiques, il s'en trouve toujours quelques-uns qui ont été fendus suivant leur longueur. Ils se présentent alors sous la forme d'un ruban strié en long et en travers ; la substance granuleuse centrale et les noyaux qu'elle contenait ont été mis en liberté au moment où le tube musculaire s'est ouvert.

Partant de cette dernière observation, si on examine attentivement les faisceaux musculaires embryonnaires, on né tarde pas à se convaincre que le cylindre granuleux central n'est pas exactement enveloppé par la couche striée périphérique. Celle-ci semble écartée par places, pour laisser arriver jusqu'à la surface de l'élément le protoplasma formateur.

Les coupes transversales des muscles en voie de développement doivent être pratiquées sur les muscles durcis à l'aide d'une des méthodes qui ont été indiquées, mais la meilleure consiste à placer le muscle successivement dans l'alcool, la gomme et l'alcool, à colorer ensuite les coupes avec le picrocarminate et à éclaircir avec de la glycérine.

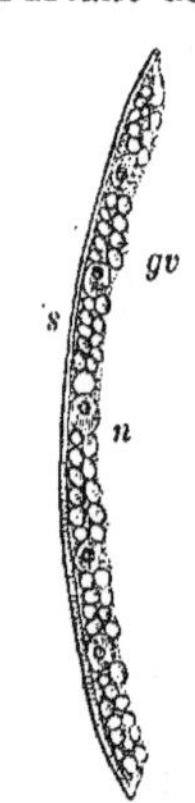

Fig. 177. — Faisceau musculaire de la queue d'un têtard de grenouille rousse, sept jours après la fécondation. Dissociation dans l'alcool au tiers, coloration au picrocarminate. — *n*, noyau ; *s*, substance striée ; *gv*, granulations vitellines. — 205 diam.

Sur ces préparations, les faisceaux musculaires coupés en travers présentent à leur périphérie une couronne ou un anneau dans lequel on aperçoit la section des fibrilles musculaires, et à leur centre, la masse protoplasmique, seule ou munie d'un noyau, suivant les points qui ont été compris dans la coupe.

Nous avons vu qu'à l'état adulté les noyaux des faisceaux musculaires des mammifères sont placés au-dessous du sarcolemme, par conséquent à la périphérie du faisceau, et comme pendant la période embryonnaire ces noyaux occupaient le centre, il faut qu'à une certaine phase du développement ils aient quitté leur situation primitive pour gagner la périphérie. Ce transport s'effectue très-probablement de la façon suivante : de nouvelles couches musculaires s'ajoutant successivement au dedans des premières sous l'influence de l'activité du protoplasma, les noyaux sont nécessairement refoulés dans les fentes dont nous avons parlé il y a un instant ; ils les traversent et aboutissent à la surface du faisceau.

Développement des muscles striés chez la grenouille.

Le développement des faisceaux primitifs des muscles chez la grenouille présente un grand intérêt, parce qu'à l'état adulte ces faisceaux contiennent des noyaux disséminés dans leur substance, tandis que chez les très-jeunes embryons du même animal les faisceaux primitifs possèdent seulement des noyaux marginaux. Il se produit donc chez la grenouille un phénomène de transport des noyaux précisément en sens inverse de celui que l'on observe chez les mammifères.

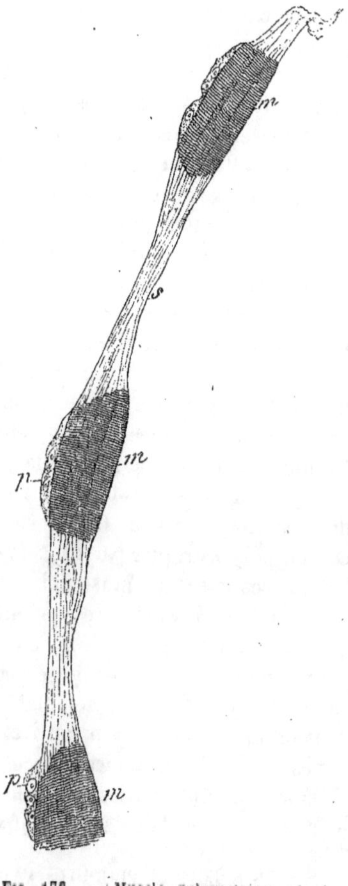

Fig. 178. — Muscle polygastrique de la queue d'un têtard de vingt-cinq jours. Isolation après l'action de l'acide osmique à 1 pour 300, conservation dans la glycérine. — *m*, faisceaux musculaires; *p*, masse protoplasmique marginale; *s*, tendon. — 140 diam.

Prenons un têtard de grenouille rousse (*Rana temporaria*) au moment où, contenu encore au milieu de la substance gélatineuse de l'œuf, il s'agite pour en sortir, ce qui se produit d'habitude sept jours après la fécondation. Plaçons-le dans deux ou trois centimètres cubes d'alcool au tiers. Vingt-quatre heures après, dissocions la partie caudale dans le même liquide avec des aiguilles sur la lame de verre porte-objet; ajoutons une goutte de picrocarminate à 1 pour 100 et recouvrons d'une lamelle, en la supportant sur de petites cales de papier pour éviter la compression.

Nous observerons dans cette préparation des cellules allongées tout à fait isolées ou réunies en petits faisceaux, présentant deux parties distinctes : le corps de la cellule, et une bordure nettement striée à la façon des muscles (fig. 177).

Le corps de la cellule contient des granulations vitellines colorées en rouge brun, pressées les unes contre les autres et deux, trois ou un nombre plus considérable de gros noyaux vésiculeux, colorés en rose et munis d'un ou plusieurs nucléoles.

Dans les jours suivants, la couche striée, qui était extrêmement mince, atteint une épaisseur de plus en plus grande, et vers le vingt-cinquième jour elle a acquis un grand développement, tandis que la matière primitive de la cellule forme sur un de ses côtés une sorte de sac dans lequel on distingue les noyaux, mais où les granulations vitellines ont complétement disparu. A cette période, les muscles de la queue du têtard sont constitués par une série de ces cellules réunies les unes aux autres par des sortes de tendons rudimentaires, de telle sorte qu'ils peuvent être considérés comme polygastriques (voy. fig. 178).

Dans ces faisceaux musculaires, développés aux dépens d'une seule cellule, les cylindres primitifs sont déjà bien marqués. Aux extrémités de la cellule, aux points où elle s'attache aux petits tendons communs, ils se terminent en pointes. Entre eux se montrent des noyaux semblables à ceux qui étaient d'abord dans la masse cellulaire primitive. Ils ont été englobés au fur et à mesure que la substance musculaire s'est formée. Ils sont destinés à subir un aplatissement et à prendre la forme que nous leur connaissons dans les faisceaux des grenouilles adultes.

DES SPECTRES PRODUITS PAR LES MUSCLES STRIÉS.

Les stries transversales des faisceaux musculaires agissent sur la lumière blanche comme les réseaux pour produire des spectres[1]. Lorsque l'on veut observer le spectre donné par les

---

[1] Les réseaux dont se servent les physiciens pour produire des spectres sont constitués par des stries très-fines tracées au diamant sur une lame de glace. Ces stries doivent être parallèles et équidistantes. L'étendue du spectre produit par un réseau est d'autant plus grande que les stries sont plus rapprochées, et cela dans un rapport mathématique déterminé.

muscles, il faut procéder de la façon suivante : chez le lapin, immédiatement après la mort de l'animal, un ou deux faisceaux secondaires d'un muscle blanc sont isolés avec ménagement et placés sur une lame de verre. Ils y sont convenablement étalés sans addition d'aucun liquide et recouverts d'une lamelle dont les bords sont ensuite lutés avec de la paraffine, pour prévenir l'évaporation. En regardant cette préparation à contre-jour, on voit déjà des irisations comme celles de la nacre, mais, pour observer dans toute leur beauté les spectres produits par les muscles, il faut se placer au fond d'un appartement dont on a fermé les volets de manière à ne laisser passer la lumière que par une fente. La préparation de muscle est alors mise au devant et très-près de l'œil de l'observateur, les faisceaux primitifs étant orientés de manière que leur axe soit perpendiculaire à la fente formée par les volets de l'appartement. Il apparaît alors de chaque côté de cette fente un, deux ou trois spectres disposés symétriquement et dont les premiers sont les plus brillants et les moins étendus.

Les muscles de la grenouille, et principalement le muscle couturier, dont tous les faisceaux sont bien parallèles, conviennent aussi pour ce genre d'observation. Avec le muscle couturier, on obtient des préparations persistantes dont on peut se servir pour des études spectroscopiques.

Lorsque ce muscle a été enlevé avec soin sur une grenouille vivante, on le fait sécher au-dessus d'une étuve chauffée à 40 degrés, après l'avoir régulièrement tendu avec des épingles sur une lame de liége. Au bout de quelques heures, la dessiccation est complète; les deux faces du muscle sont alors régularisées en les rabotant avec un scalpel bien tranchant, et en opérant comme un menuisier sur une planche lorsqu'il veut la dresser. Pour obtenir une préparation définitive, il suffit d'imbiber avec de l'essence de térébenthine et de monter dans le baume du Canada.

Au moyen de cette préparation, si elle a été faite avec soin, on peut réaliser l'observation spectroscopique du sang. A cet effet, nous avons fait construire un petit appareil (fig. 179), formé d'un tube T', noirci à l'intérieur, ayant 12 centimètres de longueur et 4 centimètres de diamètre. Il est fermé à l'une de ses extrémités par un diaphragme muni d'une fente verticale f, dont la largeur est d'un demi-millimètre. L'autre extrémité porte un diaphragme percé d'un trou central o, de 5 millimètres de diamètre. Une préparation de muscle est disposée au devant de ce dernier trou et y est fixée au moyen des valets *v*, de telle sorte que l'axe des faisceaux musculaires soit perpendiculaire à la fente *f*. En regardant alors à travers le trou, tandis que l'instrument est dirigé vers un point lumineux, on aperçoit des spectres à gauche et à droite de la fente.

Pour observer les bandes d'absorption de l'hémoglobine (voy. p. 200) il faut faire traverser une couche de sang à la lumière qui arrive dans le myospectroscope. Dans ce but, cet instrument est complété par un tube т, qui enveloppe le premier et glisse sur lui avec frottement. Ce second tube est muni à son extrémité d'un diaphragme présentant suivant son diamètre vertical une large

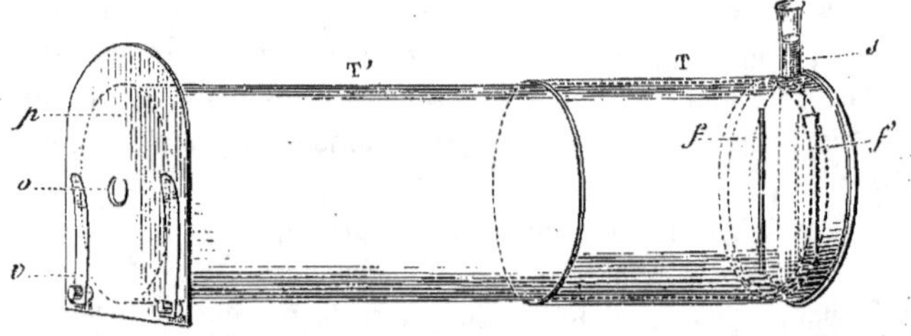

Fig. 179. — Myospectroscope. — *p*, platine sur laquelle on fixe la préparation de muscle à l'aide de valets, *v*; *T'*, tube principal, à l'une des extrémités duquel se trouve la fente *f* du spectroscope; *T*, tube que l'on ajoute pour l'examen spectroscopique du sang, et à l'extrémité libre duquel se trouve la fente *f'*, dans laquelle est engagé le tube à analyse *s*, contenant la solution de sang.

fente *f'* dans laquelle on engage un tube à analyse *s* contenant une dilution convenable de sang.

Pour faire l'examen spectroscopique du sang à l'aide de ce petit appareil, la préparation de muscle étant fixée et orientée comme il a été dit plus haut, on éclaire soit avec une lampe, soit avec un point lumineux du ciel de manière à apercevoir nettement un des spectres. Puis on adapte le tube à analyse, dans lequel on a mis du sang dilué (couleur fleur de pêcher). Si la préparation est bonne, on voit nettement les deux bandes d'absorption de l'hémoglobine oxygénée. Dès lors, l'observation de l'hémoglobine réduite sera facile (voy. p. 200).

En partant de cette notion qu'un spectre produit par un réseau est d'autant plus étendu que les stries de ce réseau sont plus rapprochées, on est conduit à rechercher si au moment de sa contraction un muscle donne un spectre plus étendu que lorsqu'il est à l'état de repos. Voici comment il faut faire l'éxpérience.

Chez une grenouille, la moelle épinière est détruite au moyen d'un stylet pour amener l'immobilisation complète de l'animal. Les muscles de la cuisse sont découverts. Le tendon postérieur du couturier est divisé transversalement au niveau de son attache au tibia. En le saisissant avec une pince, il est facile, au moyen de quelques coups de ciseaux, de détacher le muscle de ses voisins et de l'isoler dans toute sa longueur, tout en le laissant fixé par son insertion supérieure. Prenant alors d'une main la grenouille immobile et de l'autre l'extrémité du couturier, on tend horizontalement ce dernier au-devant de l'œil, en se plaçant, comme nous l'avons dit, au fond d'une chambre où la lumière ne pénètre que par une fente étroite. Dans ces conditions, le couturier, qui convient très-bien pour l'examen spectrométrique à cause de sa minceur et de sa forme rubanée, donne, dans les conditions indiquées plus haut, des spectres forts nets. Si on l'étend par une légère traction, les spectres deviennent plus étroits et se rapprochent de la fente lumineuse. S'il survient une contraction dans le muscle sous l'influence de l'irritation produite par la traction et qu'on le laisse revenir sur lui-même, les spectres deviennent plus étendus et s'éloignent de la fente. Cette étendue augmente encore, si, tout en le tenant près de l'œil, on l'excite par un courant interrompu qui l'amène à son maximum de raccourcissement.

Tendu ou non tendu, en pleine activité ou dans les états intermédiaires entre le repos et la contraction la plus énergique, le muscle donne toujours des spectres. Dans tous ces états, il conserve donc sa striation transversale.

Les muscles de différents animaux, étudiés dans les mêmes conditions, ne donnent pas des spectres identiques; par exemple ceux des muscles de grenouille sont plus larges que ceux des muscles blancs du lapin dans la proportion de 9 à 7. La striation transversale est donc plus fine chez la grenouille que chez le lapin. C'est du reste, ce que l'on constate à l'aide du microscope.

MUSCLES A CONTRACTION LENTE ET INVOLONTAIRE.
MUSCLES LISSES.

Les muscles lisses, existent chez l'homme, chez les mammifères et chez un certain nombre d'autres animaux. Ils sont essentiellement constitués par des cellules fusiformes connues sous le nom de fibres-cellules contractiles. On appelle quelquefois aussi ces muscles, muscles de la vie organique; mais cette expression est inexacte, parce que d'une part le cœur, qui appartient à la vie organique, contient des fibres d'une tout autre structure, et que d'autre part, chez un grand nombre d'animaux inférieurs, les muscles de la vie animale sont formés aussi par des cellules musculaires lisses et fusiformes.

Les premières notions exactes sur la constitution histologique de ce tissu nous ont été fournies par Kölliker[1], qui, en isolant la cellule musculaire, a démontré qu'elle constitue l'élément essentiel des muscles lisses. Nous avons placé l'étude de ces muscles après celle du développement des muscles striés, parce que la fibre-cellule complétement formée peut être comparée à un faisceau primitif de muscle strié de mammifère au début de sa formation, alors que, constitué par une cellule fusiforme munie d'un noyau à son centre, il ne possède pas de sarcolemme et n'est pas encore strié.

Étendue du tissu musculaire lisse.

Le tissu musculaire lisse se trouve dans un très-grand nombre d'organes, mais on ne peut le reconnaître sans le secours du microscope que là où il se présente en masses, comme dans le tube digestif, la vessie et l'utérus. Lorsqu'il est disséminé au milieu du tissu conjonctif ou bien lorsqu'il forme des couches minces, on ne peut en constater la présence à l'œil nu, et c'est pour cela que les anatomistes anciens ne s'étaient pas rendu compte de toute son étendue.

Ainsi Bichat l'avait reconnu seulement dans le tube digestif, la vessie et l'utérus. Il n'en soupçonnait pas l'existence dans la tête. « La tête, dit-il, ne renferme point de division du système musculaire organique. Cette région du corps est toute consacrée aux organes de la vie animale[2] ».

---

[1] *Kölliker*, Beiträge zur Kentniss der glatten Muskeln, *Zeitschr. f. wissensch. Zoologie.* 1848, p. 48.

[2] *Bichat*, Anatomie générale. 1812, t. III, p. 339.

Le tissu musculaire lisse forme des couches continues dans l'estomac et les intestins ; dans les voies respiratoires, il entre dans la structure des bronches et du parenchyme pulmonaire ; on le rencontre abondamment dans la vessie, les uretères, la prostate, les vésicules séminales ; dans l'utérus, les trompes et les ligaments ronds. Dans la peau, il existe au mamelon et à son aréole, et, sous forme de petits faisceaux distincts, il est annexé aux follicules pileux. Dans l'œil, il constitue le muscle ciliaire et les muscles de l'iris. Enfin, il entre dans la constitution des artères, des veines et des troncs lymphatiques.

Pour étudier ce tissu, il est certains organes que l'on doit choisir de préférence, par exemple la vessie, l'intestin et l'estomac de la grenouille ; chez les mammifères, la tunique musculaire de l'intestin et l'utérus. On emploie des méthodes différentes suivant que l'on se propose d'examiner les fibres-cellules isolées, ou que l'on veut étudier le tissu dans son ensemble, ou encore reconnaître les rapports des éléments musculaires avec le tissu conjonctif, les vaisseaux et les nerfs.

Étude des fibres-cellules isolées. — Pour constituer un muscle lisse, les cellules sont si solidement soudées entre elles que, si on cherche à les isoler avec les aiguilles à l'état frais, on n'obtient que des lambeaux irréguliers dans lesquels on aperçoit vaguement quelques noyaux. Si le tissu a été coloré à l'aide du carmin ou du picrocarminate, et qu'après avoir enlevé l'excès de la matière colorante on fasse agir de l'acide acétique, les noyaux sont colorés en rouge et se montrent dès lors d'une manière plus évidente. Ils ont une forme qui est considérée généralement comme caractéristique ; ils sont très-longs et en zigzag.

Les cellules musculaires sont unies d'une manière intime par une substance cimentale, ainsi qu'il ressortira de l'étude que nous ferons de la structure du tissu dans son ensemble. Pour isoler ces cellules, il fallait donc trouver un réactif qui, tout en leur conservant leur forme, pût dissoudre le ciment. L'acide azotique à 20 pour 100, que Kölliker a employé à cet usage, lui a fait découvrir la fibre-cellule. Un petit fragment de l'intestin, de la vessie, de l'utérus ou de tout autre organe contenant des fibres musculaires lisses, placé pendant vingt-quatre heures dans quelques centimètres cubes de ce mélange, est mis ensuite dans l'eau distillée et dissocié avec des aiguilles. On peut aussi placer les fragments qui ont été soumis à l'action de l'acide azotique dans un tube à expérience rempli à moitié d'eau, que l'on secoue vio-lemment après l'avoir bouché. On voit alors le morceau de muscle se dissocier d'une manière complète et former un dépôt au fond du vase. Une petite portion de ce dépôt, enlevée avec une pipette et déposée sur une lame de verre, montre à l'examen microsco-pique un nombre considérable de cellules musculaires.

On peut aussi, mais plus difficilement, obtenir la dissociation des cellules musculaires, après une macération de vingt-quatre heures dans une solution d'acide acétique de 1 à 4 pour 100, dans l'acide chlorhydrique à 1 ou 2 pour 1000, dans le sérum iodé, dans l'alcool au tiers, dans l'acide chromique à 1 pour 10000, dans les bichromates de potasse ou d'ammoniaque à 1 pour 1000. Enfin, au moyen du réactif de Moleschott (la potasse à 35 ou 40 pour 100), on arrive à une dissociation aussi complète et beau-coup plus rapide qu'avec l'acide azotique. Un fragment de muscle lisse, dans un ou deux centimètres cubes de la solu-tion de potasse, se dissocie entièrement au bout de quelques minutes.

L'acide azotique et la potasse conviennent pour découvrir les cellules musculaires lisses dans les organes où elles sont en petit nombre et masquées par des couches de tissu conjonctif. Les autres méthodes, c'est-à-dire la macération dans les solutions faibles d'acide chromique ou de bichromates, dans le sérum iodé et l'alcool au tiers, sont au contraire applicables à la dissociation des masses musculaires bien définies, comme celles qui existent dans l'utérus et l'intestin. En colorant ensuite les fibres avec le picrocarminate ou l'hématoxyline, on obtient des prépara-tions démonstratives.

Pour faire ces dernières préparations, il est encore une méthode qui donne de très-bons résultats. Le tissu est d'abord placé dans une solution de bichromate de potasse ou d'ammoniaque à 2 pour 100 ; lorsqu'il y a séjourné vingt-quatre heures, on le met pendant un jour dans l'eau distillée, additionnée d'acide phé-nique pour éviter le développement des champignons ; il se laisse alors facilement dissocier.

S'il s'agit de l'intestin grêle, on injectera la solution de bichro-mate dans une portion d'anse intestinale limitée par deux liga-tures. Cette anse, ainsi distendue, est enlevée et plongée tout entière dans le réactif, et lorsqu'elle y a séjourné pendant vingt-quatre ou quarante-huit heures, on peut facilement enlever de sa surface, en se servant d'une aiguille et d'une pince, des lambeaux plus ou moins étendus qui contiennent les fibres musculaires et qui, dissociés avec les aiguilles, montreront des cellules iodées. L'avantage de cette méthode consiste en ce que les éléments sont parfaitement tendus au moment où ils sont fixés par le réactif. Après coloration au carmin ou à l'hématoxyline, ces préparations seront conservées soit dans la glycérine, soit dans le baume du Canada (voy. p. 135).

Les cellules musculaires isolées sont renflées à leur milieu, et elles se terminent par des extrémités effilées. Quelques-unes seulement sont régulièrement fusiformes : en général elles présentent suivant leur longueur des plans et des arêtes provenant soit de leur pression réciproque, soit de celle d'autres parties qui les avoisinent. D'autres sont aplaties et comme rubanées, de telle sorte que vues de face elles paraissent larges, tandis que vues de profil elles semblent filiformes, excepté à leur milieu où es sont renflées. Chez quelques-unes, l'une des extrémités ou les deux sont bifurquées ou trifurquées; chacune des divisions se termine par une pointe.

La longueur des cellules varie entre 20 μ et 50 μ. Leurs bords présentent des irrégularités et même des protubérances ou des sortes d'épines plus ou moins nombreuses

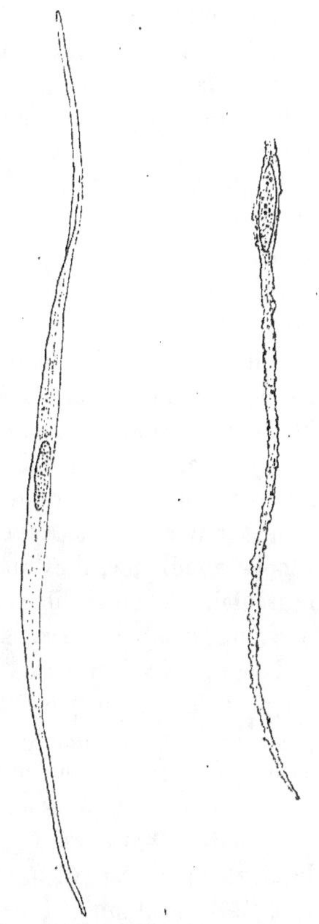

Fig. 180. — Cellules musculaires lisses de l'intestin du lapin, isolées après macération pendant vingt-quatre heures dans l'acide azotique à 20 pour 100. — 350 diam.

et plus ou moins longues, bien marquées surtout sur des préparations faites au moyen de l'acide azotique ou mieux des bichromates. Quelques cellules sont repliées en zigzag; cette dernière forme est tout à fait accidentelle, elle doit être attribuée à un retrait au moment où le réactif fixe les éléments.

La substance de la cellule est réfringente et homogène sur les faisceaux musculaires vivants ou bien après l'action de la potasse. Elle montre des stries longitudinales irrégulières et vagues après dissociation par l'acide azotique et les solutions chromiques. Après l'action de l'alcool, cette striation longitudinale est bien accusée et paraît nettement formée par des fibrilles. Pour l'observer il faut procéder de la façon suivante :

Un segment d'intestin de lapin, de chien ou de tout autre mammifère est circonscrit par deux ligatures et rempli exactement d'alcool au moyen d'une pipette ou d'une seringue. Il est ensuite détaché et plongé dans l'alcool pendant un ou deux jours. Puis on arrache de sa surface, à l'aide d'une pince, les lambeaux de la tunique musculaire. La dissociation de ces lambeaux se fait avec difficulté, et il est rare d'obtenir des cellules musculaires intactes. Mais, sur les fragments ainsi détachés et colorés au picrocarminate, les cellules musculaires montrent une constitution fibrillaire très-nette. De plus, il arrive souvent que, par le hasard de la dissociation, une cellule musculaire étant déchirée, on observe sur un de ses bords ou sur une de ses faces des fibrilles isolées qui s'en détachent. En suivant le procédé que nous venons d'indiquer, il est donc facile de s'assurer que la cellule musculaire est en réalité constituée par un faisceau de fibrilles très-fines, comme plusieurs auteurs l'ont déjà indiqué.

A peu près au milieu de leur longueur, les cellules musculaires possèdent un noyau ovoïde, allongé, qui généralement n'est pas à leur centre, mais plus près de l'un des bords. Cette disposition peut être facilement reconnue sur des cellules isolées qui roulent dans le liquide de la préparation. En effet, une cellule musculaire, dont le noyau paraît à égale distance des deux bords, le montre plus rapproché d'un bord que de l'autre lorsqu'elle change de position.

Lorsque les cellules ont été isolées au moyen de l'acide azotique, le contenu du noyau paraît granuleux, et les véritables nucléoles sont masqués. Ceux-ci se montrent au contraire d'une manière très-nette, surtout après coloration par le carmin, lorsque la dissociation a été faite après l'action de l'alcool ou des acides faibles. Leur existence a été signalée par Piso-Borme[1] d'abord, puis

---

[1] *Piso-Borme*, voir Manuel de Stricker, p. 140.

par Hessling et Frankenhaeuser, et dans ces derniers temps, J. Arnold[1] leur a attribué une grande importance au point de vue de la terminaison des nerfs; nous aurons l'occasion d'y revenir plus tard.

Aux deux extrémités du noyau, dans l'axe de la fibre, se trouve une matière granuleuse protoplasmique qui paraît être contenue dans une sorte de canal, et qui tranche nettement sur la substance musculaire réfringente qui l'entoure.

Cette disposition de la fibre-cellule est très-analogue à celle de la cellule musculaire striée à sa première période de développement. Toutes deux contiennent à leur milieu une masse protoplasmique granuleuse, munie de noyaux et entourée de toutes parts de substance musculaire proprement dite.

Lorsque les cellules musculaires ont été dissociées après l'action de l'acide azotique, elles se colorent mal par le carmin et par les autres réactifs colorants. On réussit beaucoup mieux ces colorations lorsque la dissociation a été obtenue après macération dans l'alcool ou les autres réactifs que nous avons cités. Le carmin colore la substance musculaire en rose et les noyaux en rouge plus ou moins vif; le picrocarminate donne une couleur rouge au noyau et une couleur orangée au reste de la cellule. Les couleurs d'aniline et l'hématoxyline colorent l'élément tout entier, mais le noyau d'une manière plus intense.

Après cet exposé rapide des différentes méthodes employées dans l'étude de la cellule musculaire, il nous reste, pour finir son histoire, à poser en quelques mots les problèmes soulevés par les faits que nous avons observés, et les questions qui sont encore à résoudre sur sa constitution.

Nous avons vu que la cellule musculaire est en réalité un faisceau de fibrilles; elle correspond ainsi morphologiquement au faisceau primitif des muscles striés. Nous avons donc à nous demander si elle n'est pas, comme le faisceau primitif, entourée d'une enveloppe, si elle n'a pas un sarcolemme. Les méthodes que nous avons suivies pour examiner la structure de cette cellule ne nous ont pas permis de voir quelque chose d'analogue à

---

[1] *Arnold*, Gewebe der organischen Muskeln *Handbuch der Lehre von den Geweben, herausgegeben von S. Stricker*, Leipzig, 1871, p. 140. (voir dans ce travail, p. 139 et 140, les indications des travaux de V. Hessling et de Frankenhaeuser).

une membrane enveloppante. De plus, aucun auteur n'a signalé un fait quelconque qui pourrait faire croire à son existence. Il est donc probable que cette membrane n'existe pas et que la cellule n'a d'autre limite que sa propre substance.

Une seconde question qui se présente à nous est celle-ci : quel est, dans la cellule musculaire, le rapport des parties constituantes : le noyau, le protoplasma central et la substance musculaire proprement dite ?

A propos de cette substance musculaire que nous avons vue composée d'un paquet de fibrilles, et en nous laissant guider, comme dans la première question, par l'analogie morphologique avec les muscles striés, nous devons nous demander si ces fibrilles sont groupées en un seul faisceau, ou si la massse musculaire de la cellule ne serait pas composée de plusieurs faisceaux, analogues aux cylindres primitifs des fibres musculaires striées.

Comme nous l'avons vu, les cylindres primitifs forment, sur la coupe transversale des muscles striés, des champs polygonaux, champs de Cohnheim. Remarquons-nous quelque chose d'analogue à ces champs sur la coupe transversale des muscles lisses ?

La préparation qu'il faut faire pour constater que cette disposition existe est facile à réaliser.

Le grand épiploon d'un lapin (il vaut mieux choisir pour cette expérience un animal maigre) est plongé dans une solution de bichromate d'ammoniaque pendant vingt-quatre heures; puis il est lavé à l'eau distillée et coloré soit avec

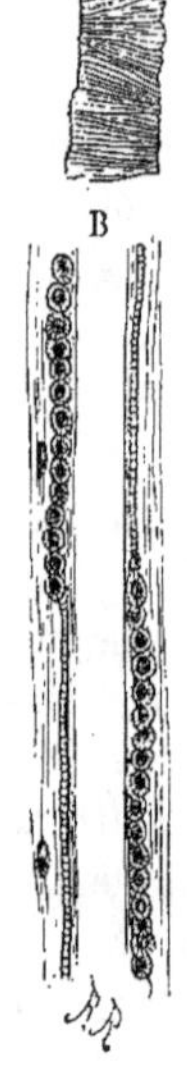

Fig. 181. — Artériole du grand épiploon du lapin, comprise dans la membrane traitée par le bichromate d'ammoniaque, puis par le picrocarminate. — B, vaisseau examiné, l'objectif étant mis au point sur la coupe optique de son bord. Les cellules musculaires laissent voir leurs noyaux et les champs qui les entourent. — A, l'objectif est mis au point sur la surface supérieure. On y reconnaît des groupes de fibrilles ou cylindres primitifs vus suivant leur longueur. — 250 diam.

Rapports du protoplasma avec la substance musculaire dans la fibre-cellule.

le picrocarminate, soit avec la purpurine. La préparation est montée dans la glycérine.

Les cellules musculaires des petites artères que l'on observe dans la membrane sont disposées en une courbe simple, comme nous le verrons plus loin (voyez *Artérioles*). Sur les bords du vaisseau, ces cellules présentent leur coupe optique, tantôt prise à leur milieu et montrant par conséquent le noyau, tantôt dans un point plus ou moins rapproché de l'une des extrémités.

Si nous examinons une cellule dont la coupe optique correspond à sa partie moyenne, nous observons d'abord le noyau coloré assez vivement, autour de lui une petite zone protoplasmique incolore et à la périphérie une série de cercles légèrement colorés, disposés les uns à côté des autres et représentant autant de champs distincts. Ces champs sont séparés les uns des autres par des lames qui ont les mêmes qualités optiques que la masse entourant le noyau. Ce sont donc des lames de protoplasma partant de la masse protoplasmique centrale.

Cette observation nous conduit à admettre dans les cellules musculaires l'existence des cylindres primitifs analogues à ceux qui existent dans les muscles striés. Elle nous montre encore que la masse protoplasmique centrale rayonne suivant une série de plans passant par l'axe de la cellule.

Cette répartition du protoplasma dans l'élément contractile remplit certainement un rôle important dans la nutrition de cet élément. En effet, d'après ce que nous savons aujourd'hui du protoplasma, on a le droit de penser avec quelque raison que dans la cellule musculaire il préside aux échanges nutritifs des éléments contractiles proprement dits.

Étude du tissu musculaire lisse. — Pour étudier, sans y faire de coupes, le tissu musculaire lisse dans son ensemble, on peut choisir les membranes minces qui en contiennent, comme la vessie de la grenouille, les tuniques de l'intestin ou les parois des veines.

Parmi tous ces organes, la vessie de la grenouille est celui qui permet d'obtenir le plus facilement et le plus rapidement de bonnes préparations.

Vessie de la grenouille.

Enlevée à l'animal fraîchement tué, elle est placée d'abord dans quelques centimètres cubes d'alcool au tiers (voy. p. 77). Lorsqu'elle y a séjourné pendant quelques heures, elle est mise dans l'eau, largement ouverte avec des ciseaux, lavée au pinceau pour en chasser l'épithélium, puis tendue sur une lame de verre, en suivant le procédé de la demi-dessiccation (voy. p. 73). On peut alors la colorer avec du picrocarminate, et les fibres musculaires qu'elle contient montrent un réseau d'autant plus apparent que les travées sont colorées en jaune, tandis que les noyaux sont colorés en rouge. Mais, pour observer certains détails de structure qu'il importe de déterminer tout d'abord, il convient d'employer la coloration à l'hématoxyline. A cet effet, lorsque la vessie est régulièrement tendue sur la lame de verre par le procédé de la demi-dessiccation, on laisse tomber sur sa surface quelques gouttes d'une solution d'hématoxyline chargée de matière colorante (voy. p. 103). Sous l'influence de l'alun et de l'alcool que contient cette solution, la membrane est fixée; on l'enlève et on la plonge dans la même solution où elle doit rester douze à quinze heures, afin que la coloration soit très-intense; puis elle est lavée avec le pinceau afin d'enlever le dépôt grumeleux de matière colorante que l'on rencontre souvent après cette réaction. La membrane est alors régulièrement étalée sur une lame de verre et montée en préparation, soit dans la glycérine, soit dans le baume du Canada.

Les cellules musculaires colorées en bleu forment par leur réunion des faisceaux qui s'anastomosent pour constituer un réseau dont les travées ont des diamètres très-inégaux. Le noyau des cellules est coloré en bleu foncé; leur corps présente une couleur bleue moins intense mais très-suffisante, quand on a opéré comme nous venons de l'indiquer, pour qu'il soit possible d'en bien distinguer les limites. Pour former les faisceaux, elles sont engrenées les unes dans les autres, de telle sorte que l'extrémité effilée des unes vient se loger entre les parties renflées des autres, et réciproquement. On remarque alors que les bords de ces cellules ne se touchent pas, et qu'elles sont séparées les unes des autres par des bandes incolores, très-régulières. Ces bandes, correspondant au ciment qui réunit entre elles les cellules musculaires, sont d'autant plus larges et d'autant plus marquées que l'extension a été plus complète.

On peut aussi obtenir de l'intestin des différents animaux de très-bonnes préparations d'ensemble, en suivant le procédé déjà indiqué, qui consiste à remplir d'alcool au tiers ou d'une solution faible de bichromate de potasse ou d'ammoniaque une anse d'intestin prise entre deux ligatures. Après un séjour de vingt-quatre ou quarante-huit heures dans le réactif qui a servi à distendre l'intestin, on enlève de la surface avec une pince de grands lambeaux qui contiennent d'habitude la couche péritonéale, la couche des fibres longitudinales et quelques faisceaux appartenant à la couche musculaire transversale. Ces lambeaux, colorés et étendus comme nous l'avons indiqué pour la vessie de la grenouille, montrent, entre autres détails, les plans musculaires avec leurs cellules munies de noyaux et leur substance intercellulaire incolore bien nette, lorsque l'on a employé l'hématoxyline.

Si l'anse intestinale prise entre deux ligatures a été remplie d'une solution de nitrate d'argent à 1 pour 1000 et qu'elle soit

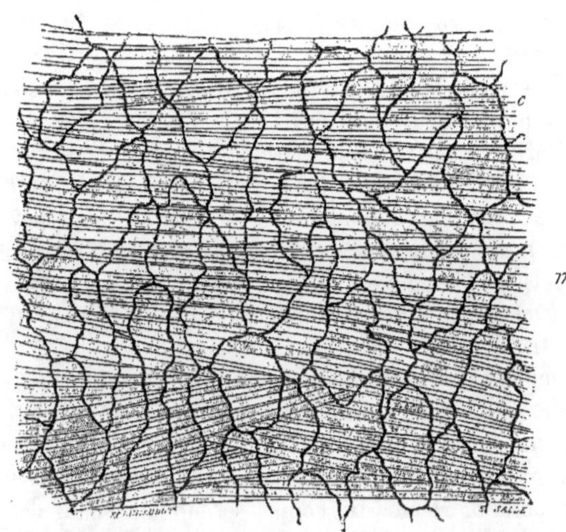

Fig. 182. — Veine jugulaire du lapin imprégnée d'argent par injection limitée. Dessiccation. Éclaircissement dans l'essence de girofle et le baume du Canada. — *m*, fibres musculaires lisses dont les limites sont accusées par le dépôt d'argent; *c*, cellules endothéliales. — 250 diam.

plongée ensuite dans une solution à 1 pour 500 on distingue, sur des lambeaux, enlevés de la surface lorsque l'imprégnation a été produite, les cellules musculaires incolores ou faiblement teintées, séparées par des lignes noires produites par un dépôt d'argent dans le ciment intercellulaire.

L'imprégnation de la substance intercellulaire des tuniques musculaires des vaisseaux se produit facilement par injection de tout le système vasculaire (voy. *Vaisseaux sanguins*). On obtient de fort belles préparations de la veine jugulaire du lapin, à cause de la minceur des tuniques. Voici comment il faut procéder : Cette veine étant dégagée dans toute sa longueur, on y applique une ligature à la partie supérieure du cou, on y fait une petite incision longitudinale à la partie inférieure, et, lorsqu'elle a été vidée de tout le sang qu'elle contenait, au moyen d'une pipette introduite par l'ouverture et fixée par un fil, on la distend par une solution de nitrate d'argent à 1 pour 500. Lorsque l'imprégnation est produite, la solution de nitrate d'argent est enlevée, et la veine, insufflée et fermée par une seconde ligature, est enlevée et soumise à la dessiccation. Quand elle est bien sèche, on en découpe des portions qui sont étalées sur une lame de verre, éclaircies à l'essence de girofle et montées dans le baume du Canada.

Au-dessous de l'endothélium, les fibres musculaires apparaissent comme des figures allongées, claires, séparées par des lignes noires formées par le dépôt d'argent dans le ciment intercellulaire (fig. 182). D'ordinaire, les noyaux ne sont pas apparents.

Coupes transversales du tissu musculaire lisse.

Pour acquérir des notions plus complètes sur les rapports des cellules musculaires, sur les faisceaux qu'elles forment et sur leurs relations avec le tissu conjonctif et les vaisseaux, il est utile d'avoir recours à des coupes faites dans diverses directions sur des tissus durcis et desséchés.

On emploie avec avantage la dessiccation pour l'étude des couches musculaires de l'intestin, des vaisseaux et de la peau, parce que là minceur et la disposition des parties constitutives de ces organes permettent de les étaler convenablement pour obtenir une dessiccation rapide. Les coupes seront faites dans des directions bien déterminées d'avance, et, après qu'elles auront été ramollies dans l'eau, elles seront colorées par du picrocarminate et conservées dans la glycérine contenant 1 pour 100 d'acide formique.

Pour obtenir du tissu musculaire lisse des coupes qui permettent l'observation des parties les plus délicates, il faut avoir recours à la congélation[1], faire des sections perpendiculairement à la direction des fibres et examiner la préparation soit dans le sérum légèrement iodé, soit dans une solution d'acide chromique à 1 pour 10 000. On peut aussi faire agir après la congélation le

---

[1] *Arnold*, Gewebe der organischen Muskeln. *Stricker's Handbuch*, p. 137.

chlorure d'or. Nous y reviendrons à propos de la terminaison des nerfs.

Pour donner aux organes contenant des fibres musculaires lisses un durcissement convenable, on peut aussi employer l'alcool, l'acide picrique et les bichromates de potasse ou d'ammoniaque, seuls ou combinés à l'action de la gomme et de l'alcool (voy. *Méthodes générales*). La coloration se fera soit avec le carmin, soit avec le picrocarminate, soit avec la purpurine, et les préparations seront examinées dans la glycérine ou, après déshydratation et éclaircissement, dans le baume du Canada.

Sur les coupes transversales très-fines, les cellules musculaires se montrent sous la forme de champs polygonaux de diamètres inégaux, séparés les uns des autres par des espaces linéaires dont la réfringence est moindre que celle de la cellule musculaire elle-même. Aussi deviennent-ils brillants quand on rapproche l'objectif, obscurs quand on l'éloigne, tandis que dans cette dernière condition les champs qui correspondent à la section des fibres musculaires deviennent brillants. Dans certains de ces champs on voit un noyau, tandis que d'autres n'en présentent pas.

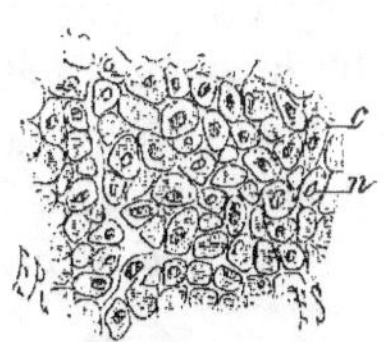

Fig. 183. — Coupe transversale des fibres musculaires de l'intestin du chien, après durcissement par la gomme et l'alcool. — Coloration au picrocarminate. — *c*, cellules; *n*, noyau. — 320 diam.

Cette différence, ainsi que la variété de dimension des champs, tient à ce que, dans un faisceau musculaire, les cellules sont étagées d'une façon très-irrégulière, de telle sorte que, sur une tranche transversale, les unes sont coupées au voisinage d'une de leurs extrémités, tandis que les autres sont atteintes au niveau de leur renflement et de leur noyau.

Les rapports des cellules musculaires avec le tissu conjonctif et avec les vaisseaux sont très-variables. Lorsqu'elles constituent des faisceaux distincts, ces faisceaux sont entourés de tissu conjonctif absolument comme les faisceaux primitifs des muscles striés, et les faisceaux sanguins se ramifient dans ce tissu conjonctif en donnant un réseau à mailles allongées suivant le sens des fibres, ainsi qu'on peut facilement l'observer dans les tuniques musculaires de l'intestin sur des coupes de pièces injectées. L'intestin grêle du chien, dont les tuniques musculaires sont très-épaisses, convient spécialement pour cette étude.

Sur une coupe transversale de l'intestin, les capillaires de la couche musculaire longitudinale sont coupés en travers et forment autant de petits cercles entre les faisceaux, tandis que le réseau capillaire de la couche circulaire apparaît suivant sa longueur et forme des mailles allongées semblables à celles que l'on observe dans les muscles striés.

Dans la tunique moyenne de l'aorte, les cellules musculaires sont isolées ou groupées en très-petit nombre dans un réseau élastique. Nous en ferons l'étude complète à propos du système vasculaire. Nous renvoyons également au chapitre destiné aux vaisseaux sanguins ce que nous aurions à dire des rapports des cellules musculaires dans les artérioles, nous bornant à indiquer qu'elles y forment une couche continue sans interposition de tissu conjonctif et par conséquent de capillaires sanguins.

Pour la terminaison des nerfs dans les muscles lisses et les méthodes spéciales à employer pour en faire l'étude, voir le chapitre : *Système nerveux, terminaison des nerfs.*

SYSTÈME VASCULAIRE SANGUIN

Le système vasculaire a sa place indiquée à côté de celle du système musculaire, parce que les fibres-cellules entrent dans la constitution des artères et des veines, et parce que l'organe central de la circulation, le cœur, est un muscle. Nous l'étudierons d'abord. Les artères, les veines et les capillaires formeront à la suite autant de chapitres spéciaux.

CHAPITRE IX

CŒUR

Le cœur est un organe complexe où les éléments musculaires entrent pour la plus grande part. Nous nous occuperons d'abord du muscle cardiaque, puis, pour ne pas faire de divisions inutiles, nous passerons à la description de l'endocarde, des valvules cardiaques et du péricarde.

MUSCLE CARDIAQUE

Il y a dans le cœur plusieurs espèces d'éléments musculaires : dans l'endocarde, des fibres musculaires lisses ; sous l'endocarde d'un certain nombre d'animaux, des fibres particulières qui portent le nom de fibres de Purkinje ; enfin, les fibres du myocarde proprement dites. Ces fibres sont striées transversalement comme les muscles des membres, mais, comme les faisceaux des muscles lisses, elles sont constituées par plusieurs cellules soudées entre elles. Le muscle cardiaque forme donc au point de vue histologique une espèce à part, aussi bien qu'au point de vue physiologique.

Nous reviendrons sur les fibres-cellules de l'endocarde à propos de ce dernier, mais nous devons décrire les fibres de Purkinge avant celles du muscle cardiaque, parce que leur constitution cellulaire bien nette nous conduira à mieux comprendre celle de la fibre du cœur.

Fibres de Purkinje. — Il y a déjà longtemps que Purkinje[1] a découvert ces fibres ; on les rencontre chez le bœuf, le mouton, la chèvre, le cochon et une série d'autres animaux; mais le mouton est celui qui convient le mieux pour les étudier. Chez les moutons gras, il existe une couche plus ou moins épaisse de cellules adipeuses dans le tissu connectif qui double l'endocarde des ventricules. Les fibres de Purkinje y apparaissent sous la forme de petits cordons translucides, anastomosés les uns avec les autres et formant un réticulum dont les mailles sont de grandeur très-variable. Chez les moutons où il n'y a pas de graisse sous l'endocarde, le réseau des fibres de Purkinge tranche moins par sa translucidité et forme à la surface interne du cœur un léger relief.

---

[1] En 1845, Purkinje, à la fin d'un mémoire intitulé *Observations microscopiques sur la névrologie* (Microscopisch-neurologische Beobachtungen, *Müller's Arch.*, 1845, p. 281), dans lequel il décrit ses recherches sur les fibres nerveuses du cœur, a signalé sous l'endocarde du mouton un réseau de filaments gris gélatiniformes, qui tantôt sont appliqués sur la paroi interne du cœur, tantôt passent sur les fentes de cette paroi. Au microscope, il les vit constitués de cellules polyédriques par pression réciproque. Entre ces cellules, dans l'intérieur desquelles il y a un ou deux noyaux, il existe un réseau de fibres striées qui n'en sont pas indépendantes. Cherchant la signification histologique et physiologique de cet appareil, Purkinje, après avoir éloigné l'idée qu'il pourrait être composé soit de cellules ganglionnaires, soit de celllules cartilagineuses, arrive à penser qu'il est de nature musculaire.

Lorsque l'on veut acquérir les premières notions sur la structure de ces fibres, il faut procéder de la façon suivante : Après avoir circonscrit par des incisions superficielles une petite région de l'endocarde ventriculaire, on l'arrache en se servant de la pince et on l'étend sur une lame de verre.

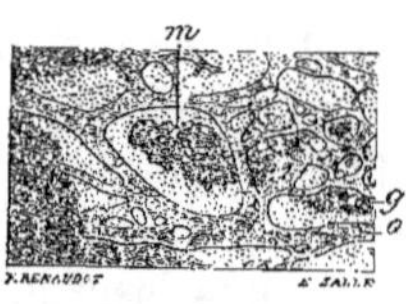

Fig. 184. — Une portion du réseau de Purkinje de l'endocarde ventriculaire du mouton, vue à la loupe. — *m*, maille du réseau ; *o*, fibre du réseau ; *g*, masse adipeuse.

A un premier examen microscopique avec un grossissement de cinquante diamètres, on constate que les fibres de Purkinje sont restées fixées à sa partie profonde ; souvent avec elles ont été enlevées quelques fibres du myocarde ; il faut s'en débarrasser en s'aidant de la pince et des aiguilles. Après cette dernière opération, la membrane étant régulièrement étalée de manière que sa face superficielle repose sur la lame de verre, on ajoute du sérum iodé et on recouvre de la lamelle pour faire l'examen avec un faible grossissement.

Ces fibres se montrent alors constituées par des cellules polyédriques placées les unes à côté des autres comme dans un épithélium pavimenteux. Les plus fines sont formées par une seule rangée de cellules, mais la plupart en possèdent plusieurs placées à côté et au-dessus les unes des autres. A un grossissement de 300 à 500 diamètres, ces cellules montrent sur leurs bords des stries longitudinales et transversales et à leur centre une masse protoplasmique granuleuse dans laquelle se voient un ou le plus souvent deux noyaux ovalaires munis de nucléoles.

Pour bien étudier ces cellules, il convient d'avoir recours à la méthode suivante : Avec un rasoir on enlève une portion de l'endocarde contenant des fibres de Purkinje et une faible épaisseur de la couche musculaire sous-jacente ; le tout est placé dans quelques centimètres cubes d'alcool au tiers, et le lendemain il est facile de séparer complétement l'endocarde à l'aide d'une pince et des aiguilles et même, en poursuivant la dissociation, d'isoler complétement des fragments plus ou moins étendus du réseau de Purkinje. L'observation peut être faite dans le liquide qui a servi à la dissociation, ou bien on colore avec le carmin, le picrocarminate ou l'hématoxyline, et la préparation, montée convenablement dans la glycérine, devient persistante.

Sur les fragments de fibres de Purkinje isolées, les cellules marginales présentent une face libre et des faces soudées aux cellules voisines. Vues de profil, ces dernières montrent une striation longitudinale et transversale semblable à celle de tous les muscles striés. Comme l'adhérence entre les cellules qui se touchent est très-complète, il est impossible, étant donné ce mode de préparation, de déterminer exactement la limite de deux cellules voisines; il en résulte que les cellules paraissent être contenues dans un réseau de fibres musculaires. Mais ce serait là une interprétation inexacte, car sur la surface libre des cellules il existe quelquefois aussi une striation longitudinale et transversale qui appartient d'une manière bien manifeste à la substance de la cellule elle-même. L'épaisseur de la couche striée est moindre sur la

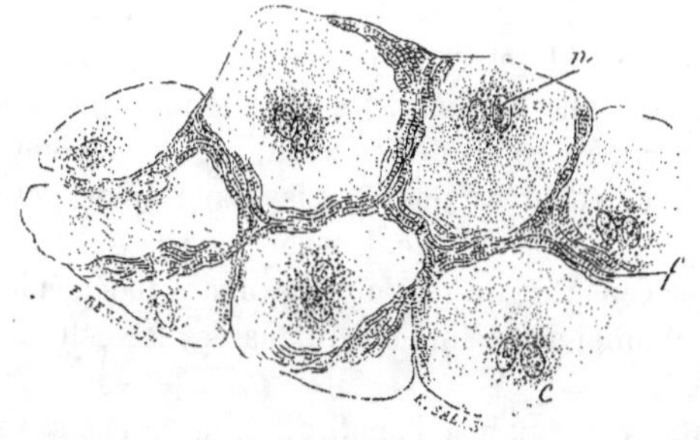

Fig. 185. — Fragment du réseau de Purkinje isolé après l'action de l'alcool au tiers. — Coloration au picrocarminate. — c, cellule; f, substance striée n, noyau. — 500 diam.

face libre de la cellule que sur ses faces adhérentes, et la limite entre la face libre et les faces adhérentes ne se fait pas sur le bord même de la fibre de Purkinje, mais un peu plus profondément, de telle sorte que l'ensemble des cellules marginales donne sur la coupe optique une ligne festonnée.

Il arrive souvent qu'une ou plusieurs des cellules du réseau ont été complétement isolées par la dissociation; elles apparaissent alors avec une striation bien nette sur toutes leurs faces, et dans leur intérieur se distinguent les noyaux dont il a été déjà question, entourés dans une masse grenue contenant quelquefois des granulations pigmentaires en quantité plus ou moins considérable.

Parmi les différentes méthodes que l'on peut employer pour démontrer la constitution uniquement cellulaire des fibres de Purkinje, il n'en est pas qui vaille la potasse à 40 pour 100. Nous avons déjà vu quelle est l'action de ce réactif sur les faisceaux striés et sur les fibres musculaires lisses. En dissolvant le tissu connectif ou la substance cimentante, il décompose le tissu en ses individualités cellulaires. Bientôt, en étudiant le muscle cardiaque, nous pourrons constater des résultats analogues et encore plus remarquables.

Pour faire agir la potasse à 40 pour 100 sur les fibres de Purkinje et être témoin de son action, il faut détacher un lambeau de l'endocarde contenant de ces fibres, l'étendre sans le mouiller sur une lame de verre, ajouter une goutte de la solution de potasse, recouvrir d'une lamelle et faire l'examen. Au bout de quelques minutes, après avoir comprimé légèrement en appuyant avec une aiguille sur la lamelle de verre, on voit les fibres de Purkinje se résoudre en une série de blocs dont chacun correspond à une cellule et retient avec lui une partie correspondante de la substance striée. Cette observation, que chaque histologiste pourra reproduire facilement, renverse complétement une manière de voir récemment émise par Lehnert[1] et qui tend à prendre pied dans la science, à savoir que la substance striée périphérique constitue un réseau musculaire indépendant, dans les mailles duquel sont simplement placées les cellules de Purkinje.

Les résultats fournis par l'application de la potasse à l'étude des fibres de Purkinje paraîtront d'une valeur d'autant plus grande que l'on aura étudié à l'aide de la même méthode les divers tissus du système musculaire.

Rapports des fibres de Purkinje avec les fibres cardiaques.

Sur les préparations d'ensemble obtenues après l'action de l'alcool au tiers, et colorées soit avec le carmin, soit avec le picrocarminate, soit avec l'hématoxyline, il est facile de saisir les rapports des fibres cardiaques avec les fibres de Purkinje. Il y a continuité entre les deux ordres de fibres, comme cela a été observé pour la première fois par V. Hessling[2], et confirmé depuis par tous les histologistes qui se sont occupés de la même question. Cette continuité s'établit de différentes façons : en général du réseau de Purkinje se dégage une branche qui se terminerait librement si de son extrémité ne partait une fibre cardiaque. Dans cette branche, qui d'ordinaire est constituée par une

---

[1] *Lehnert*, Ueber Purkinje'schen Fæden, *Arch. f. micr. Anat.*, 1868, p. 28.
[2] *Von Hesseling*, Histologische Mittheilungen, *Zeitsch. f. wissenschaftliche Zoologie*, 1854, p. 189.

seule rangée de cellules, il est facile de saisir tous les intermédiaires entre la cellule de Purkinje et la cellule cardiaque dont nous parlerons bientôt. A une série de cellules de Purkinje qui ont exactement la forme que nous avons décrite plus haut, succèdent des cellules plus minces, plus allongées, dans lesquelles la masse striée periphérique acquiert de plus en plus d'importance, à mesure que le protoplasma central diminue d'étendue, de telle sorte qu'en continuant de suivre la fibre dans cette direction, on finit par avoir sous les yeux une cellule musculaire tout à fait analogue à celles que nous allons décrire comme l'élément constitutif du myocarde.

Quelquefois, au lieu que les cellules du myocarde succèdent simplement en série non interrompue aux fibres de Purkinje, on voit plus loin, sur la même fibre, les cellules reprendre leur type primitif, en passant par une série de transformations successives inverses, de telle sorte qu'une fibre du myocarde se trouve établir la continuité entre deux fibres de Purkinje.

Les fibres de Purkinje sont entourées d'une gaîne connective, réduite parfois à une simple membrane amorphe comparable au sarcolemme, et qui se poursuit sur les premières fibres cardiaques partant d'un réseau de Purkinje. Cette observation pourrait conduire à admettre que la fibre cardiaque possède un sarcolemme, mais en réalité il n'en existe pas, comme nous le verrons plus loin.

Les fibres de Purkinje peuvent être étudiées aussi sur des coupes transversales faites après dessiccation (pour les détails de la méthode, voy. plus loin : *Fibres du myocarde*). Sur ces préparations, on reconnaît dans le tissu conjonctif qui double l'endocarde des groupes de cellules correspondant à la section d'une fibre de Purkinje. On distingue |dans ces cellules le noyau, le corps central et à leur périphérie une ou plusieurs rangées de champs réfringents correspondant à la coupe des cylindres primitifs. La limite des territoires cellulaires est plus accusée sur ces préparations que sur les fibres vues suivant leur longueur. On peut y reconnaître aussi que le réseau de Purkinje envoie des prolongements entre les fibres cardiaques proprement dites.

D'après tout ce que nous venons de dire, l'interprétation des fibres de Purkinje ne présente aucune difficulté. Nous avons vu plus haut que les fibres musculaires striées des mammifères en voie de développement sont formées par un cylindre de protoplasma granuleux contenant des noyaux et présentant à sa surface une couche striée qui augmente peu à peu d'épaisseur à mesure que la masse protoplasmique centrale disparaît. Il en résulte qu'un faisceau primitif embryonnaire peut être considéré comme une cellule allongée striée seulement à sa surface. Telle est, ainsi que nous venons de le voir, la constitution d'une cellule de Purkinje, ce qui nous permet de soutenir, avec Kœlliker et d'autres auteurs, que les fibres de Purkinje sont formées par une série de cellules musculaires arrêtées dans leur dévelopement; elles représenteraient des fibres cardiaques embryonnaires.

Fibres du myocarde. — Comme les fibres de Purkinje, les fibres du cœur sont anastomosées entre elles de manière à constituer un réseau. Seulement, tandis que le réseau des fibres de Purkinje est le plus souvent dans un seul plan, les fibres du muscle cardiaque sont disposées sur un grand nombre de plans. Lœuwenhoek avait déjà reconnu que les fibres du cœur constituent un réseau. Le réticulum que forment dans les auricules du cœur des différents mammifères les faisceaux musculaires qui en cloisonnent la cavité, donne à l'œil nu une bonne idée de la façon dont à l'examen microscopique on voit les fibres du muscle cardiaque.

La structure intime de la fibre musculaire du cœur est la même dans les oreillettes et dans les ventricules. seulement le réticulum musculaire des oreillettes possède en genéral des mailles beaucoup plus larges. Aussi la paroi de ces dernières convient-elle mieux que celle des ventricules pour faire une première observation sur la réticulation du muscle cardiaque.

Une oreillette du cœur du lapin, détachée, placée sur une lame de verre dans du sérum iodé ou du picrocarminate, puis dissocié avec ménagement au moyen des aiguilles, fournit à ce point de vue de très-bonnes préparations. Après l'action du picrocarminate, elles peuvent être conservées dans la glycérine simple ou légèrement acidifiée.

On y voit les fibres musculaires qui s'anastomosent en se séparant de manière à constituer un réseau à larges mailles. Ces fibres sont striées en long et en travers et présentent dans leur intérieur des noyaux elliptiques, qui ont leur grand diamètre dans le sens de l'axe de la fibre et sont entourés d'une masse granuleuse qui les sépare de la substance striée.

Ces préparations sont bonnes, mais elles sont difficiles à exécuter. Voici un procédé beaucoup plus commode pour observer les réseaux de fibres musculaires sur l'oreillette de la grenouille. Le cœur étant mis à nu, une canule est introduite du côté du cœur dans une des aortes et fixée par une ligature. Par cette canule, on injecte dans le cœur, avec une seringue, une solution d'eau salée à un demi pour cent. Lorsque le sang a été chassé, les veines du cœur et la seconde aorte sont fermées par des ligatures; on continue à pousser l'injection de manière à bien remplir le cœur, en ayant soin toutefois de ne pas aller trop brusquement pour ne pas le faire éclater. Puis on place une ligature au-dessous de la canule, et le cœur ainsi gonflé est détaché et mis dans un petit flacon de verre contenant quelques gouttes d'une dissolution d'acide osmique à 1 pour 100. Ce réactif diffuse immédiatement dans toute la masse du cœur, dont il fixe les éléments dans leur forme. Au bout de quelques minutes, le cœur est retiré, et il est facile d'en exciser, au moyen des ciseaux, des fragments de la paroi des oreillettes, ou la cloison interauriculaire tout entière. Ces fragments sont mis dans une solution de picrocarminate pendant vingt-quatre heures; puis ils en sont retirés, lavés et montés en préparation dans la glycérine.

Les préparations les plus démonstratives sont fournies par la cloison des oreillettes. Nous aurons l'occasion d'y revenir à propos de la terminaison des nerfs dans le muscle cardiaque.

Pour reconnaître la disposition réticulée des fibres musculaires dans l'épaisseur des ventricules des mammifères, il faut pratiquer la dissociation par le procédé suivant: On entaille avec un rasoir le muscle cardiaque, et, saisissant les bords de l'incision avec les doigts, on l'agrandit par déchirure. Cette déchirure se fait suivant la direction générale des fibres. On en affranchit la surface au moyen d'une première incision faite avec le rasoir, et, par une seconde coupe parallèle, on détache à ce niveau une lame mince du tissu. Cette lame, dissociée avec les aiguilles suivant les règles indiquées pour l'oreillette, fournit des préparations où les fibres musculaires forment des réseaux à mailles étroites, tandis qu'à la surface des travées du réticulum se montrent des tronçons de fibres coupées transversalement, ou obliquement. Ce dernier fait nous permet de reconnaître que les fibres cardiaques s'anastomosent dans toutes les directions.

Après avoir acquis ces premières notions sur la disposition

générale des fibres musculaires dans le cœur, il importe d'en étudier plus à fond les détails de structure.

Le premier point important à observer, c'est que, dans toute la série animale, les fibres musculaires du cœur sanguin sont formées par des cellules soudées les unes avec les autres. A cet effet, examinons d'abord le cœur de la grenouille. Enlevé sur l'animal vivant, cet organe est plongé dans deux à trois centimètres cubes de potasse à 40 pour 100. Au bout d'un quart d'heure, on en enlève avec la pince des fragments qui sont déposés sur la lame de verre et agités avec l'aiguille dans une goutte de la solution de potasse. Après avoir recouvert d'une lamelle, on constate, à un grossissement de 200 à 300 diamètres, que le fragment du muscle s'est divisé en une grande quantité d'éléments cellulaires semblables.

Ces cellules sont allongées, fusiformes, ayant des bords en partie rectilignes et en partie sinueux. Elles sont constituées par une substance musculaire striée en long et en travers, et possèdent à leur centre un noyau ovoïde. Elles sont semblables aux cellules musculaires de la vie organique et ne diffèrent de certaines d'entres elles que par la striation de leur substance. Ce genre de cellules

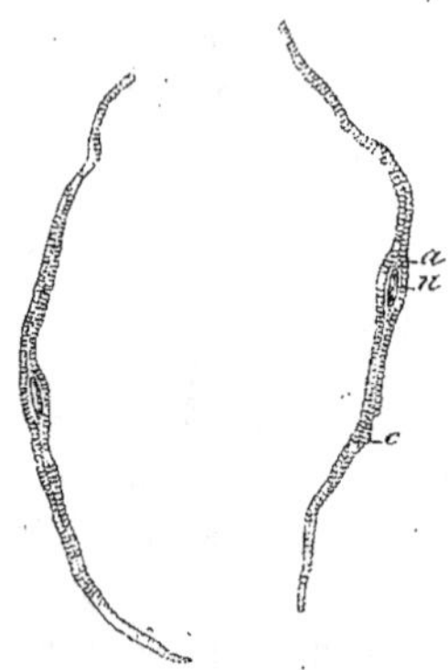

Fig. 186 — Cellules musculaires du ventricule de la grenouille, isolées après l'action de la potasse à 40 pour 100. — *n*, noyau; *a*, masse de protoplasma qui entoure le noyau; *e*, substance striée.

musculaires forme donc une transition entre les muscles à contraction lente et involontaire et les muscles à contraction brusque et volontaire. Cette observation du cœur de la grenouille à l'aide de la potasse a été faite il y a longtemps déjà par Weismann[1]; elle a servi de point de départ aux diverses recherches qui nous ont fait connaître la véritable disposition des fibres cardiaques.

En soumettant à l'action de la potasse à 40 pour 100 des fragments du cœur de divers mammifères, on isole de la même façon

---

[1] *Weissmann*, Ueber die Muskulatur des Herzens beim Menschen und in der Thierreihe, *Arch. Reichert et Du Bois-Reymond*, 1861, p. 41.

des cellules beaucoup plus grandes que celles de la grenouille et d'une forme différente.

Elles ont une surface cylindrique lisse qui correspond à celle du faisceau musculaire; les deux bases du cylindre sont sinueuses et appartiennent aux surfaces de soudure des cellules, ainsi qu'on peut le reconnaître sur les parties de la préparation où les cellules n'ont pas été isolées complétement[1].

A l'aide de certaines méthodes, on peut observer, sur les faisceaux musculaires examinés suivant leur longueur, les lignes de séparation des différentes cellules qui les composent. Parmi ces méthodes, celle qui donne les résultats les plus démonstratifs est l'imprégnation avec le nitrate d'argent (Eberth)[2].

Imprégnation d'argent de la fibre musculaire cardiaque.

Voici comment il faut procéder :

Un fragment de la face interne des ventricules encore recouvert de l'endocarde est plongé dans une solution de nitrate d'argent à 1 pour 500 et y est maintenu pendant trois quarts d'heure ou une heure, puis porté dans l'eau distillée. En arrachant ensuite l'endocarde au moyen d'une pince, on enlève avec lui des groupes de fibres musculaires du cœur qui lui sont adhérents. Il est alors placé sur une lame de verre de manière à montrer sa face profonde et monté en préparation dans la glycérine. Exposés quelques minutes à la lumière et examinés au microscope, les faisceaux primitifs y apparaissent décomposés en segments à peu près d'égale étendue par des lignes noires transversales ou légèrement obliques et disposées en escalier. Ces segments correspondent exactement à ceux que l'on isole au moyen de la potasse. Du reste, Eberth a soumis à l'action de la potasse des fragments de muscle d'abord imprégnés d'argent et a vu la séparation se produire au niveau des lignes imprégnées.

Il n'est pas nécessaire d'avoir recours à l'imprégnation d'argent pour voir les lignes de séparation des cellules musculaires du

[1] Il est très-fréquent de trouver deux noyaux dans l'intérieur d'une même cellule. Kœlliker (*Éléments d'hist.*, trad. fr., 2ᵉ édit., p. 748) en a conclu que deux cellules cardiaques peuvent être entièrement fusionnées. Mais il est bien plus probable que l'existence de deux noyaux dans une même cellule est en rapport avec le développement. Nous avons vu que la présence de deux noyaux dans l'intérieur des cellules de Purkinje est un fait habituel, et cependant il n'est guère probable que cette disposition soit liée à la fusion complète de deux cellules d'abord distinctes.

[2] *Eberth*, Die Elemente der quergest. Muskeln, *Arch. de Virchow*, 1866, t. 37. p. 100.

cœur. On peut les observer nettement en opérant de la manière suivante : Une coupe mince faite au rasoir suivant la direction des fibres est placée pendant 24 heures dans quelques centimètres cubes d'une solution d'acide chromique à 1 ou 2 pour 10 000. Lavée ensuite à l'eau distillée, elle est placée pendant 24 heures dans du picrocarminate; lavée de nouveau, elle est dissociée ensuite sur la lame de verre et traitée pour en faire une préparation persistante par de la glycérine avec 1 pour 100

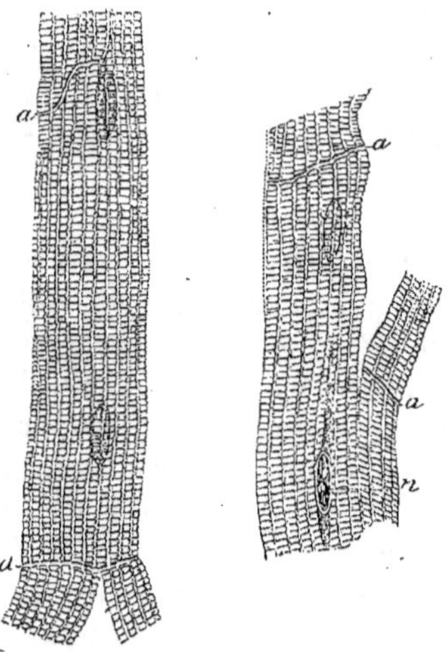

Fig. 187. — Fibres musculaires du ventricule gauche du chien, dissociées après macération dans l'acide chromique dilué, colorées au picrocarminate et conservées dans la glycérine additionnée d'acide formique. — *a*, ciment intercellulaire; *n*, noyau. — 600 diam.

d'acide formique. Sur ces préparations, les lignes intercellulaires s'accusent par une forte réfringence, un double contour et la disposition en escalier dont nous avons parlé. Les stries longitudinales et transversales sont nettement accusées; le noyau occupe le centre du faisceau, entouré d'une masse granuleuse qui se prolonge au delà de ses extrémités suivant l'axe du faisceau. Avec un fort grossissement, de 400 à 600 diamètres, les bords des faisceaux montrent un feston régulier dont les saillies correspondent aux disques épais et les intervalles aux disques minces, si toutefois la structure intime de la fibre du cœur est comparable à celle des muscles de la vie animale.

On peut s'assurer qu'il en est ainsi à l'aide de la méthode suivante :

Un petit fragment du cœur est placé dans l'alcool au tiers, dissocié avec les aiguilles en utilisant la demi-dessiccation et coloré à l'hématoxyline, le tout en suivant exactement le procédé qui a été indiqué page 481. On obtient ainsi des cylindres primitifs ou des fibrilles bien tendues sur lesquelles on peut reconnaître le disque épais coloré fortement, le disque mince et les espaces clairs. Lorsque la tension a été bien complète, le disque épais paraît composé lui-même de trois segments superposés, un central et deux terminaux. L'élément contractile du muscle cardiaque a donc une disposition semblable à celle des muscles à contraction volontaire.

Les cylindres primitifs du muscle cardiaque présentent un arrangement tout spécial, qui s'apprécie bien sur les coupes transversales du tissu desséché. Un fragment du cœur, sur lequel la direction des fibres est bien déterminée, est fixé sur une lame de liége avec des épingles et mis à sécher dans un endroit chaud, de façon à ce que la dessiccation se produise en quelques heures. Les coupes doivent être faites perpendiculairement à la direction des fibres et aussi minces que possible. Elles sont placées dans l'eau, puis colorées au picrocarminate et finalement conservées dans la glycérine additionnée d'acide formique. Avec un grossissement de 150 à 400 diamètres, on distingue les faisceaux musculaires coupés en travers, dans l'intérieur desquels se montre un noyau, si ce dernier est compris dans la coupe.

Ce noyau est immédiatement entouré d'une substance moins réfringente que lui. Cette substance envoie des prolongements ou plutôt des cloisons rayonnées qui partagent la surface de la coupe du faisceau en un certain nombre de départements, divisés eux-mêmes en champs plus petits par des cloisons secondaires. Quand l'objectif est au delà du point, ces cloisons sont obscures et les champs limités par elles sont brillants. En rapprochant au contraire l'objectif de manière qu'il soit en deçà du point, les cloisons deviennent brillantes et les champs obscurs. Ces champs correspondent évidemment à la section transversale des cylindres primitifs.

On ne peut voir, ni sur les coupes transversales, ni sur les diverses préparations que nous avons indiquées, aucune trace de sarcolemme ; dès lors il est probable que les cylindres primitifs sont à nu à la surface du faisceau, ou qu'ils y sont recouverts par une mince couche de cette substance qui entoure le noyau, et qui, après avoir envoyé des cloisons rayonnantes, arrive jusqu'à la surface.

Pour étudier la disposition des vaisseaux capillaires du muscle cardiaque, il est nécessaire de les injecter. Chez les gros mammifères, l'injection se fait directement par une des artères coronaires, mais chez les petits (lapin, cochon d'Inde, rat, etc.), après avoir lié l'artère pulmonaire et les différentes veines qui se rendent aux oreillettes, on injecte dans la crosse de l'aorte. D'habitude, les valvules sigmoïdes ne résistent pas, et la masse pénètre dans le ventricule

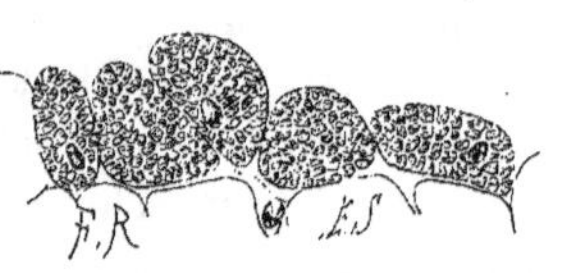

Fig. 188. — Coupe transversale des faisceaux musculaires du ventricule du veau, faite après dessication. Coloration au picrocarminate, conservation dans la glycérine additionnée d'acide formique. — 550 diam.

gauche, ce qui n'empêche pas les artères coronaires de se remplir, ainsi que le réseau correspondant. Après l'injection, la pièce est mise dans le bichromate de potasse ou d'ammoniaque, si les vaisseaux ont été injectés avec du bleu de Prusse, dans de l'alcool si l'on a employé une masse au carmin.

Il est rare qu'un cœur soit régulièrement et complétement injecté. La plupart du temps, l'injection est inégale; mais il est toujours possible de trouver des régions dans lesquelles elle est suffisamment complète pour l'étude. Ces fragments sont ceux que l'on choisit pour y pratiquer ensuite des coupes. Après le durcissement, ces coupes faites suivant différentes directions nous montrent que les vaisseaux capillaires forment dans le cœur des mailles allongées dans le sens des faisceaux, comme du reste pour tous les autres muscles; seulement les mailles de ce réseau, au lieu de ne contenir qu'un seul faisceau, comme il arrive pour les muscles volontaires, embrassent d'habitude plusieurs de ces faisceaux. Dans les injections, même les mieux réussies, les parties bien injectées présentent souvent de la diffusion. Cela tient à ce que les capillaires sanguins, au lieu d'être entourés de tissu conjonctif qui solidifie leurs parois, sont plongés ici au milieu d'espaces lymphatiques, dans lesquels la masse d'injection pénètre facilement. C'est la raison pour laquelle en injectant les vaisseaux sanguins on arrive souvent à produire une injection partielle du réseau lymphatique. Il suffit de la rupture d'un capillaire sanguin en un point pour que ce réseau soit injecté dans tout le voisinage.

À la surface des vaisseaux sanguins, il existe une couche de cellules plates qui peut être considérée comme une portion de l'endothélium de l'espace lymphatique.

Pour se rendre compte de la richesse du système lymphatique du cœur, il faut procéder de la façon suivante. S'étant procuré un cœur de mouton encore chaud, on enfonce dans le myocarde du ventricule la canule tranchante d'une seringue hypodermique remplie de bleu de Prusse. Dès qu'on l'y a fait pénétrer, il se produit, dans un point du péricarde voisin, un réseau bleu qui s'enrichit, s'étend et dessine un département du réseau sous-péricardique. L'expérience réussit, quel que soit le lieu du ventricule où l'injection est faite. Quelques injections semblables déterminent la réplétion du réseau péricardique et permettent de constater que les gros troncs lymphatiques vont se jeter dans les ganglions qui sont à la base du cœur.

On se convainct par cette expérience que l'origine des lymphatiques se trouve partout dans le muscle cardiaque, puisque, partout où pénètre la pointe de la seringue, il s'en injecte[1]. Tout l'espace laissé dans le cœur entre les faisceaux musculaires et les vaisseaux sanguins est lymphatique; en d'autres termes, le cœur des mammifères peut être considéré comme une éponge lymphatique, de même que le cœur de la grenouille est une éponge sanguine[2].

Système
lymphatique
du cœur.

---

[1] Schweigger-Seidel qui a constaté (*das Herz*, Stricker's Handbuch., p. 185) avec quelle facilité, en poussant une injection dans le myocarde, on remplit le réseau lymphatique sous-péricardique, suppose que l'origine de ces réseaux lymphatiques se trouve dans des fentes spéciales situées entre les plans musculaires du myocarde et qu'il désigne sous le nom de fente de Henle. Si nous avons bien compris la description de Henle (*Handb. der system. Anatomie*, t. III., 1re partie, p. 54 et suivantes), les fentes qu'il a signalées correspondent aux lames de tissu connectif qui séparent les uns des autres les faisceaux secondaires du cœur dont la forme est aplatie, surtout dans les ventricules. D'après nous, l'origine des vaisseaux lymphatiques serait beaucoup plus profonde. On doit la chercher dans les mailles du réseau des fibres musculaires du cœur, et principalement dans les espaces compris entre ce réseau et les vaisseaux capillaires. Mais, nous le reconnaissons avec Schweigger-Seidel, une démonstration histologique complète des vaisseaux lymphatiques dans le cœur n'a pas encore été fournie.

[2] Le cœur de la grenouille ne possède ni vaisseaux sanguins ni vaisseaux lymphatiques. Il est disposé de façon que le sang l'imbibe tout entier. Au lieu d'être con-

Cette circulation lymphatique si riche est nécessitée par le fonctionnement continu du cœur. Ce muscle est en effet celui de toute l'économie qui fait le travail le plus considérable, parce qu'il le fait sans autre interruption que celle de la diastole. Il est indispensable que les produits de désassimilation, les déchets de ce travail, soient éliminés au plus vite ; c'est à cette nécessité que répond la richesse du système lymphatique du cœur.

ENDOCARDE.

Nous avons à étudier, dans l'endocarde, l'endothélium qui le tapisse dans toute son étendue et la menbrane proprement dite, qui est composée de tissu conjonctif, de fibres élastiques et de cellules musculaires lisses.

Endothélium de l'endocarde. On peut reconnaître l'existence d'un endothélium à la face interne de l'endocarde en la raclant avec la lame d'un scalpel et en examinant le produit du raclage dans l'eau, le sérum iodé, le picrocarminate, etc. Les cellules de l'endothélium, lorsqu'elles sont vues de face, apparaissent comme de petites plaques munies d'un noyau ; lorsqu'elles sont vues de profil, elles semblent fusiformes. On prendra une connaissance plus complète de cet endothélium au moyen des imprégnations d'argent. Pour imprégner d'argent l'endocarde du chien, du lapin, du cochon d'Inde ou d'autres animaux de même taille, il faut ouvrir les ventricules et les oreillettes, laver soigneusement et rapidement la surface avec de l'eau distillée et l'arroser ensuite avec une solu-

---

stitué, en effet, comme le cœur des mammifères, par une cavité assez nettement limitée et par une paroi plus ou moins compacte, la paroi et la cavité s'y confondent. Les travées musculaires s'y entre-croisent dans toutes les directions et le cloisonnent en tous sens. D'autre part, le sang circule dans tous les interstices entre les travées recouvertes d'endothélium et arrive aussi bien tout près de la surface du cœur que dans le milieu de sa masse. Cette structure du cœur de la grenouille, signalée pour la première fois par Brücke (*Beiträge zur vergleichenden Anat. u. Physiol. des Gefœss systems.* Mém. de l'Acad. des sciences de Vienne, 1852, t. III, p. 355), se voit très-nettement quand on remplit cet organe avec une masse colorée à la gélatine. Après que la masse a été solidifiée par le refroidissement, les coupes, éclaircies par l'essence de girofle et montées dans le baume du Canada, montrent que la masse d'injection est répandue partout entre les faisceaux jusqu'à la surface du ventricule ; à la base seulement de ce dernier, se trouve une cavité un peu plus grande et plus nette. On peut donc dire, à juste titre, que le cœur de la grenouille est une éponge sanguine.

tion de nitrate d'argent à 1 pour 300 ou à 1 pour 500. Si l'on veut procéder par immersion, il faut, dans le cas où le cœur présente des dimensions un peu considérables, comme chez le chien par exemple, circonscrire par des incisions une région du cœur munie de son endocrade, l'enlever, la laver dans de l'eau distillée et la plonger dans la solution de nitrate d'argent.

Chez les très-petits animaux, la grenouille, la souris, etc., le cœur étant conservé intact, la solution de nitrate d'argent est injectée au moyen d'une pipette ou d'une seringue par une des veines qui se rendent au cœur, de manière qu'elle revienne par les artères et lave en passant les cavités cardiaques. Lorsque l'imprégnation est produite, l'organe entier ou le fragment d'organe est placé dans l'eau distillée. Il faut maintenant en détacher l'endocarde; il ne convient pas de l'arracher avec une pince, parce que les tiraillements altèrent l'endothélium dans sa forme et dans ses rapports; il vaut beaucoup mieux enlever les fragments de l'endocarde avec des ciseaux courbes ou avec un rasoir sur un point que l'on a rendu légèrement convexe en le faisant bomber. Les préparations ainsi obtenues contiennent presque toujours des portions plus ou moins épaisses du muscle cardiaque qui les rendent un peu sombres, mais on les éclaircit en les mettant dans la glycérine, ou mieux encore dans le baume du Canada, après les avoir convenablement déshydratées par l'alcool.

Quant à l'endothélium qui recouvre les cordages tendineux et les valvules du cœur, pour le voir il suffit de détacher ces parties après l'imprégnation et de les monter dans le baume du Canada suivant les procédés habituels.

C'est à l'aide de l'imprégnation d'argent que l'on est arrivé à se convaincre qu'il existe à la face interne du cœur un endothélium continu, composé de cellules polygonales plates contenant chacune un noyau et recouvrant exactement toutes les saillies et toutes les anfractuosités des cavités auriculaires et ventriculaires.

Pour étudier la couche sur laquelle repose l'endothélium, il convient d'y pratiquer des coupes dans différentes directions, sur des pièces desséchées (pour les détails de la méthode, voir plus loin : *Artères*) ou durcies à l'aide de l'un des procédés qui ont été indiqués dans les méthodes générales, par exemple par l'action successive de l'alcool, de l'acide picrique, de la gomme et de

Imprégnations de l'endothélium endocardique par le nitrate d'argent.

l'alcool. On reconnaît alors que l'endocarde n'a pas tout à fait la même structure dans les différentes parties du cœur, bien qu'il soit cependant partout construit sur le même type. Il est partout composé des éléments du tissu conjonctif et de fibres musculaires lisses, mais ces éléments présentent dans les différentes

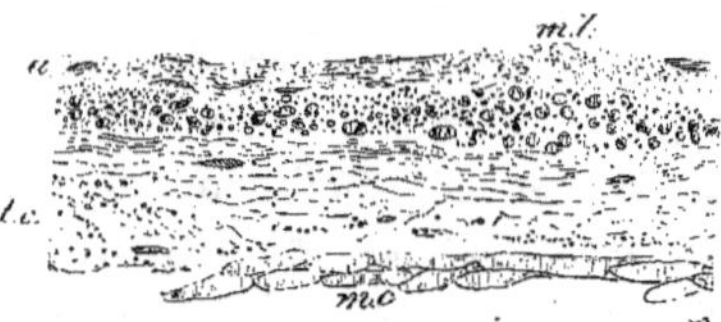

Fig. 189. — Endocarde du ventricule gauche de l'homme. — *a*, couche superficielle *tc*, tissu conjonctif fasciculé; *mc*, fibres musculaires du ventricule; *ml*, fibres musculaires lisses. — 150 diam.

régions un arrangement un peu variable, et la couche qu'ils forment est d'épaisseur un peu différente. C'est ainsi que dans les ventricules l'endocarde est plus épais que dans les oreillettes, et que dans le cœur gauche (oreillette et ventricule) les éléments musculaires sont plus nombreux que dans le cœur droit.

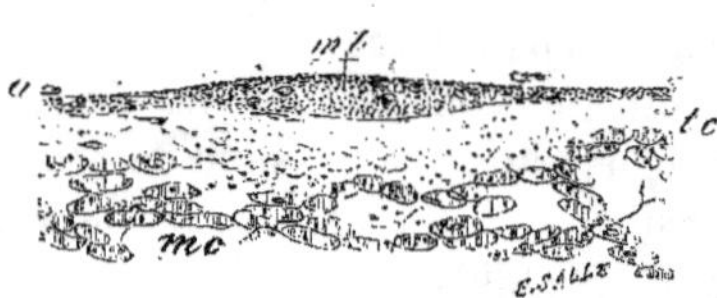

Fig. 190. — Endocarde de l'oreillette gauche de l'homme. — *a*, couche superficielle *tc*, tissu conjonctif fasciculé; *mc*, fibres musculaires de l'oreillette; *ml*, fibres musculaires lisses. — 150 diam.

Couche sous-endothéliale de l'endocarde

Au-dessous de l'endothélium, dans toutes les régions, il existe une couche serrée dans laquelle on voit des noyaux aplatis suivant la surface et des fibres élastiques fines qui deviennent plus grosses et plus nombreuses à la limite de cette couche du côté de la profondeur. C'est là que se trouvent également des cellules musculaires lisses qui se présentent en long ou en travers suivant la direction de la coupe.

Immédiatement au-dessous se rencontre une masse plus ou

moins considérable de tissu conjonctif fasciculé ordinaire, dans lequel rampent les nerfs, les vaisseaux sanguins et les vaisseaux lymphatiques. Cette couche de tissu connectif fasciculé se poursuit sans ligne de démarcation tranchée avec le tissu conjonctif interstitiel du muscle cardiaque.

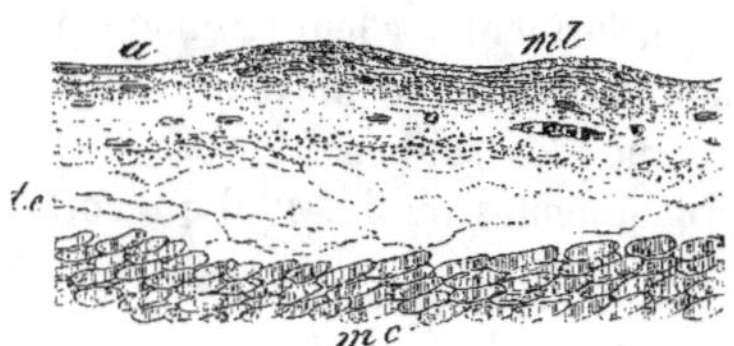

Fig. 191. — Endocarde du ventricule droit de l'homme. — *a*, couche superficielle ; *tc*, tissu conjonctif ; *mc*, fibres musculaires du ventricule ; *ml*, fibres musculaires lisses. — 150 diam.

Valvules du cœur. — Les valvules du cœur de l'homme, les seules que nous considérions dans ce chapitre, sont constituées entièrement par du tissu conjonctif disposé en lames ou en faisceaux. Ces faisceaux et ces lames sont entremêlés d'une quantité plus ou moins considérable de fibres élastiques suivant les différentes couches que l'on examine.

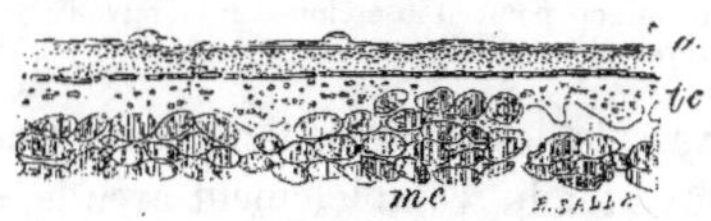

Fig. 192. — Endocarde de l'oreillette droite de l'homme. — *a*, couche superficielle ; *tc*, tissu conjonctif ; *mc*, fibres musculaires de l'oreillette. — 150 diam.

L'étude des valvules doit se faire sur des préparations obtenues par coupes après dessiccation du tissu. Nous renvoyons aux artères pour les détails des procédés à suivre.

Les coupes les plus convenables pour la tricuspide et la mitrale sont celles qui passent par un plan perpendiculaire à l'axe des orifices. Pour les sigmoïdes, au contraire, les coupes longitudinales conviennent mieux.

Les valvules mitrale et tricuspide fournissent des préparations en tous points comparables. Au niveau de la face auriculaire, il existe une couche épaisse de tissu conjonctif lamelleux contenant des noyaux aplatis qui, sur la coupe, paraissent allongés dans le sens de la surface. Cette couche est entremêlée de fines fibres élastiques, plus nombreuses et plus grosses vers sa face profonde et formant un réseau serré qui se perd peu à peu entre les faisceaux de tissu conjonctif.

Ces faisceaux, qui sont revêtus de cellules plates (cellules connectives ordinaires), forment par leur réunion la charpente de la valvule et en constituent la partie moyenne. Vers la face ventriculaire, on remarque des saillies plus ou moins étendues et plus ou moins proéminentes (*ct* fig. 193) qui correspondent à la

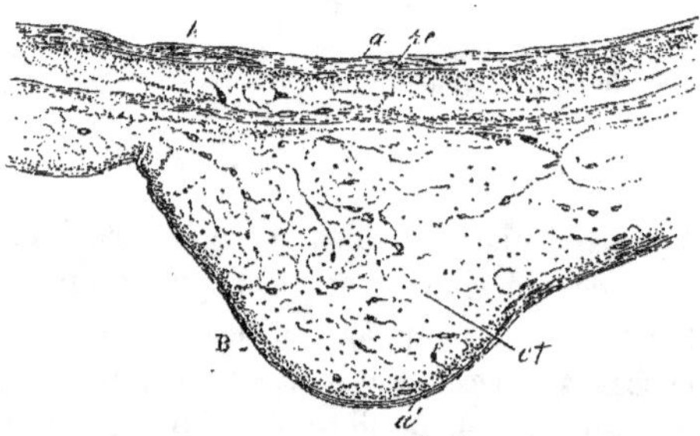

Fig. 193. — Coupe de la valvule tricuspide, faite perpendiculairement à l'axe de l'orifice auriculo-ventriculaire. — A, surface auriculaire; B, surface ventriculaire; *a*, couche connective lamelleuse de la surface auriculaire; *a'*, couche lamelleuse de la surface ventriculaire; *ct*, coupe transversale du cordage tendineux au niveau de son point d'insertion sur la valvule; *re*, tissu fibreux de la charpente de la valvule. — 100 diam.

section transversale des cordages tendineux. A ce niveau, le cordage tendineux, fondu complétement avec le corps de la valvule, fournit, sur les préparations colorées au carmin, une image semblable à celle de la section transversale d'un tendon. Enfin, à la surface ventriculaire, il existe une couche analogue à celle qui se trouve à la surface auriculaire, seulement elle est beaucoup plus mince.

Les valvules sigmoïdes aortique et pulmonaire, nous montrent une disposition à peu près semblable, mais plus régulière, parce que ces valvules ne possèdent pas de cordages tendineux. Sur chaque face, une couche distincte formée par du tissu conjonctif lamelleux entremêlé de fibres élastiques est doublée par un réticulum élastique serré. Cette couche et le réseau élastique sous-jacent ont une épaisseur plus considérable sur la face ventriculaire que sur la face artérielle, et, tout en conservant le même rapport, ils sont plus épais sur les valvules aortiques que sur les valvules pulmonaires. A la partie moyenne se trouve une couche fibreuse, formée de faisceaux de tissu conjonctif recouverts de cellules plates, et de quelques fibres élastiques. Cette couche constitue la charpente de la valvule.

En résumé, une valvule du cœur peut être considérée comme un repli de l'endocarde dont les deux lèvres sont unies par du tissu conjonctif fibreux qui en assure la résistance. Il existe en effet sur les deux faces de chaque valvule une couche de lames connectives entremêlées de cellules plates et de fibres élastiques, semblable à celle que nous avons vu dans l'endocarde et à celle que nous retrouverons dans la tunique interne des artères. Dans les valvules du cœur, cette couche n'est pas également épaisse sur les deux faces. Elle est plus épaisse et plus résistante sur les faces auriculaires de la tricuspide et de la mitrale et sur les faces ventriculaires des sigmoïdes. Elle est donc plus épaisse et plus résistante sur les points où le sang, dans sa circulation intracardiaque, produit un frottement plus considérable [1].

Notons encore que les éléments élastiques sont plus abondants dans les valvules du cœur gauche que dans celles du cœur droit, ce qui est en rapport avec la résistance plus grande que ces voiles membraneux doivent offrir à une force également plus grande.

PÉRICARDE.

On peut s'assurer à l'aide des imprégnations d'argent, que le péricarde, aussi bien sur sa face pariétale que sur sa face viscérale, est recouvert d'une seule couche de cellules endothéliales

[1] Les lésions inflammatoires des valvules du cœur siégent presque toujours sur les faces ventriculaires des valvules sigmoïdes et sur les faces auriculaires des valvules mitrale et tricuspide. La disposition anatomique des valvules peut nous rendre parfaitement compte de ce fait. Les faces des valvules que nous considérons sont en effet celles où le tissu conjonctif lamelleux est le plus épais et où se trouve par conséquent en plus grand nombre les cellules connectives dont la prolifération amène les lésions inflammatoires. En outre, le frottement de l'ondée sanguine qui, vraisemblablement, comme nous l'avons dit, a déterminé la plus grande épaisseur de l'une des faces de la valvule, peut être considéré comme une cause constante d'irritation, qui n'est pas pour l'autre. L'importance des irritants physiologiques dans le développement des inflammations de l'endocarde est encore établie par ce fait que le cœur gauche, où le sang est oxygéné, est très-souvent atteint de lésions inflammatoires, tandis que ces lésions sont rares dans le cœur droit, qui contient du sang veineux.

polygonales, semblables à celles du péritoine. Chez la grenouille, le feuillet viscéral possède un revêtement endothélial dont les cellules fort irrégulières ont de grands prolongements arrondis qui pénètrent dans des échancrures correspondantes des cellules voisines, de sorte que l'ensemble de toutes ces cellules après l'imprégnation d'argent rappelle les découpures des jeux de patience.

Le stroma de la membrane peut être étudié à l'aide des diverses méthodes qui ont été indiquées à propos des membranes séreuses et du tissu conjonctif en général.

CHAPITRE X

ARTÈRES

A partir de leurs origines ventriculaires, et à mesure qu'elles se rapprochent des capillaires sanguins, les artères présentent dans leur structure une disposition de plus en plus simple, de telle sorte que l'artère la plus élémentaire est celle qui se trouve immédiatement avant les capillaires, tandis que l'aorte possède au contraire la structure la plus complexe. Dès lors, dans un exposé systématique de la structure des artères, il est logique de commencer par les artérioles, qui présentent la constitution la plus simple, et de remonter jusqu'à l'aorte, en indiquant à mesure les modifications que subissent les tuniques artérielles. Nous suivrons ce mode d'exposition autant que nous le permettra le point de vue de la technique, auquel nous devons toujours nous placer dans cet ouvrage.

Les vaisseaux capillaires sanguins sont constitués par une simple membrane endothéliale disposée en forme de tube. Pour devenir une artère, le tube endothélial du capillaire se recouvre de cellules musculaires lisses à direction transversale. Ces cellules disposées les unes à côté des autres sur une seule couche, forment ainsi un tube musculaire qui enveloppe le tube endothélial du capillaire. A la surface de ce manchon musculaire sont généralement disposés de petits faisceaux de tissu conjonctif entremêlés de fibres élastiques, ayant les uns et les autres une direction longitudinale. On peut donc dès lors considérer à l'artère trois tuniques, une interne de nature endothéliale, une seconde ou moyenne de nature musculaire et une externe ou adventice formée d'éléments conjonctifs.

Ces trois tuniques se retrouvent sur toutes les branches et sur les troncs de l'arbre artériel. Il est vrai qu'elles subissent des modifications importantes ; mais les éléments essentiels que nous venons d'apprendre à connaître existent toujours dans chacune des tuniques, l'endothélium dans la tunique interne et les fibres musculaires dans la tunique moyenne ; il s'y ajoute seulement des éléments connectifs et élastiques.

Les méthodes que l'on emploie pour étudier les artères varient suivant qu'elles sont assez petites pour être soumises tout entières à l'observation microscopique ou qu'elles ont des dimensions telles qu'il est impossible d'étudier la structure de leurs parois sans y pratiquer des coupes longitudinales et transversales. Les premières sont souvent désignées sous le nom d'artérioles ; nous nous en occuperons tout d'abord.

Artérioles. — Les artérioles, pour être examinées au microscope, doivent être complétement isolées, à moins qu'elles ne soient situées dans des parties minces et transparentes, qui permettent de les distinguer nettement lorsqu'elles sont encore en place.

Il n'est pas possible d'isoler les artérioles de la trame de tous les organes qui en contiennent, soit parce que cette trame est trop résistante, soit parce qu'il y a entre celle-ci et la paroi du vaisseau une union trop intime. Parmi tous les organes, ceux du système nerveux (cerveau, moelle épinière, gros troncs nerveux périphériques), sont ceux qui conviennent le mieux lorsque l'on se propose d'étudier les artérioles complétement isolées. Du cerveau, par exemple, alors qu'il est complétement frais, il est facile d'extraire des artérioles en les arrachant à l'aide d'une pince. Pour les examiner, on les étale sur une lame de verre dans de l'eau ou dans du sérum iodé; pour les colorer, on se servira avec avantage du picrocarminate, et, en substituant ensuite la glycérine à la matière colorante, on aura des préparations persistantes.

Dans les troncs nerveux périphériques, on obtient facilement les artérioles en dissociant au moyen des aiguilles les faisceaux nerveux, soit sur des nerfs frais, soit sur des nerfs qui ont été soumis à l'action de l'acide chromique, du bichromate de potasse ou d'ammoniaque, de l'acide osmique, etc. (Voyez l'article : *Nerfs périphériques.*)

Pour étudier les artérioles dans le tissu conjonctif lâche sous-cutané ou profond, il convient d'employer les injections interstitielles, telles qu'elles ont été indiquées à propos du tissu conjonctif, (v. p. 329) faites avec du sérum iodé, du picrocarminate, de l'alcool au tiers, etc. Des fragments de la boule d'œdème produite par l'injection contenant des artérioles, enlevés avec des ciseaux courbes et étalés sur le porte-objet par la pression exercée sur la lamelle à recouvrir, montreront, au milieu et à côté des faisceaux du tissu conjonctif et des fibres élastiques écartés par l'interposition du liquide, des artérioles, des vaisseaux capillaires et des veinules en nombre plus ou moins considérable suivant les régions qui auront été choisies par l'expérimentateur. Ce mode de préparation convient d'une manière spéciale pour l'étude des vaisseaux sanguins du tissu conjonctif des embryons déjà arrivés à une période avancée de leur développement.

Il est un procédé plus simple que les précédents et qui a l'avantage de laisser le vaisseau avec tous ses rapports et d'éviter, par conséquent, les torsions qu'éprouve d'une manière presque inévitable un tube souple, complétement dégagé, qui a été soumis aux actions mécaniques nécessaires pour obtenir la dissociation. Il consiste à choisir des membranes vasculaires, telles que le mésentère des petits animaux (grenouille, souris, rat, cochon d'Inde, lapin), le grand épiploon du lapin, la membrane interdigitale, la langue et le poumon de la grenouille, la membrane hyaloïde du même animal, les expansions membraneuses de la queue des têtards, etc. Il importe que la membrane dans laquelle sont comprises les artérioles soit régulièrement tendue, ce que l'on obtient (si l'étude doit être faite sur les parties fraîches dans leur liquide naturel, par exemple pour le mésentère et le grand épiploon dans la sérosité péritonéale) en la recouvrant d'une lamelle de verre et en la tirant au delà des bords de cette lamelle pour la maintenir avec de la paraffine.

Lorsque les éléments de la membrane, ceux des artérioles y compris, ont été fixés par un séjour de quelques heures dans le liquide de Müller, le bichromate d'ammoniaque à 2 pour 100 ou l'alcool au tiers, on pourra, après les avoir colorés soit par le picrocarminate, soit par l'hématoxyline, employer pour les tendre

Étude des artérioles dans les membranes.

le procédé de la demi-dessiccation (v. p. 75). En ce qui regarde l'étude des artérioles dans les membranes, il importe que ce procédé soit exactement appliqué, parce qu'il est nécessaire que les parois des vaisseaux soient convenablement tendues pour y distinguer certains détails de structure.

Les artérioles des membranes seront étudiées avec avantage après injection du système vasculaire sanguin avec une solution de nitrate d'argent à 1 pour 500. En effet, lorsque l'imprégnation est bien réussie, les cellules endothéliales de la tunique interne et les cellules musculaires de la moyenne séparées par des traits noirs, sont devenues bien distinctes.

Parmi toutes ces méthodes, la dernière est celle qui convient le mieux pour voir la forme des cellules endothéliales. Ces cellules sont minces, allongées suivant l'axe du vaisseau et se correspondent de telle façon que l'extrémité de l'une d'elles vient se placer dans l'angle laissé par deux de ses voisines (E, fig. 194). Sur les préparations colorées, on peut reconnaître des noyaux ovalaires et aplatis, ayant leur grand diamètre suivant l'axe du

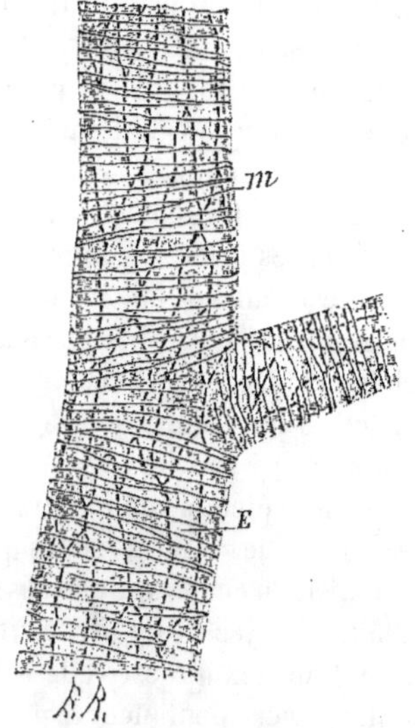

Fig. 194. — Artériole de l'intestin du lapin, imprégnée d'argent par injection. — *m*, fibres musculaires; E, cellules endothéliales. — 200 diam.

vaisseau, et qui correspondent à chacune des cellules endothéliales.

Les préparations obtenues par injection de nitrate d'argent permettent aussi de bien voir la couche musculaire des artérioles; mais, pour faire à son sujet des observations plus complètes, il faut l'étudier sur des artères complétement isolées ou mieux encore sur le grand épiploon et le mésentère du lapin conservés dans la sérosité péritonéale. Les fibres musculaires s'accusent très-nettement à cause de leur réfringence, surtout lorsqu'elles sont encore vivantes; dans ces conditions leurs noyaux ne sont pas visibles. Pour qu'ils deviennent apparents, il suffit d'ajouter de l'eau simple ou additionnée d'une faible quantité d'acide acétique ou d'acide formique. Ils se montrent alors dans l'intérieur des cellules musculaires, sur le bord du vaisseau, sous la forme de petits cercles, lorsque le ventre de la cellule est au niveau de ce bord.

Quand on veut faire une étude plus complète de ces noyaux, il est nécessaire d'avoir recours à d'autres méthodes : en premier lieu, on peut traiter la membrane par l'alcool au tiers, où elle séjourna plusieurs heures, ensuite par le picrocarminate, puis la monter en préparation dans la glycérine que l'on fera pénétrer sous la lamelle, la membrane ayant été préalablement bien tendue.

Disposition des cellules musculaires sur les artérioles. Après ce traitement, les noyaux se voient sur le bord des plus petites artères, comme des cercles rouges dont le groupement est tout spécial. Ils y forment des rangées disposées alternativement sur le bord gauche et sur le bord droit (si l'artériole est placée sur le champ du microscope d'avant en arrière), de telle sorte qu'une rangée commence à droite au niveau où finit une rangée à gauche (fig. 195). Si on les considère seulement dans une petite étendue de l'artère, ces rangées sont à peu près d'égale longueur ; les cercles rouges qui les constituent représentent évidemment la coupe optique des noyaux. Lorsqu'on élève ou que l'on abaisse l'objectif, on prend une connaissance exacte de la forme de ces noyaux qui est celle d'un bâtonnet effilé à ses deux extrémités, légèrement incurvé pour se mouler sur le tube vasculaire. Or, si nous considérons maintenant ces noyaux dans une seule des rangées dont nous venons de parler, nous verrons que, parmi les cercles rouges qui représentent leur coupe optique, ceux qui sont au milieu de la rangée sont les plus grands et que les autres ont un diamètre d'autant plus petit qu'ils en sont plus éloignés. Cette disposition provient de ce que les cellules musculaires de l'artère sont disposées en hélice autour de son axe, ainsi que H. Müller (d'après Kölliker, 2ᵉ édit. franç., p. 761) l'avait déjà constaté.

La même disposition peut être observée sur des préparations où, après l'action de l'alcool au tiers, la membrane a été soumise à l'action du chlorure double d'or et de potassium à 1 pour 10,000. Au sortir de l'alcool, on lave la membrane avec de l'eau distillée et on la place dans un verre de montre avec la solution d'or. Lorsqu'elle y a séjourné une heure ou deux, elle est lavée de nouveau et montée en préparation dans la glycérine ; soumise à l'action de la lumière, elle prend une teinte rouge, liée principalement à la coloration de toutes les parois vasculaires et de celles des artérioles en particulier, sur lesquelles on distingue d'une manière nette la tunique musculaire avec ses cellules et ses noyaux.

Après action du bichromate d'ammoniaque à 1 pour 200 pendant 24 heures, lavage, coloration à l'hématoxyline et conservation dans la glycérine, on obtient aussi de très-bonnes préparations pour observer la tunique musculaire des petites artères ; la disposition en hélice des cellules s'y voit également bien. Il convient d'ajouter que cette disposition, quelle que soit la méthode que l'on emploie pour la reconnaître, n'affecte pas une régularité parfaite, et que, pour des artères de même calibre, le tour de la spire, mesuré par la longueur des rangées de noyaux, peut avoir des hauteurs très-différentes.

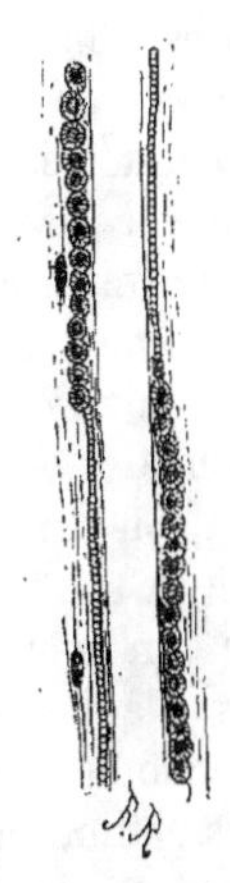

Fig. 195. — Artériole du grand épiploon du lapin adulte. Liquide de Müller. Coloration au picrocarminate. Conservation dans la glycérine. — L'objectif étant mis au point sur le bord du vaisseau, les cellules musculaires sont vues sur leur coupe optique. — 230 diam.

Si après un séjour de vingt-quatre heures dans le bichromate d'ammoniaque la préparation est colorée au moyen de la purpurine ou du picrocarminate, on reconnaîtra facilement autour des noyaux la substance musculaire disposée en petits champs arrondis ou polygonaux dont nous avons parlé à propos des fibres musculaires lisses (voy. p. 526).

La tunique externe des artérioles sera convenablement étudiée dans le tissu conjonctif sur une préparation obtenue par injection interstitielle avec du sérum iodé. Les faisceaux du tissu connectif à peine teintés et les fibres élastiques, colorées en jaune plus ou moins intense suivant la quantité d'iode libre contenue dans le sérum, se montreront à la surface des petits vaisseaux.

On étudiera avec avantage dans le même but des préparations par dissociation des troncs nerveux périphériques après durcissement complet dans une solution d'acide chromique à 2 pour 1000.

Sur les artérioles examinées suivant leur longueur, après l'action de solutions faibles d'acide chlorhydrique, d'acide acétique ou d'acide formique, on distingue, au-dessous de la tunique musculaire, des stries longitudinales semblables à celles que donnerait une membrane plissée. Elles correspondent à une couche spéciale située entre l'endothélium et la tunique musculaire et qui est connue sous le nom de lame élastique interne. Pour se convaincre de l'existence de cette lame, il faut avoir recours à l'examen de sections transversales. Il est clair que ces sections ne peuvent pas être faites sur une artériole isolée; mais comme il se rencontre des artérioles d'une direction déterminée dans un grand nombre d'organes, il sera facile d'y pratiquer des coupes transversales à cette direction. C'est ainsi que, sur les sections transversales des nerfs et des muscles, par exemple, durcis par l'alcool, ou par l'action de la gomme et de l'alcool, colorées au carmin et traitées par la glycérine avec 1 pour 100 d'acide formique, on rencontrera des artérioles coupées en travers, montrant sur leur surface interne des noyaux correspondant aux cellules endothéliales, puis, immédiatement au-dessous, si l'artère est très-petite, un ruban festonné mince, réfringent et incolore. Ce ruban festonné qui correspond à la lame élastique interne sépare l'endothélium de la tunique musculaire constituée par une, deux ou trois couches de cellules. En dehors se trouve le tissu connectif, entremêlé de fibres élastiques, qui appartient à la tunique externe.

La membrane élastique interne, comme toutes les parties formées par de la substance élastique, n'a qu'une élasticité limitée, et, lorsqu'elle est comprimée par la couche musculaire disposée en anneau, il arrive que la limite inférieure de son élasticité est dépassée et que, pour tenir dans l'espace qui lui est réservé, elle doit se replier sur elle-même. C'est pour cela que, dans les conditions où nous venons de l'observer, elle apparaît comme un feston, tandis que, sur les vues longitudinales des petites artères les plis qu'elle a pris sous l'influence de la rétraction musculaire donnent lieu à l'apparence de stries longitudinales.

Grosses et moyennes artères. — Pour étudier la structure des artères d'un calibre notable (aorte, carotide, axillaire, iliaque, fémoral, humérale, radiale, cubitale, tibiale, pédieuse, artères de la base du cerveau, etc.), il est nécessaire d'y pratiquer des sections dans des directions déterminées. Ces sections

peuvent être faites à l'aide des différents procédés de durcissement indiqués aux méthodes générales, mais parmi ces procédés,
il en est un si souvent mis en usage dans les recherches sur les
artères qu'on pourrait le désigner sous le nom de procédé classique. Il consiste à faire des coupes sur les artères desséchées.
Voici les détails du procédé :

L'artère est fendue suivant sa longueur, étendue régulièrement
sur une lame de liége et fixée par ses bords avec de nombreuses épingles, la face interne du vaisseau étant exposée à
l'air. Elle est alors mise à sécher dans un endroit chaud et aéré,
par exemple sur le couvercle d'une étuve à incubation, de telle
sorte que la dessiccation puisse s'effectuer en quelques heures.
Dans cette première partie de l'opération, il faut remplir deux
conditions importantes

Coupes faites
sur les artères
après
dessiccation.

1° La direction du vaisseau doit être notée exactement, afin d'être
assuré de pouvoir y faire, lorsque la pièce sera sèche, des coupes
longitudinales ou transversales.

2° Comme la pièce se rétracte en séchant, il se produit entre deux
épingles consécutives un feston creux d'autant plus accusé que la
distance entre les épingles est plus grande. Au niveau de ces
festons l'artère est donc moins tendue qu'au niveau des épingles,
et la disposition relative des éléments n'est pas la même. Pour
éviter cet inconvénient, il importe de rapprocher autant que possible les épingles, et de plus, il faut choisir, pour faire les coupes
des parties assez éloignées des bords.

Le tissu des artères durci par la dessiccation présente une
grande résistance; aussi, pour y faire des coupes, il est nécessaire
d'employer un rasoir à trempe dure dont le tranchant ne soit pas
trop fin; il convient même d'avoir un rasoir destiné spécialement à cet usage et que l'on repassera sur la pierre en lui donnant une forte inclinaison.

Les coupes peuvent être exécutées à main levée sur la pièce tenue librement. Mais, en opérant dans ces conditions, il est difficile
de les réussir, et si elles sont suffisamment minces, elles n'ont pas
toujours une longueur suffisante. Nous allons voir en effet que,
pour quelques parties de l'opération, une certaine longueur est
nécessaire.

Pour obtenir des coupes assez minces et assez étendues,
voici comment il faut procéder : on choisit d'abord un bouchon
de liége fin; suivant son diamètre, sur une de ses bases, on pratique

avec la scie une fente ayant deux ou trois cemtimètres de profondeur. L'artère est introduite dans cette fente et y est disposée de
manière que sa direction longitudinale ou sa direction transversale corresponde exactement à la surface du liége. Elle est maintenue et fixée dans cette position par les doigts qui, serrant les
deux lèvres de la fente, pincent ainsi l'artère tout près de la surface où l'on fera la section. Les choses étant disposées ainsi, la
coupe se fait d'arrière en avant; comme le liége oppose à la lame
tranchante à peu près la même résistance que l'artère desséchée,
la lame passe sans secousse de l'un à l'autre. Une fois la surface
affranchie par un premier coup de rasoir, pour obtenir une tranche
mince de l'artère, on appuie fortement le rasoir sur le liége de
manière à le déprimer légèrement. Une très-petite épaisseur
de l'artère fera ainsi saillie au-dessus de la lame et sera
coupée par le rasoir. On peut faire de cette façon, à la
suite l'une de l'autre, deux ou trois coupes; puis, laissant
reprendre au liége son volume primitif, on en affranchit avec
le rasoir une nouvelle surface pour le remettre au niveau de
l'artère.

Les sections réussissent mieux lorsque la dessiccation n'est
pas trop complète, parce que les tissus sont moins cassants.
Si la pièce est desséchée depuis longtemps, il est bon de souffler auparavant sur la surface; la vapeur de l'haleine ramol-
lit une couche superficielle très-mince et la rend plus facile à
séparer.

Les coupes sont reçues sur une feuille de papier et portées
ensuite dans l'eau qui les gonfle et leur donne, en même temps
qu'une plus grande étendue, une plus grande épaisseur; c'est
pour cela qu'il importe tant de faire sur les pièces desséchées des
coupes extrêmement minces. Puis ces coupes sont colorées
par le carmin ou mieux par le picrocarminate et replongées
dans l'eau pour les laver. Choisissons la plus mince et la
plus longue, portons-la sur une lame de verre, enlevons l'excès
du liquide avec des languettes de papier à filtrer et, au moment
où la dessiccation commence à se produire, étendons l'artère en
en saisissant les deux extrémités avec les doigts et appuyons de
manière à les fixer. Après quelques instants, la dessiccation est
suffisante pour que, en agissant avec une certaine rapidité, on
puisse déposer au centre de la coupe une goutte d'eau qui
n'atteindra pas ses extrémités et ajouter une lamelle à recouvrir

sans modifier l'extension. Les deux extrémités de la coupe doivent dépasser les bords de la lamelle ; enlevant alors l'excès d'eau, fixons ces extrémités avec de la paraffine. Pour obtenir une préparation persistante, il suffira ensuite de substituer à l'eau de la glycérine avec 1 pour 100 d'acide formique et de luter les bords de la lamelle.

Dans ces préporations, les fibres élastiques sont incolores, les noyaux connectifs et musculaires sont colorés en rouge, et au début les fibres connectives sont légèrement teintées de rose; mais cette coloration s'efface peu à peu pour disparaître complétement au bout de quelques jours.

Pour rendre bien distinctes les fibres élastiques et les réseaux qu'elles forment dans les artères, il est bon de les colorer avec l'acide picrique. Dans ce but, on peut procéder de deux façons : ou bien on emploie comme liquide additionnel un mélange de glycérine 50, solution saturée d'acide picrique 50, acide formique 1 ; ou encore, lorsque la coupe est régulièrement étalée par le procédé de la demi-dessiccation, avant de placer la lamelle, on ajoute, au lieu d'eau, du picrocarminate, et pour finir la préparation on suit le procédé indiqué.

Les coupes longitudinales sont les plus instructives, parce que les fibres musculaires qui sont coupées en travers y apparaissent très-nettement et ne peuvent se confondre avec des éléments cellulaires du tissu conjonctif. Les coupes transversales sont utiles pour compléter les notions que l'on a acquises sur les longitudinales et pour mieux observer certains détails de structure.

En comparant entre elles des coupes longitudinales de différentes artères, on arrive à se convaincre d'abord qu'il entre dans toutes les mêmes éléments, et qu'au point de vue du groupement de ces éléments il y a deux types principaux d'artères : le type élastique ou aortique et le type musculaire. Au premier appartiennent l'aorte, les carotides et le tronc de l'artère pulmonaire; à l'autre, les artères des membres jusqu'aux capillaires.

Artères du type élastique. — Le caractère distinctif du type élastique est la décomposition de la tunique moyenne en couches successives séparées les unes des autres par des lames élastiques, parallèles à l'axe du vaisseau.

Sur une coupe longitudinale de l'aorte de l'homme adulte, examinée à un faible grossissement, les trois tuniques sont nettement indiquées, surtout lorsque les éléments élastiques sont

Aorte de l'homme.

colorés en jaune par l'acide picrique. La tunique moyenne se limite en dedans par la lame élastique interne ; en dehors de celle-ci s'étagent des lames successives qui, sur leur tranche, présentent des caractères semblables à ceux de la lame élastique interne ; cette dernière peut donc être considérée simplement comme la plus interne de ces lames. La limite externe de la tunique moyenne est moins nettement accusée ; en approchant de cette limite, les lames élastiques sont moins régulières, moins épaisses, et de la dernière d'entre elles se détachent des fibres élastiques qui vont se perdre dans la tunique externe où elles forment un réseau à mailles longitudinales. Ces mailles sont comblées par des faisceaux connectifs ordinaires. Sur des préparations fraîchement faites avec le picrocarminate, la tunique interne présente une coloration rose. Lorsque les préparations conservées dans la glycérine acidifiée datent de quelques jours, les faisceaux connectifs sont décolorés, et leur limite n'est plus marquée que par le réseau élastique et par des cellules connectives dont les noyaux sont colorés en rouge.

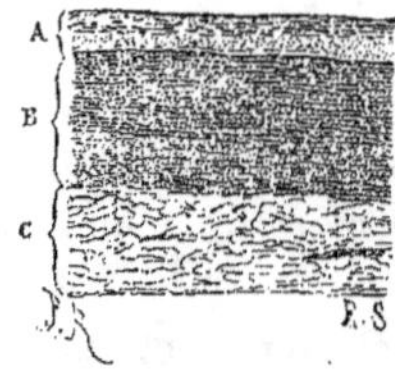

Fig. 196. — Coupe longitudinale de l'aorte thoracique de l'homme, faite après dessiccation. Coloration au picrocarminate. Conservation dans la glycérine additionnée d'acide formique ; — A, tunique interne ; B, tunique moyenne ; C, tunique externe. — 20 diamètres.

La tunique interne au contraire, au moins dans ses parties superficielles, conserve, dans les mêmes conditions, une légère coloration rouge, mélangée d'un peu de jaune. On y distingue aussi des noyaux colorés en rouge : telles sont les notions que l'on peut acquérir en examinant à un faible grossissement une coupe longitudinale de l'aorte. Il est nécessaire de les compléter par une étude de la même préparation avec un grossissement plus fort (300 à 500 diamètres) et par d'autres préparations que nous indiquerons à mesure.

Tunique interne de l'aorte.

A la surface de la tunique interne on ne trouve pas de noyaux correspondant à l'endothélium, si la préparation a été faite sur l'aorte de l'homme, comme on les recueille d'habitude, vingt-quatre heures après la mort ; mais sur des préparations semblables de l'aorte d'un mammifère (chien, veau, lapin, rat, etc.) on distingue, tout à fait à la surface de la tunique interne, des noyaux ovalaires, formant une petite saillie et correspondant évidemment aux cellules endothéliales.

Celles-ci, du reste, peuvent être démontrées sur l'aorte fraîche de ces différents animaux à l'aide de l'imprégnation d'argent. Chez

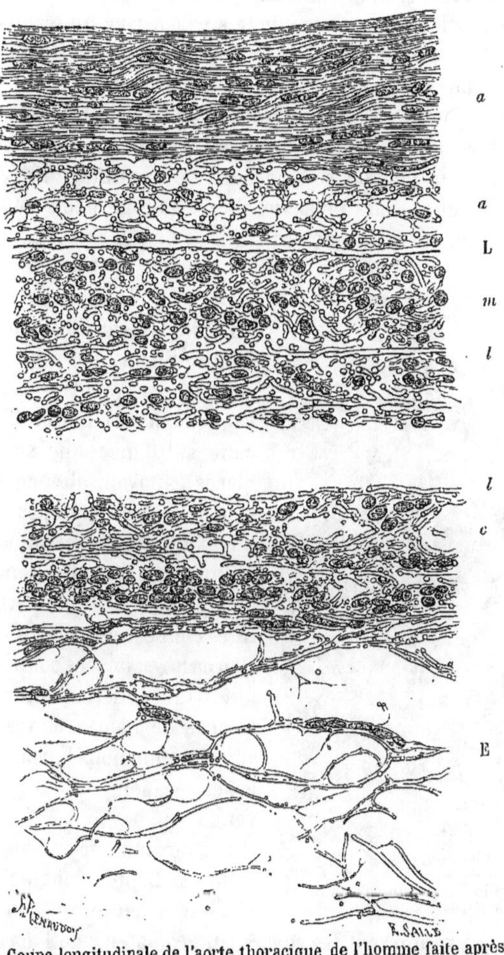

Fig. 197. — Coupe longitudinale de l'aorte thoracique de l'homme faite après dessiccation. Coloration au picrocarminate et conservation dans la glycérine additionnée d'acide formique. La partie centrale de la tunique moyenne n'a pas été dessinée. — a, couche interne de la tunique interne; a', couche externe de la tunique interne; L, lame élastique interne; m, fibres musculaires coupées en travers; l, lames élastiques; c, faisceaux du tissu conjonctif coupés en travers; E, tunique externe. — 400 diamètres.

les plus petits d'entre eux (lapin, rat, etc.), l'artère dont la surface interne est imprégnée peut être examinée entière et à plat, après qu'on a éclairci les tissus par la glycérine ou mieux encore par l'essence de girofle. Chez des animaux où les tuniques artérielles ont une plus grande épaisseur, il faut, après avoir imprégné, détacher une couche mince de la surface avec un rasoir. Sur ces préparations, on constate que l'endothélium, constitué par des cellules plates disposées sur une seule couche, présente le même agencement que sur les artérioles, avec cette différence que les cellules y sont plus larges (voy. fig. 194).

Quant à la portion sous-jacente de la tunique interne, portion connective, elle présente chez l'homme deux couches distinctes à peu près d'égale épaisseur.

La couche interne (fig. 197 *a*,) est finement striée ; les stries qu'elle présente proviennent d'un réseau élastique extrêmement fin dont la direction générale est longitudinale et d'une substance colorée par le carmin et qui est vaguement fibrillaire. C'est dans cette substance que se trouvent placés les noyaux allongés que nous avons signalés à propos de l'examen à un faible grossissement. En réalité, ces noyaux sont aplatis comme ceux de la plùpart des cellules connectives, ainsi qu'on peut s'en assurer sur des coupes minces faites tangentiellement à la face interne de l'aorte et traitées ensuite comme nous l'avons dit pour les coupes longitudinales et transversales.

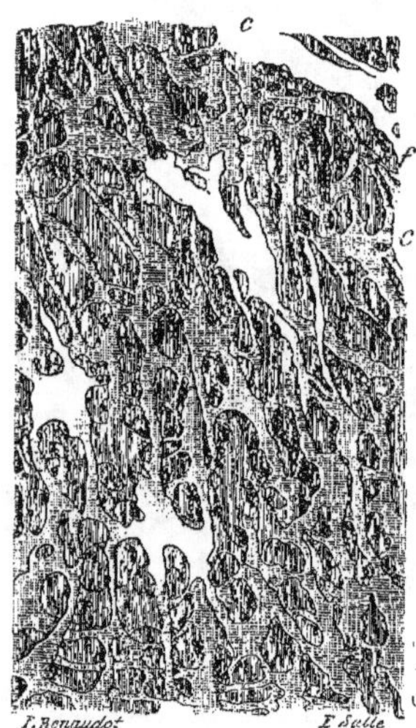

Fig. 198. — Tunique interne de l'aorte de l'homme, imprégnée par le nitrate d'argent. — *c*, cellules ; *f*, substance fibrillaire intercellulaire. — 400 diamètres.

Ces noyaux appartiennent à des cellules. Depuis longtemps déjà, Virchow[1], en examinant les pellicules qui recouvrent les foyers athéromateux de l'aorte, avait reconnu autour de ces noyaux des îlots de granulations graisseuses figurant un corps cellulaire. Langhans[2], en traitant la tunique interne de l'aorte par des solutions de nitrate d'ar-

---

[1] *Virchow*. Path. cellul., 1re édition française, p. 285.

[2] *Langhans*. Beitraege zur normalen und pathologischen Anatomie der Arterien. *Virch. Arch.*, 1866, vol. 56, p. 193 et suiv.

gent, a vu se dessiner un réseau blanc sur fond brun, comparable à celui que le même mode de préparation produit dans la cornée; il en a conclu que la tunique interne des artères contient un réseau de cellules creuses constituant un système plasmatique.

On peut réussir l'imprégnation d'argent de la tunique interne de l'aorte de l'homme recueillie vingt-quatre heures après la mort. Voici comment il faut procéder : un segment de l'artère est plongé dans une solution de nitrate d'argent à 1 p. 500 et il y est maintenu pendant plus d'une heure; on le place ensuite dans l'eau distillée pendant quelques heures, puis à l'aide d'une pince, on arrache des lambeaux plus ou moins étendus de la tunique interne. Ces lambeaux sont montés en préparation dans la glycérine et exposés à la lumière. Lorsqu'ils ont pris sous son influence une teinte brune, on y reconnaît, à l'aide du microscope, l'existence de figures ramifiées, ménagées par l'imprégnation. Ces figures anastomosées entre elles sont placées dans divers plans, plus superficiels ou plus profonds, et forment un système très-compliqué (fig. 198).

Chez le chien, le lapin et d'autres mammifères, dans presque tous les points de la tunique interne de l'aorte, l'arrangement général de ces figures est en forme de tourbillon plus ou moins régulier.

Dans l'état actuel de nos connaissances, on peut affirmer que l'interprétation donnée par Langhans est en partie exacte, en ce sens que les espaces blancs ramifiés ménagés par l'argent correspondent bien à des cellules, comme le dit cet auteur; mais ces espaces ne sauraient être considérés comme un système plasmatique intra-cellulaire.

La partie profonde de la tunique interne (fig. 197, *a*) semble différer de la couche superficielle de la même tunique; le réseau des fibres élastiques fines à direction longitudinale, que nous avons signalées dans cette dernière, forme entre les deux couches un lacis serré, et les fibres qui s'en dégagent du côté de la couche profonde prennent une direction transversale pour se perdre dans un système de faisceaux connectifs dont la direction est également transversale.

Ces petits faisceaux connectifs se colorent moins par le carmin que la couche striée superficielle, et entre eux on aperçoit des noyaux rouges correspondant à des cellules connectives. Quant aux fibres du réseau élastique de cette couche profonde, elles viennent une à une s'insérer à la lame élastique interne qui peut être considérée, ainsi que nous l'avons dit, comme la première lame élastique de l'aorte.

Tunique moyenne de l'aorte.

Passons maintenant à l'étude détaillée de la tunique moyenne. Les lames élastiques apparaissent comme des rubans réfringents, incolores ou colorés en jaune, s'il y a un excès d'acide picrique dans la préparation. Ils présentent de distance en distance de petites solutions de continuité, et leurs bords sont irréguliers. Ces bords ont de petites saillies; des fibres élastiques s'en dégagent perpendiculairement ou obliquement pour aller gagner une lame élastique voisine, soit directement, soit indirectement par l'intermédiaire d'un réseau formé entre les deux lames. Il en résulte une charpente élastique très-compliquée dont les pièces laissent entre elles des intervalles comblés par des cellules musculaires et des faisceaux de tissu connectif.

Sur les coupes longitudinales, les cellules musculaires de l'artère sont coupées en travers; elles apparaissent comme des cercles réfringents et teintés, sans noyaux si la section les a prises vers une de leurs extrémités, munis d'un noyau rouge si la section les a prises vers leur milieu. Quant aux faisceaux connectifs, leur quantité varie suivant les couches de la tunique moyenne que l'on considère; plus abondants dans les périphériques, plus rares et plus petits dans les centrales, ils se montrent sous la forme de petites masses, colorées en rose sur les préparations fraîchement faites, et incolores sur les anciennes.

Pour acquérir des notions plus complètes sur les lames élastiques, les cellules musculaires et les faisceaux conjonctifs de la tunique moyenne des artères, il faut étudier ces différentes parties élémentaires complétement isolées par dissociation.

Lames élastiques de la tunique moyenne isolées par dissociation.

Les lames élastiques sont difficilement isolables sur l'aorte fraîche de l'homme et des mammifères adultes, mais il suffit de laisser macérer le vaisseau pendant quelques heures dans une solution d'acide tartrique à 1 pour 100 pour qu'il soit facile, en se servant des aiguilles, de séparer complétement quelques-unes de ces lames. Elles apparaissent alors sous la forme d'une membrane transparente, dont souvent les bords sont repliés et dont la surface présente à considérer des trous ou pertes de substance arrondis et des fibres élastiques. Ces fibres sont comme implantées dans la membrane par une de leurs extrémités, ou bien elles y sont soudées par une de leurs faces, de manière à simuler un bas-relief. Souvent les trous dont nous venons de parler sont bordés par une de ces fibres élastiques qui les contourne et double l'épaisseur de la lame à leur niveau (fig. 199, T). Si nous comparons maintenant les lames isolées à celles qui ont été observées sur les sections longitudinales, nous comprendrons pourquoi elles présentent sur les bords de leur surface de coupe de légères saillies. Ces saillies correspondent aux fibres élastiques en bas-relief. Quant aux interruptions que présentent les mêmes lames sur les sections longitudinales, elles sont en rapport avec les trous ou pertes de substance. Enfin les fibres élastiques qui se confondent avec la membrane par une seule de leurs extré-

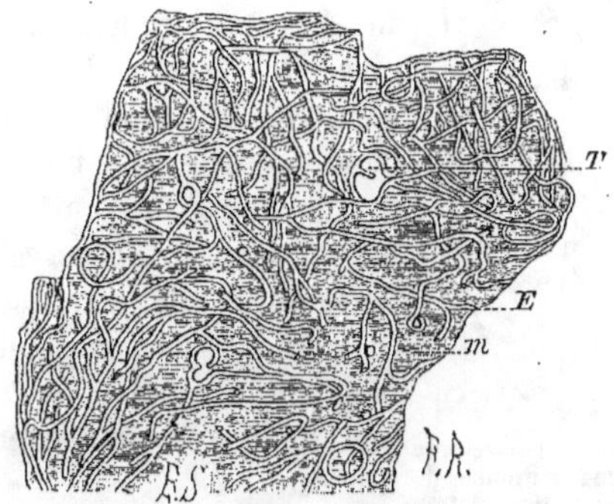

Fig. 199. — Lame élastique de la tunique moyenne de l'aorte de l'homme, séparée après macération dans une solution d'acide tartrique. — m, membrane élastique; E, fibres élastiques; T, trous de la membrane. — 350 diamètres.

mités, nous les retrouvons sur les coupes longitudinales, sous forme de travées élastiques réunissant en un seul système les différentes lames.

Chez le veau, les lames élastiques ne sont pas encore constituées ; à leur place il existe un réseau de grosses fibres élastiques qui s'isole facilement à l'aide des aiguilles, soit à l'état frais, soit après l'action des réactifs dissociateurs. Ce réseau élastique montre une disposition intéressante qui a été indiquée par un grand nombre d'histologistes anciens (Henle, Kölliker, etc.). Les grosses fibres de ce réseau laissent voir des pertes de substance irrégulières à direction transversale, qui leur donnent une apparence striée (fig. 200).

Les cellules musculaires de l'aorte de l'homme et des différents mammifères se séparent avec une grande facilité. Pour les

obtenir, on peut suivre toutes les méthodes générales de dissociation : un séjour de vingt-quatre heures dans le liquide de Müller suivi
d'un autre séjour de vingt-quatre heures dans l'eau distillée, la macération dans l'acide chromique et les
bichromates en solutions très-diluées,
dans le sérum iodé, l'alcool au tiers, etc.
Ce dernier réactif donne certainement
les meilleurs résultats, parce qu'il n'entrave nullement la coloration des éléments par le carmin.

Un petit fragment de l'aorte est plongé
dans quelques centimètres cubes d'acool
au tiers. Le lendemain, on en coupe
avec des ciseaux de petits morceaux
dont on pratique la dissociation sur la
lame de verre dans un peu du liquide
conservateur. Pendant la dissociation,
un grand nombre de cellules musculaires qui se sont séparées flottent dans
ce liquide. Elles peuvent être examinées telles quelles ou après l'addition du picrocarminate et de la glycérine, etc.

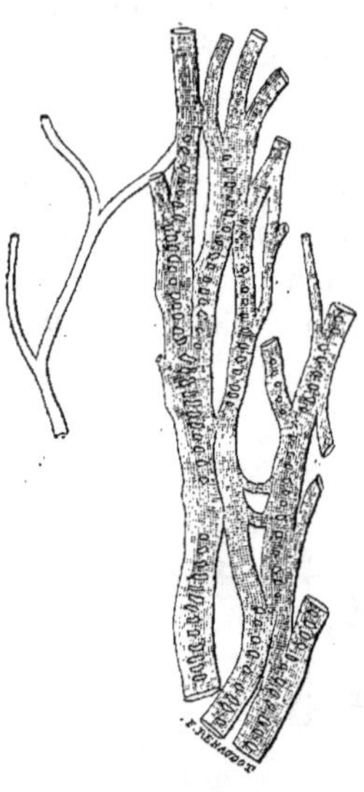

Fig. 200. — Réseau élastique
de la tunique moyenne de
l'aorte du veau. Dissociation
après macération dans l'alcool au tiers. Coloration en
jaune par le picrocarminate.
— 700 diamètres.

Elles ont une forme très-irrégulière,
paraissent striées suivant leur longueur
et sont munies de pointes ou de pro-
longements frangés. Elles possèdent un et quelquefois deux
noyaux en forme de bâtonnets.

La grande irrégularité de ces cellules provient en partie de ce
que, logées dans les mailles si compliquées du réseau élastique
de la tunique moyenne, elles en prennent l'empreinte ; mais leur
forme pourrait dépendre aussi d'une autre cause. En effet, elles
ne sont pas sans analogie avec les éléments du muscle cardiaque,
surtout si on les compare aux cellules musculaires du cœur de la
grenouille isolées après l'action de la potasse à 40 pour 100. On
pourrait dès lors les considérer comme les représentants d'une
forme intermédiaire entre les cellules contractiles des petites
artères et celles du cœur. Elles diffèrent cependant de ces dernières en un point essentiel : les cellules du cœur présentent une
striation transversale et longitudinale, tandis que celles de l'aorte

ne sont pas striées en travers et ne possèdent qu'une striation longitudinale vague.

Dans les préparations de la tunique moyenne obtenues par dissociation, on trouve constamment, mélangés aux fibres élastiques et aux fibres musculaires, quelques faisceaux du tissu conjonctif, caractérisés par l'ondulation spéciale des fibrilles qui les constituent et par leurs réactions microchimiques.

Ce sont ces faisceaux de tissu conjonctif répandus entre les éléments de la tunique moyenne qui, sur des coupes, ont été pris par Gimbert pour une substance amorphe, ainsi que Kölliker[1] le fait justement remarquer.

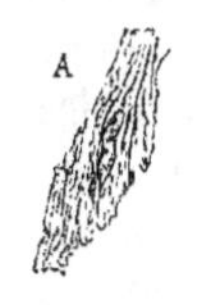
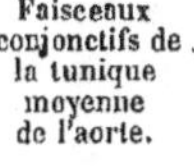

Faisceaux conjonctifs de la tunique moyenne de l'aorte.

Il faut noter que, sur les coupes de l'aorte du veau, outre les cellules musculaires contenues dans le réseau élastique, on rencontre, dans la couche profonde de la tunique moyenne, un nombre plus ou moins considérable de vaisseaux sanguins, artères, veines et capillaires. Dans la tunique moyenne de l'aorte de l'homme il n'y a rien de semblable. Les vaisseaux sanguins et lymphatiques que, dans le vieux langage anatomique, on désignait sous le nom de *vasa vasorum*, se montrent seulement dans la tunique externe. Ce n'est que dans certains cas d'artérite que l'on voit des vaisseaux sanguins pénétrer dans la tunique moyenne, et alors ils sont presque toujours entourés d'une quantité plus ou moins considérable de tissu connectif ordinaire[2].

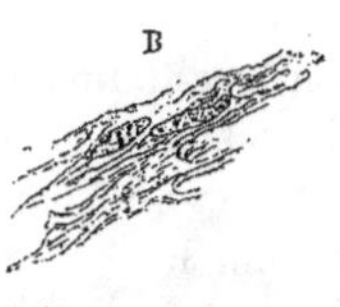

Fig. 201: — Cellules musculaires de la tunique moyenne de l'aorte du chien, isolées après macération dans l'alcool au tiers. Coloration au picrocarminale. — A, cellule à un noyau ; B, cellule à deux noyaux. — 400 diamètres.

Artères à type musculaire. — En allant de l'aorte jusqu'aux artérioles on rencontre tous les intermédiaires ; bientôt cependant les artères perdent le type élastique pour prendre ce que nous avons appelé le type musculaire. Ce type existe déjà dans la crurale et l'humérale. Les carotides sont les seuls vaisseaux artériels de leur calibre qui conservent le type élastique. Cette disposition est probablement en rapport avec l'importance de la circulation cérébrale et la régularité qu'elle doit avoir.

[1] *Kœlliker*. Hist., 2e édition française, p. 762.
[2] *Cornil* et *Ranvier*, Manuel d'histologie pathologique, p. 542.

En effet, l'existence des lames élastiques dans une artère assure au vaisseau un calibre plus constant d'une part, et d'autre part elle amortit le choc de l'ondée sanguine.

Comme exemple d'artère à type musculaire franc, on peut choisir la fémorale, l'humérale, la radiale, etc., de l'homme. Dans ces différents vaisseaux, la tunique interne est semblable; il en est de même de la tunique externe, et il n'y a à noter que des variations d'épaisseur.

La tunique interne est constituée par une substance connective striée et vaguement fibrillaire, au milieu de laquelle se montrent des cellules connectives aplaties parallèlement à l'axe du vaisseau et un réseau élastique formé de fibres fines. Cette tunique est limitée par la lame élastique interne.

Quant à la tunique externe, elle est formée dans ces artères, comme dans l'aorte, par des faisceaux de tissu conjonctif à direction longitudinale et par un réseau de grosses fibres élastiques. Au voisinage de la tunique moyenne, ce réseau élastique est serré, et quelques faisceaux connectifs de la tunique externe, perdant leur direction longitudinale, s'incurvent et pénètrent horizontalement dans la tunique moyenne.

La tunique moyenne de toutes les artères que nous considérons en ce moment est constituée par des cellules musculaires qui, sur les coupes longitudinales, sont coupées en travers et paraissent réunies en petits groupes. Ces groupes sont séparés les uns des autres par des faisceaux de tissu conjonctif entre lesquels il existe des cellules semblables jusqu'à un certain point à celles que l'on rencontre dans les tendons, c'est-à-dire qu'elles sont plates et possèdent des crêtes d'empreinte. A côté de ces faisceaux et entre eux se montrent des fibres élastiques qui, en général, sont coupées en travers sur les sections longitudinales. Des fibres semblables mais plus fines apparaissent encore dans l'intérieur des petits groupes des cellules musculaires.

Toutes ces fibres élastiques forment un réseau qui se continue d'une part avec la lame élastique interne et d'autre part avec les grosses fibres élastiques de la tunique externe. A un faible grossissement, sur une coupe longitudinale ou transversale, la tunique moyenne de ces artères paraît être formée par une membrane musculaire comprise entre deux membranes élastiques, la lame élastique interne et le réseau élastique de la tunique externe. Mais à un grossissement plus considérable, 300 à 500 diamètres, on peut facilement reconnaître dans la tunique moyenne l'existence du réseau élastique et des faisceaux connectifs dont nous avons parlé.

Il convient d'ajouter que les faisceaux de tissu conjonctif et les fibres élastiques de la tunique moyenne sont de moins en moins importants à mesure que l'on considère des branches artérielles plus petites. Abondants et volumineux dans la fémorale et l'humérale, ils sont encore appréciables dans la radiale et la pédieuse,

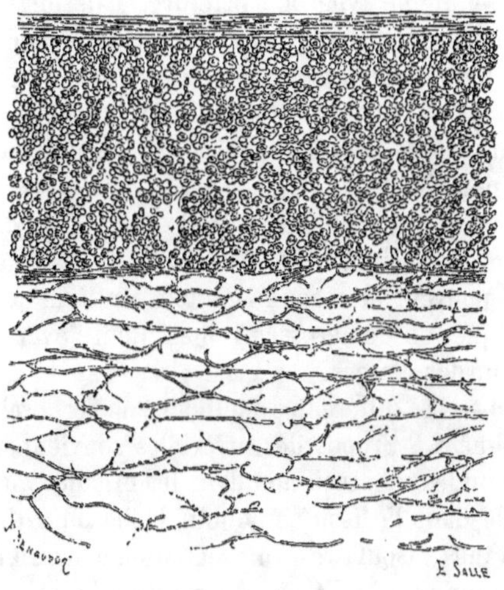

Fig. 202. — Coupe longitudinale de la radiale de l'homme faite après dessiccation. Coloration au picrocarminate. Conservation dans la glycérine additionnée d'acide formique. — I, tunique interne; L, lame élastique interne; M, tunique moyenne; E, tunique externe. — 150 diamètres.

et ils finissent par disparaître complétement dans les artérioles, où le système élastique n'est plus représenté que par la lame élastique interne et le faible réseau de la tunique externe[1].

[1] Les éléments connectifs et élastiques de la tunique moyenne des artères à type musculaire sont d'autant plus volumineux et plus abondants, toutes choses égales d'ailleurs, que le sujet chez lequel on les considère est plus avancé en âge. Chez les vieillards par exemple, il n'est pas rare de trouver dans la fémorale et l'humérale un développement si considérable des éléments connectifs que ces éléments sont devenus beaucoup plus importants que les éléments musculaires. En même temps, la tunique interne a subi une hypertrophie notable qui s'est produite d'une façon irrégulière de sorte que cette tunique, sur une coupe longitudinale par exemple, présente une épaisseur très-variable suivant les points que l'on examine. Par contre,

CHAPITRE XI

VEINES

Depuis leur origine dans le réseau capillaire jusqu'aux grosses branches veineuses qui sont à la racine des membres, les veines conservent le même type de structure. Mais lorsqu'elles pénètrent dans les cavités viscérales du tronc, elles subissent des modifications plus ou moins considérables qui augmentent leur complexité ou au contraire la diminuent. Il y a donc, à ce point de vue, entre le système veineux et le système artériel une différence notable.

Les méthodes à suivre dans l'étude des veines devront varier suivant leur dimension, c'est-à-dire suivant qu'il s'agira des veinules, qui peuvent être soumises tout entières à l'observation microscopique, ou des grosses veines, dont l'examen ne peut se faire que sur des coupes.

Veinules. — Les différentes méthodes de recherches que nous avons indiquées à propos des artérioles conviennent également pour les veinules : dissociation dans les organes mous, injection interstitielle dans le tissu conjonctif lâche ou diffus, extension des membranes vasculaires, imprégnation d'argent par injection, teinture au moyen des différents réactifs colorants (voy. p. 553).

Entre les veinules et les artérioles, il y a des différences qui portent principalement sur la forme des cellules endothéliales, sur la lame élastique interne et sur la tunique musculaire.

Imprégnation d'argent par injection.

Dans les préparations de membranes ou de différents organes où le système vasculaire a été imprégné par des injections au nitrate d'argent, les veinules peuvent être distinguées des artérioles par la forme des cellules endothéliales. Dans les petits rameaux veineux, les cellules endothéliales sont moins longues et plus larges que dans les artères correspondantes. La lame élastique interne y fait défaut ou se montre sous la forme de fibrilles élastiques longitudinales, tandis qu'elle est nettement accusée

chez les embryons humains de cinq à six mois la tunique interne semble faire complétement défaut, et l'endothélium paraît reposer directement sur la lame élastique interne,

sur les artérioles de même calibre. Mais les différences les plus considérables portent sur la tunique musculaire. Tandis que sur les artérioles, comme nous l'avons vu, les fibres musculaires lisses forment au vaisseau une tunique continue, une sorte de manchon musculaire, il y a dans les veinules seulement quelques cellules musculaires disséminées dont la direction est transversale.

L'étude comparative des veinules et des artérioles, à ce dernier point de vue, sera faite avec avantage sur des membranes colorées par le picrocarminate et conservées dans la glycérine acidifiée ou sur ces mêmes membranes teintes à l'hématoxyline et examinées soit dans la glycérine, soit dans le baume du Canada. Cette différence pourra être reconnue également sur les vaisseaux complétement isolés par un des procédés qui ont déjà été indiqués, surtout après leur avoir fait subir l'action des acides faibles.

Parmi les diverses membranes sur lesquelles on peut faire un examen comparatif des différentes parties de leur système vasculaire, il n'en est pas qui offrent des avantages aussi considérables que le grand épiploon du lapin, surtout s'il est recueilli sur un animal adulte dont on a injecté les vaisseaux sanguins avec une masse de bleu de Prusse à la gélatine. La membrane, abandonnée pendant vingt-quatre heures dans le liquide de Müller ou le bichromate d'ammoniaque, ou bien plongée dans une solution d'acide picrique pendant quelques minutes, colorée au picrocarminate, convenablement tendue sur une lame de verre et conservée dans la glycérine, constitue un objet d'étude remarquable. Les artérioles, reconnaissables à la disposition de leur tunique musculaire, fournissent des ramifications dont les dernières aboutissent au réseau capillaire et se continuent avec lui sans ligne de démarcation tranchée, si l'on tient compte seulement de la forme générale, sans considérer la structure. Il en est tout autrement des veines. Ces dernières, qui se distinguent des artères correspondantes par un calibre plus considérable et par la rareté des éléments musculaires à direction transversale, ont des ramifications terminales qui affectent avec le réseau capillaire des rapports tout spéciaux. Nous ne trouvons plus là, en effet, cette continuité apparente que nous avons vu exister entre les artérioles et les capillaires. Entre ces derniers vaisseaux et les veinules, il y a une limite nette qui provient de ce que la veine se termine par un cul-de-sac ou un léger renflement dans lequel viennent s'ouvrir les vaisseaux capillaires.

Cette disposition peut être observée dans d'autres organes, mais elle ne se montre dans aucun avec une aussi grande évidence. Lorsque nous étudierons le développement des vaisseaux, nous rencontrerons des faits qui nous en feront comprendre la véritable signification.

Veines de moyen et de gros calibre. — Les veines d'un calibre notable sont formées, comme les veinules, de couches superposées qui peuvent être distinguées les unes des autres. On y rencontre, de dedans en dehors : une membrane endothéliale qui se continue d'une part avec l'endothélium du cœur et de l'autre avec celui des artères par l'intermédiaire des capillaires ; une couche connective sous-endothéliale reposant sur une lame élastique interne ; enfin une dernière enveloppe dont nous aurons à discuter la signification morphologique, composée de faisceaux de tissu connectif, de fibres élastiques et de cellules musculaires lisses, en quantité variable suivant les veines. Notons cependant que, parmi les grosses veines, la veine cave inférieure au-dessus du diaphragme et la veine cave supérieure ne possèdent pas de fibres musculaires lisses.

Avant d'aborder la description de ces variétés, nous allons exposer les méthodes à l'aide desquelles les différentes veines peuvent être étudiées.

Imprégnations d'argent.

L'imprégnation d'argent fournit, pour les veines dont la paroi est mince, de très-bonnes préparations. Prenons comme exemple la jugulaire du lapin. Après avoir sacrifié l'animal, on découvre par une incision la veine jugulaire dans toute sa longueur. Une ligature y est d'abord placée à son extrémité antérieure ; au moyen d'une pression exercée avec le doigt, on en chasse le sang et l'on met une seconde ligature à son extrémité postérieure. Par une incision faite au-dessous de la première ligature, à l'aide d'une seringue ou d'une pipette, on remplit la veine d'une solution de nitrate d'argent à 1 pour 500. Lorsque l'imprégnation est faite, on remplace la solution d'argent par de l'eau distillée que l'on renouvelle à plusieurs reprises ; finalement, la veine est insufflée, et l'air y est maintenu au moyen d'une troisième ligature. Détachée alors du corps de l'animal, elle est abandonnée à la dessiccation. Lorsqu'elle est sèche, on en sépare des segments que l'on éclaircit en les imbibant d'essence de térébenthine ou d'essence de girofle pour les monter ensuite dans le baume du Canada.

Ce procédé a l'avantage de montrer l'endothélium tel qu'il est à l'état normal et non ratatiné. La veine insufflée est en effet tendue comme elle l'est à l'état vivant par le cours du sang, et les rapports normaux sont conservés. Les cellules endothéliales se montrent comme dans la figure 203 ; elles sont polygonales, irrégulières, s'engrenant les unes dans les autres ; quelques-unes

Endothélium
des veines.

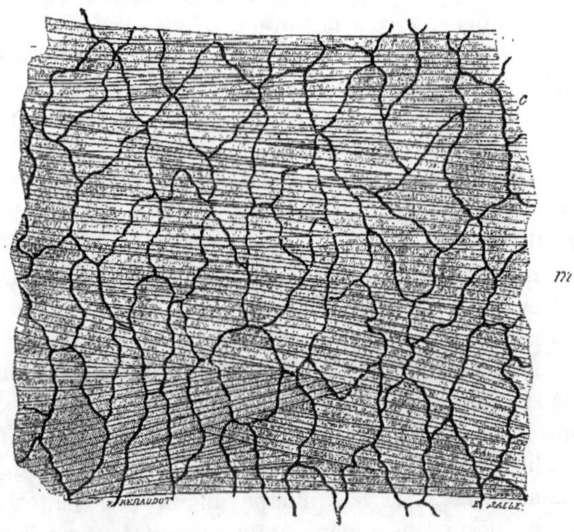

Fig. 203. — Veine jugulaire du lapin imprégnée d'argent par injection limitée. Dessiccation. Eclaircissement dans l'essence de girofle et le baume du Canada. — m, fibres musculaires lisses dont les limites sont accusées par le dépôt d'argent ; c, cellules endothéliales. — 250 diamètres.

possèdent une échancrure dans laquelle une de leurs voisines vient s'engager.

Au-dessous des cellules endothéliales, l'imprégnation a dessiné les limites des cellules musculaires. Ces dernières ont une direction transversale ; mais elle n'est pas absolue, et beaucoup de fibres musculaires sont légèrement obliques à l'axe du vaisseau. Groupées en certain nombre, elles forment des faisceaux lamelleux qui s'entre-croisent.

Fibres
musculaires
des veines.

Les veines de l'homme, recueillies vingt-quatre heures après la mort, soumises à l'imprégnation d'argent, ne fournissent souvent aucun dessin endothélial, et lorsqu'il existe, c'est seulement dans quelques portions où il est même fort irrégulier. Le plan musculaire sous-jacent, au contraire, y est nettement marqué. C'est ainsi que, dans la saphène interne et dans la crurale, par exemple, imprégnées d'argent par immersion en suivant la méthode qui a été indiquée à propos de la tunique interne des artères (p. 564), les fibres musculaires sont nettement limitées par les lignes d'imprégnation. Elles ont une direction généralement transversale; cependant quelquefois elles sont entre-croisées, et cela de différentes manières. Les figures qu'elles forment se combinent avec le dessin des cellules conjonctives plates de la tunique interne que l'imprégnation d'argent a ménagées en blanc sur un fond légèrement teinté. Il est à noter encore que dans beaucoup de points les cellules musculaires, au lieu d'être séparées seulement par un liséré noir très-fin, laissent entre elles des intervalles plus ou moins grands, formant des zones foncées. Ces intervalles, qui correspondent à des masses de tissu conjonctif, limitent des faisceaux musculaires aplatis, rectilignes ou recourbés, qui s'entre-croisent ou s'anastomosent les uns avec les autres d'une manière variée. La même disposition peut être observée sur la veine jugulaire du chien.

Coupes
des veines
après
dessiccation. La paroi des veines doit être étudiée sur des coupes longitudinales et transversales faites après dessiccation. Ces coupes sont pratiquées suivant la méthode générale indiquée pour les artères : dessiccation rapide de la veine ouverte, régulièrement tendue sur une lame de liége, la face interne du vaisseau étant exposée à l'air; inclusion dans une rainure pratiquée dans un bouchon de liége; section très-mince, en guidant un rasoir à trempe dure sur la surface de liége légèrement déprimée; coupes, placées d'abord dans l'eau, colorées au picrocarminate, lavées de nouveau, étendues régulièrement sur la lame de verre au moyen de la demi-dessiccation; addition de la glycérine acidifiée avec de l'acide formique (voy. p. 559).

Ces indications générales ne suffisent que pour les veines de très-gros calibre, telles que la veine cave inférieure et les troncs principaux qui en partent. Pour la préparation des autres veines il y a certains détails de procédés importants à connaître. Dans la constitution de ces vaisseaux, il entre toujours une grande quantité de tissu conjonctif fasciculé; les éléments élastiques et musculaires y sont beaucoup moins abondants que dans les artères. De là vient que les sections minces du tissu placées dans l'eau se désagrégent facilement ou se replient sur elles-mêmes d'une manière si compliquée qu'il n'est pas facile ensuite de les étendre convenablement pour l'examen. Cette extension est encore plus difficile lorsque la coupe longitudinale comprend une valvule, et il importe cependant d'étudier ces dernières avec soin, soit dans leur structure, soit dans leurs rapports. Voici comment il faut procéder. Lorsqu'avec le rasoir nous avons détaché une coupe sous la forme d'un copeau extrêmement mince, nous le plaçons sur une lame de verre, nous le ramollissons au moyen de l'haleine et nous l'étalons à mesure en nous servant de la pointe d'une aiguille, jusqu'à ce que la vapeur d'eau, en se condensant sur la lame de verre, ait formé autour du tissu une petite couche liquide dans laquelle il s'étend régulièrement en reprenant des dimensions égales à celles de la paroi veineuse normale. Si la section comprend une valvule, celle-ci devra être étalée avec beaucoup de soin, de manière que ses rapports normaux soient respectés. Abandonnant alors la préparation, on attend que le tissu soit à moitié desséché pour y ajouter une goutte de picrocarminate et recouvrir d'une lamelle. Toutes ces précautions ont pour but d'arriver à colorer la préparation et à mettre la lamelle sans déranger la coupe de la position qu'on est arrivé à lui donner sur la lame de verre.

Lorsque la coloration est produite, on substitue sous la lamelle la glycérine au picrocarminate, et, pour obtenir des préparations persistantes, il suffit de border suivant les règles. Les noyaux des cellules musculaires y sont colorés en rouge, le corps de ces cellules en jaune orangé, les fibres élastiques en jaune, les faisceaux connectifs en rose et les noyaux des cellules connectives qui les recouvrent en rouge, comme les noyaux musculaires.

Sur une coupe longitudinale de la jugulaire interne de l'homme, on reconnaît, de dedans en dehors, la couche connective interne mince entremêlée de noyaux connectifs et de fibres élastiques très-fines, un premier réseau élastique correspondant à la lame élastique interne, et, partant de ce dernier, tout un réseau élastique dont les mailles, d'abord serrées, deviennent de plus en plus larges. Les premières de ces mailles contiennent des cellules musculaires à direction transversale, qui par conséquent sont coupées en travers sur la coupe longitudinale, et des faisceaux connectifs de faible diamètre. Les suivantes sont com-

Veine
jugulaire.

blées par des faisceaux de tissu conjonctif entre lesquels se voient des cellules connectives plates, munies de crêtes d'empreinte lorsqu'elles se trouvent à l'intersection de trois faisceaux; elles sont analogues, par conséquent, aux cellules des tendons.

La couche musculaire de la jugulaire interne est extrêmement mince; elle est formée seulement par deux ou trois rangées de cellules, isolées ou groupées en petit nombre. C'est la raison pour laquelle elles ont échappé à plusieurs observateurs.

Sur les coupes transversales de la jugulaire, les fibres musculaires se montrent suivant leur longueur et forment de petits faisceaux discontinus. Cette observation est en rapport avec celle que nous avons faite sur la veine jugulaire du lapin imprégnée d'argent et examinée à plat.

Veines
fémorale et
humérale. Dans la fémorale, l'humérale et les veines sous-cutanées de l'homme, les éléments musculaires sont beaucoup plus abondants; ce qui paraît être en rapport avec les fonctions de ces veines, puisqu'elles doivent ramener le sang malgré l'action de la pesanteur. Les cellules musculaires, qui toutes ont une direction transversale, forment, au-dessous de la tunique interne, une couche serrée, mais qui devient de plus en plus lâche vers la périphérie. Dans cette région, pour remplir les mailles du réseau formé par les fibres élastiques, des faisceaux connectifs leur sont alors associés. Un peu plus loin, ces faisceaux occupent seuls, avec leurs éléments cellulaires spéciaux, les mailles du réticulum. Les cellules musculaires, abondantes d'abord, diminuent donc insensiblement depuis la tunique interne jusqu'à la portion externe de la veine où il n'y a plus que du tissu connectif et élastique, et se perdent sans former une limite tranchée.

Veine cave
inférieure. Les sections longitudinales de la veine cave inférieure dans sa portion abdominale montrent, au-dessous de sa tunique interne, des fibres musculaires transversales, puis une couche beaucoup plus épaisse de fibres semblables à direction longitudinale. Les éléments musculaires périphériques, mélangés à des faisceaux connectifs, disparaissent peu à peu au milieu du réticulum élastique, sans former non plus de ligne de démarcation bien nette.

Comme nous ne nous proposons pas une description complète de tout le système veineux, ces quelques exemples suffiront; nous devons y ajouter une étude des valvules.

Endothélium
des valvules
des veines. **Valvules.** — Les valvules des veines, recueillies sur la jugulaire ou sur toute autre veine, imprégnée d'argent, insufflée et séchée, lorsqu'elles sont montées dans le baume du Canada ou dans la glycérine, laissent voir un revêtement endothélial sur leurs deux faces. Sur la face interne, celle qui correspond au cours du sang, le grand diamètre des cellules endothéliales est dans le sens de l'axe du vaisseau. Sur la face externe, le grand diamètre des cellules est au contraire transversal. Cette disposition semble être générale; elle existe également chez le chien et chez le lapin. Elle est en rapport avec la circulation sanguine, qui paraît par conséquent exercer une certaine influence sur la forme des cellules de la paroi des vaisseaux.

Enlevées avec des ciseaux sur des veines insufflées et desséchées, les valvules, colorées au picrocarminate, présentent à l'observation des faisceaux connectifs dont la direction générale est parallèle au bord libre de la valvule (ainsi que Kölliker l'avait observé), un réticulum élastique et des noyaux de forme variée, arrondis ou allongés.

Pour déterminer la situation de ces différents éléments dans l'épaisseur de la valvule et même pour acquérir une notion plus complète des parties qui la constituent, il est nécessaire d'en faire l'examen sur des sections longitudinales exécutées suivant les indications que nous avons données plus haut. A ce propos, nous ne saurions trop insister sur l'importance qu'il y a à ce que les coupes soient extrêmement minces et étalées convenablement. Il convient même d'ajouter que si, par exemple, sous l'influence de la pression exercée par la lamelle à recouvrir, les tissus sont déjetés, même très-faiblement, il est impossible de faire une bonne observation. Sur les coupes bien réussies, voici ce qu'on observe :

La couche sous-endothéliale n'est pas la même sur les deux faces de la valvule. Sur la face interne, celle qui correspond au cours du sang, elle est semblable à la tunique interne de la veine dans la région immédiatement au-dessous; elle semble être une continuation de cette dernière. Sur la face externe de la valvule, elle est beaucoup plus mince et moins riche en éléments élastiques. Sur le bord libre, ces deux couches s'unissent et se confondent. Entre elles, pour constituer la membrane valvulaire proprement dite, sont disposés des faisceaux connectifs séparés les uns des autres, par quelques fibres élastiques et des cellules connectives.

Au-dessus de la valvule, la veine forme, comme on le sait, un sinus, c'est-à-dire qu'elle présente une portion légèrement renflée, visible à l'extérieur sur une veine gonflée par le sang ou insufflée. Lorsque le sang passe dans la veine, la valvule est

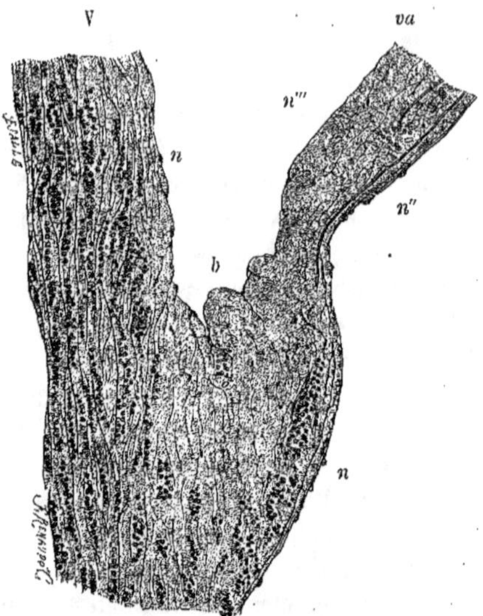

Fig. 204. — Coupe longitudinale de la veine crurale de l'homme au niveau d'une valvule, faite après dessiccation. — Coloration au picrocarminate. Conservation dans la glycérine. V, paroi de la veine; *va*, valvule au niveau de sa base; *n*, tuhique interne au-dessous de la valvule; *n'*, tunique interne du sinus veineux; *n''*, couche connective sous-endothéliale de la face interne de la valvule; *n'''*, couche connective sous-endothéliale de la face externe de la valvule; *b*, bourgeon qui se trouve à l'angle dièdre formé par la paroi veineuse et la valvule; *o*, fibre musculaire coupée en travers. — 100 diam.

rabattue contre la paroi du sinus. Il importe que les deux surfaces qui se regardent soient exactement appliquées l'une sur l'autre. A cet effet, dans l'angle laissé entre la membrane valvulaire et la paroi de la veine, il existe une série de crêtes qui, sur la coupe longitudinale, donnent la figure de bourgeons (*b*, fig. 204) se correspondant exactement.

Pour terminer cette description, il convient d'ajouter que des fibres musculaires à direction transversale occupent la base de la valvule[1], et que la tunique interne qui tapisse le sinus veineux a une structure et une épaisseur comparables à celles de la face externe de la valvule.

---

[1] Cette observation est en rapport avec celle de Wahlgren, qui cependant est contredite par Eberth (*Manuel de Stricker*, p. 201).

A propos des valvules des veines, nous rappellerons que les valvules du cœur (sigmoïdes, tricuspide et mitrale) montrent aussi sur celle de leurs faces qui correspond au cours du sang une épaisseur plus considérable de la couche connective et élastique sous-endothéliale. Il s'agit donc là d'une disposition très-générale en rapport avec des conditions physiologiques. La minceur de la tunique interne des veines au niveau des sinus où elle est protégée contre le cours du sang par la présence des valvules vient encore à l'appui de notre manière de voir.

La description des veines que l'on trouve dans les traités classiques diffère en plusieurs points de celle que nous avons donnée. Kölliker[1] et Eberth[2], par exemple, admettent d'abord que les veines ont trois tuniques, et, lorsque dans leur structure il entre des fibres musculaires, ils les placent tantôt dans la tunique interne, tantôt dans la moyenne, tantôt dans l'externe et quelquefois dans les trois en même temps. Mais, comme nous l'avons vu, la limite externe des fibres musculaires dans les parois veineuses ne se fait pas d'une manière tranchée, de telle sorte qu'il serait difficile de déterminer le point où finit la tunique moyenne et où commence la tunique externe.

En réalité, les veines ne sont pas composées de trois tuniques comme les artères sur le modèle desquelles on calque généralement leur description. Elles ne possèdent que deux tuniques nettement distinctes : une tunique interne formée par l'endothélium et la couche connective sous-endothéliale, et une tunique externe dans laquelle le tissu conjonctif entre d'habitude pour la plus grande part et auquel se trouvent mélangées des fibres musculaires lisses, dont le nombre et la direction varient dans les différents ordres de vaisseaux.

---

[1] *Kölliker*. Éléments d'histologie humaine, trad. française, 2ᵉ édit., p. 762.

[2] Eberth, dans son exposé systématique sur le système veineux (*Manuel de Stricker*, p. 198), divise les veines de la façon suivante :

1° Les veines qui ne contiennent pas de muscles;

Les veines de la pie-mère et de la dure-mère, les veines des os du crâne, de la rétine, les segments inférieurs des veines du tronc qui se jettent dans la veine cave supérieure, les veines jugulaires interne et externe, la sous-clavière, les veines du placenta maternel.

2° Les veines qui contiennent des muscles et qui, d'après la disposition des éléments musculaires, se divisent en quatre groupes :

Veines avec des fibres longitudinales : Les veines de l'utérus gravide.

Veines avec une couche interne de fibres circulaires et une couche externe de fibres

CHAPITRE XII

CAPILLAIRES

———

Les histologistes doivent considérer dans les capillaires sanguins leur structure, la disposition des réseaux qu'ils forment et la manière dont s'y fait la circulation. Chacun de ces points de vue exige des méthodes spéciales, ce qui nous conduit à en faire autant de paragraphes distincts.

Capillaires isolés par dissociation.

Structure des capillaires. — Les premières recherches sur la structure des capillaires sanguins ont été faites sur ces vaisseaux complétement isolés et examinés dans l'eau. Pour faire cet examen, les vaisseaux capillaires étaient généralement extraits d'organes mous, de la substance desquels il était facile de les séparer. (Pour plus amples renseignements sur les méthodes, voy. article *Artérioles*, p. 553.) Cette séparation est rendue plus facile si la pièce est mise à macérer pendant quelques jours dans le sérum iodé, l'acide chromique ou les bichromates dilués, l'alcool au tiers, etc. Quelle que soit celle de ces méthodes d'isolation que l'on emploie, que les vaisseaux soient examinés sans coloration ou après coloration par le carmin, l'hématoxyline, le chlorure d'or, etc., la disposition des capillaires sanguins paraît toujours la même. Ils semblent être formés par une membrane mince, transparente, enroulée en forme de tube, dans l'épaisseur de laquelle il y a des noyaux incolores, susceptibles de prendre une coloration plus ou moins intense sous l'influence des matières colorantes qui viennent d'être indiquées.

Étudiés sur des membranes munies d'un réseau capillaire, telles que le mésentère de divers animaux, le grand épiploon du

longitudinales : la veine cave dans le foie et au-dessous du foie, les veines azygos, porte, hépatique, spermatique interne, rénale et axillaire.

Veines avec une couche interne et externe de fibres longitudinales et une couche moyenne de fibres transversales : Les veines iliaque, crurale, poplitée, les veines mésentériques et la veine ombilicale.

Veines avec des fibres musculaires transversales : Les veines du membre supérieur, une partie de celles du membre inférieur, les petites veines du cou, la mammaire interne et les veines de l'intérieur du poumon.

lapin, la membrane hyaloïde de la grenouille, les expansions membraneuses de la queue des têtards, etc., avec ou sans coloration, ces vaisseaux se montrent encore avec la même structure apparente.

On connaissait déjà l'endothélium des artères et des veines, et, comme on ne constatait pas l'existence d'un endothélium semblable à la surface interne des vaisseaux capillaires, on était conduit à admettre l'indépendance morphologique de ces vaisseaux. Kölliker[1] les ayant vus se développer aux dépens de cellules creuses, étoilées et anastomosées, qui s'élargiraient peu à peu pour recevoir le sang, on croyait que leur calibre correspondait à une cavité cellulaire.

L'application d'une méthode nouvelle vint complétement renverser ces données théoriques. En examinant au microscope des réseaux de vaisseaux sanguins qu'il avait imprégnés avec une solution de nitrate d'argent, Hoyer[2] a constaté que le revêtement endothélial des artères et des veines se poursuit dans toute l'étendue du réseau capillaire. Ces premières données ont été vérifiées et étendues par les recherches d'un grand nombre d'histologistes, Eberth[3] en particulier, qui a reconnu l'existence de l'endothélium des vaisseaux capillaires chez un grand nombre d'espèces animales. Aujourd'hui, il n'est pas un histologiste qui n'ait observé le revêtement endothélial de ces vaisseaux après l'action du nitrate d'argent. Quelques points seulement sont encore en discussion relativement à cette structure.

Pour imprégner d'argent un réseau capillaire, on peut avoir recours à deux méthodes : l'immersion ou l'injection. La première convient seulement pour étudier les vaisseaux contenus dans des membranes minces qui se laissent facilement pénétrer par les solutions de nitrate d'argent : le mésentère de la grenouille et des petits mammifères, le centre phrénique du lapin, etc. Pour l'appliquer, on maintient pendant au moins une heure la membrane dans une solution de nitrate d'argent à 1 pour 500, puis elle est placée pendant dix ou douze heures dans de l'eau distillée. On chasse alors au pinceau le revête-

Capillaires
imprégnés
par le nitrate
d'argent.

---

[1] *Kölliker*, Annales des Sciences naturelles, 3e série, t. VI, 1846, p. 91.

[2] *Hoyer*, Ein Beitrag zur Histologie bindegewebiger Gebilde. *Arch. f. Anatomie. u. Physiologie*, 1865, p. 244.

[3] *Eberth*. Ueber den feineren Bau der Blutcapillaren bei den Wirbelthieren. *Centralblatt*, 1865, p. 196.

ment endothélial des surfaces, et la membrane convenablemen!
étendue est montée en préparation persistante, soit dans
la glycérine, soit dans le baume du Canada. Le succès n'est pas
toujours complet, mais quelquefois le réseau capillaire sera
imprégné d'une manière suffisamment régulière pour fournir un
bon objet d'étude.

Capillaires de l'organe électrique de la torpille.

L'organe électrique de la torpille (v. plus loin : *Nerfs périphériques*) est constitué par un grand nombre de prismes, composés
eux-mêmes d'une série de lames extrêmement minces, superposées comme les feuillets d'un livre. Ces lames sont séparées
les unes des autres par une couche de tissu muqueux dans lequel
est placé un réseau de gros capillaires. Pour imprégner d'argent les vaisseaux de ce réseau, on pourra employer la méthode suivante qui, par sa simplicité et les bons résultats qu'elle
fournit, mérite d'être signalée. La peau qui recouvre l'organe
électrique étant enlevée dans une petite étendue par une incision
faite avec le rasoir parallèlement à sa surface, on passe à plusieurs reprises un crayon de nitrate d'argent sur la base des
prismes mis à nu, puis on les enlève avec des ciseaux pour les
plonger dans de l'eau distillée. Agissant alors avec des aiguilles,
on arrive à isoler les lames électriques; quelques-unes sont
encore recouvertes de leurs vaisseaux capillaires, dont les cellules endothéliales sont séparées les unes des autres par un
trait noir d'imprégnation.

Capillaires imprégnés d'argent par injection.

L'injection de tout le système vasculaire d'un animal, ou
seulement d'une de ses parties, avec une solution de nitrate
d'argent à 1 pour 500 ou à 1 pour 800, constitue la méthode qui
est le plus souvent employée pour démontrer l'existence de l'endothélium vasculaire. Chez la grenouille, il convient de faire des
injections générales. Le sternum étant enlevé et le péricarde
excisé, la pointe du cœur est ouverte et l'animal est abandonné
à lui-même pendant plusieurs heures afin de se débarrasser
autant que possible de la présence du sang dans le système vasculaire. Une canule, introduite par la pointe du cœur réséquée, est conduite jusque dans le bulbe aortique sur lequel on
la lie, en laissant en dehors de la ligature tous les autres vaisseaux qui entrent dans le cœur. Cette canule étant ajustée à une
seringue en verre au moyen d'un tube en caoutchouc, on injecte
10 ou 12 centimètres cubes d'une solution de nitrate d'argent à
1 pour 800. Le liquide, entraînant une partie du sang qui

reste encore dans le système vasculaire, s'échappe entre la paroi ventriculaire et la canule. Une ligature en masse étant alors posée, on continue l'injection de manière à remplir exactement tous les vaisseaux.

Chez le lapin, on obtient de bonnes pièces d'études en injectant la solution de nitrate d'argent par une branche de l'artère mésentérique, en laissant ouvertes les veines correspondantes pendant la première partie de l'opération et les fermant ensuite par une ligature pour finir l'injection. Lorsque celle-ci est terminée, l'imprégnation est généralement produite, et les pièces peuvent être placées dans l'eau distillée ou mieux encore dans l'alcool au tiers pour en détacher certaines portions destinées à l'examen.

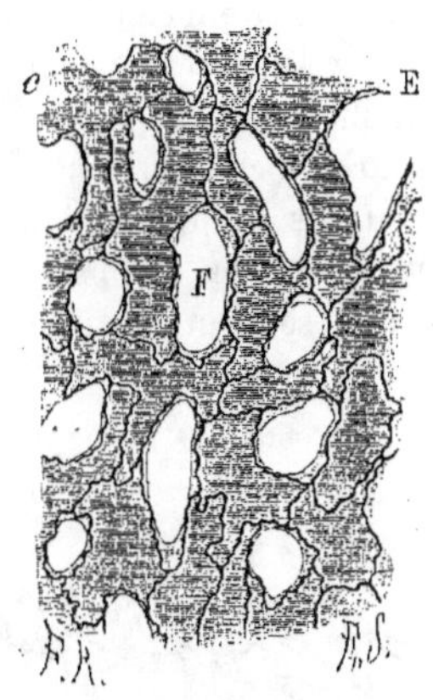

Fig. 205. — Capillaires du poumon de la grenouille imprégnés d'argent par injection. — 300 diam.

Si l'organe dont les vaisseaux ont été imprégnés par injection doit être examiné par des coupes, il faut, après l'avoir fait dégorger dans l'alcool au tiers, le mettre à durcir dans de l'alcool fort; mais il convient toujours beaucoup mieux d'étudier un réseau capillaire complet sur une membrane étalée, conservée dans la glycérine ou dans le baume du Canada.

Quelle que soit celle de ces méthodes que l'on ait employée, en examinant la préparation avec un faible grossissement qui permette de distinguer les dernières ramifications artérielles, le réseau capillaire et les dernières ramifications veineuses, il sera possible de constater que le revêtement endothélial de ces différents ordres de vaisseaux est continu, et que dans tous il se présente avec le même caractère. Il y est formé par des cellules plates, allongées suivant l'axe du vaisseau, et d'autant plus étroites que son calibre est moins large. Aussi sont-elles plus étroites dans les capillaires que dans les artérioles, tandis que dans les veines elles s'élargissent de nouveau.

Sur les préparations qui, après l'imprégnation d'argent, sont colorées au picrocarminate et montées dans la glycérine additionnée d'acide oxalique, on peut constater dans presque toutes les cellules l'existence d'un noyau. Il se trouve souvent entre les cellules des surfaces incolores complétement limitées par une ligne d'imprégnation, semblables à de petites cellules endothéliales, et qui cependant ne contiennent pas de noyau. C'est là ce que Auerbach[1] a rencontré dans l'endothélium de vaisseaux lymphatiques et qu'il a désigné sous le nom de fragments intercalaires (Schaltplatten).

Sur les préparations faites à l'aide des méthodes indiquées précédemment, on observe encore sur les plaques endothéliales, et le plus souvent au niveau des lignes intercellulaires, des taches

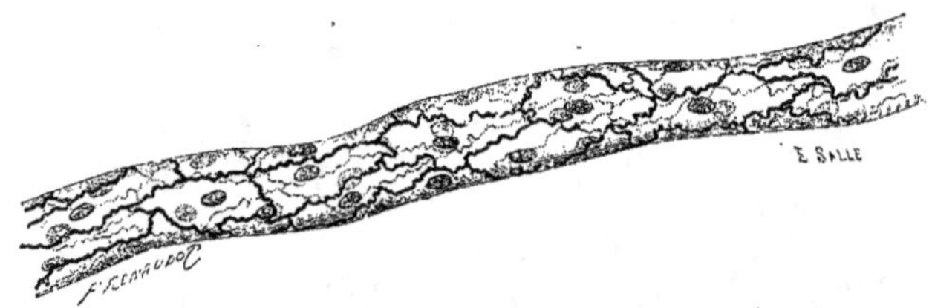

Fig. 206. — Vaisseau capillaire du mésentère de la grenouille, imprégné d'argent par injection et coloré au picrocarminate. — 550 diam.

noires arrondies ou de petits cercles incolores limités par une bordure noire, qui sont considérés par quelques auteurs comme des stomates. J. Arnold[2] les distingue même, suivant leur diamètre, en stomates et en stigmates ; les uns et les autres seraient des ouvertures préformées, destinées à livrer passage aux globules rouges et aux globules blancs dans le processus de la diapédèse.

Stomates des capillaires.

Ces stomates, qui ont été surtout étudiés dans les vaisseaux du mésentère de la grenouille, à cause des expériences de Cohnheim, sont bien plus larges et plus nombreux lorsque, avant de faire l'imprégnation des vaisseaux, la membrane a été pendant quelques heures tirée au dehors de la cavité abdominale et exposée au contact de l'air. Or, on sait que, dans ces conditions, il se fait une diapédèse considérable ; le nombre des stomates paraît donc dépendre du nombre des globules du sang qui ont traversé les parois vasculaires, et cette observation

[1] *Auerbach.* Untersuchungen über Lymph und Blutgefæsse, *Virchow's Arch.*, vol. 55, 1865, p. 583.

[2] *J. Arnold,* Ueber die Beziehung der Blut und Lymphgefässe zu den Saftkanœlchen. *Arch. de Virchow*, 1874, t. 62, p. 157.

conduirait à penser, contrairement aux conclusions de J. Arnold, que les stomates ne sont pas préformés, mais qu'ils sont produits dans les capillaires par le passage même des globules.

Cette interprétation est rendue très-probable par l'observation de ce qui se passe dans d'autres membranes minces soumise à l'attaque des globules blancs, le grand épiploon, par exemple (v. p. 384). Déjà Eberth[1] avait fait remarquer que les stomates ne sont pas nécessaires pour comprendre le passage des globules du sang à travers la paroi molle et élastique des vaisseaux.

Il ne faudrait pas attribuer à des ouvertures toutes les taches noires que l'on observe sur des capillaires imprégnés d'argent; un certain nombre d'entre elles résultent de l'action du nitrate d'argent sur de petites masses d'albumine, et il arrive même souvent que ces masses sont assez considérables pour obstruer un capillaire et lui donner l'aspect d'un cylindre noir granuleux.

Les faux stomates, produits par des grains d'albuminate d'argent fixés à la paroi des capillaires, sont beaucoup plus rares ou n'existent même pas du tout, si avant d'injecter le nitrate d'argent on a chassé le sang par une injection d'eau distillée, ou bien si, comme l'a fait Alferow[2], on emploie à la place du nitrate d'argent des sels à acide organique, tels que le picrate et le lactate d'argent. Il peut même se faire que dans ces conditions on obtienne des réseaux capillaires complets sans aucune tache noire, ni formée par des grains d'albumine, ni correspondant à des stomates.

Les préparations de capillaires injectés avec des solutions de sel d'argent présentent toujours une grande imperfection, consistant en ce que, la tunique ou les tuniques des vaisseaux revenant sur elles-mêmes après l'injection, les lignes intercellulaires sont ondulées ou même forment des zigzags. Pour corriger ce défaut, Chrzonszczewski[3] a rempli les capillaires qu'il voulait imprégner d'une masse composée de 15 grammes de gélatine dissoute dans

Capillaires injectés avec de la gélatine et du nitrate d'argent.

---

[1] *Eberth*, Capillaren, *Manuel de Stricker*, p. 204 et 205.

[2] *Alferow*, Nouveaux procédés pour les imprégnations à l'argent. *Arch. de physiologie*, 1874, p. 694.

[3] *Chrzonszczewski*. Ueber die feinere Structur der Blutcapillaren. *Arch. de Virchow*, 1866, vol. 35, p. 169.

120 grammes d'eau à laquelle il ajoutait une solution de $1^{gr},50$ de nitrate d'argent dans $5^{gr},7$ d'eau distillée. Cette masse, qui est liquide à une température de 30 à 40°, est injectée à cet état dans le système vasculaire, et, lorsqu'elle s'est refroidie, elle a produit l'imprégnation des capillaires tout en maintenant leur calibre; les lignes intercellulaires sont alors droites ou très-légèrement sinueuses.

Chrzonszczewski croit avoir aussi trouvé dans les résultats que fournissent les injections avec la gélatine argentée le moyen de déterminer si les capillaires sont constitués simplement par un tube endothélial, ou si l'endothélium repose sur une membrane, comparable par exemple au sarcolemme. En certains points, il a

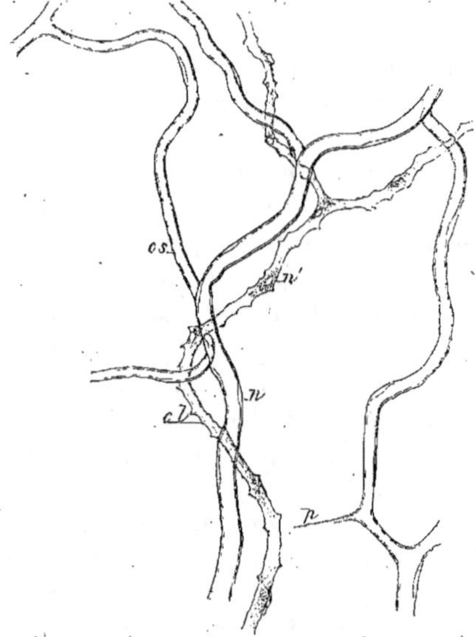

Fig. 207. — Capillaires sanguins et lymphatiques de l'expansion membraneuse de la queue d'un têtard vivant, la circulation continuant son cours. — Les globules du sang n'ont pas été dessinés. — c l, lymphatiques; c s, capillaire sanguin; n, noyaux des capillaires sanguines; n' noyaux des lymphatiques; p, pointe d'accroissement des capillaires. — 250 diam.

observé que la masse a détaché quelques-unes des cellules du revêtement et que pourtant elle est restée tout entière au dedans des vaisseaux, sans qu'il se soit produit aucune fuite au dehors. Il y avait donc au-dessous de l'endothélium une couche disposée en membrane.

L'observation des vaisseaux capillaires dans des parties vivantes (langue, espaces interdigitaux, poumon de la grenouille, expansion membraneuse de la queue des têtards, etc.), vient à l'appui de cette opinion (voy. fig. 207). Le double contour qui caractérise sur la coupe optique la paroi des capillaires sanguins possède une régularité tellement grande, qu'il est difficile d'admettre que cette paroi est simplement constituée par des lames de protoplasma soudées les unes aux autres. Cette membrane, si tant est qu'elle existe, devrait être considérée comme le rudiment de la lame élastique interne des artérioles.

Dans les follicules lymphatiques, les vaisseaux capillaires sont revêtus d'une tunique externe formée par un lacis serré de fibrilles très-minces de tissu connectif (v. *Ganglions lymphatiques*) à la surface périphérique duquel se trouvent appliquées des cellules plates du tissu conjonctif ou de l'endothélium lymphatique.

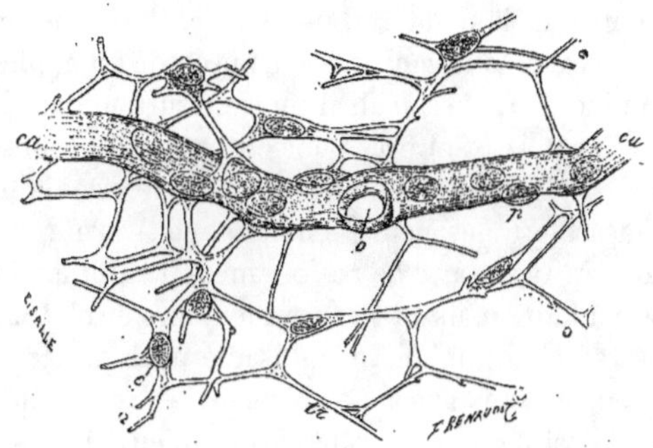

Fig, 208. — Vaisseau capillaire et tissu connectif réticulé d'un follicule d'un ganglion lymphatique du chien. — 600 diam.

Dans d'autres parties, la tunique externe fibrillaire n'existant pas, il y a cependant à la surface externe des vaisseaux des cellules plates de tissu connectif qui ont contracté avec elle une union plus ou moins intime. Eberth a donné à l'ensemble de ces cellules le nom de périthélium [1].

Ces cellules peuvent être facilement observées sur la membrane hyaloïde de la grenouille, étudiée fraîche dans l'humeur aqueuse ou dans du sérum iodé faible. On le voit également bien sur les

[1] *Eberth.* Capillaren, *Manuel de Stricker*, p. 206.

Capillaires
dans les
parties
vivantes.

Capillaires
des follicules
lymphatiques

vaisseaux capillaires des nerfs, dissociés après durcissement complet par l'acide chromique ou l'acide osmique. Elles existent en nombre plus ou moins considérable sur tous les capillaires du tissu conjonctif lâche et peuvent y être reconnues à l'aide des méthodes de dissociation par injection interstitielle (v. p. 329).

Dans la grande cavité représentée par le tissu conjonctif lâche, les cellules connectives sont donc disposées sur les vaisseaux capillaires de la même façon que sur les faisceaux de fibrilles, et en se plaçant à ce point de vue on peut dire qu'un capillaire sanguin et un faisceau connectif sont des équivalents.

Réseaux capillaires. — Les réseaux capillaires peuvent être étudiés sur des parties vivantes, la circulation y continuant son cours ; nous y reviendrons dans le paragraphe suivant. Ils peuvent être examinés aussi sur des préparations dites d'injections naturelles. Dans ces préparations, le sang, accumulé d'abord dans les vaisseaux, y est fixé ensuite au moyen de réactifs, et, comme il est toujours facilement reconnaissable, il dessine exactement le parcours des réseaux capillaires. Ce procédé est applicable à un grand nombre d'organes, mais il convient surtout dans l'étude des parties qui sont assez minces pour être examinées sans qu'il soit nécessaire d'y faire des coupes (poumons et vessie de la grenouille, mésentère des petits animaux, etc.). Pour remplir de sang le réseau vasculaire de ces organes, il suffit quelquefois de les exposer à l'air, mais on y réussit toujours en plaçant des liens circulaires serrés de manière suffisante pour arrêter le cours du sang veineux sans gêner notablement la circulation artérielle. Lorsque cela est possible, il vaut encore mieux lier séparément les veines d'abord et les artères ensuite. Pour fixer le sang dans les vaisseaux, on emploiera avec avantage l'alcool absolu, l'alcool dilué additionné de chlorure de sodium (une partie d'alcool à 36° mélangé à 2 parties d'eau distillée contenant 1 pour 100 de chlorure de sodium), l'acide picrique en solution saturée, le liquide de Müller.

Injections naturelles.

Lorsqu'il s'agit d'injections naturelles d'organes présentant une certaine masse et sur lesquelles on doit faire des coupes, il convient surtout d'employer l'alcool absolu et le liquide de Müller. Pour les membranes dont on doit chasser ensuite l'épithélium, les expansions membraneuses de la queue des têtards par exemple, il faut se servir de l'alcool dilué additionné de sel marin. Enfin, lorsque l'on se propose de fixer un réseau vasculaire rempli de sang dans une partie membraneuse, l'acide picrique présente de grands avantages.

Prenons par exemple le poumon de de la grenouille, voici comment il faut procéder : Chez l'animal vivant on pratique une incision sur un des côtés de la cavité viscérale en évitant de léser les veines ; d'habitude le poumon apparaît rempli d'air. S'il ne l'est pas au moment de l'opération, la grenouille abandonnée à elle-même le gonfle bientôt au moyen de quelques mouvements de déglutition. On peut alors ou bien placer une ligature en masse sur le poumon dans les conditions précédemment indiquées, ou bien fermer par une suture la plus grande partie de l'incision que l'on a faite à la paroi abdominale, en laissant le poumon faire hernie au travers. Bientôt ce viscère subit une congestion intense ; alors on place à sa base une ligature ; on sépare la partie gonflée, et on la plonge dans une solution saturée d'acide picrique ; elle y est maintenue plongée pendant une heure. Ensuite elle est retirée, lavée dans l'eau, puis ouverte et étalée sur une lame de verre, la face interne du poumon étant dirigée en haut. Après coloration au picrocarminate, la lamelle est placée sur la membrane et la préparation est conservée dans la glycérine.

Les réseaux capillaires peuvent encore être étudiés après injection d'une solution de nitrate d'argent, simple ou suivie d'une injection d'une masse gélatineuse incolore.

Mais les plus belles préparations sont celles que l'on obtient par des injections de masses colorées transparentes, surtout quand elles sont additionnées de gélatine. Pour la composition de ces masses et les procédés à l'aide desquels on les fait pénétrer, nous renvoyons à ce que nous avons dit à propos des Méthodes générales (v. p. 112).

Injections avec des masses colorées.

Tous les histologistes possèdent un certain nombre de ces préparations qui, outre leur utilité pour l'étude et les démonstrations, ont l'avantage de se conserver admirablement, surtout quand elles sont montées dans le baume du Canada et maintenues à l'abri de la lumière.

Lorsque l'on se propose moins la beauté de ces préparations que leur utilité, de toutes les masses que l'on emploie, la meilleure, la plus facile à préparer est celle au bleu de Prusse et à la gélatine (v. p. 119), et, nous le répétons, le meilleur de tous les appareils pour la faire pénétrer est une seringue bien construite et dont le jeu est vérifié avant l'opération. Si alors on a déterminé la quantité de masse qui est nécessaire pour injecter un animal entier (lapin, cochon d'Inde, rat, etc.) en la poussant avec quelque ménagement par le bout central de la carotide, l'opération sera généralement couronnée de succès ; tous les organes, sauf le poumon, seront convenablement injectés.

Avant d'ouvrir l'animal, il faut attendre que la masse qui a pénétré dans les vaisseaux soit complétement refroidie, ce qui

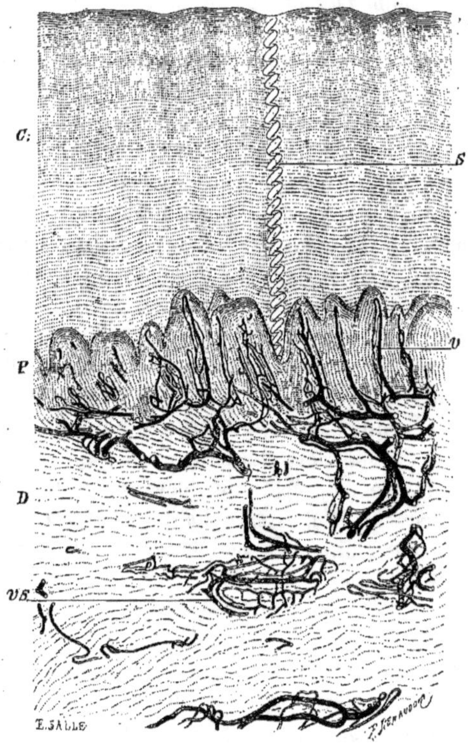

Fig. 209. — Coupe transversale de la peau de la région palmaire du doigt indicateur de l'homme. — Injection par une des artères collatérales du doigt. l'autre étant liée, avec une masse de carmin et de gélatine. Durcissement dans l'alcool. — Préparation montée dans le baume du Canada. — C, épiderme ; P, papilles ; D, derme ; s, canal de glande sudoripare ; v, vaisseaux des papilles : vs, réseau capillaire d'un glomérule de glande sudoripare. — 45 diam.

nécessite toujours plusieurs heures en hiver et l'emploi de la glace en été. Les organes sont alors enlevés avec précaution et déposés immédiatement dans du liquide de Müller ou dans une solution de bichromate d'ammoniaque à 2 pour 100. La coloration bleue devient plus intense, elle apparaît même dans des régions qui au début étaient incolores et semblaient mal injectées. Les parties membraneuses, telles que le grand épiploon, le mésentère, le centre phrénique, etc., après avoir séjourné pendant quelques heures dans la solution de bichromate, ou mieux encore dans une solution saturée d'acide picrique, seront lavées, étendues sur une lame de verre, colorées au picrocarminate et montées en préparation dans la glycérine. Les autres organes resteront dans le liquide de Müller jusqu'à complet durcissement, ou bien ce durcissement sera achevé par l'action de l'alcool ou de la gomme et de l'alcool. Pour la coloration des coupes la purpurine (v. p. 280) est à recommander, à cause de son élection remarquable sur les noyaux et parce que, contrairement au carmin, elle exerce son action même après un séjour prolongé des pièces dans les solutions chromiques.

La disposition d'un réseau capillaire, c'est-à-dire la forme et le diamètre des mailles de ce réseau, et quelquefois la forme et le diamètre des capillaires eux-mêmes, est en général caractéristique pour un organe ou un tissu déterminé. Il en résulte que, le plus souvent, à la simple inspection d'un réseau capillaire, on peut dire à quel tissu ou à quel organe il appartient.

Nous avons déjà vu que dans les muscles, qui sont composés de faisceaux parallèles, le réseau capillaire est formé de mailles quadrangulaires et allongées dans le sens de la direction des faisceaux (v. p. 509). Nous avons vu également que les muscles rouges du lapin, bien que possédant des faisceaux musculaires semblables à ceux des muscles pâles, renferment un réseau capillaire dont les vaisseaux sont larges, sinueux et dilatés par places en forme d'ampoules (fig. 175). Faisons remarquer ici que cette disposition du réseau capillaire, considérée dans son ensemble et dans ses détails, tout en restant subordonnée à la forme des éléments, est en rapport avec une fonction physiologique spéciale.

Des considérations semblables peuvent être présentées à propos d'un certain nombre d'organes. Dans le poumon, par exemple, où le système capillaire a une importance toute spéciale en raison des échanges de gaz qui doivent se produire entre la masse du sang et l'air atmosphérique, les vaisseaux capillaires, dont le nombre est considérable, font dans l'intérieur des alvéoles un relief bien marqué lorsqu'ils sont remplis par le sang ou par une masse à injection. Cette dernière disposition est destinée à augmenter la surface vasculaire qui se trouve en rapport avec les gaz contenus dans les alvéoles du poumon, et par suite elle favorise l'hématose : ici, comme dans les muscles rouges du lapin, la forme du réseau est en relation avec la fonction spéciale de l'organe.

En général, la richesse du réseau capillaire d'un organe est en rapport avec son activité fonctionnelle. Cette richesse est plus grande dans les parties du système nerveux qui contiennent des cellules (substance grise) que dans celles qui sont formées par des tubes (substance blanche des centres nerveux, nerfs périphériques), dans les fibres musculaires striées que dans les fibres musculaires lisses, etc. La quantité des capillaires est relativement considérable dans toutes les glandes, elle est faible dans les os, insignifiante dans le tissu fibreux des tendons et des ligaments ; enfin, ces vaisseaux manquent d'une manière complète dans les cartilages permanents et dans la cornée.

Quant à la forme des réseaux, que nous aurions à étudier maintenant, elle est tellement subordonnée à celle des éléments ou des groupes d'éléments des principaux viscères, qu'il convient d'en renvoyer la description à l'étude que nous ferons de ces organes.

Pour acquérir des notions un peu complètes sur un réseau capillaire, il n'y a pas de préparation qui vaille une portion transparente et vasculaire d'un animal vivant étendue sur le champ du microscope et dans laquelle la circulation suit son cours, parce que les artères et les veines s'y trouvent nettement indiquées par le sens dans lequel se fait la circulation. Dans les artères, elle se fait des grosses branches vers les petites ; et inversement dans les veines, des petites branches vers les grosses (v. l'art. suivant).

Dans le même but conviennent aussi toutes les portions membraneuses qui, après injection de leurs vaisseaux, sont assez transparentes pour être examinées à plat : le poumon et la vessie de la grenouille, la vessie du cochon d'Inde, du lapin et du rat, l'intestin grêle des mêmes animaux, le centre phrénique du lapin, le mésentère et le grand épiploon du même animal, etc.

Prenons par exemple le grand épiploon du lapin. Après injection de l'animal entier avec une masse gélatineuse au bleu de

Prusse, et lorsque celle-ci est prise par le refroidissement, la
cavité abdominale est ouverte ; le grand épiploon se présente au-
dessous de l'estomac comme une dentelle bleue repliée sur elle-

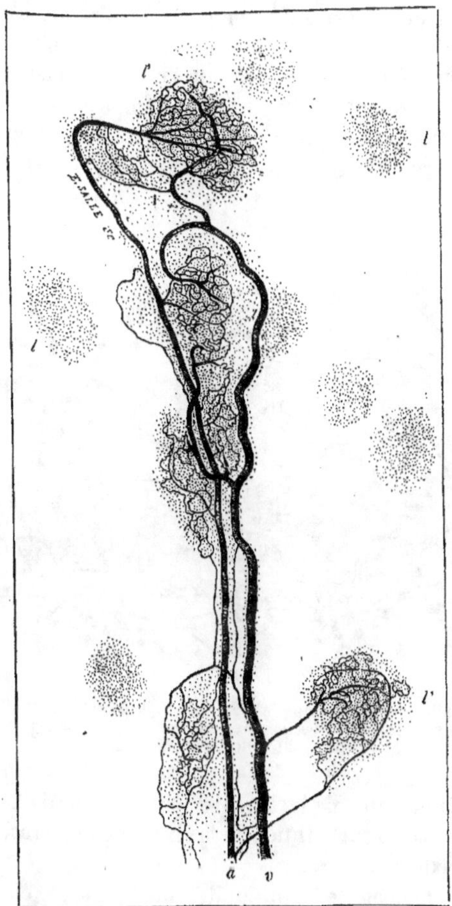

Fig. 210. — Grand épiploon du lapin jeune adulte. Injection de tout le système
vasculaire. Coloration au picrocarminate, *l*, tache laiteuse non vasculaire ; *l'*, tache
laiteuse vasculaire ; *a*, artères ; *v*, veine. — 17 diam.

même. On le saisit délicatement avec les doigts ou avec une pince,
et on l'excise à sa base pour le placer dans le liquide de Müller
ou dans une solution saturée d'acide picrique. Lorsqu'il y a
a séjourné une heure ou deux, il est porté dans un baquet

de verre rempli d'eau distillée, et, en l'agitant au sein du
liquide avec une aiguille, on arrive à le déplisser. Il est facile
alors de séparer avec des ciseaux les portions qui paraissent les
plus convenables à l'examen ; on glisse au-dessous d'elles dans
l'eau une lame de verre porte-objet, sur laquelle elles doivent demeurer étendues pendant que l'on retire la lame de l'eau.
L'extension de la membrane doit être complétée avec beaucoup
de ménagement pour ne pas briser la masse à injection qui remplit les vaisseaux sanguins. L'opération se termine par l'addition

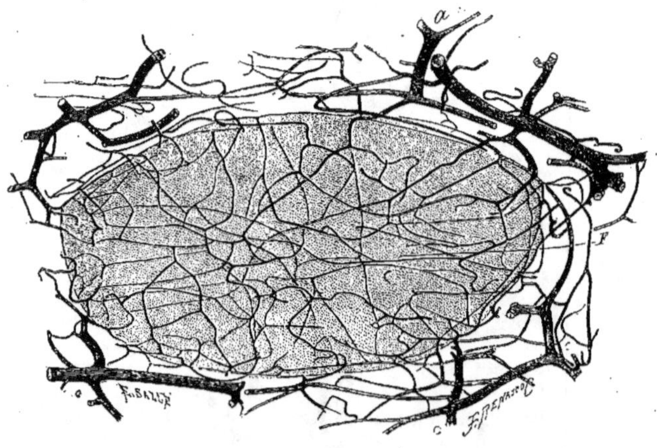

Fig. 211. — Follicule lymphatique de l'appendice iléocœcal du lapin. — Coupe
parallèle à la surface, après injection avec une masse de bleu de Prusse et de gélatine. — *a*. artère; F, capillaire du follicule. — 80 diam.

du picrocarminate et de la lamelle, puis, lorsque la coloration
est produite, par la substitution de la glycérine au picrocarminate
sous la lamelle à recouvrir.

Le grand épiploon de lapin adulte, ainsi préparé, étudié à un
faible grossissement, montre les artérioles, les veinules et le réseau capillaire. Les artérioles ont toujours un diamètre inférieur
à celui des veinules correspondantes, et de plus elles présentent
sur leurs parois une couche continue de cellules musculaires à direction transversale, tandis que dans les veinules
ces éléments sont disséminés. Les vaisseaux capillaires existent
principalement dans les taches laiteuses vasculaires (v. p. 376)

et y constituent un élégant réseau en forme de bouquet, semblable à celui des follicules lymphatiques (fig. 210 et 211).

Pour donner naissance au réseau capillaire, les artérioles se divisent, se subdivisent et aboutissent à des ramifications terminales qui se continuent à plein calibre avec des capillaires du réseau, de sorte que ce dernier semble être une émanation directe de l'artériole. Du côté des veines, il en est tout autrement, et entre celles-ci et les capillaires qui s'y rendent il y a toujours une limite tranchée. Au point où un capillaire débouche dans une veinule, celle-ci présente d'habitude une légère dilatation ou plutôt, la veinule conservant son calibre jusqu'à son extrémité, le capillaire vient s'y ouvrir de telle sorte qu'en ce point il y a entre les deux vaisseaux une différence notable de diamètre, comme dans ces appareils en verre soufflé où un tube est soudé par son extrémité à un autre tube beaucoup plus large.

Du reste, le réseau capillaire d'une tache laiteuse vasculaire du grand épiploon du lapin présente très-fréquemment des vaisseaux terminés en cul-de-sac, qui doivent être considérés comme des bourgeons creux qui n'ont pu atteindre ni un capillaire voisin pour former une maille complète, ni une veinule pour y conduire le sang.

Nous aurons, un peu plus loin, à propos du développement des vaisseaux sanguins, à revenir sur cette observation. Elle doit conduire les histologistes qui s'occuperont du réseau capillaire à rechercher si dans les autres organes il n'y a pas, comme il est très-probable, entre les différents ordres de vaisseaux, des rapports semblables à ceux que nous avons signalés[1].

Il reste encore une question importante à propos des réseaux capillaires : c'est celle du diamètre des vaisseaux qui les constituent dans les différents organes. On ne peut fournir à ce sujet que des données très-générales; d'abord, toutes choses égales d'ailleurs, les capillaires ont chez les divers animaux un diamètre d'autant plus considérable que leurs globules du sang sont plus gros, ainsi que Leydig[2] le fait remarquer à propos du protée. Chez les mammifères, les capillaires des centres nerveux et de

Diamètre
des
capillaires.

---

[1] *Du développement et de l'accroissement des vaisseaux sanguins* (*Arch. de physiologie*, 1874, p. 429).

[2] *Leydig*. Traité d'histologie de l'homme et des animaux. *Éd. franc.*, p. 473.

la rétine sont plus étroits que ceux des muscles et surtout que ceux du poumon et des différentes glandes. Mais il est fort difficile de déterminer exactement le diamètre des vaisseaux capillaires d'un organe, parce que, quelle que soit la méthode employée, ce diamètre sera variable. Il variera d'un moment à l'autre si l'étude est faite sur des parties vibrantes, la circulation se continuant. Il sera bien plus variable encore dans les pièces injectées, suivant la concentration de la gélatine de la masse, suivant les réactifs qui auront été employés pour préparer la pièce et suivant le mode d'action de ces réactifs. Ainsi, le moule de matière colorée qui représente un capillaire éprouvera, sous l'influence de l'alcool, un retrait plus considérable si ce liquide a été employé tout d'un coup à l'état absolu que si on l'a fait agir graduellement, et ce retrait sera plus grand encore si, après avoir sorti la préparation de l'alcool absolu pour l'éclaircir avec de l'essence, elle a été desséchée. Une dessiccation complète rétracte même tellement le moule de gélatine que, si l'injection a été faite au bleu de Prusse et la préparation colorée au carmin, on ne voit plus au milieu du capillaire qu'un simple filament bleu, tandis que le calibre du vaisseau notablement plus large est indiqué par la coupe optique de sa paroi contenant des noyaux colorés en rouge.

Il résulte de tout cela qu'un organe injecté fournira des capillaires dont le volume sera variable suivant les procédés qui auront été suivis, et que, pour déterminer le diamètre relatif de ces vaisseaux dans deux organes différents, il est nécesaire d'avoir employé pour l'un et pour l'autre exactement les mêmes méthodes, ce qui, d'après ce que nous venons de dire, n'est pas facile à réaliser. Dès lors il ne faut tenir compte que de différences très-accusées.

Circulation capillaire. — L'observation de la circulation capillaire a été d'une très-grande importance, parce que, à partir du momemt où l'on a vu le sang passer des artères dans les veines par l'intermédiaire du réseau capillaire, la circulation a été définitivement démontrée. C'est à Malpighi[1] que revient l'honneur d'avoir fait la première observation de ce genre et en même temps la découverte du réseau capillaire. Ayant incisé la paroi abdominale d'une grenouille, il vit les poumons se gonfler

---

[1] *Malpighi*, Opera omnia. Epistola II de pulmonibus.

et faire hernie au dehors. Examinant alors leur surface avec une loupe, il put distinguer les artères et les veines, et reconnaître dans leur intérieur un courant sanguin s'éloignant du cœur par les artères et y retournant par les veines. Il supposait d'abord qu'entre les deux ordres de vaisseaux se trouvait une cavité remplie de sang; mais, après avoir lié le poumon à sa base et l'avoir fait sécher, il put l'examiner par transparence, à la loupe et au microscope, et reconnaître qu'entre les artères et les veines il existe un réseau formé par des canaux extrêmement fins remplis de globules du sang.

La manière dont Malpighi a procédé pour faire cette découverte importante mérite de nous intéresser. En effet, étant donnés les instruments d'optique dont il pouvait disposer, il lui était difficile, peut-être même impossible, d'arriver, par une observation isolée, à constater la circulation capillaire. En complétant son observation physiologique par l'observation anatomique de ce que nous appellerions aujourd'hui une injection naturelle, il a tourné la difficulté et a fait œuvre d'expérimentateur.

Au siècle dernier, l'observation de la circulation capillaire sur des parties transparentes d'animaux vivants intéressait vivement les physiologistes et même les curieux de la nature. Cependant Bichat[1] d'après ce qu'il dit dans son traité d'Anatomie générale, ne semble pas avoir vu lui-même la circulation capillaire; il s'en rapporte sur ce point à Haller et à Spallanzani. Il est probable qu'il n'avait pas à sa disposition d'instruments suffisants. Aujourd'hui il n'est peut-être pas un médecin qui n'ait observé plusieurs fois la circulation dans des parties vivantes.

Les animaux sur lesquels on se propose d'étudier au microscope la circulation capillaire doivent être immobilisés, soit par des procédés mécaniques, soit au moyen du curare (v. p. 51). L'observation peut être faite sur des parties extérieures transparentes, sans qu'il soit besoin de faire subir à l'animal aucune mutilation, par exemple, sur la membrane interdigitale et la langue de la grenouille, la queue de petits poissons, l'expansion membraneuse de la queue des tritons (palmés et ponctués) et celle de la queue des têtards. On peut aussi, après avoir pratiqué une incision, amener au dehors une partie transparente interne, telle

Observation
de la
circulation
chez
les animaux
vivants.

<hr>

[1] *Bichat*, Anatomie générale, 1812. T. II, p. 513.

que le poumon, le mésentère et la vessie de la grenouille, le mésentère de petits mammifères, et, à l'exemple de Poiseuille, la
vessie de rats nouveau-nés.

Pour immobiliser sur le porte-objet du microscope les embryons de poissons, il suffit de les envelopper de papier à
filtrer imbibé d'eau en laissant la queue à découvert. Dans
ces conditions, leur vie a une durée suffisante pour qu'il
soit possible de continuer l'observation pendant plusieurs
heures. On emploiera le même procédé pour observer au microscope la circulation dans la queue des têtards, mais il
est préférable de les curariser d'abord. Quand on place un de
ces petits animaux dans une solution de curare à 1 pour 1000, à
1 pour 100, ou même encore plus concentré, il continue d'y vivre
et de s'y agiter comme s'il était dans l'eau pure. Mais si en un
point quelconque de son corps on fait une piqûre avec une
aiguille, il ne tarde pas à subir les effets de la curarisation[1]. Il
faut alors le retirer du milieu toxique et le plonger dans l'eau;
il est mis ensuite sur une lame de verre pour être examiné.

Un des plus beaux objets d'étude pour la circulation capillaire
est à coup sûr le poumon de la grenouille, sur lequel, comme
nous l'avons vu, Malpighi a fait les premières observations de ce
genre.

Circulation dans le poumon de la grenouille.

Ces observations présentent certaines difficultés. Lorsqu'après
qu'on a pratiqué une incision à la paroi viscérale, le poumon a
fait saillie à l'extérieur, la grenouille le gonfle par de nouveaux efforts de déglutition, ou bien au contraire elle le laisse se
vider complétement. C'est là une première difficulté, car il importe, pour qu'on puisse l'étudier au microscope, que cet organe
soit convenablement gonflé. Si par hasard il se montre à cet état, il

[1] Pour s'assurer que la pénétration du curare se fait seulement après une solution de continuité de la peau, on peut faire l'expérience suivante : Deux têtards de
grenouille rousse (R. temporaria) sont placés dans quelques centimètres cubes d'eau.
On fait à l'un deux une légère piqûre, l'autre est laissé intact. Ces deux têtards
continuent de vivre et de nager et ne pourraient être distingués l'un de l'autre,
n'étaient quelques différences que l'on a notées, des différences de taille, par
exemple. Si l'on ajoute alors quelques gouttes d'une solution de curare au centième,
celui des deux têtards dont le tégument a été intéressé subit bientôt les effets de la
curarisation, tandis que l'autre a conservé tous ses mouvements. Cette expérience
et celle qui est consignée dans le texte courant montrent que les histologistes qui
ont curarisé des têtards simplement en les plongeant dans la solution toxique les
avaient traités auparavant sans beaucoup de ménagements.

faut, la grenouille étant placée sur une lame de liége percée d'un trou exactement au-dessous du sac pulmonaire faisant saillie, la porter sur la platine du microscope, et alors se présente une seconde difficulté. La surface du poumon étant convexe, on ne peut la recouvrir d'une lamelle de verre et l'examiner avec un fort grossissement. De plus, en raison de la convexité de la membrane sur laquelle doit porter l'examen, on ne voit distinctement à la fois que des zones très-limitées. Dès lors, le réseau capillaire dans son ensemble échappe à l'observateur.

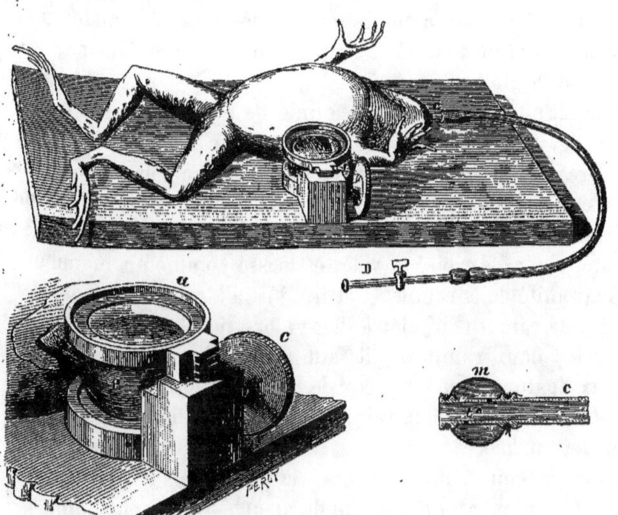

Fig. 242. — Appareil de Holmgren pour l'observation de la circulation dans le poumon de la grenouille. — c, canule introduite dans la glotte; m, membrane distendue pour obtenir l'obturation au moment de l'insufflation; D, canule à robinet; a, cercle de laiton portant une lamelle de verre que l'on peut abaisser sur le poumon P, en se servant de la crémaillère c.

Holmgren[1], dans ces derniers temps, est arrivé, à l'aide d'un appareil très-ingénieux, à surmonter toutes ces difficultés et à régler dans tous ses détails l'étude de la circulation capillaire du poumon. Il commence par immobiliser la grenouille par l'injection sous-cutanée d'une certaine quantité de curare qui doit être

Appareil
de Holmgren

[1] Holmgren, Methode zur Beobachtung des Kreislautes in der Froschlunge. — Beitrage zur Anatomie u. Physiologie als Festgabe Karl Ludwig von seinen Schuclern gewidmet. Leipzig, 1874.

suffisante pour paralyser l'animal pendant deux ou trois jours. (Nous avons vu, p. 51, qu'il suffit d'une à deux gouttes d'une solution au millième d'un curare de bonne qualité.)

Pour régler l'état de réplétion du poumon, il introduit dans la glotte une canule adaptée à un tube en caoutchouc dont l'autre extrémité porte une embouchure à robinet. En soufflant par cette embouchure, on distend à son gré les sacs pulmonaires et on maintient la distension en fermant le robinet. Mais, pour que l'air ne ressorte pas entre les lèvres de la glotte et la canule, cette dernière présente une disposition spéciale ; son extrémité est entourée d'un manchon membraneux susceptible de se distendre plus ou moins et de compléter l'occlusion en se moulant sur les parois de la glotte.

A cet effet, la canule est munie de deux rainures circulaires (*m*, fig. 212) entre lesquelles se trouve une gorge de 4 millimètres de largeur environ. Le fond de cette gorge communique avec le calibre de la canule par trois trous latéraux. La membrane dont on se sert est le gros intestin d'une grenouille, qui, après avoir été excisé et vidé, est passé comme un manchon sur l'extrémité de la canule et attiré jusqu'à ce qu'il ait dépassé la seconde rainure circulaire. Il est alors lié au moyen d'un fil fin sur les deux rainures ; il faut avoir soin de laisser entre les deux ligatures une longueur de la membrane plus grande que la distance entre les deux rainures. La partie d'intestin qui dépasse est retranchée.

On conçoit facilement que, la canule étant placée dans la glotte, la membrane en forme de manchon, recevant l'air par les trous latéraux, se gonflera lorsque l'on fera l'insufflation et obturera suffisamment la glotte pour maintenir la distension du poumon pendant l'observation.

La canule étant ainsi introduite et fixée au moyen d'un fil à la symphyse du maxillaire inférieur, on pratique au niveau de l'aisselle une incision d'une étendue d'un centimètre et demi en moyenne, qui doit pénétrer jusqu'à la cavité viscérale sans intéresser les veines latérales de l'abdomen[1]. L'insufflation suffit pour faire sortir à travers les lèvres de la plaie, le poumon cor-

---

[1] Pour éviter les hémorrhagies, nous conseillons de faire cette ouverture avec une petite baguette de fer chauffée au rouge, en employant les précautions que tout anatomiste comprendra.

respondant. La grenouille est alors disposée sur un porte-objet spécial où le poumon, placé au-dessus d'un trou muni d'une plaque de verre, est recouvert d'une lamelle mince, maintenue horizontalement dans un anneau de laiton que l'on peut élever ou abaisser à volonté au moyen d'une crémaillère (*a* et *c*, fig. 212). Cette lamelle, appliquée sur le poumon, le déprime et transforme une partie de sa surface convexe en une surface plane. Dès lors elle en permet l'observation régulière et étendue, même avec de forts objectifs.

En réglant l'insufflation, on peut faire varier la rapidité de la circulation, et même l'arrêter à volonté par un gonflement un peu considérable. Ces détails techniques étant donnés, nous aurons l'occasion de revenir, dans le courant de la description de la circulation capillaire, sur quelques-uns des faits que l'on observe à l'aide de cette ingénieuse méthode.

C'est sur le mésentère de la grenouille, attiré au dehors après avoir pratiqué une incision à la paroi abdominale, que Poiseuille[1] a fait la plupart de ses observations intéressantes sur la circulation dans les petits vaisseaux. Aujourd'hui l'expérience est devenue beaucoup plus facile, grâce à la curarisation. Comme, dans ces dernières années, surtout depuis le travail de Cohnheim[2] sur l'inflammation et la suppuration, on s'est beaucoup occupé des phénomènes qui se passent dans le mésentère des grenouilles vivantes, nous devons donner ici, d'une manière complète, les détails de l'expérience :

Il faut d'abord préparer un porte-objet convenable (fig. 213). Celui-ci est formé d'une lame de liége mince qui doit être fixée sur la platine du microscope au moyen des valets et présenter une ouverture circulaire au niveau du trou de la platine.

Si on laissait les choses dans cet état, lorsque la grenouille est étendue sur la lame de liége et que son mésentère tiré au dehors est appliqué sur l'ouverture de cette lame, il arriverait que, la partie examinée occupant un niveau inférieur à celui de la plaie, le sang et la lymphe péritonéale recouvriraient la surface et gêneraient l'observation. Il convient donc d'élever cette partie, de telle sorte qu'elle soit située un peu plus haut que la plaie.

Circulation dans le mésentère de la grenouille

---

[1] *Poiseuille*, Recherches sur les causes du mouvement du sang dans les petits vaisseaux, 1835. *Mémoires présentés à l'Académie des sciences par divers savants*, T. VIII, 1841, p. 105.

[2] *Cohnheim*. Ueber Entzündung u. Eiterung. *Arch. de Virchow*, T. XL, 1867, p. 1.

Pour cela, on dispose au-dessus de l'ouverture de la lame de liége un disque également en liége coupé dans un bouchon et dont la hauteur devra varier un peu suivant la grosseur de la grenouille. Ce disque (B, fig. 213) est percé suivant son axe, afin que le mésentère puisse être éclairé convenablement par les rayons réfléchis à la surface du miroir. Pour fixer le disque sur le porte-objet, il suffit de l'y réunir par quelques épingles.

La grenouille sur laquelle on doit expérimenter[1] est paralysée par l'injection sous-cutanée d'une ou deux gouttes d'une solution de curare au millième. Lorsque l'immobilité est complète, une incision longitudinale d'un centimètre est pratiquée à la partie

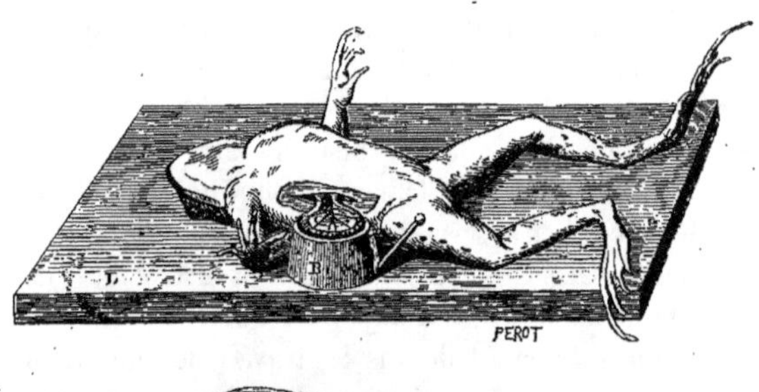

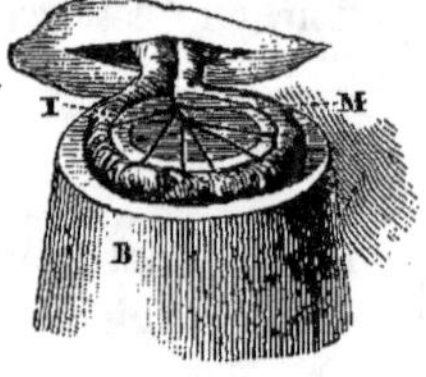

Fig. 213. — Porte-objet pour l'observation du mésentère de la grenouille à l'état vivant. — L, lame de liége; B, disque de liége; I, intestin; M, mésentère.

moyenne de l'une des faces latérales de l'abdomen, en ayant soin de ne pas ouvrir la grosse veine latérale. (Nous conseillons encore ici, afin d'éviter l'hémorrhagie, d'employer le fer rouge pour faire cette incision.) Au moyen d'une pince, on retire délicatement l'intestin grêle et on l'amène sur les bords du disque de liége du porte-objet.

[1] Il vaut mieux choisir pour ces expériences des grenouilles mâles, afin de n'être pas gêné par la présence des œufs. Les grenouilles mâles sont reconnaissables à la grosseur du pouce de leurs pattes antérieures.

Pour assurer la fixité de l'intestin et du mésentère, ce disque présente une disposition spéciale, dont les détails ont été représentés dans la figure 213. La moulure saillante sur laquelle repose le mésentère et tout autour de laquelle se dispose l'intestin empêche toute espèce de déplacement, sans que pour cela la moindre pression soit exercée.

A un grossissement de 100 diamètres environ, on voit les troncs artériels et veineux à direction rectiligne qui forment les rayons vasculaires du mésentère, et entre eux, dans les portions les plus minces de la membrane, se montre le réseau capillaire. La circulation se fait d'une manière différente dans ces diverses espèces de vaisseaux. Dans les artérioles, le courant sanguin, s'éloignant du cœur, va des grosses branches vers les petites; il est continu, mais les pulsations cardiaques s'y font sentir encore, et chacune d'elles y produit une accélération. Dans les capillaires et dans les veines, le cours du sang est continu, mais tandis que dans les veines il est régulier et se fait toujours des petites branches vers les grosses branches, il présente dans le réseau capillaire des irrégularités de différentes sortes.

Chez les animaux complétement curarisés, chez lesquels le cœur a conservé toute sa force, la circulation (dans le poumon étudié avec l'appareil de Holmgren, ou dans le mésentère disposé comme nous venons de le dire) est tellement rapide, que l'on ne distingue aucun des globules compris dans le torrent circulatoire. Sur le bord des vaisseaux seulement, quelques globules rouges et un nombre plus considérable de globules blancs (cellules lymphatiques) paraissent immobiles pendant un certain temps; cependant il arrive quelquefois que tantôt l'un, tantôt l'autre de ces globules, est repris par la circulation et se confond avec la masse du sang.

Ce phénomène a été observé déjà par Poiseuille qui, pour l'expliquer, supposait l'existence d'une mince couche de sérum immobile ou à circulation très-lente à la surface interne des vaisseaux (couche adhésive de Poiseuille). Il appuyait encore cette hypothèse sur une autre observation : lorsque la circulation est très-active et que l'on ne peut distinguer dans le sang en mouvement aucun globule, ce liquide forme, au milieu de chaque vaisseau, une colonne sombre séparée de la paroi par un liséré plus clair. Ce liséré plus clair correspondrait à la couche de sérum immobile.

Comme nous le dirons un peu plus loin, les globules qui se trouvent dans la prétendue couche adhésive de Poiseuille sont immobiles, non pas parce qu'ils se trouvent dans une couche de sérum sans mouvement, mais parce qu'ils adhèrent eux-mêmes à la surface interne du vaisseau. Quant au liséré clair, il doit être expliqué, selon nous, non par l'existence d'une couche adhésive de sérum, mais par la forme même des globules sanguins. Ceux-ci, en effet, se trouvant en rapport avec la paroi du vaisseau par une surface convexe, forment par leur réunion un bord dentelé et, étant donnée la vitesse qui les anime, doivent produire sur la rétine de l'observateur l'image d'une bande continue plus claire et moins colorée que le centre du vaisseau.

Lorsque la circulation est ralentie, ce que l'on réalise à volonté au moyen de l'appareil de Holmgren, et ce qui a lieu accidentellement dans certaines régions du mésentère, les globules rouges et les globules blancs deviennent distincts; on les voit alors passer un à un dans les capillaires dont ils touchent directement la paroi.

Irrégularité de la circulation capillaire. — Quand la circulation capillaire est rapide, ou mieux quand elle est ralentie, on observe plusieurs faits qui ont frappé les anciens observateurs, Spallanzani entre autres, et que tous les histologistes ont pu reconnaître facilement. Étant donné un réseau capillaire complet, la circulation présente, dans telle ou telle de ses branches, un ralentissement, un arrêt ou une direction inverse de celle qu'elle avait d'abord, pour reprendre ensuite son cours primitif.

Ces phénomènes dépendent en partie d'obstructions produites localement par des accumulations de globules, en partie de la contraction[1] des petits vaisseaux.

---

[1] La contractilité des artérioles et des veinules est bien mise en évidence par certaines expériences de Poiseuille, quoiqu'il ne leur ait pas attribué cette signification. Le mésentère d'une grenouille vivante non curarisée étant convenablement disposé sur le porte-objet du microscope, il plaçait sur un des rayons vasculaires de la membrane deux petites masses de platine distantes de quelques millimètres et disposées de manière à arrêter complétement le cours du sang dans un segment d'une artériole et d'une veinule. Il pouvait alors constater qu'au niveau de ces segments l'artériole et la veinule revenaient sur elles-mêmes de manière à diminuer leur calibre, que le retrait de l'artériole était plus considérable que celui de la veinule et qu'elle n'avait plus que les trois cinquièmes de son diamètre antérieur. Les masses de platine étant ensuite enlevées, les vaisseaux ne revenaient à leur volume primitif qu'au bout de deux heures et même plus (Poiseuille, loc. cit., p. 111).

En effet, lorsque la grenouille est curarisée et que les petits vaisseaux sont paralysés, la circulation est beaucoup moins irrégulière. Pour bien juger de cette action du curare, il faut fixer d'abord l'animal sur le porte-objet et diriger l'observation sur la membrane interdigitale. On injecte seulement alors la substance toxique, puis on continue l'examen, en se servant d'un oculaire micrométrique pour déterminer le diamètre d'une artériole. Au début, lorsque l'animal montre ces phénomènes d'excitation passagers qui précèdent la paralysie, on constate un rétrécissement de l'artériole, tandis que dans le réseau capillaire correspondant la circulation se fait d'une façon irrégulière[1]. Lorsqu'au contraire l'animal est complétement paralysé, il survient une dilatation de l'artère, et, dans le réseau capillaire correspondant, la circulation est plus complète et plus régulière qu'elle ne l'est jamais chez une grenouille immobilisée par des moyens mécaniques[2].

Action
du curare
sur la
circulation.

Ce retrait des artérioles et des veinules ne doit pas être attribué seulement à l'élasticité de leurs parois, puisque la diminution de calibre ne cesse pas avec la cause qui l'a produite. Il y a en effet, comme cela est complétement établi aujourd'hui, dans la constitution des artérioles et des veinules, des cellules musculaires dont la contractilité une fois mise en jeu ne cède que lentement à l'action de la pression sanguine. Du reste la contractilité des artérioles se traduit d'une manière très-nette dans d'autres conditions.

En observant attentivement à l'œil nu et à contre-jour, comme Schiff l'a indiqué, les artères de l'oreille du lapin vivant, on les voit alternativement se rétrécir et se dilater de nouveau, suivant un rhythme entièrement indépendant de celui du cœur. Ces contractions des artères, que l'on a qualifiées de rhythmiques, simplement pour exprimer l'idée de rétrécissement et de dilatation alternatifs, sans que pour cela la durée du rétrécissement ou de la dilatation soit constante, peuvent être observées avec les mêmes caractères sur les artérioles de la membrane interdigitale de la grenouille non curarisée examinées au microscope.

[1] Dans son étude expérimentale sur l'inflammation et la suppuration, Cohnheim (*Ueber Entzündung u. Eiterung*. Arch. de Virchow, 1867. T. XL, p. 1.) dit que le curare à dose faible n'a aucune action sur la circulation capillaire. Nous avons fait remarquer (*Manuel d'histologie pathol.*, p. 82.) que cette assertion n'est nullement fondée, et qu'au début de la curarisation il y a rétrécissement des artérioles, ralentissement et irrégularité de là circulation capillaire; au contraire, les artérioles sont élargis et la circulation capillaire est complète quand l'animal est paralysé.

[2] Dans ses nombreuses expériences, Poiseuille a noté un fait très-intéressant. Une grenouille étant fixée au moyen d'épingles sur le porte-objet du microscope et son mésentère étant convenablement disposé pour l'observation microscopique de la circulation, chaque fois qu'en s'agitant elle tirait sur les épingles qui maintenaient le

Cela étant dit, revenons à l'étude du mésentère de la grenouille. L'animal étant complétement curarisé et l'examen étant fait dans les conditions dites plus haut, la circulation peut être observée pendant plusieurs heures, et même pendant plusieurs jours. Dans les capillaires et dans les veinules, où elle est plus lente que dans les artères, on aperçoit d'une manière vague les globules rouges et les globules blancs. Ces derniers, quand ils occupent le centre du canal vasculaire et qu'ils sont pris au milieu des globules rouges, circulent avec la même vitesse ; mais lorsque, se dégageant de la foule, ils arrivent au voisinage de la paroi, leur mouvement se ralentit, et si on les compare aux globules rouges qui parfois les accompagnent, on reconnaît qu'ils ne glissent pas aussi facilement que ces derniers sur la face interne du vaisseau. Ils tournent sur eux-mêmes, en cheminant lentement le long de la paroi vasculaire, roulés contre elle par le fil du torrent circulatoire, comme une boule sous la main. C'est par ce mode de progression, lié à leur forme sphérique, et non par l'existence d'une couche adhésive, qu'il vient d'expliquer la lenteur de leur marche.

Déformation
des globules
rouges.

Lorsque les globules rouges, qui paraissent, comme nous l'avons vu, formés d'une matière molle et élastique, arrivent dans un capillaire dont le calibre est inférieur à leur diamètre ou lorsqu'ils se pressent en grand nombre, ils se déforment de mille façons, pour reprendre leur aspect primitif dès qu'ils sont arrivés à une région où ils peuvent nager librement.

Souvent un globule rouge, arrivant à la bifurcation de deux capillaires, au lieu de s'engager dans l'un ou dans l'autre, est maintenu en équilibre sur l'éperon qui les sépare, et prend la forme d'un bissac, sous l'influence du torrent circulatoire qui l'a poussé et le maintient, par suite de son égale intensité dans les deux branches. Il reste dans cette position et s'y agite jusqu'à ce qu'il en soit chassé par le choc d'un autre globule ou par un changement dans la vitesse relative du sang dans les deux branches capillaires ; il revient immédiatement alors à sa configuration normale.

mésentère, le cœur s'arrêtait, et les artères, revenant sur elles-mêmes, diminuaient de calibre.

On voit que Poiseuille avait fait en passant, et sans y attacher l'importance qu'elle méritait, l'expérience que Golz a faite un peu différemment dans ces derniers temps, d'arrêter le cœur de la grenouille en lui excitant l'intestin.

Dans les expériences faites au moyen du petit appareil de Holmgren, ce phénomène se reproduit en beaucoup de points, ce qui tient au grand nombre d'éperons qui se présentent et à la circulation régulière et rapide dans toutes les parties du poumon. L'observateur en sera d'autant plus frappé que, par suite de la vitesse de la circulation, les globules ainsi maintenus immobiles sont les seuls que l'on puisse distinguer.

Les globules blancs subissent aussi des changements de forme qui ne sont pas passifs, mais qui dépendent toujours de leur activité amiboïde. Quand ils sont compris dans le torrent, ils sont généralement sphériques, et comme, chez la grenouille, ils sont plus petits que les rouges, ils n'éprouvent pas de difficulté à circuler en raison de leur diamètre. Mais dès qu'ils rencontrent une surface vasculaire, leur irritabilité est mise en jeu. Cette irritabilité ne se manifeste que dans les points en contact avec la membrane des vaisseaux et se traduit par des phénomènes particuliers qui s'accusent de plus en plus à mesure que l'expérience se prolonge, c'est-à-dire que le mésentère est exposé au contact de l'air depuis un temps plus long.

L'observation étant portée sur les bords du vaisseau, on reconnaît le long de ces bords un nombre plus ou moins considérable de globules blancs immobiles, comme Poiseuille l'a signalé. Ces globules ont une réfringence élevée qui les fait distinguer au milieu de tous les autres éléments de la membrane et une forme particulière bien marquée, surtout lorsqu'ils sont situés exactement sur la coupe optique de la paroi vasculaire et que la circulation possède une certaine vitesse.

Ils sont fixés à la membrane du vaisseau par un point limité, tandis que le torrent sanguin tend à les entraîner et les refoule contre la paroi, comme il arrive pour ces bateaux qui, retenus au rivage par une amarre, se disposent au fil de l'eau le long de la berge de la rivière. Parfois, la force du courant sanguin détache quelques-uns de ces globules, et lorsqu'ils sont devenus libres on les reconnaît au milieu de la masse du sang à leur forme caractéristique qui rappelle celle d'une grenade. En un point de leur surface, qui dans le reste de son étendue est régulièrement arrondie, s'élèvent des crêtes et des piquants qui ont été formés par l'activité amiboïde de l'élément au niveau de son point d'attache à la surface interne du vaisseau. Ces petits prolongements amiboïdes limités reviennent bientôt sur eux-mêmes, et le globule reprend sa forme régulière.

Mais tous les globules blancs qui se sont fixés au vaisseau ne rentrent pas, après un temps plus ou moins long, dans le courant du sang. La plupart d'entre eux, aussi bien dans les capillaires que dans les veinules, s'insinuent dans les tuniques vasculaires et finissent par les traverser, pour s'engager dans les mailles du tissu conjonctif, dans une gaîne lymphatique, ou se mettre en liberté à la surface de la séreuse.

Lorsque la migration des globules blancs à travers la membrane des capillaires est en pleine activité, ce qui se fait environ deux ou trois heures après le début de l'expérience, on rencontre des veinules et des capillaires dont la face interne est garnie d'un si grand nombre de globules blancs adhérents qu'il est possible d'en voir au même moment aux différentes phases du processus de la diapédèse. En portant son attention sur la coupe optique du vaisseau, on y trouvera, faisant saillie à l'intérieur, une série de globules de dimensions différentes : les uns, reliés par un faible pédicule, montrent la disposition piriforme sur laquelle nous avons insisté plus haut; d'autres, au contraire, se sont fixés à la paroi par une plus large surface, et quelques-uns d'entre eux y figurent une demi-sphère. Ce sont ces derniers que l'on devra surtout examiner, si l'on veut suivre pas à pas tous les détails de la migration à travers les tuniques des vaisseaux. La partie qui fait saillie dans l'intérieur, tout en conservant toujours sa forme arrondie, diminue progressivement de volume jusqu'à ne plus apparaître à l'œil de l'observateur que comme un point brillant. Puis ce point disparaît à son tour. L'observation du phénomène dont nous venons de tracer les principales phases est facile; elle peut se faire même à un grossissement de 150 diamètres, si le système de lentilles est bon. Il est plus difficile de suivre ce qui se passe dans l'épaisseur de la paroi du vaisseau et en dehors de celle-ci, pendant que les globules blancs la traversent. Lorsque la portion d'un de ces globules située encore en dedans du vaisseau diminue progressivement, on voit apparaître en dehors et augmenter à mesure, dans la région correspondante, une masse irrégulière munie de prolongements qui se répandent de la façon la plus variée, tantôt à la surface externe de la membrane vasculaire, tantôt dans les mailles du tissu conjonctif voisin. On reconnaît ainsi que, tandis que la portion intravasculaire du globule blanc est régulière, sphérique ou hémisphérique, la portion extravasculaire a une forme amiboïde. Cette différence si marquée entre les deux portions d'un même élément qui, dans le sang en mouvement, paraît homogène et régulier, est certainement une des raisons pour lesquelles le processus de la diapédèse a échappé à un grand nombre d'observateurs.

A l'exemple de Cohnheim, on peut rendre cette observation beaucoup plus facile en déterminant dans les cellules lymphatiques du sang la pénétration de particules colorées qui permettent de les reconnaître et de les suivre.

A cet effet, on fait usage de diverses poudres colorées insolubles dans l'eau et impalpables, telles que le vermillon, la sépia, le carmin, etc. (voy. p. 57); mais il faut employer de préférence le bleu d'aniline, que l'on obtient de la façon suivante : Dans un tube à analyse rempli au tiers d'alcool on ajoute de la poudre de bleu d'aniline insoluble dans l'eau; on chauffe au bain-marie, et, lorsque le bleu est complétement dissous, on filtre à chaud en recevant la liqueur colorée dans une quantité d'eau distillée qui, en volume, doit être plus du double de celle de l'alcool. Le bleu forme alors un précipité d'une finesse extrême qui reste en suspension dans la liqueur. Après le refroidissement, un centimètre cube du mélange est injecté au moyen d'une seringue hypodermique dans le sac dorsal de la grenouille curarisée et disposée pour l'observation du mésentère. Les granulations colorées sont absorbées par les cellules de la lymphe du sac dorsal, qui les emportent avec elles dans le système vasculaire et y deviennent ainsi très-reconnaissables. Lorsqu'une de ces cellules, après s'être fixée à la paroi du vaisseau, la traverse pour s'échapper au dehors, elle entraîne avec elle ses granulations colorées; celles-ci, en attirant le regard de l'observateur, lui permettent de suivre l'élément dans ses migrations.

Les globules rouges n'absorbent jamais les granulations colorées, mais leur couleur et leur réfringence particulière les font facilement reconnaître lorsqu'ils passent à travers la paroi des vaisseaux.

C'est la raison pour laquelle Stricker[1] avait observé la diapédèse des globules rouges et n'avait pas reconnu celle

Granules de
bleu d'aniline
dans
les globules
blancs.

[1] Stricker, Studien ueber den Bau und das Leben der capillaren Blutgefaesse. Comptes rendus de l'Académie des sciences de Vienne, t. LII, cité dans le Central-blatt, 1866, p. 539.

des globules blancs qui, à coup sûr, est beaucoup plus important.

Lorsque le mésentère de la grenouille vient d'être étalé sur le porte-objet du microscope, ce n'est que d'une manière tout à fait exceptionnelle que l'on voit des globules rouges engagés dans la membrane des capillaires ; mais, quelques heures après, on en remarque déjà un certain nombre, et au bout de vingt-quatre heures ce nombre est devenu bien plus considérable. Cette observation a conduit Cohnheim à supposer que les globules blancs passent à travers des stomates étroits préformés, dans lesquels les globules rouges ne s'engagent que lorsque ces stomates ont été agrandis par un travail actif des globules blancs.

Nous sommes, sur ce dernier point, tout à fait d'accord avec Cohnheim. Seulement, d'après ce que nous avons dit de la structure des capillaires, nous ne saurions admettre l'existence de stomates préformés pour le passage des globules blancs. Rappelant à ce propos nos observations sur la formation des trous dans le grand épiploon (v. p. 384), nous pensons que les cellules lymphatiques, celles du sang aussi bien que celles des cavités séreuses, après s'être fixées dans les espaces intercellulaires des endothéliums, peuvent en écarter les cellules et se frayer de nouvelles voies.

Revenons à la diapédèse des globules rouges. Son premier stade est celui qui s'observe le plus souvent : un globule s'est engagé par un de ses bords ou par une de ses faces dans un stomate dont les lèvres se sont fermées plus ou moins sur lui, de telle sorte qu'il paraît étranglé en un point, laissant une de ses portions dans l'intérieur du vaisseau, tandis que l'autre a passé au dehors. La portion interne, battue par le courant circulatoire, est appliquée contre la paroi ou bien présente des oscillations ; elle a généralement des plis qui vont en rayonnant à partir de son point d'attache. La portion externe, au contraire, est immobile et forme un grain ambré, plus ou moins volumineux suivant la masse de la partie engagée.

Les choses en restent là quelquefois ; dans d'autres cas, la diapédèse se poursuivant, le globule sort tout entier, ou enfin, l'ouverture dans la paroi du capillaire se resserrant, le globule est coupé en deux, et le fragment extérieur devient libre.

Tels sont les phénomènes les plus importants que l'on peut observer sur les vaisseaux du mésentère exposé au contact de l'air.

Faut-il en conclure que la diapédèse est un processus essentiellement inflammatoire et qu'elle constitue toute l'inflammation?

Ce serait une double erreur. D'abord, la diapédèse est un phénomène physiologique. On peut s'en assurer facilement en observant avec attention les vaisseaux du mésentère de la grenouille, au moment même où l'on vient d'ouvrir le ventre et d'étendre la membrane sur le porte-objet; on trouvera toujours alors en quelques points des globules blancs qui émigrent à travers la paroi des vaisseaux. On en remarque aussi sur la membrane interdigitale de la grenouille simplement étalée dans le champ du microscope. De plus, l'accumulation des cellules lymphatiques dans le tissu conjonctif peut se produire en dehors de l'inflammation, dans l'œdème par exemple[1]. Si donc, dans l'inflammation, la diapédèse des globules blancs et des globules rouges est singulièrement accrue, on n'en doit pas moins la considérer comme une simple exagération d'un phénomène physiologique.

Il reste à déterminer quelle est la cause de cette exagération. Dans l'expérience qui consiste à exposer à l'air le mésentère, il nous est possible de la comprendre. Comme nous l'avons vu plus haut (V. art. *Lymphe*), l'activité amiboïde d'une cellule lymphatique est d'autant plus grande qu'elle a, dans des limites déterminées, une plus grande quantité d'oxygène à sa disposition; de plus, cette activité se manifeste facilement lorsque la cellule peut se fixer et ramper sur une surface résistante. Ces conditions sont réalisées pour les globules blancs du sang des vaisseaux du mésentère quand cette membrane est exposée à l'air.

Notons d'abord que les vaisseaux, surtout après l'action du curare, montrent une dilatation généralement considérable. Dans ces conditions, comme il circule dans les capillaires un volume plus grand de sang, il y aura une plus grande quantité d'oxygène à la disposition des globules blancs. A cette première source d'oxygène, vient s'ajouter, dans notre expérience, l'oxygène de l'air ambiant qui leur arrive à travers la membrane.

Cette dernière condition n'existe pas dans les inflammations des parties profondes, même dans celles qui siègent sous la peau,

[1] Des lésions du tissu conjonctif lâche dans l'œdème *Comptes rendus*, 10 juillet 1871.

le phlegmon du tissu conjonctif sous-cutané par exemple. Mais la dilatation des vaisseaux et la présence d'une plus grande quantité d'oxygène dans le sang des réseaux capillaires et des veinules des parties enflammées sont des faits établis par l'expérience. A propos, il convient de rappeler les analyses qu'Estor et Saint-Pierre[1] ont faites du sang qui revient des parties enflammées et dans lequel ils ont trouvé plus d'oxygène que dans le sang veineux normal.

D'autre part, la diapédèse n'est possible qu'avec une certaine lenteur de la circulation. C'est ainsi que, dans l'expérience de Holmgren, bien que des globules blancs aient à leur disposition la grande quantité d'oxygène contenue dans le sac pulmonaire, la diapédèse ne se produit pas, à cause de la rapidité de la circulation. Quelques globules blancs se fixent bien de temps en temps sur les vaisseaux, mais ils en sont bientôt arrachés par le torrent circulatoire. Peut-être qu'en ralentissant beaucoup ce dernier, on arriverait à observer la migration plus complète, telle qu'elle existe certainement chez les mammifères dans la pneumonie.

Prolifération des éléments cellulaires dans l'inflammation.La dilatation des vaisseaux et la diapédèse exagérée peuvent donc dépendre de l'irritation inflammatoire; mais cette irritation peut aller plus loin et porte directement sur l'activité formative d'un certain nombre d'éléments cellulaires, ainsi que Wirchow l'a soutenu. Nous n'avons pas à le développer ici. Qu'il nous suffise de rappeler que dans une maladie inflammatoire bien commune, le coryza, il est facile d'observer, nageant dans l'exsudat de cette inflammation catarrhale, à côté de cellules lymphatiques, caractérisées par leurs mouvements amiboïdes et l'existence de la matière glycogène dans leur intérieur, d'autres cellules, arrondies, dont le volume ne dépasse pas celui de cellules lymphatiques, qui portent parfois des cils vibratiles, ne contiennent pas de matière glycogène, ne présentent pas de mouvements amiboïdes et qui dérivent évidemment des éléments épithéliaux de la membrane affectée. Il y a bien d'autres exemples de la multiplication des cellules dans le processus inflammatoire. C'est ainsi que, dans la cornée de la grenouille irritée par une simple piqûre, il est possible d'observer toutes les phases de la multi-

---

[1] *Estor et de Saint-Pierre*, Recherches expérimentales sur les causes de la coloration rouge des tissus enflammés. — *Journal de l'anatomie et de la physiologie*, 1866, p. 411.

plication des cellules, ainsi qu'on peut le reconnaître, lorsque la préparation a été faite au moyen de la purpurine[1].

Les conceptions anciennes de Thémizon, de Brown, de Broussais, de Virchow, sur les maladies inflammatoires ne sont donc pas renversées par les expériences de Cohnheim, et aujourd'hui on doit encore considérer l'inflammation comme une exagération des phénomènes nutritifs et formatifs. Comme cette exagération, l'inflammation a des degrés, et entre l'irritation physiologique qui est nécessaire à la vie et l'irritation inflammatoire la plus élémentaire il est impossible d'établir la limite.

Définition de l'inflammation.

CHAPITRE XIII

DÉVELOPPEMENT DES VAISSEAUX SANGUINS

L'origine des vaisseaux sanguins chez l'embryon est encore discutée. His[2], reprenant une opinion ancienne, soutient, contre les embryologistes contemporains, que les vaisseaux ne se développent pas d'une manière banale aux dépens du feuillet moyen, mais qu'ils procèdent d'un feuillet spécial, feuillet vasculaire, qui prend naissance chez le poulet à la limite de la zone embryonnaire, et qui de là s'étend concentriquement vers l'embryon. Ce feuillet serait placé entre la lame intestinale (lame fibreuse intestinale) et le feuillet interne.

Historique.

Kölliker s'est élevé récemment contre cette manière de voir et défend encore aujourd'hui l'opinion des embryologistes qui ont précédé immédiatement His dans ses recherches. C'est aux dépens du feuillet moyen et dans la portion de ce feuillet qui correspond à la lame fibreuse intestinale que, d'après lui, se formeraient les premiers éléments vasculaires. Cependant il se range, en partie du moins, à l'opinion de His et pense, avec ce dernier auteur, que les vaisseaux sanguins se développent d'abord à la limite de la zone embryonnaire (*Keimwall*) et dans la zone

---

[1] De l'emploi de la purpurine en histologie. *Arch. de physiologie*, 1874. p. 765.

[2] *His*, Untersuchungen über die erste Anlage des Wirbelthierleibes, Leipzig, 1868, p. 43.

[3] *Kölliker*, Entwicklungsgeschichte des Menschen und der höheren Thiere, 2e édit., 1876, p. 161.

opaque, puis végètent du côté de l'embryon, l'atteignent et le pénètrent de leurs bourgeons. Mais il est clair qu'aucun embryologiste n'a pu suivre ce développement continu par bourgeonnement dans le corps même de l'embryon; c'est là une simple hypothèse.

Quant à la formation des premiers éléments des vaisseaux et du sang, il règne à ce sujet la plus grande obscurité. Chez le poulet, cette étude est extrêmement difficile, et il convient de l'aborder seulement après avoir fait une observation des vaisseaux en voie de développement chez des animaux et dans des organes où il est plus facile de les suivre.

Des méthodes en histogénèse. Les embryologistes ont l'habitude, au moins dans leurs descriptions, d'étudier le développement à partir de l'œuf, en examinant pas à pas les modifications qui s'y produisent lors de la formation des organes. Mais les histologistes suivront quelquefois avec beaucoup d'avantage une marche en sens inverse. Il convient qu'ils partent d'abord d'une connaissance exacte du tissu complétement développé. Ce point de départ étant établi, ils feront ensuite une étude du même tissu chez des animaux en voie de croissance et, en dernier lieu seulement, poursuivront leurs recherches chez des animaux embryonnaires.

Aussi, dans ce chapitre sur le développement des vaisseaux, nous n'exposerons la première formation du système vasculaire dans l'œuf de poule qu'après avoir fait une étude, aussi complète que possible, de quelques organes membraneux dans lesquels les vaisseaux prennent naissance et subissent une croissance continue pendant les dernières périodes de la vie extérieure.

Développement des vaisseaux dans les expansions de la queue des têtards. Parmi ces membranes, il en est une qui depuis longtemps a attiré l'attention des observateurs; c'est l'expansion membraneuse de la queue des têtards.

Kölliker [1], en 1846, crut remarquer que, dans la queue des têtards, les vaisseaux se développent et s'accroissent aux dépens de cellules étoilées dont les ramifications viennent se mettre en rapport avec des prolongements en pointe de la paroi des capillaires. Les cellules étoilées qui prendraient ainsi part à la formation du réseau vasculaire ne seraient autre chose que des cellules de tissu conjonctif. On croyait alors que ces cellules possèdent

---

[1] *Kölliker*, Annales des Sciences naturelles, T. VI, 3e série, 1846, p. 91.

une membrane et présentent une cavité centrale qui se continue dans leurs prolongements. C'est en partant de cette conception que Kölliker soutenait que, pour devenir une partie du réseau capillaire, la cellule connective subit un simple élargissement de ses branches et de sa cavité. Mais aujourd'hui que l'on sait, d'une part que les cellules du tissu conjonctif sont formées simplement par une lame de protoplasma, et d'autre part que les vaisseaux capillaires ne sont pas constitués, comme on le croyait jadis, par une membrane amorphe en forme de tube, l'ancienne opinion de Kölliker n'est plus soutenable. Du reste, ses observations étaient inexactes, en ce sens que jamais on ne voit un prolongement vasculaire se mettre en rapport avec une cellule de tissu conjonctif. C'est ce que Golubew[1] a établi récemment d'une façon complète.

Cet auteur a reconnu que, dans les expansions membraneuses de la queue des têtards, les vaisseaux en voie de croissance présentent, soit à leur extrémité, soit sur leurs bords, des prolongements protoplasmiques en forme de pointes, qui se mettent en rapport avec d'autres prolongements semblables venus de régions voisines et se soudent avec eux pour compléter le réseau primitif. Ces prolongements, pleins d'abord, se creuseraient peu à peu à leur centre à partir des vaisseaux capillaires perméables et se transformeraient ainsi en canaux vasculaires.

Dès lors, le développement des vaisseaux ne se ferait pas par l'addition de nouveaux éléments cellulaires, mais par la croissance de ceux qui existent déjà dans leur paroi.

Si nous laissons de côté les détails relatifs à la nature des éléments qui concourent à la formation du système vasculaire et aux modifications intimes qu'ils subissent pour devenir des canaux sanguins, questions qui seront discutées bientôt, nous voyons qu'il y a aujourd'hui dans la science deux opinions : celle que soutenait autrefois Kölliker et qu'il a abandonnée aujourd'hui, au moins pour la formation des premiers vaisseaux de l'embryon, d'après laquelle le développement du système vasculaire serait discontinu, de nouveaux éléments formés en dehors de lui venant s'ajouter aux anciens, et celle de Golubew qui a été acceptée par J. Arnold et Rouget. D'après cette dernière opinion, le

Opinions
actuelles sur
le développe-
ment
des vaisseaux.

---

[1] *Golubew*, Beiträge zur Kenntniss des Baues und der Entwicklungsgeschichte der Capillargefæsse des Frosches. *Archiv. f. microsc. Anatomie*, 1869. p. 49.

développement des vaisseaux sanguins serait continu ; ils s'étendraient dans les organes par des bourgeons leur appartenant en propre et végéteraient au milieu de l'organisme à la manière d'un parasite.

Ce sont là du moins les idées générales qui ressortent des recherches de Golubew, si l'on en étend les résultats au développement du système vasculaire dans tous les organes et chez tous les animaux. Mais on n'a pas le droit de le faire, car l'extension des vaisseaux dans la queue des têtards n'est qu'un cas particulier de l'accroissement du système vasculaire. Il convient même, ainsi que nous l'avons exposé dans un autre travail[1], de bien distinguer le véritable développement des vaisseaux sanguins de leur accroissement.

Nous arrivons maintenant aux méthodes de recherches qu'il faut employer dans l'étude de l'accroissement des vaisseaux des expansions membraneuses de la queue des embryons de batraciens.

Apparition
des vaisseaux
dans la queue
des têtards.Ce sont les têtards de la grenouille rousse (*Rana temporaria* ou *fusca*) et de la grenouille verte (*Rana esculenta*) qui ont le plus souvent servi aux recherches. La grenouille rousse pond au mois de mars, la grenouille verte en juin et juillet. Nous ne parlerons ici que des têtards de la grenouille rousse. Six à sept jours après la ponte, quelquefois un peu plus tard, cela dépend de la température extérieure, l'embryon s'agite et se dégage peu à peu de la couche gélatineuse qui l'enveloppe. A ce moment, les expansions membraneuses de la queue sont à peine formées, et l'on n'y distingue aucun rameau vasculaire. Les vaisseaux s'y montrent quelque temps après, vers le huitième ou le neuvième jour. Les premiers capillaires apparaissent dans l'expansion dorsale, au voisinage de sa base. Ils partent de l'artère et de la veine centrales de la queue. A cette époque du développement, il est quelquefois difficile de reconnaître les vaisseaux sanguins au milieu des différents éléments cellulaires qui sont infiltrés de granulations vitellines ; mais, dans les jours suivants, du douzième au quinzième, les expansions membraneuses s'étant accrues, et les granulations vitellines déjà en partie résorbées étant dispersées dans un plus grand espace, il est possible de voir d'une

---

[1] Du développement et de l'accroissement des vaisseaux sanguins. *Arch. de Physiol.*, 1874, p. 429.

manière assez nette toutes les branches vasculaires dans lesquelles le sang circule.

Pour en faire l'observation, le têtard doit être immobilisé par le curare et maintenu sur la lame du porte-objet au moyen de papier à filtrer humecté (v. p. 600). Les capillaires complétement formés s'accusent, au milieu des divers éléments de la membrane, par le double contour de leurs parois et la circulation dans leur intérieur. Ils présentent en certains points des renflements qui font saillie en dedans et qui correspondent aux noyaux des cellules endothéliales qui tapissent leur face interne.

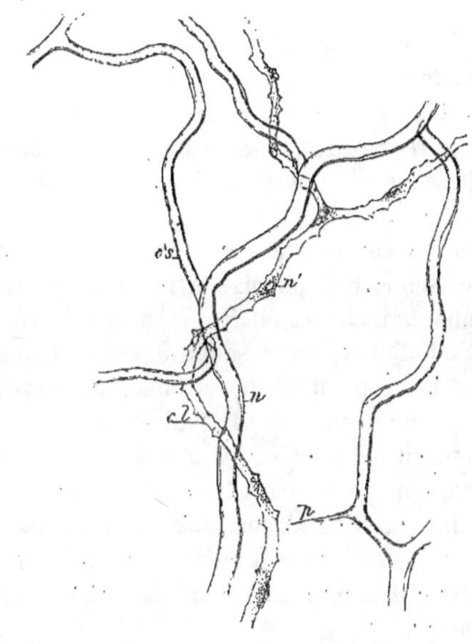

Fig. 213. — Capillaires sanguins et lymphatiques de l'expansion membraneuse de la queue d'un têtard vivant, la circulation continuant son cours. — Les globules du sang n'ont pas été dessinés. — *cl*, lymphatiques; *cs*, capillaire sanguin; *n*, noyaux des capillaires sanguins; *n'*, noyaux des lymphatiques; *p*, pointe d'accroissement des capillaires. — 250 diam.

Ces capillaires constituent un réseau dont les mailles ont des formes et des dimensions variables, et dont les dernières branches, celles qui avoisinent le bord externe de l'expansion membraneuse, se terminent librement par des pointes droites ou plus ou moins incurvées. Des pointes semblables se rencontrent aussi

Pointes d'accroisse-ment.

en d'autres endroits des vaisseaux, là par exemple où ils circonscrivent des mailles fermées (p. 619, fig. 213). Ces pointes se terminent par une, deux et rarement trois extrémités effilées qui se perdent au milieu des éléments voisins. Elles sont solides et constituées par une masse protoplasmique incolore, réfringente, qui, surtout lorsqu'on éloigne un peu l'objectif, se fait remarquer par sa clarté au milieu des différents éléments de la membrane. En cela elles se rapprochent de la paroi des capillaires et semblent être une émanation de celle-ci. La base de ces pointes correspond à la cavité perméable du vaisseau ; généralement elle présente une concavité dans laquelle viennent s'engager les globules sanguins.

En poursuivant pendant plusieurs heures l'observation d'une même région de la membrane où il existe de ces prolongements protoplasmiques en forme de pointes et en en faisant le dessin d'heure en heure, on peut s'assurer qu'ils s'étendent, en même temps que leur base se creuse peu à peu pour augmenter la longueur du vaisseau.

Lorsqu'une de ces pointes, en s'accroissant, rencontre une autre pointe, venue quelquefois de la même branche et plus souvent d'une branche capillaire voisine, elle se soude avec elle. D'après Golubew, cette soudure serait latérale, c'est-à-dire que les deux pointes qui viennent au devant l'une de l'autre ne se confondent pas par leur extrémité, mais se croisent et se soudent par leur bord. J. Arnold[1], qui s'est placé dans d'autres conditions en étudiant les vaisseaux de nouvelle formation dans le bourgeon de régénération de la queue de têtard réséquée, pense que les points d'accroissement se soudent bout à bout par leur extrémité même. C'est là une question de détail sans importance.

Lorsque deux pointes d'accroissement se sont soudées, et que leurs bases se sont creusées pour former le capillaire embryonnaire, il reste au milieu de la branche vasculaire nouvellement constituée un bouchon protoplasmique, qui, attaqué des deux côtés par le choc des globules sanguins, s'amincit de plus en plus et finit par disparaître en laissant un léger épaississement sur la paroi du capillaire.

---

[1] *J. Arnold*, Experimentelle Untersuchungen über die Entwicklung der Blutcapillaren. *Arch. d. Virchow*, T. LIII, 1871, p. 70.

Jusqu'au quinzième jour et même quelquefois au delà, les éléments cellulaires de la queue des têtards de grenouille rousse contiennent des granulations vitellines que l'on retrouve par conséquent dans les globules rouges du sang (v. p. 218), dans la paroi des vaisseaux capillaires, surtout autour des noyaux, et dans les pointes d'accroissement. Ces granulations gênent un peu l'étude des phénomènes dont nous venons de parler ; aussi vaut-il mieux les observer sur des têtards ayant une vingtaine de jours. Les modifications de la paroi des vaisseaux seront moins rapides, mais cependant il sera encore possible de les suivre. Notons que les granulations vitellines disparaissent plus rapidement de l'expansion dorsale où se développent les premiers vaisseaux que de l'expansion ventrale. Dès lors, l'observation devra porter de préférence sur la première, si elle est encore gênée par la présence de ces granulations.

Tous les principaux phénomènes de l'accroissement des vaisseaux se reconnaissent bien sur la queue des têtards vivants, la circulation continuant son cours. Il est cependant avantageux d'employer aussi d'autres méthodes : des colorations variées pour rendre les noyaux plus évidents, l'imprégnation d'argent pour accuser la limite des cellules endothéliales et enfin des injections.

Lorsque l'on colore les expansions membraneuses de la queue des têtards avec le carmin ou avec l'hématoxyline, après en avoir fixé les éléments délicats au moyen de l'alcool ou des solutions chromiques, les cellules épithéliales qui recouvrent les deux faces de la membrane gênent beaucoup l'observation ; il est impossible de les chasser après l'action des réactifs fixateurs dont nous venons de parler. C'est pour cela qu'Eberth[1] avait proposé de plonger d'abord pendant quelques minutes le petit animal dans une solution de nitrate d'argent à 1 pour 1000 et de le porter ensuite dans l'eau distillée pour en détacher l'épithélium avec le pinceau. Ce procédé est d'une application difficile, et il ne convient que lorsqu'on se propose de poursuivre ensuite l'imprégnation d'argent.

Il est un procédé plus simple et qui fournit de bien meilleurs résultats. Il consiste à abandonner pendant quelques heures un têtard dans deux à trois centimètres cubes d'alcool au tiers, pour

Préparation des vaisseaux de la queue des têtards par l'alcool au tiers.

---

[1] *Eberth*, zur Entwieklung der Gewebe im Schwanze der Froschlarven. *Arch. de Schultze*, 1866, t. 2, p. 490.

le porter ensuite dans l'eau distillée. Le mouvement de rotation qu'il éprouve par la diffusion de l'alcool dans l'eau suffit le plus souvent pour le débarrasser de son revêtement épithélial; s'il en reste quelques parties, il sera facile de les enlever avec le pinceau. La queue, munie de ses deux expansions, est alors placée dans la solution colorante, picrocarminate, hématoxyline, couleurs d'aniline, etc. ; après un séjour convenable dans ces réactifs, elle sera lavée de nouveau et pourra être conservée dans la glycérine, ou, ce qui est préférable pour l'examen, dans l'eau phéniquée à 1 pour 100.

L'alcool au tiers dissout l'hémoglobine et fait même disparaître complétement le corps des globules rouges du sang en ne laissant que leurs noyaux. Il est cependant avantageux d'observer ces globules *in situ;* il faut à cet effet employer au lieu de l'alcool au tiers un mélange d'une partie d'alcool à 36° avec deux parties d'une solution de chlorure de sodium à 1 pour 100.

Les noyaux de la paroi des capillaires, qui, sur la membrane vivante, se confondent avec leur plaque endothéliale et par conséquent avec la paroi du vaisseau, sont maintenant bien distincts, et à côté d'eux, dans le protoplasma qui les entoure, se montrent des granulations vitellines, si l'observation est faite sur un têtard assez jeune. C'est aussi dans ces conditions qu'il sera facile de reconnaître la présence de ces granulations dans l'intérieur des globules du sang.

Toutes les pointes d'accroissement et leurs rapports se voient bien sur ces préparations.

Pour imprégner d'argent l'endothélium des capillaires, il convient de suivre la méthode qu'Eberth a indiquée pour chasser l'épithélium, puis de reporter la membrane dans la solution de nitrate d'argent et de l'y maintenir à l'obscurité pendant au moins une heure. Lavée avec de l'eau distillée, elle est montée en préparation dans de la glycérine et soumise à l'action des rayons solaires.

Il arrive quelquefois que l'endothélium des capillaires complétement formés montre le réseau d'imprégnation caractéristique, mais nous ne l'avons jamais vu s'étendre sur les branches en voie de croissance, et en cela notre observation concorde avec celle d'Eberth[1]. Partant de là, cet auteur a été amené à sou-

---

[1] *Eberth*, Von den Butgefæssen. *Stricker's Handbuch*, p. 208.

tenir avec Stricker que les capillaires embryonnaires sont de simples tubes protoplasmiques, dans lesquels la structure endothéliale se développerait ultérieurement.

Les injections vasculaires de la queue des têtards sont difficiles à réussir. On les obtient par piqûre au moyen d'une seringue hypodermique à canule tranchante très-fine, remplie de bleu de Prusse liquide. La pointe de la canule, introduite dans le corps du têtard vivant, est conduite jusqu'à la naissance de la queue; une légère pression exercée sur le piston de la seringue fait pénétrer le liquide, qui tantôt se répand simplement dans le tissu conjonctif, en formant une masse de diffusion, ou dans le système des vaisseaux lymphatiques, qu'il remplit plus ou moins complétement, tantôt, mais plus rarement, arrive dans le réseau sanguin. Pour cela, il faut que l'artère ou la veine centrale aient été ouvertes par la pointe de la canule. Comme on le voit, la réussite est incertaine, et il faut répéter l'expérience pour obtenir l'injection des vaisseaux sanguins. Nous conservons quelques-unes de ces préparations où tout le réseau capillaire est injecté; mais leur étude est loin d'être aussi instructive que celle de l'expansion membraneuse chez l'animal vivant. Elles peuvent seulement servir à établir que chez le têtard il n'y a pas de communication périphérique entre les vaisseaux sanguins et les lymphatiques. C'est un point sur lequel nous reviendrons à propos du système lymphatique.

Nous ne recommandons pas l'usage et l'étude de ces injections. Les recherches histologiques contiennent par elles-mêmes assez de difficultés pour ne pas les augmenter encore. — Il est une membrane où l'observation de l'accroissement des vaisseaux est beaucoup plus commode à faire et dont il est possible d'obtenir de très-belles injections. C'est le grand épiploon du chat nouveau-né.

Les chats nouveau-nés, comme on le sait, sont très-abondants, et il sera facile à chacun de s'en procurer. Voici maintenant les détails de l'expérience :

Le chat vivant est étendu sur une planchette; les quatre membres et la tête y sont solidement fixés. Une incision est pratiquée le long du bord interne du muscle sternomastoïdien; la carotide est dégagée au moyen de la pince et d'un crochet mousse; après l'avoir liée à sa partie supérieure, on y fait avec des ciseaux au-dessous de la ligature une petite ouverture qui est

ensuite agrandie par une incision longitudinale ; lorsque l'hémorrhagie a débarrassé l'animal de la plus grande partie de son sang,
on pousse dans le bout central du vaisseau, au moyen d'une seringue munie d'une canule fine liée avec soin (v. p. 125), trente
à quarante centimètres cubes d'une masse de bleu de Prusse à la
gélatine (v. p. 121). Une dernière ligature étant placée au-dessous de la canule, la seringue est enlevée, et l'animal est abandonné au refroidissement ; il est placé dans de la glace, si on opère
en été. La cavité abdominale est alors ouverte ; le grand épiploon, saisi délicatement avec une pince et détaché avec des ciseaux, est placé dans une solution saturée d'acide picrique. Il en
est sorti au bout d'une heure, plongé dans l'eau et divisé en segments
d'une dimension convenable. Ceux-ci, portés sur la lame de
verre, sont régulièrement étendus. On laisse alors tomber sur
leur surface deux gouttes d'une solution de picrocarminate à 1
pour 100, on recouvre d'une lamelle, et une heure après on
substitue la glycérine au picrocarminate en enlevant celui-ci au
moyen d'une languette de papier à filtrer.

Nous ne connaissons pas de plus belles préparations pour étudier les vaisseaux sanguins en voie de croissance. Les principaux réseaux vasculaires de la membrane sont déjà formés ;
les rameaux qui en circonscrivent les mailles envoient dans
l'intérieur de ces dernières un nombre variable de branches
qui se terminent librement par des pointes d'accroissement. Ces
branches, dont la forme et la longueur sont très-variables, marchent dans différentes directions. Tantôt leurs pointes se rencontrent les unes les autres, tantôt elles aboutissent à un capillaire
déjà formé ; il résulte de leur réunion les figures les plus variées
et qui défient toute espèce de description.

La masse d'injection n'arrive pas toujours jusqu'à la dernière
extrémité de l'espace perméable, mais elle l'atteint le plus souvent
en dessinant une lumière étroite, sinueuse, qui contourne les
noyaux du jeune capillaire.

Lorsque la matière colorée n'atteint pas jusqu'au cul-de-sac
terminal, celui-ci est occupé par des globules du sang qui n'ont
pas pu être chassés par l'injection. Au delà de ce cul-de-sac,
dont la forme est plus ou moins régulière, s'étend la pointe d'accroissement proprement dite qui se termine par une extrémité
effilée. Elle est constituée par une masse protoplasmique légèrement colorée en jaune par le picrocarminate, tandis que dans son

intérieur on aperçoit souvent un ou deux noyaux colorés en rouge.

La coloration au picrocarminate permet du reste de distinguer de la manière la plus nette les noyaux qui occupent la paroi des canaux vasculaires ainsi que la masse protoplasmique qui les entoure.

Dans certaines mailles du réseau, on rencontrera quelques-uns des éléments que nous allons bientôt décrire sous le nom de cellules vasoformatives et qui existent si abondamment dans le grand épiploon du lapin.

Chez le jeune lapin, en effet, l'extension du système vasculaire du grand épiploon se fait en même temps par l'accroissement des réseaux capillaires anciens et par le développement de réseaux capillaires nouveaux dont la formation paraît se produire d'une façon tout à fait indépendante.

Nous avons vu (p. 376) que le grand épiploon du lapin adulte, où la réticulation n'est jamais aussi accusée que chez d'autres animaux, le chien, le chat, le cochon d'Inde, etc., présente par places des opacités sous forme de taches arrondies, *taches laiteuses*. La plupart d'entre elles ne contiennent pas de vaisseaux sanguins, d'autres au contraire en sont largement pourvues. Ils y forment un réseau capillaire auquel arrive d'habitude une artériole et d'où part une branche veineuse. Au niveau des taches laiteuses, la membrane possède encore une minceur et une simplicité de structure qui favorisent d'une manière tout à fait exceptionnelle l'observation des premiers vaisseaux.

Chez les lapins en voie de croissance, il y a, dans le voisinage des cordons vasculaires, des taches laiteuses qui ne contiennent pas encore de vaisseaux, mais qui sont destinées à en posséder par la suite. C'est sur ces dernières que l'attention de l'observateur devra surtout être dirigée, car il pourra y reconnaître toutes les phases de la formation d'un réseau capillaire. Cette observation doit se faire d'abord sur une membrane dont les vaisseaux ont été injectés; on suivra, pour pratiquer l'injection, les indications qui ont été données à propos du chat nouveau-né. Toutefois, nous ferons remarquer que chez les lapins très-jeunes, les vaisseaux sanguins ont une résistance beaucoup moindre que chez le chat et que, dès lors, il sera nécessaire d'employer de plus grands ménagements et de faire pénétrer la masse avec plus de lenteur. Après le refroidissement, le grand épiploon détaché sera placé, soit dans le liquide de Müller, soit dans une

Développe-
ment des
vaisseaux dans
le grand
épiploon du
lapin.

solution saturée d'acide picrique, et lorsque, sous l'influence de ces réactifs, les éléments de la membrane auront été fixés, celle-ci sera colorée et montée en préparation, comme il a été dit pour le grand épiploon du chat nouveau-né.

Sur les préparations du grand épiploon d'un lapin âgé d'un mois à six semaines, les taches vascularisées seront facilement reconnaissables. A côté d'elles s'en trouvent d'autres, arrondies ou irrégulières, souvent allongées, qui ne contiennent pas de vaisseaux perméables à l'injection. Dans quelques-unes d'entre elles, on observe un réseau constitué par des branches cylindriques pleines, finement granuleuses, munies de noyaux allongés en forme de bâtonnets, se colorant vivement en rouge par le picrocarminate, tandis que les petits cylindres protoplasmiques au milieu desquels ils sont plongés sont légèrement colorés en jaune. Ces réseaux, que j'ai désignés sous le nom de *réseaux vasoformatifs*, ne sont pas encore en continuité avec le système vasculaire général, mais ils sont destinés à se mettre en rapport avec les vaisseaux perméables au sang et à devenir de véritables réseaux capillaires.

On rencontre en effet, sur certaines préparations, des réseaux vasoformatifs qui ont été pénétrés par la masse à injection dans une partie seulement et qui, dans le reste de leur étendue, présentent les caractères que nous venons de décrire. Une pointe d'accroissement venue d'un vaisseau voisin, artériole ou capillaire, a atteint le réseau, s'est mise en rapport avec une de ses branches, s'est fondue avec elle, tandis que, se laissant envahir par le sang, au niveau de sa base, elle l'a conduit dans les portions les plus voisines du réseau vasoformatif, qui se sont creusées à mesure pour le recevoir.

L'observateur ne verra pas les phases du phénomène se dérouler directement sous ses yeux, mais il pourra les reconnaître en différents points de la préparation et rapprocher les unes des autres par la pensée les diverses observations ainsi faites. Sa conviction sera complète, surtout s'il a déjà suivi l'accroissement des vaisseaux sur la queue des têtards vivants, en l'examinant pendant plusieurs heures de suite, comme nous l'avons indiqué plus haut.

L'origine du réseau vasoformatif paraît être dans une cellule spéciale, la *cellule vasoformative*. Cette cellule devra être étudiée à l'aide de méthodes variées qui nous feront reconnaître sa forme, sa constitution, ses rapports et les modifications qu'elle subit pour constituer le réseau vasculaire embryonnaire. Parmi ces métho-des, celle que l'on doit employer d'abord consiste à examiner la membrane qui les contient, vivante pour ainsi dire, dans la sérosité péritonéale. Cette opération est un peu délicate. La sérosité péri-tonéale doit être déposée d'abord sur la lame de verre; la mem-brane, réséquée avec des ciseaux, y sera ensuite placée et éten-due convenablement avec des aiguilles, recouverte d'une lamelle et mise à l'abri de l'évaporation par une bordure de paraffine.

Chez les lapins très-jeunes, sept ou huit jours après la nais-sance, les cellules vasoformatives se montrent d'habitude dans les taches laiteuses non vasculaires les plus voisines de celles qui contiennent des vaisseaux, comme des corps réfringents, cy-lindriques, rectilignes ou incurvés, munis de pointes protoplas-miques, dont la forme, l'étendue et la direction sont très-variables. Leur réfringence est considérable, et c'est elle surtout qui les fait reconnaître d'abord au milieu des éléments qui les entourent, notamment les cellules endothéliales qui recouvrent les taches lai-teuses comme le reste de la surface de la membrane, les faisceaux du tissu conjonctif et les cellules connectives qui en occupent l'épaisseur. Les seuls éléments qui possèdent une réfringence à peu près égale sont les cellules lymphatiques. Ces dernières sont disposées en petits groupes autour des cellules vasoformatives et s'en distinguent par leur petite dimension et par leur forme géné-ralement arrondie.

Cellules vasoforma-tives.

Les cellules vasoformatives sont constituées par une masse pro-toplasmique semblable à celle des cellules lymphatiques. Dans leur intérieur on remarque des globules rouges du sang[1] et des noyaux allongés dont le grand axe se confond avec celui de la cellule; ces noyaux sont difficiles à reconnaître et ne peuvent être bien distingués qu'avec de forts grossissements. De différents points de la cellule vasoformative, et particulièrement de ses extrémités, se dégagent des filaments protoplasmiques semblables aux points d'accroissement des vaisseaux, et qui se terminent

[1]. Schaefer (Proceedings of the royal Society, 1874, n° 151), en étudiant le tissu conjonctif sous-cutané de jeunes rats, a observé des cellules plus ou moins rem-plies de globules rouges du sang. Cette observation, qui est postérieure à celles que j'ai faites sur les cellules vasoformatives du grand épiploon du lapin, a pour prin-cipal mérite d'avoir attiré l'attention sur la formation des globules rouges dans l'in-térieur des cellules vasoformatives.

d'une manière libre où se réunissent pour constituer une ébau-
che du réseau (fig. 215).

Outre les noyaux qui occupent le centre de la masse protoplasmique et ceux qui ont été rejetés sur le bord par la canalisation partielle de l'élément liée à la production des globules sanguins dans son intérieur, on peut en reconnaître encore d'autres
qui en occupent la surface et ne lui appartiennent pas. Ce sont
les noyaux des cellules connectives qui enveloppent déjà la cellule vasoformative et lui constituent une gaîne incomplète.

Tous ces détails seront également bien observés, si, au lieu de
la sérosité péritonéale, on prend comme liquide additionnel du
sérum faiblement iodé (v. p. 76).

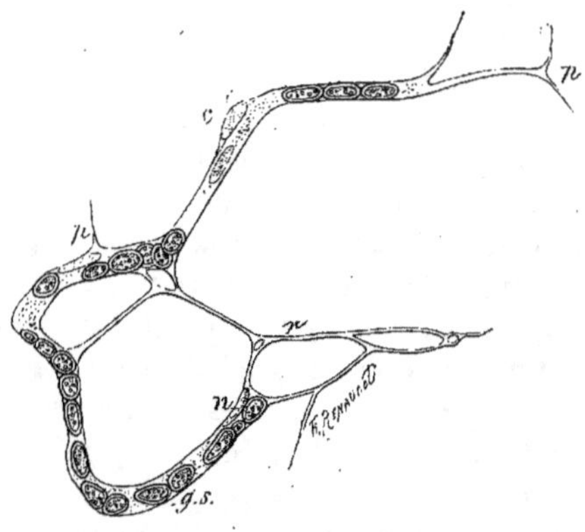

Fig. 215. — Réseau vasoformatif simple du grand épiploon d'un lapin de sept jours,
examiné dans le sérum iodé faible. — *n*, noyaux; *gs*, globules sanguins; *p*,
pointes d'accroissement; *r*, réseau formé par les pointes d'accroissement;
c, cellule connective. 400 diam.

Coloration
des
cellules vaso-
formatives
avec le
chlorure d'or.

Une autre méthode que l'on peut employer avantageusement
dans l'étude des cellules vasoformatives est la suivante. Le grand
épiploon frais est placé pendant vingt à vingt-quatre heures dans
l'alcool au tiers, puis il est lavé à l'eau distillée et étendu sur une
lame de verre. On laisse alors tomber sur la membrane quelques
gouttes d'une solution de chlorure double d'or et de potassium
à 1 pour 10,000, et on recouvre d'une cloche pour éviter l'évaporation et mettre à l'abri de la poussière. Une heure après, cette
membrane, lavée de nouveau à l'eau distillée, est montée en préparation persistante dans la glycérine et exposée à la lumière.
Au bout de quelques jours, elle se colore en rouge violacé; la co-

loration ne porte pas seulement sur les nerfs, comme il arrive dans d'autres conditions où le sel d'or est employé, mais elle atteint les vaisseaux, les cellules lymphatiques, les cellules et les réseaux vasoformatifs.

Sur ces préparations, l'indépendance complète des réseaux vasoformatifs se reconnaît aussi nettement que sur les préparations faites après injection et dont nous avons parlé tout d'abord. Cette méthode d'imprégnation à l'or est même supérieure, car, dans les préparations par injection, on pouvait objecter que, si le réseau vasoformatif paraissait indépendant, cela tenait à ce que la masse à injection n'avait pas pénétré jusqu'au bout des voies perméables.

Les cellules vasoformatives colorées par l'or après l'action de l'alcool au tiers montrent leurs divers prolongements, mais les noyaux qu'elles contiennent sont peu distincts, et les globules rouges ne peuvent être reconnus dans leur intérieur parce qu'ils ont été dissous par l'alcool dilué. Les cellules lymphatiques des taches laiteuses sont colorées par l'or comme les cellules vasoformatives, et de plus on remarque dans leur intérieur des granulations fortement colorées en violet. Ces granulations prennent une coloration rouge brun sous l'influence du picrocarminate; leur constitution chimique nous est inconnue.

Nous arrivons à une troisième méthode qui consiste à colorer le grand épiploon avec de l'hématoxyline ou avec de l'hématoxyline et de l'éosine, après en avoir fixé les éléments par le liquide de Müller ou mieux encore par l'acide picrique. On procédera de la façon suivante : le grand épiploon, immédiatement après avoir été enlevé, sera plongé dans une solution saturée d'acide picrique où il séjournera pendant une heure à peu près. On le portera ensuite dans l'eau où il sera découpé en segments convenables. Ceux-ci seront placés sur une lame de verre et étendus à l'aide de la demi-dessiccation. Quelques gouttes d'une solution d'hématoxyline, riche en matière colorante et préparée depuis quelques jours, sont alors versées sur la membrane et en produisent la coloration au bout de quelques minutes. Lavée de nouveau, elle sera montée en préparation persistante dans la glycérine ou bien elle sera auparavant soumise à la coloration par l'éosine[1].

Coloration du grand épiploon du lapin par l'hématoxyline et l'éosine.

____

[1] L'éosine a été recommandée d'abord pour les usages histologiques par Ernest Fischer (Œosin als Tinctionsmittel für microscopische Praeparate. Arch. f. micr.

Pour réussir cette dernière coloration, le segment du grand épiploon, coloré en bleu violacé par l'hématoxyline, est placé, après avoir été lavé, dans quelques centimètres cubes d'une solution de la matière colorante de l'éosine dans l'alcool. Au bout de dix minutes, la double coloration est produite, et la préparation, lavée une dernière fois, est montée dans la glycérine.

Les noyaux des cellules endothéliales, des cellules connectives, des cellules lymphatiques, des capillaires, des cellules et des réseaux vasoformatifs sont colorés en bleu intense. Le corps des cellules lymphatiques, celui des cellules vasoformatives, et la paroi des vaisseaux capillaires ont une teinte violacée. Les globules rouges du sang et les plus petits fragments de ces derniers présentent une coloration rouge intense. Cette méthode, surtout lorsque l'on a employé d'abord la solution d'acide picrique pour fixer les éléments, donne des préparations d'une beauté remarquable et principalement avantageuses pour constater la présence des globules rouges du sang dans quelques-unes des cellules vasoformatives. Cependant, à ce dernier point de vue, elle n'est pas supérieure à la première des méthodes que nous avons indiquées et qui consiste à observer ces différentes parties dans la sérosité péritonéale ou dans le sérum faiblement iodé. Son utilité consiste en ce qu'elle permet de faire sur des animaux de différents âges une série de préparations persistantes, que

Anat., 1875, t. XII, p. 349) qui nous a donné des indications exactes sur son mode d'emploi. Voici la manière dont il faut la préparer d'après lui : Dans l'éosine du commerce, la matière colorante est combinée à la potasse. Cette éosine étant dissoute dans l'alcool, on y ajoute de l'acide chlorhydrique qui précipite la matière colorante. La liqueur est filtrée, et le précipité resté sur le filtre est lavé à l'eau et repris à l'alcool. Cette solution alcoolique de la matière colorante est le réactif dont on doit faire usage. L'application de cette substance à l'histologie est de date toute récente, et c'est pour cela que nous n'avons pas pu l'indiquer dans notre chapitre des méthodes générales.

C'est à M. Wissotsky de Kasan que nous devons la connaissance de la méthode de coloration double par l'hématoxyline et l'éosine. Voici comment il la pratique : Après avoir séjourné dans le liquide de Müller, la préparation est placée dans l'hématoxyline, lavée et plongée ensuite dans l'éosine. Les noyaux des différentes cellules sont colorés en bleu foncé, leur corps en bleu clair ; les globules du sang en rouge uniforme, s'ils ne contiennent pas de noyaux. Les noyaux, lorsqu'ils existent dans ces globules, comme par exemple chez les batraciens et les embryons de mammifères, sont colorés en bleu par l'hématoxyline, tandis que l'hémoglobine seule présente la coloration rouge due à l'éosine.

l'on pourra ensuite comparer entre elles, ce qui est très-important pour l'étude d'une question aussi complexe et aussi difficile. Ce sont ces préparations dont nous allons maintenant parler.

Le système vasculaire perméable peut y être suivi exactement, aussi bien dans ses branches principales que dans son réseau capillaire; d'une part, parce que les parois des vaisseaux, colorées en bleu violacé, sont bien visibles; d'autre part, parce que les globules du sang colorés en rouge y forment une injection naturelle; cette injection sera complète si la membrane était congestionnée au moment où elle a été plongée dans la solution d'acide picrique. Les cellules et les réseaux vasoformatifs sont nettement accusés lorsqu'ils contiennent des globules sanguins; mais s'ils n'en possèdent pas, ils sont difficiles à reconnaître au milieu des nombreux éléments cellulaires fortement colorés en bleu par l'hématoxyline. Ils seront beaucoup plus apparents dans le cas où la membrane, après l'action de l'acide picrique et avant d'être soumise à la coloration double, aura été plongée dans l'eau et dégagée de ses deux couches endothéliales au moyen du pinceau.

Au moment de la naissance et pendant les deux jours qui la suivent, le grand épiploon n'a pris encore qu'un faible développement. Il recouvre simplement le bord convexe de l'estomac. Il s'accroît ensuite rapidement, et, vers la fin de la première semaine, il descend déjà au-devant du paquet intestinal.

Chez un lapin nouveau-né, le grand épiploon ne possède pas encore de taches laiteuses; son réseau vasculaire est peu développé, et je n'y ai pas rencontré de cellules vasoformatives. Le quatrième jour après la naissance et surtout le cinquième, des taches laiteuses assez nombreuses, bien que peu étendues, se sont formées dans la membrane. La plupart d'entre elles ne contiennent pas encore de réseaux capillaires perméables, mais presque toutes possèdent des cellules ou des réseaux vasoformatifs peu développés. Ces taches laiteuses, recouvertes d'endothélium, sillonnées par de petits faisceaux de tissu connectif, munies de cellules connectives à deux, trois ou un plus grand nombre de prolongements, sont caractérisées surtout par la présence d'un nombre variable de cellules lymphatiques dont les noyaux épais, irrégulièrement arrondis, en bissac ou sinueux, quelquefois doubles, sont colorés en violet intense comme ceux des autres cellules. Elles ont un corps arrondi ou irrégulier, quelquefois muni de prolongements radiés. Elles sont colorées en violet, tandis que les cellules connectives présentent une coloration simplement bleuâtre ou mieux gris de lin. Les cellules vasoformatives, qui sont placées au milieu ou à côté de ces dernières cellules, se présentent sous deux formes: celle de boyaux allongés contenant des globules rouges et terminés par des pointes, comme nous les avons décrites plus haut, et celle de masses protoplasmiques arrondies ou ovalaires, dans chacune desquelles il y a un, quelquefois deux noyaux semblables à ceux des cellules lymphatiques et un nombre variable de globules du sang colorés en rouges par l'éosine. Dans l'intérieur de ces dernières cellules, outre les noyaux colorés en violet par l'hématoxyline et les globules du sang colorés en rouges par l'éosine, il existe des granulations dont la couleur, généralement d'un violet clair, tire souvent vers le rouge. Ce sont des cellules semblables que Schaefer a observées dans le tissu conjonctif sous-cutané des jeunes rats et qu'il considère, à tort, croyons-nous, comme des cellules du tissu connectif. La description que nous en avons donnée les rapproche au contraire des cellules lymphatiques, malgré leur dimension plus considérable qui paraît résulter d'une nutrition plus active et qui est en rapport avec leurs nouvelles fonctions.

Forme et siége des cellules vasoformatives.

Le grand épiploon d'un lapin d'une semaine possède des cellules vasoformatives de forme et d'étendue très-variables, contenant toutes ou presque toutes des globules sanguins. Ces cellules, qui sont tantôt des masses globuleuses, tantôt des cylindres courts à extrémités mousses ou effilées, tantôt des corps irréguliers munis de nombreux prolongements, comme par exemple celle qui a été représentée figure 215, se montrent dans des taches laiteuses bien limitées, ou dans différents points de la menbrane. Dans ce dernier cas, elles sont le plus souvent dans la direction prolongée d'une branche vasculaire perméable terminée par une pointe d'accroissement. Chez des animaux de cet âge, les taches laiteuses possédant des réseaux vasoformatifs très-compliqués, comme nous les rencontrerons chez des animaux plus âgés, sont fort rares.

Les globules du sang sont situés isolément dans la masse protoplasmique de la cellule vasoformative, ou bien, ce qui est plus fréquent, ils y forment des groupes. Souvent, placés les uns à côté des autres dans une cavité cylindrique, ils affectent des rapports semblables à ceux qu'ils ont dans les branches vasculaires ouvertés. Ces globules ne contiennent pas de noyaux ; ils sont discoïdes et ont les dimensions des globules ordinaires ; quelquefois à côté d'eux il s'en trouve de beaucoup plus petits, semblables à ces débris en boule qui se forme dans le sang sous l'influence de la chaleur (v. p. 189). Nous n'avons jamais rencontré dans l'intérieur d'une cellule ou d'un réseau vasoformatif un globule blanc à côté des globules rouges.

Chez des animaux plus âgés, quinze jours après la naissance, toutes choses égales d'ailleurs, les réseaux vasoformatifs sont généralement beaucoup plus étendus, et chez des animaux de vingt-cinq à trente jours, où le système vasculaire a pris une extension considérable, la membrane ayant atteint un notable développement, on observera des réseaux vasoformatifs étendus, compliqués, à branches très-nombreuses, dans lesquels il n'y a pas un seul globule de sang ; dans d'autres, on en découvrira quelques-uns en certains points du réseau. Enfin, de petites taches laiteuses contiendront parfois des cellules vasoformatives simples et sans globules rouges.

Chez les lapins d'un mois à six semaines, les globules sanguins deviennent de plus en plus rares dans les réseaux vasoformatifs, et finalement on n'en trouve plus un seul.

Il est inutile de pousser plus loin l'étude de ces différents faits ; nous les avons indiqués simplement dans le but de guider les histologistes qui voudront faire des recherches sur cet objet. Nous devons maintenant les discuter et en tirer les données les plus importantes relativement à la formation des vaisseaux et du sang.

Comme on le sait, le système vasculaire considéré dans son ensemble éprouve chez l'embryon, au fur et à mesure qu'il se développe, des modifications notables, consistant non-seulement dans la formation de nouveaux vaisseaux, mais encore dans l'atrophie et la disparition complète d'un certain nombre de ceux qui avaient été formés d'abord. C'est ainsi que les nombreux arcs aortiques qui existent au début de la vie embryonnaire disparaissent en grande partie dans la suite ; il n'en reste que les portions nécessaires pour constituer les gros troncs artériels de la partie supérieure du corps. Dès lors, il y a lieu de se demander si, le même processus se poursuivant après la naissance, les cellules et les réseaux vasoformatifs du grand épiploon du lapin ne seraient pas des portions du réseau vasculaire séparées du système général par l'atrophie des branches intermédiaires.

Cette hypothèse doit être écartée au moins pour la plupart des réseaux vasoformatifs, ceux des taches laiteuses par exemple, parce que, au lieu de s'atrophier, ils prennent un accroissement considérable à mesure que la membrane, qui au moment de la naissance était très-limitée, acquiert une étendue de plus en plus grande pour atteindre aux proportions que nous lui connaissons chez l'adulte. D'autre part, on ne trouve pas, entre ces réseaux vasoformatifs et les vaisseaux perméables, de cordons solides, avec des éléments cellulaires atrophiés, qui seraient le dernier vestige de vaisseaux atrésiés. Tout au contraire, et surtout sur les préparations avec injection du système sanguin, il est facile de suivre l'expansion active des vaisseaux perméables jusque dans les réseaux vasoformatifs.

Il est cependant un fait difficile à expliquer dans l'état actuel : c'est l'existence de globules rouges sans noyaux dans les cellules vasoformatives. En effet, chez les très-jeunes embryons de mammifères, les globules colorés du sang possèdent des noyaux[1]. Comment se fait-il alors que les globules rouges en voie de formation dans les cellules vasoformatives n'en renferment pas? Il faudrait dès lors admettre qu'il y a pour les globules du sang deux modes de formation : le premier, accepté depuis longtemps par les histologistes, consisterait dans la transformation d'une cellule nucléée en globule rouge; l'autre, que l'on peut suivre sur les cellules vasoformatives, serait une production intraprotoplasmique. Il serait comparable à la genèse des grains d'amidon dans les cellules végétales.

Bien que de nouvelles recherches soient encore nécessaires pour élucider tous les points relatifs au développement des vaisseaux dans le grand épiploon du lapin, il n'en reste pas moins acquis que des réseaux capillaires complets se forment et se développent après la naissance aux dépens de cellules spéciales,

---

[1] M. Wissotsky, en étudiant le développement des vaisseaux sanguins dans l'amnios du lapin, y a reconnu l'existence de cellules vasoformatives, dans l'intérieur desquelles il y a des globules rouges munis de noyaux. Il nous a montré les préparations qu'il avait faites de cet objet. Mais à l'époque du développement des embryons sur lesquels il a fait ses recherches, les globules du sang contenus dans les troncs vasculaires ont également des noyaux. Ce fait ne peut donc servir à résoudre la difficulté qui nous occupe.

sans avoir d'abord aucune communication avec les vaisseaux anciens.

Revenons maintenant à la formation des vaisseaux dans l'embryon de poule. Ils apparaissent à la fin du premier jour d'incubation; mais le développement complet du réseau de l'aire vasculaire se montre seulement à la fin du second jour. A ce moment, si l'on ouvre l'œuf avec les précautions qui ont été indiquées (p. 221), on reconnaît que l'embryon est déjà formé. Autour de lui il existe une zone claire, *aire pellucide*, complétement entourée d'une zone opaque, *aire opaque*, dont la limite externe est marquée par un vaisseau bordant ou circulaire, désigné sous le nom de *sinus veineux* ou *sinus terminal*. Au niveau de la tête, ce sinus s'infléchit pour donner naissance à une ou deux veines qui pénètrent dans le corps de l'embryon et vont concourir à la formation des veines omphalo-mésentériques. Quant aux artères omphalo-mésentériques, elles se dégagent latéralement de l'embryon au niveau des dernières vertèbres primitives et se résolvent en un réseau qui occupe la région postérieure de l'aire pellucide et toute l'aire opaque, qui a reçu pour ce motif le nom d'aire vasculaire. Les ramifications périphériques de ce réseau viennent se jeter dans le sinus terminal.

Le cœur, *punctum saliens* des anciens, bat déjà et projette le sang dans tout le système vasculaire que nous venons de décrire. Si à ce moment, la plaque embryonnaire étant enlevée délicatement avec des ciseaux et placée sur une lame de verre, on isole le cœur et on le dissocie dans du sérum iodé, il se décompose en cellules fusiformes ou irrégulières, granuleuses, dans lesquelles on ne trouve aucun des caractères des éléments musculaires adultes. C'est là une observation très-facile et fort intéressante, parce qu'elle établit que des cellules, qui paraissent simplement constituées par une masse protoplasmique, jouissent de toutes les propriétés fondamentales de la fibre cardiaque.

L'observation microscopique du réseau vasculaire de l'embryon de poule à la fin du second jour peut être faite facilement dans les portions postérieures et latérales de l'aire pellucide en employant, pour fixer les éléments, le sérum iodé, suivant le procédé que nous indiquerons un peu plus loin. On y reconnaît le réseau capillaire dont les branches sont larges, contiennent des globules rouges du sang groupés d'une manière variable dans leur calibre, et dont la paroi est constituée par des cellules granuleuses aplaties dans lesquelles il y a des noyaux fort distincts. Certaines des branches du réseau se terminent en cul-de-sac et paraissent destinées à s'allonger et à s'ouvrir dans une branche voisine. C'est là un mode d'accroissement dont nous n'avons pas encore parlé, et qui paraît être commun dans le réseau de l'aire vasculaire, tandis que l'extension du réseau par des pointes protoplasmiques, pointes d'accroissement, y est au contraire plus rare.

Les différents phénomènes dont nous venons de parler ne sont pas relatifs à la première formation ou au développement proprement dit des vaisseaux sanguins. Cette première formation peut être observée de la 22ᵉ à la 24ᵉ heure de l'incubation. Elle a été signalée pour la première fois, il y a longtemps déjà, par Wolff; elle se fait d'une manière très-singulière qui a sollicité l'attention de tous les embryologistes et a exercé leur sagacité, sans que cependant ce point de la science soit établi d'une façon définitive.

Dans la zone opaque d'abord, puis bientôt dans la zone pellucide, on distingue à l'œil nu de petits îlots arrondis, anguleux ou fusiformes, légèrement jaunâtres et dont la couleur s'accuse peu à peu pour prendre celle du sang. C'est là ce que l'on a désigné sous le nom d'*îlots sanguins*.

D'après Wolff, les vaisseaux se développent dans les espaces clairs situés entre ces îlots, et ces derniers constituent les mailles ou espaces intervasculaires du réseau. Pander[1] a démontré plus tard que ce sont au contraire les îlots opaques qui en s'agrandissant s'unissent les uns aux autres pour constituer le réseau capillaire.

Remak pensait que les îlots sanguins, formés en réalité par un amas de globules du sang embryonnaires, sont contenus dans des vaisseaux déjà formés et dont la circulation a été interrompue. Mais His[2] a démontré que les îlots sanguins existent à une époque antérieure à celle où la circulation s'établit et que les éléments cellulaires qui les constituent sont formés sur place dans l'épaisseur de cordons cellulaires pleins, déjà disposés en

Îlots sanguins.

---

[1] L'indication des travaux de Wolff et de Pander se trouve dans Kölliker, Entwicklungsgeschichte, 2ᵉ édition, 1876, p. 12, 13 et suivantes.

[2] *His*, Untersuchungen über die erste Anlage der Wirbelthierleibes, Leipzig, 1868, p. 96.

réseau. Ces cordons se creuseraient à leur centre de façon à constituer des canaux dans lesquels les éléments des îlots sanguins dissociés seraient engagés peu à peu au moment où le sang commence à circuler. Les cellules des cordons cellulaires refoulées à la périphérie formeraient la paroi des vaisseaux.

Kölliker[1] a décrit et figuré aussi ces cordons cellulaires et les îlots sanguins qu'ils contiennent; sa description ne diffère pas notablement de celle de His.

Klein[2], au contraire, a émis sur ce sujet une opinion qui se rattache jusqu'à un certain point à la théorie ancienne de Schwenn sur la formation des vaisseaux. Les îlots sanguins correspondraient à une cellule devenue vésiculeuse et sur la paroi interne de laquelle se formeraient les globules du sang qui, d'abord adhérents, deviendraient libres dans l'intérieur de la cavité et finalement la rempliraient. Les cellules des îlots sanguins s'ouvriraient ensuite les unes dans les autres pour former le réseau capillaire perméable.

Dernièrement, Leboucq[3] a formulé une opinion qui rattache les îlots sanguins et la formation des premiers vaisseaux dans l'aire vasculaire du poulet aux cellules et aux réseaux vasoformatifs, en ce sens que d'après lui les cordons cellulaires qui précèdent l'apparition des vaisseaux sanguins sont constitués par une masse de protoplasma parsemée de noyaux, dans l'intérieur de laquelle se formeraient des globules rouges du sang.

Nous allons indiquer maintenant le mode de préparation que nous avons suivi et les résultats qu'il nous a donnés.

Un œuf de poule, après 22 à 25 heures d'incubation, étant convenablement calé, on pratique dans sa coquille, au niveau de son équateur, une ouverture de deux centimètres de diamètre a peu près. L'embryon avec la zone pellucide et la zone opaque est ainsi mis à découvert. On l'arrose avec du sérum fortement iodé; mais comme ce liquide s'écoule et ne reste qu'un instant en rapport avec la partie sur laquelle on veut le faire agir, il importe de l'y retenir au moyen du procédé suivant : un tube de verre, ouvert aux deux bouts, plongé par une de ses extrémi-

Méthode pour l'observation des vaisseaux chez le poulet.

<hr>

[1] *Kölliker*, Entwicklungsgeschichte, etc., 2e édit., 1876, p. 158 et suivantes.

[2] *Klein*, Das mittlere Keimblatt in seinen Beziehungen mit den ersten Blutgefässen und Blutkörperchen im Hühnerembryo. *Centralblatt*, 1872. p. 110.

[3] *Leboucq*, Recherches sur le développement des vaisseaux et des globules sanguins, 1876, p. 10, pl. i, fig. 4.

tés dans le sérum, en retiendra une portion si l'on applique le doigt à son autre extrémité, comme on le fait avec une pipette. Le tube ainsi rempli est porté au-dessus de l'œuf, de manière que son extrémité libre recouvre à peu près exactement l'embryon, et on le maintient dans cette situation. Au bout d'une à deux minutes, l'iode a fixé les éléments délicats de l'embryon et de sa membrane et leur a donné une coloration qui en rend toutes les parties bien distinctes.

Tandis que la zone pellucide est faiblement teintée, le corps de l'embryon et la zone opaque sont fortement colorés en brun. Dans la zone opaque, la coloration brune n'est pas uniforme; elle ménage des bandes ou des îlots, sans régularité bien marquée à la vingtième heure d'incubation, mais qui, dans les heures suivantes, reproduisent la disposition des vaisseaux dans cette région. Sinus terminal, réseau qui y aboutit; rien n'y manque, et cependant, au moment où l'on venait d'ouvrir l'œuf, c'est à peine si l'on voyait quelque trace de cette disposition.

Cette méthode est recommandable encore à d'autres titres; elle nous fournit pour l'examen microscopique des préparations d'étude très-démonstratives. A cet effet une incision circulaire faite avec des ciseaux tout autour et en dehors de la zone opaque permet de saisir avec une pince le bord du segment de la membrane du jaune ainsi détachée, et d'entraîner avec elle l'embryon sous-jacent. Pour l'en détacher, il suffit, sans déplacer la pince, de porter le tout dans du sérum iodé faible et de l'y ajouter. L'embryon et les feuillets qui s'en dégagent sont alors étendus sur une lame de verre, la face inférieure regardant en haut. Une ou deux gouttes de picrocarminate au centième sont ajoutées; on recouvre d'une lamelle en soutenant celle-ci par des cales pour éviter la compression, et, lorsque la coloration est produite, on substitue la glycérine au picrocarminate.

On obtient aussi de bons résultats en faisant agir une solution d'acide picrique concentré avant de soumettre l'embryon à la coloration. Enfin, une solution d'acide osmique à 1 pour cent peut être également employée pour fixer les éléments de l'embryon, mais les préparations faites par ce dernier procédé ne valent pas les premières.

A l'époque où les îlots sanguins ne sont pas encore nettement visibles à l'œil nu, vers la vingtième heure d'incubation, les préparations obtenues par l'action successive du sérum iodé et du picrocarminate montrent, à un faible grossissement, dans la zone opaque, les îlots sanguins de Wolff et de Pander formés par des amas de noyaux colorés en rouge intense.

Sur les parties latérales de la zone pellucide, on aperçoit également quelques îlots rouges généralement arrondis et beaucoup moins étendus. L'observation devra porter sur cette région principalement, parce qu'elle n'est pas encombrée par les granulations vitellines. On pourra même l'étudier avec les plus forts objectifs.

On y reconnaîtra d'abord que les masses colorées en rouge par le carmin sont formées des noyaux reliés les uns aux autres par une petite quantité de protoplasma, que ce sont en un mot des cellules à noyaux multiples. Ces masses ou ces cellules sont déjà contenues dans des canaux vasculaires dont le calibre est relativement considérable. Leurs parois sont constituées par des cellules plates, indiquées surtout par leurs noyaux; car il est impossible d'établir nettement leurs limites. Ces capillaires embryonnaires, anastomosés les uns avec les autres, font un réseau complet; cependant, en arrière des plis latéraux que forme le capuchon céphalique, on observe constamment des vésicules sphériques ou légèrement allongées dont les parois présentent la même structure que celle des capillaires et dans l'intérieur desquelles il existe quelquefois des îlots sanguins.

L'observation que nous venons de donner ne se rapporte pas à la première formation des vaisseaux et du sang; pour l'étudier, il faut remonter plus haut et rechercher particulièrement les embryons chez lesquels la zone opaque, traités par le sérum iodé, ne montre pas encore le dessin caractéristique du réseau vasculaire [1]. On y reconnaîtra, toujours en examinant la zone pellucide, que le réseau capillaire est d'abord constitué simplement par des cellules; que ces cellules s'unissent les unes avec les autres pour former des cordons pleins, anastomosés entre eux. Aux points d'anastomose, points nodaux, le

Première formation
des vaisseaux
et
du sang.

Cordons
cellulaires.

[1] Le développement de l'embryon de poule, comme His l'a dit avec juste raison, n'est pas exactement en rapport, au moins pendant les premières heures, avec la durée de l'incubation. Aussi, pour observer tous les détails du premier développement des vaisseaux, convient-il de faire un très-grand nombre de préparations, en recueillant les œufs de la vingtième à la quarantième heure, et il ne faudra pas toujours considérer comme les plus avancés dans leur développement ceux qui auront séjourné le plus longtemps dans l'étuve d'incubation.

nombre des noyaux est considérable, tandis qu'il est faible dans les autres parties ; il y a même des branches anastomotiques qui paraissent constituées par des bras protoplasmiques sans noyaux.

C'est généralement dans les points nodaux que se produisent les premières cavités vasculaires et les îlots sanguins. Les premières cavités vasculaires sont d'abord des creux remplis de liquide qui s'agrandissent et s'allongent pour canaliser les branches du réseau. Les noyaux et le protoplasma refoulés à la périphérie constituent les premiers éléments de la paroi du vaisseau. Ces éléments, agissant à la manière des cellules glandulaires, sécrètent un liquide, premier plasma du sang, qui distend peu à peu les branches du réseau pour leur donner le diamètre considérable dont nous avons déjà parlé.

Les îlots sanguins se forment aux dépens de certaines cellules des cordons vasculaires primitifs qui sont mises en liberté dans leur intérieur au moment de leur canalisation. Ces cellules, relativement peu nombreuses, sont sphériques et contiennent d'abord un seul noyau.

Bientôt ce noyau se multiplie et il prolifère avec une activité telle que la cellule formative du sang, singulièrement agrandie, est transformée en une boule dans laquelle tous les noyaux semblent se toucher. Plus tard, ces boules se désagrégent pour mettre en liberté leurs noyaux avec la faible quantité de protoplasma qui revient à chacun d'eux. Ce sont là les premiers globules rouges du sang. Leur constitution est presque entièrement nucléaire, et c'est la raison pour laquelle ils se colorent si vivement par le carmin.

Nous devons ajouter que les vésicules situées dans la zone pellucide en arrière des freins du capuchon céphalique sont composées de cellules formatives des vaisseaux qui ne se sont pas encore fondues avec le réseau général, mais qui sont destinées à en faire partie plus tard. Ce fait ne manque pas d'intérêt, car il montre que chez l'embryon de poule, comme chez le lapin nouveau-né, le développement du système vasculaire est discontinu.

Faisons remarquer encore que chez l'embryon de poule les cellules formatrices du sang se différencient des cellules vasoformatives, tandis que chez le lapin nouveau-né la même cellule concourt au développement du vaisseau et du sang. Voici comment nous nous rendons compte de cette différence importante : tandis que chez le poulet les globules rouges du sang sont des

cellules nucléées, chez le jeune lapin ce sont de simples produc-
tions intra-cellulaires qui n'absorbent pas le matériel essentiel
de la cellule. Celui-ci, noyau et protoplasma, peut dès lors servir
à la formation du vaisseau.

SYSTÈME LYMPHATIQUE

Le système lymphatique est un des plus vastes et des plus importants de l'organisme, car il comprend non-seulement les
vaisseaux, les follicules et les ganglions lymphatiques, mais encore
les cavités séreuses et tout le tissu conjonctif.

Nous avons déjà fait une étude du tissu conjonctif et des cavités séreuses. Nous n'y reviendrons ici qu'autant qu'il sera nécessaire pour comprendre les premières origines des capillaires
lymphatiques. Il nous reste à faire, dans deux chapitres différents, l'étude des vaisseaux et celle des ganglions lymphatiques.
Dans un troisième chapitre, nous nous occuperons des cœurs
lymphatiques des batraciens.

CHAPITRE XIV

VAISSEAUX LYMPHATIQUES

Nous diviserons l'étude des vaisseaux lymphatiques en trois
parties : la première comprendra les troncs lymphatiques, la
seconde les capillaires lymphatiques, la troisième l'origine du
système lymphatique.

Nous confondrons dans une seule description tous les troncs
lymphatiques, car ils ont tous à peu près la même structure ; c'est
ainsi que, chez un même animal, le chien par exemple, entre un
vaisseau lymphatique du mésentère et le canal thoracique il n'y
a guère que des différences de calibre. D'autre part, dans le
système des vaisseaux lymphatiques comme dans le système
vasculaire sanguin, les capillaires se distinguent des vaisseaux
plus considérables par la simplicité de leur structure qui semble
réduite à un endothélium. Il convient donc de les étudier à part.

Nous consacrerons un article séparé à l'origine du système

lymphatique, parce que cette question, touchant à la fois au tissu conjonctif et aux cavités séreuses, doit être étudiée sur des objets bien déterminés et à l'aide de méthodes spéciales, différentes à plusieurs égards de celles que l'on emploie pour les recherches sur les capillaires lymphatiques proprement dits.

TRONCS LYMPHATIQUES.

La structure des troncs lymphatiques n'a pas été jusqu'ici étudiée d'une manière suffisante. Recklinghausen, dans un article qui peut être considéré comme donnant l'état actuel de la science, leur consacre seulement quelques mots[1]. Il leur attribue, comme aux vaisseaux sanguins, une tunique interne, une moyenne et une externe. La minceur de leurs parois les rapprocherait des veines, tandis que l'existence de fibres musculaires à direction transversale leur donnerait une certaine analogie avec les artères.

L'insuffisance de ces données s'explique par la difficulté même du sujet. Les vaisseaux lymphatiques, à cause de leur contenu transparent et de la minceur de leurs tuniques, sont difficiles à distinguer. Ce n'est pas sans peine qu'on les sépare du tissu conjonctif dans lequel ils sont plongés et auquel le plus souvent ils adhèrent intimement. Lorsqu'on y a réussi, ils reviennent sur eux-mêmes en formant des plis tellement compliqués qu'il est impossible de les étendre convenablement sur une lame de verre pour en faire l'examen. Si l'on en excepte le canal thoracique de l'homme et des grands animaux, on ne peut réussir par les procédés ordinaires à fendre suivant sa longueur un vaisseau lymphatique et à l'étaler comme une membrane. Il faut donc employer des méthodes spéciales que nous allons indiquer maintenant, en commençant par le canal thoracique.

Chez l'homme et chez les grands mammifères, on étudiera le canal thoracique sur des coupes longitudinales et transversales faites après dessiccation, en suivant exactement les indications que nous avons données à propos des veines (voy. p. 577). Chez l'homme, ce canal a des parois assez épaisses pour qu'on puisse, après l'avoir isolé, le diviser et l'étendre convenablement au moyen d'épingles sur une lame de liège.

Chez le chien, cette opération est déjà difficile, et pour obtenir

---

[1] *Recklinghausen*, Das Lymphgefäss system, *Manuel de Stricker*, 1871, p. 215.

une extension régulière pendant que la dessiccation se produit, nous conseillons le procédé suivant : l'animal étant sacrifié, on ouvre largement la cage thoracique ; le poumon gauche est alors soulevé et écarté, et l'on aperçoit à côté de l'aorte le canal thoracique rempli d'une lymphe plus ou moins lactescente, suivant la période de la digestion. Ce canal est disséqué avec soin dans toute sa longueur, et, après que l'on a appliqué une ligature à chacune de ses extrémités pour maintenir son calibre en empêchant la lymphe de s'écouler, il est enlevé et placé sur une surface propre, un linge par exemple. Si l'on fait une petite incision à son extrémité postérieure, il s'écoule une portion de la lymphe, celle qui était comprise entre cette incision et une première paire de valvules. Introduisons par l'ouverture que nous avons pratiquée la canule d'une seringue remplie d'air. Avec des ciseaux, faisons une petite ouverture à l'extrémité antérieure. Lorsque la lymphe se sera écoulée, fermons en ce point le vaisseau par une ligature. En manœuvrant le piston de la seringue, nous gonflerons le vaisseau avec de l'air, et nous le maintiendrons dans cet état en plaçant une dernière ligature au-dessous de la canule. Le vaisseau ainsi distendu, abandonné dans un endroit chaud, sera bientôt complétement desséché. Nous détacherons alors avec des ciseaux des portions du canal pour y pratiquer des coupes microscopiques ou pour en faire l'examen à plat. Commençons par ces dernières préparations.

Un petit segment du canal thoracique étant retranché, nous le fendons suivant sa longueur et nous l'étalons sur une lame de verre par sa face externe, en nous servant de la vapeur de l'haleine pour le ramollir et le faire adhérer au verre. Ajoutons une goutte de picrocarminate et recouvrons d'une lamelle. Avec un grossissement de 150 à 200 diamètres, nous reconnaîtrons un réseau élastique superficiel appartenant à la tunique interne et un réseau plus profond à mailles plus larges formé par de plus grosses fibres disposées sur plusieurs plans ; toutes ces fibres élastiques sont colorées en jaune sur un fond rouge dans lequel on distingue vaguement des noyaux.

Lavons avec de l'eau pour enlever l'excès de la matière colorante et traitons par l'acide acétique ; tous ces noyaux deviendront très-apparents. Tout à fait à la surface, ils sont arrondis et très-plats ; ils correspondent à l'endothélium. Dans une couche plus profonde, on en remarque qui sont allongés en forme de bâton-

Canal thoracique du chien vu à plat.

nets; ils sont caractéristiques des fibres musculaires lisses, dont on aperçoit du reste vaguement la limite. La direction qu'affectent ces noyaux doit être notée, parce qu'elle correspond à celle des fibres musculaires elles-mêmes. En général elle est transversale; mais un certain nombre des noyaux musculaires sont plus ou moins obliques à cette direction, jusqu'à faire avec elle un angle de 45 degrés. Les noyaux obliques comme les transversaux forment de petits groupes qui correspondent, comme on peut le reconnaître déjà, à des faisceaux de cellules musculaires qui s'entre-croisent ou s'anastomosent. Au-dessous des éléments musculaires on distingue le réseau élastique et des noyaux de cellules connectives.

Coupes longitudinales du canal thoracique du chien. Les coupes longitudinales du canal thoracique du chien présentent avec les coupes longitudinales de la veine jugulaire du même animal une très-grande analogie. A la partie interne du vaisseau, il existe un réseau de fibres élastiques très-fines sur lequel repose l'endothélium reconnaissable à ses noyaux superficiels; au-dessous, une couche de fibres musculaires coupées transversalement ou obliquement, réunies par petits groupes et prises dans un réseau élastique dont les mailles sont comblées en partie par elles, en partie par des faisceaux de tissu connectif. Dans les portions externes, celles qui correspondent à la tunique adventice des auteurs, les fibres musculaires ont disparu, et il ne reste que le réseau élastique et les faisceaux connectifs.

Coupes longitudinales du canal thoracique de l'homme. Les coupes longitudinales du canal thoracique de l'homme. faites comme nous l'avons indiqué pour les veines, ne nous montrent pas les noyaux des cellules endothéliales, puisque vingt-quatre heures après la mort ces cellules sont détachées, mais nous y voyons, tout à fait à la surface, le réseau élastique sous-endothélial. Au-dessous, les cellules musculaires isolées ou groupées en petits faisceaux, associées à des faisceaux de tissu connectif et à des fibres élastiques, forment une couche relativement considérable, si on la compare à la tunique musculaire du canal thoracique du chien. Les cellules musculaires qui entrent dans la constitution sont transversales, longitudinales ou obliques, et sont mêlées de telle sorte qu'il est impossible d'y reconnaître un arrangement pareil à celui que l'on observe dans certaines veines. Notons cependant que les fibres à direction transversale sont toujours prédominantes et semblent occuper la région moyenne. Quant à l'adventice, sa limite n'est accusée ni en dedans ni en dehors. En dedans, elle se continue avec le tissu connectif de la couche musculaire, en dehors elle se perd dans le tissu conjonctif diffus du médiastin postérieur. Elle renferme dans ses mailles un nombre plus ou moins considérable de cellules adipeuses, suivant l'état d'embonpoint du sujet.

Le canal thoracique présente donc chez l'homme une musculature assez compliquée. Cette musculature paraît être en rapport avec son attitude habituelle et avec la nécessité pour la lymphe de surmonter alors la résistance de la pesanteur.

Pour reconnaître la disposition de l'endothélium du canal thoracique et même pour apprécier exactement la direction des cellules musculaires sous-jacentes, il convient d'avoir recours aux imprégnations d'argent. Elles doivent être pratiquées de préférence sur le canal thoracique du chien. Ce canal, recueilli comme il a été dit plus haut, vidé de la lymphe qu'il contenait, est ensuite rempli, au moyen de la seringue, d'une solution de nitrate d'argent à 1 pour 500 ou à 1 pour 800. Cette solution y est maintenue pendant au moins une heure, puis elle est remplacée par de l'air, et le vaisseau est abandonné à la dessiccation, en suivant le procédé que nous avons déjà indiqué (p. 643). Lorsqu'il est complétement desséché, des segments en sont retranchés avec des ciseaux pour être montés en préparation dans la glycérine, ou mieux encore dans le baume du Canada, après éclaircissement dans l'essence de térébenthine ou de girofle.

L'endothélium, dans sa disposition générale, se rapproche de celui des veines, mais une différence intéressante est à noter. Tandis que, dans les veines, les lignes intercellulaires sont régulières, dans le canal thoracique elles ont des ondulations, forme élémentaire d'une disposition que nous trouverons très-accusée dans les capillaires lymphatiques.

L'endothélium qui recouvre les deux faces des valvules est également imprégné. La face interne, celle qui correspond au cours de la lymphe, est revêtue de cellules semblables à celles de la paroi du vaisseau ; comme ces dernières, elles sont allongées dans la direction de l'axe du canal. Celles de la face externe sont polygonales et à peu près égales dans toutes leurs dimensions. L'endothélium des valvules du canal thoracique affecte donc une disposition comparable à celle que nous avons observée dans les veines, et elle dépend des mêmes influences. Pour la constater, on a recours aux procédés que nous avons indiqués pour les valvules des veines (voy. p. 579).

Tunique mus-
culaire du
canal thora-
cique.

Revenons à l'examen de la paroi du canal thoracique. En beaucoup de points, sinon dans tous, surtout si la solution d'argent a été pendant au moins une heure en contact avec le vaisseau, on voit se dessiner, au-dessous de l'endothélium, les cellules musculaires. Séparées les unes des autres par des lignes noires d'imprégnation, elles forment des groupes entre lesquels se montrent des espaces imprégnés plus ou moins étendus, qui correspondent à des masses de tissu conjonctif. Les faisceaux musculaires ainsi accusés s'entre-croisent ou s'anastomosent suivant des angles variés. Les uns sont transversaux, d'autres sont plus ou moins obliques. Cette observation est en rapport avec celle des noyaux musculaires, tels qu'on les voit sur la membrane colorée au carmin et traitée par l'acide acétique.

La variété de direction des fibres musculaires dans les tuniques du canal thoracique est un caractère commun à tous les troncs lymphatiques, et on la retrouve au moins aussi marquée dans les plus petits de ces troncs, ceux du tissu conjonctif diffus ou du mésentère, par exemple.

Les vaisseaux lymphatiques du mésentère peuvent être étudiés sans être isolés, parce qu'ils sont compris dans une membrane mince et transparente ; nous y reviendrons tout à l'heure. Il n'en est pas de même des vaisseaux lymphatiques du tissu conjonctif lâche, qui, le plus souvent, ne sont pas distincts au milieu du tissu cellulo-adipeux qui les enveloppe. Avant de les recueillir, il faut les rendre apparents, en les remplissant d'une masse colorée que l'on utilisera ensuite pour leur préparation.

Injection des
vaisseaux
lymphatiques
avec le picro-
carminate.

Si, au moyen d'une seringue hypodermique, on injecte dans un ganglion lymphatique (par exemple l'un de ceux de la région hyoïdienne du chien) une solution de picrocarminate à 1 pour 100, on voit les vaisseaux efférents se remplir de liquide coloré. Il est dès lors facile de les suivre, de les disséquer et de les enlever. Placés sur une lame de verre et recouverts d'une lamelle, on y reconnaîtra deux réseaux élastiques entre lesquels sont comprises des cellules musculaires lisses que l'on rendra apparentes en substituant au picrocarminate de la glycérine additionnée d'acide formique.

L'injection des vaisseaux efférents par piqûre peut se faire avec une solution de nitrate d'argent, mais elle ne donne pas de bons résultats, parce que la solution d'argent mélangée avec la lymphe forme dans l'intérieur du vaisseau une masse granuleuse noire opaque sur laquelle on a peine à distinguer les lignes inter-cellulaires de l'endothélium et de la couche musculaire. Il vaut mieux, pour ce genre de préparations, choisir les vaisseaux lym-phatiques du mésentère et employer le procédé suivant :

Le mésentère d'un jeune chat, un peu maigre et à jeun, convient très-bien pour ce genre de recherches. Dès que l'animal est sa-crifié, la cavité péritonéale étant ouverte en évitant autant que possible d'y faire pénétrer du sang, une anse d'intestin est tirée au dehors, et sur la lame mésentérique qui le sous-tend on applique la surface plane d'un bouchon de liége d'une dimension conve-nable. La membrane y est fixée en extension par un lien circu-laire ; on retranche ensuite avec des ciseaux l'intestin qui est resté au-dessous de la ligature, puis on coupe le mésentère à sa base. On obtient ainsi un segment de mésentère tendu sur l'extrémité du bouchon comme la peau d'un tambour. Dans ces conditions, la membrane est immergée dans une solution de nitrate d'argent à 1 pour 800 et y est maintenue pendant au moins une heure. Lavée dans l'eau distillée et plongée ensuite dans l'alcool, elle n'est enlevée du bouchon que lorsqu'elle a pris une rigidité telle qu'on peut la séparer sans qu'elle revienne sur elle-même. Une immersion de quelques minutes dans l'alcool absolu suffira alors pour la déshydrater et permettre de l'éclaicir par l'essence de girofle et de la monter dans le baume du Canada.

Dans les rayons vasculaires du mésentère, à côté des artères et des veines, on reconnaîtra à un faible grossissement les lympha-tiques caractérisés par l'irrégularité de leur trajet, leurs valvules et les renflements supra-valvulaires, leurs anastomoses et le caractère tout spécial de leur tunique musculaire. Les cellules musculaires, séparées les unes des autres par des lignes noires, ont une direction générale transversale ; mais, comme dans le ca-nal thoracique, un grand nombre d'entre elles sont plus ou moins obliques à cette direction et forment avec leurs voisines des angles variés. Cette obliquité des fibres musculaires est encore bien plus marquée dans les renflements supra-valvulaires où, s'en-tre-croisant les uns avec les autres, elles forment un lacis compa-rable, jusqu'à un certain point, au réseau des fibres musculaires du cœur. Cette analogie vient naturellement à l'esprit de l'observa-teur ; le renflement supra-valvulaire paraît être, en effet, une poche contractile destinée à chasser la lymphe qui s'y est accumulée au moment de la fermeture des valvules.

Sur ces préparations de vaisseaux lymphatiques faites par immersion dans le nitrate d'argent, l'endothélium peut être reconnu au-dessous de la couche musculaire, mais, comme celle-ci est fortement imprégnée, elle masque les lignes intercellulaires

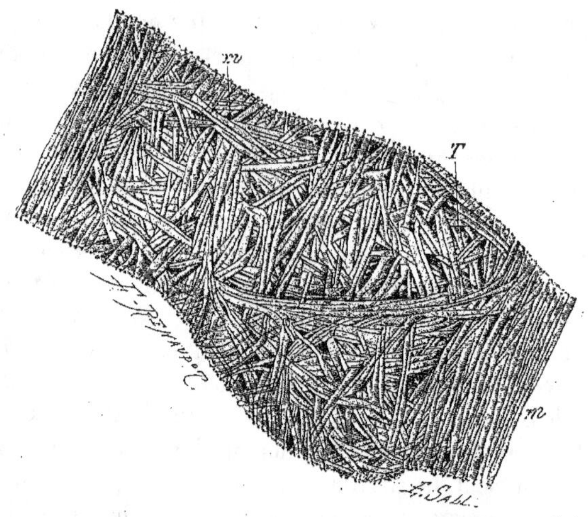

Fig. 216. — Renflement supra-valvulaire d'un vaisseau lymphatique du mésentère d'un jeune chat; imprégnation au nitrate d'argent. — *m*, fibres musculaires; T, intrication des fibres au niveau du renflement. — 100 diam.

et souvent ne permet pas de les suivre. Les valvules y sont visibles, mais il n'est pas possible d'en reconnaître la disposition. Pour y arriver, le procédé suivant est à recommander :

Le mésentère, fixé sur un bouchon de liége comme pour l'imprégnation d'argent, est plongé pendant une heure ou deux dans une solution d'acide osmique à 1 pour 1000 ; après quoi il est détaché, lavé et abandonné pendant plusieurs heures dans une solution de picrocarminate à 1 pour 100. Lavé de nouveau, il est monté en préparation dans la glycérine ou dans le baume du Canada, en suivant les procédés classiques.

Les valvules sont alors reconnaissables avec tous leurs détails. Dans un même vaisseau qui sur son trajet en présente un certain nombre, elles se montrent de face, de profil, de trois quarts et dans toutes les situations intermédiaires, ce qui prouve d'une part qu'elles n'ont pas une position fixe par rapport au vaisseau, et permet d'autre part d'en faire une étude complète sur une seule préparation. Disposées par paires, chacune d'elles est semblable à une des valvules sigmoïdes de l'aorte ou de l'artère pulmonaire, avec cette différence qu'au milieu de leur bord libre il n'y a rien d'analogue aux nodules d'Arantius. Elles sont donc en tout point semblables aux valvules des veines et du canal thoracique.

Les vaisseaux lymphatiques du mésentère s'injectent très-souvent, même quand on ne le recherche pas, lorsque la masse est poussée par une des branches de l'artère mésentérique. Cette réplétion des vaisseaux lymphatiques par une substance injectée dans les artères est connue depuis fort longtemps[1]. Elle a conduit plusieurs observateurs à admettre une communication périphérique entre le système sanguin et le système lymphatique. De temps en temps, cette idée est reprise et aujourd'hui encore elle est soutenue par quelques histologistes ; nous y reviendrons un peu plus loin.

Injection des vaisseaux lymphatiques par les artères.

Lorsque l'injection des lymphatiques par les artères est faite avec une masse colorée, les artères, les veines, les capillaires et les lymphatiques, possédant la même coloration, ne se distinguent les uns des autres que par leur disposition générale, et la préparation ne présente aucun avantage sur celles que nous avons indiquées plus haut. Si l'injection est faite, au contraire, avec une solution de nitrate d'argent, la structure des différents vaisseaux est mise en relief, et les rapports des artères, des veines et des lymphatiques sont faciles à reconnaître.

Imprégnation des gaînes lymphatiques du mésentère de la grenouille par injection.

Chez la grenouille, où les grosses branches vasculaires du mésentère sont entourées de gaînes lymphatiques, cette méthode est surtout à recommander. Voici comment on procède : La grenouille étant convenablement fixée, le cœur est mis à découvert ; sa pointe est excisée de manière à débarrasser autant que possible le système vasculaire du sang qu'il contient. La canule d'une seringue, introduite par l'ouverture du cœur jusque dans le bulbe aortique, y est fixée par une ligature. On injecte alors une solution

---

[1] Un certain nombre d'auteurs modernes attribuent la première observation de ce fait à Brücke, mais il est déjà indiqué par Bichat, qui en fait remonter la découverte à Meckel : « Les absorbans naissent-ils du système capillaire ? Si on en juge par les injections, il semble que oui, car plusieurs anatomistes distingués, en poussant une injection fine par les artères, ont rempli les absorbans du voisinage ; je n'ai jamais vu rien de semblable ; cependant je suis loin de nier un fait attesté par Meckel » *Bichat*. Anatomie générale, 1812, t. II, p. 581.

de nitrate d'argent à 1 pour 800. Ce liquide revient par la pointe du cœur, entraînant avec lui une partie du sang qui restait encore dans les vaisseaux. Lorsqu'il n'est plus coloré, une nouvelle ligature, appliquée en masse sur la base du cœur et qui doit comprendre la canule, fermera la voie du retour, et, en poussant une nouvelle quantité de liquide, on distendra suffisamment les vaisseaux pour faire pénétrer la solution d'argent dans les voies lymphatiques.

L'intestin grêle avec le mésentère qui le sous-tend est alors enlevé. Après lavage dans l'eau distillée, la membrane, convenablement étendue sur la lame de verre est débarrassée de l'intestin, est montée dans la glycérine, ou mieux encore dans le baume du Canada, après qu'elle a été déshydratée avec l'alcool et éclaircie avec l'essence de girofle.

Gaînes lymphatiques des vaisseaux mésentériques de la grenouille.

Dans les rayons vasculaires, on distingue les artères, les veines et les gaînes lymphatiques qui entourent ces vaisseaux.

Rusconi[1] a bien décrit ces gaînes périvasculaires. Il les considérait, contrairement à l'opinion de Panizza sur les gaînes lymphatiques en général, comme un simple manchon et pensait dès lors que les vaisseaux sanguins sont immergés dans la lymphe.

Milne Edwards[2], qui, dans son traité de physiologie, discute cette question avec un grand discernement, arrive à conclure avec Panizza, mais sans preuves anatomiques directes, que tel n'est pas le rapport des vaisseaux sanguins et de leurs gaines lymphatiques. Ces dernières envelopperaient les artères et les veines comme le péricarde enveloppe le cœur, et le péritoine les intestins.

En étudiant, même à un faible grossissement, des préparations du mésentère de la grenouille faites comme nous venons de l'indiquer, il est facile de s'assurer que les vaisseaux enveloppés de gaînes lymphatiques sont recouverts d'une couche endothéliale, tandis qu'une couche semblable se montre à la face interne de la gaîne. A la racine du mésentère, lorsqu'une artère et une veine sont à côté l'une de l'autre, elles ont une gaîne commune; mais un peu plus loin, lorsqu'elles se séparent ou qu'elles se divisent, la gaîne se partage à son tour pour former une enveloppe spéciale à chacune des grosses branches.

---

[1] *Rusconi.* Riflessioni sopra il sistema linfatico dei rettili. — Riposta alle censure che il prof. Panizza, etc., *Pavia*, 1845. — Ce n'est pas ici le lieu d'entrer dans la discussion qui s'est élevée entre Panizza et Rusconi au sujet des gaînes lymphatiques périvasculaires.

[2] *Milne Edwards,* Leçons sur la physiol., t. IV, p. 464.

Tels sont les rapports d'ensemble des gaînes lymphatiques et des vaisseaux sanguins ; il est certains détails de ces rapports déjà signalés par Rusconi que l'on peut reconnaître sur le mésentère observé chez l'animal vivant (voy. fig. 213, p. 604), mais qui sont beaucoup plus distincts lorsque, après avoir imprégné d'argent le système vasculaire du mésentère, on a soumis la membrane à la coloration par le carmin. Entre le feuillet périphérique de la gaîne et son feuillet adhérent ou viscéral s'étendent des tractus fibreux

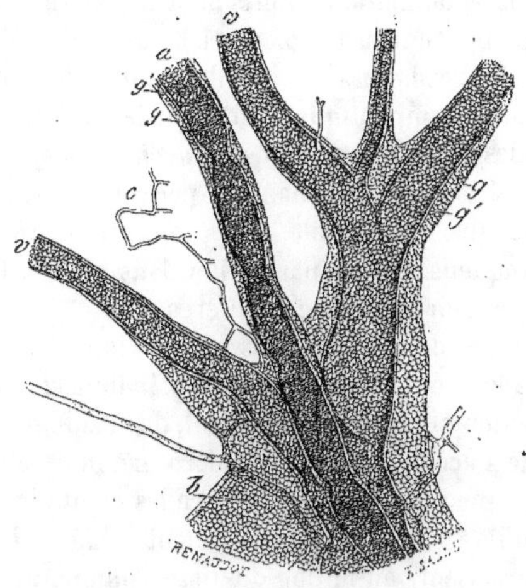

Fig. 217.—Gaînes lymphatiques du mésentère de la grenouille, imprégnées d'argent par injection. — *a*, artères ; *v*, veines ; *c*, capillaire ; *g*, feuillet externe de la gaîne ; *g'* feuillet interne de la gaîne ; *b*, sac que forme la gaîne à la racine du mésentère. — 20 diam.

qui s'unissent et se séparent pour constituer un réticulum semblable à celui du grand épiploon, et qui en diffère seulement parce que les travées qui le composent sont anastomosées dans tous les plans. Elles sont recouvertes d'une couche endothéliale continue. L'endothélium du feuillet périphérique se poursuit donc sur le feuillet viscéral par l'intermédiaire des travées connectives qui les relient.

En dehors de l'endothélium du feuillet périphérique, il n'existe pas de fibres musculaires lisses, comme dans les troncs lymphatiques des mammifères. Les gaînes périvasculaires de la grenouille, qui, par leur calibre et leur fonction physiologique, sont les équivalents des chylifères des animaux supérieurs, présentent dans leur structure la simplicité que nous allons trouver maintenant dans tous les capillaires lymphatiques.

CAPILLAIRES LYMPHATIQUES.

Les capillaires lymphatiques des mammifères, comme les gaînes lymphatiques des batraciens, ne possèdent pas de fibres musculaires. Leur endothélium imprégné d'argent se montre formé de cellules plates dont la longueur et la largeur sont à peu près égales et dont les bords possèdent des dentelures bien caractérisées.

Les capillaires lymphatiques sont abondants dans le derme de l'homme et des mammifères, dans les aponévroses et à la surface des muscles et des tendons, dans le péricarde viscéral, dans la plèvre pulmonaire et pariétale, dans le centre phrénique, dans toutes les muqueuses et en particulier dans celle de l'intestin où ils prennent le nom spécial de chylifères.

Aspect des capillaires lymphatiques sur des coupes. Sur des coupes de ces différents organes faites après durcissement par une des méthodes précédemment indiquées (p. 85-90), par exemple, l'action successive de l'alcool, de l'acide picrique, de la gomme et de l'acool, colorées au picrocarminate et conservées dans la glycérine, on peut reconnaître les capillaires lymphatiques. Lorsqu'ils sont coupés perpendiculairement à leur direction ils apparaissent, au milieu du tissu conjonctif, à côté des artérioles, des veinules, des capillaires et des nerfs, comme des lacunes laissées entre les faisceaux de tissu conjonctif écarté simplement les uns des autres ; ils sont limités par des noyaux ronds faisant une saillie très-prononcée dans leur intérieur. Ces noyaux appartiennent à des cellules endothéliales qui, soudées les unes aux autres, maintiennent leur distance respective et les unissent à la couche sous-jacente. Cette couche se distingue parfois des faisceaux connectifs circonvoisins par une légère fibrillation spéciale.

Le plus souvent, ces faisceaux, rapprochés les uns des autres, dépriment la membrane souple du lymphatique et en font disparaître complétement la lumière. Le vaisseau ne se traduit plus alors que par un petit groupe de noyaux analogues à ceux qui se trouvent placés ailleurs entre les faisceaux connectifs et qui, comme nous le savons aujourd'hui, appartiennent à des cellules plates.

Pour les histologistes qui adoptaient la manière de voir de Virchow sur le tissu conjonctif, un lymphatique ainsi comprimé aurait pu passer pour une cellule plasmatique un peu plus grande que les autres, et possédant plusieurs noyaux.

D'après cette description, on jugera qu'il n'est pas toujours possible de déterminer que telle ou telle lacune du tissu conjonctif correspond à un capillaire lymphatique. Aussi convient-il d'injecter d'abord ces vaisseaux avant de faire durcir l'organe et d'y pratiquer des coupes.

Autrefois ces injections étaient faites avec du mercure, non dans le but d'étudier au microscope les organes injectés, mais simplement pour dessiner à l'œil nu des réseaux lymphatiques. C'est là une méthode qui ne saurait convenir aux histologistes, et qu'ils ont complétement abandonnée aujourd'hui. Ils emploient, comme pour les vaisseaux sanguins, des masses colorées transparentes. Parmi ces dernières, le bleu de Prusse en solution aqueuse pure ou additionnée de gélatine (voy. p. 119) mérite la préférence. L'injection se fait par piqûre, soit au moyen d'une seringue, soit avec un appareil à pression continue (voy. p. 127). La réussite dépend de l'habitude que l'expérimentateur a de ce genre d'opération, et aussi un peu du hasard. La canule tranchante dont on se sert pour remplir un réseau lymphatique doit être fine, et son extrémité taillée en biseau peu allongé, de telle sorte que sa pointe ne soit pas trop éloignée de l'orifice ; elle doit réaliser jusqu'à un certain point la forme du tube de verre effilé dont les anciens anatomistes se servaient pour faire les injections au mercure. Supposons que cette canule soit adaptée à une seringue hypodermique remplie de la matière colorée et que nous nous proposions d'injecter les vaisseaux lymphatiques de la peau ; nous la ferons pénétrer obliquement à travers l'épiderme jusqu'au derme, et, en exerçant sur le piston une pression modérée et régulière, nous verrons le plus souvent l'opération réussir, surtout dans les régions dont le système lymphatique est développé, les doigts de l'homme, par exemple. Si, avant de faire l'injection des lymphatiques, on a rempli les vaisseaux sanguins du doigt avec une masse de carmin à la gélatine (voy. p. 116), les préparations obtenues par coupes, après durcissement de la peau dans l'alcool, montées dans le baume du Canada, sont belles et démonstratives. Le système sanguin et le système lymphatique, colorés différemment, ne pourront être confondus.

On obtiendra également de forts belles préparations des capillaires sanguins et des vaisseaux lymphatiques de la membrane.

Injection de lymphatiques.

interdigitale de la grenouille, en remplissant d'abord le système vasculaire sanguin de cet animal avec une masse de carmin à la gélatine et en faisant ensuite pénétrer dans les lymphatiques du bleu soluble additionné également de gélatine. Les deux injections doivent être pratiquées, le corps de l'animal étant élevé à une température de 36 à 38 degrés. L'injection du système vasculaire se fait en introduisant la canule dans le bulbe aortique, d'après les indications que nous avons données un peu plus haut (p. 649), à propos de l'imprégnation des vaisseaux sanguins et des gaines lymphatiques du mésentère. Pour faire pénétrer la masse bleue dans les vaisseaux lymphatiques de la membrane interdigitale, l'opération est beaucoup plus simple. On y réussit en enfonçant obliquement du haut en bas sous la peau, au-dessus de l'articulation fémoro-tibiale, une canule tranchante sur laquelle on liera le membre entier. En poussant alors la masse dans le sac lymphatique sous-cutané, on la verra gagner peu à peu et atteindre la membrane interdigitale, en remplissant tous les vaisseaux lymphatiques de cette dernière.

Lorsque la double injection a été pratiquée, la patte entière est plongée dans l'alcool, les doigts étant maintenus écartés. Dès que le réactif aura fixé convenablement les tissus et les matières injectées, on détachera avec des ciseaux les membranes interdigitales; celles-ci seront ensuite complétement déshydratées par l'alcool absolu et montées dans le baume du Canada.

Les vaisseaux lymphatiques apparaissent alors, à un grossissement de 80 à 100 diamètres (fig. 218), à côté, au-dessus ou au-dessous des capillaires sanguins, sous la forme de vaisseaux larges, aplatis, anastomosés les uns avec les autres; ils constituent ainsi un réseau à mailles arrondies dont le diamètre est fort variable. De ce réseau se dégagent des branches terminales qui finissent en pointe. Dans les préparations les mieux réussies, la masse ne semble pas aller au delà.

Nous ne pouvons donner ici les règles à suivre pour l'injection des vaisseaux lymphatiques de tous les organes. Déjà, à propos du cœur, nous avons indiqué comment on s'y prend pour injecter les lymphatiques du péricarde (voy. p. 545). Dans l'étude que nous ferons plus tard de l'intestin, nous donnerons les méthodes spéciales pour l'injection des chylifères.

L'endothélium des capillaires lymphatiques s'imprègne par le nitrate d'argent avec la plus grande facilité. Des membranes, telles que le grand épiploon et le centre phrénique du lapin, plongées pendant un certain temps (une demi-heure à plusieurs heures) dans une solution de nitrate d'argent à 1 pour 500 ou à 1 pour 800, lavées dans l'eau distillée et examinées dans la glycérine, nous permettent le plus souvent de reconnaître de la manière la plus nette l'endothélium des capillaires lymphatiques, alors que les capillaires sanguins ne présentent aucune trace d'imprégnation. Par contre, les artérioles s'imprègnent presque aussi facilement que les lymphatiques, tandis que les veinules n'occupent sous ce rapport que le troisième rang.

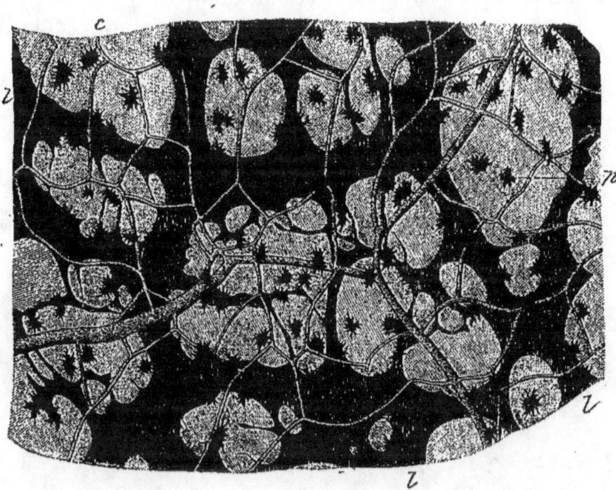

Fig. 218. — **Membrane interdigitale de grenouille dont les vaisseaux sanguins et les vaisseaux lymphatiques ont été injectés.** — *c*, capillaires sanguins; *l*, capillaires lymphatiques; *p*, cellules pigmentaires. — 50 diam.

Un peu plus loin, à propos du centre phrénique, nous reviendrons sur cette méthode en indiquant quelques détails qui en assurent le succès.

On peut aussi imprégner d'argent les capillaires lymphatiques par des injections artérielles, comme nous l'avons dit plus haut à propos des troncs lymphatiques. L'intestin grêle du lapin doit être choisi de préférence à tous les autres organes, parce qu'il est très-mince. L'animal ayant été sacrifié par hémorrhagie, la cavité abdominale est ouverte, une canule en verre est introduite dans une branche de l'artère mésentérique; les autres branches par lesquelles l'injection pourrait revenir sont liées. On pousse alors par la canule, soit avec une seringue en verre, soit avec l'appareil représenté fig. 39, une solution de nitrate d'argent à 1 pour 500 qui doit remplir tout le système capillaire et revenir largement par les veines. Les parties dans lesquelles le nitrate d'argent a pénétré deviennent d'un blanc mat. Celles-ci sont détachées avec des ciseaux et placées dans l'eau distillée pour ramollir l'épithélium des villosités et des glandes et permettre de l'enlever au moyen du pinceau. Après cette dernière opération la membrane intestinale, traitée par l'alcool, éclaircie par l'essence de girofle, est montée dans le baume du Canada.

A l'examen microscopique, l'endothélium des vaisseaux sanguins, les fibres musculaires des artères et des veines sont également-

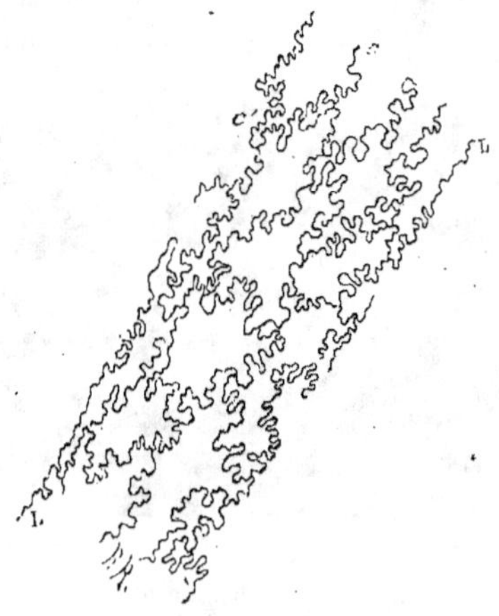

Fig. 219. — Endothélium des capillaires lymphatiques de l'intestin du lapin imprégnés d'argent. — 200 d.

ment dessinés par l'imprégnation d'argent. Les lymphatiques se reconnaissent à côté de ces vaisseaux à leur endothélium caractéristique, tout à fait différent de celui des artères, des capillaires et des veines. Chaque cellule de cet endothélium est limitée par une ligne noire régulièrement sinueuse qui forme une figure semblable aux découpures des jeux de patience.

ORIGINE DES VAISSEAUX LYMPHATIQUES.

L'origine des vaisseaux lymphatiques est une des questions les plus discutées et les plus obscures de l'histologie. Lorsque les anatomistes se contentaient d'étudier ces vaisseaux au moyen des injections au mercure, leur observation ne s'étendait guère au delà des troncs lymphatiques et des réseaux qu'ils forment, et ils voyaient dans ces réseaux la véritable origine du système absorbant. Aujourd'hui qu'à l'aide de méthodes meilleures on est arrivé à poursuivre plus loin les premières branches de ce système, on a dû abandonner cette manière de voir. En même temps, l'étude du tissu conjonctif et des cavités séreuses, poursuivie avec ardeur par les histologistes depuis une vingtaine d'années, nous a ramenés pas à pas à la conception générale de Bichat sur les rapports des absorbants avec le tissu cellulaire. Tout en reconnaissant que ces rapports sont intimes, les différents auteurs dont nous allons avoir à parler, ne réussissant pas à faire des observations directes, ont été réduits sur ce point à une conception théorique dépendant de la manière dont ils envisageaient le tissu conjonctif.

Ainsi, d'après Virchow[1], les cellules connectives seraient étoilées, creuses, anastomosées les unes avec les autres par leurs prolongements, à la manière des corpuscules et des canalicules osseux. Ces cellules et leurs prolongements anastomotiques formeraient un système pour la circulation du plasma, et c'est pour cela qu'il les a nommées cellules plasmatiques. L'ensemble de ces cellules constituerait le système plasmatique, et c'est de ce système que les lymphatiques tireraient leur origine.

Kölliker[2], après avoir observé, dans la queue des têtards, des vaisseaux lymphatiques en voie de développement, se terminant par des pointes qu'il supposait creuses et en continuité avec des cellules connectives voisines, crut trouver dans ce fait la preuve que les cellules du tissu connectif présentent une cavité, comme Virchow l'avait soutenu, et que l'origine du système lymphatique est réellement dans les cellules plasmatiques de Virchow. Une opinion analogue a été soutenue et développée encore par Leydig[3].

Cependant Henle[4] soutenait toujours que la cellule plasmatique est le produit d'une illusion; d'après lui, ce que Virchow avait pris pour des cellules n'était autre chose que les espaces laissés entre les faisceaux connectifs coupés transversalement.

Cellules
plasmatiques
de Virchow.

<hr>

[1] *Virchow*. Pathologie cellulaire. Trad. française, 1861, p. 74 et suivantes.
[2] *Kölliker*. Traité d'histologie. Trad. française, 2ᵉ édition, p. 777.
[3] *Leydig*. Traité d'histologie. Trad. française, 1857, fig. 211, p. 457.
[4] *Henle*. Canstatt's Jahresbericht, 1851, vol. I, p. 23 et 24.

Ludwig et Brücke [1], sans discuter la structure intime du tissu conjonctif et les rapports des cellules avec les faisceaux de ce tissu, furent les premiers qui, fondant leur manière de voir sur un ensemble de faits physiologiques, revinrent à la conception de Bichat, en plaçant l'origine du système lymphatique dans les fentes ou les interstices du tissu connectif.

Canaux du suc de Recklinghausen. — Recklinghausen, auquel nous devons des faits si intéressants sur l'absorption des particules solides par les voies lymphatiques, est arrivé à soutenir une opinion analogue à celle de Virchow et qui n'en diffère en réalité que par la manière dont il envisage les canaux plasmatiques, auxquels il a donné un nom à peu près semblable : canaux du suc (Saftkanälchen) [2].

Les canaux du suc de Recklinghausen, les cellules plasmatiques de Virchow et de Kölliker n'existent pas. Il serait donc inutile d'y chercher l'origine des vaisseaux lymphatiques.

Circulation de la lymphe dans le tissu conjonctif. — Dans le tissu conjonctif lâche ou diffus, tissu cellulaire de Bichat, les faisceaux glissent les uns sur les autres avec la plus grande facilité. Les liquides et les gaz, en les écartant simplement les uns des autres, peuvent s'accumuler dans leurs interstices, comme il arrive dans l'œdème et dans l'emphysème. C'est entre ces faisceaux, dans la vaste cavité qu'ils cloisonnent, que se fait la circulation des sucs nutritifs, et non dans des canalicules auxquels la plupart des histologistes ont cru, mais que personne n'a jamais vus. Suivant nous, c'est dans cette cavité cloisonnée du tissu conjonctif qu'il faut rechercher l'origine des voies lymphatiques.

Racine du système lymphatique chez les batraciens. — Avant d'aborder la question des racines du système lymphatique chez les mammifères, il convient de l'étudier chez les batraciens.

---

[1] *Ludwig* et *Brücke.* Voir *Recklinghausen*, Manuel de Stricker, p. 225, Cf. p. 250.

[2] Dans ses premières publications (*Die Lymphgefaesse und ihre Beziehung zum Bindegewebe.* Berlin, 1862), Recklinghausen considère les canaux du suc comme des canalicules bien limités, ayant une paroi, anastomosés les uns avec les autres, formant aux points d'anastomose des sortes de carrefours, dans l'intérieur desquels il y aurait, à côté du suc, une cellule. Cette cellule ainsi placée dans l'intérieur du système plasmatique ne serait pas creuse, mais simplement constituée par une masse de protoplasma ; telle était en effet, déjà à cette époque, à la suite des recherches de Schultze, la manière dont on devait concevoir la cellule animale. Dans un travail plus récent (*Das Lymphgefässsystem*, manuel de Stricker, p. 214. Voy. p. 226), postérieur à mes recherches sur le tissu conjonctif, Recklinghausen, revenant sur les *Saftkanaelchen*, essaye d'accommoder son ancienne théorie avec les idées modernes. Les canaux du suc prennent alors de si grandes dimensions que leur limite et par conséquent leur existence même deviennent incertaines.

Chez la grenouille, le tissu conjonctif diffus sous-cutané est représenté, comme on le sait, par de grands sacs, sacs lymphatiques, qui communiquent les uns avec les autres. Le tissu conjonctif lâche rétropéritonéal des mammifères est également représenté chez les batraciens anoures par une grande cavité lymphatique qui, placée au devant de la colonne vertébrale, en arrière du tube digestif et des sacs pulmonaires, occupe toute la longueur du tronc. Cette cavité, grande citerne lymphatique, est séparée de la cavité péritonéale par une membrane très-mince, membrane rétropéritonéale. Schweigger-Seidel et Dogiel[1] ont découvert dans cette membrane une disposition intéressante, facile à observer et qui jette quelque lumière sur l'origine des premières voies lymphatiques.

Voici d'abord dans quelles conditions il faut se placer pour faire l'observation de la membrane rétropéritonéale. Une grenouille, empoisonnée par le curare ou immobilisée par destruction de la moelle épinière, est complétement écorchée; puis, la cavité abdominale étant largement ouverte, on enlève avec précaution tous les viscères, les reins exceptés, en ayant bien soin de ménager la membrane rétropéritonéale qui recouvre ces derniers organes. Par un coup de ciseaux donné au niveau des aisselles, on retranche toute la partie antérieure de l'animal. Réunissant alors les deux pattes abdominales au moyen d'un fil, on soulève le tronçon postérieur, on le plonge d'abord dans de l'eau distillée pour enlever les portions de sang qui y sont demeurées, puis dans un bain de nitrate d'argent à 1 pour 500, où il est constamment agité afin qu'il ne s'y forme pas de dépôt.

Membrane
rétro-
péritonéale de
la grenouille.

Lorsque l'imprégnation est produite, la grenouille étant mise de nouveau dans l'eau distillée, on voit flotter, de chaque côté du rein, une membrane blanche dont l'endothélium est dès lors fixé et imprégné par l'argent. Détachée avec les ciseaux et placée sur une lame de verre en déterminant exactement si elle y repose par sa face péritonéale ou par sa face lymphatique, tendue convenablement, laissée incolore ou colorée au picrocarminate et montée dans la glycérine, cette membrane est alors disposée pour l'étude. Supposons sa face péritonéale dirigée du côté de l'œil de l'observateur et étudions-la avec un objectif

<hr>

[1] *Schweigger-Seidel* et *Dogiel*. Ueber die Peritonealhöhle bei Froeschen und ihren Zusammenhang mit den Lymphgefaessen (*Arbeiten des physiolog. Laboratoriums zu Leipzig, mitgetheilt durch C. Ludwig*, t. 1, 1867, p. 68).

à grand angle d'ouverture. En abaissant d'une manière progressive au moyen de la vis micrométrique le tube du microscope,
examinons successivement les différentes couches de la membrane. Nous pourrons y reconnaître ainsi, en allant de haut en
bas, l'endothélium péritonéal, le tissu conjonctif et l'endothélium
lymphatique.

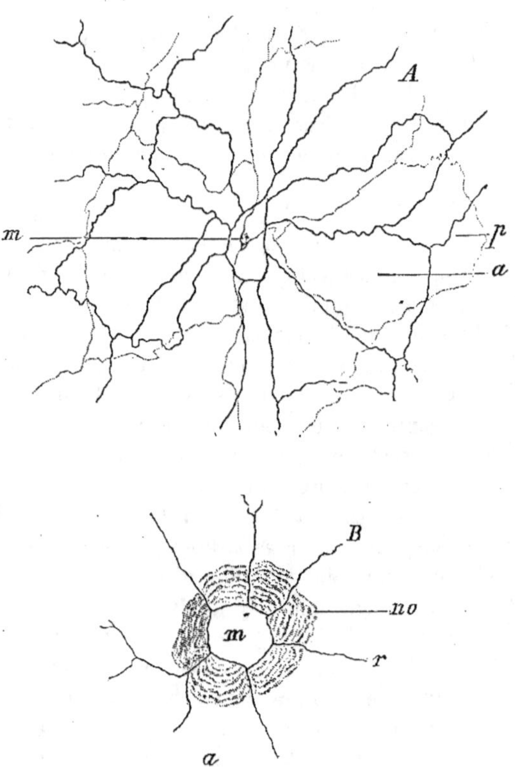

Fig. 220. — Membrane rétropéritonéale de la grenouille verte (Rana esculenta).
A, imprégnée d'argent et vue par la face péritonéale; *a*, cellule de la face péritonéale; *p*, cellule de la face lymphatique; *m*, point de jonction des cellules de
la face lymphatique au niveau d'une ouverture.
B, revêtement endothélial de la face péritonéale de la membrane, isolé par le procédé de Schweigger-Seidel. — *a*, cellule; *r*, ligne intercellulaire imprégnée d'argent; *no*, noyau; *m*, ouverture. — 320 diam.

Considérons d'abord l'endothélium péritonéal. De distance en
distance, les cellules qui le constituent s'écartent les unes des
autres pour laisser des ouvertures distribuées d'une façon à peu

près régulière. Les cellules qui bordent ces ouvertures (*A*, fig. 220) diffèrent de celles qui se montrent dans les autres parties du revêtement. Tandis que ces dernières ont la forme de polygones dont les diamètres seraient à peu près égaux et possèdent des noyaux près de leur centre, les premières sont grandes, allongées, rangées comme des rayons autour de l'ouverture et contiennent des noyaux marginaux situés sur le bord même de l'orifice. Il en résulte que cet orifice semble limité par une couronne de noyaux.

Le tissu conjonctif sous-jacent est composé de petits faisceaux qui s'entre-croisent dans toutes les directions ; il se condense au voisinage des ouvertures et forme autour d'elles une élégante couronne.

Les noyaux des cellules marginales reposent sur cette couronne, et même ils en prennent l'empreinte lorsque pour les préparer on suit le procédé qui a été indiqué par Schweigger-Seidel pour d'autres endothéliums : la membrane imprégnée d'argent, étendue par sa force péritonéale sur une lame de verre, est abandonnée à la dessiccation. Lorsqu'elle est à peu près sèche, le revêtement endothélial est suffisamment adhérent à la surface du verre pour qu'on puisse, sans le déranger, arracher le reste de la membrane. Dans ce revêtement endothélial, examiné tel quel, sans addition d'aucun liquide, on reconnaît les ouvertures, les cellules marginales et leurs noyaux (*B*, fig. 220), sur la surface desquels se dessine l'empreinte des fibres qui constituent la couronne connective.

L'endothélium lymphatique est formé par des cellules plus grandes et plus sinueuses que l'endothélium péritonéal. Au niveau des ouvertures, elles affectent une disposition variable ; le plus souvent, au centre de la couronne connective décrite plus haut se trouve le point de jonction de trois cellules contiguës qui paraissent soudées les unes aux autres, ou sont séparées seulement par quelques grains noirs formés par un dépôt d'argent. Dans d'autres cas, une ouverture péritonéale correspond, du côté lymphatique, à un cercle noir, auquel viennent se rendre les lignes intercellulaires. D'autres fois, à la place du cercle noir dont nous venons de parler, se montrent une ou plusieurs cellules lymphatiques séparées des cellules endothéliales par une bordure noire plus ou moins épaisse. Enfin certaines des ouvertures sont aussi larges du côté lymphatique que du côté péritonéal.

En résumé, du côté du péritoine, il y a des orifices permanents, bordés par des cellules spéciales, tandis que du côté lymphatique nous trouvons tous les intermédiaires depuis l'occlusion complète jusqu'à une ouverture à peu près égale à celle de l'autre face. Il ne s'agirait donc pas là, comme nous l'avons déjà dit (voy. *Progrès médical*, 1873, p. 53), d'un orifice béant toujours ouvert, mais d'une sorte de soupape à lèvres mobiles que les cellules lymphatiques peuvent écarter et dépasser pour franchir la membrane rétropéritonéale et arriver dans la citerne lymphatique [1].

Communication des vaisseaux lymphatiques avec les cavités séreuses chez les mammifères.

Chez les mammifères, on rencontre aussi des communications directes entre les cavités séreuses et les vaisseaux lymphatiques. Ces communications, déjà admises par Bichat (voy. p. 367) ont été complétement démontrées par Recklinghausen pour le centre phrénique (voy. p. 390).

Nous ne reviendrons sur la disposition histologique du centre phrénique du lapin qu'autant qu'il sera nécessaire pour la discussion de certains faits relatifs, d'une part à la communication de la cavité péritonéale avec les vaisseaux lymphatiques, et de l'autre aux rapports de continuité entre les vaisseaux lymphatiques et les prétendus canalicules du suc.

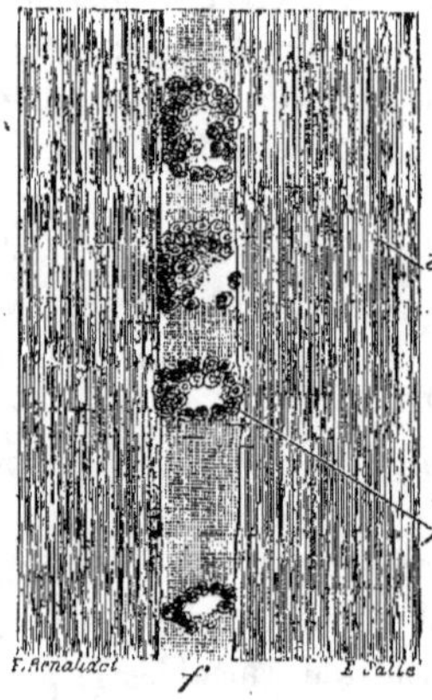

Nous avons montré (p. 395) que, sur la face péritonéale du centre phrénique, il existe, au niveau des fentes intertendineuses, des orifices, habituellement fermés par de petites cellules qui peuvent être déplacées. Pour s'en assurer et en même temps pour suivre d'une manière exacte le rapport des ouvertures avec les fentes, qui correspondent bien aux lymphatiques, ainsi que l'avait déjà établi l'expérience de Ludwig et Schweig-

Fig. 221 — Centre phrénique du lapin, fixé par l'acide osmique, vu par la face péritonéale. — *f*, fente lymphatique; *t*, tendon; *p*, puits lymphatique. — 120 diam.

[1] Schweigger-Seidel et Dogiel, qui ont les premiers décrit ces orifices en 1867 (*loc. cital.*), avouent très-nettement qu'ils n'ont pu se rendre compte du rapport de ces deux épithéliums l'un avec l'autre. Ils croient à des ouvertures toujours béantes. D'un autre côté, Tourneux, postérieurement aux recherches que j'ai publiées, affirme qu'il n'y a aucune ouverture. Comme on le voit, l'une et l'autre de ces opinions sont trop exclusives.

ger-Seidel[1], il convient d'avoir recours à la méthode suivante :

Commençons par préparer un large tube de verre ouvert à ses deux extrémités, ou, ce qui est mieux encore, le goulot d'un flacon dont le fond a été détaché, et d'une dimension telle que nous puissions y adapter et y fixer le centre phrénique au moyen d'un lien circulaire comme s'il était une membrane à dialyser. Le lapin étant sacrifié, on enlève le diaphragme avec beaucoup de soin et on le dispose sur le tube de façon que sa face péritonéale soit en dehors. On verse alors dans ce petit appareil, dont le fond est formé par le centre phrénique, une solution de nitrate d'argent à 1 pour 1000 et on le plonge dans une autre solution de nitrate d'argent à 1 pour 500. Sous l'influence du courant endosmotique qui s'établit, les puits et les faisceaux lymphatiques, traversés par la solution d'argent, sont complétement imprégnés, de telle sorte qu'au bout d'une demi-heure la membrane, séparée, lavée à l'eau distillée, montée dans le baume du Canada après avoir été soumise à l'action successive de l'alcool et de l'essence de girofle, fournit une préparation démonstrative. La face péritonéale étant dirigée du côté de l'observateur, on y distinguera successivement, en abaissant l'objectif : les orifices des puits lymphatiques presque complétement débarrassés des cellules qui les obstruaient, le trajet perpendiculaire ou oblique de ces puits, et finalement l'espace lymphatique situé dans la fente, reconnaissable à son endothélium caractéristique, à dentelures mousses.

En employant le nitrate d'argent suivant un autre procédé, on peut reconnaître également bien des puits lymphatiques, leurs rapports avec les fentes, et faire en outre l'observation des vaisseaux lymphatiques de la face pleurale. Le centre phrénique, lavé rapidement à l'eau distillée, est ensuite placé à l'abri de la lumière dans une solution de nitrate d'argent à 1 pour 500, pendant une heure. Il en est retiré, lavé de nouveau, conservé pendant quinze à vingt heures dans de l'eau distillée à laquelle on ajoute, et ceci est important surtout dans la saison chaude, quelques gouttes d'une solution d'acide phénique à 1 pour 100, afin d'éviter le développement des microphytes. La macération dans l'eau après l'action du nitrate d'argent a pour but de favoriser la séparation de l'endothélium qui recouvre les deux faces de la membrane. Pour

[1] *C. Ludwig* et *F. Schweigger-Seidel*. Ueber das Centrum tendineum des Zwerchfelles (*Arbeiten aus dem physiol. Laborat. zu Leipzig, mitgetheilt durch C. Ludwig*) 1867, t. I, p. 174.

l'en détacher, il suffit alors de l'agiter dans l'eau ou de la toucher délicatement avec un pinceau.

Si, dans ces conditions, le centre phrénique est examiné par sa face pleurale à l'œil nu ou à la loupe, on y observe des vaisseaux lymphatiques qui se détachent en clair sur un fond brun. Ils forment des arborisations, dont les branches s'anastomosent souvent les unes avec les autres, et dont les dernières ramifications se perdent dans un système de bandes claires parallèles entre elles, qui correspondent aux fentes intertendineuses.

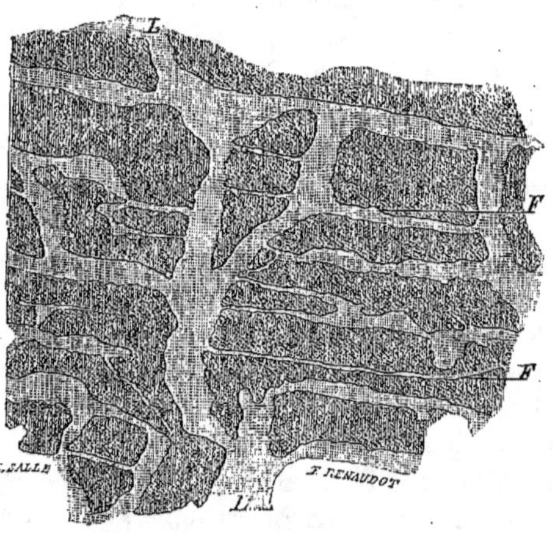

Fig. 222. — Centre phrénique du lapin, imprégné par le nitrate d'argent. La membrane est vue par sa face pleurale. — L, vaisseaux lymphatiques; F, fentes lymphatiques. — 20 diam.

A un grossissement de vingt diamètres, il est possible de suivre le rapport de ces différents vaisseaux et de s'assurer qu'ils constituent en réalité un système continu dans lequel, à un grossissement plus considérable, on reconnaît l'endothélium caractéristique des lymphatiques. C'est ce système qui se montre rempli de bleu de Prusse, lorsque, pour l'injecter, on suit le procédé de Ludwig et Schweigger-Seidel (voy. p. 591).

Il nous reste à considérer la communication des vaisseaux lymphatiques avec les prétendus canaux du suc. C'est là un point qu'il convient d'exposer et de discuter aussi complétement que possible, parce qu'il forme la base de la théorie de Recklinghausen, qui est admise encore aujourd'hui par son auteur et par quelques histologistes.

Nous avons vu (p. 556) que la surface des tendons élémentaires de la queue des rats est recouverte de cellules connectives plates, au-dessus desquelles il existe, au niveau des gaînes synoviales, un revêtement endothélial continu. Ces cellules connectives, sur les tendons imprégnés d'argent, sont ménagées en blanc ; leur contour est le plus souvent irrégulier et muni de prolongements qui parfois se confondent avec des prolongements semblables venus d'une cellule voisine[1].

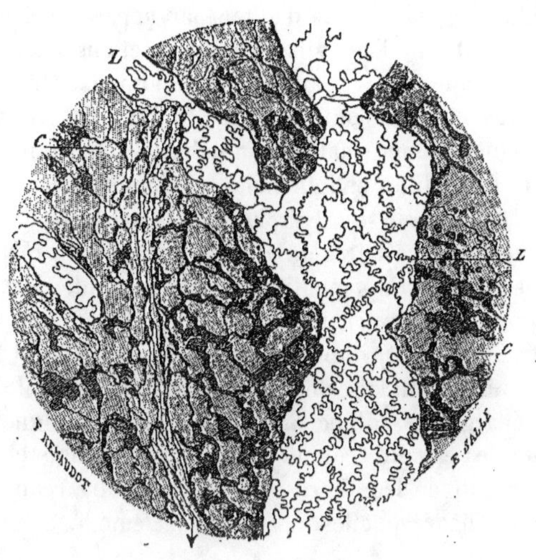

Fig. 223. — Centre phrénique du lapin, imprégné par le nitrate d'argent. La membrane est vue par la face pleurale. — L, vaisseau lymphatique revêtu de son endothélium caractéristique ; c, cellules de tissu conjonctif ménagées par le dépôt d'argent. — 110. diam.

Les fibres radiées du diaphragme (voy. p. 393) ne sont pas de simples faisceaux de tissu conjonctif ; ce sont de petits tendons semblables à ceux de la queue des rats ; et, de même que ces derniers, ils sont recouverts de cellules connectives plates, qui, dans les préparations colorées à l'argent, apparaissent comme des figures claires. Ces figures, irrégulièrement étoi-

---

[1] Il y a des cellules plates irrégulières ménagées par l'imprégnation d'argent, nonseulement à la surface des tendons élémentaires de la queue des rats, mais sur toutes les surfaces tendineuses, sur toutes les aponévroses, en un mot dans toutes les membranes formées de tissu connectif. Le tissu cellulaire sous-cutané lui-même fournit des images semblables.

lées, présentent des noyaux à leur centre, ainsi qu'on peut le reconnaître sur les préparations imprégnées d'argent, colorées au picrocarminate et montées dans la glycérine additionnée d'acide oxalique. Leur nombre, leur forme et leur groupement sont très-variables. Il existe des cellules semblables dans le tissu conjonctif diffus de la face pleurale du diaphragme (voy. fig. 223).

Ce sont ces cellules ménagées par l'argent (comme le sont toutes les cellules, celles des endothéliums par exemple) que Recklinghausen a prises pour des canaux remplis de plasma.

Les figures que le nitrate d'argent fait apparaître dans le tissu conjonctif sont loin d'être aussi régulières et aussi souvent anastomosées les unes avec les autres que Recklinghausen l'a décrit et figuré. Souvent elles sont séparées les unes des autres par de simples lignes d'imprégnation semblables à celles qui se produisent entre les cellules endothéliales, et, lorsqu'elles semblent se continuer avec un vaisseau lymphatique caractérisé par son endothélium spécial, il s'agit d'un de ces hasards de préparation si communs dans les imprégnations d'argent, comme il ressort des observations de Schweigger-Seidel[1].

Le nitrate d'argent, imprégnant le tissu connectif et toutes les substances intercellulaires en général, ménage les cellules, mais il ne les épargne pas d'une manière absolue; quelquefois l'imprégnation les envahit complétement, d'autres fois elle les atteint au niveau de leur bord et les fait paraître beaucoup plus irrégulières encore qu'elles ne sont normalement. Si nous ajou-

[1] Il y a quelques années, Schweigger-Seidel attaqua la théorie de Recklinghausen et soutint que les figures étoilées ménagées par l'argent sur la face pleurale du diaphragme sont tout simplement des cellules endothéliales. Pour le prouver, il prit une portion de la membrane imprégnée d'argent, l'appliqua par sa face pleurale sur une lame de verre, et, quand elle fut à moitié desséchée, il l'en sépara. Les cellules endothéliales restèrent adhérentes à la surface du verre et lui fournirent une préparation dans laquelle elles étaient bien distinctes, séparées par les lignes d'imprégnation. Les unes étaient entièrement claires comme dans les imprégnations ordinaires bien réussies; d'autres au contraire, envahies plus ou moins par le dépôt d'argent, montraient dans leur intérieur une figure claire, irrégulière, souvent étoilée, comparable à celles que Recklinghausen avait décrites comme des confluents de canaux du suc. Cette expérience de Schweigger-Seidel repose sur une méthode ingénieuse, et c'est pour cela que nous la rapportons, bien que les conclusions de l'auteur soient tout à fait inexactes. Nous avons vu, en effet, que le centre phrénique, imprégné d'argent et débarrassé de son endothélium, montre encore, non-seulement dans ses couches superficielles, mais même dans ses parties profondes, des figures irrégulières qui correspondent aux cellules du tissu connectif.

tons que parfois il y a des places où la substance intercellulaire n'est pas imprégnée, sans que l'on puisse au juste en savoir la cause, on devra reconnaître que la méthode de l'argent, excellente dans l'étude des endothéliums et de quelques autres tissus dont on connaît la disposition fondamentale, est défectueuse lorsque l'on se propose de débrouiller une structure aussi complexe que celle du tissu connectif.

Dans le tissu conjonctif diffus sous-cutané, il n'existe pas non plus de canaux du suc, et l'analogie semble indiquer que, dans ce tissu, les derniers capillaires lymphatiques prennent naissance dans la grande cavité qu'il forme dans son ensemble ; mais on n'est pas encore arrivé à le démontrer directement. Il faudrait, pour atteindre ce but, trouver une méthode qui permît de voir la communication d'un capillaire lymphatique avec l'un des interstices que laissent entre eux les faisceaux connectifs.

Origine
des vaisseaux
lymphatiques
dans le tissu
cellulaire
sous-cutané.

Jusqu'à présent nous sommes encore obligés de nous contenter des preuves indirectes que donnent l'injection par piqûre et le cheminement vital des matières colorées. En effet les vaisseaux lymphatiques peuvent être injectés lorsque l'on fait pénétrer une masse suffisamment fluide dans les mailles du tissu conjonctif. L'expérience réussit bien chez le chien. L'animal étant sacrifié, la peau de l'une des pattes est incisée et disséquée de manière à mettre à découvert ce tissu cellulaire sous-cutané et le plan aponévrotique sous-jacent. Au moyen d'une seringue hypodermique remplie de bleu de Prusse liquide et munie d'une canule à extrémité tranchante, on fait une injection interstitielle dans le tissu conjonctif ; il se produit une boule d'œdème colorée, et parfois il s'injecte en même temps un ou deux vaisseaux lymphatiques.

Injection
des vaisseaux
lymphatiques
du tissu
conjonctif
sous-cutané
par piqûre.

On pourrait être surpris que l'expérience ne réussisse pas chaque fois qu'on la tente, si en réalité les vaisseaux lymphatiques s'ouvrent dans le tissu conjonctif aussi largement que nous le soutenons. Mais, si l'on tient compte du nombre restreint de vaisseaux lymphatiques que possède le tissu cellulaire sous-cutané, on s'expliquera facilement pourquoi l'injection interstitielle de ce tissu ne détermine pas plus souvent leur réplétion. Lorsqu'il n'y a pas eu de lymphatiques injectés, comme il arrive fréquemment, on détermine quelquefois cette injection en appuyant avec le doigt sur la boule d'œdème de manière à la déprimer et à l'étendre. En agissant ainsi, on augmente l'étendue des parties injectées, et peut-être déplace-t-on les faisceaux de manière à dégager l'ouverture naturelle de quelques vaisseaux lymphatiques.

Injection du ganglion lombaire. Chez les petits mammifères (rats, souris, etc.), pour injecter le ganglion lombaire, il suffit d'enfoncer la canule de la seringue au-dessous de la peau jusqu'au voisinage du nerf sciatique et de faire pénétrer dans la cuisse environ un centimètre cube de bleu de Prusse soluble. Ce ganglion, chez les mêmes animaux ou mieux encore chez le lapin, peut aussi être injecté en profitant du cheminement vital des matières colorées. A cet effet, du vermillon en poudre impalpable est déposé au fond d'une petite incision pratiquée à la partie inférieure de la cuisse et allant jusqu'au voisinage du nerf sciatique. Huit ou dix heures après cette opération, l'animal étant sacrifié, le ganglion lombaire correspondant présente sur sa surface des îlots colorés en rouge par le vermillon, et, si on le compare à son congénère, on constate qu'il a notablement augmenté de volume, ce qu'il faut surtout attribuer, croyons-nous, à l'irritation causée par la présence du corps étranger pulvérulent.

Ces différents faits nous conduisent à soutenir que les vaisseaux lymphatiques prennent naissance dans les interstices compris entre les faisceaux du tissu conjonctif. Mais ce n'est encore là qu'une hypothèse, car l'injection des lymphatiques à la suite d'une piqûre ou d'une plaie du tissu conjonctif pourrait être amenée par une déchirure accidentelle de ces vaisseaux. La communication directe entre les lymphatiques et les mailles du tissu conjonctif ne sera définitivement établie que quand on aura démontré dans ce tissu des ouvertures semblables à celles qui existent entre la cavité péritonéale de la grenouille et la citerne lymphatique, entre la cavité péritonéale des mammifères et les vaisseaux lymphatiques du centre phrénique[1].

[1] Certains auteurs soutiennent encore aujourd'hui que le système lymphatique est clos à la périphérie ou qu'il prend naissance dans l'intérieur même des cellules du tissu connectif. Parmi les théories les plus récentes émises à ce sujet, nous devons signaler celle de J. Arnold. Cet auteur [*Ueber die Beziehung der Blut-und Lymphgefässe zu den Saftkanälchen* (*Arch. de Virchow*, 1874, t. 62, p. 157)], reprenant une idée ancienne et cherchant à l'accommoder aux théories de Virchow et de Recklinghausen sur le tissu conjonctif, a soutenu que les vaisseaux sanguins et les vaisseaux lymphatiques ont des communications périphériques établies par l'intermédiaire des cellules du tissu connectif, qui seraient étoilées, creuses et communiqueraient les unes avec les autres. Mais Tarchanoff, dans des recherches faites dans notre laboratoire [*Des prétendus canaux qui feraient communiquer les vaisseaux sanguins avec les lym-*

CHAPITRE XV

GANGLIONS LYMPHATIQUES

L'étude des ganglions lymphatiques présente des difficultés toutes spéciales. Aussi les données assez précises que nous possédons aujourd'hui sur leur structure n'ont-elles été acquises que grâce aux efforts soutenus de quelques-uns des histologistes les plus distingués de notre époque.

Parmi les anciens anatomistes, les uns, frappés du résultat obtenu par les injections, croyaient ces ganglions formés par un simple enroulement des vaisseaux lymphatiques; d'autres, au contraire, considérant spécialement leur aspect lorsqu'ils ne sont remplis d'aucune masse à injection, les regardaient comme des glandes. De là est venu le nom de glandes lymphatiques (*Lymphdrüsen*) sous lequel ces organes sont encore désignés en Allemagne. En France, on a adopté l'expression de ganglions lymphatiques, surtout depuis les travaux de Breschet, qui cependant n'en est pas l'inventeur, puisque Béclard[1] l'attribue à Chaussier[2].

Historique.

Quelle que fût, du reste, la désignation employée, la plupart des auteurs ne voyaient dans les ganglions lymphatiques que des vaisseaux lymphatiques enroulés sur eux-mêmes, ou bien une série de petites cavités dans lesquelles venaient s'ouvrir les vaisseaux afférents et d'où partaient les vaisseaux efférents. Cependant Bichat avait déjà posé la question autrement. Il avait essayé sur les ganglions toute une série de réactifs : il les avait traités par l'eau bouillante, par les acides, par les alcalis, etc., et de l'ensemble de ces expériences il conclut qu'il devait y avoir dans ces ganglions un tissu propre interposé entre les vaisseaux

---

phatiques (*Arch. de physiologie*, 1875, p. 281)], a démontré que J. Arnold s'était laissé tromper par de simples apparences liées à la diffusion des matières injectées. Il n'y a donc pas lieu de s'y arrêter plus longuement ici.

[1] *Béclard*. Éléments d'anatomie générale, 1re édit., p. 413.

[2] Nous avons conservé l'expression française, parce que ce nom de ganglion, appliqué aux organes dont nous nous occupons, a sur celui de glande cet avantage qu'il n'affirme rien au sujet de leur nature et de leurs fonctions; il définit simplement leur forme extérieure. Ce mot a été en effet employé d'abord par Hippocrate pour désigner certaines tuméfactions des gaines sinoviales des tendons, et

lymphatiques et les vaisseaux sanguins. Ce tissu serait caractérisé par des cellules (ce qui dans le langage de Bichat signifiait vésicules) remplies d'un suc spécial et qu'il compare dans leur ensemble à celles du corps thyroïde. A la fin de sa description, Bichat s'exprime ainsi : « Chaque glande lymphatique peut être considérée comme le centre de deux petits systèmes capillaires opposés, et qui s'anastomosent ensemble. Dans l'intérieur de ces glandes, ces rameaux très-flexueux, repliés sur eux-mêmes de diverses manières, occupent une grande partie du tissu propre de ces organes, que plusieurs ont cru en conséquence n'être autre chose que l'entre-croisement des absorbants ; idée qui n'est point prouvée, puisque ce tissu n'est point encore bien connu[1]. »

Les continuateurs de Bichat ne comprirent pas sa pensée ; c'est ainsi que Breschet le range parmi les auteurs qui croient les ganglions lymphatiques formés par des vésicules où viennent se rendre simplement les différents vaisseaux lymphatiques de l'organe. Il faut arriver jusqu'aux travaux de Brücke[2], en 1853, pour trouver dans la science les premières notions certaines sur le tissu propre des ganglions lymphatiques. Distinguant dans ces ganglions deux substances différentes, la corticale et la centrale ou médullaire, il reconnut dans la première l'existence de masses arrondies (cellules de Bichat, aujourd'hui follicules lymphatiques) autour desquelles seulement se fait la circulation de la lymphe. Brücke arrivait ainsi à la démonstration complète de ce que Bichat avait avancé sans preuves anatomiques suffisantes, à savoir que dans les ganglions il y a des corps spéciaux interposés entre les canaux vasculaires.

Les recherches de Donders et de Kölliker, combinées avec celles de Brücke qui les suivirent de près, concoururent à donner une notion plus exacte de la structure du tissu ganglionnaire. Ces observateurs avaient reconnu que les ganglions lymphatiques sont parcourus par un réticulum de travées extrêmement fines diri-

c'est beaucoup plus tard seulement, quand il était déjà adopté comme l'équivalent de nodosité, que Galien s'en est servi pour désigner les nodosités qui se trouvent à l'origine ou sur le trajet des nerfs.

[1] *Bichat.* Anatomie générale, 2ᵉ édit., 1812, 1ʳᵉ partie, t. II, p. 609.

[2] *Brücke.* Ueber die Chylusgefässe und die Fortbewegung des Chylus (*Sitzungsberichte der Wiener Académie*, 1853, t. X, p. 429). — Ueber die Chylusgefaesse und die Resorption des Chylus (*Denkschriften der Wiener Academie*, 1854, t. VI, p. 129).

gées dans tous les sens. Kölliker[1] crut voir que tout ce réticulum est composé par des cellules étoilées et anastomosées entre elles, et c'est pour cela qu'il en fit un tissu *cytogène*. Enfin, His[2], en appliquant à l'étude des glanglions lymphatiques une méthode nouvelle, devenue aujourd'hui d'un usage courant en histologie, et qui consiste à chasser au moyen du pinceau les cellules sur une coupe mince du tissu immergé dans un liquide, arriva à faire une étude beaucoup plus exacte de ce réticulum. Il put reconnaître son existence dans la masse presque tout entière des ganglions et établir que le pinceau dégage d'abord certaines parties de l'organe qui correspondent aux voies lymphatiques, tandis que d'autres, qui sont encore garnies de cellules, correspondent à des organes spéciaux qu'il désigna sous le nom d'ampoules dans la substance corticale et de tubes glandulaires dans la substance médullaire.

Méthode du pinceau.

Au moyen de l'imprégnation d'argent il démontra la présence d'un endothélium à la surface des follicules.

Frey[3], de son côté, arriva à des données analogues.

Nous n'entrerons pas ici dans le détail des faits découverts par ces auteurs, et, dans la description de la structure des ganglions lymphatiques, nous les confondrons avec ceux que nous avons observés nous-mêmes.

Avant d'exposer les diverses méthodes à l'aide desquelles on étudie les ganglions, nous allons, pour en faire mieux comprendre la signification morphologique, revenir sur certains organes qui nous sont déjà connus.

Comparaison des ganglions lymphatiques avec le grand épiploon.

Parmi ces organes, il convient d'abord de rappeler le grand épiploon du lapin, dont les taches laiteuses constituent des follicules lymphatiques rudimentaires. Formées essentiellement par un amas de cellules lymphatiques, elles échangent, à travers l'éndothélium qui les recouvre, leur matériel nutritif et même leurs éléments cellulaires avec la lymphe péritonéale.

Une disposition analogue se montre dans le grand épiploon de la plupart des mammifères, mais c'est principalement chez le marsouin qu'il convient d'étudier cet organe au point de vue où nous nous plaçons en ce moment.

---

[1] *Kölliker.* Ueber den feineren Bau und die Functionen der Lymphdrüsen. (*Verhandl. der physico-medical. Gesellsch. zu Würzburg,* 1854, t. IV, p. 107).

[2] *His.* Beitraege zur Kenntniss der zum Lymphsystem gehörigen Drüsen (*Zeitschr. f. wissensch. Zoolog.,* XI, p. 1).

[3] *Frey.* Traité d'histologie, trad. française, 1ᵉ édition, p. 491 et suivantes.

Le grand épiploon du marsouin est constitué par de grosses
travées conjonctives qui y forment un réseau; dans les mailles de
ce premier réseau s'en trouve un second, formé de travées beaucoup plus fines, et qui comble, en les remplissant comme d'une
fine dentelle, les grandes mailles du premier. Sur les plus
grosses travées de cette dentelle, au-dessous de l'endothélium
qui les revêt, se trouvent disposés régulièrement des amas globuleux de petites cellules qui ne sont autre chose que des follicules
lymphatiques.

Les différents ordres de travées, ainsi que les amas de cellules
dont nous venons de parler, sont disposés dans un seul plan;
c'est-à-dire que leur ensemble forme une lame criblée de trous.
Si nous supposons maintenant qu'au lieu d'être étendue en surface cette lame soit repliée sur elle-même de différentes façons
et qu'elle soit maintenue dans cette position par des travées
qui, sortant du plan primitif, iraient d'un des plis à l'autre,
nous aurons à peu près l'analogue d'un ganglion lymphatique.
Nous verrons en effet que, dans la masse globuleuse du ganglion,
les follicules qui le constituent sont maintenus en place par des
filaments entre-croisés et anastomosés en divers sens, venant d'une
part de la profondeur de ces follicules, et allant de l'autre s'attacher à la capsule du ganglion ou aux travées qui en émanent.

Au point de vue morphologique, le grand épiploon du marsouin est donc l'analogue d'un ganglion lymphatique; c'est un
ganglion étalé en surface.

L'organisme nous montre des formes de transition entre ces
deux dispositions extrêmes. C'est à ce point de vue que nous
avons noté avec une attention particulière la disposition du repli
mésopéricardique du chien (p. 388) où nous avons vu des travées se dégager du réseau, puis, après un certain trajet, ayant
passé au-dessus d'un plus ou moins grand nombre de mailles,
venir se confondre de nouveau avec lui.

Les quelques considérations sur les membranes réticulées
nous permettront de faire mieux comprendre la structure des ganglions lymphatiques, qui est en réalité beaucoup moins compliquée
que ne le ferait croire la multitude des noms employés par
les auteurs pour désigner les différentes parties de ces organes.

Les ganglions lymphatiques se montrent, chez l'homme et chez
les différents mammifères, au niveau des plis des grandes articulations et au voisinage des gros vaisseaux; dans les différentes

régions du cou et dans les grandes cavités viscérales, à la racine des bronches, par exemple, pour la cavité thoracique. A la base du mésentère, ils forment, chez quelques animaux, une masse volumineuse qui est connue sous le nom de pancréas d'Aselli.

Leur volume est très-variable ; en général, il est en rapport avec la taille des animaux, mais cependant chez le même animal on en rencontre de grosseur très-différente.

Au premier abord leur forme paraît présenter des différences assez notables. Ils sont tantôt globuleux, tantôt irrégulièrement prismatiques, tantôt discoïdes ; mais, lorsqu'on y regarde de plus près, on reconnaît que toutes ces formes appartiennent à un type commun, le type rénal. On constate toujours en effet sur un ganglion, lorsqu'il est bien isolé, l'existence d'un hile analogue à celui du rein. Ce hile est plus ou moins accusé, plus ou moins étendu, plus ou moins profond. Il peut être comparé à une cicatrice de la peau déprimée et irrégulière. Le point où il se trouve doit être exactement déterminé par l'histologiste, car c'est d'après lui qu'il se guidera pour pratiquer des coupes dans une direction convenable.

Les ganglions lymphatiques ont un aspect granulé analogue jusqu'à un certain point à celui d'une glande acineuse. Lorsqu'ils contiennent peu de sang, comme chez des animaux tués par hémorrhagie, ils sont grisâtres à la surface, sauf au niveau du hile où ils présentent une coloration légèrement brune ; mais ils peuvent être plus ou moins rouges suivant la quantité de sang qu'ils contiennent. Chez l'homme, chez le chien et chez quelques autres animaux, les ganglions bronchiques présentent une coloration noirâtre, parfois charbonneuse.

Du reste, pour bien apprécier leur couleur, il convient d'y pratiquer des coupes et d'en examiner les surfaces. Supposons que la coupe ait été faite à partir du hile et ait divisé le ganglion suivant son grand axe. Nous pourrons reconnaître alors que l'organe est formé de deux substances qui diffèrent assez l'une de l'autre pour qu'on les distingue nettement : l'une corticale, l'autre centrale. La substance corticale, qui existe sur toute la surface excepté au niveau du hile, est molle, pulpeuse, d'un blanc mat ou plus ou moins rosé suivant la quantité de sang qu'elle contient. Elle se limite en dehors par une série de festons convexes généralement inégaux dont les angles rentrants sont occupés par des expansions fibreuses parties de la capsule qui enveloppe l'organe. Ces cloisons semblent se prolonger dans la substance corticale pour la diviser en une série de grains aciniformes d'étendue variable. La limite interne de la substance corticale est moins nette; elle est établie par une ligne sinueuse.

Substance médullaire.

La substance centrale est désignée par les auteurs sous le nom de substance médullaire, à cause de sa situation, quand bien même sa consistance ne rappelle en rien celle de la moelle des os. Elle est plus ou moins rouge, lorsque les ganglions contiennent encore du sang; mais, lorsqu'ils sont exsangues, elle présente chez les animaux adultes une coloration d'un jaune de pigment, semblable à celle d'un foie anémique. Son aspect et sa consistance semblent dépendre d'une structure spongieuse extrêmement fine. Au niveau du hile, l'aspect du tissu est un peu différent ; il paraît strié, à cause des branches vasculaires qui pénètrent dans le ganglion et des travées fibreuses qui les accompagnent.

Le rapport d'étendue entre la substance corticale et la substance médullaire est extrêmement variable. Entre les deux types opposés, le pancréas d'Aselli du chien où la substance corticale ne forme qu'une bordure mince et les petits ganglions des rongeurs où la masse de l'organe est presque entièrement constituée par de la substance corticale, on pourra rencontrer tous les intermédiaires. Il convient d'ajouter que, dans un même ganglion, la substance corticale n'a pas la même épaisseur sur tous les points de sa surface, et qu'en général elle s'amincit peu à peu avant de disparaître au niveau du hile.

Étude histologique.

Ces quelques notions sur le siége, le volume, l'aspect, la couleur et la structure microscopique des ganglions étaient indispensables ; elles nous permettront de nous mieux orienter dans l'étude histologique expérimentale de ces organes.

Les premières recherches doivent être faites chez le chien, parce que les ganglions de cet animal sont volumineux et présentent une consistance très-convenable. On les étendra aux animaux de boucherie, le bœuf, le mouton, le veau. Les ganglions du lapin, du cochon d'Inde, du rat ont une structure très-délicate, et les préparations en sont beaucoup plus difficiles.

Pour une première expérience choisissons un chien jeune adulte. Préparons d'adord 25 à 30 centimètres cubes d'une masse d'injection au bleu de Prusse et à la gélatine (voy. p. 121). Sacrifions l'animal par la section du bulbe. Une incision étant alors pratiquée depuis la symphyse du maxillaire inférieur jusqu'au sternum, la peau de l'un des côtés et le muscle peaucier qui la double sont disséqués soigneusement et déjetés de manière à découvrir les ganglions du cou sans toucher à l'atmosphère connective qui les entoure. En dehors de la glande sous-maxillaire il existe d'habitude deux ganglions d'un volume moyen et légèrement aplatis. Un peu plus bas sur le côté du larynx se rencontre un troisième ganglion, plus volumineux que les deux autres, globuleux et légèrement allongé suivant l'axe du cou. Au moyen d'une seringue hypodermique munie d'une canule à pointe tranchante et remplie de la masse de bleu de Prusse à la gélatine, pratiquons une injection interstitielle dans un des deux ganglions qui sont sur les côtés de la glande sous-maxillaire. Nous le verrons d'abord se remplir, se colorer en bleu, puis bientôt les deux autres ganglions, son voisin et celui qui est situé sur le côté du larynx, sont injectés à leur tour. Entre eux on distingue des vaisseaux lymphatiques communicants remplis de la masse d'injection. Celle-ci s'engage ensuite dans les vaisseaux efférents qui descendent le long de la veine jugulaire. Avant de poursuivre l'injection, il est nécessaire de poser une ligature sur ces derniers ou de les prendre entre les mors d'une pince à pression continue. Quatre à cinq centimètres cubes de la masse sont alors parfaitement suffisants pour injecter d'une manière convenable toutes les voies lymphatiques des trois ganglions en question, celui dans lequel la canule de la seringue est engagée et les deux autres dans lesquels la matière colorée pénètre seulement par quelques-uns de leurs vaisseaux afférents.

Lorsque la gélatine suffisamment refroidie a pris une consistance convenable, les trois ganglions, séparés par une dissection faite délicatement, sont détachés. Portons notre attention sur ceux qui ont été injectés par leurs voies naturelles ; examinons-en la surface d'abord. Nous y reconnaîtrons de petits îlots légèrement bombés, de dimensions inégales, quelques-uns circulaires, d'autres plus irréguliers, colorés en bleu et séparés les uns des autres par des espaces incolores ou beaucoup moins colorés. Au niveau du hile, ces îlots n'existent pas ; ils sont remplacés par une surface colorée à peu près uniformément en bleu et de laquelle se dégagent des vaisseaux efférents. Quant aux afférents, ils atteignent le ganglion sur différents points de sa surface, et en arrivant sur la capsule ils se divisent immédiatement en une série de ramifications qui sont disposées sur l'organe à la manière des doigts de la main appliqués sur une boule.

Pratiquons maintenant une coupe passant par le centre du hile et le grand axe du ganglion. La différence entre la substance corticale et la substance médullaire sera parfaitement tranchée. La médullaire est d'un bleu intense, tandis que dans la corticale il est resté des portions arrondies incolores qui correspondent aux ampoules de His et que, dans la suite de cette description, nous désignerons sous le nom de follicules. Ces follicules sont séparés les uns des autres et de la capsule par des lisérés bleus qui représentent ici tous les chemins qui servent à la circulation de la lymphe. La capsule ne recouvre donc pas immédiatement les follicules; entre ces derniers et la capsule il se trouve un espace que la matière à injection a rempli et qui est connu sous le nom de sinus lymphatique. Les sinus des follicules voisins communiquent largement les uns avec les autres, mais cependant il existe entre eux des cloisons qui, parties de la capsule, gagnent les régions profondes de l'organe; ces cloisons ne se laissent pas pénétrer par la masse colorée, et c'est la raison pour laquelle la surface du ganglion paraît formée par autant d'îlots bleus, séparés les uns des autres par des bandes sinueuses incolores ou faiblement colorées.

Pour acquérir des notions plus exactes sur les différentes parties d'un ganglion ainsi injecté, il convient d'en faire l'examen au microscope sur des coupes minces observées par transparence. Dans ce but, l'organe injecté doit être durci soit au moyen du liquide de Müller d'abord et de l'alcool ensuite, soit seulement avec l'alcool fort. Comme ces coupes doivent être faites dans une direction bien déterminée et comprendre toute l'épaisseur du ganglion, il convient de les faire au microtome. Elles sont recueillies dans l'eau, placées pendant quelques minutes dans une solution de picrocarminate à 1 pour 100, lavées de nouveau et montées en préparations persistantes soit dans la glycérine, soit dans le baume du Canada suivant les indications classiques.

Sur ces préparations, à un grossissement de 25 à 50 diamètres et même simplement à la loupe, nous distinguerons la capsule et les cloisons qui en partent pour gagner le hile, reconnaissables à leur coloration rouge et à leur aspect fibreux, les divers chemins de la lymphe remplis de la matière à injection bleue et la substance folliculaire colorée en rouge comme la capsule et les travées fibreuses, mais s'en distinguant par un granulé spécial dû à la présence d'un grand nombre de petites cellules colorées par le carmin. Dans cette première description, nous négligeons les vaisseaux sanguins, dont nous parlerons plus tard.

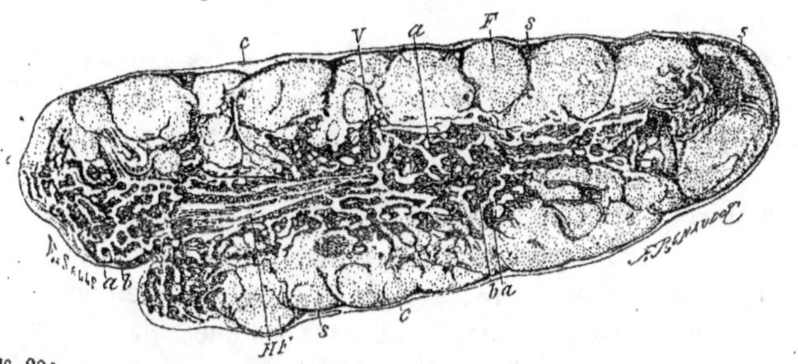

Fig. 224. — Ganglion cervical du chien. Injection interstitielle avec une masse de gélatine additionnée de bleu de Prusse soluble; durcissement dans l'alcool. Coupe passant par le hile et les pôles du ganglion. Coloration au picrocarminate; conservation dans le baume du Canada.
c, capsule; s, sinus; F, follicule; a, cordon folliculaire; b, système caverneux de la substance médullaire; V, section d'un vaisseau sanguin; HF, portion fibreuse et vasculaire du ganglion au niveau du hile. — 10 diam.

Les premiers chemins de la lymphe, ceux qui émanent directement des vaisseaux afférents et qui constituent les sinus des follicules, nous sont déjà connus. Ces sinus se prolongent sur les côtés des follicules, le long des travées fibreuses qui les séparent, et, soutenus toujours par ces travées, ils débouchent dans la substance médullaire. Là, les chemins de la lymphe forment un système caverneux très-complexe et très-étendu : c'est pour cette raison que sur des pièces injectées la substance médullaire paraît à l'œil nu presque uniformément colorée. Mais au microscope et sur les coupes de l'organe teintes au carmin il n'en est plus ainsi. On peut reconnaître dans ces préparations que les chemins de la lymphe sont compris entre les travées fibreuses qui gagnent le hile et des cordons granuleux colorés en rouge, irréguliers, sinueux, qui semblent être un prolongement des follicules. En réalité, ces follicules, qui sont globuleux dans la substance corticale, se terminent profondément par une série de prolongements formés de leur substance qui pénètrent dans la partie médullaire, se contournent et s'anastomosent les uns avec les autres de manière à combler les vides laissés par le réseau caverneux des voies lymphatiques.

Nous aurons donc à considérer dans un ganglion lymphatique la capsule et les travées fibreuses qui en partent, les follicules de la substance corticale et les cordons folliculaires de la substance médullaire, les sinus et le réseau caverneux lymphatique, enfin les vaisseaux sanguins dans les différentes régions du ganglion.

Capsule et travées fibreuses. — La capsule des ganglions lymphatiques doit être étudiée de préférence dans les gros ganglions périphériques ; sa structure peut déjà être reconnue sur des coupes d'ensemble faites suivant le procédé indiqué précédemment. On constate ainsi qu'elle est constituée chez le chien par des faisceaux de tissu conjonctif entre-croisés dans diverses directions, entre lesquels il existe des cellules connectives ordinaires, et quelques fibres élastiques. Dans les ganglions périphériques du bœuf, où elle a une beaucoup plus grande épaisseur que chez le chien, elle possède une structure plus complexe, dans laquelle il entre, comme His l'a reconnu il y a longtemps déjà, un nombre assez considérable de fibres musculaires lisses.

Pour apprécier le nombre et le rapport de ces fibres, il convient de faire des préparations spéciales. Rappelons d'abord que, la capsule étant reliée au parenchyme ganglionnaire par un nombre considérable de travées fibreuses, il est impossible de l'en séparer, comme on le fait si facilement pour le rein et d'autres organes capsulés ; mais on peut l'enlever au moyen d'un trait de rasoir avec une certaine épaisseur de la substance sous-jacente, 3 ou 4 millimètres. On la met alors à sécher sur une lame de liége en suivant exactement les indications qui ont été données à propos des artères (voy. p. 559). Après dessiccation complète, des coupes pratiquées perpendiculairement à la surface sont gonflées dans l'eau, colorées au picrocarminate, étendues et fixées sur la lame de verre au moyen du procédé de la demi-dessiccation et montées en préparations persistantes dans un mélange de glycérine, acide formique, et acide picrique (voy. p. 561).

On y observe une couche superficielle formée uniquement par du tissu conjonctif à gros faisceaux, une couche profonde caractérisée par la présence de fibres musculaires lisses groupées en petits faisceaux de directions très-variées et entourées de réseaux élastiques. C'est là une structure analogue à celle que l'on rencontre dans le canal thoracique et les gros troncs lymphatiques (voy. p. 644).

Ces préparations peuvent servir aussi pour reconnaître la constitution des grosses travées fibreuses qui partent de la capsule. Elles contiennent presque toutes, à côté des artères et des veines qu'elles renferment et au milieu du tissu conjonctif qui les compose essentiellement, des faisceaux de fibres musculaires semblables à ceux qui se montrent dans la couche profonde de la capsule. Les cellules musculaires de la capsule et des travées fibreuses peuvent être isolées en suivant les méthodes qui ont été indiquées page 521.

Parmi ces méthodes, la macération dans la potasse à 40 pour 100 est celle qui convient le mieux, à cause de la simplicité de l'exécution et de la rapidité avec laquelle le résultat est obtenu. Un lambeau de la capsule, muni encore du côté de sa face profonde d'une portion du parenchyme ganglionnaire, est placé dans 2 centimètres cubes de la solution de potasse. La consistance du tissu fibreux n'est pas diminuée tout d'abord. On peut alors avec les aiguilles dégager tout le parenchyme qui double la capsule, en n'y laissant que les prolongements fibreux qui en partent. Un quart d'heure ou vingt minutes après cette première opération, le tissu est suffisamment ramolli pour que la dissociation s'en effectue facilement. Les fragments qu'elle donne, portés sur une lame de verre avec une petite quantité de la solution de potasse, recouverts d'une lamelle et examinés au microscope, montrent sur leurs bords des cellules musculaires plus ou moins dégagées ; quelques-unes d'entre elles sont complétement isolées. Si l'on ajoute alors une goutte d'eau sur le bord de la lamelle, de manière à diluer la solution de potasse, les cellules musculaires se dissolvent, ce qui restait du tissu conjonctif disparaît, et le réseau élastique se montre alors dans toute sa pureté. Ce mode de préparation s'applique également aux travées fibreuses qui s'engagent dans le parenchyme ganglionnaire et donne pour celles-ci les mêmes résultats.

La charpente fibreuse générale du ganglion peut être reconnue sur les préparations d'ensemble dont nous avons parlé tout d'abord ; mais elle est masquée plus ou moins par les autres parties ou par la masse injectée, tandis qu'elle se montre d'une manière complète et saisissante sur des coupes convenablement orientées de ganglions soumis à la congélation. Ces coupes seront faites en suivant la méthode indiquée page 83 ; elles seront recueillies et examinées dans l'eau. Les autres parties du ganglion y étant peu distinctes, la capsule et les travées fibreuses qui en partent et qui en s'anastomosant se dirigent vers le hile s'y reconnaîtront nettement.

Nous nous arrêterons là dans la description des travées fibreuses. Avant d'établir leurs rapports avec les différentes parties constitutives des ganglions, il est indispensable de faire l'analyse histologique du système caverneux et de la substance folliculaire.

Système caverneux et substance folliculaire.

Nous commencerons par dire quelques mots des principales méthodes qui peuvent être employées pour faire cette analyse. Il en est une qui doit être placée en première ligne, car elle a fourni les premières notions exactes sur la constitution des ganglions lymphatiques. Cette méthode consiste à chasser au moyen du pinceau les éléments qui encombrent la charpente fibro-vasculaire de ces organes, de façon à la rendre évidente dans toutes ses parties.

Le pinceau dont on fait usage pour préparer les ganglions lymphatiques doit être de très-bonne qualité. Lorsqu'il a séjourné dans l'eau, les poils qui le forment doivent se réunir en pointe et posséder une élasticité assez grande pour que cette pointe se reforme et reste droite après avoir été déjetée.

C'est sur des coupes seulement qu'il convient de faire agir le pinceau. Ces coupes ne doivent pas être pratiquées dans des tissus frais ; pour les réussir, il est indispensable que le ganglion ait été durci au moyen d'un réactif qui lui donne une consistance suffisante, sans pour cela fixer solidement les cellules lymphatiques qui le remplissent. Dès lors, l'alcool fort et les solutions d'acide chromique et de bichromate à dose durcissante ne conviennent pas.

C'est ce que His savait déjà, et il recommande d'employer un mélange d'alcool et d'eau dont il n'indique pas exactement les quantités relatives, mais qui serait dans des proportions telles qu'il donnerait aux ganglions une consistance bonne pour la coupe, tout en n'empêchant pas l'action ultérieure du pinceau.

Coupes après l'action de l'acide picrique.

Il y a déjà plusieurs années que j'emploie pour atteindre le même but une solution concentrée d'acide picrique, dans laquelle l'organe doit séjourner vingt-quatre heures seulement. Des coupes minces peuvent alors être pratiquées, et, lorsqu'elles ont été placées dans l'eau durant quelques minutes, le pinceau exerce sur elles une action très-convenable. Cependant ce procédé présente quelques difficultés dans son application : la confection des coupes est délicate et le traitement au pinceau est assez laborieux. J'ai dû chercher une autre méthode, sinon pour donner à l'observation une plus grande exactitude, au moins pour rendre la préparation plus facile, et voici celle que je recommande :

Le ganglion est placé pendant vingt-quatre heures dans de l'alcool au tiers (voy. p. 241) ; de là il est porté dans une solution de gomme arabique très-légèrement sirupeuse, où il séjourne encore pendant vingt-quatre heures. Plongé alors dans l'alcool fort, il y prend une consistance suffisante pour que l'on puisse le monter dans un microtome et y faire des coupes fines convenablement orientées, passant (s'il s'agit par exemple d'un des ganglions aplatis du chien situés au voisinage de la glande sous-maxillaire) par le hile et divisant le ganglion soit suivant son équateur, soit suivant un méridien. A mesure qu'elles seront détachées, les coupes seront reçues dans de l'alcool. Au moyen du pinceau, prenons-en une pour la porter dans un baquet de verre à fond plat, contenant de l'eau distillée sous une couche de 2 à 3 centimètres et reposant sur une surface noircie, de manière que la lame de tissu, transparente et blanchâtre, s'y distingue nettement. Nous la verrons bientôt se gonfler, s'étendre d'une manière régulière et gagner le fond du vase. Deux minutes à peu près suffiront pour que la gomme qui infiltrait les éléments soit à peu près dissoute et pour que l'action du pinceau soit entièrement efficace.

Nous devons prévenir le lecteur qu'il est indispensable de suivre maintenant d'une manière exacte les préceptes que nous allons indiquer si l'on veut éviter de perdre du temps et d'altérer la préparation. Lorsque la coupe repose sur le fond du vase, on l'étale en la touchant avec la pointe du pinceau sur un grand nombre de points de sa surface, mais très-délicatement, et en ayant bien soin de ne pas produire dans le liquide de mouvements capables de la déplacer. Cette première manœuvre a pour but de la faire adhérer à la surface du verre sur laquelle elle est placée, et déjà, en la mettant en pratique, on s'aperçoit que le tissu perd de son opacité et prend l'apparence d'une dentelle.

Si alors, la coupe étant fixée par l'adhérence moléculaire, on exerce une action plus énergique, les différents points de sa surface deviennent très-franchement rétiformes, et finalement on obtient une membrane mince, délicate comme une toile d'araignée, soutenue par un cercle fibreux représentant la section de la capsule du ganglion et parcourue en différents sens par les cloisons arborisées et anastomosées qui en émanent. Cette membrane est alors conduite sur une lame de verre aux trois quarts plongée dans le liquide et soumise telle quelle à l'examen microscopique, ou bien elle est colorée auparavant par le carmin, le rouge d'aniline ou l'hématoxyline. Cette dernière substance colorante est préférable. On l'emploie dans sa solution habituelle (voy. p. 103), et on la fait agir sur la préparation convenablement étalée et fixée sur la lame de verre au moyen de la demi-dessiccation ; lorsque, au bout de quelques minutes, une teinture suffisante est produite, on lave largement, et finalement on monte la préparation soit dans la glycérine, soit dans le baume du Canada ou la résine dammar, après l'avoir déshydratée au moyen de l'alcool.

Lorsque presque toutes les cellules lymphatiques ont été chassées par le pinceau, ce qui s'obtient très-facilement au moyen de la dernière méthode que nous venons d'indiquer, il ne reste du ganglion que la charpente fibreuse et vasculaire, et un réticulum formé par des travées délicates, anastomosées dans toutes les directions, limitant des mailles qui, avant ce traitement, étaient comblées plus ou moins par des éléments cellulaires.

Si l'action du pinceau n'a pas été complète, il peut se faire que les sinus de la substance corticale et le réseau caverneux de la substance médullaire soient seuls complétement dégagés, tandis que les follicules et les cordons folliculaires sont encore encombrés de cellules lymphatiques. Dès lors, les deux systèmes qui se partagent le ganglion, le caverneux et le folliculaire, sont bien distincts l'un de l'autre à un faible grossissement, surtout lorsque les préparations ont été colorées. Ces préparations sont fort instructives. Si on les compare à celles dont nous avons parlé tout d'abord, obtenues après l'injection des chemins de la lymphe (système caverneux) au moyen du bleu de Prusse, on acquiert aisément une notion exacte sur les parties constitutives des ganglions et sur leur distribution. En effet, tandis que, dans les premières préparations, celles que nous venons d'obtenir au moyen du pinceau, les follicules et les cordons folliculaires tranchent par leur opacité et leur coloration sur les sinus et les espaces du réseau caverneux médullaire, dans les secondes, tous les chemins de la lymphe étant au contraire colorés en bleu, les masses folliculaires s'accusent par l'absence de couleur, ou par une coloration rouge si elles ont été traitées· par le carmin.

Dans le cas où l'expulsion des cellules lymphatiques a été complète, ce qui, nous le répétons, s'obtient facilement après l'action de l'alcool au tiers, de la gomme et de l'alcool, on peut encore distinguer l'un de l'autre le réseau caverneux et la substance folliculaire, soit à la forme du réticulum spécial à chacun d'eux, soit à la présence de nombreux vaisseaux dans les régions folliculaires, tandis que le système caverneux en est à peu près dépourvu. La différence dans la forme du réticulum est fort accusée, mais nous ne pourrons la faire saisir qu'après avoir donné une description de ce réticulum dans l'un et l'autre système (le système folliculaire et le système caverneux). Nous indiquerons à mesure les méthodes spéciales qu'il convient d'employer pour la solution des problèmes soulevés par les observations que nous allons faire.

Système caverneux. — Lorsque, sur une coupe perpendiculaire à la surface du ganglion et passant par le hile, le système caverneux est dégagé par l'action du pinceau, tandis que le système folliculaire est encore plus ou moins encombré de cellules lymphatiques, les cavités qui le constituent se montrent traversées dans diverses directions par des fibres délicates anastomosées les unes avec les autres.

Dans les sinus, presque toutes ces fibres sont étendues entre ce que l'on pourrait appeler le feuillet folliculaire ou viscéral du sinus et son feuillet pariétal ou capsulaire, et elles forment une série de cordages tendineux qui semblent destinés à maintenir le follicule dans ses rapports avec la capsule, tout en permettant à la lymphe de circuler à sa surface. Dans leur trajet, les fibres du sinus, conservant la direction générale que nous venons d'indiquer se divisent, s'anastomosent les unes avec les autres et forment en réalité un réticulum dont les mailles sont dans tous les plans. Sur les faces latérales des sinus, là où ils sont séparés les uns des autres par les cloisons fibreuses émanées de la capsule, il existe un réticulum dont la disposition est semblable. Plus profondément, lorsque la cavité du sinus, se poursuivant dans la substance médullaire, a donné naissance au réseau caverneux lymphatique, on peut reconnaître, dans les points où les travées sont coupées longitudinalement, l'existence, entre ces travées et les cordons folliculaires, d'un réticulum qui, par la grosseur et la direction de ses fibres, rappelle entièrement celui qui existe dans les sinus. Lorsque les grosses travées sont coupées perpendiculairement à leur direction, on peut remarquer qu'elles occupent le centre d'un conduit du système caverneux et que de toute leur périphérie se dégagent en rayonnant les fibres du réticulum qui, après s'être divisées et anastomosées, vont s'attacher aux cordons folliculaires les plus voisins. Les différents cordons folliculaires sont donc maintenus dans leur situation respective par des milliers de fibres qui les retient à la grosse charpente du ganglion.

Si les coupes faites après l'action successive de l'alcool au tiers, de la gomme et de l'alcool ont été presque entièrement dégagées par le pinceau et ensuite colorées au moyen de l'hématoxyline, les fibres du réticulum du système caverneux apparaissent colorées en violet plus ou moins foncé, et l'on ne distingue de noyaux ni dans leur intérieur, ni aux points où elles s'anastomosent, ni à leur surface. Mais, dans les régions où l'action du pinceau a été moins complète, ces fibres présentent en leur milieu ou sur leurs côtés des noyaux fortement colorés.

Lorsque le ganglion a été plongé d'emblée dans l'alcool fort pendant vingt-quatre heures, les coupes que l'on en fait, après avoir été de même traitées par le pinceau et colorées à l'hématoxyline, montrent toutes les fibres du réticulum largement pourvues de noyaux.

On arrive à peu près au même résultat lorsque, au lieu de l'alcool fort, on a employé l'acide picrique pour faire durcir le ganglion ; cependant, après l'action de ce réactif, l'expérimentateur, suivant qu'il fera agir plus ou moins le pinceau, pourra obtenir à volonté le réticulum du système caverneux, soit muni, soit dépouillé de la plupart de ses noyaux.

Quand on se propose de conserver tous les noyaux du réticulum, il faut avoir recours à la méthode suivante :

Un ganglion étant enlevé à un animal encore chaud, on enfonce au milieu de sa masse la canule à extrémité tranchante d'une seringue hypodermique au moyen de laquelle on y injecte environ un centimètre cube d'une solution d'acide osmique à 1 pour 100. Ce liquide se répand dans le système caverneux, y circule, en chasse la plupart des éléments lymphatiques et consolide dans leur situa-

tion les éléments cellulaires fixes du tissu. Après l'injection interstitielle d'acide osmique, le ganglion est placé dans l'eau durant
une demi-heure, puis mis à durcir dans l'alcool fort, et, si le lendemain le durcissement n'est pas suffisant, on emploie la gomme
et l'alcool. On y pratique alors des coupes qui doivent être
extrêmement fines, et qui, après avoir été agitées dans l'eau avec
le pinceau, montrent d'une manière parfaitement nette le réticulum du système caverneux muni de ses noyaux, que l'on peut
rendre plus évidents encore en les colorant soit avec le picrocarminate, soit avec la purpurine.

La possibilité d'obtenir des préparations où le réticulum des
chemins de la lymphe se montre tour à tour avec de nombreux
noyaux ou sans aucun de ces éléments suffirait à établir que ces
noyaux ne sont pas situés dans l'épaisseur des travées du réticulum, comme on le croyait jadis, mais à leur surface, et dès lors
nous sommes conduits à faire à leur sujet une nouvelle hypothèse
que voici :

Ces noyaux appartiennent à des cellules endothéliales qui se
moulent exactement sur les fibres du réticulum, à la manière des
cellules endothéliales du grand épiploon.

Déjà sur les préparations obtenues par injection interstitielle
d'acide osmique et coloration au picrocarminate, ces noyaux se
montrent avec les caractères des noyaux endothéliaux. Ils se présentent comme des corps ovalaires, possédant un ou deux nucléoles bien marqués, et ayant leur grand axe parallèle à la
direction des fibres, sur lesquelles ils semblent simplement appliqués. Mais pour démontrer nettement l'existence de cet endothélium, il faut avoir recours à l'imprégnation d'argent. Comme
l'application de ce réactif sur une surface de coupe ne nous avait
pas donné de bons résultats, nous avons tenté la méthode suivante, au moyen de laquelle nous avons obtenu des préparations
démonstratives :

Dans un ganglion lymphatique enlevé à un chien que l'on vient
de sacrifier, on pratique, au moyen d'une seringue hypodermique munie d'une canule en or, une injection interstitielle d'une
solution de nitrate d'argent à 1 pour 300. On le durcit ensuite
au moyen de la congélation (voy. p. 84) et l'on y pratique des
coupes fines qui sont placées dans l'eau distillée.

La solution de nitrate d'argent, comme celle d'acide osmique,
dégage les espaces caverneux. Elle fixe les éléments cellulaires

qui appartiennent aux fibres du réticulum et en dessine les limites en imprégnant la substance intercellulaire. On peut faire agir le pinceau pour étendre la préparation et enlever délicatement, sans détacher les cellules endothéliales, quelques éléments lymphatiques qui restent dans les voies de la lymphe. La coupe, montée dans la glycérine et examinée à un grossissement convenable, montre, à la surface des travées fibreuses de la charpente et sur les fibres du réticulum (fig. 225), des lignes d'imprégnation qui donnent une image comparable à celle du grand épiploon du chien traité par l'argent (voy. fig. 70). Elles n'en ont certainement pas toute la régularité, mais elles n'en sont pas moins entièrement démonstratives.

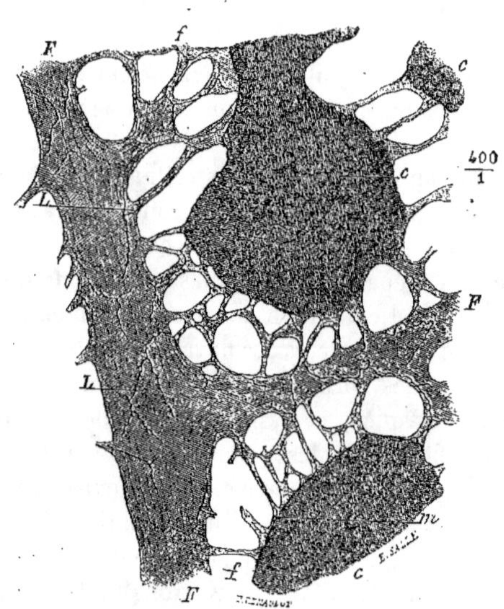

Fig. 225. — Substance médullaire d'un ganglion lymphatique sus-hyoïdien du chien. Injection interstitielle d'une solution de nitrate d'argent à 1 pour 500. Congélation. Coupe. Action légère du pinceau. Conservation dans la glycérine.

F, travées fibreuses de la grosse charpente du ganglion ; L, lignes intercellulaires de l'endothélium dessinées par le nitrate d'argent ; *f, f,* réticulum de la substance caverneuse (chemins de la lymphe) dont les travées montrent des lignes intercellulaires imprégnées d'argent ; c, cordons de la substance folliculaire coupés transversalement ; m, limite des cordons folliculaires. — 400 diam.

Lorsque la coupe a ménagé la surface d'un cordon folliculaire, on voit souvent celle-ci recouverte du dessin endothélial. Les chemins de la lymphe dans la substance médullaire du ganglion sont donc limités par le revêtement endothélial des travées de la charpente, d'une part, et de l'autre, par celui des cordons folliculaires. Du reste, ces deux revêtements, se poursuivant sur les fibres du réticulum, s'unissent, se confondent et constituent, en réalité, une seule membrane endothéliale lymphatique.

On peut mettre facilement en évidence l'endothélium des sinus au moyen de l'imprégnation directe. Il suffit pour cela de plonger dans une solution de nitrate d'argent à 1 pour 300 ou à 1 pour 500 des ganglions lymphatiques du lapin, dont la capsule est très-mince et se laisse facilement et rapidement traverser par la solution métallique. Lorsque l'imprégnation est produite, les organes sont placés dans l'eau distillée et soumis à l'action de la lumière ; d'un trait de rasoir, on enlève une partie mince de leur surface que l'on étale sur une lame de verre. On obtient ainsi des préparations qui, éclaircies par la glycérine ou l'essence de girofle, laissent voir, au niveau des follicules, une double couche endothéliale. L'une correspond au feuillet capsulaire et l'autre au feuillet folliculaire du sinus.

Recklinghausen[1] a obtenu des résultats analogues en injectant la solution de nitrate d'argent dans les vaisseaux afférents, et il a pu déterminer ainsi que l'endothélium de ces vaisseaux se poursuit sur les sinus.

Nous devons maintenant revenir au réticulum du système caverneux pour donner quelques renseignements sur la constitution de ses fibres ou trabécules.

Constitution des travées du réticulum des voies lymphatiques.

Quel que soit le mode de préparation employé, lorsqu'elles sont complétement dégagées par le pinceau, ces fibres paraissent avoir elles-mêmes une constitution fibrillaire, et en réalité elles sont composées de fibrilles connectives ou de petits faisceaux de fibrilles qui s'unissent ou se séparent au niveau des anastomoses ; elles se comportent, en un mot, comme les petits faisceaux des travées du grand épiploon (voy. fig. 129, p. 374).

Les trabécules du réticulum caverneux prennent naissance sur les travées de la charpente, et les fibres qui les constituent semblent être une émanation de ces dernières. On ne doit donc pas les considérer comme un système à part ; elles font partie de l'ensemble connectif du ganglion. Elles ne s'arrêtent même pas à la surface des follicules ou des cordons folliculaires. Après

---

[1] *Recklinghausen*, Das Lymphgefässsystem (*Manuel de Stricker*, p. 245).

avoir atteint cette surface, elles la dépassent et vont concourir à la formation du réticulum de la substance folliculaire, que nous allons étudier maintenant.

Substance folliculaire. — La substance folliculaire présente la même structure dans les follicules et dans les cordons folliculaires. Cela n'a pas lieu de nous surprendre, puisque nous savons maintenant que ces cordons doivent être considérés comme de simples expansions des follicules.

Les méthodes qui nous ont servi à étudier le système caverneux du ganglion doivent être appliquées également à l'analyse des parties folliculaires. Parmi ces méthodes, il y en a deux auxquelles nous donnerons la préférence : celle de l'alcool au tiers (voy. p. 680) et celle des injections interstitielles d'acide osmique (p. 684).

A l'aide de la première, on peut arriver à dégager les follicules et les cordons folliculaires d'une façon assez complète pour mettre en évidence, au moins dans certaines régions, un réticulum pur de tout mélange. Lorsque la préparation a été colorée à l'hématoxyline et montée dans le baume du Canada ou la résine dammar, on obtient des images complètes et fort élégantes.

Passage des fibres du réticulum dans l'intérieur des follicules.

C'est sur ces préparations, à la limite des espaces caverneux et de la substance folliculaire, que l'on peut suivre exactement le passage des fibres du réticulum du premier système dans celles du second. Cette limite est très-nettement marquée : les fibres du réticulum du système caverneux viennent s'étaler à la surface du follicule et forment en s'y anastomosant une sorte de natte serrée qui enveloppe le follicule et sur laquelle est appliqué l'endothélium que nous a révélé le nitrate d'argent. Il existe à ce niveau une continuité évidente entre le réticulum caverneux et le réticulum folliculaire, car les fibrilles du second sont ou bien une émanation directe de celles du premier que l'on voit se continuer sans interruption à travers la natte périfolliculaire, ou bien elles en proviennent indirectement par l'intermédiaire de cette nature elle-même.

En pénétrant dans le follicule, les fibres deviennent plus grêles et forment par leurs anastomoses des mailles plus étroites. Aussi les cellules lymphatiques qui y sont emprisonnées se laissent-elles plus difficilement chasser que celles qui remplissent les espaces caverneux. Il faut, par conséquent, une action plus prolongée du pinceau pour les enlever, et c'est pour cela que les noyaux qui appartiennent en propre à ce réticulum sont presque toujours détachés et expulsés en même temps [1].

Éléments cellulaires du réticulum de la substance folliculaire.

Pour enlever toutes les cellules lymphatiques en respectant les éléments cellulaires du réticulum, et pour démontrer, par conséquent, l'existence de ces derniers, il faut avoir recours à la seconde méthode, celle des injections interstitielles d'acide osmique, en suivant les indications qui ont été données page 684. La solution injectée qui, dans les espaces caverneux, chasse une partie des cellules lymphatiques, laisse en place celles de ces cellules

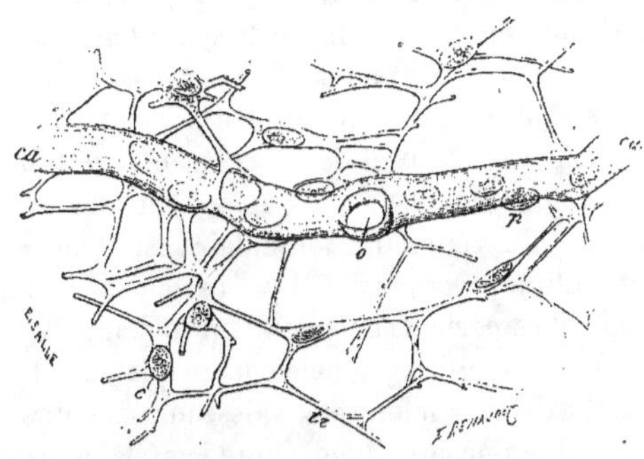

Fig. 226. — Tissu conjonctif réticulé du follicule d'un ganglion lymphatique du chien, dégagé au pinceau sur des coupes faites après injection interstitielle d'une solution d'acide osmique à 1 pour 100. Conservation dans la glycérine. — c a, vaisseau capillaire; o, section transversale d'un vaisseau capillaire anastomosé avec le capillaire ca; tr, travées du réticulum: c, noyaux des cellules endothéliales qui recouvrent le réticulum; p, noyaux des cellules endothéliales appliquées sur le capillaire. — 600 diam.

qui occupent la substance folliculaire; mais elle pénètre dans cette substance par diffusion et en consolide le réticulum sans fixer

[1] En 1871, j'ai communiqué à la Société de biologie (*Comptes rendus des séances et Mémoires de la Société de biologie*, 1871, p. 95, et *Gazette médicale*, même année) le résultat de mes premières recherches sur la structure du tissu conjonctif réticulé des ganglions lymphatiques. Il résultait de ces recherches que les noyaux de ce réticulum sont appliqués à la surface des travées et appartiennent à des cellules endothéliales qui les revêtent. Depuis lors, Bizzozero (*Sulla struttura delle ghiandole linfatiche*. Communicat. letta nell' adunanza del Reale istituto Lombardo, il 25 gennaio 1872) est arrivé au même résultat.

Les connaissances que nous avons aujourd'hui sur la structure du réticulum des ganglions lymphatiques, tant dans la substance folliculaire que dans le système caverneux, font rentrer ce réticulum dans le type général du tissu conjonctif, tel que je l'ai compris il y a longtemps déjà et tel que je l'ai exposé dans le cours de cet ouvrage.

RANVIER. Histol.   44

pour cela les éléments lymphatiques, de telle sorte qu'au moyen du pinceau on peut, sur des coupes très-minces, les expulser complétement. Il est rare que toutes les parties de la substance folliculaire, surtout dans les follicules proprement dits, soient convenablement modifiées par l'acide osmique ; il pourra même se faire que certaines d'entre elles n'aient pas été atteintes. Dès lors, les préparations ne seront pas bonnes pour l'observation dans toute leur étendue, mais dans un grand nombre de points il sera facile de reconnaître, sur les fibres du réticulum complé-

Structure du réticulum de la substance folliculaire. tement dégagées, en employant un fort grossissement : 1° que les noyaux sont appliqués à la surface des fibrilles ; 2° que ces fibrilles en s'anastomosant ne se fondent pas les unes avec les autres, mais sont simplement accolées, comme dans le réticulum du système caverneux et dans le réseau du grand épiploon ; 3° que les anastomoses de fibrilles se font suivant tous les plans.

La structure du réticulum folliculaire est donc semblable à celle du réticulum caverneux [1]. Il y a cependant quelques différences, mais elles portent seulement sur le diamètre des fibrilles et la largeur des mailles. Notons encore que dans la substance folliculaire il existe de nombreux vaisseaux sanguins capillaires lui appartenant en propre, tandis que le système caverneux en est dépourvu.

Vaisseaux sanguins. — Les vaisseaux sanguins des ganglions lymphatiques peuvent être reconnus sur les préparations dont nous avons déjà parlé dans ce chapitre. Nous aurons à revenir sur certaines des dispositions qu'ils y présentent ; mais auparavant nous devons donner quelques indications sur les procédés à l'aide desquels on les injecte.

Injection des vaisseaux sanguins des ganglions lymphatiques. Sur les gros ganglions du bœuf et même du chien, il est possible de découvrir dans le hile une des artères et d'y adapter une canule, tandis que les autres vaisseaux sanguins sont liés métho-

---

[1] Le réticulum de la substance caverneuse et de la substance folliculaire des ganglions a été découvert par Donders et par Kölliker. Ce dernier auteur, croyant qu'il était entièrement constitué par des cellules étoilées, ramifiées, anastomosées les unes avec les autres, lui avait donné le nom de tissu cytogène. Plus tard, His, appliquant sa méthode du pinceau à divers organes (thymus, amygdales, follicules du pharynx et de la base de la langue, follicules isolés ou agminés de l'intestin), y reconnut l'existence d'un tissu analogue, auquel il donna le nom de tissu adénoïde. Nous préférons à ce nom celui de tissu réticulé ou de tissu conjonctif réticulé, qui a été employé et vulgarisé par Frey. La description donné dans le cours de ce chapitre doit suffire à légitimer notre préférence.— Pour les rapports de cette variété du tissu conjonctif avec les autres, voy. p. 423.

diquement; la masse à injection sera alors poussée, soit au moyen d'une seringue, soit au moyen d'un appareil à pression continue. Mais c'est là une opération délicate qui n'est pas toujours suivie de succès, et dès lors il est préférable d'injecter un petit animal tout entier, ou une section vasculaire étendue dans laquelle sont compris des ganglions lymphatiques. Pour le chat, le lapin et le rat, les injections générales sont à recommander. Pour le chien, il convient de les limiter à la tête : la canule ayant été fixée dans l'une des carotides, une ligature d'attente est placée sur la veine jugulaire correspondante; tous les autres vaisseaux du cou (artère carotide et veine jugulaire du côté opposé, artères et veines vertébrales, etc.) sont convenablement ligaturés. La tête de l'animal étant ensuite séparée aussi près du tronc que possible, on cautérise au moyen du fer rouge ou de l'eau bouillante toutes les parties molles contenant des vaisseaux par lesquels la masse colorée pourrait s'échapper au dehors. Lorsque toutes ces précautions auront été prises, on poussera l'injection. Nous ne reviendrons pas sur les autres détails de l'opération, nous renvoyons pour cela aux méthodes générales, page 112.

Si l'injection des vaisseaux sanguins a été faite avec une masse de gélatine colorée par le carmin, on pourra ensuite injecter le système lymphatique avec une masse de gélatine au bleu de Prusse en suivant les indications qui ont été données page 675. Avant de pratiquer la dissection, il faut laisser la gélatine se prendre par le refroidissement. En découvrant les ganglions, on reconnaît que leurs artères et leurs veines les pénètrent au niveau du hile. Pour aller plus loin et étudier la distribution de ces vaisseaux dans leur intérieur, ainsi que le siége et la forme des réseaux capillaires, il faut pratiquer des coupes de ces organes injectés après les avoir fait durcir dans l'alcool.

Les gros vaisseaux sanguins, artères et veines, situés à côté des vaisseaux lymphatiques efférents, se ramifient dans cette première portion de la substance médullaire qui ne contient pas encore de cordons folliculaires et qui est formée par un tissu conjonctif dense, mêlé parfois de cellules adipeuses. Chacune des branches de bifurcation, poursuivant son trajet, pénètre bientôt dans une des grosses travées de charpente, se place à son centre et l'accompagne, en se divisant avec elle. Enfin, il s'en dégage des artérioles et des veinules qui traversent plus ou moins obliquement les conduits caverneux pour venir se jeter dans les cordons folliculaires ou dans les follicules, soit au niveau de leur col, soit sur leurs côtés.

La plupart des détails relatifs à cette disposition peuvent être reconnus à un faible grossissement sur des coupes passant par le hile et divisant le ganglion en deux parties égales.

Réseau
capillaire de
la substance
folliculaire. Arrivées dans la substance folliculaire, les veinules et les artérioles continuent de se bifurquer et se jettent finalement dans un réseau de capillaires sanguins, répandu régulièrement dans toute l'étendue de cette substance. Ce réseau, formé de mailles polygonales, est assez riche; il est limité à la substance follicu-

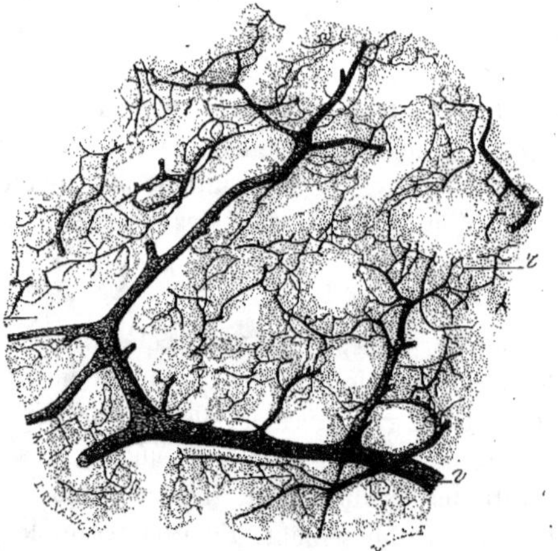

Fig. 227. — Coupe à travers la substance médullaire d'un ganglion cervical du chien dont les vaisseaux sanguins ont été injectés. — *v*, vaisseaux sanguins contenus dans les grosses travées de la charpente; *r*, cordons folliculaires dans lesquels on distingue le réseau capillaire. — 55 diam.

laire (cordons et follicules); il donne une image très-caractéristique, surtout dans la portion médullaire du ganglion (fig. 227).

Les vaisseaux compris dans le réticulum folliculaire affectent avec ce dernier des rapports dont nous avons déjà parlé à propos des capillaires sanguins en général (voy. p. 589). Ces rapports ont été bien étudiés par His[1] et par tous les auteurs qui depuis se sont occupés de la même question. Mais ce n'est pas sur les préparations faites après injection des vaisseaux sanguins qu'il con-

---

[1] His, *loco citato*.

vient de les suivre. Pour le faire, les meilleures préparations sont celles que l'on obtient après injection interstielle d'acide osmique (fig. 226).

Un certain nombre des fibres du réticulum semblent venir s'attacher à la face externe du vaisseau, mais en réalité elles s'y infléchissent et s'y anastomosent pour former là, comme à la limite des follicules, une sorte de natte. De cette disposition il résulte qu'il y a lieu de considérer à ces vaisseaux deux tuniques : une tunique propre semblable à celle des vaisseaux capillaires de tous les organes, et une tunique externe ou adventice constituée par du tissu conjonctif réticulé.

Éléments lymphatiques. — Tous les ganglions lymphatiques donnent sur une surface de coupe un suc lactescent, que l'on obtient en quantité plus ou moins considérable en raclant cette surface avec un scalpel. Ce suc, examiné au microscope, paraît constitué par des cellules lympahtiques, pour la plupart petites, possédant dans leur intérieur un seul noyau qui en occupe presque toute la masse. Quelques-uns de ces éléments paraissent même avoir une constitution absolument nucléaire, en ce sens qu'il est impossible de distinguer en dehors du noyau rien qui ressemble à une couche protoplasmique. Mais, si, après avoir fait macérer les ganglions dans l'alcool au tiers pendant vingt-quatre heures, on en extrait le suc que l'on colore ensuite au moyen de la solution d'iode ioduré (voy. p. 104), les noyaux libres semblent y faire complétement défaut, et, même sur les éléments cellulaires les plus petits, on peut reconnaître autour du noyau une couche protoplasmique distribuée d'une manière irrégulière, de telle sorte que, presque invisible sur certains points, elle forme sur d'autres de petits amas granuleux.

Les cellules de formes variées qui se rencontrent dans le suc des ganglions lymphatiques peuvent être observées dans la lymphe en circulation et même dans le sang, mais les petites cellules à un seul noyau muni d'une quantité très-faible de protoplasma, sont en proportion beaucoup plus considérables dans le suc ganglionnaire que dans la lymphe.

Examinées dans une chambre humide et à une température de 36 à 39 degrés, au moyen de la platine chauffante, les cellules du suc des ganglions lymphatiques du lapin paraissent animées de mouvements amiboïdes comme les autres éléments de la lymphe.

Cependant toutes ne jouissent pas de la même activité, et à peu près la moitié d'entre elles sont immobiles ; parmi celles qui sont animées de mouvements, on en rencontre de toutes les dimensions et de toutes les espèces, et ce sont souvent les plus petites, celles qui possèdent la plus faible quantité de protoplasma autour de leur noyau, qui sont les plus actives.

Il y a lieu de se demander si, parmi ces cellules, celles qui restent immobiles ne sont pas celles des follicules et des cordons folliculaires, tandis que celles qui sont contenues dans le système caverneux seraient seules capables de mouvements amiboïdes. C'est là une question à laquelle il est impossible de répondre aujourd'hui, parce que le suc que l'on obtient par le raclage provient aussi bien de la substance folliculaire que du système caverneux, et que dès lors on ne saurait distinguer l'origine des divers éléments qui y existent.

Dans la description des éléments contenus dans le suc des ganglions, nous avons négligé de parler des globules rouges du sang, des cellules endothéliales des vaisseaux sanguins et des voies lympathiques, et de quelques débris du réticulum, parce que ce sont autant de parties accessoires. Il convient de signaler encore des granulations graisseuses qui se montrent, soit à l'état de liberté, soit dans l'intérieur des cellules lymphatiques des ganglions mésentériques, qui, comme on le sait, sont traversés par les chylifères, et les grains de pigment ou de charbon qui, chez les adultes, surtout chez ceux qui habitent les grandes villes, se trouvent toujours en notable quantité dans les ganglions bronchiques.

CONSIDERATIONS PHYSIOLOGIQUES

Les éléments cellulaires de la lymphe jouent dans l'organisme un rôle considérable, dont on apprécie l'importance surtout depuis que l'on connaît deux phénomènes essentiels qui leur appartiennent : la migration et la diapédèse.

La migration des cellules lymphatiques à travers tout l'organisme, leur abondance dans les parties enflammées et partout où se produit un travail de réparation, conduisent à penser que ces éléments concourent à la restauration des tissus. Bien que cette opinion ne soit encore établie par aucun fait positif, elle s'appuie sur un si grand nombre d'observations indirectes, qu'elle s'accrédite chaque jour davantage et qu'elle est généralement admise aujourd'hui.

Si donc les cellules lymphatiques sont consommées par les différents tissus de l'organisme, il faut qu'il s'en produise constamment de nouvelles pour les remplacer et maintenir ainsi a ı même niveau la richesse cellulaire de la lymphe et du sang. Nécessité de la reproduction active des cellules lymphatiques.

Or, les expériences sur les propriétés vitales de ces cellules (voy. p. 171) ont appris qu'elles ne présentent des mouvements amiboïdes et ne se multiplient que dans un milieu oxygéné. Elles ne peuvent donc pas se reproduire dans les vaisseaux lymphatiques, car on sait que, chez les animaux supérieurs, la lymphe ne contient pas d'oxygène ou n'en contient que des quantités très-peu considérables (voy. p. 153).

Dans les mailles du tissu conjonctif, leur prolifération ne peut être que très-limitée, car elles y sont toujours peu nombreuses. Elles semblent même faire complétement défaut dans certaines variétés de ce tissu, les tendons et les aponévroses. Il y en a un nombre extrêmement restreint dans sa cornée, et c'est seulement dans le tissu conjonctif lâche ou diffus que l'on en rencontre d'une façon constante.

On est donc amené, par voie d'exclusion, à chercher dans les ganglions lymphatiques le lieu de production et de multiplication des éléments cellulaires de la lymphe. Lieu de la reproduction des cellules lymphatiques.

Faisons remarquer d'abord que, si ces ganglions étaient, comme on l'a cru pendant longtemps, de simples lacis placés sur le trajet des vaisseaux lymphatiques entre leurs racines et leur terminaison dans le système veineux, les cellules lymphatiques ne pourraient pas s'y multiplier plus que dans les autres départements du système lymphatique, et dès lors leur signification physiologique elle-même nous échapperait complétement. Mais les recherches histologiques modernes nous ont appris que telle n'est pas leur structure. Les vaisseaux lymphatiques forment, il est vrai, en traversant les ganglions un lacis cloisonné (sinus de la substance corticale et le système caverneux de la substance médullaire), mais ce lacis est disposé autour de masses globuleuses ou cylindriques (follicules et cordons folliculaires) dont la fonction paraît précisément relative à l'élaboration des cellules lymphatiques.

C'est en effet, dans les follicules et les cordons folliculaires seulement (voy. p. 690) qu'il existe un réseau capillaire sanguin, et la richesse de ce réseau ne le cède même à celle d'aucun autre organe.

Les follicules et les cordons folliculaires sont donc les seuls points de tout le système lymphatique où l'oxygène arrive d'une façon abondante; ce sont les seuls par conséquent où les éléments cellulaires puissent se multiplier.

Les cellules lymphatiques qui s'y trouvent emprisonnées en grande quantité sont, comme nous l'avons vu, petites et munies d'une faible quantité de protoplasma; ce sont des cellules nouvellement formées. Leur accumulation dans les follicules, jusqu'à les combler entièrement, parle aussi en faveur de leur néoformation active. Cette accumulation, d'une part, et de l'autre, l'activité amiboïde qu'elles puisent dans leur contact avec un milieu oxygéné, sont vraisemblablement les conditions qui les déterminent à passer à travers le revêtement endothélial du follicule pour entrer dans les voies efférentes de la lymphe.

Il y a lieu de se demander maintenant si toutes les cellules lymphatiques des follicules sont nées dans leur intérieur, ou si, au contraire des cellules lymphatiques venues par les vaisseaux afférents y pénètrent pour s'y multiplier.

Bien qu'il ne soit pas possible de réaliser à ce sujet une observation directe, il est cependant un fait qui conduit à adopter la seconde de ces deux opinions. Dans les ganglions mésentériques, au moment de la digestion, il y a des granulations graisseuses, non-seulement dans les cellules qui circulent dans les voies lymphatiques, mais encore dans quelques-unes de celles qui sont emprisonnées dans les follicules. Ces cellules ont évidemment été amenées par les chylifères; elles ont donc pénétré du dehors dans l'intérieur des follicules. On comprendra aisément le mécanisme de cette pénétration si l'on se reporte à certaines expériences que nous avons faites sur les cellules lymphatiques enfermées dans une chambre humide (voy. p. 163). Ces expériences nous ont appris en effet que les cellules qui se trouvent dans un milieu pauvre en oxygène tendent à gagner les parties les plus oxygénées. Si donc des cellules lymphatiques, amenées par les vaisseaux afférents et circulant avec une extrême lenteur dans les sinus à cause des travées qui les cloisonnent, arrivent au contact des follicules, elles tendront à y pénétrer parce qu'ils constituent un milieu relativement oxygéné.

De tout ce qui précède, il résulte que le rôle physiologique le plus important des ganglions lymphatiques est de produire des éléments cellulaires qui, après être restés dans leur intérieur le temps nécessaire à leur élaboration, rentrent dans le courant lymphatique et contribuent finalement à augmenter la richesse des éléments cellulaires du sang.

Rôle physio-logique des ganglions lymphati-ques.

CHAPITRE XVI

CŒURS LYMPHATIQUES [1]

Chez les batraciens, il existe à la racine de chaque membre un cœur ou vésicule lymphatique qui recueille la lymphe pour la lancer dans le système vasculaire sanguin.

Les deux cœurs lymphatiques postérieurs sont situés de chaque côté du coccyx; ils occupent un espace prismatique, limité par les muscles ilio-coccygien, coccy-fémoral et vaste externe. Cet espace est fermé en haut par une expansion de l'aponévrose ilio-coccygienne; en bas il communique avec la cavité viscérale; à ce niveau, il correspond aux vaisseaux iliaques et au nerf sciatique.

Cœurs pos-térieurs des batraciens.

En haut, les cœurs lymphatiques postérieurs ne sont donc recouverts que par l'expansion de l'aponévrose ilio-coccygienne et par la peau; dès lors, et surtout chez la grenouille rousse (*R. fusca*) et la rainette (*Hyla arborea*) dont la peau est très-mince;

[1] Les cœurs lymphatiques des batraciens ont été découverts à peu près simultanément par J. Müller et Panizza.

En 1832, Jean Müller (*Annales de Poggendorf*) signala l'existence des cœurs lymphatiques postérieurs chez la grenouille. En 1833, Panizza, dans un grand ouvrage (*Soprá il sistema linfaticho dei Rettili*, Pavia, 1833), décrivit chez la couleuvre à collier, sur les parties latérales du corps au-dessus du cloaque, deux vésicules contractiles, ayant pour fonction d'envoyer la lymphe dans le système vasculaire sanguin. Il étendit ses recherches à d'autres reptiles et aux batraciens, et chez ces derniers, il découvrit, outre les cœurs postérieurs indiqués par J. Müller, les deux cœurs lymphatiques antérieurs.

La description que Panizza a donnée des cœurs lymphatiques des reptiles et des batraciens, en ce qui regarde leurs formes et leurs rapports anatomiques, est tellement exacte qu'on n'y a rien ajouté depuis.

on les voit très-nettement battre dans la région indiquée sans avoir fait subir aucune mutilation à l'animal.

Cœurs antérieurs des batraciens. Les cœurs lymphatiques antérieurs sont situés au-dessous de l'omoplate; ils sont entièrement recouverts par elle, et par suite on ne les voit pas battre à travers la peau. Pour les reconnaître et en observer les mouvements, il faut, après avoir dénudé l'omoplate, soulever son bord interne en le saisissant avec une pince et le dégager de ses insertions musculaires. On découvre alors le cœur lymphatique; il est situé au-dessus de l'apophyse transverse de la troisième vertèbre et s'étend jusqu'au voisinage de l'apophyse transverse de la quatrième. Il est protégé en dehors par un arc cartilagineux qui termine l'apophyse transverse de la troisième vertèbre (voy. fig. 228).

Cœurs lymphatiques des serpents. Chez les serpents, les cœurs lymphatiques, au nombre de deux, sont disposés, comme Panizza l'a reconnu, de chaque côté du corps, au-dessus du cloaque, dans une cage en partie osseuse (thorax lymphatique). Ce thorax est limité en dedans, en haut et en bas par des arcs osseux provenant de la bifurcation de la dernière côte et des quatre ou cinq apophyses costales qui lui font suite.

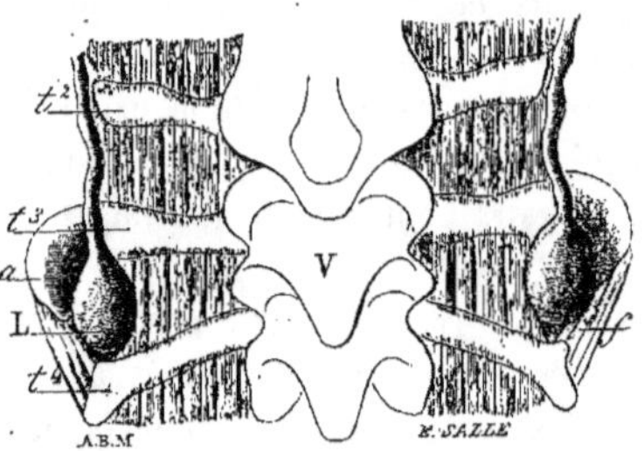

Fig. 228. — Rapports des cœurs lymphatiques antérieurs de la grenouille avec le squelette. — V, vertèbres; L, cœur lymphatiques; t^2, t^3 et t^4, apophyses transverses des seconde, troisième et quatrième vertèbres; a, arc de la troisième vertèbre; f, ligament intertransversaire. — 3 diam.

Injection des cœurs lymphatiques avec de la gélatine argentée. Pour apprécier le volume, la forme et la disposition intérieure des cœurs lymphatiques, il faut avoir recours à la méthode suivante : une plaque de gélatine de Paris étant ramollie dans l'eau distillée est fondue au bain-marie; on y ajoute le tiers de son volume d'une solution de nitrate d'argent à 1 pour 100. Une seringue hypodermique munie d'une canule en or à extrémité tranchante est remplie de ce mélange, et, lorsqu'il est sur le point de se prendre par le refroidissement, on l'injecte dans le cœur lymphatique mis à découvert après que l'on y a fait pénétrer la pointe de la canule.

En général, la gélatine ne s'introduit pas dans les voies lymphatiques, mais elle s'engage dans une veine efférente dont il sera question ultérieurement, puis elle se répand plus ou moins loin dans le système veineux; mais comme bientôt elle se prend par le refroidissement, elle arrive à constituer une barrière, et la masse injectée, s'accumulant alors dans le cœur lymphatique, le distend et en accuse la forme. Après le refroidissement complet de la gélatine, le cœur lymphatique est séparé au moyen de ciseaux fins des parties qui l'entourent et auxquelles il est uni par des tractus de tissu conjonctif nombreux et résistants. Lorsqu'il a été complétement isolé, ce qui s'obtient seulement à l'aide de beaucoup de patience et d'une certaine habitude de la dissection, on peut en apprécier d'une manière exacte les dimensions et la forme extérieure.

Chez les batraciens, le cœur lymphatique antérieur est régulièrement ovoïde; en avant il donne naissance à une branche veineuse d'un diamètre relativement considérable qui lui forme une sorte de col allongé (voy. L, fig. 228).

Les cœurs lymphatiques postérieurs sont irrégulièrement polyédriques; leur forme rappelle celle d'une fève. Ils sont aplatis latéralement, et leur grand diamètre est oblique de haut en bas et d'avant en arrière (en supposant la grenouille dans sa position naturelle). Leur veine efférente s'en dégage en bas et en avant.

Pour apprécier à l'œil nu ou à la loupe la disposition intérieure des cœurs lymphatiques, il suffit, après les avoir soumis à l'injection de gélatine additionnée de nitrate d'argent, de les exposer à la lumière jusqu'à ce qu'ils aient pris une teinte brunâtre, et de les porter ensuite dans de l'eau distillée élevée à la température de 35 à 38 degrés centigrades. La gélatine fond, s'échappe par les orifices vasculaires et surtout à travers l'ouverture faite par la canule, puis elle se dissout et diffuse dans le bain d'eau tiède. Pour hâter cette partie de l'opération, il convient de toucher à plusieurs reprises le cœur lymphatique avec un pinceau. Les parois de cet organe, qui ont été fixées par le nitrate d'argent, ont acquis une certaine rigidité : lorsqu'elles ont été déprimées elles reviennent à leur forme primitive. Quand toute la gélatine a été expulsée, il reste une vésicule que l'on peut diviser en deux parties, pour en étudier la disposition intérieure.

En général, la cavité des cœurs lymphatiques antérieurs est

Disposition intérieure des cœurs lymphatiques.

simple et régulière; celles des postérieurs est partagée au contraire par des cloisons incomplètes plus ou moins nombreuses, plus ou moins saillantes, qui limitent des aréoles dont la forme et les dimensions sont variables. Ces différences dans la disposition

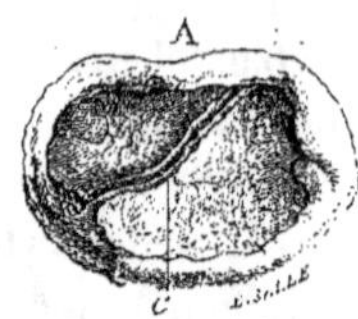
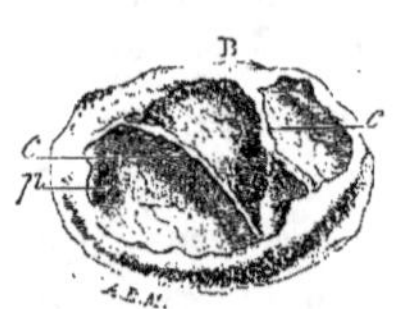

FIG. 229. — A et B, les deux cœurs lymphatiques postérieurs (le gauche et le droit) d'une grenouille verte, injectés de gelatine additionnée de nitrate d'argent, puis débarrassés de la gélatine et ouverts pour montrer leur disposition intérieure. — c, cloisons; p, un des pores lymphatiques. — 8 diam.

intérieure des cœurs lymphatiques postérieurs sont frappantes, et il suffit, pour en apprécier l'étendue, de faire l'examen simultané des deux cœurs correspondants chez le même animal (voy. fig. 229).

Endothélium des cœurs lymphatiques.

Si maintenant, au moyen de ciseaux fins et bien tranchants, on enlève des lambeaux de la paroi des cœurs lymphatiques ainsi imprégnés par le nitrate d'argent, et qu'on examine à un grossissement de 150 à 300 diamètres, dans l'eau ou dans la glycérine, on reconnaîtra sur la face interne de ces cœurs l'existence d'un endothélium lymphatique caractéristique. Les cellules qui le constituent ont en effet des bords sinueux et largement engrenés les uns dans les autres. Au-dessus de l'endothélium, on aperçoit un réseau de fibres musculaires striées, dont les travées les plus épaisses limitent des aréoles peu profondes.

Pores lymphatiques

En un certain nombre de points, il existe en outre des ouvertures, simples ou cloisonnées, sur le bord desquelles l'endothélium se replie pour se continuer dans les canaux qui, le plus souvent, sont creusés obliquement dans la paroi du cœur lymphatique. Ce sont là autant d'ouvertures qui donnent passage à la lymphe et que nous désignerons sous le nom de *pores lymphatiques*.

Valvules de la veine efférente.

L'ouverture veineuse est munie de deux valvules semi-lunaires orientées de telle façon qu'elles empêchent le retour de la lymphe et l'arrivée du sang dans la cavité des cœurs lymphatiques. Ces valvules, dont l'existence a été signalée d'abord par Weber chez le python, existent aussi chez la grenouille, et il est facile de les reconnaître, avec un grossissement de 50 à 100 diamètres, sur les préparations d'ensemble obtenues au moyen d'injections de gélatine argentée.

Ces valvules sont parfaitement suffisantes pour amener une occlusion complète de la veine efférente, au moment de la diastole du cœur lymphatique. On le reconnaît déjà, chez l'animal vivant, à l'absence du sang dans la cavité de ces cœurs, et l'on peut l'établir plus complétement au moyen d'injections pratiquées dans le système vasculaire sanguin.

En effet, si, après avoir complétement injecté les vaisseaux sanguins de la grenouille d'une masse de bleu de Prusse à la gélatine (voy. p. 119), soit par le bulbe aortique, soit par la veine abdominale antérieure, on dissèque soigneusement le système veineux de l'animal, on reconnaît facilement, surtout pour les cœurs lymphatiques antérieurs, que la veine efférente, absolument remplie, se termine au niveau du cœur lymphatique par deux renflements qui correspondent aux deux nids de pigeons des valvules semi-lunaires.

Si l'on se propose d'injecter la cavité des cœurs lymphatiques et en même temps leurs veines efférentes, il faut, ou bien faire pénétrer la masse directement dans le cœur lymphatique en procédant par piqûre, comme il a été dit plus haut à propos de la gélatine additionnée de nitrate d'argent, ou bien injecter tout le système lymphatique de l'animal.

Cette opération se fait de la manière suivante : la grenouille sur laquelle on se propose de pratiquer l'injection est plongée dans de l'eau maintenue à la température de 37 à 38° centigrades. Elle est bientôt complétement paralysée par asphyxie. On introduit alors sous la peau, par une petite incision pratiquée au niveau du tendon d'Achille, une canule munie à son extrémité d'un rebord pour empêcher le glissement du fil avec lequel on fera une ligature circulaire qui doit comprendre la patte de la grenouille et la canule elle-même.

La ligature étant appliquée, on injecte lentement et avec une pression très-ménagée 40 à 50 centimètres cubes d'une masse de bleu de Prusse additionné de gélatine de manière à remplir tous les sacs lymphatiques de l'animal, et l'on s'arrête seulement lorsque le sac rétrolingual, complétement distendu, repousse la langue en dehors de la cavité buccale. Pendant cette opération, la grenouille doit être maintenue dans le bain d'eau tiède.

Lorsque la gélatine, complétement refroidie, est devenue solide, on procède à la dissection. Une incision longitudinale pratiquée sur le milieu du dos de l'animal et poursuivie de la tête au cloaque, met à nu la masse de gélatine contenue dans le sac dorsal, et, quand on a coupé avec des ciseaux les filaments vasculaires et nerveux qui, partis de la colonne vertébrale, se rendent obliquement à la peau, on peut extraire cette masse de gélatine en un seul bloc. On reconnaît alors que le sac dorsal est séparé des sacs latéraux par des cloisons qui, au niveau de la racine des membres, présentent des ouvertures simples ou réticulées. Des ouvertures analogues établissent des communications entre les différents sacs lymphatiques et permettent à la masse de les remplir tous en pénétrant des uns dans les autres.

En arrière (la grenouille étant considérée dans sa position naturelle), le sac dorsal se replie au-dessus des cœurs lymphatiques postérieurs et correspond aux sacs lymphatiques de la cuisse et aux sacs lymphatiques latéraux.

Lorsque l'on a ouvert tous ces sacs et que l'on en a extrait la masse colorée, ils forment, au voisinage des cœurs lymphatiques, autant d'infundibulums qui se poursuivent jusqu'à la paroi même de ces cœurs. C'est au fond de ces entonnoirs membraneux que les cœurs lymphatiques présentent les ouvertures décrites plus haut (voy. p. 700) sous le nom de pores lymphatiques.

Les cœurs lymphatiques eux-mêmes contiennent de la masse à injection qui de là a pénétré dans leurs veines efférentes, les a distendues et s'est répandue ensuite dans tout l'appareil veineux. C'est ainsi que se sont injectées, par les cœurs lymphatiques antérieurs, les veines jugulaires et les veines caves supérieures; par les postérieurs, les veines crurales, les veines ischiatiques, les veines de Jacobson, la veine cave inférieure, le sinus veineux formé par l'abouchement de cette dernière avec les veines caves supérieures, l'oreillette droite, le ventricule, l'oreillette gauche, et une partie plus ou moins étendue de l'arbre artériel.

Il n'est pas d'expérience plus simple pour bien montrer la continuité du système lymphatique et du système sanguin et la libre communication les uns avec les autres des différents sacs lymphatiques qui, chez la grenouille, sont des équivalents du tissu conjonctif diffus de la plupart des autres vertébrés.

Du reste, chez la grenouille, le système lymphatique est

presque entièrement représenté par les sacs et les cœurs lymphatiques, car il n'existe chez elle qu'un petit nombre de vaisseaux lymphatiques canaliculés ; chez l'animal parfait, dans les membranes interdigitales et sous forme de gaînes périvasculaires dans le mésentère (voy. p. 651 et 653); chez les larves, dans l'expansion membraneuse de la queue, sous forme de vaisseaux absolument indépendants.

Les méthodes indiquées précédemment donnent des renseignements sur la situation, la forme et les rapports des cœurs lymphatiques. Celle de ces méthodes qui consiste à fixer les tissus de la paroi des cœurs lymphatiques au moyen de la gélatine mélangée au nitrate d'argent seule nous a donné des indications sur l'endothélium qui en tapisse la paroi interne, et nous a permis de reconnaître au-dessous

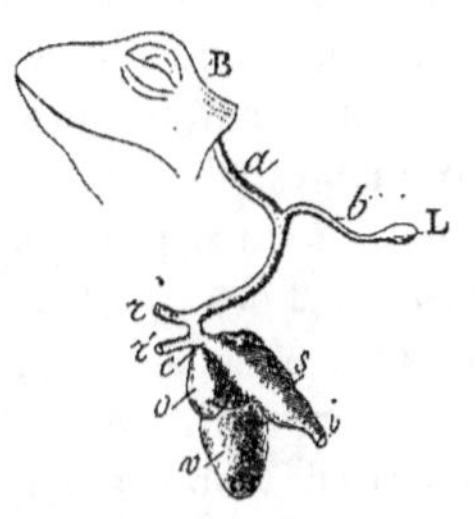

Fig. 230. — Rapports du cœur lymphatique antérieur de la grenouille avec le système sanguin. — Injection avec du bleu de Prusse additionné de gélatine faite par piqûre du cœur lymphatique, L.— *a*, veine jugulaire; *b*, veine provenant du cœur lymphatique antérieur; — *s*, sinus veineux; — *i*, veine cave inférieure; — *c*, veine cave supérieure; — *v*, ventricule; — *o*, oreillette; — *r*, et *r′* veines brachiales.

de lui l'existence de fibres musculaires striées qui, en s'entrecroisant, peut-être en s'anastomosant les unes avec les autres, forment un réticulum comparable à celui du cœur sanguin. Mais, pour reconnaître la structure et même simplement la disposition générale des fibres striées qui entrent dans la constitution des cœurs lymphatiques, il faut avoir recours à d'autres méthodes.

Parmi ces méthodes, celle qui aujourd'hui vient naturellement à l'esprit consiste à injecter par piqûre la cavité du cœur lymphatique avec de la gélatine sur le point de se prendre, à détacher ensuite le cœur et à le plonger dans une solution d'acide osmique pour le fixer dans sa forme. Une fois devenu rigide il serait placé dans l'eau tiède pour faire fondre la gélatine, et l'on obtiendrait ainsi les parois du cœur isolées et fixées dans leur disposition normale. Cette méthode ne conduit pas au résultat désiré, parce que, sous l'influence de l'acide osmique, la gélatine est devenue insoluble dans l'eau chaude. On peut même dans cet état la soumettre pendant longtemps à l'action de l'eau bouillante sans réussir à la dissoudre.

Dès lors il faut renoncer à distendre la paroi des cœurs lymphatiques par cette méthode, et en employer une autre qui donne de meilleurs résultats. Elle consiste à injecter par piqûre brusquement et avec force un cœur lymphatique avec un mélange à parties égales d'acide osmique à 1 pour 100 et d'alcool à 36°. Par ce procédé, on obtient la fixation immédiate des parois du cœur au moment où elles sont distendues. Détachées des parties environnantes, elles en sont complétement dégagées par une dissection ultérieure pratiquée dans l'eau au moyen de la pince, des ciseaux et des aiguilles. Soumises à la coloration par le picrocarminate, elles seront dissociées ensuite dans l'eau ; la dissociation pourra être achevée sur la lame de verre. On obtiendra de la sorte des lambeaux de dimensions variables et même des fibres complétement isolées, qui seront montés en préparations persistantes dans de la glycérine additionnée d'acide formique.

Les préparations faites ainsi permettent de reconnaître que, chez la grenouille, il y a dans les cœurs lymphatiques un grand nombre de petits faisceaux musculaires striés qui ne présentent pas de noyaux dans leur intérieur, mais qui possèdent à leur surface des amas de protoplasma sous forme de monticules plus ou moins accusés, plus ou moins étendus et dans lesquels il existe des noyaux en nombre plus ou moins considérable (voy. fig. 231).

La striation de ces faisceaux ne diffère pas de celle que l'on observe dans les autres muscles striés : disques épais, espaces clairs, disques minces s'y succèdent dans leur ordre habituel.

A l'aide de la même méthode, on peut reconnaître encore que les faisceaux musculaires des cœurs lymphatiques de la grenouille sont de dimensions variables et qu'ils se divisent ou s'anastomosent à la manière des fibres du cœur sanguin. Mais elle ne permet pas, à cause des fibres de tissu conjonctif qui sont mêlées aux éléments musculaires, d'obtenir une séparation suffisante de ces derniers pour bien juger de leurs anastomoses.

Avant d'indiquer les méthodes au moyen desquelles on atteint facilement ce résultat, il convient de donner quelques renseignements sur les fibres musculaires des cœurs lymphatiques des reptiles.

Chez la couleuvre à collier, chez la couleuvre d'Esculape et en général chez tous les serpents, les fibres musculaires qui entrent dans la composition du cœur lymphatique sont plus volumineuses que chez la grenouille, et dans leur épaisseur on aperçoit des noyaux, comme dans les muscles volontaires. Mais il existe aussi à leur surface des amas protoplasmiques nettement dessinés, bien qu'ils ne soient pas aussi prononcés que chez la

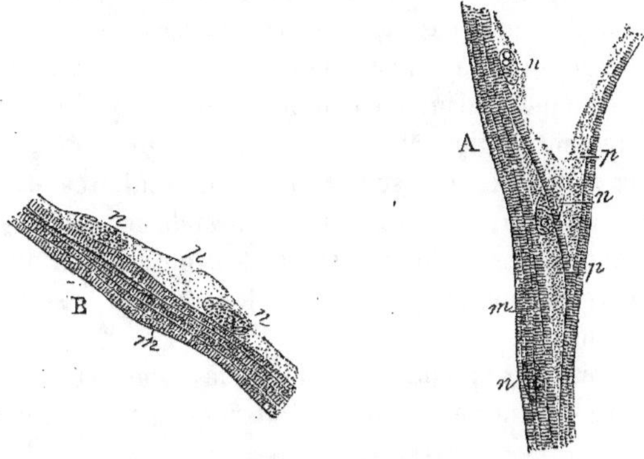

Fig. 231. — A et B, deux tronçons de fibres musculaires du cœur lymphatique postérieur de la grenouille verte, isolés après injection d'un mélange à parties égales d'une solution d'acide osmique à 1 pour 100 et d'alcool à 36°; — *n*, noyaux; *p*, protoplasma; *m*, substance musculaire. — 500 diam.

grenouille. On y observe également des divisions et des anastomoses. La striation des faisceaux y est bien marquée; elle y affecte sa disposition habituelle.

Chez les reptiles comme chez les batraciens, les fibres musculaires sont toujours accompagnées d'une quantité notable de faisceaux connectifs résistants qui, se dégageant des cœurs lymphatiques, vont s'attacher aux parties voisines ou les pénètrent. A ces faisceaux sont associées des cellules pigmentaires qui concourent à donner aux organes dont nous nous occupons une teinte grisâtre, bien marquée surtout chez les reptiles.

On vient de voir que les faisceaux de tissu conjonctif rendent difficile la dissociation des fibres musculaires. Aussi cette dissociation est-elle facilitée par certaines réactions qui, tout en ramollissant le tissu connectif, conservent aux fibres musculaires leur consistance ou même la rendent un peu plus grande.

A propos du système musculaire nous avons fait connaître une méthode à l'aide de laquelle, chez la grenouille, on atteint facilement ce résultat. Elle consiste à plonger un de ces animaux dans un bain d'eau élevé à la température de 55° et à l'y maintenir pendant 15 à 20 minutes. Après ce traitement, la séparation des muscles se fait avec la plus grande facilité, et, si l'on connaît bien d'avance la situation et les rapports des cœurs lymphatiques, on peut, en se servant de la pince et des aiguilles mousses, isoler complétement ces organes, les enlever et les dissocier sur une lame de verre dans une goutte d'eau. En colorant ensuite au moyen du picrocarminate d'ammoniaque, auquel on substitue ultérieurement la glycérine, on obtient des préparations où les divisions et les anastomoses des fibres musculaires des cœurs lymphatiques se présentent avec la plus grande netteté. On y reconnaît les monticules protoplasmiques et les noyaux marginaux des petits faisceaux musculaires, mis à nu parce que le sarcolemme a été dissous.

Ces fibres convergent, se soudent les unes aux autres de manière à constituer en certains points les nœuds complexes d'un

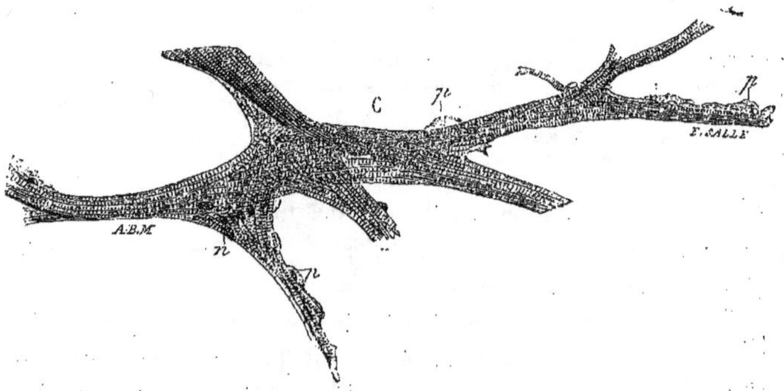

Fig. 252. — Une portion du réseau musculaire du cœur lymphatique postérieur de la grenouille verte, isolée après que l'animal a séjourné 15 minutes dans l'eau à 55°. Coloration avec le picrocarminate d'ammoniaque. Conservation dans la glycérine; — p, monticules protoplasmiques; n, noyaux. — 100 diam.

réticulum musculaire (fig. 252). Les fibres constitutives de ces nœuds y entrent avec leurs noyaux et leur protoplasma marginal, et celui-ci concourt à les unir.

Les anastomoses des fibres musculaires striées des cœurs lymphatiques pourraient suggérer l'hypothèse que ces fibres, comme celles du cœur sanguin, sont constituées par des cellules soudées bout à bout. Il n'en est pas ainsi, et, pour s'en convaincre, il faut employer la méthode qui a conduit à la découverte de la véritable constitution du muscle cardiaque : la macération de petits fragments du tissu dans une solution de potasse caustique à

40 pour 100. L'action de ce réactif, poursuivie pendant un quart d'heure ou vingt minutes, permet de séparer des cœurs lymphatiques qu'on y a plongés des faisceaux musculaires ramifiés et anastomosés, mais elle ne les divise nullement en une série de segments cellulaires analogues à ceux que l'application de la même méthode fournit pour le muscle cardiaque.

Tandis que, chez la grenouille, le cœur sanguin est dépourvu de vaisseaux nourriciers, les cœurs lymphatiques du même animal possèdent un réseau complet de capillaires sanguins. Pour observer ce réseau dans tous ses détails, il faut le remplir d'une masse au bleu de Prusse additionné de gélatine ; ce que l'on obtient au moyen d'une injection générale du système vasculaire sanguin.

Lorsque la gélatine est prise par le refroidissement, la cavité viscérale de la grenouille est ouverte, la peau qui recouvre le dos est en partie reséquée, et l'animal est plongé pendant vingt-quatre heures dans le liquide de Müller. On procède ensuite à la dissection et à l'extirpation des cœurs lymphatiques, qui sont mis dans l'eau, divisés, convenablement étalés et montés en préparation dans la glycérine ou dans le baume du Canada, tels quels ou après coloration au moyen du carmin ou du picrocarminate.

Le réseau capillaire d'un cœur lymphatique, étant donnée seulement la forme qu'il affecte, ne saurait être reconnu comme un réseau musculaire. En effet, on a vu, à propos des muscles (voy. p. 510), que leurs vaisseaux nourriciers forment d'habitude des mailles quadrilatères allongées dans le sens des faisceaux primitifs du tissu et dont le petit diamètre correspond à peu près à l'épaisseur de ces faisceaux. Dans les cœurs lymphatiques, les mailles vasculaires ont des formes arrondies, sont de dimensions variables et n'affectent aucune disposition régulière. Les vaisseaux qui constituent le réseau sont situés souvent dans des plans différents et passent de l'un à l'autre en contournant des groupes plus ou moins grands de faisceaux musculaires.

Dans le chapitre de cet ouvrage, qui sera consacré à l'étude de la terminaison des nerfs dans les muscles, on trouvera tous les détails relatifs aux modes de préparation des terminaisons nerveuses dans les muscles striés volontaires, dans le muscle cardiaque et dans les muscles striés involontaires, dont la musculature des cœurs lymphatiques fait partie. Mais par avance nous devons dire que chez les reptiles la terminaison des nerfs dans les cœurs lym-

phatiques se fait par des éminences et des arborisations terminales, comme dans les muscles volontaires, tandis que ces appareils terminaux n'existent pas dans le cœur sanguin[1].

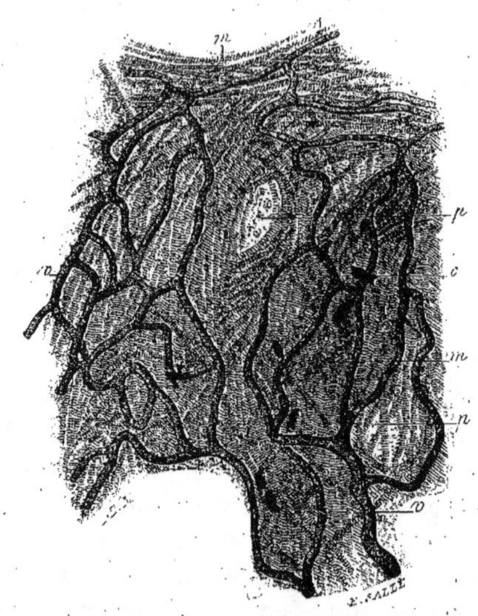

Fig. 233. — Paroi du cœur lymphatique antérieur de la grenouille verte, dont les
vaisseaux sanguins ont été injectés. — *v*, vaisseaux sanguins; *m*, fibres musculaires; *p*, pores lymphatiques; *c*, cellules pigmentaires. — 60 diam.

Fonctions des
cœurs
lymphatiques.

A ces notions histologiques sur les cœurs lymphatiques, il
convient d'ajouter quelques données relatives aux fonctions de ces
organes.

Si l'on compare le système lymphatique chez les mammifères
et chez les batraciens, on est frappé des différences qu'il présente
dans les deux classes d'animaux. On a vu que, chez les mammifères, le système lymphatique prend son origine dans les cavités
séreuses ou dans les mailles du tissu conjonctif, desquelles se
dégagent des canaux caractérisés par la minceur de leurs parois,
leurs valvules et leur endothélium spécial.

Les renflements supravalvulaires (voy. fig. 216, p. 648) qu'ils
présentent, avec leurs cellules musculaires abondantes et entre-
croisées à la manière du réticulum du myocarde, sont des analogues des cœurs lymphatiques des batraciens. Ces renflements

---

[1] Voy. *Leçons sur l'histologie du système nerveux*, t. II, p. 290 et suivantes.

jouent un rôle important dans la circulation de la lymphe. Leur contraction a pour premier effet l'occlusion des valvules au-dessus desquelles ils sont placés; puis elle produit un travail utile en chassant la lymphe dans des canaux de plus en plus larges, qui finalement la conduisent dans le système veineux.

Chez la grenouille, ainsi que nous l'avons déjà fait remarquer, si nous laissons de côté quelques gaînes lymphatiques périvasculaires, quelques canaux d'origine dans la membrane interdigitale et dans la peau, il n'y a pas de lymphatiques proprement dits, et les vaisseaux lymphatiques des mammifères sont représentés par les sacs lymphatiques sous-cutanés, les espaces lymphatiques intermusculaires, la citerne rétro-péritonéale et la cavité péritonéale elle-même.

Les sacs lymphatiques, ainsi que les canaux rudimentaires dont il vient d'être question, sont dépourvus de valvules et de toute enveloppe musculaire. Si la lymphe y subit des déplacements sous l'influence des mouvements généraux de l'animal ou des contractions des masses musculaires voisines, ces mouvements ne sauraient guère y produire un écoulement dans un sens déterminé. Il importe cependant qu'elle soit conduite dans le système vasculaire sanguin pour que ses éléments puissent s'y régénérer ou y subir leur dernière évolution.

Ce sont les cœurs lymphatiques qui sont chargés de cette fonction spéciale de porter la lymphe dans le torrent circulatoire sanguin. Situés à la convergence d'un grand nombre de feuillets aponévrotiques qui les maintiennent et les tendent, les cœurs lymphatiques présentent une cavité béante, dès que les fibres musculaires qui entrent dans la constitution de leur paroi ont cessé de se contracter pour produire leur systole.

Leur diastole est donc essentiellement passive, mais elle est rendue utile par l'extension et l'élasticité des filaments conjonctifs qui les relient aux parties voisines. Au moment où elle se produit, la lymphe pénètre dans la cavité des cœurs lymphatiques par un mécanisme analogue à celui qui fait pénétrer l'air dans un soufflet. Elle s'y introduit par les nombreuses ouvertures dont sa paroi est creusée et que nous avons décrites sous le nom de pores lymphatiques.

Au moment de la systole, les fibres musculaires qui forment la paroi du cœur lymphatique se contractent et diminuent la cavité de cet organe; elles rétrécissent ou ferment complétement la lumière

Comparaison
des renfle-
ments supra-
valvulaires
et des cœurs
lymphatiques.

Circulation
de la lymphe
chez les
batraciens.

des pores lymphatiques, les valvules semi-lunaires qui occupent l'orifice de la veine efférente s'ouvrent, et la lymphe est ainsi projetée dans le système veineux. En un mot, la lymphe entre dans les cœurs lymphatiques par aspiration, elle en est chassée par propulsion.

SYSTÈME NERVEUX

Les organes qui appartiennent au système nerveux (encéphale, moelle épinière, ganglions périphériques, nerfs, terminaisons nerveuses) sont si différents les uns des autres qu'on ne les aurait pas compris jadis dans un même ensemble anatomique s'ils n'étaient pas reliés entre eux de façon à former un tout continu. Aujourd'hui, l'analyse histologique qui a été faite de ce système nous permet d'en ramener les différentes parties à un type parfaitement défini. Ce type, nous le trouvons dans la cellule nerveuse ou cellule ganglionnaire.

Cellules nerveuses. — Les cellules nerveuses, bien que très-variables dans leur forme et leur dimension, ont cependant un caractère commun : elles émettent toutes des prolongements qui deviennent des fibres nerveuses. Ces fibres, après un parcours plus ou moins compliqué dans les centres, s'associent pour former les nerfs périphériques et se continuent sans interruption jusqu'à leur terminaison dans les organes.

Les fibres nerveuses sont formées par des prolongements des cellules nerveuses. — Il n'y a donc pas lieu de distinguer, en se plaçant il est vrai à un point de vue très-général, les fibres nerveuses comme des éléments spéciaux, car elles sont des prolongements cellulaires extrêmement étendus, et formées d'une substance semblable à celles des cellules dont elles émanent. C'est ainsi qu'une fibre nerveuse née de la moelle épinière, et qui, après avoir parcouru une certaine portion de la substance blanche de cet organe, s'engage dans une racine sacrée pour suivre le nerf sciatique et venir se terminer dans un des muscles du pied, doit être considérée, dans toutes les portions de ce long trajet, comme un prolongement cellulaire, et c'est, à proprement parler, la cellule nerveuse elle-même étirée en un pédicule extrêmement allongé qui vient impressionner la fibre musculaire à laquelle elle commande.

Que les cellules nerveuses soient stellaires comme dans les cornes antérieures de la moelle épinière des mammifères, nettement bipolaires comme dans les ganglions spinaux des poissons, globuleuses unipolaires comme dans les ganglions spinaux des animaux supérieurs, elles présentent toutes la même structure essentielle. Cette structure a été déterminée par Remak[1] dans les cellules ganglionnaires de l'écrevisse. Considérons une cellule nerveuse unipolaire de l'un de ces animaux : nous la verrons formée à sa périphérie par des fibrilles qui se poursuivent au niveau de son col et se réunissent pour former son prolongement.

Cette disposition est également frappante dans les cellules ganglionnaires viscérales de l'escargot. Chez cet animal, on peut même constater sur quelques-unes des plus grosses cellules ganglionnaires une disposition intéressante qui montre combien est exacte la donnée ancienne de Remak. Au moment où elles s'engagent dans la fibre nerveuse qui naît de la cellule, les fibrilles s'entre-croisent pour former une sorte de chiasma.

Mais c'est surtout dans les cellules bipolaires des ganglions spinaux des plagiostomes qu'il est facile d'étudier les rapports des fibres nerveuses avec la substance des cellules ganglionnaires. Ces rapports ayant une grande importance au point de vue auquel nous nous sommes placé dans ces généralités, nous allons indiquer ici la méthode qu'il convient de suivre pour les observer.

Chez une raie vivante ou qui vient d'être sacrifiée, on dégage quelques ganglions spinaux, et l'on y fait une injection interstitielle d'une solution d'acide osmique à 1 pour 100. Les ganglions ainsi injectés sont enlevés et placés dans du sérum iodé. C'est dans ce dernier réactif que l'on poursuit la dissociation au moyen des aiguilles et que l'examen doit être fait. On reconnaît alors dans la préparation des cellules bipolaires dont l'existence a été signalée en 1847 par Ch. Robin et par Bidder.

Dans la description que nous allons en faire, nous négligerons leurs enveloppes et d'autres détails de leur structure, sur lesquels nous reviendrons lorsque nous nous occuperons des ganglions spinaux en particulier. Chaque cellule (fig. 234) est placée sur le trajet d'une fibre nerveuse qui, au premier abord, paraît

Cellules ganglionnaires
de l'escargot.

Cellules des ganglions spinaux de la raie.

Rapports des fibres nerveuses avec les cellules ganglionnaires.

<hr>

[1] *Remak*, Neurologiste Erläuterungen (*Arch. de J. Müller*, 1844, p. 469).

simplement interrompue par la masse de la cellule ganglionnaire.

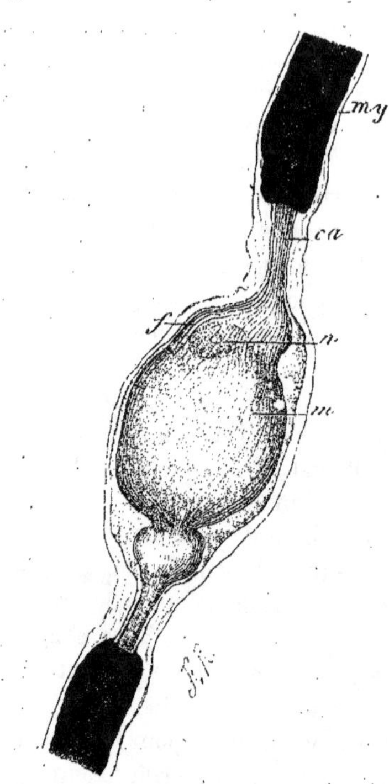

Mais cette interruption n'est qu'apparente. Grâce à la méthode qui a été employée ici, la fibre nerveuse se montre nettement constituée par des fibrilles placées les unes à côté des autres comme des javelots dans un faisceau. Lorsque cette fibre atteint la cellule, ses fibrilles constitutives se dissocient, continuent leur trajet sur la périphérie du globe ganglionnaire et se réunissent au pôle opposé pour reconstituer une fibre nerveuse entièrement semblable à la première. Quant au globe ganglionnaire proprement dit, il semble formé par une matière granuleuse, et il contient, non pas à son centre, mais au voisinage de sa surface, un gros noyau muni d'un nucléole.

Fig. 234. — Une cellule nerveuse des ganglions spinaux de la raie. Injection interstitielle d'une solution d'acide osmique à 1 pour 100 ; dissociation dans le sérum iodé. — *my*, gaîne médullaire ; *ca*, cylindre-axe ; *m*, globe ganglionnaire ; *n*, noyau ; *f*, fibrilles du cylindre-axe se séparant au point où elles atteignent le globe ganglionnaire. — 350 diam.

Une couche corticale fibrillaire, un globe central granuleux, contenant près de sa surface un noyau dont le volume est relativement considérable et dans l'intérieur duquel il existe un et quelquefois deux gros nucléoles, ce sont là des faits qui, parfaitement nets dans les cellules bipolaires des ganglions spinaux de la raie, peuvent être observés dans la plupart des cellules nerveuses, en se plaçant dans certaines conditions que nous déterminerons dans la suite.

La méthode qui vient de nous faire connaître ces faits intéressants sur la structure de la cellule nerveuse des plagiostomes peut être également employée avec avantage pour l'étude des cellules nerveuses des cornes antérieures de la moelle épinière de l'homme, du bœuf, du chien et des autres mammifères. Ces

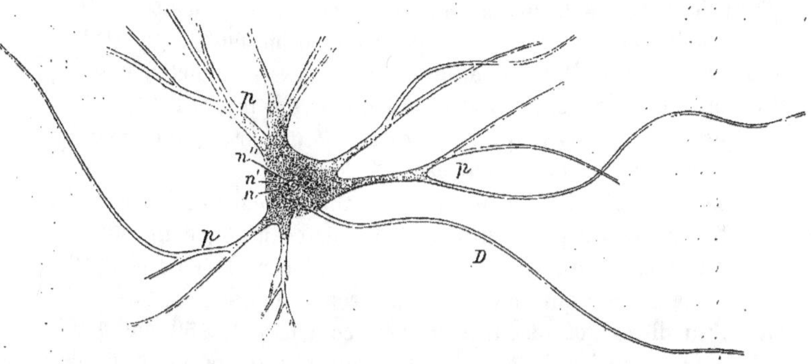

Fig. 235. — Une cellule des cornes antérieures de la moelle du veau. — *n*, noyau; *n'* nucléolé; *n''* nucléolule; *p*, prolongements protoplasmiques; *d*, prolongement de Deiters. — 170 diam.

cellules sont munies de nombreux prolongements; tous sont ramifiés, à l'exception d'un seul, qui a été découvert par Deiters.

Les prolongements ramifiés sont nettement fibrillaires comme les fibres nerveuses qui traversent les ganglions spinaux de la raie. Le prolongement de Deiters paraît homogène; on doit supposer cependant qu'il est également formé par des fibrilles. En effet, le prolongement de Deiters des cellules antérieures de la moelle étant une fibre motrice, et les fibres de cette espèce étant destinées, comme nous l'indiquerons plus tard, à se diviser et à se subdiviser quand elles auront pénétré dans les muscles auxquels elles se distribuent, ce prolongement correspond évidemment à plusieurs fibrilles terminales. On est conduit dès lors à lui supposer une constitution fibrillaire. Si jusqu'à présent on n'a pu lui reconnaître directement cette constitution, c'est que très-probablement les fibrilles y sont exactement appliquées les unes sur les autres, ou bien qu'il existe entre elles une substance unissante dont la réfringence est égale à la leur.

Le cylindre-axe d'une fibre nerveuse étant formé par un faisceau de fibrilles, il ne doit pas être envisagé comme une individualité

Constitution fibrillaire des prolongements des cellules nerveuses.

élémentaire. D'autres faits histologiques, relatifs aux plexus nerveux, viennent encore confirmer cette manière de voir. C'est dans la cornée qu'il est le plus facile d'observer ces plexus et d'en suivre la merveilleuse intrication.

La cornée du lapin convient spécialement pour ces recherches; elle doit être traitée par le chlorure d'or, qui, dans certaines conditions, jouit de la remarquable propriété de se réduire dans les fibrilles nerveuses et de les dessiner nettement. Les préparations seront faites à l'aide d'un procédé sur lequel nous aurons souvent à revenir dans l'étude pratique du système nerveux. La cornée enlevée à un animal que l'on vient de sacrifier est plongée pendant cinq minutes dans du jus de citron fraîchement exprimé et filtré; puis elle est portée dans quelques centimètres cubes d'une solution de chlorure d'or à 1 pour 100, où elle reste quinze minutes environ; enfin elle est lavée dans l'eau distillée et mise dans un flacon contenant 25 à 30 centimètres cubes d'eau distillée à laquelle on ajoute une à deux gouttes d'acide acétique. Vingt-quatre ou quarante-huit heures après, la réduction de l'or étant opérée sous l'influence de la lumière du jour, la cornée est devenue violette. On y fait des coupes parallèles à sa surface externe. Dans celles de ces coupes qui contiennent des portions de la membrane placées immédiatement au-dessous de l'épithélium antérieur, on reconnaît, avec un grossissement de 150 à 400 diamètres, que les fibres nerveuses qui s'y distribuent s'anastomosent les unes avec les autres, en formant un plexus dont les mailles ont des dimensions variables et dont les points nodaux élargis laissent voir des fibrilles nerveuses entre-croisées dans toutes les directions. L'intrication de ces fibrilles est tellement complexe et tellement variée, qu'elle défie toute description.

Cependant, si nous suivons une fibrille nerveuse à partir du point où, se dégageant d'un petit tronc nerveux, elle entre dans le plexus de la cornée, nous la voyons s'engager successivement dans plusieurs des branches de ce plexus en s'associant à des fibrilles qui proviennent d'un autre nerf. Or, chaque branche du plexus nerveux de la cornée pouvant être regardée comme une fibre nerveuse distincte, et les fibrilles qui entrent dans sa constitution ayant des origines bien différentes, il en résulte nécessairement que cette fibre ne doit pas être considérée comme une individualité histologique.

La fibre nerveuse ne constitue pas non plus une individualité physiologique. C'est un organe complexe, dont l'origine peut bien être dans une seule cellule nerveuse, ainsi que cela existe certainement dans l'appareil électrique des poissons, mais qui peut aussi dépendre de plusieurs cellules nerveuses, ainsi que cela ressort d'une manière tout à fait évidente de l'observation des tubes nerveux en T des ganglions spinaux chez les mammifères et chez les batraciens [1].

La signification de ces tubes en T est la suivante : deux fibres nerveuses, nées chacune d'une cellule distincte, marchent l'une vers l'autre ; elles se rencontrent et marient leurs fibrilles, de telle sorte que la fibre nerveuse unique qui résulte de leur fusion possède des fibrilles provenant en proportion variée des deux cellules d'origine.

Nous sommes amenés maintenant à envisager les fibrilles nerveuses dans leurs terminaisons.

La physiologie conduit à penser qu'une fibrille nerveuse est un fil conducteur destiné à transmettre à un centre des impressions sensitives ou à transporter à la périphérie une incitation motrice. Que l'on considère la fibrille sensitive ou la fibrille motrice, on a dès lors une tendance à lui reconnaître deux terminaisons : l'une dans les centres d'incitation ou de perception, l'autre à la périphérie.

Ce que nous avons dit des cellules nerveuses, de leur constitution fibrillaire, de la façon dont les fibrilles qui entrent dans leur composition s'engagent dans les fibres nerveuses conduirait à penser que ces fibrilles n'ont pas de terminaison centrale. Cependant les fibrilles que l'on observe dans la couche superficielle des cellules nerveuses sont si peu nettes, elles sont tellement intriquées les unes avec les autres, et leur rapport avec le globe ganglionnaire est si peu déterminé encore aujourd'hui, que l'on peut supposer, et cette hypothèse est loin d'être invraisemblable, qu'un certain nombre de ces fibrilles prennent réellement naissance dans le globe ganglionnaire et s'infléchissent à sa surface pour venir se confondre avec le lacis fibrillaire superficiel de la cellule [2].

---

[1] Des tubes nerveux en T et de leurs relations avec les cellures ganglionnaires *Comptes rendus*, 1875).

[2] Lorsque nous nous occuperons spécialement des cellules nerveuses, nous indi-

Terminaisons des fibrilles nerveuses à la périphérie.

Les terminaisons périphériques des fibrilles nerveuses sensitives ou motrices sont connues seulement dans quelques organes, et encore des notions que nous avons à leur sujet ne sont-elles pas complétement établies. En effet, si, dans les muscles striés et dans les lames électriques de la torpille, on a pu observer des terminaisons nerveuses libres, il ne suit pas de là que les bourgeons terminaux qui caractérisent ces terminaisons soient formés par une simple fibrille élémentaire. Il se pourrait, en effet, qu'ils fussent constitués par une ou plusieurs fibrilles repliées à leur niveau de manière à figurer une anse. Il s'agit d'objets si délicats, les moyens que nous avons pour les étudier sont si insuffisants, qu'il me paraît complétement impossible de trancher la question, et l'on peut discuter aujourd'hui encore pour savoir si les fibrilles nerveuses se terminent par des extrémités libres ou par des anses terminales.

Théorie de Hensen sur les terminaisons nerveuses.

A ces deux théories, qui depuis bien des années partagent les histologistes, il convient d'en ajouter une troisième qui a été récemment formulée dans sa généralité par Hensen[1]. Voici en quoi elle consiste : On savait que la terminaison des nerfs se fait dans quelques appareils sensoriaux par des cellules spéciales. D'autre part on savait que, dans un processus de division cellulaire assez fréquent, une cellule dans laquelle se sont formés deux noyaux s'étrangle et prend la forme dite en bissac. On conçoit que la division commencée puisse s'arrêter à cette phase et que le pont qui réunit les deux portions de la cellule en voie de division puisse atteindre sans se rompre une longueur notable.

Si donc, pendant le développement embryonnaire du système nerveux, une cellule appartenant à ce système subit une division incomplète, une des portions pourra demeurer dans les centres, tandis que l'autre restera liée à la périphérie. Entre ces deux portions munies chacune d'un noyau, il subsistera un filament de substance cellulaire pour former la fibre nerveuse.

L'auteur de cette théorie s'appuie encore pour l'édifier sur

querons encore certaines hypothèses qui ont cours dans la science. Mais comme ces hypothèses, bien qu'elles soient exposées dans presque tous les traités classiques, ne sont pas en rapport avec les faits positifs que nous avons signalés, nous les passons sous silence.

[1] *Hensen*, Beobachtungen über die Befruchtung und Entwicklung, etc., in *Zeitschrift für Anat. und Entwick.*, 1876, p. 372.

une observation négative, à savoir qu'aucun histologiste n'a jamais pu observer que les nerfs croissent du centre à la périphérie.

Nous ne discuterons pas maintenant la conception de Hensen; nous l'avons donnée simplement pour compléter l'énumération des théories que l'on a formulées et que l'on peut encore formuler aujourd'hui relativement à la terminaison des nerfs.

Pour achever cette esquisse de la structure du système nerveux considéré dans ce qu'il a d'essentiel, nous devons ajouter que des éléments empruntés au système conjonctif ou au système épithélial viennent se mélanger aux éléments nerveux proprement dits pour constituer des organes distincts. Dans les nerfs et dans les masses ganglionnaires de la périphérie, ces éléments ont des caractères parfaitement tranchés, et leur étude, comme on en jugera par la suite, peut être faite d'une manière complète. Il n'en est pas ainsi pour l'encéphale, la moelle épinière, la rétine, etc., car, parmi les cellules que contiennent ces organes, il en est dont la signification histologique et physiologique est encore obscure et dont on ne peut pas dire si elles sont de nature nerveuse ou de nature connective. C'est là une discussion dont la place est naturellement indiquée dans le chapitre qui sera consacré aux centres nerveux.

Dans l'étude que nous allons faire maintenant des différents organes qui composent le système nerveux, nous nous occuperons successivement des nerfs, des terminaisons nerveuses et des organes nerveux centraux.

CHAPITRE XVII

NERFS.

Parmi les nerfs que l'on peut reconnaître à l'œil nu, il en est qui sont blancs et ont un aspect moiré caractéristique : ce sont ceux dans lesquels il existe des fibres à myéline en forte proportion; d'autres, qui sont entièrement constitués par des fibres nerveuses sans myéline ou dans lesquels les fibres médullaires sont en petit nombre, sont grisâtres et légèrement translucides.

Les tubes nerveux à myéline existent seulement chez les vertébrés. Chez les invertébrés, les nerfs sont entièremeut constitués par des fibres nerveuses sans moelle.

Les fibres nerveuses contenues dans les nerfs, qu'elles soient de l'une ou de l'autre espèce, ne sont pas formées uniquement par des fibrilles nerveuses ; il entre dans leur composition des éléments du système conjonctif, et autour d'elles sont répandus des éléments du même système. De plus, les nerfs étant habituellement formés d'un certain nombre de faisceaux de différents diamètres, chacun de ces faisceaux est entouré d'une gaîne connective spéciale, gaîne lamelleuse. Il est des nerfs qui sont constitués par un seul faisceau nerveux et qui possèdent dès lors une seule gaîne lamelleuse. Ils sont enveloppés d'une atmosphère connective. Lorsque plusieurs faisceaux concourent à la formation d'un nerf, cette atmosphère connective disposée entre eux pour les séparer et les unir se continue à la surface du nerf entier et établit ses relations avec les parties voisines.

Les vaisseaux sanguins parcourent l'atmosphère connective des nerfs, s'y ramifient, pénètrent dans les faisceaux nerveux d'un diamètre notable et se distribuent dans leur intérieur.

Nous aurons donc à étudier successivement dans ce chapitre les fibres à myéline, les fibres sans myéline ou de Remak, le tissu conjonctif des nerfs, les vaisseaux sanguins des troncs nerveux, et, enfin, les rapports du tissu connectif des nerfs avec les lymphatiques.

TUBES NERVEUX A MYÉLINE.

Tous les nerfs qui présentent l'aspect moiré caractéristique peuvent être utilisés pour l'étude des tubes nerveux à myéline ; mais cependant il convient de commencer les recherches relatives à ces éléments sur des nerfs qui possèdent de gros faisceaux.

Le sciatique de la grenouille, le sciatique du lapin et du chien, dans leur partie supérieure, doivent être choisis de préférence à tous les autres, et même c'est par le sciatique de la grenouille qu'il faut commencer. Ce nerf est formé d'un seul faisceau nerveux à la partie supérieure de la cuisse, mais à sa partie inférieure il se divise de manière à donner deux faisceaux nerveux qui s'écartent l'un de l'autre.

Chez une grenouille que l'on vient de sacrifier, le sciatique est dénudé, puis il est enlevé et placé sur une lame de verre avec quelques gouttes d'eau. Saisissant alors au moyen de deux pinces les deux branches nerveuses qui résultent de la division du tronc principal, on les écarte l'une de l'autre, et au moyen d'une traction modérée on fend le nerf dans toute sa longueur. Un certain nombre des tubes nerveux qu'il contient sont ainsi mis en liberté et flottent dans le liquide additionnel. Quelques-uns ont été déchirés et montrent une extrémité libre, ce que l'on reconnaît en examinant la préparation à un faible grossissement.

Tubes nerveux à myéline examinés dans l'eau.

Si l'on recouvre d'une lamelle et si l'on fait immédiatement l'examen avec un grossissement suffisant, les tubes nerveux à myéline isolés apparaissent sous la forme de cylindres réguliers dans lesquels on distingue une partie centrale, qui devient légèrement obscure quand on éloigne l'objectif, et de chaque côté une bordure qui paraît brillante dans les mêmes conditions[1].

Peu à peu, sous l'influence du liquide additionnel, on voit survenir une altération de la fibre que l'on a sous les yeux. La bordure perd de sa netteté, la ligne qui la limite en dedans devient sinueuse, la substance qui la forme n'est plus homogène; il y apparaît des plis, des stries, des filaments, des granulations, dont le nombre et l'étendue augmentent progressivement jusqu'à effacer le double contour et à donner à toute la fibre un aspect granuleux.

Les phénomènes qui se produisent sous l'influence de l'eau dans les fibres nerveuses dont nous nous occupons en ce moment ont été attribués par Henle à la coagulation de la myéline, coagulation qui, se faisant d'abord à la périphérie, déterminerait l'apparition de la bordure réfringente ou du double contour et l'effacerait ensuite en se poursuivant successivement jusqu'au centre de la fibre.

Opinion de Henle sur le double contour des tubes nerveux.

Le double contour du tube nerveux avait été interprété d'une toute autre façon par Remak[2]. Cet auteur considéra la partie cen-

[1] C'est sans doute une observation de ce genre qui avait conduit Leeuwenhoeck à admettre que les fibres dont nous nous occupons ont une constitution tubulaire, le double contour représentant la paroi du tube, et la partie obscure du milieu de la fibre correspondant à une lumière centrale.

Cette constitution tubulaire admise par Leeuwenhoeck a fait donner à ces fibres le nom de tubes nerveux, sous lequel nous les désignons encore aujourd'hui.

[2] *Remak*, Froriep's Neue Notizen, 1837, n° 47.

trale la moins réfringente de la fibre comme un cylindre, bien différent de la myéline, et il la désigna sous le nom de *ruban primitif*. Le ruban primitif de Remak fut ensuite étudié et décrit par Purkinje[1] sous le nom de *cylinder-axis*, cylindre-axe, qui lui a été conservé.

On peut déjà constater l'existence réelle du cylindre-axe sans autre mode de préparation que celui qui a été indiqué. En effet, sur les fibres nerveuses qui ont été déchirées, la rupture du cylindre-axe et celle du reste de la fibre ne se produisent pas toujours au même niveau, et souvent de la surface de section on voit s'échapper un filament pâle, vitreux, dont on distingue le contour et la limite en ombrant le champ du microscope et en disposant convenablement l'éclairage.

Sous l'influence de l'eau, le cylindre-axe mis à nu se gonfle, tandis que, à côté ou autour de lui, la myéline s'échappe sous la forme de bourgeons filamenteux. On dirait des fils transparents enroulés sur eux-mêmes. Ces fils se gonflent peu à peu, leurs contours deviennent moins nets, ils semblent se fondre les uns dans les autres, et, au bout d'une demi-heure à une heure, les bourgeons filamenteux sont devenus des boules de dimensions variables avec un bord très-réfringent et des stries concentriques rappelant incomplétement les fils qui les composaient. Ces masses de myéline ont les formes les plus diverses, depuis la cylindrique jusqu'à la sphérique ; les détails bizarres qu'elles présentent défient toute description. Finalement, la myéline mise en liberté est transformée tout entière en sphères ou en boyaux plus ou moins allongés, limités par un double contour formant une bordure réfringente plus ou moins épaisse.

Dans cette transformation successive de la myéline, rien ne ressemble à une coagulation. Au contraire, toutes ces fibres transparentes qui ont apparu au début du processus semblent se gonfler en absorbant de l'eau et se fondre les unes avec les autres jusqu'à produire les boules à double contour caractéristique.

C'est seulement au niveau des extrémités des fibres nerveuses divisées par section ou par déchirure que la myéline s'échappe dans le liquide additionnel, en prenant les formes variées que nous venons de décrire. Tout le contour naturel de la fibre reste régulier, à moins que, sous l'influence des manœuvres de la pré-

___
[1] Voy. *Henle*, Encyclopédie anatomique. Traduct. française, t. VII, p. 348.

paration, il se soit fait en un point une petite déchirure ; il s'en échappe alors des filaments de myéline semblables à ceux qui se dégagent de l'extrémité sectionnée.

Cette observation suffirait à faire admettre autour de la fibre nerveuse une gaîne qui empêche la myéline de s'échapper au dehors. Cette gaîne existe ; elle a été découverte par Schwann et signalée dans ses mémorables recherches microscopiques (1839) ; depuis cette époque elle est connue sous le nom de *membrane de Schwann*.

L'existence de cette membrane permet de considérer les fibres à myéline comme des tubes et de leur conserver le nom de tubes nerveux. Dans l'intérieur de ces tubes se trouve compris, outre la couche de myéline, le cylindre-axe qui à lui seul constitue la fibre nerveuseproprement dite.

Dans les préparations de tubes nerveux obtenues par dissociation et examinées dans l'eau, on peut apercevoir encore des noyaux placés au-dessous de la membrane de Schwann ; ils sont situés dans une masse de matière granuleuse qui les fixe à cette membrane. On peut constater aussi que ces tubes ne sont pas des cylindres réguliers ; ils présentent en certains points des étranglements annulaires. De plus, tout à fait au début de l'action de l'eau, on observe sur le bord des tubes nerveux des incisures obliques sur lesquelles Schmidt[1] d'abord et ensuite Lanterman[2] ont attiré l'attention[3]. Mais ce sont là des dispositions difficiles à apprécier au moyen de cette méthode, et il convient de les étudier

---

[1] *Schmidt*, On the construction of the dark or double-bordered nerve-fibre (*Monthly microscopical Journal*, p. 200, 1er mai 1874.)

[2] *Lanterman*, Ueber den feineren Bau der markhaltigen Nervenfaser (*Arch. f. micr. Anat.*, 1876, t. XIII, p. 1).

[3] Récemment, F. Boll (*Studi sulle imagini microscopiche della fibra nervosa midollare*, in R.-Acad. dei Lyncei, Roma, 1877) a fait sur les incisures de la gaîne médullaire un bon travail, le meilleur qui ait paru sur cette intéressante question. Il établit d'abord qu'avant Schmidt, W. Zawerthal (*Contribuzione allo studio anatomico della fibra nervosa* in Rendiconti della R. Academia delle scienze fisiche e matematiche di Napoli, marzo 1874) avait reconnu l'existence des incisures. Il étudie les modifications de la gaîne médullaire des tubes nerveux sous l'influence d'une solution de sel marin à 0,75 pour 100, de l'eau distillée, du picrocarminate, d'une solution de sel marin à 10 pour 100, et d'une solution de bichromate d'ammoniaque à 2 pour 100. Ces différentes modifications sont reproduites dans une série de dessins annexés à son mémoire. Il démontre qu'entre deux étranglements annulaires les incisures divisent la gaîne médullaire en un nombre plus ou moins considérable de segments distincts. Il en décrit bien les formes et les dispositions diverses que nous avons indiquées de notre côté (*Leçons sur l'histologie du syst. nerveux*,

à l'aide d'autres procédés pour en reconnaître la constance et en déterminer la signification.

Tubes nerveux à myéline examinés dans le sérum iodé. — Lorsque, en pratiquant la dissociation du nerf, au lieu d'employer l'eau comme liquide additionnel, on fait usage du sérum faiblement iodé, les tubes nerveux isolés se présentent d'abord avec des formes très-pures. Au bout d'un temps plus ou moins long, ils montrent des altérations semblables à celles que l'eau y détermine ; mais, comme ces altérations se produisent beaucoup plus lentement, le sérum iodé convient pour en suivre les progrès.

L'alcool au tiers (voy. p. 241) est également un bon liquide additionnel pour l'étude des tubes nerveux isolés. Les détails de ces tubes et surtout leurs cylindre-axes s'y voient nettement, et sous ce rapport l'alcool à ce degré de dilution est supérieur au chloroforme (Waldeyer) et au collodion (Pflüger).

Tubes nerveux à myéline examinés dans le picrocarminate d'ammoniaque. — Parmi les matières colorantes que l'on peut appliquer à l'étude des tubes nerveux à myéline dissociés à l'état frais, le picrocarminate d'ammoniaque est celle que l'on doit préférer. Pour en obtenir de bons résultats, il importe qu'il soit de bonne qualité, c'est-à-dire qu'il soit entièrement soluble dans l'eau (voy. p. 100). On en fera une solution au centième.

Si l'on dissocie un segment du nerf sciatique du chien, du lapin ou de la grenouille, sur une lame de verre, dans une goutte de ce réactif, en suivant les indications qui ont été données pages 72 et 73, on trouvera toujours dans la préparation des tubes qui auront été convenablement isolés. Les tubes divisés laissent échapper leur myéline, qui subit, mais beaucoup plus lentement, les transformations variées qu'elle présente dans l'eau.

Bientôt, les tubes nerveux, lorsqu'ils sont complétement dégagés, présentent des modifications qui s'étendent peu à peu et d'une manière semblable au-dessous et au-dessus de chacun de leurs étranglements annulaires. La myéline perd de sa réfringence et devient légèrement grenue, tandis que le cylindre-axe apparaît d'une manière nette. Il est limité par un double contour : le contour externe est rectiligne, tandis que le contour interne, moins accusé, est sinueux (fig. 236).

Lorsqu'une portion du cylindre-axe complétement dégagée fait

t. I, p. 71). Il signale même un mode d'emboîtement que nous n'avions pas observé. Cet emboîtement consiste en ce qu'un segment cylindroconique s'engage dans une rainure du segment voisin comme un verre de montre dans sa sertissure.

saillie à l'extrémité d'un tube nerveux divisé, elle se colore rapidement en rouge, tandis que la portion du même cylindre-axe qui se continue dans le tube nerveux est encore incolore. Peu à peu cependant, la coloration pénètre dans l'intérieur du tube, et au bout d'une demi-heure à une heure un segment plus ou moins long du cylindre-axe s'est coloré.

Lorsque la préparation est conservée vingt-quatre heures dans une chambre humide, afin d'éviter l'évaporation, les tubes nerveux présentent des cylindres-axes colorés en rouge dans une portion plus ou moins considérable de leur longueur à partir des extrémités sectionnées. La myéline qui s'est échappée des tubes a subi des transformations importantes. Souvent elle a donné naissance à de grands boyaux qui s'avancent en divers sens, s'incurvent, se rejoignent et même se fusionnent pour former des réseaux. Lorsque les tubes nerveux sont complétement isolés, le picrocarminate a pénétré dans leur intérieur au niveau de chacun de leurs étranglements annulaires et en a coloré les cylindres-axes. Si, sous l'influence de la dissociation, un tube nerveux a été replié en anse, le cylindre-axe qu'il contient, tendu sur la concavité de l'anse, touche directement en un point la gaîne de Schwann, la myéline étant à ce niveau refoulée de l'autre côté. En ce point, le cylindre-axe s'est coloré aussi bien que vers les extrémités sectionnées et qu'au niveau des étranglements annulaires, tandis que, dans le reste de sa longueur, il est demeuré incolore.

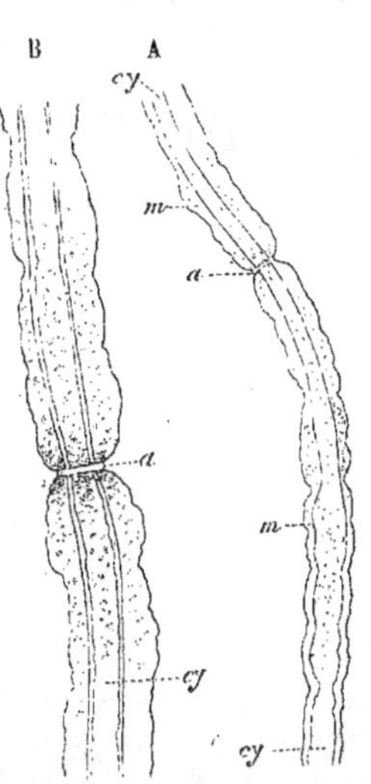

Fig. 236. — Tube nerveux à myéline du nerf sciatique du lapin adulte, dissocié dans une solution de picrocarminate à 1 pour 100. Le dessin a été fait une heure après le début de l'action du réactif, A, à un grossissement de 500 diamètres; B, à 600 diamètres. — *a*, étranglement annulaire; *m*, gaîne de myéline; *cy*, cylindre-axe.

De ce fait, il résulte que la myéline ne se laisse pas traverser par le picrocarminate d'ammoniaque. Si donc il se produit dans les tubes nerveux qui sont plongés dans ce réactif une coloration du cylindre-axe au niveau des étranglements annulaires, c'est que la myéline manque en ces points, ainsi qu'on peut du reste l'établir de la manière la plus complète à l'aide d'autres méthodes qui seront exposées plus loin.

L'emploi du nitrate d'argent dans l'étude des tubes nerveux à myéline révèle plusieurs détails importants de leur structure.

Deux procédés peuvent être mis en usage : ou bien un nerf grêle est plongé tout entier dans la solution de nitrate d'argent,

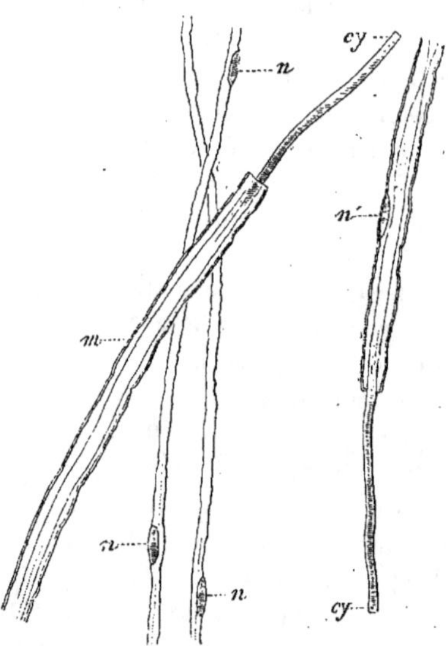

Fig. 237. — Tubes nerveux du nerf sciatique du lapin adulte, dissociés dans une solution de picrocarminate d'ammoniaque à 1 pour 100. Les tubes larges présentent une extrémité déchirée par laquelle s'échappe le cylindre-axe cy. La portion libre des cylindres-axes est colorée en rouge, ce qui sur la gravure est représenté par des hachures. m, gaîne médullaire ; n et n', noyaux des segments interannulaires. — 300 diam.

ou bien on dissocie directement dans cette solution un nerf plus volumineux.

Les nerfs thoraciques du lapin, du rat et de la souris conviennent spécialement pour appliquer le premier de ces procédés. Chez un de ces animaux que l'on vient de sacrifier et qui est attaché convenablement sur une planchette, on pratique sur le thorax et sur l'abdomen une incision médiane et longitudinale ; puis, saisissant avec les doigts ou avec une pince l'une des lèvres de l'incision, on écarte la peau et, se servant du manche du scalpel, on la détache de manière à mettre à découvert les nerfs thoraciques. Ces nerfs, se dégageant des espaces intercostaux pour se rendre aux téguments, apparaissent comme autant de petits cordons blancs, très-fins et très-souples, que l'on maintient facilement en extension en tendant légèrement la peau.

Après s'être assuré qu'ils sont bien isolés en passant au-dessous d'eux un petit crochet mousse, on les arrose au moyen d'une pipette, d'abord avec de l'eau distillée et ensuite avec une solution de nitrate d'argent à 3 pour 1000. Sous l'influence du nitrate d'argent, les filets nerveux deviennent bientôt rigides. Ils sont alors coupés à leurs deux extrémités et portés dans la solution de nitrate d'argent, où on les laissera exposés à la lumière du jour 5, 10, 15 ou 20 minutes, suivant que l'on se proposera d'atteindre plus ou moins profondément les parties sur lesquelles le nitrate d'argent viendra se fixer et se réduire. Enfin, les nerfs seront lavés dans l'eau distillée, et, après y avoir séjourné quelques minutes, ils seront disposés sur une lame de verre et recouverts d'une lamelle.

En les examinant à un grossissement de 150 à 300 diamètres, on reconnaît d'abord à leur surface l'existence d'un revêtement endothélial sur lequel nous reviendrons bientôt, puis une série de petites croix latines, dont les branches longitudinales sont parallèles à l'axe du nerf (voy. fig. 238). Au moment où la préparation vient d'être faite, ces petites croix ne sont pas fortement colorées en noir; mais, si l'on expose les nerfs à la lumière solaire, elles deviennent parfaitement nettes.

On peut s'assurer par un examen attentif et avec un objectif suffisant que la barre transversale de la croix correspond à un étranglement annulaire, tandis que la barre longitudinale appartient au cylindre-axe.

La formation des petites croix sous l'influence du nitrate d'argent démontre que la solution de ce sel, qui, pendant la durée de l'immersion, a été en contact avec la surface des tubes nerveux, a pénétré dans leur intérieur au niveau des étranglements annulaires seulement ; elle a atteint les cylindres-axes, qui en ces points ne sont pas protégés par la myéline, et de là elle a diffusé dans leur intérieur d'une manière symétrique au-dessus et au-dessous des étranglements. Aussi la longueur de la branche longitudinale de la croix dépend-elle, dans une certaine mesure, de la durée de l'immersion. Si elle a été courte, il peut même se faire que la barre transversale de la croix, celle qui correspond à l'étranglement annulaire, soit seule dessinée.

Lorsque les cylindres-axes sont imprégnés, ce sont leurs parties qui avoisinent l'étranglement qui sont d'abord atteintes et qui naturellement ont fixé la plus grande quantité du sel métallique, ce que l'on reconnaît à la teinte foncée qu'elles présentent. Au delà et en deçà, cette teinte diminue d'une manière progressive

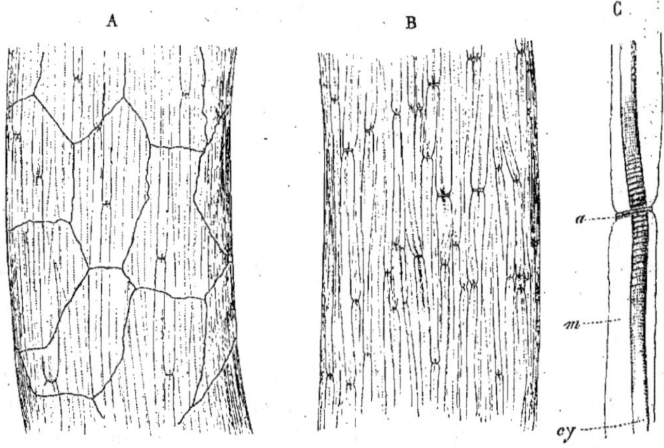

Fig 238. — A. Nerf thoracique de la souris, formé par un seul faisceau nerveux imprégné par le nitrate d'argent. On y observe l'endothélium de la gaîne de Henle et au-dessous quelques étranglements annulaires dessinés par l'argent. — 200 diam.
B. Nerf préparé comme celui qui est figuré en A. La gaîne a été enlevée et l'imprégnation d'argent des étranglements annulaires y est plus complète. — 200 diam.
C. Un tube nerveux du nerf sciatique du lapin adulte, isolé après imprégnation d'argent : a, étranglement annulaire; m, gaîne médullaire; cy, cylindre-axe. — 600 diam.

Stries transversales de Frommann.

et dessine une série de bandes transversales (voy. fig. 239). La striation transversale des cylindres-axes sous l'influence du nitrate d'argent a été signalée il y a déjà longtemps par Frommann[1].

Les nerfs imprégnés par le nitrate d'argent donnent des images très-nettes, surtout quand on les examine dans l'eau. Pour les conserver, il faut remplacer ce liquide par la glycérine. Seulement, comme ce dernier réactif, lorsqu'il est ajouté brusquement, détermine un retrait des tubes nerveux, il convient de le faire arriver très-lentement, ce que l'on obtient, par exemple, en

[1] *Frommann*, Zur Silberfærbung der Axencylinder (*Virchow's Arch.*) 1864, t. XXXI, p. 151).

mettant une goutte de glycérine sur un des bords de la lamelle qui recouvre la préparation, et en maintenant ensuite cette dernière pendant vingt-quatre heures dans une chambre humide.

Lorsque l'on conserve pendant longtemps des nerfs imprégnés au nitrate d'argent à l'abri de la lumière, les croix deviennent extrêmement pâles, et pour les retrouver un fort grossissement est nécessaire. Mais il suffit d'exposer la préparation au soleil pour lui rendre sa netteté primitive.

Le second des procédés que l'on peut employer pour faire agir le nitrate d'argent sur les tubes nerveux à myéline, celui qui consiste à dissocier les nerfs directement dans la solution du sel d'argent, fournit des préparations très-instructives, bien que, au moment où le réactif les pénètre, la plupart des tubes nerveux soient déjà plus ou moins modifiés dans leur forme, sous l'influence des aiguilles ou de la traction que l'on fait subir au tissu en le dissociant.

Les nerfs que l'on soumet à ce mode de préparation doivent contenir des faisceaux volumineux (nerf sciatique du chien, du lapin, du cochon d'Inde, du rat, etc.), de telle sorte qu'il soit possible d'en déchirer la gaîne pour mettre les tubes en liberté. On les laissera séjourner quelques minutes dans la solution du sel d'argent; ils seront ensuite lavés à plusieurs reprises dans l'eau distillée, et ils seront examinés dans ce dernier liquide ou dans la glycérine, qu'on lui aura substituée lentement.

Dans ces préparations, quelques-uns des tubes nerveux qui ont échappé d'une manière complète au traumatisme donnent des figures de croix régulières; mais, sur la plupart d'entre eux, il s'est produit des altérations de ces figures. Parmi ces altérations, il en est une qui doit être d'abord signalée, parce qu'elle donne des renseignements précieux sur les différentes parties qui entrent dans la composition des tubes nerveux au niveau des étranglements annulaires (*a*, fig. 239 D.). Le cylindre-axe a été déplacé suivant la longueur du tube nerveux; l'étranglement est encore marqué par une dépression de la membrane de Schwann, au fond de laquelle il existe un anneau coloré en noir, *a*. A une petite distance de celui-ci, le cylindre-axe présente en *r'* un renflement.

Ce renflement (renflement biconique), d'une forme presque géométrique, paraît constitué par deux cônes réunis par leur base et dans l'axe desquels passerait le cylindre-axe. Leur surface de jonction, au lieu de présenter à son pourtour un angle dièdre aigu, correspond à un méplat analogue à la troncature d'un cristal. Sous l'influence du nitrate d'argent, le renflement biconique s'est coloré en noir; il est limité des deux côtés par une ligne plus claire, au delà de laquelle se montrent les stries de Frommann.

Il y a donc à considérer, au niveau des étranglements annulaires, le cylindre-axe, le renflement biconique et l'anneau de l'étranglement qui appartient à la membrane de Schwann. Cet anneau, qui sur les vues de profil apparaît comme un simple trait, mais qui souvent sur les tubes nerveux dissociés se montre plus ou moins de trois quarts et affecte alors une forme annulaire, correspond à la soudure des segments qui

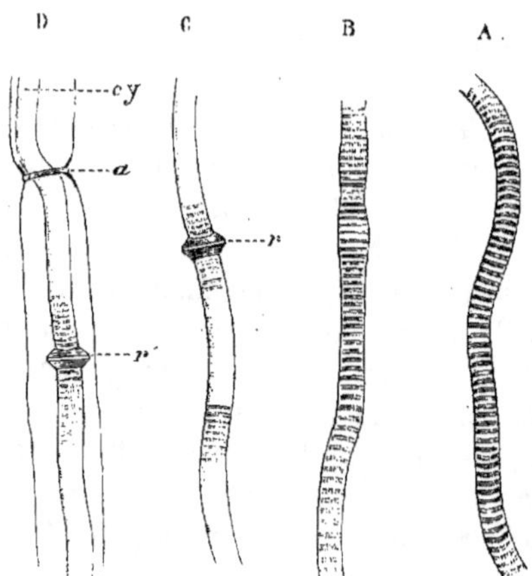

Fig. 239. — Tubes nerveux et cylindres-axes du nerf sciatique du lapin adulte, dissociés dans une solution de nitrate d'argent à 1 pour 300.
A et B. Deux cylindres-axes isolés qui montrent les stries de Frommann.
C. Cylindre-axe qui montre en r un renflement biconique.
D. Tube nerveux dont le cylindre-axe et l'anneau a, sont imprégnés d'argent: cy, cylindre-axe qui, au niveau de l'étranglement annulaire a, a subi une déviation sous l'influence de la dissociation ; r', renflement biconique. — 600 diam.

constituent la membrane de Schwann d'un tube nerveux. On sait en effet que le nitrate d'argent se fixe de préférence sur le ciment intercellulaire des endothéliums et des épithéliums (p. 248), et sur la substance cimentante particulièrement solide qui soude entre eux les différents segments qui composent les fibres cardiaques (voy. p. 541). Il y a donc tout lieu de croire que l'anneau que l'on observe sur les fibres nerveuses à myéline correspond à un ciment intercellulaire.

Les solutions d'acide osmique peuvent être employées de deux façons pour l'étude des tubes nerveux à myéline compris dans les nerfs périphériques : on peut y faire macérer le nerf tout entier et le dissocier ensuite, ou bien y dissocier immédiatement le nerf.

Le premier de ces procédés est aujourd'hui employé par tous les histologistes ; il donne des préparations belles et très-démonstratives, mais seulement à la condition d'en faire un usage bien réglé.

Il ne faut pas perdre de vue que les tubes nerveux à myéline sont des éléments très-délicats, et qu'il est nécessaire de prendre les plus grandes précautions pour ne pas les altérer dans le nerf que l'on se propose de soumettre à l'action de l'acide osmique ; autrement, on s'expose à commettre des erreurs considérables, comme il est arrivé à plusieurs histologistes qui n'ont pas procédé avec assez de ménagements.

S'il s'agit du nerf sciatique de la grenouille, par exemple, après avoir découvert ce nerf délicatement en se servant du bistouri et de la pince, et en évitant de le toucher avec ces instruments, on le coupera à son extrémité supérieure, et on le saisira à cette extrémité seulement pour le détacher dans toute sa longueur, l'enlever et le porter immédiatement dans une solution d'acide osmique à 1 pour 100.

Il n'est pas indifférent que le nerf y séjourne à l'état d'extension ou de complet relâchement. Suivant qu'il sera dans l'un ou l'autre de ces états, il donnera des préparations notablement différentes. Ces préparations seront bien plus nettes si le nerf est maintenu à son degré d'extension physiologique au moment où il est atteint et fixé par le réactif.

Pour cela on prend une petite tige de bois (une allumette par exemple) dans laquelle on pratique un évidement ; au niveau de celui-ci on dispose le nerf enlevé avec les précautions qui ont été indiquées, et on le fixe au degré d'extension convenable au moyen de ligatures placées à ses deux extrémités.

Une méthode plus simple encore consiste à glisser sous le nerf découvert, mais laissé en place, la petite tige de bois évidée sur laquelle on le fixe au moyen de deux ligatures. Lorsqu'il est ensuite coupé au delà de ces ligatures, il est nécessairement maintenu par elles en extension physiologique.

Ainsi tendu sans être comprimé, grâce à l'évidement de son support, le segment nerveux est placé avec ce dernier dans un flacon ou un tube rempli de la solution d'acide osmique et convenablement bouché; il n'a de la sorte subi aucune altération mécanique, sinon au niveau des ligatures.

Ce procédé peut être appliqué à n'importe quel nerf facilement maniable; et, pourvu que celui-ci soit absolument frais, enlevé à l'animal vivant ou immédiatement après sa mort, on obtiendra de bons résultats.

Durée du séjour dans l'acide osmique. — Les nerfs doivent être maintenus dans la solution d'acide osmique d'autant plus longtemps qu'ils sont plus volumineux. Il suffit que le nerf sciatique de la grenouille ait séjourné quelques heures dans cette solution pour qu'il soit imprégné et fixé dans toutes ses parties. Pour le sciatique du lapin, le même résultat n'est atteint qu'au bout de quinze à vingt heures, et il faut plus longtemps encore pour le sciatique du chien. Il est également nécessaire que la quantité de la solution soit en rapport avec le volume et la longueur du nerf.

Lorsqu'il est atteint dans toutes ses parties, ce dont on juge en constatant que, sur une coupe transversale pratiquée avec le rasoir, il est noirci jusqu'à son centre, le nerf est mis dans une soucoupe de porcelaine remplie d'eau distillée, et l'on procède à la dissociation.

Précautions à prendre pour la dissociation. — Les aiguilles que l'on emploie pour la faire doivent être bien polies, afin d'éviter qu'elles n'adhèrent aux filaments et aux tubes nerveux au fur et à mesure qu'ils sont dégagés.

Des pinces fines, telles qu'on les emploie d'habitude pour les préparations histologiques, sont également utiles pour pratiquer cette dissociation.

Supposons d'abord que nous ayons affaire au sciatique de la grenouille enlevé avec ses deux branches de bifurcation inférieures. Au moyen de deux pinces, on saisit ces deux branches; en les écartant dans l'eau, on déchire la gaîne du nerf et l'on met à nu un certain nombre des tubes nerveux qui sont compris dans la partie supérieure.

Dans cette opération, il arrive le plus souvent que quelques tubes nerveux se dégagent des autres sans avoir été touchés par les instruments. Ce sont les meilleurs pour l'observation. En continuant ensuite la dissociation au moyen des aiguilles, on obtient encore, en prenant les précautions indiquées page 572, quelques tubes isolés ou en petits groupes qui donneront également de bonnes préparations.

Ils seront conduits au moyen des aiguilles sur une lame de verre plongée obliquement dans l'eau. Celle-ci est alors retirée du liquide avec les éléments nerveux que l'on maintient à sa surface. Pour ajouter une lamelle et terminer la préparation, il faut avoir recours au tour de main de la demi-dessiccation (voy. p. 53).

La lamelle à recouvrir doit être soutenue au moyen de cales formées de papier mince, ou de lames de moelle de sureau.

La dissociation des nerfs des mammifères, après que ces nerfs ont été soumis à l'action de l'acide osmique, s'effectue sans difficulté lorsque la gaîne lamelleuse d'un de leurs gros faisceaux nerveux a été fendue dans toute sa longueur. Cette opération peut être faite avec des ciseaux fins, mais il vaut encore mieux l'exécuter avec un scalpel bien tranchant, manœuvré comme pour faire une incision superficielle.

Lorsque la gaîne est ouverte, on en dégage les tubes nerveux avec la plus grande facilité en les saisissant avec la pince à l'extrémité du faisceau nerveux, tandis qu'on retient le reste avec une aiguille. En poursuivant la dissociation, on devra avoir bien présent à l'esprit que toutes les parties des tubes nerveux touchées par les instruments sont notablement altérées.

Les tubes nerveux isolés par dissociation après macération convenable dans une solution d'acide osmique à 1 pour 100 et examinés dans l'eau, sont parfaitement nets, et de toutes les méthodes que l'on peut employer pour la préparation de ces éléments, c'est celle qui montre le mieux certains détails de leur structure. Si l'on désire conserver les préparations, il faut remplacer l'eau par la glycérine[1], en faisant pénétrer ce dernier réactif aussi lentement que possible, et pour cela on suivra les procédés qui ont été indiqués un peu plus haut (p. 726).

Lorsque, avant d'être immergé dans la solution d'acide osmique, un nerf n'a pas été tendu, et qu'on en pratique ensuite la dissociation en suivant exactement les procédés qui viennent

---

[1] Pour conserver les tissus qui ont été soumis à l'action de l'acide osmique, Max Schultze a recommandé comme liquide additionnel une solution d'acétate de potasse, qui partage avec la glycérine la propriété de ne pas se dessécher. Mais ce réactif n'a pas les qualités que Schultze lui a attribuées, et les préparations de tubes nerveux s'y conservent beaucoup moins bien que dans la glycérine; il doit donc être laissé de côté.

d'être indiqués, on constate que les tubes nerveux, isolés ou en petits groupes, sont repliés en zigzag[1]. Les étranglements annulaires s'y reconnaissent, mais ils paraissent serrés.

Pour bien voir ces étranglements et les étudier dans leurs différentes parties, il convient d'en faire l'examen sur des préparations obtenues de nerfs qui ont été maintenus en extension au moment où leurs éléments ont été fixés par l'acide osmique. Dans ces préparations, les étranglements annulaires sont nettement marqués par des barres transversales claires qui divisent chaque tube nerveux en segments d'égale longueur.

Segments interannulaires.

Ces segments, *segments interannulaires*, sont d'autant plus courts, toutes choses égales d'ailleurs, que le diamètre des tubes est plus petit. Il y a quelques exceptions à cette règle; elles seront signalées à propos des nerfs où elles se présentent.

Les segments interannulaires ne sont pas colorés en noir uniforme par l'acide osmique; ils présentent, suivant leur axe, une portion centrale dont la teinte est toujours moins foncée que celle de leurs bords. Cela tient à la présence du cylindre-axe. La coloration noire des tubes nerveux est due, en effet, à ce que la myéline réduit l'acide osmique et en précipite l'osmium, tandis que, chez ces mammifères et chez la plupart des vertébrés, les cylindres-axes ne sont pas colorés ou le sont à peine par l'acide osmique. C'est là une notion qu'il faut avoir pour comprendre pourquoi, sur les tubes nerveux traités par l'acide osmique, les étranglements sont indiqués par une barre transversale claire. A leur niveau, la gaîne médullaire est interrompue, et il existe seulement le cylindre-axe, son renflement biconique et la membrane de Schwann.

Étranglements annulaires.

Chez la plupart des vertébrés, les tubes nerveux présentent de chaque côté de leurs étranglements annulaires une légère dilatation, ce qui leur donne en ces points une forme élégante. Ces dilatations, ces sortes d'ampoules, ne sont pas lisses à leur surface; elles sont munies d'une série de côtes saillantes qui correspondent à autant de poches formées par la gaîne de Schwann, et qui contiennent de la myéline.

---

[1] Cette disposition des tubes nerveux dans l'intérieur de la gaîne lamelleuse se produit à l'état physiologique; c'est à elle qu'il faut attribuer l'apparence moirée spéciale que présentent les nerfs revenus sur eux-mêmes, et qui disparaît quand ils sont en extension.

Cette disposition, qui existe chez tous les mammifères, est

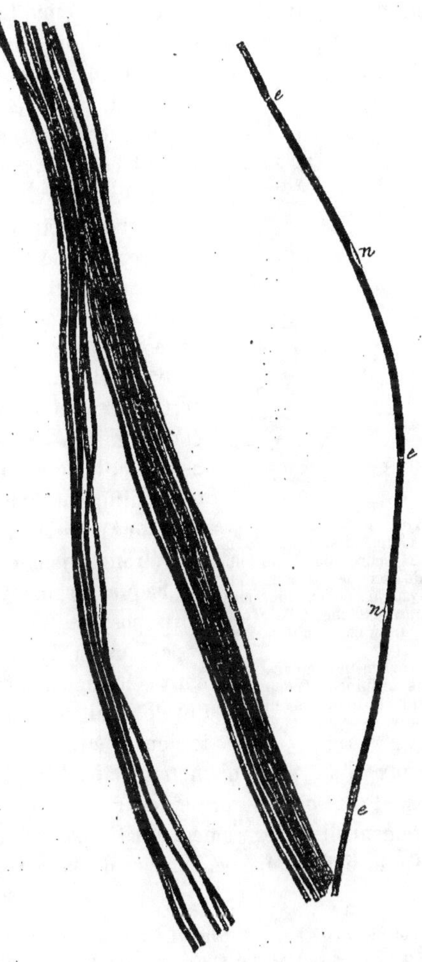

Fig. 240. — Nerf sciatique du lapin, en extension physiologique, fixé au moyen de l'acide osmique, puis dissocié dans l'eau. — *e*, étranglements annulaires ; *n*, noyaux des segments interannulaires. — 50 diam.

surtout nettement marquée chez la grenouille (voy. fig. 244). Les deux ampoules qui se font face de chaque côté de l'étranglement limitent un ménisque biconcave qui paraît homogène au premier abord. Mais, en l'examinant attentivement et avec un objectif fort et à grand angle d'ouverture, on peut y reconnaître le cylindre-axe qui est traversé perpendiculairement, au milieu du ménisque, par une strie. Cette strie, qui paraît brillante quand on éloigne l'objectif, obscure quand on le rapproche, correspond au renflement biconique, corps réfringent et convexe (voy. p. 727), dont l'existence a été démontrée sur des préparations faites à l'aide du nitrate d'argent [1].

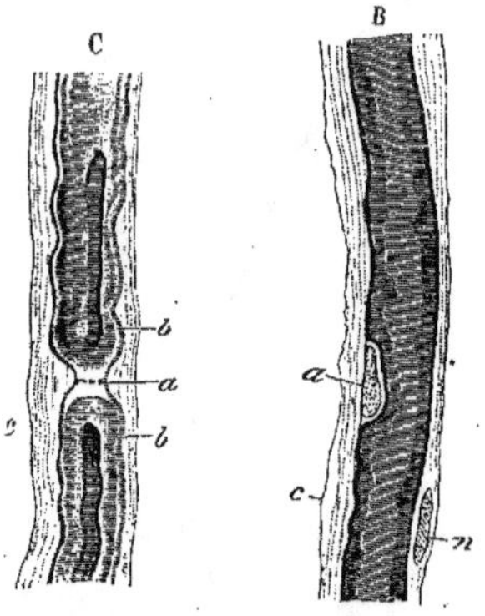

Le renflement biconique et ses rapports avec le cylindre-axe peuvent être mieux observés sur certains tubes nerveux qui ont été soumis à l'action de l'acide osmique, lorsque, sous l'influence d'une diffusion du réactif, la myéline a été refoulée de chaque côté de l'étranglement (a, b, fig. 242).

Chaque segment interannulaire possède un noyau situé à peu près à égale distance des deux étranglements annulaires qui le limitent. Ce noyau peut toujours être reconnu sur les tubes nerveux d'un petit diamètre, mais, lorsque ces tubes sont larges, il faut qu'il se présente sur leur profil pour qu'on le voie nettement. Il est légèrement aplati, possède une nucléole et se trouve logé dans une échancrure de la gaine médullaire

Noyau du segment interannulaire.

Fig. 241.— Tubes nerveux du sciatique du chien adulte, dissociés après un séjour de 24 heures dans une solution d'acide osmique à 1 pour 100.

B. a, noyau du segment interannulaire; n, noyau d'une cellule connective; c, tissu conjonctif intrafasciculaire.

C. a, étranglement annulaire, b, b, renflements terminaux de deux segments voisins; c, tissu conjonctif intrafasciculaire. — 400 diam.

---

[1] Quelques auteurs (Axel Key et Retzius, Rouget, etc.) ont décrit et figuré des étranglements annulaires au niveau desquels la gaine médullaire ne serait pas interrompue. Ces sortes d'étranglements n'existent pas à l'état physiologique; il s'agit là simplement d'une altération qui résulte du mode de préparation, ainsi que je l'ai établi en déterminant les conditions dans lesquelles on peut la reproduire (*Leçons sur l'histologie du système nerveux*, t. 1, p. 60).

Lorsque les nerfs soumis à l'action de l'acide osmique sont dissociés sans ménagement, on observe encore en des points plus ou moins nombreux des fractures de la myéline au niveau desquelles on aperçoit le cylindre-axe complétement dénudé; il ne faut pas les confondre avec les étranglements annulaires.

qu'il ne remplit pas complétement. Entre lui et la myéline, il existe un amas de protoplasma qui s'étend au-dessous de la membrane de Schwann et le fixe à cette membrane, fait que l'on peut déjà constater par le simple examen du tube nerveux dans l'eau (voy. p. 721).

Chez les jeunes sujets, la masse de protoplasma qui entoure le noyau du segment interannulaire est plus considérable. On peut la suivre à une plus grande distance sous la membrane de Schwann en dehors des limites du noyau, elle semble même la doubler dans toute son étendue (voy. fig. 243). Enfin, il se montre parfois dans cette masse protoplasmique des gouttelettes de myéline qui se colorent par l'osmium, ainsi que Axel Key et Retzius l'ont observé [1].

La dissociation directe des nerfs dans la solution d'acide osmique fournit des préparations fort instructives, mais elle a l'inconvénient d'exposer l'opérateur à l'action irritante des vapeurs de ce réactif sur la conjonctive et les muqueuses respiratoires. On peut se mettre à l'abri de ces accidents à l'aide de quelques précautions.

Le nerf enlevé avec tous les ménagements précédemment indiqués est placé sur le fond blanc d'une soucoupe contenant un centimètre cube environ d'une solution d'acide osmisque à 1 pour 200 ; puis il est dissocié au moyen des pinces, des ciseaux et des aiguilles, en suivant les indications qui ont été données un peu plus haut.

Le nerf sciatique de la grenouille, à cause de la bifurcation de sa partie inférieure, présente un avantage spécial pour l'application de ce procédé. Il suffit en effet de saisir ses deux branches avec des pinces et de les écarter pour obtenir des tubes complétement isolés qui, au moment où ils se séparent, sont régulièrement imprégnés par le réactif qui les enveloppe de toutes parts.

Protoplasma du segment interannulaire.

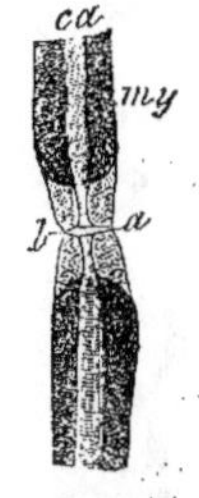

Dissociation directe dans l'acide osmique.

Fig. 242. — Tube nerveux du sciatique du lapin, traité par l'acide osmique à 1 pour 100. — Les deux renflements de myéline sont écartés, et les détails de l'étranglement sont mis en évidence. — *ca*, cylindre-axe ; *my*, gaîne de myéline ; *a*, étranglement annulaire ; *b*, renflement biconique. — 350 diam.

[1] *Axel Key et Retzius*, Studien in der Anatomie des Nervensystems. (*Arch. f. micr. Anatomie*, 1873, t. IX, p. 350).

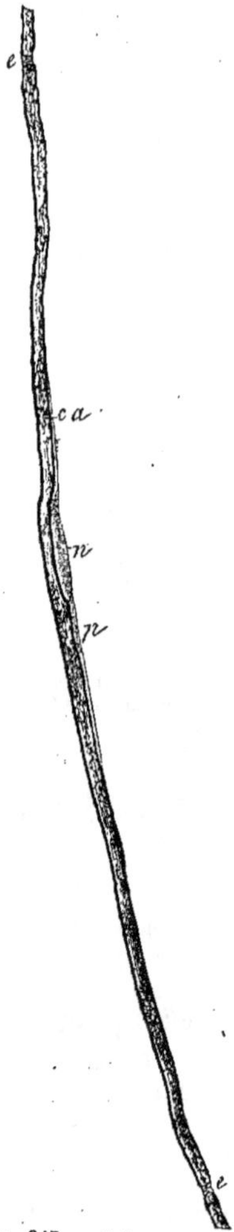

Incisures obliques et segments cylindro coniques.

Fig. 243. — Tube nerveux du sciatique du lapin nouveau-né, isolé après une macération de 24 heures dans une solution d'acide osmique à 1 pour 100. — *ee*, étranglements annulaires; *n*, noyau du segment interannulaire: *p*, protoplasma qui l'entoure; *ca*, portion centrale claire du tube nerveux correspondant au cylindre-axe. — 400 diam.

Dès que la dissociation des tubes nerveux est suffisante, ce qui exige une minute à peine, ils sont portés dans l'eau distillée, disposés sur une lame de verre et recouverts d'une lamelle, l'eau ou une solution de picrocarminate servant de liquide additionnel. Si ce dernier réactif est employé, après un séjour de vingt-quatre heures dans une chambre humide, les éléments seront convenablement colorés et fourniront une préparation persistante lorsque l'on aura substitué lentement la glycérine au picrocarminate.

Les noyaux des segments interannulaires et les cylindres-axes, ces derniers surtout lorsqu'ils ont été complétement isolés par la dissociation, sont convenablement colorés. Ce résultat ne pourrait pas être obtenu si les tubes nerveux avaient séjourné longtemps dans l'acide osmique, et c'est la raison pour laquelle ce procédé de coloration n'a pas été indiqué un peu plus haut lorsqu'il a été question de la dissociation des nerfs après une macération prolongée dans ce réactif.

Cette méthode a encore pour avantage de faire distinguer plus nettement que n'importe quelle autre les incisures obliques. Les segments qu'elles séparent, *segments cylindroconiques*, se recouvrent comme les tuiles d'un toit et se terminent par des angles très-aigus, soit sous la gaîne de Schwann, soit à la surface du cylindre-axe (*i*, fig. 244).

Si immédiatement après avoir isolé les tubes nerveux dans la solution d'acide osmique, on les examine dans l'eau, les incisures paraissent élargies, et entre les deux segments de myéline colorés en noir qu'elles séparent, il s'est formé un espace parcouru par des filaments transparents et incolores qui passent de l'un des segments à l'autre. Ces filaments semblent sortir de la myéline, et sont assez comparables à ceux qui s'échappent de l'extrémité des tubes nerveux sectionnés, examinés frais et dans l'eau. Ils se modifient bientôt, se gonflent, se fondent les uns avec les autres, et deux segments voisins se trouvent alors séparés par un espace clair et incolore.

La longueur des segments cylindro-coniques est très-variable : quelquefois on en compte, dans un même tube nerveux, quatre ou cinq à peu près d'égale dimension, disposés à la suite l'un de l'autre ; puis cette série est interrompue par un segment très-long ou par un segment très-court. Par leurs extrémités, qui sont toujours en forme de cônes allongés, pleins ou creux, ils s'emboîtent les uns dans les autres. On rencontre de ces segments qui se terminent d'un côté par un cône plein, de l'autre par un cône creux, mais il en est d'autres qui possèdent des cônes creux ou des cônes pleins à leurs deux bouts.

Parfois, en pratiquant la dissociation des tubes nerveux au sein de l'acide osmique, il arrive que la membrane de Schwann est rompue et détachée de ces tubes dans une partie de leur longueur. Les segments cylindro-coniques, qui ne sont plus maintenus à leur périphérie, éprouvent un léger gonflement, se séparent un peu les uns des autres, et paraissent disposés le long du cylindre-axe comme les grains d'un chapelet (fig. 245).

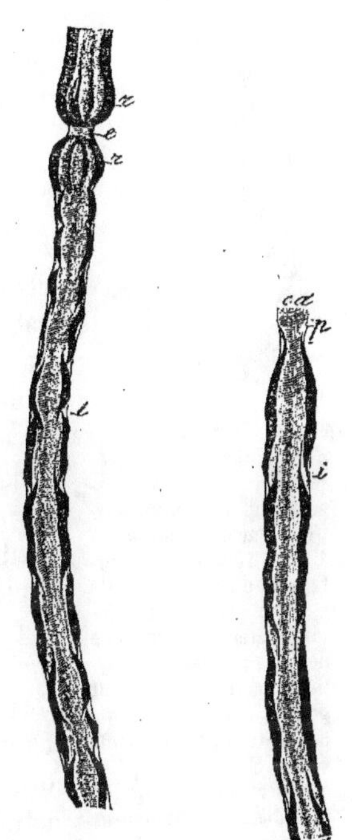

Fig. 244. — Tubes nerveux du sciatique de la grenouille, dissociés directement dans une solution d'acide osmique à 1 pour 100. — c, étranglement annulaire ; r, r, renflements terminaux munis de côtes saillantes ; i, incisures obliques. Le cylindre-axe, ca, a été mis en liberté ; le segment cylindro-conique qui le recouvre à ce niveau s'amincit progressivement en p et s'applique exactement sur sa surface. — 350 diam.

Quelques-uns d'entre eux présentent une échancrure *i'*, qui correspond à une incisure incomplète. De ce fait il semble résulter que les incisures qui commencent à la surface de la gaîne médullaire ne s'étendent pas nécessairement jusqu'au cylindre-axe.

Entre les noyaux qui occupent le milieu des segments interannulaires et les segments cylindro-coniques il n'y a pas de rapport constant ; ces noyaux peuvent se trouver à la partie centrale d'un segment cylindro-conique ou à cheval sur deux de ces segments, c'est-à-dire au niveau d'une incisure[1].

Certains cylindres-axes se présentent complétement dénudés dans les préparations obtenues par dissociation directe dans l'acide osmique. Après qu'ils ont été soumis à l'action du picrocarminate, on reconnaît qu'ils possèdent un bord mince incolore homogène, tandis que leur partie médiane est colorée en rouge et présente une striation vague longitudinale ou légèrement oblique. Quelquefois aussi il reste à leur surface de petites portions des segments cylindro-coniques qui y forment comme des écailles. Ces écailles constituent une sorte de gaîne irrégulière qui a été décrite récemment par Kuhnt[2], tandis que la bordure claire homogène semble correspondre à une autre gaîne dont l'existence a été signalée il y a longtemps déjà par Mauthner[3].

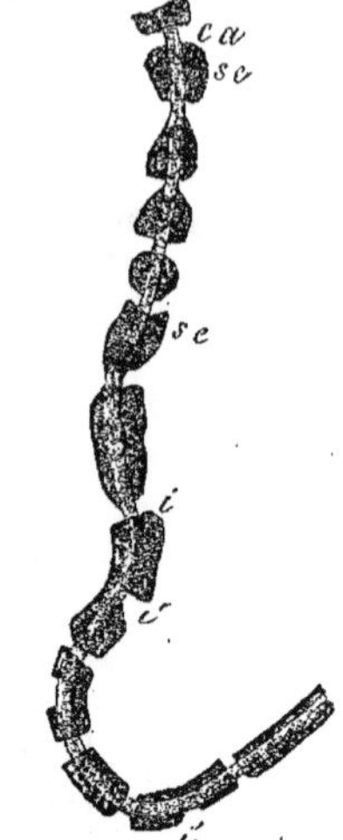

Fig. 245. — Tube nerveux du sciatique de la grenouille, isolé par dissociation dans une solution d'acide osmique à 1 pour 100. — La membrane de Schwann a été enlevée dans une certaine étendue du tube nerveux ; les segments cylindro-coniques, *s e*, sont gonflés et séparés les uns des autres par les incisures agrandies *i* ; *i'*, échancrures de la gaîne médullaire, ou incisures incomplètes.— 350 diam.

---

[1] D'après Lanterman (*loc. cit.*), qui un des premiers s'est occupé des incisures de Schmidt, les étranglements annulaires ne seraient qu'un cas particulier de ces incisures, et devraient dès lors être considérés simplement comme des incisures plus profondes que les autres. Il a même soutenu que chaque segment cylindro-conique possède un noyau distinct. Mais la plus simple observation suffit à démontrer que c'est là une erreur ; il est même difficile d'en apprécier l'origine.

[2] *Kuhnt*, Die peripherische markhaltige Nervenfaser (*Arch. für micr. Anat.*, 1876, t. XIII, p. 427.)

[3] *Mauthner*, Beitraege zur Kenntniss der morphol, Elemente des Nervensystems (*Académie des sciences de Vienne*, t. XXXIX).

Il est certains faits relatifs au cylindre-axe et à ses rapports avec la gaîne médullaire qui ne peuvent être étudiés que sur les coupes transversales et longitudinales des nerfs préalablement durcis. *Coupes trans-versales et longitu-dinales des nerfs.*

Les procédés que l'on emploie pour durcir les nerfs ne diffèrent pas, dans ce qu'ils ont d'essentiel, de ceux dont on fait usage pour les autres tissus (voy. p. 83 et suiv.); les réactifs qui conviennent spécialement sont : l'acide chromique, le bichromate de potasse, le bichromate d'ammoniaque, l'acide osmique et l'alcool.

Un nerf maintenu en extension par un des procédés indiqués plus haut (voy. p. 729) est plongé dans 150 à 500 centimètres cubes d'une solution d'acide chromique à 2 pour 1000. Au bout d'une semaine, il y a déjà acquis une consistance convenable. Deux, trois ou quatre semaines suffisent pour compléter le durcissement. Au sortir de la solution chromique, on le mettra pendant quelques heures dans l'eau pour enlever l'excès du réactif, puis on le portera dans l'alcool ordinaire. Des coupes transversales et longitudinales, pratiquées à l'aide d'un des procédés indiqués page 91 et suivantes, seront colorées par le carmin (p. 97) ou le picrocarminate (p. 100); puis elles seront montées dans le baume du Canada ou la résine dammar, après avoir été déshydratées par l'alcool et éclaircies par l'essence de térébenthine ou de girofle. *Coupes après durcissement dans l'acide chromique.*

Si l'on examine d'abord les coupes transversales, on sera frappé de voir que les cylindres-axes, qui à l'état normal sont cylindriques et qui par conséquent devraient être représentés par des cercles, ont une forme étoilée (fig. 246). Il s'agit là d'une modification produite par le réactif, comme on peut s'en assurer en observant des coupes longitudinales. Les cylindres-axes s'y présentent sous la forme de rubans déchiquetés, et paraissent limités par des surfaces concaves qui laissent entre elles des dents ou des crêtes saillantes. Sous l'influence de l'acide chromique faible, la myéline s'est altérée et a formé des boules analogues à celles que l'eau y détermine, et qui, remplissant le sac limité par la gaîne de Schwann, ont comprimé le cylindre-axe, comme le feraient des billes placées autour d'un bâton de cire à modeler. Grâce au durcissement consécutif, le cylindre-axe conserve la forme qu'il a reçue. *Forme étoilée des cylindres-axes.*

Revenons aux coupes transversales. On y remarque toujours quelques tubes nerveux qui se montrent avec un aspect bien différent de celui qui vient d'être décrit. Leurs cylindres-axes, au lieu d'être irréguliers et anguleux, apparaissent sous la forme de cercles réguliers. La substance qui les entoure et qui s'étend jusqu'à leur membrane de Schwann est claire, transparente, à peine teintée, tandis que, dans les autres tubes, ceux dont il a été question d'abord, il existe dans les mêmes points une matière réfringente et colorée en brun plus ou moins foncé. Il ne faudrait

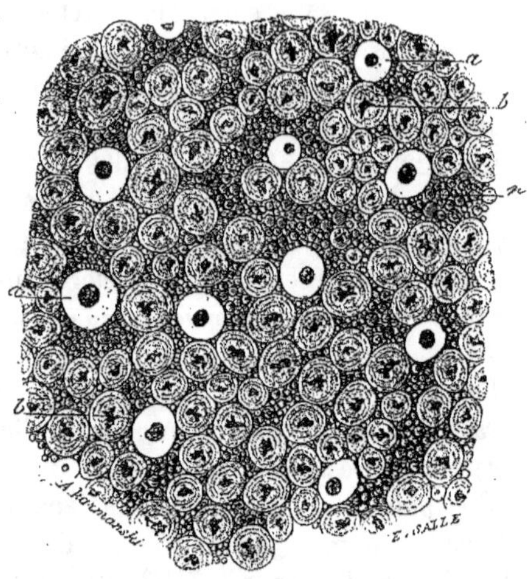

Fig. 246. — [Section transversale de l'un des faisceaux du sciatique du chien, faite après durcissement du nerf, obtenu par un séjour successif d'une semaine dans une solution d'acide chromique à 2 pour 1000 et de vingt-quatre heures dans l'alcool. La coupe a été colorée par le picrocarminate et montée dans la résine dammar après avoir été déshydratée dans l'alcool et éclaircie par l'essence de girofle. — a, tubes nerveux sectionnés dans le voisinage immédiat des étranglements annulaires; b, tubes nerveux sectionnés dans différents points de la longueur des segments interannulaires; r, fibres de Remak. — 460 diam.

pas conclure de la différence de ces images à l'existence dans les nerfs de deux espèces de tubes nerveux. Celles de ces images qui sont caractérisées par un cylindre-axe étoilé correspondent à des tubes nerveux sectionnés dans le corps même de leurs segments interannulaires, tandis que les autres sont fournies par des tubes coupés dans le voisinage immédiat de leurs étranglements. En ces points, la myéline a été refoulée par suite de la pénétration du réactif au niveau des étranglements annulaires, ainsi qu'on peut s'en assurer en examinant des tubes nerveux isolés par dissociation après que les nerfs ont été durcis par l'acide chromique.

La solution de bichromate d'ammoniaque à 2 pour 100, que

Gerlach a recommandée pour l'étude du système nerveux, peut être employée pour durcir les nerfs. Elle est bien préférable aux solutions d'acide chromique, parce qu'elle n'altère pas la forme des cylindres-axes, et qu'elle permet de colorer ensuite rapidement et régulièrement les coupes par le carmin ou le picrocarminate d'ammoniaque. La quantité de la solution de bichromate que l'on doit employer pour durcir un nerf doit être relativement considérable (100 à 200 centimètres cubes en moyenne); le durcissement s'y produit avec une très-grande lenteur. Plusieurs mois sont nécessaires pour que le nerf ait une consistance convenable, et, même après un an de macération dans ce liquide, les pièces sont encore excellentes pour l'étude.

Les coupes transversales doivent être faites à main levée après inclusion dans la moelle de sureau, ou mieux encore dans un mélange de cire et d'huile. Il convient même de combiner ces deux procédés d'inclusion. Pour cela, on creuse, sur une des faces planes d'un morceau de moelle de sureau, une cavité profonde dans laquelle on place le segment de nerf. Celui-ci étant maintenu au moyen d'une épingle, on verse dans la cavité le mélange de cire et d'huile porté à une température qui ne doit pas excéder notablement son point de fusion. Lorsque ce mélange s'est solidifié par le refroidissement, l'épingle est enlevée et le segment nerveux se trouve fixé. Ce procédé permet de faire des coupes extrêmement minces : une première section ayant régularisé la surface des trois corps qui se trouvent associés (moelle de sureau, mélange de cire et d'huile, nerf), pour pratiquer la seconde section qui doit dégager la coupe, on déprime avec le plat du rasoir la surface de la moelle de sureau de manière à faire saillir d'une quantité aussi petite que possible la cire et le nerf, et on les tranche d'un seul coup, avec une sûreté de main d'autant plus grande que le rasoir repose sur un plan qui le guide. La moelle de sureau ainsi employée tient lieu de microtome, et présente sur ce dernier instrument une série d'avantages : elle n'altère pas le tranchant du rasoir; elle permet de faire des coupes beaucoup plus minces et d'en changer à volonté l'orientation. C'est surtout en vue de ce dernier avantage que ce procédé, qui n'a pas été indiqué dans les méthodes générales, devait être donné ici, car on va voir qu'il est souvent nécessaire de faire des sections des nerfs légèrement obliques.

En effet, lorsque des coupes transversales complètes, faites sur un nerf durci par le bichromate d'ammoniaque, sont placées dans l'eau, on remarque que la surface de chaque faisceau nerveux d'un diamètre notable se déjette en devenant convexe ou concave. La coupe étant alors placée sur une lame de verre, si on la recouvre d'une lamelle, celle-ci efface bien les voussures qui se sont produites sur chaque faisceau nerveux, mais elle le fait en déterminant des plis qui altèrent l'image et souvent même rendent impossible l'observation des éléments.

Pour obtenir des préparations dans lesquelles les tubes nerveux sont régulièrement étalés, même lorsque l'on opère sur un nerf qui a de gros faisceaux nerveux, comme le sciatique du lapin, du chien, etc., il faut diriger obliquement le rasoir, de manière à faire une coupe incomplète de plus en plus mince et qui se termine avant d'avoir atteint toute la circonférence de l'un des gros faisceaux. Les tubes nerveux de ce faisceau peuvent alors s'écarter les uns des autres et se disperser régulièrement en entr'ouvrant l'anneau incomplet de la gaîne lamelleuse. Il suffit que ces coupes aient séjourné ensuite une demi-heure dans une solution de picrocarminate à 1 pour 100 pour que leur coloration soit complète. Lorsqu'elles auront été débarrassées de l'excès de la matière colorante par un lavage à l'eau ordinaire, elles pourront être montées, soit dans la glycérine, soit dans la résine dammar.

Dans la glycérine, les tubes nerveux coupés en travers montrent nettement deux détails de leur structure sur la signification desquels on discute encore : l'un est relatif au cylindre-axe, l'autre à la gaîne médullaire.

Gaîne de Mauthner.

Le cylindre-axe s'y présente sous la forme d'un cercle rouge à peu près régulier, entouré d'un anneau mince, incolore, qui le sépare de la myéline ; ce qui conduit à penser qu'il est composé de deux substances : l'une centrale qui se colore par le carmin, l'autre périphérique dans laquelle ce réactif ne détermine pas de coloration. Cette dernière correspond à la gaîne de Mauthner (voy. p. 738).

La gaîne médullaire paraît formée de couches concentriques. Ces couches ne sont pas assez nettes pour qu'il soit possible de déterminer exactement leur nombre et leur épaisseur. Aussi, comme on les voit d'une manière beaucoup plus distincte après l'action de l'acide osmique c'est à l'aide de ce réactif qu'il convient de les étudier.

Lorsqu'un nerf contenant beaucoup de tubes nerveux à myéline a séjourné dans une solution d'acide osmisque à 1 pour 100, assez longtemps pour que tous ses tubes soient fixés, il n'y a cependant pas pris une consistance suffisante pour qu'il soit possible d'y pratiquer des coupes transversales. On pourra lui faire acquérir cette consistance en l'immergeant pendant vingt-quatre heures dans l'alcool, puis vingt-quatre heures encore dans une solution légère de gomme arabique, et enfin un jour entier dans l'alcool fort.

Les coupes transversales doivent être extrêmement minces; pour les réussir, il faut suivre le procédé indiqué un peu plus haut (p. 741). On obtiendra ainsi des parties de la coupe d'une minceur extrême, sur lesquelles on pourra faire une bonne observation. A mesure qu'elles sont enlevées par le rasoir, les coupes sont placées dans l'alcool, mises sur la lame de verre dans quelques gouttes du même liquide, que l'on enlève ensuite avec du papier à filtrer; on laisse alors tomber sur la préparation une goutte d'eau et l'on place la lamelle; puis, sur un des bords de cette dernière, on dépose une ou deux gouttes d'eau phéniquée et l'on place le tout dans une chambre humide. Vingt-quatre heures après, la petite quantité de gomme que renfermait la préparation étant dissoute, on remplace l'eau par de la glycérine.

Les préparations que l'on obtient ainsi présentent, dans leurs parties les plus minces, des tubes nerveux dont les aspects différents permettent d'apprécier la disposition et la signification des couches concentriques de la gaîne médullaire. Dans certains de ces tubes (fig. 247), la membrane de Schwann forme une circonférence régulière à l'intérieur de laquelle la gaîne de myéline dessine un anneau fortement coloré en noir. Au centre de cet anneau se trouve le cylindre-axe, sous la forme d'un cercle granuleux dont le diamètre est beaucoup plus considérable que si la préparation avait été faite par d'autres procédés de durcissement (acide chromique, bichromate d'ammoniaque, etc.). Dans d'autres tubes, la gaîne médullaire, au lieu d'être représentée par un seul anneau, paraît formée de deux anneaux concentriques dont l'interne est le plus mince; ils sont séparés l'un de l'autre par une bande claire. Dans quelques tubes, il existe une disposition semblable à la précédente, mais avec cette différence que l'anneau externe de la gaîne médullaire est le plus mince, tandis que l'anneau interne est le plus épais. Il arrive aussi que les deux anneaux sont d'égale épaisseur. Enfin, il est un dernier aspect que présentent les tubes nerveux : la gaîne médullaire n'est pas décomposée en anneaux; occupée à son centre par

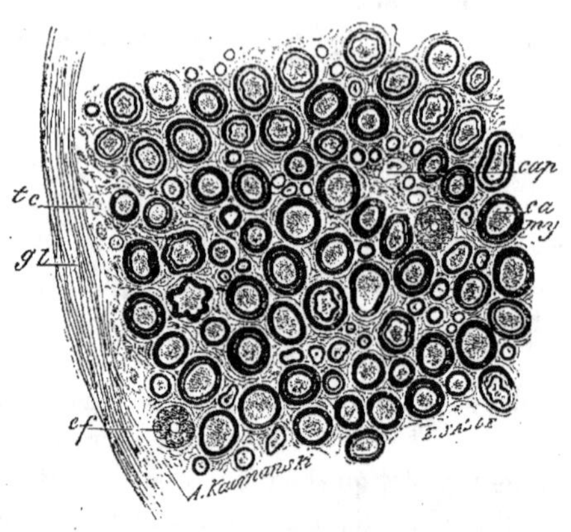

Fig. 247. — Section transversale du sciatique du chien, faite après durcissement du nerf par l'action successive de l'acide osmique à 1 pour 100, de l'alcool, de la gomme et de l'alcool. Conservation dans la glycérine. — *gl*, gaîne lamelleuse; *tc*, tissu conjonctif intrafasciculaire; *ca*, cylindre-axe; *my*, gaîne de myéline; *ef*, tube nerveux coupé au voisinage d'un étranglement annulaire; *cap*, capillaire sanguin. — 400 diam.

le cylindre-axe, dont le diamètre est singulièrement réduit (voy. également fig. 242), elle est moins noire que dans les autres tubes; à la périphérie elle forme une série de festons convexes.

Lorsque l'on connaît les étranglements annulaires et les incisures obliques, il est facile de donner l'explication de ces différents aspects que présentent les tubes nerveux. Si nous supposons un de ces tubes sectionné à la partie médiane d'un segment cylindro-conique, la gaîne médullaire coupée à ce niveau formera un anneau simple; si, au contraire, la section a atteint un tube nerveux au niveau d'une incisure, la gaîne médullaire formera deux anneaux, l'interne correspondant au segment cylindro-conique emboîté, l'externe au segment emboîtant. L'épaisseur relative de ces anneaux devra varier suivant que la section aura atteint un point de l'incisure plus ou moins profond. Quant à la dernière des formes affectées par les tubes nerveux, elle dépend de ce que ces tubes ont été coupés un peu au-dessus ou un peu au-dessous d'un étranglement annulaire, au niveau de l'un des renflements qui le limitent, les festons périphériques correspondant aux côtes que possèdent ces renflements.

En terminant, il convient d'insister sur ce fait, que les cylindres-axes, étudiés sur les coupes transversales des nerfs après l'action de l'acide osmique, ont un diamètre relativement considérable. Ce diamètre correspond à peu près exactement au ruban central clair que montrent les tubes nerveux dissociés après macération dans le même réactif.

On peut du reste s'assurer, en examinant des nerfs vivants, sans addition d'aucun liquide, que l'acide osmique, en fixant les cylindres-axes, leur conserve à peu près leur diamètre normal. Cet examen peut être fait sur des parties vivantes, des muscles par exemple, enlevées à un animal à sang froid que l'on vient de sacrifier. Mais dans ces conditions il est toujours difficile et insuffisant, soit parce que les tubes nerveux sont mélangés à d'autres éléments qui les masquent, soit parce que ces éléments, surtout s'il s'agit de fibres musculaires, en revenant sur eux-mêmes, déterminent le retrait ou plutôt le tassement des nerfs qui les accompagnent. Aussi est-il bien préférable de faire l'étude des nerfs vivants sur le poumon de la grenouille, en utilisant l'appareil que Holmgren a imaginé pour observer la circulation dans cet organe (voy. p. 601). Il est nécessaire seulement que le poumon soit gonflé (ce qui se fait à la volonté de l'observateur) jusqu'à l'arrêt de la circulation capillaire. Dans ces conditions, les petits nerfs à myéline qui parcourent en tous sens le sac pulmonaire étant régulièrement tendus, la plupart des détails de leur structure peuvent être exactement appréciés. C'est ainsi que les étranglements annulaires, les noyaux des segments et le protoplasma qui les entoure, les incisures obliques sont bien visibles, surtout si l'observation porte sur des nerfs qui ne contiennent que quelques tubes à myéline, et si elle est faite avec un bon objectif à immersion et à correction. Cette observation suffit à démontrer que toutes les dispositions qui ont été reconnues dans les tubes nerveux à myéline, à l'aide des réactifs variés dont il a été question jusqu'ici, ont une existence réelle, et ne doivent pas être considérées comme produites par ces réactifs.

Les tubes nerveux examinés ainsi à l'état vivant montrent sur leurs bords un double contour bien marqué et un large ruban central. Le double contour correspond à la gaine médullaire, le ruban central au cylindre-axe. Il est facile d'établir que le double

Examen des nerfs à l'état vivant.

Double contour des tubes nerveux.

contour limite en dedans et en dehors la gaîne médullaire. En
effet, les incisures obliques, qui appartiennent à cette gaîne et
qui dépendent absolument d'elle, s'étendent jusqu'au contour
interne et ne le dépassent pas. Le point où elles s'arrêtent en dedans est nécessairement la limite du cylindre-axe et de la gaîne
médullaire. Le diamètre relativement considérable du cylindre-
axe peut donc être reconnu sur les nerfs vivants comme sur les
nerfs traités par l'acide osmique, et cette observation permet
d'apprécier la haute valeur, bien connue du reste, de ce dernier
réactif comme fixateur des éléments les plus délicats de l'organisme.

<h2 style="text-align:center">FIBRES DE REMAK.</h2>

Dans tous les nerfs mixtes, il existe, en proportion variée, des
fibres nerveuses qui ne possèdent pas de gaîne médullaire et qui
sont connues sous le nom de fibres nerveuses sans moelle ou de
fibres de Remak[1].

Elles sont très-abondantes dans tous les nerfs organiques, qu'ils
appartiennent au système grand sympathique ou au système cérébro-spinal ; le nerf pneumogastrique, par exemple, en contient
une forte proportion, et pour les étudier il convient d'une façon
toute spéciale. Chez l'homme, le chien, le lapin, ce nerf est constitué par un seul faisceau nerveux, et, lorsqu'on a divisé la gaîne
lamelleuse unique qui l'enveloppe, il est facile d'en dissocier les
fibres. Cette dissociation peut être faite sur le nerf frais ou modifié
par une macération préalable dans des solutions d'acide picrique,
d'acide osmique, de bichromate d'ammoniaque, etc. Pour en
obtenir de bons résultats, il faut déjà avoir acquis quelques notions
sur la forme et les rapports des éléments qu'on veut isoler, ce

---

[1] Lorsque, en 1838, Remak (*Observationes anatomicæ et microscopicæ de systematis
nervosi structura.* Berlin, 1838) annonça qu'il avait trouvé dans le système sympathique des fibres que l'on devait considérer comme des fibres nerveuses sans myéline,
les histologistes lui firent une vive opposition. C'est ainsi que Valentin chercha à
établir que les éléments considérés par Remak comme des fibres nerveuses sont simplement des fibres de tissu connectif; son opinion fut généralement acceptée.
Cependant Henle. dans sont Anatomie générale, décrivit et figura les fibres nerveuses
sans moelle, mais sa description, comme on le reconnaîtra par l'exposé même des
faits, n'est pas du tout d'accord avec celle de Remak.

Aujourd'hui, surtout grâce à l'influence des notions empruntées à l'histologie comparée, tous les histologistes sont convaincus de l'existence de fibres nerveuses sans
myéline. Toutefois Kölliker (voyez son *Traité d'histologie*, 2ᵉ édit. franç., 322) ne s'est
pas encore entièrement rendu. Pour cet auteur, il y aurait dans les nerfs deux es-

qui est, soit dit en passant, une règle générale pour la dissociation de la plupart des tissus de l'organisme. En ce qui regarde la préparation des fibres de Remak, il importe de savoir que ces fibres ne sont pas simplement placées les unes à côté des autres, comme le sont les tubes nerveux à myéline, mais qu'elles forment dans l'intérieur du nerf, en s'unissant et en se divisant, un vaste plexus dont les mailles sont dans tous les plans. De cette disposition il résulte que, en cherchant à séparer au moyen des aiguilles les divers éléments qui entrent dans la constitution d'un nerf, on doit nécessairement déchirer un grand nombre des branches ou des fibres nerveuses sans moelle qui forment ce plexus. Il n'en reste même que des débris, le plus souvent informes, si la dissociation est poussée un peu trop loin.

Pour obtenir les fibres nerveuses sans moelle dans leur ensemble, il est indispensable d'agir avec ménagements : le meilleur moyen consiste à appliquer les aiguilles en un point du faisceau nerveux déjà divisé, et à les écarter de manière à former en ce point une sorte de fenêtre. Celle-ci, à un examen fait à un faible grossissement, paraîtra traversée par des fibres de Remak allant en différents sens et formant une sorte de treillis. Une observation attentive faite avec un grossissement plus fort permettra de reconnaître que ces fibres sont anastomosées les unes avec les autres. Les mailles du réseau qu'elles forment, bien qu'assez irrégulières, ont toujours leur grand diamètre parallèle à l'axe du nerf. Ces mailles étroites, virtuelles pour ainsi dire et très-allongées à l'état normal, ont été élargies dans le sens transversal par le procédé de dissociation qui a été employé, et c'est grâce à lui seulement qu'il est possible de les bien distinguer.

Les travées que forment les fibres de Remak en s'anastomosant

Dissociation
des fibres
de Remak.

pèces de fibres que l'on pourrait être tenté de prendre pour des fibres sans myéline ; les unes rectilignes, bien individualisées, les autres irrégulières et anastomosées entre elles de manière à former un réseau. Les premières seules seraient des fibres nerveuses. Quant aux fibres de la seconde espèce, celles qui sont réticulées et anastomosées et qui correspondent à la description de Remak, elles appartiendraient au tissu conjonctif. Ce tissu conjonctif serait semblable au réticulum des ganglions lymphatiques (voy. p. 689) et formé comme lui par des cellules ramifiées et anastomosées les unes avec les autres par leurs prolongements (tissu cytogène). Aujourd'hui il n'est pas difficile de se convaincre que Remak était dans le vrai et que Kölliker s'est trompé; il suffit pour cela de connaître la constitution du tissu conjonctif des nerfs. Ce tissu, en effet, loin d'être réticulé, est simplement formé par des faisceaux connectifs ordinaires et des cellules plates, ainsi que je l'ai établi il y a quelques années (*Arch. de physiologie*, 1872, p. 438).

sont de différents diamètres: tantôt elles sont extrêmement minces, tantôt elles ont l'épaisseur d'un tube nerveux à myéline de volume moyen ; elles présentent du reste toutes les dimensions intermédiaires. Sur ces travées on distingue des noyaux ovalaires, qui se présentent souvent de profil et paraissent alors simplement appliqués à leur surface. Leur distribution n'a rien de régulier, et la distance qui les sépare est très-variable.

Fibres de Remak dissociées après l'action de l'acide picrique.

Dissociées après macération du nerf dans l'acide picrique et colorées par le picrocarminate d'ammoniaque, les fibres de Remak présentent des stries longitudinales irrégulières, granuleuses et peu nettes ; elles ont une teinte jaune orangé, tandis que les fibres du tissu conjonctif que l'on observe à côté d'elles sont à peu près incolores.

Action de l'acide acétique.

Si, après avoir enlevé l'excès de la matière colorante, on traite par l'acide acétique, ou si, comme on le faisait habituellement autrefois, on ajoute le même réactif à des fibres de Remak dissociées dans l'eau, on les voit se gonfler, devenir transparentes, et, lorsqu'elles sont juxtaposées, former, en se fondant les unes avec les autres, des rubans clairs parsemés de noyaux. Ce sont des groupes de fibres ainsi modifiés qui ont été figurés par Henle, et qui ont été pris par cet auteur et par la plupart des histologistes qui l'ont suivi, pour des fibres nerveuses simples, c'est-à-dire complétement individualisées. Aussi ont-ils laissé de côté la description de Remak, et en ont-ils donné une nouvelle qui n'est nullement en rapport avec la nature.

Fibres de Remak dissociées après l'action de l'acide osmique.

Si l'on dissocie un nerf contenant des fibres de Remak, après qu'il a séjourné un temps convenable dans une solution d'acide osmique à 1 pour 200, on constate que, tandis que les tubes nerveux à myéline, même d'un diamètre très-petit, présentent la coloration noire caractéristique, les fibres de Remak sont incolores. On doit en conclure que ces fibres ne contiennent pas de myéline, ou que, si elles en contiennent, cette substance n'y est pas en quantité assez grande pour donner lieu à une coloration marquée.

Dissociation directe dans l'acide osmique.

A ce procédé, qui permet de faire une étude suffisante des fibres nerveuses sans moelle, il faut en préférer un autre, dont il a été question à propos des tubes nerveux à myéline, et qui consiste à dissocier directement le nerf frais dans la solution d'acide osmique. On réalise par ce moyen un double avantage. D'une part, les fibres nerveuses sont saisies par le réactif, dans toute leur étendue, à l'état absolument frais; d'autre part, comme l'acide osmique n'agit que pendant un temps très-court, il est possible de colorer ensuite les éléments par le carmin. Une petite portion du nerf pneumogastrique, dissociée dans une solution d'acide osmique à 1 pour 100, lavée ensuite à l'eau distillée, placée sur une lame de verre dans une ou deux gouttes d'une solution de picrocarminate à 1 pour 100, recouverte d'une lamelle et déposée pendant vingt-quatre heures dans une chambre humide pour éviter l'évaporation, la glycérine étant ensuite substituée au picrocarminate, fournit une préparation démonstrative dans laquelle il est facile d'observer, d'abord à un faible grossissement, le réseau des fibres de Remak.

A un grossissement plus considérable, on reconnaît que les travées du réseau, c'est-à-dire les fibres elles-mêmes, possèdent une striation longitudinale bien marquée. Ces fibres paraissent formées par des bâtonnets disposés les uns à côté des autres. Les noyaux ovalaires qui les recouvrent sont noyés dans une masse protoplasmique qui s'étend à la surface de la fibre et paraît même pénétrer dans son intérieur. Il est facile de s'assurer que ces noyaux sont toujours appliqués à la surface des fibres. Parfois cependant ils paraissent être dans leur épaisseur; mais une observation attentive conduit à reconnaître qu'ils sont en des points où deux fibres de Remak viennent de s'unir ou sont près de se séparer, de telle sorte que, situés au milieu d'une travée formée de deux fibres, ils appartiennent en réalité à l'une d'entre elles (voy. fig. 248).

Après qu'elles ont subi l'action de l'acide osmique et lorsqu'elles ont séjourné vingt-quatre heures dans le

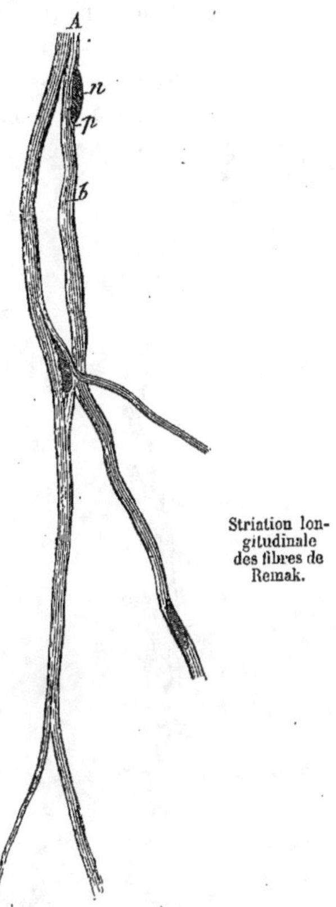

Striation longitudinale des fibres de Remak.

Fig. 248. — Portion du réseau des fibres de Remak du pneumogastrique du chien, isolée par dissociation directe du nerf dans une solution d'acide osmique à 1 pour 100. Coloration au picrocarminate. Conservation dans la glycérine. — n, noyau; p, protoplasma qui l'entoure; b, striés qui correspondent à des fibrilles. — 400 diam.

picrocarminate, les fibres de Remak ont une coloration faible; elle suffit néanmoins à les faire distinguer des fibres du tissu conjonctif. On peut les colorer plus fortement, tandis que les faisceaux connectifs restent incolores, en traitant la préparation par une solution faible de rouge d'aniline, et en la soumettant ensuite à l'action de la glycérine.

Lorsque des nerfs ont séjourné plusieurs mois dans une solution de bichromate d'ammoniaque à 2 pour 100, ils y acquièrent une certaine consistance, et cependant il est encore facile d'en dissocier les éléments et de les colorer au moyen du picrocarminate d'ammoniaque. Dans ces préparations, les fibres de Remak se montrent avec un caractère tout spécial, qui permet également de les distinguer des fibres connectives. Il s'y produit un état variqueux bien accusé, tandis que les faisceaux connectifs conservent, dans ces conditions, leur forme onduleuse et leur aspect soyeux caractéristique.

Ces varicosités, comparables à celles qui se produisent si facilement dans les fines branches des ramifications terminales des nerfs où elles sont bien connues de tous les histologistes, résultent d'une transformation particulière de la substance des fibrilles nerveuses. Les fibres de Remak, ou plutôt les travées du réseau

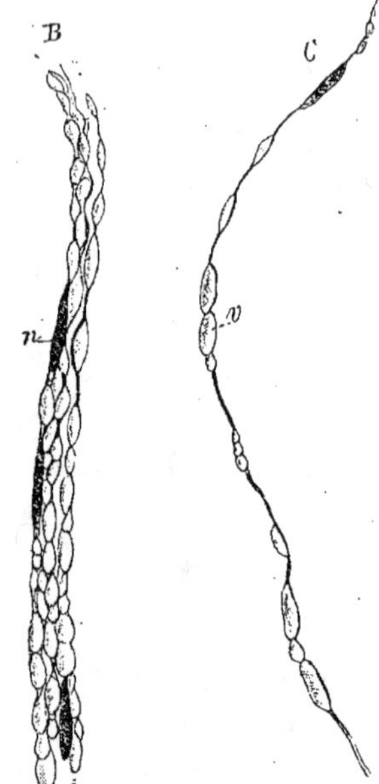

Fibres de Remak dissociées après l'action du bichromate d'ammoniaque.

Varicosités des fibres de Remak après l'action du bichromate d'ammoniaque.

Fig. 249. — B. Faisceau de fibres de Remak, et C. fibres de Remak du pneumogastrique du chien, isolée après macération du nerf dans une solution de bichromate d'ammoniaque à 2 pour 100. Coloration par le picrocarminate, conservation dans la glycérine. — *v*, vacuoles; *n*, noyaux. — 400 diam.

qu'elles composent, sont formées, ainsi qu'on peut si bien le reconnaître sur des préparations obtenues au moyen de l'acide osmique, d'un nombre plus ou moins considérable de fibrilles placées les unes à côté des autres. Sous l'influence du bichromate d'ammoniaque, il s'est produit dans ces diverses fibrilles des vacuoles arrondies de diamètre variable, caractérisées, comme tout ce qu'on appelle vacuoles en histologie, par une réfringence moindre que celle de la substance voisine. Aussi deviennent-elles obscures quand on en éloigne l'objectif, bien qu'elles soient en réalité des corpuscules convexes. Ces vacuoles sont échelonnées le long des fibrilles nerveuses de manière à les rendre moniliformes. et, comme, dans une même fibre de Remak, elles ne se trouvent pas au même niveau sur les différentes fibrilles, leur ensemble donne une figure irrégulière dans laquelle il est difficile de saisir leur ordonnance par rapport à chaque fibrille.

Sur les coupes transversales de nerfs faites après durcissement par l'acide chromique ou le bichromate d'ammoniaque (voy. fig. 246), les fibres de Remak se montrent, après coloration par le carmin, sous la forme d'îlots rouges plus ou moins étendus, suivant que la préparation provient de tel ou tel nerf. Dans les gros troncs nerveux de la vie animale (sciatique, médian, radial, cubital, etc.), ils n'occupent qu'une faible partie de la surface de coupe; dans tous les nerfs organiques, cérébraux ou sympathiques, leur étendue est au contraire considérable, relativement au nombre des tubes nerveux à myéline.

Quels que soient les nerfs que l'on considère, les îlots qui correspondent aux fibres de Remak sur les coupes transversales, paraissent formés par un très-grand nombre de petits cercles à peu près d'égal diamètre, colorés en rouge et placés les uns à coté des autres. Ces cercles ne correspondent pas aux fibres de Remak elles-mêmes, mais aux fibrilles qui entrent dans leur composition.

TISSU CONJONCTIF DES NERFS.

Dans les nerfs, le tissu conjonctif se présente sous trois formes. Entourant immédiatement les faisceaux nerveux, il se condense pour constituer les lames de la *gaîne lamelleuse*. Unissant les faisceaux nerveux, soit entre eux, soit au tissu conjonctif voisin, il se montre formé de gros faisceaux connectifs recouverts de cellules plates, entremêlés de fibres élastiques et souvent de cellules adipeuses, *tissu périfasciculaire*. Dans l'intérieur des faisceaux nerveux, il existe des faisceaux connectifs d'une grande minceur, qui ne sont jamais mélangés à des fibres élastiques et à des cellules adipeuses, *tissu intrafasciculaire*. Chacune de ces formes du tissu conjonctif exige une description spéciale.

Gaine lamelleuse — Les nerfs les plus fins (il en est qui, au voisinage de leurs terminaisons périphériques, son réduits à un seul tube nerveux) possèdent une gaine lamelleuse extrêmement simple, constituée par membrane connective enroulée en forme de tube. Sur les faisceaux nerveux d'un diamètre notable, cette gaine paraît formée par plusieurs lames superposées. Enfin sur les plus gros faisceaux nerveux et même quelquefois sur de petits nerfs situés superficiellement ou dans des régions qui sont soumises à des frottements ou à des pressions (la main, les doigts, la plante du pied), cette gaine acquiert une épaisseur considérable, et se montre composée d'un grand nombre de couches concentriques.

Henle a signalé, il y a déjà longtemps, les gaines minces et simples qui entourent les nerfs les plus fins, et que l'on peut y observer sans qu'il soit nécessaire de les diviser ou de les dissocier.

Il décrit ces gaines comme « des tubes membraneux, dépourvus de structure, hyalins ou faiblement granulés, à la surface desquels se voient des noyaux de cellules étirés en long. J'ai vu de ces tubes, ajoute-t-il, qui ne renfermaient que deux fibres primitives[1]. »

Sauf en ce qui regarde la situation des noyaux, la description de Henle est parfaitement exacte, et, si n'était cette légère erreur, il n'y aurait rien à y changer encore aujourd'hui. C'est pour cela, et aussi dans le but d'éviter toute confusion, que j'ai désigné cette membrane qui enveloppe les petits nerfs sous le nom de Henle[2].

L'étude de la gaine de Henle est relativement facile. On peut la reconnaître sur les petits troncs nerveux isolés dans l'eau par dissociation. Mais, pour l'observer dans sa plus grande simplicité et déterminer en même temps le siége des noyaux qu'elle possède, les nerfs musculaires de la grenouille, et surtout ceux du lézard, présentent de grands avantages; chez ce dernier animal il convient de choisir les muscles les plus longs, ceux de la cuisse, parce qu'ils contiennent des nerfs grêles qui ont un assez grand parcours et qui dès lors peuvent être facilement isolés.

----

[1] *Henle*, Anatomie générale (*Encyclopédie anatomique*, trad. française. 1843, t. VII, p. 164).

[2] Voy. *Leçons sur l'histologie du système nerveux*, t. I, p. 159.

L'animal étant sacrifié et les muscles en question étant mis à nu, on y fait une injection interstitielle d'une solution d'acide osmique à 1 pour 100. Dès que, sous l'influence de ce réactif, les muscles ont pris une teinte brunâtre, ils sont enlevés, placés dans l'eau et dissociés avec des pinces et des ciseaux. A un grossissement faible, avec lequel il est possible d'examiner les parties dissociées sans les recouvrir d'une lamelle, on juge des effets de la dissociation et on la poursuit jusqu'à ce que l'on ait isolé quelques-uns des nerfs les plus grêles. Cette opération n'est pas difficile. Pour achever la préparation, il faut faire agir une solution de picrocarminate à 1 pour 100 pendant vingt-quatre heures et la remplacer ensuite par la glycérine. On pourra également colorer par la purpurine et conserver les tissus dans la gomme dammar.

Dans ces préparations, en suivant vers sa terminaison un nerf composé de plusieurs tubes nerveux, on le verra se diviser et se subdiviser ; la gaîne de Henle qui l'entoure se divise et se subdivise également, de manière à former une enveloppe distincte à chacun des petits nerfs qui se dégagent du tronc principal, et, dans ces divisions successives, elle se comporte comme une arborisation vasculaire. Dans leurs dernières ramifications, les nerfs musculaires arrivant à n'être plus formés que par un seul tube nerveux à myéline, chacun de ces tubes, outre sa gaîne de Schwann, dont l'existence est démontrée par les étranglements annulaires, les segments interannulaires et les noyaux de ces segments, possède encore une seconde membrane (voy, fig. 250). Cette membrane, plus ou moins distante du tube qu'elle enveloppe, ne suit pas sa forme au niveau des étranglements annulaires, et, sur sa face profonde, elle présente des noyaux dont la position exacte peut seulement être déterminée lorsqu'ils sont de profil.

L'espace compris entre la membrane de Henle et la membrane de Schwann est occupé par le plasma nutritif ou lymphatique, qui baigne ainsi l'élément nerveux et peut en pénétrer la partie essentielle, le cylindre-axe, au niveau de chaque étranglement annulaire. C'est à ce niveau, en effet, que se produisent les échanges nutritifs nécessaires à la fonction du nerf, ainsi qu'il ressort des observations qui ont été faites à propos de l'action du picrocarminate et du nitrate d'argent sur les tubes nerveux. Nous reviendrons encore sur ce point lorsque, à la fin de ce chapitre, nous présenterons un résumé des connaissances acquises sur l'histologie et la physiologie des nerfs.

Les noyaux qui doublent la membrane de Henle appartiennent à des cellules endothéliales qui tapissent sa face profonde. Pour le démontrer il faut avoir recours au nitrate d'argent. En traitant les nerfs thoraciques du lapin, du rat ou de la souris suivant la méthode qui a été indiquée p. 724, on obtient des préparations dans lesquelles l'endothélium de la gaîne de Henle est rendu évident[1]. Les cellules qui constituent cet endothélium sont grandes, extrêmement minces et limitées par des lignes d'imprégnations fines et peu sinueuses (voy. fig. 251).

Au-dessous de l'endothélium, si la solution de nitrate d'argent a pénétré au delà, on distingue, à la surface du nerf et quelquefois aussi dans son épaisseur, les barres transversales ou les petites croix latines qui indiquent les étranglements annulaires.

L'existence de la gaîne lamelleuse autour des faisceaux

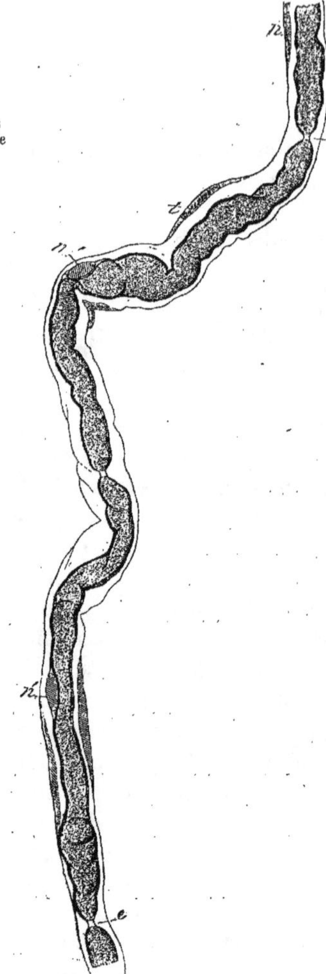

Fig. 250. — Tube nerveux cheminant isolé dans les muscles de la cuisse du lézard gris. Injection interstitielle d'une solution d'acide osmique à 1 pour 100; dissociation dans l'eau; coloration à la purpurine; conservation dans la résine dammar. — H, gaîne de Henle; n, noyaux de la gaîne de Henle; e, étranglements annulaires: n', noyaux des segments interannulaires. — 600 diam.

[1] C'est à l'aide d'un procédé analogue que Wiensky, sous la direction de Rudnew (voy. *Cannstatt's Jahresbericht.* 1868, t. I, p. 25), a déterminé l'existence d'un endothélium à la surface des petits troncs nerveux.

nerveux d'un diamètre notable peut être reconnue sur des coupes transversales de nerfs préalablement durcis à l'aide de l'une des méthodes indiquées page 739.

Dans ces coupes, lorsqu'elles ont été colorées au carmin, chaque faisceau nerveux paraît entouré d'un anneau fortement coloré en rouge et formé par des lames superposées, d'autant plus nettes qu'elles sont plus profondes [1]. Cette coloration rouge, que prend le tissu qui compose la gaîne lamelleuse des nerfs sous l'influence du carmin, est encore bien mieux marquée si l'on assure l'élection de cette substance en faisant usage des procédés suivants.

Le sciatique ou tout autre nerf aussi volumineux d'un mammifère est fixé sur une lame de liége et

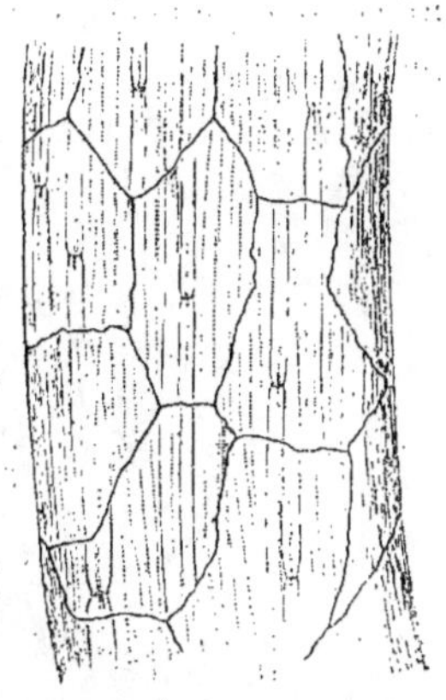

Fig. 251. — Nerf thoracique de la souris, formé par un seul faisceau nerveux, imprégné d'argent et conservé dans la glycérine.—200 diam.

soumis à la dessiccation. On y pratique alors, en suivant le procédé qui a été indiqué pour les artères (voy. p. 559), des coupes transversales qui sont placées pendant un instant dans l'eau, colorées par le picrocarminate et montées en préparation dans la glycérine additionnée d'acide formique. Dans ce dernier réactif, le tissu conjonctif périfasciculaire, qui était légèrement teint en rose par le carmin, se décolore d'une manière à peu près complète, tandis que la gaîne lamelleuse y conserve une coloration rouge franche.

Des coupes longitudinales des nerfs faites à l'aide du même procédé montrent, au niveau des bords de chaque faisceau nerveux, un ruban fortement coloré qui correspond à la gaîne lamelleuse, tandis que le tissu conjonctif voisin est à peu près incolore [2].

---

[1] La structure de la gaîne lamelleuse des nerfs a été décrite pour la première fois dans le travail que j'ai publié dans les *Archives de physiologie*, en 1872. Pour l'historique complet de cette question, voyez *Leçons sur l'histologie du système nerveux*, t. I, p. 160.

[2] Lorsque ces coupes sont parallèles à l'axe des faisceaux nerveux et qu'elles sont suffisamment minces, les fibres à myéline laissent voir d'une manière bien nette leurs étranglements annulaires. Je signale ce fait en passant, pour montrer qu'à

La dessiccation est un procédé de durcissement suffisant lorsque l'on se propose de montrer sur des coupes transversales l'élection du carmin pour la gaîne lamelleuse; mais les préparations qu'elle fournit sont toujours imparfaites, parce que la myéline, desséchée d'abord, puis soumise à l'action de l'eau, se gonfle dans ce liquide, s'échappe des tubes nerveux et

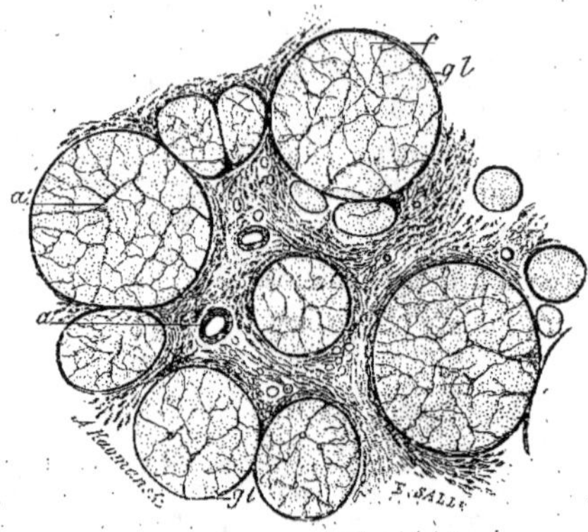

Fig. 252. — Nerf sciatique de l'homme adulte. Coupe transversale faite après durcissement du nerf par une solution d'acide chromique à 2 pour 1000. Coloration au carmin. — *g l*, gaîne lamelleuse des faisceaux nerveux; *a*, artère dans le tissu conjonctif périfasciculaire; *a'*, artériole dans le tissu conjonctif intrafasciculaire — 20 diam.

forme des boules, des filaments et des granulations qui vont se répandre sur les parties voisines et en altèrent l'image.

Gaîne lamelleuse étudiée sur des coupes après durcissement par l'acide picrique, la gomme et l'alcool.

Cet inconvénient est évité si, au lieu de la dessiccation, on emploie pour déterminer le durcissement du nerf l'action successive d'une solution saturée d'acide picrique, de la gomme et de l'alcool. Les coupes placées dans l'eau jusqu'à ce que la gomme qui les imprégnait soit dissoute, colorées au picrocarminate, lavées et montées dans la glycérine additionnée d'acide formique.

Sur des coupes transversales de nerfs, faites par l'un des procédés qui viennent d'être indiqués, il n'est pas facile de bien distinguer les unes des autres les lamelles qui entrent dans la composition de la gaîne d'un faisceau nerveux. Pour le faire, il

l'aide d'une méthode simple, pratiquée depuis longtemps dans les recherches histologiques, on reconnaît une disposition dont la découverte cependant n'a pu être faite qu'à l'aide des méthodes perfectionnées de la technique actuelle.

faut avoir recours à d'autres méthodes, parmi lesquelles il convient de choisir d'abord les suivantes :

Le sciatique du chien, du lapin ou de tout autre mammifère, étant mis à découvert et laissé en place, ou bien étant enlevé et maintenu en extension sur une lame de liége au moyen d'épingles fixées à ses extrémités, on injecte dans le tissu conjonctif périfasciculaire du nerf, avec une seringue hypodermique munie d'une canule en or à extrémité tranchante, un mélange de gélatine ramollie dans l'eau distillée et fondue au bain-marie, 2 parties, solution de nitrate d'argent à 1 pour 100, 1 partie. Il faut avoir soin d'enfoncer la canule obliquement, de façon à en conduire la pointe au voisinage d'un gros faisceau nerveux. Lorsque la masse de gélatine est prise par le refroidissement, le nerf est enlevé, plongé dans l'alcool fort, et, vingt-quatre heures après, il est

Gaine lamelleuse étudiée après injection du nerf avec de la gélatine additionnée de nitrate d'argent.

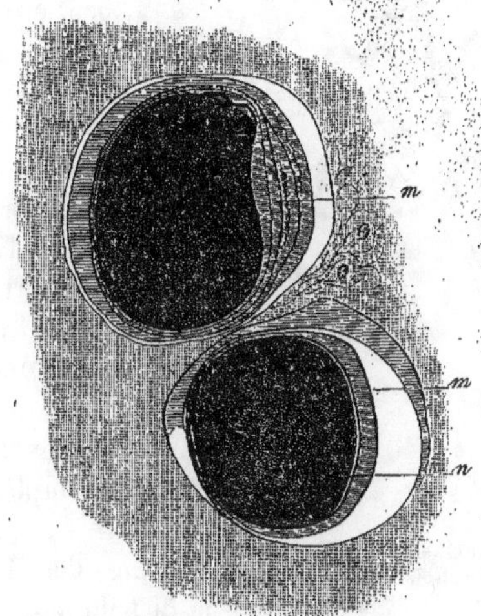

Fig. 253. — Coupe transversale du nerf sciatique du lapin. — *n*, faisceaux nerveux légèrement déformés par pression; *m*, lamelle de la gaine lamelleuse. — 80 diam.

devenu suffisamment dur pour que l'on puisse y pratiquer des coupes transversales. Ces coupes sont placées d'abord dans l'eau et ensuite montées dans la glycérine.

Dans le nerf sciatique du chien, la gélatine ne se répand pas d'ordinaire entre les lamelles des gaines, mais le nitrate d'argent les pénètre et indique leurs limites par autant de lignes noires, de sorte que ces lamelles, devenues bien distinctes les unes des autres, peuvent être exactement comptées. Il y en a dix, douze et jusqu'à quinze autour du gros faisceau nerveux qui existe dans le sciatique à la partie moyenne et supérieure de la cuisse.

Chez le lapin, il arrive souvent que la masse de gélatine pénètre entre les différentes lames qui composent la gaîne des faisceaux nerveux et les écarte les unes des autres. On peut reconnaître alors que ces lames ne représentent pas autant de tubes simplement emboîtés les uns dans les autres, mais qu'elles se divisent, s'infléchissent, pour s'anastomoser entre elles et former un système continu.

Système de tentes.

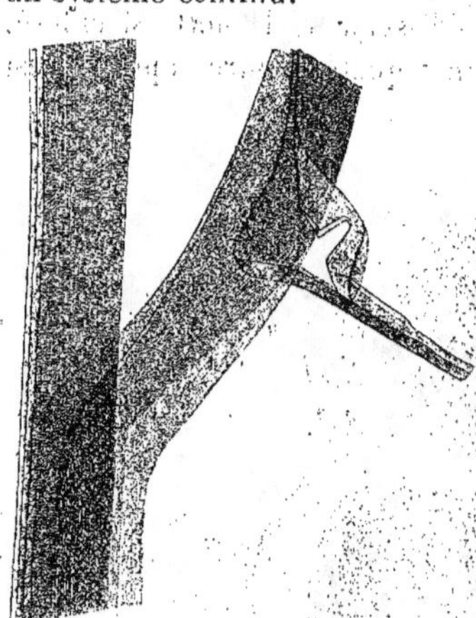

Fig. 254. — Lamelles du gros faisceau du nerf sciatique du chien, dissociées sur une coupe longitudinale faite après injection interstitielle de gélatine additionnée de nitrate d'argent et durcissement par l'alcool. — 50 diam.

Ce système, que j'ai désigné sous le nom de *système de tentes*, peut être également observé dans la gaîne lamelleuse du gros faisceau du sciatique du chien. Pour cela, les coupes doivent être faites suivant l'axe du nerf; le segment de la gaîne compris dans la coupe forme une sorte de ruban coloré en noir par le nitrate d'argent et constitué par une série de feuillets que l'on peut écarter les uns des autres, mais non d'une manière complète. Ils sont reliés entre eux par des lamelles obliques, dont les insertions et la distribution paraissent soumises à une très-grande irrégularité.

Ces différentes lames sont recouvertes de cellules endothéliales, dont on peut en quelques points distinguer nettement les limites, grâce à l'imprégnation d'argent.

Il convient d'ajouter que, sur les petits faisceaux nerveux qui ont été soumis à l'action du nitrate d'argent et qui sont examinés à plat dans la glycérine, on aperçoit des traits noirs minces, superposés, en nombre plus ou moins considérable suivant l'épaisseur du faisceau nerveux, et qui correspondent aux lignes inter-

cellulaires des couches endothéliales des différentes lames connectives de la gaîne lamelleuse.

On peut encore bien distinguer les lamelles de la gaîne lamelleuse et même les compter sur des coupes transversales de nerfs,
faites après l'action successive de l'acide osmique, de la gomme
et de l'alcool (voy. p. 743). Après que la gomme qu'elles renferment
a été dissoute par un séjour convenable dans l'eau distillée, ces
coupes sont placées pendant vingt-quatre heures dans une solution de purpurine (voy. p. 280).

Gaîne lamel-
leuse. Coupes
transver-
sales après
l'action de
l'acide osmi-
que.

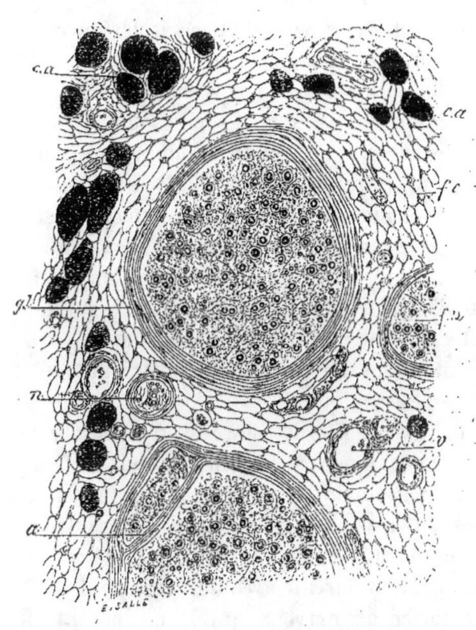

Fig. 255. — Nerf collatéral des doigts de la main. Coupe transversale après injection vasculaire forcée d'une solution d'acide osmique à 1 pour 100 et durcissement
par la gomme et l'alcool. Coloration par la purpurine; conservation de la préparation dans la glycérine.— *fn*, faisceaux nerveux; *gl*, gaîne lamelleuse; *a*, cloison
de division d'un faisceau nerveux; *n*, un faisceau nerveux très-grêle; *v*, vaisseau
sanguin; *fc*, tissu conjonctif; *ca*, cellules adipeuses. — 150 diam.

On obtient de fort belles préparations des gaînes lamelleuses
des nerfs collatéraux des doigts de l'homme à l'aide d'une méthode
analogue, mais qui ne peut guère être appliquée à d'autres
organes. Par une des artères collatérales et sous une forte pression, on injecte une solution d'acide osmique à 1 pour 100, toute

voie de retour étant fermée. Une heure après, l'acide osmique ayant complétement agi, on enlève les phalanges par dissection pour ne conserver que les parties molles, et l'on traite ces dernières successivement par l'alcool, la gomme et l'alcool. Les coupes transversales que l'on en fait ensuite sont colorées par la purpurine; à côté d'autres détails intéressants relatifs à l'épiderme, au tissu conjonctif, aux glandes sudoripares et aux corpuscules de Pacini, elles montrent les nerfs collatéraux et leurs gaines, dont les différentes lamelles incolores sont séparées les unes des autres par des noyaux colorés en rouge pâle.

Sur les coupes transversales de nerfs isolés durcis par l'acide osmique et colorés par la purpurine, comme il a été dit d'abord, la gaine lamelleuse donne des images analogues. Elles sont cependant moins régulières, parce que, sous l'influence du traitement qu'on lui a fait subir, il se produit toujours dans le nerf complétement séparé un retrait considérable.

La structure élémentaire des lamelles qui composent la gaine des faisceaux nerveux peut être déterminée à l'aide de plusieurs procédés dont les résultats s'ajoutent et se complètent : les imprégnations d'argent, ainsi qu'il ressort de ce qui a été dit plus haut; des dissociations ménagées, après que le nerf a macéré dans des solutions de bichromate d'ammoniaque, d'acide chromique ou d'acide osmique.

Dissociation de la gaine lamelleuse.

Lorsque l'on se propose de colorer, soit par le picrocarminate, soit par l'hématoxyline, les lamelles isolées, il faut donner la préférence au bichromate d'ammoniaque en solution à 2 pour 100. Après que le nerf a séjourné plusieurs semaines dans cette solution, on en prend un tronçon de deux centimètres de longueur environ. En opérant sur lui avec des pinces, il est facile d'en séparer les faisceaux nerveux qui le composent. Il convient d'agir maintenant sur le plus gros de ces faisceaux. Outre la gaine lamelleuse, il reste autour de lui une certaine quantité de tissu conjonctif périfasciculaire; il faut l'en débarrasser aussi complétement que possible, en le maintenant dans l'eau avec une pince, tandis qu'avec une seconde pince on arrache les fibres connectives. Lorsque la gaine lamelleuse est complétement à nu, elle est fendue suivant sa longueur avec des ciseaux fins, et les tubes nerveux en sont extraits. Elle se présente alors comme une membrane mince, lisse et repliée en forme de tuile. Cette membrane est trop complexe et encore beaucoup trop épaisse pour être examinée à plat. Il est indispensable de la diviser en lambeaux plus minces, correspondant à une seule ou à un petit nombre de ces lames constitutives, ce à quoi on arrive au moyen de la pince et des aiguilles en y mettant de l'adresse et beaucoup de patience. Ces lambeaux sont colorés par l'hématoxyline, lavés et montés en préparation dans la glycérine.

Sur ces préparations, on reconnaîtra que les lames qui entrent dans la composition de la gaîne des nerfs n'ont pas la même structure suivant qu'elles sont superficielles ou profondes. Les superficielles sont constituées par de gros faisceaux du tissu conjonctif placés les uns à côté des autres ou entrecroisés, mais toujours aplatis, et formant par leur réunion une membrane feutrée dans laquelle sont ménagées des ouvertures arrondies, simples ou réticulées, comme on les observe dans d'autres membranes connectives, par exemple le mésentère de la grenouille, le grand épiploon du lapin, etc. Les lames plus profondes sont également formées de faisceaux de tissu conjonctif, mais ces éléments y deviennent plus minces, et dans les dernières lames ils sont extrêmement grêles.

A ces différents faisceaux se trouvent associés une substance unissante analogue à celle qui existe dans le mésentère du lapin (voy. p. 371) et des éléments élastiques sous forme de grains, de fibres moniliformes, de fibres régulières ou de plaques (voy. p. 401).

Les lames principales de la gaîne lamelleuse et les lames accessoires qui les relient, composées ainsi d'un stroma connectif, sont, comme toutes les membranes connectives, revêtues d'une couche endothéliale continue.

Cet endothélium, dont l'existence a été démontrée au moyen de l'imprégnation d'argent, se présente, dans les préparations dont nous nous occuperons maintenant, sous la forme de grands lambeaux membraneux colorés en violet clair sous l'influence de l'hématoxyline, et munis, à distances à peu près régulières, de noyaux aplatis, colorés en bleu foncé par le même réactif.

Les cellules extrêmement minces qui correspondent à chacun de ces noyaux n'ont pas la même épaisseur dans toutes leurs parties. Reposant sur le treillis connectif de la lame sous-jacente, elles en prennent l'empreinte et présentent des dépressions qui correspondent aux fibres de ce treillis. Ces dépressions, qui après la coloration de l'hématoxyline s'accusent par un trait moins coloré, sont analogues à celles que l'on observe sur les cellules endothéliales de la choroïde.

La choroïde, dissociée après un séjour prolongé de l'œil dans le liquide de Müller, paraît constituée, comme les gaines lamelleuses des nerfs, par une série de lames connectives superposées, à la surface desquelles il existe des cellules plates, étoilées chez certaines espèces, irrégulièrement polygonales chez d'autres,

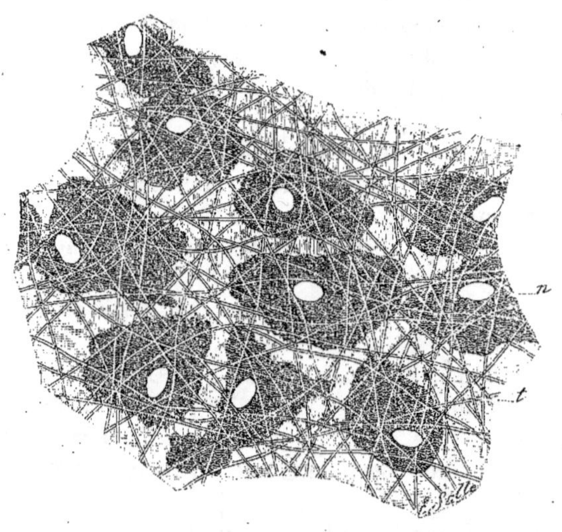

Fig. 256. — Une des lames de la choroïde du chien, isolée après macération de l'œil dans le liquide de Müller ; conservation dans la glycérine. — *n*, noyaux des cellules connectives ou endothéliales pigmentées ; *f*, fibrilles connectives de la lamelle. — 275 diam.

le chien par exemple. Ces cellules, qui ne se touchent point et qui dès lors ne peuvent être considérées comme des cellules endothéliales vraies, sont formées de protoplasma, auquel se trouvent mélangées un nombre considérable de fines granulations pigmentaires. Au niveau de chacune des fibrilles du stroma qu'elle recouvre, la cellule subit une empreinte qui diminue son épaisseur, de telle sorte qu'en ces points il y a moins de pigment coloré. Il s'ensuit qu'à la lumière transmise la place de chacune des fibres du stroma est marquée par un trait clair.

Si les empreintes des cellules endothéliales de la gaîne lamelleuse des nerfs sont moins nettes, moins faciles à voir, elles n'en existent pas moins. On les reconnaîtra plus facilement, on en saisira mieux la signification, après avoir étudié les lames de la choroïde du chien, et c'est la raison pour laquelle nous en avons donné la description.

La plupart des détails relatifs à la structure des lames de la gaine lamelleuse peuvent également être étudiés sur cette gaine après que le nerf a été durci par l'acide chromique, bien que ce dernier réactif, surtout lorsque l'on se propose de colorer ensuite les éléments par le carmin ou par l'hématoxyline, soit bien inférieur au bichromate d'ammoniaque.

La dissociation des membranes qui composent la gaine lamelleuse peut être faite également après que le nerf a subi l'action de l'acide osmique (solution à 1 pour 100 ou à 1 pour 200). Il faut alors employer pour colorer ces membranes le sulfate ou l'acétate de rosaniline en solution dans l'eau ou dans l'alcool au tiers. Les préparations obtenues de cette manière sont belles et démonstratives, mais la coloration ne s'y conserve pas[1].

Tissu conjonctif périfasciculaire. — Il n'est pas nécessaire de recourir à des méthodes spéciales pour étudier le tissu conjonctif périfasciculaire. La plupart de celles qui ont été indiquées à propos de la gaine lamelleuse peuvent être employées utilement pour l'examen de ce tissu. Au moyen des injections interstitielles de gélatine additionnée de nitrate d'argent, sur des coupes transversales ou longitudinales de nerfs faites après durcissement par l'acide picrique, la gomme et l'alcool, l'acide osmique, l'acide chromique, le bichromate d'ammoniaque, etc., on arrive facilement à se convaincre que le tissu conjonctif périfasciculaire présente une structure semblable à celle du tissu conjonctif lâche, fasciculé ou diffus, le tissu cellulaire sous-cutané par exemple. On y rencontre en effet des faisceaux connectifs ordinaires de diamètre variable, des fibres élastiques, des cellules connectives plates et munies de prolongements, des cellules adipeuses, et généralement aussi des vaisseaux sanguins et des lymphatiques. Cependant il diffère du tissu conjonctif ordinaire par certains points qu'il importe de noter. Au lieu d'être entrecroisés dans tous les sens, les faisceaux connectifs y ont presque tous une direction longitudinale. Il en est de même des réseaux élastiques qu'il contient ; les mailles de ces réseaux sont allongées dans le

---

[1] Voyez, pour plus de détails, *Leçons sur l'histologie du système nerveux*, t. I, p. 197 et suivantes.

sens de l'axe du nerf. Les cellules adipeuses elles-mêmes, lorsqu'on les rencontre dans le tissu conjonctif périfasciculaire,
sont disposées en petits groupes allongés ayant leur grand diamètre parallèle à l'axe des cordons nerveux.

Il convient d'ajouter que, si l'on examine le tissu conjonctif
périfasciculaire dans les points les plus voisins des faisceaux
nerveux, ce tissu, tout en conservant ses caractères généraux,
prend peu à peu la forme de lames. Seulement ces lames, au
lieu d'être minces et constituées par un treillis de fibres fines
comme celles de la gaîne lamelleuse, ne sont, comparativement
à ces dernières, que des nattes grossières. Elles sont composées
de faisceaux relativement épais et écartés les uns des autres.

Chez les plagiostomes, il est des nerfs, les nerfs électriques de
la torpille par exemple, dans lesquels le tissu périfasciculaire
est entièrement formé de lames qui s'emboîtent et s'anastomosent
les unes avec les autres, en laissant entre elles des espaces très-
extensibles dans lesquels circule le plasma ou la lymphe.

Tissu conjonctif intrafasciculaire. — Le tissu conjonctif qui
existe dans l'intérieur des faisceaux nerveux se montre sous deux
formes : celle de lames connectives et celles de fibres distinctes ;
ces dernières constituent le tissu conjonctif intrafasciculaire proprement dit. Les lames connectives intrafasciculaires partent des
couches les plus internes de la gaîne lamelleuse et pénètrent dans
l'intérieur du faisceau nerveux pour y conduire des vaisseaux
sanguins, ou pour déterminer dans ce faisceau une division qui
se complète un peu plus loin de façon à produire deux faisceaux
absolument distincts.

Ces lames peuvent être étudiées sur des coupes transversales
ou longitudinales de nerfs d'embryons, de jeunes sujets ou
d'adultes, faites par l'une des méthodes précédemment indiquées (voy. p. 739).

Le tissu conjonctif intrafasciculaire proprement dit est composé de fibres et de cellules. Les fibres sont des fibres connectives
ordinaires, sans mélange de fibres élastiques. Les cellules sont
des cellules plates, analogues à celles qui accompagnent généralement les faisceaux dans le tissu conjonctif ordinaire.

Ces éléments peuvent être reconnus dans les préparations
faites par dissociation des nerfs qui ont été soumis à l'action
des différents réactifs fixateurs précédemment indiqués, par

exemple le bichromate d'ammoniaque, l'acide chromique, l'acide osmique, etc.

Dans ces préparations, surtout si elles proviennent des nerfs du chat, du chien et de l'homme adultes, les tubes nerveux, plus ou moins complétement isolés, se montrent entourés d'un certain nombre de fibres très-fines, très-délicates et dont la direction est parallèle à la leur. Il existe donc à l'état normal autour de chaque tube nerveux un manchon de fibres connectives à direction longitudinale.

Fibres et cellules connectives intrafasciculaires isolées.

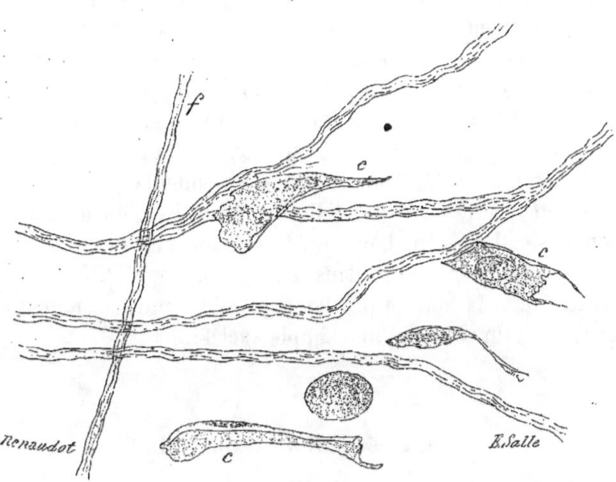

Fig. 257. — Tissu conjonctif intrafasciculaire du nerf sciatique du chien adulte, dissocié après durcissement du nerf par l'acide chromique à 2 pour 1000. — f, faisceaux conjonctifs; c, cellules connectives. — 600 diam.

A côté de ces fibres ou au milieu d'elles, s'observent des cellules connectives plates, bien évidentes si la préparation a été colorée par le picrocarminate ou l'hématoxyline. Quand elles n'ont pas été complétement isolées, leurs noyaux seuls (voy. n, fig. 241) apparaissent nettement.

Quand elles sont détachées des faisceaux qu'elles revêtaient et qu'elles flottent librement dans le liquide additionnel de la préparation, elles paraissent fusiformes si elles sont vues de profil; mais si elles se présentent de face, on reconnaît qu'elles sont plates, qu'elles ont un contour irrégulier et qu'elles possèdent des prolongements, moins longs cependant et moins nombreux que ceux des cellules analogues du tissu cellulaire sous-cutané. Ainsi isolées, ces cellules ne sont pas planes, mais recourbées comme des tuiles faîtières, gardant ainsi la forme qu'elles avaient dans leur position normale autour des tubes nerveux. Elles présentent des parties plus minces et des parties plus épaisses alternant généralement sous forme de bandes. Leurs noyaux participent quelquefois à ces crêtes et à ces dépressions, qui ne sont autre chose que l'empreinte des colonnes conjonctives et des tubes nerveux sur lesquels elles étaient appliquées.

Pour observer ces derniers détails, il convient de choisir des animaux jeunes, même des nouveau-nés. Le tissu intrafasciculaire, en effet, ne fait pas exception à la loi qui régit le tissu conjonctif en général. Sous l'influence du développement, les cellules prennent de moins en moins d'importance ; elles s'amincissent, se dessèchent, et le plus souvent chez l'adulte on ne peut plus y observer les crêtes d'empreintes qui viennent d'y être signalées.

A côté des fibres et des cellules connectives, on observe souvent des cellules lymphatiques. Ces derniers éléments se rencontrent, comme on le sait, dans le tissu conjonctif diffus des différentes régions du corps, dont le tissu intrafasciculaire ne constitue, du reste, qu'une simple variété.

VAISSEAUX SANGUINS DES NERFS.

Les nerfs les plus fins ne possèdent pas de vaisseaux propres; ils empruntent les matériaux de leur nutrition au plasma qui les baigne et qui leur est fourni par les capillaires situés dans leur voisinage. Mais, dès qu'ils ont un calibre notable, les faisceaux nerveux, isolés ou groupés pour constituer des nerfs, possèdent des vaisseaux sanguins qui, après s'être engagés dans leurs gaînes lamelleuses, les pénètrent et se distribuent dans leur intérieur.

L'existence de vaisseaux sanguins (artères, veines et capillaires) entre les tubes nerveux qui composent les gros faisceaux des nerfs peut déjà être reconnue sur les coupes transversales des nerfs faites après n'importe laquelle des méthodes indiquées page 739. Les artérioles et les veinules sont comprises dans des lames intrafasciculaires, tandis que les vaisseaux capillaires sont en rapport direct avec les tubes nerveux, ou en sont seulement séparés par quelques fibres de tissu conjonctif. Sur les mêmes préparations, on observe, dans le tissu conjonctif périfasciculaire, un certain nombre de vaisseaux de calibre relativement considérable, coupés en travers et dont la direction générale est par conséquent parallèle à l'axe du nerf (voy. fig. 252). Mais, pour bien voir tous ces vaisseaux et en reconnaître la distribution, il est nécessaire d'étudier des préparations de nerfs dont le système vasculaire sanguin a été convenablement injecté.

Ces nerfs peuvent être enlevés à un animal dont tout le système vasculaire a été rempli avec une masse à la gélatine colorée par le carmin ou le bleu de Prusse, ou chez lequel on a pratiqué une injection partielle. Pour les détails relatifs à la préparation de la masse et à l'opération, voyez pages 112 et suivantes.

Si le nerf sur lequel doit porter l'examen est assez grêle pour qu'on puisse le soumettre tout entier à l'observation microscopique, il est traité successivement par l'alcool ordinaire et l'alcool absolu, et monté dans le baume du Canada ou la gomme dammar, après avoir été éclairci par l'essence de girofle ou l'essence de térébenthine.

Le sciatique de la grenouille,

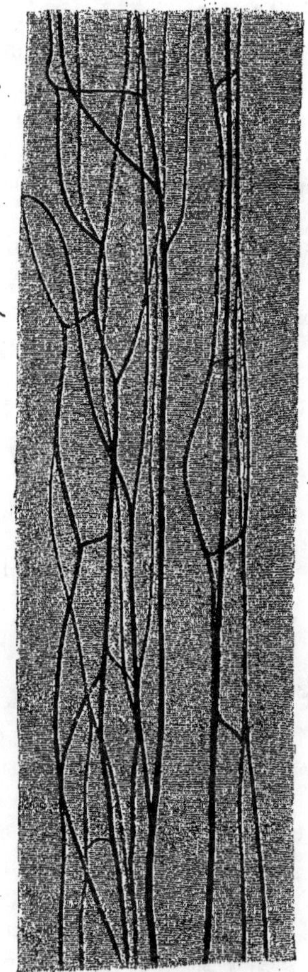

Fig. 258. — Nerf sciatique d'une grenouille verte, dont les vaisseaux sanguins ont été injectés avec une masse de carmin à la gélatine. Le nerf tout entier a été ensuite plongé dans l'alcool absolu, éclairci par l'essence de girofle et monté dans le baume du Canada. La portion du nerf qui a été recueillie est constituée par un seul faisceau, et tous les vaisseaux sanguins qui y sont figurés sont contenus dans l'intérieur de ce faisceau, en dedans de la gaine lamelleuse. — 80 diam.

la plupart des nerfs du rat, le saphène péronier du cochon d'Inde ou du lapin conviennent tout spécialement pour ces préparations.

Le sciatique de la grenouille est constitué, comme on le sait, par un seul faisceau nerveux ; le tissu conjonctif périfasciculaire y fait à peu près complétement défaut et les vaisseaux sanguins que l'on y observe sont presque tous intrafasciculaires. Le réseau intrafasciculaire du sciatique de la grenouille possède des mailles très-allongées suivant l'axe du faisceau nerveux. Il y a lieu de considérer à ce réseau des branches longitudinales qui sont à peu près parallèles entre elles, et des branches transversales qui leur sont perpendiculaires ou plus ou moins obliques. Souvent un des vaisseaux capillaires du réseau, s'engageant entre les différents tubes nerveux, parcourt au milieu d'eux un certain trajet, et forme une anse pour rejoindre le réseau commun dans un point plus ou moins éloigné de son lieu d'origine (voy. fig. 258).

Dans les nerfs des mammifères, observés en entier et suivant leur longueur, après que leurs vaisseaux ont été injectés et qu'on les a rendus transparents par l'essence de térébenthine ou de girofle, à l'image du réseau intrafasciculaire proprement dit vient s'ajouter celle d'un réseau artériel, capillaire et veineux situé dans le tissu conjonctif périfasciculaire. Pour distinguer ces deux réseaux l'un de l'autre il faut une très-grande attention, et encore peut-on rester dans le doute sur la situation de tel ou tel rameau vasculaire. Aussi, pour éviter toute confusion à ce sujet, convient-il d'avoir recours à l'examen de coupes longitudinales et transversales.

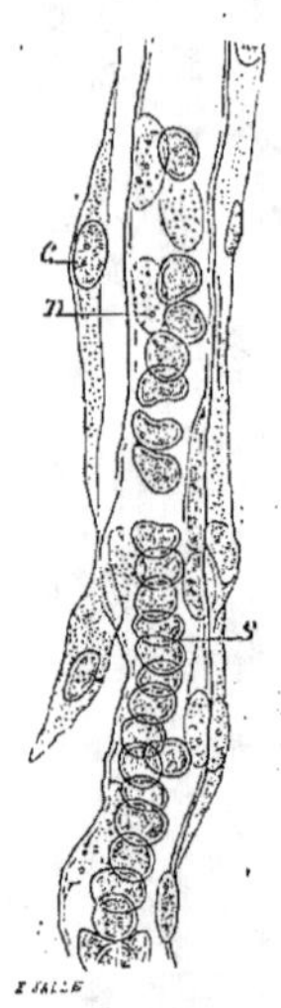

Fig. 259. — Vaisseau capillaire intrafasciculaire du nerf sciatique du chien adulte isolé après durcissement du nerf dans l'acide chromique à 2 pour 1000. — s, globules rouges du sang contenus dans l'intérieur du capillaire ; n, noyaux de la paroi du capillaire ; c, cellule connective appliquée sur la surface externe du capillaire.-600 diam.

Le nerf sera durci par l'alcool si l'injection a été faite avec une masse colorée au carmin, dans l'alcool, l'acide chromique ou les bichromates si l'on a employé une masse au bleu de Prusse.

Sur les coupes longitudinales des gros faisceaux nerveux (sciatique du chien, du lapin, du cochon d'Inde, etc.), on peut reconnaître alors l'existence d'un réseau capillaire analogue à celui du sciatique de la grenouillle. Sur les coupes transversales des mêmes faisceaux, la plupart des capillaires sont coupés en travers; si la coupe est épaisse et bien éclaircie, on peut les suivre dans sa profondeur (voy. fig. 260) et voir en certains points des divisions de vaisseaux en forme de fourches.

La structure des artérioles, des veinules et des capillaires qui cheminent dans l'épaisseur des faisceaux nerveux, ne présente rien de spécial. A leur sujet, il convient de faire remarquer que, les branches longitudinales du réseau que forment les capillaires ayant une très-grande longueur, leur isolation complète peut être obtenue facilement en dissociant un tronçon d'un nerf dont les éléments ont été fixés par l'acide osmique, l'acide chromique ou les bichromates.

Si la dissociation n'a pas été poussée trop loin, on observe à la surface des capillaires des cellules connectives aplaties qui leur forment un revêtement externe incomplet (voy. fig. 259 et p. 589 et 590)

VAISSEAUX LYMPHATIQUES DES NERFS.

Pour étudier les vaisseaux lymphatiques des nerfs, il faut les injecter avec une masse de bleu de Prusse dissoute dans l'eau distillée, ou avec une masse de bleu à la gélatine chauffée à 35 degrés, au moyen d'une seringue hypodermique munie, d'une canule fine à extrémité tranchante.

Après avoir découvert le nerf sciatique d'un chien que l'on vient de sacrifier, en ménageant le tissu conjonctif qui l'entoure, on réussit parfois d'emblée à injecter quelques-uns des vaisseaux lymphatiques de ce nerf, en faisant pénétrer la pointe de la canule entre les faisceaux qui le composent; mais le plus souvent il se produit d'abord une diffusion de la masse colorée qui, en se répandant dans le tissu conjonctif, s'étend progressivement sur une certaine longueur du nerf, et c'est plus tard seulement que l'on voit des vaisseaux lymphatiques se remplir du liquide coloré. De ces vaisseaux, dont la forme est caractéristique, les uns remontent le long du nerf, pénètrent avec lui dans la cavité pelvienne, et vont se rendre au ganglion lombaire; les autres s'engagent dans les interstices musculaires voisins.

Si, au lieu de faire pénétrer la canule de la seringue dans le tissu conjonctif périfasciculaire, on l'introduit obliquement dans l'intérieur d'un gros faisceau nerveux, on voit, sous l'influence de la pression, la masse colorée se répandre dans le faisceau et en suivre le trajet sur une longueur plus ou moins considérable. L'injection se fait dans ce faisceau comme s'il était creusé d'une cavité analogue à celle d'une bronche vasculaire ou d'un conduit glandulaire[1], mais en réalité la masse injectée s'est simplement logée dans le tissu conjonctif intrafasciculaire, entre les éléments nerveux. Pour s'en assurer, il suffit de faire des coupes transversales du nerf après qu'il a macéré dans un liquide qui

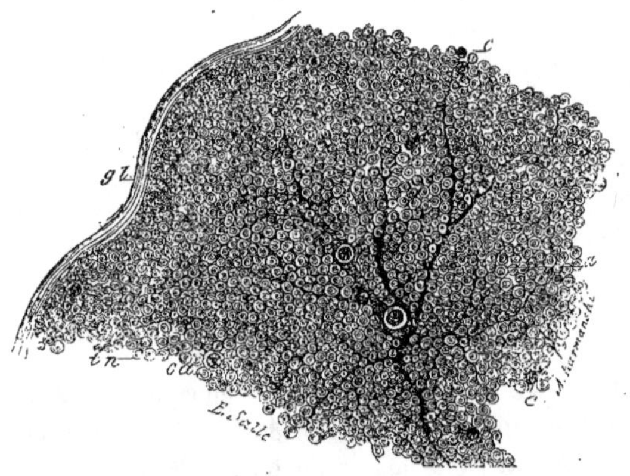

Fig. 260. — Gros faisceau nerveux du scatique du rat. Les vaisseaux sanguins ont été injectés avec une masse au carmin additionné de gélatine. Une injection interstitielle de bleu de Prusse additionné de gélatine a été faite dans le tissu conjonctif intrafasciculaire. Le nerf maintenu en extension physiologique a été plongé dans l'alcool absolu. Coupe transversale après durcissement. — *gl*, gaine lamelleuse; *c*, capillaire sanguin; *tn*, tube nerveux; *ca*, cylindre-axe; *a*, interstices remplis de la masse au bleu de Prusse. — 80 diam.

augmente sa consistance et qui fixe le bleu de Prusse de manière à permettre de déterminer exactement les points où l'injection l'a fait pénétrer.

Pour atteindre ce but, le nerf injecté, maintenu en extension,

[1] En 1825, Bogros (Mémoire sur la structure des nerfs, in *Répertoire d'anatomie et de physiologie*, t. IV, 1827, p. 65) réussit à injecter les nerfs avec du mercure, comme on le faisait alors pour les vaisseaux lymphatiques. Il en conclut que dans l'intérieur de chaque faisceau nerveux il existe un canal préformé analogue à un canal vasculaire. Plus tard, Cruveilhier, ayant vainement cherché ce canal, pensa que, dans l'injection centrale d'un nerf, on n'injecte ni le névrilemme, ni la

est placé dans de l'alcool fort. Vingt-quatre heures après, il a pris une consistance suffisante pour que l'on puisse y pratiquer des coupes transversales. Ces coupes seront montées dans le baume du Canada, en suivant le procédé classique. Pour obtenir de ces préparations des renseignements complets, il est bon que les vaisseaux sanguins du nerf aient été préalablement injectés au moyen d'une masse colorée par le carmin.

On constate alors que la masse bleue s'est répandue dans une certaine zone tout autour des tubes nerveux et des capillaires sanguins qui leur sont associés (voy. fig. 260), remplissant ainsi l'espace plasmatique ou lymphatique qui est compris entre ces différents éléments; quelquefois elle s'est engagée le long des lames intrafasciculaires et les a suivies pour atteindre la gaîne lamelleuse ; mais le plus souvent elle est restée limitée à la partie centrale du faisceau nerveux.

Il y a lieu de se demander comment il se fait qu'une masse colorée puisse filer dans l'intérieur d'un faisceau nerveux et y cheminer dans une grande longueur, sans être retenu latéralement par une membrane ; mais, si l'on considère que, à mesure que la masse pénètre au milieu des tubes nerveux, elle les écarte, on comprendra aisément que ces tubes, pressés les uns sur les autres et maintenus à la périphérie par la gaîne lamelleuse, forment au-dessous d'elle une barrière plus ou moins impénétrable, tandis qu'en avant le liquide trouve une issue facile.

Quand bien même la gaîne lamelleuse serait constituée par un lacis perméable, la masse injectée n'en suivrait pas moins la direction du faisceau nerveux, si toutefois la résistance de cette gaîne était suffisante pour empêcher un écartement notable des tubes nerveux qu'elle renferme.

Si le nerf sciatique d'un chien est dénudé, comme il a été dit d'abord, et que l'on pratique dans le gros faisceau de ce nerf une injection interstitielle de bleu de Prusse, lorsque la masse s'est

substance nerveuse, ni les vaisseaux, mais une gaîne propre à chaque filet nerveux (*Anatomie descriptive*, 5ᵉ édit., t. IV, p. 461). J'ai démontré depuis (*Recherches sur l'anatomie et la physiologie des nerfs*, in *Archives de physiologie*, 1872, p. 439) que la masse d'injection qui pénètre dans un faisceau nerveux se répand entre les différents tubes qui le composent et peut filer entre eux dans un très-grande longueur sans atteindre la gaîne lamelleuse qui les entoure, et que par conséquent l'injection des filaments nerveux n'implique pas l'existence d'un canal limité dans leur intérieur. — Voyez pour les autres détails historiques, *Leçons sur l'histologie du système nerveux*, t. I, p. 181 et suiv.

répandue dans une longueur de 8, 10, 12 ou 15 centimètres, elle ne s'étend plus au delà, quand bien même on augmente graduellement la pression; mais on la voit bientôt, en un ou plusieurs points, gagner la surface du faisceau nerveux, traverser sa gaîne lamelleuse, et diffuser dans le tissu conjonctif périfasciculaire. Quelquefois un ou plusieurs des lymphatiques qui prennent naissance dans ce tissu s'injectent comme si l'on y avait fait pénétrer directement la pointe de la canule.

Il suit de là que l'espace connectif intrafasciculaire, limité par la gaîne lamelleuse, les tubes nerveux et les vaisseaux qu'elle renferme, se poursuit entre les lames de cette gaîne pour communiquer avec les interstices ou les mailles du tissu connectif périfasciculaire, et que c'est dans ces mailles que les lymphatiques du nerf prennent naissance.

En résumé, il n'y a pas de vaisseaux lymphatiques distincts dans l'épaisseur des faisceaux nerveux ni dans la gaîne qui les entoure. C'est seulement dans le tissu conjonctif périfasciculaire que l'on parvient à en injecter en procédant par piqûre.

RÉSUMÉ DES NOTIONS ACQUISES SUR LES NERFS.

Nous devons maintenant résumer les notions les plus essentielles que nous avons acquises dans cette étude expérimentale de la structure des nerfs. Certaines de ces notions doivent même être complétées pour nous permettre d'arriver à quelques conclusions importantes relatives à la morphologie des fibres nerveuses et à leur nutrition.

Dans les nerfs des vertébrés nous avons reconnu l'existence de deux espèces de fibres nerveuses : les tubes nerveux et les fibres de Remak.

Les tubes nerveux ont tous la même structure et constituent une seule espèce histologique; il n'y a pas lieu de les diviser, avec certains auteurs, en tubes nerveux minces et tubes nerveux larges, car entre les tubes les plus grêles et ceux dont le diamètre est le plus considérable on rencontre tous les intermédiaires.

Les tubes nerveux sont caractérisés non-seulement par leur gaîne de myéline, mais encore par leurs étranglements annulaires. Ces étranglements, chez un même animal et sur les tubes nerveux de même diamètre, sont à peu près à égale distance les uns des autres. Ils limitent par conséquent des segments à peu près de la même longueur. Il est cependant des exceptions à cette règle : c'est ainsi que chez la torpille [1] les nerfs électriques sont formés de tubes nerveux dont les segments interannulaires sont beaucoup plus courts que ceux des tubes nerveux de même diamètre provenant des nerfs mixtes. Il est probable qu'une étude attentive du système nerveux périphérique dans la série animale conduira à des découvertes analogues, et peut-être arrivera-t-on alors à reconnaître que les segments interannulaires des tubes nerveux sont d'autant plus courts que ces tubes ont des fonctions plus actives.

Il est facile de constater que, en règle générale, il y a un rapport entre le diamètre des tubes nerveux et la longueur des segments qui les composent : ce rapport est direct, en ce sens que les segments interannulaires sont d'autant plus courts que les tubes nerveux sont moins larges. C'est ainsi que les plus gros tubes nerveux de l'homme, du chien, du lapin, dont le diamètre est 15 µ, ont des segments d'une longueur de 1 mm, 3 en moyenne, tandis que, chez des raies de grande taille, dont les plus gros tubes nerveux ont le diamètre de 50 µ, les segments interannulaires ont 7 millimètres de longueur.

Si nous comparons maintenant les segments interannulaires chez l'adulte et chez le nouveau-né, nous constaterons encore un fait dont il est à peine nécessaire de faire ressortir l'importance : chez le chien nouveau-né, par exemple, les segments interannulaires des plus gros tubes nerveux du sciatique ont une longueur de un tiers de millimètre, tandis que chez l'adulte cette longueur atteint 1 mm, 3. L'accroissement des tubes nerveux semble donc se faire par une élongation progressive de leurs segments interannulaires ; et, ainsi que je l'ai indiqué il y a longtemps déjà, c'est là un fait d'accroissement des plus nets et des plus démonstratifs.

Pour en bien saisir toute la signification, il importe d'avoir acquis une notion morphologique exacte des segments interannulaires. Ces segments paraissent être des éléments cellulaires dis-

----

[1] *Des étranglements annulaires et des segments interannulaires chez les raies et les torpilles.* (Comptes rendus de l'académie des sciences, 4 nov. 1872, t. LXXV, p. 1129).

tincts, car ils possèdent un seul noyau, placé à peu près à égale distance de leurs deux extrémités, et ils sont soudés les uns aux autres par une couche de ciment qui forme un anneau complet au niveau de chacun des étranglements annulaires qui les séparent.

Autour du noyau, on reconnaît, à l'aide de plusieurs des méthodes qui ont été indiquées, l'existence d'une lame de protoplasma. Cette lame s'étend de tous les côtés au delà des limites du noyau; elle double la membrane de Schwann dans toute l'étendue du segment. Au niveau de chacun des étranglements qui terminent ce dernier, elle se replie pour concourir à la formation du renflement biconique, passe sur le cylindre-axe et lui forme une enveloppe distincte. Cette enveloppe, dont Mauthner avait reconnu l'existence, est aujourd'hui nettement interprétée; elle correspond à la portion de la lame protoplasmique du segment interannulaire réfléchie sur le cylindre-axe.

Les choses ainsi comprises, la lame protoplasmique d'un segment interannulaire circonscrit une cavité close, et le cylindre-axe, bien qu'il soit dans cette cavité, y est simplement contenu, à la manière d'un organe, dans un sac séreux, comme le sont, par exemple, les vaisseaux et les nerfs qui traversent le sac lymphatique dorsal de la grenouille.

La myéline qui occupe, dans chaque segment interannulaire, l'espace compris entre la membrane de Schwann et le cylindre-axe, se trouve ainsi complétement enveloppée par la lame protoplasmique de ce segment.

Il y a dès lors, entre le segment interannulaire des tubes nerveux et la cellule adipeuse, une grande analogie morphologique. La cellule adipeuse (voy. p. 344) est constituée par une membrane d'enveloppe amorphe, mince, résistante, comparable à la membrane de Schwann, au-dessous de laquelle il existe un noyau compris dans une lame protoplasmique qui la double dans toute son étendue et qui est l'analogue du protoplasma du segment interannulaire. Enfin, au centre de la cellule adipeuse se trouve la masse de graisse qui, de même que la myéline du segment, est limitée de toutes parts par le protoplosma. L'étude du développement de la cellule adipeuse nous apprend que cette cellule, qui à l'origine n'a pas de membrane enveloppante, produit d'abord de la graisse dans son intérieur sous forme de granulations distinctes, et revêt seulement les caractères de la cellule adulte lorsqu'il s'est formé autour d'elle une membrane et que les granulations graisseuses comprises dans son intérieur se sont réunies pour constituer une goutte principale (voy. p. 414 et suivantes).

En étudiant les expansions membraneuses de la queue des têtards en voie de développement, comme l'ont fait Rouget[1] et Leboucq[2], on peut constater que la formation de la myéline dans les segments interannulaires est analogue à celle de la graisse dans les cellules adipeuses. C'est également au sein du protoplasma de ces segments, qui à l'origine ne possédait pas de cavité distincte, que la myéline apparaît sous la forme d'une masse qui s'étend progressivement et finit par les envahir dans toute leur longueur.

Quant à la membrane de Schwann, elle est une formation secondaire, comme la membrane de la cellule adipeuse; elle ne revêt que la surface du protoplasma qui est à découvert, et c'est ainsi qu'elle forme une enveloppe simple autour du tube nerveux. *Membrane de Schwann.*

Dans la cellule adipeuse il n'y a rien d'analogue aux incisures obliques. Ces incisures paraissent dépendre des cloisons complètes qui s'étendent entre ce que l'on pourrait appeler les feuillets viscéral et pariétal de la lame protoplasmique du segment interannulaire. Ces cloisons, extrêmement minces, n'ont pas été isolées, et par conséquent nous ne savons rien sur leur composition chimique. En nous plaçant seulement au point de vue de la morphologie, nous sommes conduits à penser qu'elles sont de simples dépendances du protoplasma des segments. *Incisures.*

Si la membrane de Schwann, le protoplasma qui la double et la gaîne médullaire sont interrompus au niveau de chaque étranglement, il n'en est pas de même du cylindre-axe, bien qu'Engelmann[3] l'ait soutenu. Ce cylindre-axe se continue dans toute l'étendue du tube nerveux, et il en constitue la partie essentielle, tandis que les gaînes qui l'entourent sont destinées simplement à le protéger et à en assurer les délicates fonctions. *Continuité du cylindre-axe.*

[1] *Rouget*, Mémoire sur le développement des nerfs chez les larves de batraciens (*Arch. de physiologie*, 1875, p. 801).

[2] *Leboucq*, Recherches sur le développement et la terminaison des nerfs chez les larves de batraciens (*Bull. de l'Acad. royale de Belgique*, mars 1876).

[3] *Engelmann*, Ueber Degeneration von Nervenfasern (*Arch. f. die gesammte Physiologie*, t. XIII, 1876, p. 414).

Les fibres de Remak qui, dans tous les nerfs mixtes, sont mélangés aux tubes nerveux proprement dits, diffèrent de ces derniers, non-seulement parce qu'elles ne possèdent pas de gaîne
médullaire, mais encore parce qu'elles sont anastomosées les
unes avec les autres en forme de plexus. Elles ont cependant
un caractère important qui leur est commun avec les fibres à
myéline : pour les constituer, des éléments connectifs sont associés aux fibrilles nerveuses. En effet, les noyaux de ces fibres et
le protoplasma qui les entoure ne paraissent pas plus être des
éléments spécialement nerveux que la membrane de *Schwann*,
les noyaux et le protoplasma des segments interannulaires, et
par conséquent ils appartiennent au système connectif. Mais
tandis que dans les tubes nerveux, les éléments cellulaires pro-
tecteurs sont nettement délimités au niveau de chaque étranglement annulaire, il n'en est pas ainsi pour les fibres de Remak,
ou du moins les réactifs que nous avons aujourd'hui à notre disposition ne nous ont pas permis d'établir si à chaque noyau de
ces fibres correspond un département cellulaire limité. Il serait
possible que tous les noyaux qui s'échelonnent le long d'une fibre
de Remak et de celles de ces fibres avec lesquelles elle est en connexion appartinssent à une masse protoplasmique unique et
très-étendue, qui serait ainsi une cellule à noyaux multiples.
Mais c'est là une simple hypothèse, en faveur de laquelle il y a
seulement une preuve négative, et les preuves de cette espèce
n'ont pas une très-grande valeur dans une science en voie de développement, comme l'est encore l'histologie. Pour montrer
combien il faut être réservé dans des conclusions de ce genre, il
suffit de faire remarquer que l'on a cru le muscle cardiaque
formé par un réseau dont les éléments, fondus les uns avec les
autres, constituaient un tout continu, jusqu'à ce que Weissmann
d'abord et Eberth ensuite eussent démontré l'existence des éléments cellulaires du cœur.

Les fibres de Remak les plus fines peuvent être formées par
une seule fibrille nerveuse; mais lorsque ces fibres ont un diamètre notable, elles sont composées de plusieurs fibrilles. Dans
le premier cas, le protoplasma qui entoure leur noyau se répand
à leur surface et leur forme une gaîne simple, comme on l'observe, par exemple, sur les tubes nerveux embryonnaires qui se
revêtiront plus tard de myéline, ou sur les fibres sans moelle qui
font suite aux tubes nerveux dans le voisinage de leurs terminai-

sons. Nous aurons souvent, par la suite, l'occasion d'observer des fibres nerveuses de cette espèce.

Dans le second cas, c'est-à-dire lorsqu'une fibre de Remak est constituée par plusieurs fibrilles nerveuses, le protoplasma leur forme non-seulement une enveloppe périphérique, mais encore il s'insinue entre elles de manière à les séparer et à les unir; de telle sorte que si l'on pouvait enlever ces fibrilles, il resterait une gangue protoplasmique possédant des noyaux et creusée d'une série de canaux parallèles.

Si nous cherchons encore à rapprocher les fibres de Remak des tubes nerveux proprement dits, nous voyons que, dans les deux espèces de fibres, les fibrilles nerveuses sont également entourées d'une couche de protoplasma qui les protége et qui vraisemblablement joue un rôle important dans leur nutrition.

Nous avons maintenant toutes les données pour comprendre comment se fait la circulation des fluides nutritifs dans l'intérieur des nerfs, et quelles sont les voies par lesquelles s'opèrent les échanges nécessaires à l'entretien et à la fonction des parties essentielles des fibres nerveuses.

Dans les faisceaux nerveux d'un calibre notable, le plasma fourni par les capillaires sanguins se répand autour des fibres nerveuses. C'est dans le plasma qui les baigne que ces fibres puisent les matériaux de leur nutrition et rejettent leurs produits de désassimilation. Ces échanges se font, pour les tubes nerveux proprement dits, au niveau des étranglements annulaires, si l'on en juge par la facilité avec laquelle les substances cristalloïdes les traversent pour diffuser dans le cylindre-axe. Peut-être les incisures sont-elles aussi des voies par lesquelles se font ces échanges, mais les faits connus jusqu'ici n'autorisent pas à penser qu'ils y soient très-faciles; en effet, les matières colorantes et les solutions de nitrate d'argent ne s'y engagent pas.

Le mode suivant lequel se fait la nutrition intime des fibrilles nerveuses qui composent les fibres de Remak est beaucoup plus obscur, car les matériaux de nutrition et de désassimilation de ces fibrilles doivent nécessairement traverser le protoplasma qui les enveloppe, et par suite obéir dans une certaine mesure à la direction qu'il leur imprime. Du reste, bien que les fibres de Remak aient une grande importance, puisqu'elles sont les principaux éléments nerveux de tous les viscères, leurs fonctions ne sont certainement pas aussi actives que celles des tubes nerveux, qui, comme on le sait, appartiennent surtout à la vie animale. Ceux-ci, par conséquent, doivent échanger plus rapidement les matériaux de leur nutrition, et c'est pour cela que la nature, tout en assurant leur isolation et leur protection plus complètes au moyen de la gaîne de myéline, les a pourvus d'étranglements annulaires par lesquels, nous le répétons, les fluides nutritifs arrivent facilement jusqu'à la partie active de la fibre, le cylindre-axe.

Circulation
du plasma
nutritif dans
les nerfs.

Pour assurer la nutrition des éléments nerveux, le plasma qui les baigne doit être continuellement renouvelé, et pour cela il faut non-seulement qu'il en arrive sans cesse du système vasculaire sanguin, mais encore qu'il en soit enlevé, par les absorbants, des quantités équivalentes. Aussi le plasma, après avoir baigné les éléments nerveux, peut-il s'engager entre les différentes lames de la gaîne lamelleuse, qui, comme nous le savons, laissent entre elles un système lacunaire continu, et s'échapper dans le tissu conjonctif périfasciculaire, où il est pris par les vaisseaux lymphatiques. Ainsi malgré que les faisceaux nerveux ne possèdent pas de lymphatiques dans leur intérieur, la résorption de leurs déchets est assurée par la texture spéciale de la gaîne lamelleuse, en même temps que cette gaîne protége d'une manière efficace les éléments délicats qui les composent.

TERMINAISONS NERVEUSES.

Il y a une si grande différence entre les terminaisons motrices et les terminaisons sensitives, que, pour étudier les unes et les autres, on ne peut employer les mêmes méthodes. Il convient donc d'en traiter dans deux chapitres différents.

CHAPITRE XVIII.

TERMINAISONS NERVEUSES MOTRICES.

Sous le nom de nerfs moteurs, on doit entendre non-seulement les nerfs qui se terminent dans les muscles (muscles striés ordinaires, muscle cardiaque, muscles lisses), mais encore tous les nerfs dont la fonction est de transmettre à la périphérie une excitation venue des centres, c'est-à-dire tous les nerfs à action centrifuge. D'après cette définition, on comprendra parmi ces nerfs les nerfs électriques et les nerfs glandulaires. Nous nous occuperons de ces derniers à propos du système glandulaire, et nous commencerons ce chapitre par une étude de l'organe électrique de la torpille et des terminaisons des nerfs dans cet organe, parce que ce sont les plus simples et les mieux connues de toutes les terminaisons motrices.

TERMINAISON DES NERFS DANS L'ORGANE ÉLECTRIQUE
DE LA TORPILLE.

Chez les torpilles[1], l'organe électrique, double et symétrique, a une forme semi-lunaire (corps falciforme de Redi). Il occupe tout l'espace compris entre la cage des branchies et la nageoire latérale. Sa face supérieure et sa face inférieure sont en rapport avec la peau ou plutôt avec le tissu conjonctif qui la double.

---

[1] Deux espèces principales de torpilles habitent les mers qui bordent la France : la torpille marbrée (*T. galvani*) et la torpille ocellée (*T. marke* ou *ocellata*.) Toutes deux sont abondantes dans la Méditerranée, et l'on peut en obtenir facilement sur différents points de la côte, notamment à Palavas, près de Montpellier. La torpille marbrée vit également dans l'Océan ; on peut se la procurer à Concarneau et à Arcachon.

Pour découvrir l'organe électrique, on fait à la peau de la région dorsale un pli dont on incise la base avec un scalpel ou un rasoir, et l'on continue ensuite la dissection de la peau avec beaucoup de soin, parce que le tissu conjonctif qui la relie à l'organe et se continue dans l'intérieur de celui-ci présente une grande résistance.

Les nerfs qui se distribuent aux organes électriques naissent de deux lobes cérébraux volumineux (lobes électriques) qui n'existent pas chez les autres poissons. De chacun de ces lobes partent cinq nerfs qui se rendent à l'organe électrique corres-

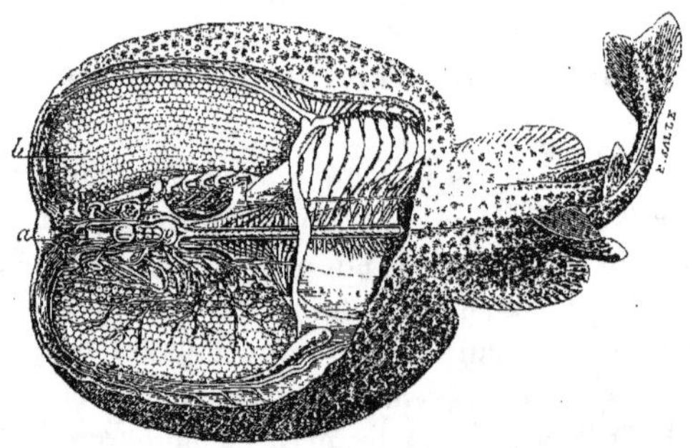

Fig. 261. — Torpille marbrée. — *a*, organe muqueux ; *b*, organe électrique ; *o*, lobes électriques du cerveau. — 1/4 diam.

pondant. Ces nerfs, dont les quatre antérieurs ont un diamètre considérable, traversent les cloisons des branchies et arrivent à l'organe électrique au niveau de son bord interne, à peu près au milieu de son épaisseur.

Prismes de l'organe électrique de la torpille.

Lorsqu'un organe électrique est mis à nu par la dissection de la peau qui le recouvre, on y aperçoit une série de figures polygonales à cinq ou six côtés. Si l'on pratique une incision perpendiculaire à la surface de l'organe, on reconnaît qu'en réalité il est constitué par une série de prismes s'étendant de la face dorsale à la face ventrale de l'animal et occupant ainsi toute son épaisseur. Ces prismes sont limités par des cloisons connectives résistantes ; ils sont formés d'une substance translucide d'un gris rosé et d'une consistance gélatineuse.

Sur une section parallèle à la surface de l'organe électrique, le contenu de chacun des prismes fait une saillie, de sorte que toute la surface de cet organe paraît formée par une série de petits monticules en calottes de sphères.

Si, comme l'a fait Savi[1], on retranche, à l'aide de ciseaux fins et bien tranchants, le sommet de l'un de ces monticules et qu'on l'agite dans l'eau (ou mieux encore dans le sérum faiblement iodé), on le voit se décomposer en un nombre considérable de lames extrêmement minces. Ces lames, auxquelles on donne le nom de lames électriques, sont disposées les unes au-dessus des autres dans l'intérieur des prismes ; elles adhèrent solidement à leurs parois et sont à peu près libres dans le reste de leur étendue ; c'est pour cela que le procédé de Savi est le seul au moyen duquel on puisse facilement les isoler.

Le premier réactif qu'il convient d'employer pour étudier les lames électriques est l'acide osmique. On l'applique de plusieurs façons. Premièrement, sur une coupe fraîche de l'organe, parallèle à sa surface, on enlève, à l'aide des ciseaux, le monticule qui termine un prisme et on le plonge dans quelques centimètres cubes d'une solution d'acide osmique à 1 ou 2 pour 100. Deuxièmement, on retranche avec un scalpel un petit fragment cubique de l'organe et on le place dans 3 à 4 centimètres cubes d'une solution d'acide osmique au même degré de dilution. Vingt-quatre ou quarante-huit heures après, les lames électriques seront fixées et noircies ; mais il faut remarquer qu'elles seront fixées dans la forme qu'elles avaient au moment où elles ont été mises dans le réactif. Déjetées, plissées ou revenues sur elles-mêmes, elles garderont ces formes anormales dans les préparations.

Pour éviter ces inconvénients, il faut avoir recours à une autre méthode. Prenant une seringue hypodermique chargée d'une solution d'acide osmique à 2 pour 100 et munie d'une canule en or, en enfonce cette dernière à peu près horizontalement à travers un premier prisme, et assez profondément pour que sa pointe arrive dans un second ou un troisième prisme, à peu de distance de la surface. On pousse alors le piston de la seringue, et l'acide osmique pénètre et diffuse. Il résulte de cette façon de procéder que les lames électriques sont tendues au moment où l'acide osmique les atteint et les fixe dans leur forme. Après avoir attendu une minute ou deux que le réactif ait complété son action, on retranche avec le scalpel un fragment de l'organe comprenant les prismes injectés, ou bien l'on enlève avec les ciseaux le sommet

[1] *P. Savi*, Études anatomiques sur le système nerveux et sur l'organe électrique de la torpille, *publiées à la suite du* Traité des phénomènes électro-phisiologiques des animaux, par Matteucci, Paris, 1844.

des calottes hémisphériques qui les terminent. Les portions ainsi recueillies sont placées dans un petit flacon rempli de la solution d'acide osmique; on les y laisse pendant vingt-quatre heures afin de colorer jusque dans leurs dernières terminaisons les fibres nerveuses qu'elles contiennent. Puis on les met dans l'eau distillée pour enlever l'excès du réactif. Cela fait, on prend une de ces calottes hémisphériques, ou, si l'on opère sur un fragment cubique de l'organe, on coupe avec des ciseaux le sommet d'un des monticules qu'il renferme. Le fragment ainsi obtenu est mis dans un vase à fond blanc et l'on agit avec les aiguilles pour séparer les lames une à une.

Par suite de la manière dont la section a été pratiquée sur le prisme, ces lames ont des diamètres inégaux, et, si l'on a opéré sur la face dorsale de l'organe électrique, elles sont d'autant plus petites qu'elles sont plus inférieures. Elles sont toutes convexes-concaves, à la manière de la cornée.

On peut utiliser cette disposition pour reconnaître quelle est la face dorsale et quelle est la face ventrale d'une lame en particulier. Il est clair, en effet, que, dans les conditions qui viennent d'être indiquées, la face convexe est la dorsale et la concave la ventrale. Mais, pour avoir cette certitude, il est nécessaire que l'on ait procédé avec ménagement dans la dissociation, afin de ne pas retourner les lames électriques comme on pourrait le faire de toute calotte suffisamment souple.

Si maintenant on prend une lame électrique et qu'on la dispose sur la lame de verre porte-objet, sa face ventrale étant dirigée en haut, on obtiendra une préparation dans laquelle il sera possible de s'orienter. Pour rendre cette préparation persistante, on peut, après avoir ajouté une lamelle couvre-objet, remplacer lentement l'eau par la glycérine. Mais il est bien préférable de conserver les lames électriques qui ont été soumises à l'action de l'acide osmique dans des cellules (voy. p. 143), avec de l'eau phéniquée comme liquide additionnel.

Une préparation faite d'après ce procédé, étudiée à un grossissement de 150 à 200 diamètres, montre, sur un premier plan, des vaisseaux capillaires et des fibres nerveuses, entre lesquels se distinguent des cellules connectives ramifiées et étoilées ; sur un second plan, une lame granulée qui correspond aux ramifications terminales des fibres nerveuses, et un peu plus profondément, des noyaux arrondis.

Les fibres nerveuses cheminent isolément à la face ventrale de la lame électrique ; chacune d'elles se divise et se subdivise de manière à former une arborisation dont les derniers rameaux sont en très-grand nombre ; un seul tube nerveux peut donc, en

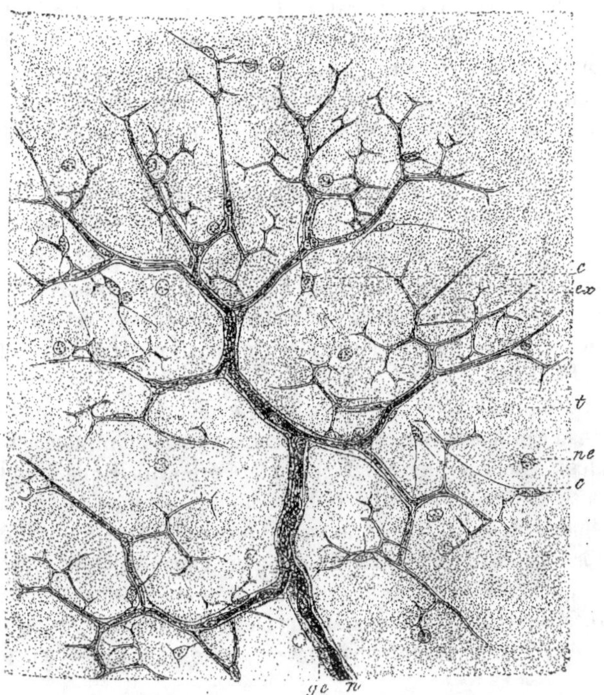

Fig. 262. — Lame de l'organe électrique de la torpille marbrée, se présentant par sa face ventrale. Préparation obtenue par dissociation après injection interstitielle d'une solution d'acide osmique à 2 pour 100 et macération dans la même solution pendant 24 heures. — *n*, tube nerveux ; *gc*, gaîne secondaire ; *cx*, ramifications en bois de cerf de Wagner ; *c*, cellules connectives du tissu conjonctif muqueux ; *t*, granulé correspondant à l'arborisation terminale ; *ne*, noyaux de la couche intermédiaire. — 300 diam.

arrivant à sa terminaison périphérique, couvrir de ses ramifications une surface d'une notable étendue.

Il y a lieu de distinguer, avec R. Wagner[1], deux ordres de

---

[1] *R. Wagner*, Ueber den feineren Bau des electrischen Organs im Zitterrochen Goettingue, 1847.

fibres nerveuses dans les lames électriques de la torpille : des fibres de premier ordre, celles qui sont encore enveloppées de myéline ; et des fibres de second ordre, celles qui en sont dépourvues.

Fibres nerveuses dans les lames électriques. Les fibres de premier ordre donnent naissance à des ramifications successives, latérales et terminales. Les ramifications latérales se dégagent perpendiculairement ou plus ou moins obliquement à la branche dont elles émanent. Souvent une branche latérale, après avoir parcouru une certaine longueur dans une direction donnée, revient sur elle-même et décrit un trajet récurrent.

Ramifications en bois de cerf. Les fibres de second ordre, ou fibres sans myéline, font suite aux premières ; elles continuent de se ramifier et se terminent en se recourbant et en présentant une forme spéciale que R. Wagner a comparée à celle des bois de cerf et qu'il a décrite sous ce nom[1].

Après cette description sommaire des deux ordres de fibres que l'on trouve dans les lames électriques, il convient d'en étudier la structure.

Fibres de premier ordre ou fibres à myéline. Les fibres à myéline, fixées par l'acide osmique et conservées dans l'eau phéniquée, se présentent avec une admirable netteté. Elles possèdent une enveloppe extérieure cylindrique membraneuse (gaîne secondaire) qui est munie, comme la gaîne de Henle (voy. p. 753), de noyaux appliqués sur sa face profonde. Les tubes nerveux proprement dits contenus dans ces gaînes diffèrent par quelques caractères de ceux qui ont été étudiés dans le chapitre précédent chez les mammifères et chez les batraciens. Au niveau des étranglements annulaires, les segments, au lieu de se terminer

---

[1] R. Wagner (*loc. cit.*), qui avait examiné les lames électriques des torpilles à l'état frais sans addition d'aucun réactif, a pensé que les ramifications en bois de cerf correspondent à la terminaison des nerfs électriques, qui dès lors posséderaient des extrémités libres. Antérieurement, Savi (*loc. cit.*), qui avait également étudié les lames électriques à l'état frais, mais probablement avec des objectifs de qualité inférieure, avait cru reconnaitre que les ramifications nerveuses terminales forment dans ces lames un réseau à larges mailles. Savi a publié un dessin de la préparation qu'il avait sous les yeux. En l'examinant, on se convainct facilement que l'auteur n'est pas arrivé à isoler complétement une lame électrique, et que son observation a porté sur plusieurs lames superposées. Ses objectifs étant insuffisants, il n'a pu distinguer les uns des autres les objets placés à des plans différents, et il a cru que les fibres nerveuses qui étaient simplement superposées étaient anastomosées les unes avec les autres.

Cependant, Savi a fait dans son étude des lames électriques une découverte d'une grande importance, en reconnaissant pour la première fois dans ces lames la division successive d'une fibre nerveuse.

par une extrémité renflée, s'effilent en forme de cône ; dans le fond de l'étranglement, il existe une légère saillie qui correspond au renflement biconique. La barre transversale claire, qui chez les mammifères accuse si nettement les étranglements, manque chez les torpilles, et dès lors on pourrait croire que la gaîne médullaire n'est pas interrompue en ces points. Il n'en est rien. Chez ces animaux, ainsi que chez tous les plagiostomes, les cylindres-axes se colorent en noir sous l'influence de l'acide osmique[1] ; et comme la pénétration du réactif se fait très-facilement au niveau des étranglements annulaires, il s'ensuit qu'ils y sont colorés en noir encore plus fortement que dans les autres points de leur trajet.

Il n'y a qu'un seul noyau dans chacun des segments interannulaires des tubes nerveux compris dans les lames électriques ; en général, ce noyau n'occupe pas le centre du segment, mais il est notablement plus rapproché de l'une de ses extrémités que de l'autre.

La division des fibres nerveuses de premier ordre se fait toujours au niveau d'un étranglement annulaire. Ce fait rentre dans une loi générale qui n'offre pas d'exceptions ni pour les nerfs de la torpille, ni pour les nerfs de n'importe quel organe chez n'importe quel animal : *La bifurcation ou l'émission d'une branche nerveuse se fait toujours dans les tubes nerveux à myéline au niveau d'un étranglement annulaire.*

La gaîne de Schwann se moule exactement sur les trois segments interannulaires, au point où ils s'unissent. Il n'en est pas de même de la gaîne secondaire, qui est loin de les envelopper aussi étroitement ; ainsi lorsqu'un tube se bifurque, sa gaîne secondaire continue souvent à embrasser dans une enveloppe unique les deux nouveaux tubes, et c'est un peu plus loin seulement qu'elle se divise pour donner à chacun d'eux sa gaîne spéciale.

En se divisant et en se subdivisant, les tubes nerveux à myéline deviennent de plus en plus grêles et leurs segments de plus en plus courts, ce qui est en rapport avec une loi qui a déjà été formulée, à savoir que les segments interannulaires sont d'autant moins longs que le tube auquel ils appartiennent est d'un diamètre moindre.

Division des fibres nerveuses de premier ordre.

---

[1] *Des étranglements annulaires et des segments interannulaires chez les raies et les torpilles (Comptes rendus de l'Académie des sciences, 4 novembre 1872).*

Lorsqu'une fibre sans myéline ou de second ordre naît d'une fibre de premier ordre, le dernier segment interannulaire de celle-ci s'effile, sa gaîne médullaire diminue d'épaisseur comme au niveau d'un étranglement et disparaît, laissant la gaîne de Schwann enserrer étroitement le cylindre-axe, tandis que la gaîne secondaire lui forme une seconde enveloppe plus lâche. La gaîne de Schwann se poursuit sur les dernières ramifications nerveuses, sans qu'il soit possible d'y reconnaître un point où elles disparaî-

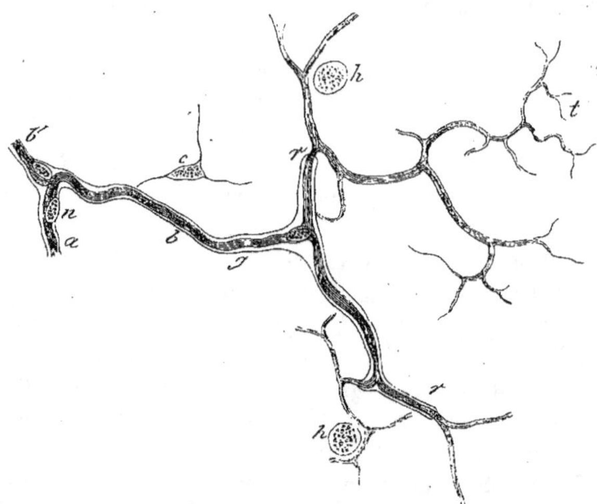

Fig. 263. — Terminaison de la gaîne secondaire sur les fibres nerveuses sans myéline des lames électriques de la torpille. Préparation faite par dissociation après injection interstitielle d'une solution d'acide osmique à 1 pour 100, et macération pendant vingt-quatre heures dans le même réactif; examen dans l'eau phéniquée. — a, branche nerveuse d'origine; b b', branches secondaires; c, cellule connective; g, gaîne secondaire; r, r, anneaux terminaux de la gaîne secondaire; h, noyaux de la couche intermédiaire; t, ramifications en bois de cerf. — 500 diam.

trait. Il n'en n'est pas de même de la gaîne secondaire. Quelquefois sur la première, d'autres fois sur la seconde ou sur la troisième ramification de la fibre nerveuse à partir de la fin de la gaîne de myéline, la gaîne secondaire s'arrête en embrassant cette fibre comme d'un anneau. Le contour de cette gaîne, qui se dessinait nettement à une certaine distance de la fibre, se recouvre brusquement vers elle et s'y termine (r, fig. 263). Dans certains cas, cette courbure est même si accentuée, qu'il semblerait que la membrane se replie sur la fibre et qu'elle se comporte à son égard comme une séreuse.

Cette disposition ne peut être observée que sur des lames électriques conservées dans l'eau phéniquée. Lorsqu'elles sont montées dans la glycérine ou dans le baume du Canada, il est impossible d'en rien reconnaître, parce qu'alors la gaîne secondaire vient s'appliquer exactement sur le tube nerveux qu'elle entoure.

Dans la partie de leur trajet où elles sont encore enveloppées de la gaîne secondaire, les fibres de second ordre présentent au niveau de leurs bifurcations un ou plusieurs noyaux. Ces noyaux

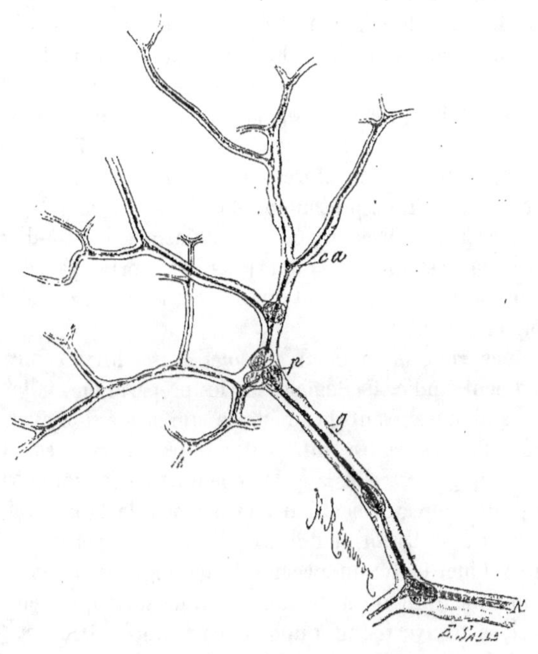

Fig. 264. — Tube nerveux ramifié d'une lame électrique de la torpille, traitée successivement par le bichromate d'ammoniaque et le chlorure double d'or et de potassium. — N, cylindre-axe ; g, gaîne secondaire ; p, groupe de noyaux de la gaîne secondaire dans le voisinage de sa terminaison ; ca, bifurcation du cylindre-axe en forme de chiasma. — 500 diam.

appartiennent à la gaîne secondaire ; il ne s'en trouve jamais à la surface des fibres au delà de la terminaison de cette gaîne.

Sur des lames électriques isolées après injection interstitielle d'une solution d'acide osmique à 1 pour 100, sans macération

ultérieure dans le même réactif, on peut constater que les cylindres-axes possèdent une striation longitudinale manifeste qui
correspond à leur constitution fibrillaire. Il est intéressant de déterminer comment se comportent leurs fibrilles au niveau de leurs
bifurcations. Pour le faire, il faut employer la méthode suivante :
Un fragment de l'organe électrique, enlevé à une torpille vivante
est mis à macérer dans le bichromate d'ammoniaque à 2 pour 100;
puis il est dissocié dans l'eau en suivant le procédé de Savi,
et les lames isolées sont placées pendant vingt-quatre heures
dans le chlorure double d'or et de potassium à 1 pour 10 000;
c'est là un procédé que Gerlach à recommandé pour l'étude du
système nerveux central. Ces lames sont ensuite lavées, montées
dans la glycérine et exposées à la lumière du jour. Lorsque la
réduction de l'or s'y est faite complétement, les cylindres-axes y
apparaissent amincis et colorés en violet. Au niveau des bifurcations (*c a*, fig. 264) ils présentent des figures triangulaires qui
semblent correspondre à de véritables chiasmas, c'est-à-dire que,
outre les fibrilles qui vont du cylindre-axe principal dans les
deux ramifications, on en voit qui passent de l'une de ces ramifications dans l'autre.

Quelques mots maintenant au sujet des cellules connectives
que l'on peut étudier facilement sur les préparations faites avec
l'acide osmique suivant la méthode qui a été indiquée tout
d'abord. Placées entre différentes fibres nerveuses et les
vaisseaux capillaires, elles appartiennent à un tissu muqueux qui
en remplit les intervalles et sur lequel repose la lame électrique
proprement dite. La forme de ces cellules se rapproche tantôt
de la pyramide, tantôt du prisme. Leurs angles sont émoussés ;
elles contiennent un noyau volumineux, de sorte que leur protoplasma se trouve réduit à une couche mince. Des angles de
ces cellules, et quelquefois de différents points de leur surface,
partent des prolongements protoplasmiques qui se dirigent
dans différents plans et dont les ramifications extrêmement
grêles s'anastomosent avec les prolongements des cellules voisines. Ces cellules, analogues à celles qui existent dans le tissu
muqueux si largement distribué dans l'organisme des plagiostomes, ne diffèrent des cellules du tissu conjonctif fasciculé que
par leur forme polyédrique, et cette différence est due au milieu
où elles se trouvent. Les cellules du tissu conjonctif ne possèdent
en effet la forme aplatie que parce qu'elles ont été comprimées

Constitution
fibrillaire
des cylindres-
axes.

Cellules
connectives
des lames
électriques.

entre des surfaces opposées. Les cellules du tissu muqueux, au contraire, situées au milieu d'une masse molle, n'éprouvent aucune compression spéciale dans un sens donné. Remak (*loc. cit.*) a fait remarquer, à propos de ces cellules, que leurs prolongements ne s'anastomosent pas avec les nerfs. Il se proposait de mettre ainsi à l'abri d'une erreur presque inévitable des observateurs inexpérimentés ou enthousiastes.

En étudiant les mêmes préparations à des grossissements de 500 à 1000 diamètres, on peut s'assurer que les ramifications en bois de cerf ne constituent pas, comme l'avait cru Wagner, la terminaison des nerfs électriques. Cette terminaison se fait au delà, dans le granulé fin qui occupe la surface ventrale de la lame électrique proprement dite, et dans lequel, à un grossissement de 300 à 400 diamètres, on peut déjà reconnaître l'existence d'un réseau [1] ou plutôt d'une sorte d'arborisation fine et délicate.

Avec un objectif à immersion puissant, tel que le numéro 12 de Hartnack et Prazmowski, l'observation de l'arborisation terminale est plus certaine, et l'on peut déjà distinguer la véritable forme de cette arborisation, surtout si l'on a appris à la connaître sur des préparations faites avec le nitrate d'argent ou le chlorure d'or, préparations dont il sera question un peu plus loin.

Au-dessous de l'arborisation terminale, il existe des noyaux volumineux, sphériques, limités par un double contour. Leur groupement irrégulier ne rappelle en rien celui des noyaux d'un pavé épithélial. Ils sont parfois entourés d'une zone claire, circulaire ou elliptique, qui ne correspond pas à un corps cellulaire, et qui provient du retrait ou quelquefois d'un plissement de la substance dans laquelle ils sont contenus. Cette substance est semée de granulations inégales, colorées en brun par l'acide osmique.

Dans les préparations faites à l'aide de l'acide osmique et

---

[1] *Kölliker* d'abord (Ueber die Endigungen der Nerven in dem electrischen Organ der Zitterrochen. *Verhandl. der physico-med. Gesellschaft in Würzburg*, t. VIII, 1858, p. 2), ensuite *Max Schultze* (Zur Kenntniss der electrischen Organe der Fische. 2te Abtheilung: Torpedo. *Halle*, 1859), et *F. Boll* (Die Structur der electrischen Platten von Torpedo, *Arch. f. micr. Anat.*, X., 1873 p. 101), en étudiant les lames électriques, les deux premiers sans addition d'aucun réactif, le troisième après les avoir traitées par l'acide osmique, ont décrit ce réseau comme formé par des branches anastomosées les unes avec les autres de manière à limiter des mailles polygonales. Mais c'est là une erreur, ainsi qu'on en jugera plus loin.

étudiées simplement à plat, il est déjà possible de reconnaître que les lames électriques proprement dites sont au moins formées de deux couches, l'arborisation terminale et la membrane granuleuse sous-jacente dans laquelle sont logés les noyaux. Mais c'est surtout sur les coupes transversales de ces lames que l'on appréciera facilement le nombre des couches qui entrent dans leur constitution. Ces coupes doivent être faites par le procédé suivant : un fragment de l'organe électrique, dans lequel on a pratiqué une injection interstitielle d'acide osmique, est placé dans une solution de bichromate d'ammoniaque à 2 pour 100; il peut y être conservé plusieurs mois et même plusieurs années; mais il n'y acquiert jamais une consistance suffisante, et dès lors il est nécessaire de le traiter encore par la gomme et l'alcool. Les coupes seront pratiquées parallèlement à l'axe des prismes; toutes les lames ne seront cependant pas tranchées d'une façon exactement perpendiculaire à leur surface; cela tient à ce qu'elles possèdent une étendue plus grande que la section transversale des prismes, et que, pour y être contenues, elles sont forcément plissées ou repliées sur elles-mêmes. Néanmoins, il y en aura toujours quelques-unes qui, au moins dans certaines portions de leur étendue, seront sectionnées suivant un plan bien perpendiculaire à leur surface. Elles seront

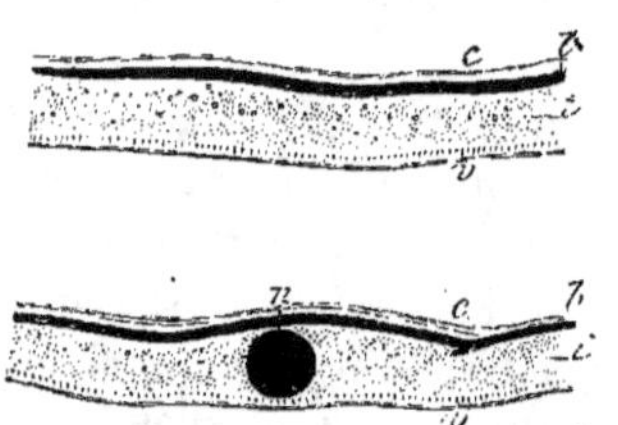

Fig. 265. — Coupe transversale des lames de l'organe électrique de la torpille, faite après injection interstitielle d'une solution d'acide osmique à 1 pour 100, macération des fragments de l'organe injecté dans une solution de bichromate d'ammoniaque à 2 pour 100, et action subséquente de la gomme et de l'alcool pour compléter le durcissement. Coloration par l'hématoxyline.—*c*, tissu conjonctif qui double la face dorsale de la lame électrique; *l*, lamelle dorsale; *i*, couche intermédiaire; *v*, lamelle ventrale. — 1200 diam.

placées dans l'eau pour dissoudre la gomme, puis colorées par l'hématoxyline, et enfin montées dans la glycérine. Ces préparations ne sont pas absolument persistantes; au bout de quelques mois, elles sont complétement décolorées.

Lorsque leur coloration est encore bien nette, on y distingue cinq couches qui, de la partie dorsale à la partie ventrale, sont : 1° des fibres connectives fines entrecroisées, qui n'appartiennent pas à proprement parler à la lame électrique et qui lui constituent une membrane de soutien et de protection; 2° au-dessous d'elles une lame mince, fortement colorée en bleu, vitrée, sans structure : *lamelle dorsale*; 3° une couche, *couche intermédiaire*, qui occupe la plus grande épaisseur de la membrane ; elle est incolore, granuleuse, et dans son intérieur sont contenus les noyaux ronds que nous connaissons déjà et qui sont colorés en bleu foncé ; 4° une quatrième couche, striée perpendiculairement à la surface de la membrane ; la striation est produite par une série de bâtonnets ou de cils courts, *cils électriques*[1], colorés en bleu et placés à peu près à égale distance les uns des autres ; 5° la dernière couche du côté ventral de la lame électrique, colorée en bleu, est extrêmement mince ; elle correspond à l'*arborisation terminale*.

De ces cinq couches, quatre seulement appartiennent à la lame électrique proprement dite : la lamelle dorsale, la couche intermédiaire, les cils électriques et l'arborisation terminale.

Sur les coupes transversales colorées par l'hématoxyline, les cils électriques paraissent implantés sur l'arborisation terminale. Mais, pour compléter l'étude de ces rapports et surtout pour déterminer la forme exacte de l'arborisation terminale, il faut avoir recours à d'autres méthodes dont il va maintenant être question. Ces méthodes sont l'imprégnation d'argent, le traitement par l'or et la coloration par l'hématoxyline.

Pour bien réussir l'imprégnation d'argent des lames de l'organe électrique, il faut d'abord enlever avec le plus grand soin la peau qui recouvre cet organe, en évitant d'entamer les prismes ; puis, passant la main au-dessous de l'animal, on fait bomber la surface dorsale dénudée de l'organe, et, prenant avec une pince un cristal de nitrate d'argent un peu gros, on le passe à plusieurs reprises sur la surface saillante et tendue des prismes jusqu'à ce qu'elle devienne opaque et blanchâtre. Ensuite, d'un trait de rasoir on

Lames de l'organe électrique étudiées à l'aide des imprégnations d'argent.

[1] Remak (Ueber die Enden der Nerven im electrischen Organ der Zitterrochen, *Müller's Archiv*, 1856, p. 467) a fait la première observation relative aux cils électriques. Sur des lames électriques fraîches, repliées sur elles-mêmes de manière à montrer leur coupe optique sur le bord du pli, il a reconnu que les branches nerveuses qui constituent l'arborisation terminale se recourbent et donnent des filaments qui pénètrent dans l'épaisseur de la membrane et y forment une palissade régulière. Depuis lors, F. Boll (die Structur der electrischen Platten von Torpedo, *Arch. f. micr. Anat.*, X. 1873, p. 101) a décrit plus exactement la même disposition. Il a beaucoup insisté sur la ponctuation fine que l'on reconnaît sur les lames examinées à plat, ponctuation qui correspond évidemment aux palissades de Remak. (Voy. pour plus amples renseignements et pour les détails de l'historique, *Leçons sur l'histologie du système nerveux*, t. II, p. 93 et suiv.)

enlève les parties qui ont été atteintes par le nitrate d'argent, et
on les plonge dans l'eau distillée. Puis, avec des ciseaux on
retranche la calotte de l'un des prismes et l'on dissocie les lames
qu'elle contient, en suivant le procédé qui a été indiqué plus haut
à propos des préparations faites au moyen de l'acide osmique. La
dissociation est difficile, et il est nécessaire d'y mettre beaucoup
de soin. Le résultat n'est pas constant, c'est-à-dire que l'effet du
nitrate d'argent n'est pas le même sur les différentes lames qu'il
a atteintes. Bien plus, il y a des lames qui présentent, dans certaines parties seulement de leur étendue, l'imprégnation
régulière de l'arborisation terminale. Dans ces parties, les
branches nerveuses terminales qui font suite aux ramifications
en bois de cerf, ménagées par l'argent, se détachent en blanc sur
un fond brun plus ou moins
foncé. Légèrement rétrécies
par places, élargies dans d'autres, elles se divisent, se subdivisent et, après avoir fourni
une arborisation complète,
elles se terminent par des
bourgeons ou des boutons[1].

Quelques branches de l'arborisation sont anastomosées
les unes avec les autres. Mais
il serait possible que le nitrate
d'argent eût épargné une
portion du fond située entre
deux bourgeons libres : il ne
serait pas impossible non plus
que ce réactif eût coloré quelques portions des ramifications nerveuses et interrompu
par conséquent des mailles
fermées. Il reste donc sur
l'exactitude absolue de la

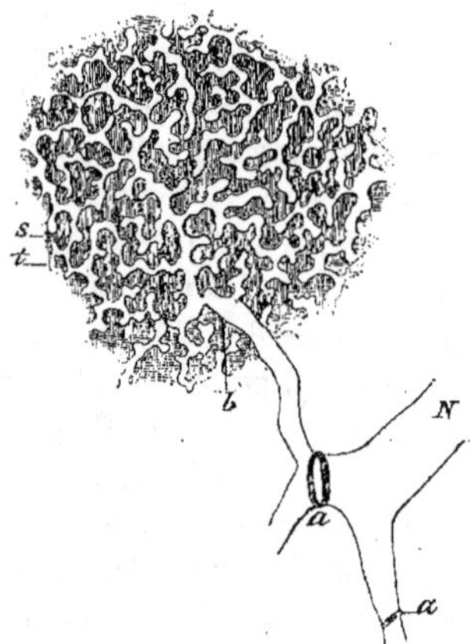

Fig. 266. — Lame électrique de la torpille,
imprégnée d'argent et examinée par sa
face ventrale. N, fibre nerveuse de second
ordre; *a a*, anneaux terminaux de la
gaîne secondaire; *b*, dernière branche
nerveuse correspondant aux ramifications en bois de cerf; *t*, arborisation terminale; *s*, mailles comprises entre les
branches de l'arborisation terminale.
— 1000 diam.

---

[1] Les boutons ou les bourgeons de l'arborisation terminale ont été décrits pour
la première fois par Remak (*loc. cit.*). Depuis, Kölliker, Max Schultze et Boll, dans
des travaux dont l'indication a été donnée plus haut, nièrent expressément ce mode
de terminaison et soutinrent que la terminaison des nerfs dans l'organe électrique se fait par un réseau dont les mailles polygonales sont fermées. La réalité des

disposition observée certains doutes, malgré que les préparations soient parfaitement nettes et claires. Ces doutes seront bientôt levés par l'emploi des méthodes de coloration à l'or et à l'hématoxyline; mais avant de passer à ces méthodes, il convient d'indiquer encore quelques détails intéressants que l'on peut observer sur les lames électriques qui ont été soumises à l'action du nitrate d'argent.

Souvent sur ces lames on distingue des images réservées en clair à contours vagues, qui, d'après leur proportion et leur forme, semblent correspondre aux vaisseaux capillaires et aux fibres nerveuses de premier ordre. Voici comment elles se produisent. C'est par leur face dorsale que les lames électriques ont été attaquées avec le nitrate d'argent. Si donc un objet quelconque s'est trouvé en contact avec cette face dorsale, il a dû la garantir plus ou moins de l'action du réactif sur toute l'étendue qu'il occupait et la portion restée incolore donnera précisément l'image de cet objet. C'est ainsi que les ramifications vasculaires et nerveuses qui se trouvent dans le tissu muqueux interposé aux différentes lames dessinent leur silhouette sur la surface dorsale de la lame inférieure, bien qu'elles ne lui appartiennent pas.

Les vaisseaux capillaires qui se trouvent entre les lames électriques montrent parfois, comme on l'a vu page 584, leur endothélium admirablement imprégné.

Un autre détail intéressant est relatif à la terminaison de la gaîne secondaire sur les fibres nerveuses de second ordre. Là où l'acide osmique nous a montré la gaîne secondaire se terminant par une sorte de bourrelet, se dessine un anneau noir très-net analogue à celui que présentent les fibres à myéline au niveau des étranglements annulaires. J'ai donné à ces anneaux le nom d'*anneaux terminaux* de la gaîne secondaire[1].

----

terminaisons en boutons ou en bourgeons a été démontrée récemment par Ciaccio (*Nuove osservazioni intorno all' intima tessitura dell' organo elettrico della torpedine*, Lo Spallanzani, 1875, n° 10) par moi-même (*Sur les terminaisons nerveuses dans les lames électriques de la torpille*, in Comptes rendus, 20 décembre 1875), et par Boll *Nuove ricerche sulla strutture del piastrina elettricha della torpedine*. Rome, 1878). Ciaccio a cependant adopté une opinion mixte, à savoir que, s'il y a des terminaisons en bourgeons, il se présente également des anastomoses; dès lors l'arborisation terminale posséderait quelques mailles fermées et constituerait un réseau incomplet. Comme on le verra par la suite, la manière de voir de Ciaccio est en rapport avec les faits. (Voy. pour plus amples renseignements, *Leçons sur l'histologie du système nerveux*, t. II, p. 104).

[1] Voy. *Leçons sur l'histologie du système nerveux*, t. II, p. 146.

Le chlorure double d'or et de potassium peut être employé utilement à l'étude de l'arborisation terminale des lames électriques. On fera agir ce réactif après que ces lames auront déjà été traitées par l'acide osmique. L'acide osmique, en effet, bien qu'il colore en noir les cylindres-axes des nerfs des torpilles, ne donne pas à leurs dernières terminaisons dans l'organe électrique une coloration suffisante pour permettre de bien juger de leur forme; mais lorsque des lames électriques fortement imprégnées d'osmium sont soumises à l'action du chlorure double d'or et de potassium, les différentes branches de l'arborisation terminale prennent une coloration violette assez intense pour qu'il soit possible d'en apprécier exactement la disposition.

Les préparations fournissent alors une image positive de l'arborisation terminale[1], tandis que le nitrate d'argent en donne une image négative. Ces images sont analogues. Dans les unes comme dans les autres, on distingue des bourgeons terminaux et quelques anastomoses des branches de l'arborisation terminale; en outre, dans les préparations à l'or, au-dessous de l'arborisation terminale, il existe des points violets régulièrement disséminés qui correspondent aux palissades de Remak, à la ponctuation de Boll, et par conséquent aux cils électriques.

Pour bien réussir ces préparations, il faut employer le procédé suivant : des lames électriques, isolées après injection interstitielle d'une solution d'acide osmique à 2 pour 100 suivie d'une macération de vingt-quatre heures dans le même réactif, sont conservées pendant quelques jours dans l'alcool au tiers. Lavées à l'eau distillée, elles sont placées sur une lame de verre porte-objet, leur face ventrale étant dirigée en haut. On verse à leur surface quelques gouttes d'une solution de chlorure d'or et de potassium à 1 pour 200, et presque immédiatement il s'y produit des changements de coloration. La lame électrique, qui était noirâtre, devient verdâtre, bleu sale ou violette. Les lames violettes sont les seules convenables pour l'étude. Elles seront conservées dans la glycérine après avoir été lavées dans l'eau distillée.

Au moyen de l'hématoxyline, on arrive également à colorer l'arborisation terminale de manière à en rendre bien nets tous les détails. A ce propos, il convient de faire remarquer que les branches de cette arborisation sont tellement délicates que, de

---

[1] *Sur les terminaisons nerveuses dans les lames électriques de la torpille* (*Comptes rendus*, 20 décembre 1875).

tous les réactifs fixateurs employés en histologie, l'acide osmique paraît être le seul qui n'en altère pas la forme. D'un autre côté, lorsque son action sur les tissus a été prolongée, il entrave la coloration de ces tissus par le carmin et même par l'hématoxyline. Aussi, pour réussir la coloration de l'arborisation terminale par ce dernier réactif, est-il nécessaire que l'acide osmique l'ait simplement fixée sans l'avoir trop profondément atteinte. Pour cela, il faut d'abord pratiquer dans l'organe électrique tout à fait frais une injection interstitielle d'acide osmique à 1 pour 100. Les parties de l'organe qu'il aura pénétrées seront placées dans une solution de bichromate d'ammoniaque à 2 pour 100, dans laquelle on pourra les conserver plusieurs semaines et même plusieurs mois. Les lames électriques ont été attaquées à des degrés divers par l'acide osmique, qui a fixé et noirci le plus fortement celles qui se trouvaient au voisinage de la pointe de la canule, tandis que plus loin son action a été affaiblie progressivement.

L'isolation de ces lames doit être pratiquée dans l'eau ; on sépare quelques-unes de celles qui se trouvent à la limite de la portion de l'organe atteinte par l'osmium; parmi elles, il faut choisir, et c'est là le point important, celles qui sont dans de bonnes conditions pour la coloration. A un grossissement de 150 diamètres et sans les recouvrir d'une lamelle de verre, on les reconnaît à la présence du granulé très-régulier, caractéristique de l'arborisation terminale; on verse sur elles quelques gouttes de la solution d'hématoxyline (voy. p. 481, note 2). Au bout de quelques minutes, la coloration est généralement produite; la lame électrique est alors lavée, déshydratée au moyen de l'alcool, éclaircie par l'essence de térébenthine et montée dans la résine dammar. A un grossissement de 500 à 600 diamètres, l'arborisation terminale, colorée en violet foncé, paraît très-nettement dessinée ; elle se détache sur les parties intermédiaires qui sont à peine teintées. En suivant les ramifications nerveuses, on reconnaît que presque toutes se terminent par des boutons, mais on observe aussi des anastomoses. Au-dessous et à côté des branches de l'arborisation, les cils électriques se traduisent par autant de points bleus.

Lorsque, à l'aide de toutes les méthodes qui viennent d'être indiquées, on a acquis des notions précises sur l'arborisation terminale des nerfs électriques, on peut, en examinant à l'état frais et sans addition d'aucun réactif les lames qui la contiennent, contrôler ces notions d'une manière très-fructueuse. Les préparations que l'on doit faire pour cela ne sont pas difficiles à exécuter : sur une torpille encore vivante et dont l'organe électrique vient d'être dénudé, on enlève avec des ciseaux le sommet d'un prisme, on le place sur une lame de verre porte-objet, on le dissocie rapidement avec deux aiguilles et on le recouvre d'une lamelle de verre. Il y a presque toujours dans la préparation quelques lames électriques suffisamment isolées et qui se présentent par leur face ventrale.

Après avoir constaté à l'aide d'un grossissement moyen, qu'elles sont bien disposées, on applique à leur étude un objectif à immersion d'un pouvoir amplifiant considérable. Dans ces conditions, l'observation est très-délicate; elle exige une mise au point très-exacte, car la moindre action sur la vis micrométrique change complétement l'aspect de la préparation. Lorsque l'objectif est exactement au point sur les branches de l'arborisation terminale, on reconnaît sans difficulté qu'elles affectent une disposition semblable à celle qui se montre dans les préparations faites au moyen de l'acide osmique, lorsqu'elles ont été virées par l'or ou colorées par l'hématoxyline, c'est-à-dire qu'elles se terminent

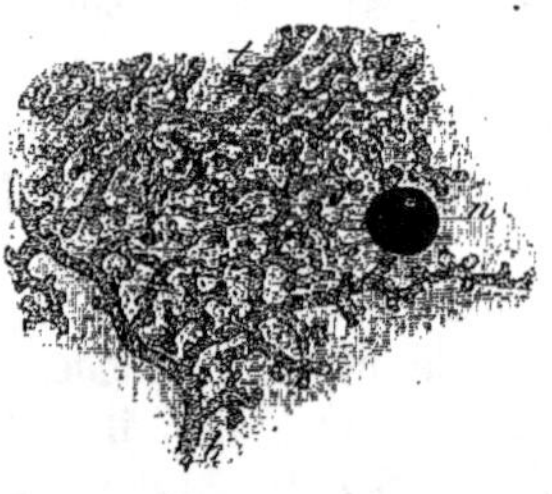

Fig. 267. — Lame de l'organe électrique de la torpille, isolée après injection interstitielle d'une solution d'acide osmique à 1 pour 100 et macération prolongée dans une solution de bichromate d'ammoniaque à 2 pour 100. Après coloration par l'hématoxyline, la préparation a été montée dans le baume du Canada. —b, rameau terminal ; t, arborisation terminale ; n, noyau de la couche intermédiaire fortement coloré. — 800 diam.

par des boutons et présentent entre elles quelques anastomoses. Lorsque l'on abaisse légèrement l'objectif, la ponctuation qui correspond aux cils électriques apparaît avec une admirable netteté. Dans un plan un peu inférieur à la ponctuation, les granulations de la couche intermédiaire peuvent être aperçues ; elles sont animées de mouvements browniens (voy. p. 173). Cette dernière observation établit, ce qu'il était impossible de reconnaître à l'aide des méthodes précédemment indiquées, que la couche intermédiaire est liquide ou semi-liquide.

Il n'a été question jusqu'ici que de la structure des lames électriques et de la terminaison des nerfs dans leur intérieur. Il importe maintenant d'indiquer quels sont les rapports des lames électriques entre elles et avec les cloisons des prismes. Si, après avoir durci un organe électrique par l'action successive du bichromate d'ammoniaque, de la gomme et de l'alcool, on y fait des coupes minces parallèles à l'axe des prismes, on peut, après avoir enlevé la gomme de ces coupes par un séjour convenable dans l'eau, constater, en les étalant sur une lame de verre avec des aiguilles, qu'il existe entre les prismes un espace cloisonné très-complexe. Si alors, après avoir coloré la préparation avec le picrocarminate, l'hématoxyline ou encore mieux avec l'hématoxyline et l'éosine (voy. p. 629, note 1), on la monte dans la glycérine pour l'examiner au microscope, on reconnaît, à l'aide d'un faible grossissement, que les prismes sont séparés les uns des autres par un système de cloisons membraneuses qui présente avec la gaîne lamelleuse des nerfs la plus grande analogie. Ces cloisons sont formées par des faisceaux de tissu conjonctif, des fibres élastiques, une substance unissante et un revêtement endothélial qui en recouvre les deux faces. Elles présentent des fenêtres simples ou réticulées, analogues à celles que l'on observe dans un grand nombre de membranes connectives, notamment dans les lames de la gaîne des nerfs (voy. p. 758), et elles s'anastomosent les unes avec les autres en formant un système de tentes (voy. p. 761).

Les faisceaux connectifs qui entrent dans la constitution de ces diverses cloisons deviennent de plus en plus grêles à mesure que l'on se rapproche des prismes, qui sont eux-mêmes revêtus d'une membrane mince constituée par des fibres connectives fines et entrelacées. C'est sur cette dernière membrane, *gaîne intime des prismes*, que viennent s'attacher les lames électriques.

Pour comprendre le mode suivant lequel se fait l'insertion des lames électriques sur la gaîne intime, il faut avoir présent à l'esprit que ces lames sont formées de trois parties essentielles : la lamelle dorsale, la couche intermédiaire et la lamelle nerveuse, qui correspond à l'arborisation terminale et aux cils électriques qui la doublent.

La lamelle dorsale, arrivée au niveau de la gaîne intime, se replie et se prolonge sur cette dernière pour se terminer brusquement au voisinage immédiat de la lame sous-jacente. La lamelle nerveuse l'accompagne et se replie avec elle. Les cils qui en garnissent la face profonde se montrent encore au niveau du

Rapports des lames électriques entre elles et avec les cloisons des prismes.

Structure des cloisons des prismes.

Gaîne intime des prismes.

coude qu'elle forme et au commencement de sa portion réfléchie, mais ils diminuent progressivement de hauteur et finissent par disparaître. La couche intermédiaire s'amincit graduellement dans la portion réfléchie de la lame; on y distingue encore les noyaux et les granulations caractéristiques (voy. fig. 268).

Cette disposition coudée que présentent sur une coupe les lames électriques au point où elles s'attachent à la gaîne intime, correspond en réalité à une bordure circulaire, de telle sorte que la forme de ces lames est comparable à celle d'un cristallisoir renversé. Entre les différentes lames, la gaîne intime envoie de petits faisceaux conjonctifs qui se dispersent pour tapisser la face dorsale de chacune d'elles, et qui constituent une membrane de soutien (e, fig. 268) dont il a déjà été question page 790.

C'est dans la cloison lamelleuse des prismes et dans leur gaîne intime que cheminent les nerfs desquels partent les tubes nerveux qui pénètrent entre les différentes lames pour se distribuer sur leur face ventrale. Ces nerfs, dont la structure ne diffère pas essentiellement de celle des nerfs à myéline en général, présentent cependant certaines dispositions dont l'étude n'est point sans intérêt.

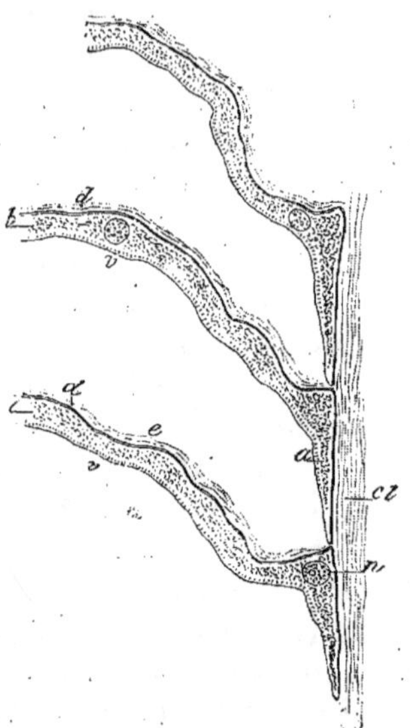

Fig. 268. — Attache des lames électriques de la torpille à la gaîne intime des prismes.— cl, gaîne intime des prismes électriques; v, lamelle nerveuse ou ventrale; p, lamelle dorsale; e, couche mince de tissu conjonctif qui double la lame électrique sur sa face dorsale; b, couche intermédiaire; n, noyaux de cette couche; a, portion réfléchie de la lame électrique. — 400 diam.

Nous avons déjà fait remarquer (p. 773) que les tubes nerveux qui entrent dans la constitution de ces nerfs ont des segments interannulaires relativement très-courts. En outre, comme dans les tubes nerveux des différents nerfs à myéline chez tous les plagiostomes, les étranglements annulaires présentent la forme que nous avons décrite à propos des tubes nerveux compris entre les lames électriques (voy. p. 785).

Ces deux faits peuvent être reconnus sur les tubes nerveux dissociés, après que les nerfs ont séjourné vingt-quatre heures dans une solution d'acide osmique à 1 pour 100.

Dans les mêmes préparations, on constate encore qu'autour de chacun de ces tubes, outre la membrane de Schwann qui se moule exactement sur la gaîne de myéline et sur les étranglements annulaires, il y a une seconde gaîne, formée d'une membrane mince, anhiste, possédant des noyaux à sa face profonde. Cette membrane à laquelle j'ai donné le nom de *membrane secondaire*, ne correspond ni à la gaîne de Henle ni au périnèvre de certains auteurs, puisque l'on ne peut donner ce dernier nom qu'à l'enveloppe des faisceaux nerveux ou des petits nerfs qui cheminent isolément au milieu des tissus. Elle se poursuit sur les tubes nerveux compris dans les lames électriques, et c'est pour cela qu'en ces points, au lieu de la désigner sous le nom de gaîne de Henle, je lui ai réservé le nom de gaîne secondaire.

La gaîne secondaire des tubes nerveux compris dans les faisceaux des nerfs est une disposition commune à tous les plagiostomes; elle est en rapport avec la structure du tissu conjonctif des troncs nerveux chez ces animaux. Le tissu conjonctif périfasciculaire, au lieu d'y être formé par des faisceaux distincts comme chez les mammifères, y est constitué par une série de lames anastomosées les unes avec les autres (systèmes de tentes); une gaîne lamelleuse distincte enveloppe cependant chaque faisceau nerveux. On conçoit dès lors que, la disposition lamelleuse s'étendant également au tissu conjonctif intrafasciculaire, celui-ci ne soit plus représenté, chez les poissons dont nous nous occupons, que par la gaîne secondaire dont s'enveloppe chaque tube nerveux.

Tous ces faits peuvent être reconnus avec la plus grande facilité sur des coupes transversales des nerfs électriques des torpilles, colorées par le picrocarminate ou par l'hématoxyline, alors qu'elles auront été faites sur un de ces nerfs, durci à l'état d'extension physiologique par un séjour d'une semaine dans une solution d'acide chromique à 2 pour 1000 et de vingt-quatre heures dans l'alcool ordinaire.

Dans ces préparations, on remarquera également que tous les tubes nerveux qui entrent dans la composition d'un nerf électrique ont le même diamètre et qu'entre eux il n'existe pas de fibres de Remak. Dans les nerfs mixtes, au contraire, il y a des fibres de Remak en proportion variable, et les tubes nerveux présentent de très-grandes différences dans leur diamètre. Cette observation, contrôlée par l'examen des tubes nerveux isolés obtenus par dissociation après macération dans l'acide osmique, conduit à l'idée que l'unité de forme et de dimension de tous les tubes nerveux des nerfs électriques correspond à leur unité fonctionnelle.

Des coupes transversales des nerfs électriques, pratiquées à différents points de leur trajet, depuis leur sortie du crâne jusque dans les cloisons de l'organe électrique, montrent que, si les faisceaux qui entrent dans la composition de ces nerfs deviennent de plus en plus petits en se divisant et en se subdivisant, il n'en est pas de même des tubes qui les composent. Ceux-ci conservent le même diamètre dans toute leur longueur.

Mais, lorsqu'ils arrivent sur la gaîne intime des prismes et qu'ils se disposent à la traverser, ils se divisent brusquement en un seul point, en donnant naissance à 12 à 20 tubes nerveux. Cette disposition a été observée pour la première fois par R. Wagner (*loc. cit.*) sur des lambeaux de l'organe électrique frais, comprimés sur la lame de verre; c'est pour cela que je lui ai donné le nom de *bouquets de Wagner*[1].

Pour faire des préparations persistantes des bouquets de Wagner, il faut encore avoir recours aux injections interstitielles d'acide osmique. Quelques minutes après avoir pratiqué dans un organe électrique frais une de ces injections, on enlève, à l'aide de quelques coups de ciseaux, la cloison de séparation de deux prismes voisins et on la place dans l'eau distillée; pour ne pas être gêné plus tard dans l'observation par les lames électriques restées adhérentes à cette cloison, on en arrache le plus grand nombre en se servant de la pince et des aiguilles. La cloison ainsi préparée est placée sur la lame de verre, et l'on en fait un premier examen pour juger si la disposition des nerfs dans son intérieur est favorable; dans ce cas, on la recouvre d'une lamelle et l'on ajoute la glycérine, qui doit pénétrer avec une extrême lenteur pour ne pas déterminer le ratatinement des tubes nerveux.

Il y a lieu de distinguer aux bouquets de Wagner une branche mère qui correspond au tube nerveux afférent et des branches

Bouquets de Wagner.

____

[1] Voy. *Leçons sur l'histologie du système nerveux*, t. II, p. 181.

filles qui en naissent. La branche mère est formée d'un tube nerveux dont le diamètre est relativement considérable tandis que ses segments interannulaires sont très courts, et d'une gaîne qui est constituée par un très grand nombre de lamelles superposées. Elle se termine par un renflement volumineux qui correspond à un étranglement annulaire et sur lequel les branches filles prennent naissance. Dès leur origine, ces branches ont une structure semblable à celle des fibres nerveuses de premier

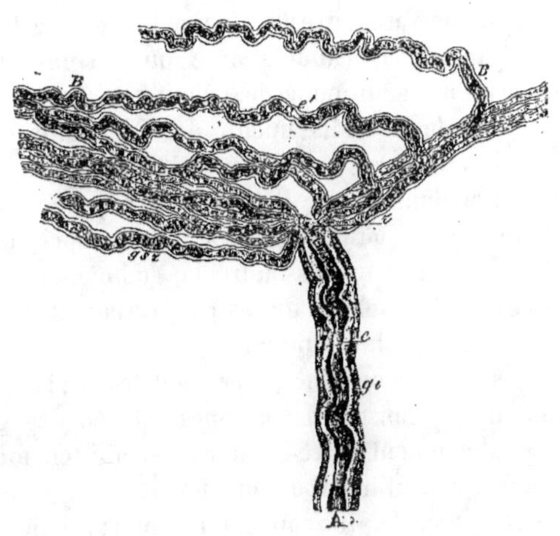

Fig. 269. — Bouquet de Wagner. A, branche mère; *g l*, gaîne lamelleuse ou stratifiée de cette dernière; *r*, renflement terminal de la branche mère; BB, branches filles; *e*, étranglements annulaires de la branche mère; *e'*, étranglements annulaires des branches filles; *g s r*, membrane secondaire des branches filles. — 100 diam.

ordre qui cheminent entre les lames électriques et qui ont été décrites précédemment; une gaîne secondaire simple les enveloppe.

Les vaisseaux sanguins de l'organe électrique sont peu nombreux, comme on peut déjà en juger par la couleur grise à peine rosée de l'organe. On en apprécie la disposition générale et même la structure dans des préparations faites à l'aide de plusieurs des méthodes qui ont été déjà indiquées. C'est ainsi que, sur des lames électriques isolées après l'action de l'acide osmique, on voit les vaisseaux ramper dans le tissu muqueux entre les fibres nerveuses de premier ordre, tantôt au-dessous, tantôt au-dessus de ces fibres. Ils présentent la structure élémentaire des capillaires,

Vaisseaux sanguins de l'organe électrique.

bien que leur calibre soit relativement considérable. C'est seulement dans la cloison des prismes qu'il existe des vaisseaux sanguins artériels et veineux.

Les lames électriques traitées par le nitrate d'argent montrent
également bien les vaisseaux capillaires; leur endothélium est
souvent alors nettement dessiné par l'argent (v. p. 584).

Pour acquérir des notions plus complètes sur la richesse vasculaire de l'organe électrique et sur la disposition des vaisseaux
dans son intérieur, il convient d'en faire des coupes après avoir
injecté le système vasculaire de l'animal. Ces injections seront
pratiquées par l'artère caudale avec du carmin ou du bleu
de Prusse soluble additionné de gélatine. Lorsque la gélatine
sera prise par le refroidissement, des fragments de l'organe
seront détachés et durcis au moyen de l'alcool, ou mieux encore
au moyen de la gomme et de l'alcool. Les coupes, exécutées perpendiculairement ou parallèlement à l'axe des prismes, placées
d'abord dans l'eau pour dissoudre la gomme, seront ensuite
déshydratées par l'alcool, éclaircies par l'essence de térébenthine
et montées dans la résine dammar.

Les artères et les veines, accompagnant les nerfs, parcourent
en se ramifiant les cloisons des prismes ; il s'en dégage des capillaires qui s'insinuent entre les lames, et qui, cheminant dans
le tissu muqueux, continuent quelquefois leur trajet sans donner
aucune ramification. Le plus souvent, au contraire, ils se divisent
ou s'anastomosent, mais ils ne forment jamais un réseau qui soit
comparable à celui des autres organes vasculaires.

**Résumé des notions acquises sur la terminaison des nerfs
électriques.** — Laissant de côté ce qui est relatif au tissu conjonctif et à la gaîne des nerfs, envisageons un tube nerveux
électrique depuis son origine dans les centres jusqu'à sa terminaison dans une lame électrique. Ce tube, dont la partie essentielle, le cylindre-axe, correspond au prolongement de Deiters
de l'une des nombreuses cellules qui composent le lobe électrique, se poursuit sans se diviser jusqu'à la gaîne intime de l'un
des prismes électriques ; en ce point, tout d'un coup, au niveau
d'un dernier étranglement annulaire, il donne naissance à la fois
à 12 ou 20 tubes nerveux. Chacun de ces nouveaux tubes possède
un cylindre-axe qui résulte de la division du cylindre-axe du tube
nerveux primitif, ce qui démontre que le prolongement de

Deiters, indivis d'abord, peut cependant se diviser à la périphérie comme se divisent les prolongements protoplasmiques dans les centres.

Suivons maintenant un seul des tubes nerveux secondaires, car les autres ont un trajet et une terminaison absolument semblables. A une faible distance de son lieu d'origine, il s'insinue entre deux lames électriques, chemine dans le tissu muqueux qui les sépare, se divise et se subdivise; puis ses ramifications, perdant leur myéline, se divisent encore, abandonnent leur gaîne secondaire en un point nettement déterminé (anneau terminal de la gaîne secondaire), et, toujours accompagnées de leur gaîne de Schwann, viennent se fixer à la face ventrale de la lame électrique supérieure. Dans leur trajet ultérieur, les ramifications nerveuses ne sont plus accompagnées par la gaîne de Schwann; celle-ci, très probablement, les quitte au moment où elles entrent dans la lame électrique et s'épanouit sur la face inférieure de cette dernière en se confondant avec une membrane limitante qui la recouvre. Au delà, les fibres nerveuses, constituées par des cylindres-axes nus, se divisant et se subdivisant encore, forment une élégante arborisation dont les dernières branches s'anastomosent entre elles et se terminent par des boutons. De la face supérieure de ces branches se dégagent des filaments nerveux extrêmement grêles, légèrement renflés à leurs extrémités. Ces filaments, cils électriques, paraissent être les véritables terminaisons des nerfs électriques; ils flottent dans une substance liquide ou semi-liquide qui constitue la couche intermédiaire de la lame électrique, tandis que, supérieurement, cette lame est limitée par une lamelle anhiste extrêmement mince, lamelle dorsale.

La terminaison des nerfs dans l'organe électrique se fait donc par des extrémités libres; c'est là un fait qui semble définitivement acquis à la science, et dont la connaissance doit guider l'histologie dans l'étude des terminaisons motrices en générale

TERMINAISON DES NERFS DANS LES MUSCLES

Les terminaisons nerveuses motrices ne sont pas les mêmes dans les muscles striés ordinaires, dans le muscle cardiaque et dans les muscles lisses. Dès lors il y a lieu de les étudier dans trois paragraphes distincts.

Terminaison des nerfs dans les muscles striés ordinaires. — Chez un même vertébré, les nerfs paraissent se terminer dans tous les muscles volontaires d'une manière analogue. Mais, si l'on envisage l'ensemble des vertébrés, on voit que le mode de terminaison des nerfs dans ces muscles n'est pas le même chez tous. Il diffère encore chez les arthropodes, de telle sorte qu'il y a lieu de considérer, dans les muscles striés volontaires, au moins trois formes principales de terminaisons nerveuses : les éminences ou collines de Doyère qui se montrent chez les articulés, les buissons terminaux ou buissons de Kühne qui paraissent spéciaux aux batraciens anoures et les éminences nerveuses terminales ou plaques motrices que l'on observe chez les mammifères, les oiseaux, les poissons et les reptiles.

Cette classification est celle que l'on peut faire dans l'état actuel de la science ; mais la terminaison des nerfs dans les muscles n'a pas encore été étudiée chez un assez grand nombre d'animaux pour que l'on puisse affirmer qu'il n'en existe pas d'autres formes, tout à fait différentes de celles qui sont connues aujourd'hui ou bien au contraire leur étant intermédiaires et diminuant par conséquent la distance qui les sépare. En outre, l'organe nerveux terminal que l'on observe dans les faisceaux des muscles striés volontaires existe aussi dans certains muscles qui, bien que striés, ne sont pas soumis à l'influence de la volonté, par exemple la tunique contractile de l'œsophage des mammifères et les cœurs lymphatiques des reptiles et des batraciens. Il convient donc de réunir dans une même étude les terminaisons motrices de ces organes et celles des muscles volontaires.

Éminences de Doyère. — Doyère, dans un travail important sur les Tardigrades, décrivit, pour la première fois, les rapports des nerfs avec les faisceaux musculaires. Il put déterminer que les fibres nerveuses se terminent sur ces faisceaux par des sortes d'éminences ou de collines qui portent aujourd'hui le nom d'éminences de Doyère[1].

On peut observer les faits découverts par Doyère ou des faits

____

[1] « Au moment d'arriver sur le muscle, le nerf s'épanouit et prend l'aspect d'une substance gluante ou visqueuse qui serait coulée sur le muscle, l'envelopperait dans certains cas, le plus souvent s'étendrait sur une de ces faces en couche de plus en plus mince, et dans une proportion considérable de sa longueur et peut-être même dans sa longueur tout entière ». *Doyère.* Mémoire sur les Tardigrades, *Annales des Sciences naturelles*, 1840, t. XIV, p. 346.

analogues chez la plupart des articulés, mais pour les étudier, il convient de choisir l'hydrophile, parce qu'on se procure ces insectes en toute saison et que l'on en conserve habituellement quelques-uns dans les laboratoires.

Leurs nerfs sont constitués par une ou plusieurs fibres nerveuses sans myéline, qui sont elles-mêmes composées d'un certain nombre de fibrilles groupées en faisceau et enveloppées d'une gaîne commune. Pour apprécier la manière dont ils se terminent dans les muscles, il convient de faire une première expérience. L'animal étant complètement essuyé, on lui arrache une des pattes postérieures. Il s'écoule de la plaie que l'on a produite ainsi une ou deux gouttes de lymphe que l'on recueille sur une lame de verre. On ouvre alors à l'aide des ciseaux la carapace du premier article de la patte arrachée, et des fibres musculaires qu'elle contient, détachées avec soin, sont portées dans le liquide qui a été recueilli. On les y dissocie avec les aiguilles, on les recouvre d'une lamelle, et la préparation est prête pour l'examen. Elle contient un grand nombre de faisceaux primitifs vivants qui montrent d'abord des ondes de contraction plus ou moins marquées ; mais au bout de peu de temps, les mouvements ondulatoires s'arrêtent dans la plupart d'entre eux. On y voit arriver des trachées et des nerfs. On reconnaît sans peine les premières à leurs fibres spirales et à l'air qu'elles contiennent et qui les fait paraître noires. Quant aux nerfs, ils sont caractérisés à un fort grossissement par leur striation longitudinale et leur gaîne enveloppante. Ils viennent aboutir sur les faisceaux musculaires à des éminences formées d'une substance granuleuse dans laquelle ils semblent se perdre. Chaque faisceau reçoit plusieurs fibres nerveuses qui viennent s'unir à lui sur les différents points de sa surface.

Si l'on examine une éminence terminale se présentant de profil sur le bord d'un faisceau musculaire, on voit la fibre nerveuse qui s'y termine s'élargir et sa gaîne se confondre avec le sarcolemme, tandis que sa partie cylindraxile se décompose en ses fibrilles constitutives. Celles-ci s'écartent les unes des autres et se répandent dans un cône de matière granuleuse. On peut les suivre jusqu'à la base de ce cône, mais il n'est pas possible de les distinguer au delà[1].

____

[1] Ce sont là les conclusions auxquelles j'étais arrivé (*Leçons sur l'histologie du système nerveux*, t. II, p. 277) en examinant les terminaisons nerveuses des

A la base de l'éminence, il existe assez souvent, comme Kühne[1] et Margo[2] l'ont indiqué, des noyaux en assez grande abondance. Leur nombre n'est pas constant, et il y a même des terminaisons nerveuses motrices au niveau desquelles on n'en observe aucun.

Comme les noyaux des éminences de Doyère ne se voient d'ordinaire que d'une manière indistincte dans les fibres musculaires examinées à l'état vivant ou même après leur mort quand on ne les a soumises à l'action d'aucun réactif, il convient, pour s'assurer de leur nombre et de leur siége, d'avoir recours à la méthode suivante : le premier article de l'une des pattes de l'insecte étant complètement séparé, on le plonge dans l'alcool ou bien on y pratique une injection interstitielle du même réactif ; lorsque les faisceaux musculaires ont été fixés, on les dégage dans l'eau au moyen des ciseaux, des pinces et des aiguilles, on les colore par le picrocarminate et après les avoir lavés de nouveau, on les monte en préparation dans la glycérine additionnée d'acide formique.

Buissons de Kühne. — Parmi les muscles de la grenouille, ceux dans lesquels les histologistes ont surtout recherché la terminaison des nerfs sont le peaucier thoracique, les hyoïdiens et le gastrocnémien.

Le peaucier thoracique, qui a été choisi par Reichert, est un excellent objet pour étudier la ramification des nerfs moteurs et la division des tubes nerveux qui les composent. Ce muscle s'insère sur le sternum et se dirige obliquement d'arrière en avant et de bas en haut pour aller se fixer à la peau. Le peaucier gauche est réuni à celui du côté droit par une membrane aponévrotique extrêmement mince, et leur ensemble forme une cloison qui sépare la cavité connective sous-hyoïdienne du sac lymphatique abdominal antérieur.

Pour préparer le muscle peaucier thoracique, voici comment il faut procéder : La grenouille, immobilisée au moyen du curare

muscles des pattes de l'hydrophile. Plus récemment, Foettinger (*Sur les terminaisons des nerfs dans les muscles des insectes. Archives de Biologie*, t. I, 1880, p. 279) a soutenu que, chez cet insecte et chez d'autres, les fibres nerveuses que l'on voit dans l'éminence de Doyère atteignent toutes les disques minces, et se continuent avec eux. Je n'ai pas pu constater ce fait, bien que je me sois placé dans les meilleures conditions pour l'observer.

[1] Kühne, *Ueber die peripherischen Endorgane der motorischen Nerven*. Leipzig, 1862.

[2] Margo, *Ueber die Endigung der Nerven in der quergestreiften Muskelsubstanz*. 1862.

ou du chloroforme, est étendue sur une lame de liège où elle est fixée, la face ventrale en haut, par des épingles implantées dans ses quatre membres et dans son museau. On pratique alors à la peau une incision médiane et longitudinale depuis la symphyse de la machoire inférieure jusqu'à la partie moyenne de l'abdomen. A ce niveau, on fait une seconde incision transversale atteignant la ligne latérale, puis une troisième remontant vers le creux de l'aisselle, de manière à limiter un lambeau en forme de volet. Si l'on saisit avec une pince l'extrémité de ce lambeau et qu'on le relève, on est arrêté par l'insertion supérieure ou cutanée du muscle peaucier thoracique. En tirant sur la peau en même temps qu'on la soulève, on tend le muscle et on le fait apparaître dans son entier. Il est dès lors facile de le dégager de ses insertions et de l'isoler complètement, ce qu'il faut faire avec soin surtout lorsque l'on arrive à son bord externe, parce que c'est à ce niveau que pénètre le rameau nerveux qui s'y distribue. Le muscle est ensuite étalé sur une lame de verre sur laquelle on doit l'appliquer par sa face antérieure, car c'est à sa face postérieure que le nerf arrive, et c'est sur elle qu'il se ramifie.

On peut examiner ce muscle à l'état vivant et sans addition d'aucun réactif. Pour cela, il suffit de le recouvrir d'une lamelle que l'on borde à la paraffine. On peut aussi le traiter par l'acide acétique dilué (1 pour 100, par exemple) ou par une solution de potasse à 10 pour 100. Sur ces préparations, on reconnaît exactement le nerf, ses ramifications, les tubes nerveux qui le constituent et les divisions et subdivisions qu'il montre en se distribuant dans l'intérieur du muscle.

Mais, de toutes les méthodes, celle qui convient le mieux pour suivre les fibres nerveuses à myéline dans leur trajet consiste à faire arriver de l'acide osmique sur la face postérieure du muscle en place et convenablement tendu. Pour cela, la grenouille étant fixée comme il a été dit plus haut et le muscle peaucier thoracique ayant été mis à découvert, on introduit au-dessous de lui l'extrémité d'une canule en or fixée à une seringue hypodermique contenant une solution d'acide osmique à 1 pour 100. Lorsque l'on a injecté quelques gouttes de cette solution et que l'on a attendu une ou deux minutes, le muscle est généralement fixé. On l'enlève alors sans difficulté aucune, puis on le place sur une lame de verre la face postérieure en haut, on le recouvre d'une lamelle et on l'examine à un grossissement de 150 à 200 diamètres.

Les faisceaux musculaires sont parfaitement nets et montrent leur double striation très régulière. Ils sont légèrement jaunâtres, tandis que les tubes nerveux, colorés en gris bleuâtre plus ou moins foncé, sont bien distincts et peuvent être suivis dans tout leur trajet.

Ramification et divisions des nerfs.

Le muscle peaucier ne possède qu'un seul nerf, composé d'une douzaine environ de tubes nerveux. Ces tubes, dont quelques-uns se divisent déjà dans le tronc nerveux lui-même, présentent ensuite dans ses diverses ramifications des divisions fréquentes. Ces divisions se font toujours au niveau d'un étranglement annulaire. Tantôt un tube nerveux se divise pour former deux tubes à peu près égaux, tantôt il donne naissance à un tube beaucoup plus grêle qui s'en dégage perpendiculairement ou plus ou moins obliquement; tantôt enfin il émet à la fois, toujours au niveau d'un étranglement, trois ou même quatre nouveaux tubes.

A son entrée dans le muscle peaucier thoracique, le nerf est enveloppé d'une gaîne lamelleuse qui se divise et se subdivise pour fournir des gaînes spéciales à toutes ses ramifications et finalement se poursuivre, sur les tubes nerveux qui cheminent isolément, sous la forme d'une simple membrane tubulaire, gaîne de Henle (v. p. 752 et suivantes). Chacun de ces tubes, enveloppé ainsi d'une double gaîne membraneuse, la gaîne de Henle et la gaîne de Schwann, se rend à un faisceau musculaire sur lequel il paraît se terminer brusquement. Au delà on ne distingue rien.

Pour aller plus loin dans l'étude des terminaisons nerveuses, il faut avoir recours à d'autres modes de préparation. En effet, si l'acide osmique est un réactif excellent pour dessiner les tubes nerveux à myéline, il ne convient pas toujours pour reconnaître les fibres nerveuses qui ne sont pas entourées d'une gaîne médullaire. En outre, si le muscle peaucier thoracique est le muscle strié le plus mince que l'on puisse rencontrer chez la grenouille, il est encore composé de plusieurs couches de faisceaux musculaires dont l'image pleine de détails complique celle des terminaisons nerveuses et empêche de la bien distinguer. Il convient donc, comme l'a fait Kühne il y a déjà longtemps, d'étudier ces terminaisons sur des faisceaux musculaires complètement isolés[1], et pour cela de choisir, comme il l'a

[2] Kühne. *Ueber die peripherischen Endorgane der motorischen Nerven.* Leipzig, 1862.

conseillé, le gastrocnémien de la grenouille. Ses fibres, qui viennent s'attacher à une cloison tendineuse médiane, peuvent être facilement extraites dans toute leur longueur; elles sont assez courtes pour qu'il soit aisé de les examiner dans leur étendue tout entière et de constater ainsi que chacune possède une terminaison nerveuse.

Pour les détacher du muscle et pour les isoler complètement, il faut, après avoir sacrifié la grenouille, en lui détruisant la moelle épinière par exemple, l'écorcher, couper un des tendons d'Achille que l'on saisit entre le pouce et l'index et séparer par une légère traction le muscle gastrocnémien en le laissant encore en rapport avec l'animal par ses insertions supérieures. Le corps du muscle reposant sur l'index par sa face postérieure, le poids de l'animal le tend d'une façon suffisante pour qu'il montre sa face profonde avec tous ses détails. On y reconnaît très bien la cloison médiane et les fibres musculaires qui sont disposées des deux côtés comme les barbes d'une plume. Au moyen de ciseaux fins et bien tranchants, on enlève d'abord d'un côté les faisceaux les plus superficiels et l'aponévrose qui les recouvre, puis d'un second coup on détache franchement quelques faisceaux musculaires en nombre aussi restreint que possible et on les porte sur une lame de verre disposée d'avance à cet effet; on les dissocie délicatement avec des aiguilles sans addition d'aucun liquide ou bien dans une goutte de sérum du sang ou d'humeur aqueuse, puis on les recouvre d'une lamelle que l'on borde à la paraffine.

Dans cette opération, la manière dont on détache les faisceaux musculaires a une certaine importance, car il faut non seulement les isoler, mais encore enlever avec eux sans trop les déplacer et sans les altérer les fibres nerveuses qui s'y rendent. Or, en agissant avec les ciseaux de manière à ne séparer qu'un très petit nombre de faisceaux musculaires, on coupe à une petite distance de leur terminaison les fibres nerveuses qui leur sont destinées, de telle sorte que, lorsqu'on vient ensuite à les dissocier au moyen des aiguilles, chacun de ces faisceaux s'isole avec son nerf sans que celui-ci ait été tiraillé, ce qui n'arriverait pas si, comme on l'a conseillé, on les arrachait un à un ou par petits groupes au moyen d'une pince.

Sur les préparations obtenues par cette méthode, on peut déjà reconnaître que chaque tube nerveux à myéline arrivé sur un faisceau musculaire se divise et se subdivise, rampe à sa surface et y forme un buisson qui semble se terminer par des fibres pâles plus ou moins longues, parallèles à l'axe du faisceau et sur lesquelles sont disposés des corpuscules semblables à des noyaux. C'est là le buisson de Kühne.

Le tube nerveux afférent et les premières branches du buisson qui sont pourvues d'une gaîne médullaire sont parfaitement nets, mais il n'en est pas de même des rameaux ultimes qui sont dépourvus de myéline. Ils ne se montrent que d'une manière extrêmement vague, et ils échapperaient sans doute aux observateurs qui n'auraient pas encore acquis à leur sujet des renseignements fournis par d'autres méthodes.

Imprégnation d'argent. Parmi ces méthodes, il faut choisir d'abord l'imprégnation d'argent, qui a été appliquée pour la première fois par Cohnheim à l'étude des terminaisons motrices[1]. Voici comment on doit procéder : après avoir placé dans des verres de montre distincts une solution de nitrate d'argent à 2 ou 3 pour 1000, une solution d'acide acétique à 1 pour 100 et de l'eau distillée, on recueille dans un quatrième verre de montre le sang d'une grenouille s'écoulant du cœur mis à nu et dont on a réséqué la pointe. Lorsque le coagulum sanguin en revenant sur lui-même a abandonné une quantité suffisante de sérum, on achève la grenouille en lui détruisant la moelle épinière, et on détache de l'un de ses gastrocnémiens quelques faisceaux musculaires en suivant exactement les indications qui ont été données un peu plus haut. Ces faisceaux, placés sur une lame de verre dans une goutte de sérum du sang, doivent être dissociés avec beaucoup de soin, de manière à les isoler complètement les uns des autres. On les examine alors à un faible grossissement pour reconnaître ceux qui possèdent des terminaisons nerveuses et les porter dans le verre de montre qui contient la solution de nitrate d'argent. Au bout de dix à vingt secondes, on les en sort et, les ayant placés dans l'eau distillée, on les expose à la lumière du jour et si c'est possible directement au soleil. Lorsqu'ils sont devenus bruns ou noirs, on les porte dans l'acide acétique. Ratatinés d'abord sous l'influence du nitrate d'argent, ils se gonflent peu à peu dans la solution acide. Dès qu'ils ont repris leur dimension première, on les en retire et on les met sur une

---

[1] Conheim, *Centralblatt*, 1863, n° 55, et *Ueber die Endigung der Muskelnerven*, *Archives de Virchow*, t. 1865, XXXIV, p. 194.

lame de verre dans une goutte d'un mélange à parties égales d'eau et de glycérine.

Les faisceaux musculaires colorés en brun montrent une striation transversale simple et serrée comme ils la présentent en général quand ils sont revenus sur eux-mêmes. Tout le buisson terminal est ménagé en blanc; le dessin en est très pur lorsque le nerf afférent est resté flottant sur le côté du faisceau musculaire pendant le traitement à l'argent. En revanche, si, comme il arrive le plus souvent, il s'est trouvé appliqué sur le sarcolemme, l'endroit qu'il occupait est marqué par une bande ou un îlot blanc qui complique ou déforme l'image (voy. fig. 270). Les rameaux terminaux apparaissent sous la forme de prolongements plus ou moins longs, rectilignes ou légèrement sinueux, arrondis ou effilés à leurs extrémités, et sur lesquels se voit le plus souvent un renflement ovalaire également ménagé par l'argent et qui correspond à un noyau.

Il convient d'ajouter qu'en dehors de l'image réservée en blanc appartenant au buisson de Khüne, il y a, en différents points de la surface des faisceaux, des taches lanches, allongées, le plus souvent fusiformes, qui correspondent à des noyaux musculaires situés superficiellement.

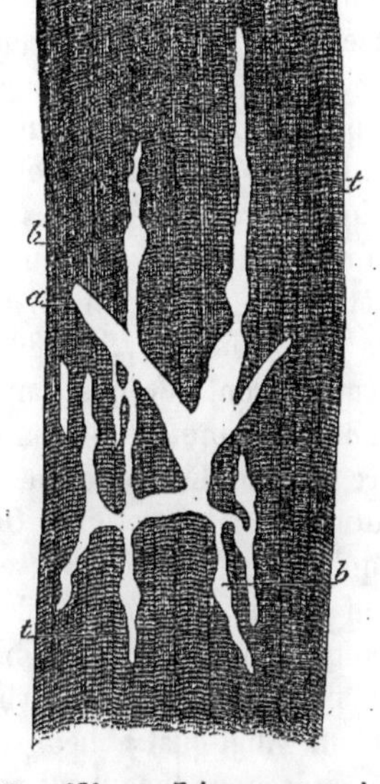

Fig. 270. — Faisceau musculaire du gastrocnémien de la grenouille verte, traité par le nitrate d'argent suivant le procédé de Cohnheim. — *a*, dessin de la branche mère, flottant à la surface externe du sarcolemme; *b*, image des noyaux situés sur les tiges terminales, *t*.

Les images du buisson de Kühne obtenues au moyen de cette méthode sont des images négatives. Sous l'influence de la lumière, le nitrate d'argent s'est réduit sur toute la surface de la substance striée, excepté dans les points où cette substance est recouverte par les diverses parties du buisson terminal. Ces parties, tout en protégeant la substance musculaire, ne se colorent pas elles-mêmes; elles se trouvent ainsi réservées en blanc sur fond coloré.

Tandis que l'argent fournit des images négatives, l'or donne des images positives, c'est-à-dire qu'au lieu de ménager les branches du buisson, il les colore en violet plus ou moins foncé.

Le procédé qui réussit le mieux parmi ceux qui ont été recommandés jusqu'à présent est celui de Löwit[1], que Fischer[2] a employé le premier pour la recherche des terminaisons nerveuses dans les muscles volontaires. Pour l'appliquer, il faut se pourvoir d'acide formique et d'une solution de chlorure d'or à 1 pour 100. On commence par préparer une solution d'acide formique au tiers (acide formique 1, eau distillée 2). On en met quelques centimètres cubes dans un verre de montre, puis, enlevant des fragments du muscle gastrocnémien ayant 1 ou 2 millimètres d'épaisseur en suivant les indications qui ont été données plus haut (voy. p. 809), on les place dans ce mélange. Lorsqu'ils sont devenus transparents, ce qui se produit au bout d'une demi-minute à une minute, on les porte dans un second verre de montre contenant 1 ou 2 centimètres cubes de la solution de chlorure d'or. On les y laisse dix à quinze minutes jusqu'à ce qu'ils soient devenus jaunes dans toute leur masse. Ils en sont alors retirés et placés dans une petite quantité d'acide formique au tiers, où ils sont conservés dans un endroit complètement obscur pendant vingt-quatre heures; puis on les met pendant vingt-quatre heures encore dans de l'acide formique pur, en les maintenant également à l'obscurité.

Lorsqu'ils ont subi l'action de ces différents réactifs, les fragments de muscle sont portés dans l'eau distillée. Le plus souvent ils ont été diversement modifiés dans leurs différentes couches : leur surface a pris une teinte gris jaunâtre sale, tandis que leur centre présente une coloration violette. Cette coloration de la partie centrale fait présager un résultat heureux, car c'est précisément à sa limite que se trouvent les fibres musculaires les plus convenables pour l'étude. Après avoir enlevé au moyen de ciseaux fins la couche superficielle, on détache, sous l'eau

[1] Löwit, *Die Nerven der glatten Muskulatur. Acad. des Sciences de Vienne.* t. LXXI, 32 avril 1875.

[2] Fischer, *Ueber die Endigung der Nerven im quergestreiften Muskel der Wirbelthiere. Arch. f. micr. Anat.*, 1876. t. XIII, p. 365.

distillée et en s'aidant surtout de la pince et des ciseaux, les faisceaux musculaires qui se trouvent à la limite des deux couches ou qui sont compris à la fois dans la portion grise et dans la portion violette. On reconnaît que l'on a réussi lorsque, à un faible grossissement, on distingue des buissons de Kühne dont les différentes branches, d'un violet plus ou moins foncé, se détachent sur la substance musculaire incolore ou colorée en lilas. Si l'on n'en rencontre pas, il faut abandonner la préparation et en faire une nouvelle.

Il est deux autres procédés qui donnent encore de meilleurs résultats. Le premier consiste à placer des fragments de muscle pendant cinq à dix minutes dans du jus de citron fraîchement exprimé et filtré sur de la flanelle. Ils y deviennent transparents. On les lave rapidement dans l'eau distillée, puis on les porte dans une solution de chlorure d'or à 1 pour 100, où on les laisse séjourner vingt minutes en moyenne, après quoi on les lave, de nouveau dans l'eau distillée, et on les place dans un flacon contenant 50 grammes d'eau distillée et deux gouttes d'acide acétique. Au bout de vingt-quatre à quarante-huit heures et sous l'influence de la lumière, la réduction de l'or est produite, et pour achever la préparation, on opère comme il a été dit déjà. L'inconvénient de ce procédé consiste surtout en ce que, la réduction de l'or n'étant pas complète au moment où on exécute la préparation, celle-ci se colore de plus en plus par la suite et peut devenir tellement foncée que l'on ne distingue plus nettement les buissons terminaux. Aussi pour rendre les préparations permanentes, convient-il de combiner ce procédé avec celui de Löwit. Pour cela, après le traitement successif des fragments de muscle par le jus de citron et le chlorure d'or, on les place dans quelques centimètres cubes d'une solution d'acide formique au quart, à l'abri de la lumière. Le lendemain, la réduction est complète, et les faisceaux musculaires convenablement dissociés et conservés dans la glycérine pure ou mieux encore dans la glycérine additionnée d'acide formique, fournissent des préparations persistantes, dans lesquelles les éléments délicats du buisson de Kühne sont beaucoup mieux ménagés que si l'on a employé simplement le procédé de Löwit.

Dans les préparations obtenues au moyen de l'un ou de l'autre de ces procédés, on constatera qu'il existe à la surface des faisceaux musculaires des buissons semblables à ceux que manifeste le nitrate d'argent, avec cette différence qu'au lieu d'être ménagées en blanc, leurs branches sont colorées en violet foncé. La fibre nerveuse afférente, ses ramifications et ses branches terminales se poursuivent sans qu'il y ait entre elles la moindre discontinuité. Les branches terminales finissent par une extrémité arrondie ou légèrement effilée parfaitement nette, et il ne s'en dégage pas de fibres, qui se continuant dans l'épaisseur du faisceau musculaire, y formeraient un réseau[1].

[1] Gerlach, dans deux mémoires successifs (*Vas Verhaeltniss der Nerven zu der willkürlicken Muskeln der Wirbelthiere*. Sitzungs-berichte der phys. med. Societät zu Erlangen, 1873, p. 97, et *Ueber das Verhaeltniss der nervoesen und contractilen Substanz des quergestreiften Muskels, Arch. f. micr. Anat.*, 1876, t. XIII, p. 399), a soutenu que le buisson de Kühne ne constitue pas un appareil nerveux terminal. Des derniers rameaux de ce buisson partiraient des fibres qui se répandraient dans la substance musculaire et y formeraient un réseau ou un plexus à mailles serrées dans lesquelles seraient compris les derniers éléments contractiles. La méthode à l'aide de laquelle il dit avoir obtenu ce résultat diffère de celles que je viens d'indiquer. Elle consiste à recueillir de petits fragments de muscle un peu avant la rigidité cadavérique chez une grenouille que l'on a tuée en lui frappant violemment la tête, et à les plonger pendant douze heures dans un liquide contenant une partie de chlorure double d'or et de potassium et une partie d'acide chlorhydrique pour 10000 parties d'eau. Les muscles sont dissociés dans l'eau additionnée d'une faible quantité d'acide chlorhydrique et montés en préparation dans un mélange de glycérine et de gomme arabique, dans lequel s'achève la réduction de l'or.

D'après Gerlach lui-même, ce procédé réussit très rarement, mais lorsqu'il a été suivi de succès, le réseau nerveux nettement dessiné qu'il désigne sous le nom de réseau ou de plexus intravaginal apparaîtrait tellement riche, qu'il occuperait toutes les parties du faisceau musculaire qui, à la lumière polarisée, se montrent monoréfringentes (v. p. 485).

D'après cela, la substance nerveuse et la substance musculaire seraient intimement mélangées, et l'on pourrait considérer le faiseau strié comme un prolongement contractile de la cellule nerveuse. Cette conception paraît avoir été inspirée par la connaissance de la cellule neuro-musculaire de l'hydre d'eau douce découverte par Kleinenberg, cellule qui, par son corps muni d'un noyau, remplit les fonctions d'une cellule épidermique et nerveuse, tandis que par ses prolongements elle concourt à la formation de la couche contractile du mésoderme (voir *Leçons sur l'Histologie du système nerveux*, t. I, p. 11).

La théorie de Gerlach est certainement séduisante, et si aujourd'hui la plupart des histologistes ont été conduits à la laisser de côté, c'est que d'autres procédés leur ont permis d'observer d'une manière absolument nette la terminaison des branches du buisson de Kühne.

Cependant, on peut avoir facilement des images semblables à celles que Gerlach a obtenues. Avec n'importe lequel des procédés de la méthode de l'or que j'ai indiqués, on les observera dans un certain nombre de faisceaux musculaires, soit qu'ils se présentent couchés dans le champ du microscope, soit que, ayant été fragmentés, ils se montrent comme dans une coupe transversale. Sur les premiers, on distingue des séries de granulations violettes, plus ou moins foncées qui les partagent en bandes parallèles; entre ces traînées principales se remarquent des lignes plus fines également colorées en violet. Sur les seconds, on observe l'image dite des champs de Cohnheim (v. p. 499): la tranche du faisceau musculaire

Dans les préparations faites par la méthode de Löwit, les noyaux du buisson de Kühne ne sont pas distincts, mais on peut les rendre apparents en traitant les faisceaux musculaires, convenablement dorés et débarrassés de tout acide au moyen d'un lavage prolongé, par le picrocarminate d'abord et ensuite par l'acide formique. Ils sont alors colorés en rouge, tandis que les branches du buisson sont restées violettes.

Lorsque, avant de soumettre les fragments musculaires à l'action du chlorure d'or, on les a traités par le jus de citron et que la réduction a été obtenue dans l'eau légèrement acétifiée et sous l'influence de la lumière, il arrive parfois, comme l'a indiqué Tschiriew[1], que les noyaux ont une teinte violette, mais plus claire que celle des branches du buisson. On y distingue alors ceux qui appartiennent au tube nerveux afférent et à ses premières ramifications munies encore d'une gaîne médullaire, de ceux des branches du buisson qui sont dépourvues de myéline. Celles-ci se montrent, comme il a déjà été dit, sous la forme de tiges rectilignes ou légèrement sinueuses, parallèles à l'axe du faisceau, et que j'ai désignées sous le nom de *tiges terminales*. En général, chacune des tiges terminales possède un noyau. Ce noyau, qui est situé toujours à une certaine distance de son extrémité, est appliqué à sa surface et la recouvre complétement. Il faut noter cependant que, dans les préparations obtenues au moyen du procédé de Löwit, les tiges terminales sont amincies, revenues sur elles-mêmes, et que leurs noyaux, lorsqu'on les a colorés par le carmin, se montrent, non à leur surface, mais sur leurs côtés.

Lorsqu'un buisson de Kühne se présente de profil et que son nerf afférent flotte librement dans le liquide additionnel de la

paraît divisée en une série des champs incolores par une substance intermédiaire colorée en violet plus ou moins foncé. En certains points, ceux où trois champs au moins se rencontrent se voit une tache plus foncée. C'est exactement ce que Gerlach a figuré dans son second mémoire et qu'il a considéré comme le réseau ou le plexus nerveux intra-vaginal. En réalité les traînées longitudinales correspondent à des lames protoplasmiques et à des séries linéaires de granulations graisseuses, disposées régulièrement entre les cylindres primitifs de Leydig. Les lignes violettes plus fines qui leur sont parallèles représentent des cloisons protoplasmiques plus minces. Le plexus intra-vaginal de Gerlach paraît donc être tout simplement le réseau protoplasmique du faisceau primitif plus ou moins chargé de granulations graisseuses.

[1] Tschiriew, *Sur les terminaisons nerveuses dans les muscles striés. Archives de physiologie*, t. V, pl. I, fig. 2.

préparation (*a* fig. 271), on peut apercevoir la gaîne de Henle
qui l'entoure et la voir se diviser pour se poursuivre sur les
premières branches du buisson, lesquelles sont bien manifestement situées au-dessus du sarcolemme. Mais l'examen le plus
attentif ne permet pas de distinguer quels sont les points au ni-

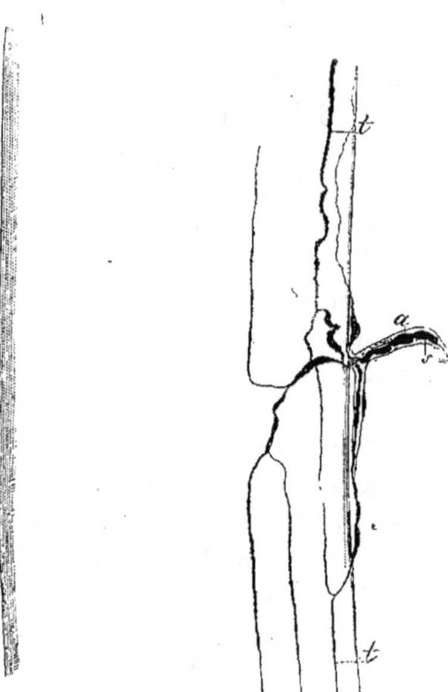

Fig. 271. — Buisson terminal d'un faisceau musculaire du gastrocnémien de la
grenouille verte, traité par le procédé de Löwit. — *a*, branche mère du buisson;
s, sa gaîne de Henle; *t*, tiges terminales.

veau desquels les fibres nerveuses traversent l'enveloppe du faisceau musculaire pour se mettre en rapport plus intime avec la
substance striée.

Pour arriver à la solution de ce problème, il faut examiner des faisceaux du gastrocnémien de la grenouille, isolés
par arrachement après injection dans le muscle, d'une solution d'acide osmique à 1 pour 100. Certains de ces faisceaux
montrent de la manière la plus nette la fibre afférente et toutes
les branches du buisson de Kühne; d'autres ne portent appendus
que des fragments de fibres à myéline; enfin un grand nombre
en sont totalement dépourvus. Cette observation suffit à montrer

que toutes les fibres à myéline sont en dehors du sarcolemme, puisqu'elles peuvent être détachées des faisceaux musculaires par arrachement. Les autres sont bien certainement situées au-dessous de cette membrane, car on ne les distingue jamais en dehors de la limite du faisceau musculaire, même lorsque le buisson terminal se présente de profil.

L'acide osmique ne manifeste ni les tiges terminales du buisson de Kühne, ni les noyaux de ces tiges. Après l'action de ce réactif, il faut, pour voir les noyaux et apercevoir quelque chose des tiges terminales, employer la méthode suivante : On mélange dans une seringue hypodermique, après les y avoir aspirées successivement, 1 partie d'une solution d'acide osmique à 1 pour 100 et 4 parties d'alcool ordinaire, et on les fait pénétrer dans le gastrocnémien par injection interstitielle. Les faisceaux musculaires sont ensuite dissociés dans l'eau distillée, colorés au moyen du picrocarminate d'ammoniaque à 1 pour 100, lavés et traités par un mélange à parties égales d'eau et d'acide acétique cristallisable. Sous l'influence de cet acide, les faisceaux musculaires se gonflent, les noyaux prennent une coloration plus franche et les tiges terminales qui ont été fixées par l'acide osmique se montrent parfois avec une teinte gris rosé. Dans tous les cas, les tubes nerveux et les premières branches du buisson de Kühne sont nettement dessinés, et l'on voit toujours dans la direction des tiges terminales leurs noyaux bien marqués caractérisés par leur forme ovalaire.

Si, après avoir étudié le buisson terminal à l'aide de ces diverses méthodes, on revient à l'examen des terminaisons motrices de la grenouille à l'état vivant pour ainsi dire, et sans aucun réactif, on apercevra, mais sans les distinguer d'une manière bien nette, les différentes parties qui composent ce buisson, au moins dans les faisceaux les plus superficiels et surtout lorsqu'il en occupe la face supérieure. Les tiges terminales qui donnent une image assez vague, s'y montrent tout à fait droites. Quand après avoir bien mis au point, on éloigne légèrement l'objectif, elles deviennent obscures ; quand on le rapproche de manière à dépasser de très peu le point de la vision distincte, elles sont à peine brillantes et se confondent même avec la masse qui les entoure, d'où l'on doit conclure que leur indice de réfraction est un peu inférieur à celui de la substance dans laquelle elles sont plongées. Leurs noyaux devien-

RANVIER, Histol. 52

nent au contraire brillants lorsque l'on éloigne l'objectif. Ils masquent les tiges terminales quand elles sont situées à la face supérieure du faisceau que l'on examine.

Lorsque, après avoir disposé convenablement des faisceaux musculaires vivants sur une lame de verre, on les recouvre d'une lamelle en les comprimant légèrement, et qu'on y ajoute une goutte d'alcool au tiers ou d'acide acétique faible, au fur et à mesure que le liquide pénètre, les tiges terminales deviennent plus distinctes, leur contour apparaît nettement, et, lorsque l'on éloigne un peu l'objectif après l'avoir mis exactement au point, elles paraissent limitées par une bordure claire. Les noyaux de ces tiges prennent un contour plus accusé et leur contenu est granuleux.

Plaques motrices. — La terminaison des nerfs dans les muscles striés ordinaires des reptiles, des poissons, des oiseaux et des mammifères diffère à plusieurs égards de celle que l'on observe chez les batraciens.

Il convient de l'étudier d'abord chez les lézards (*Lacerta muralis*, *L. viridis*, *L. stirpium*), parce que la préparation en est plus facile et qu'elle se montre avec une bien plus grande évidence que chez les autres animaux[1].

---

[1] Rouget (*Note sur la terminaison des nerfs moteurs dans les muscles, chez les reptiles, les oiseaux et les mammifères*, Comptes rendus de l'Académie des sciences. 28 septembre 1862) fut le premier qui, en examinant la terminaison des nerfs dans les muscles volontaires du lézard, remarqua que les fibres nerveuses se terminent sur les faisceaux musculaires en formant à leur surface une petite éminence granuleuse. Rouget considéra cette masse granuleuse, qu'il vit située au-dessous du sarcolemme, comme constituée essentiellement par le cylindre-axe renflé à son extrémité, et il la désigna sous le nom de plaque motrice. Dans cette plaque, il y aurait en outre des noyaux qui seraient les analogues de ceux de la gaîne du nerf. Rouget retrouva la même disposition chez les oiseaux et chez les mammifères, et il en conclut que, chez les vertébrés en général, la fibre nerveuse se termine sur le faisceau musculaire par une plaque qui doit être considérée comme l'épanouissement ultime du cylindre axe.

Un an plus tard, Krause (*Ueber die Endigung der Muskelnerven. Arch. f. rat. Med.*, 1863, t. XVIII, p. 156), en étudiant la terminaison des nerfs dans le muscle rétracteur du globe oculaire du chat, reconnut l'existence des plaques motrices signalées par Rouget. Sa description diffère cependant en plusieurs points de celle de cet auteur. La plaque motrice ne serait pas située sous le sarcolemme; elle en occuperait la surface extérieure. Sa constitution serait assez complexe : Au point qui correspond à l'arrivée du tube nerveux sur le faisceau primitif, se trouverait une sorte de capsule fibreuse munie de noyaux et qui devrait être regardée comme une expansion de la gaîne du nerf. A l'intérieur de cette capsule, le cylindre-axe se diviserait en donnant naissance à deux ou trois fibres pâles qui se termineraient par des boutons.

On choisira de préférence les muscles de la cuisse. Les tubes nerveux y parcourent souvent un assez long trajet depuis le nerf dont ils proviennent jusqu'au faisceau primitif auquel ils sont destinés. Il suit de là que, dans un petit fragment de ces muscles

Ces fibres pâles se trouveraient dans une substance granuleuse qui remplirait l'espace compris entre le sarcolemme et la capsule de la plaque.

De cette observation de Krause, il résultait que la masse granuleuse ne devait pas être considérée comme produite par un renflement ultime du cylindre-axe, ainsi que Rouget l'avait soutenu. C'était là certainement un premier progrès réalisé dans la connaissance de la structure de la plaque terminale. Cependant, les faits observés par Krause ne furent pas admis par les autres histologistes, car la même année, Kühne (*Ueber die Endigung der Nerven in den Muskeln, Arch. de Virchow*, 1863, t. XXVII, p. 508), intervint pour défendre l'opinion de Rouget contre celle de Krause, et Rouget (*Mémoire sur la terminaison des nerfs moteurs, Journal de la physiologie*, 1864, t. V, p. 574), conservant sur la plaque motrice son ancienne manière de voir, soutint que les fibres pâles décrites par Krause n'existaient pas. C'est seulement en 1864 que Kühne, ayant entrepris de nouvelles recherches qu'il publia dans deux mémoires successifs (*Ueber die feinere Structur der Endorgane der motorischen Nerven. Arch. de Virchow*, t. XXIX, p. 433, et *Ueber die Endigung der Nerven in den Nervenhügeln der Muskel. Ibid*, t, XXX, p. 187), reconnut que la plaque motrice n'est pas constituée par un simple épanouissement du cylindre-axe, mais que ce dernier, en pénétrant dans la masse granuleuse, s'y divise en plusieurs branches qui s'anastomosent et se terminent par des extrémités libres. Il fit cette observation sur le lézard vert dont il examina les muscles à l'état vivant, ou après les avoir traités par le sérum du sang légèrement acétifié. A coup sûr, son observation diffère notablement de celle de Krause, mais cependant il a vu, comme lui et après lui, la fibre nerveuse donner naissance en se divisant à des fibres pâles, qui après un certain trajet dans la plaque s'y terminaient librement. Il diffère encore de Krause en ce qu'il admet que la matière granuleuse et les fibres qui composent l'éminence terminale sont situées au-dessous du sarcolemme, comme il l'avait admis pour le buisson terminal de la grenouille, et comme Rouget l'avait reconnu depuis pour les plaques motrices.

Dans le second des mémoires que je viens de rappeler, Kühne, après un historique très détaillé de la question, donne la première description un peu complète de la plaque terminale. Cette description le conduit au schéma suivant : L'éminence nerveuse est logée dans une baie du sarcolemme; la fibre nerveuse, en y arrivant, abandonne sa gaîne, qui se confond avec celle du faisceau musculaire. La myéline cesse brusquement, tandis que le cylindre-axe forme une série de prolongements irréguliers, arborisés et anastomosés, qui occupent la portion superficielle de l'éminence. C'est à cette arborisation terminale que Kühne réserve le nom de plaque motrice, au lieu de l'appliquer à l'éminence nerveuse tout entière, comme l'avaient fait Rouget et Krause. Cette éminence contient encore des noyaux qui appartiennent à la gaîne nerveuse, et plus profondément d'autres noyaux clairs, arrondis ou ovalaires, munis de gros nucléoles et compris dans une substance granuleuse. Cette substance, qui serait située au-dessous de l'arborisation terminale, constituerait, d'après Kühne, la semelle de la plaque. L'éminence nerveuse présenterait donc à considérer en premier lieu la plaque et en second lieu la semelle de la plaque qui, comprise entre la substance nerveuse et la substance musculaire, les unirait entre elles. Le tout serait enveloppé du névrilemme, qui se continuerait avec le sarcolemme.

enlevé avec des ciseaux, il se trouvera fréquemment des faisceaux primitifs qui pourront être isolés de toutes leurs connexions, sans que leurs fibres nerveuses afférentes soient rompues ou tiraillées par la dissociation. Mais il n'est pas nécessaire que les faisceaux musculaires soient absolument séparés les uns des autres pour observer leurs terminaisons nerveuses ; il est même bon de ne pas les isoler complètement lorsque l'on se propose de les examiner frais, à l'état vivant pour ainsi dire, et sans addition d'aucun réactif.

Plaques motrices du lézard à l'état vivant.

Pour aborder cet examen, il faut avoir disposé d'avance, à portée de la main, des ciseaux fins, des pinces, des aiguilles, des lames et des lamelles de verre bien nettoyées. Au moyen des ciseaux, on enlève de petites portions du muscle en pratiquant les sections dans le sens des faisceaux. On les dispose sur la lame de verre et on les étale au moyen des aiguilles en les étendant modérément.

Pendant cette opération, on humecte le tissu au moyen de l'haleine pour éviter la dessiccation, puis on place la lamelle en la pressant légèrement, et on borde à la paraffine. Cela fait, on recherche, au moyen d'un faible grossissement, s'il se trouve des nerfs dans la préparation, et on les suit du côté de leurs terminaisons pour voir comment elles se présentent. Pour que l'on puisse en faire un examen convenable, il faut qu'elles soient situées sur un plan superficiel et qu'elles se montrent de face à la partie supérieure du faisceau. Lorsque l'on a trouvé des points où ces conditions sont réalisées, on les examine à un fort grossissement (400 à 1000 diamètres) en ayant soin de bien disposer l'éclairage et en le faisant varier au besoin.

La fibre nerveuse à myéline se termine par une extrémité unique ou bien se divise en deux fibres formées chacune d'un segment interannulaire, ou enfin l'une de ces fibres ou toutes les deux se divisent encore une fois de manière à donner à la surface du faisceau trois ou quatre fibres à myéline. Ces fibres sont toutes nettement visibles grâce au double contour de leur gaîne médullaire. Lorsque la préparation est réussie et que les faisceaux musculaires sont bien tendus, on voit partir de l'extrémité des tubes nerveux à myéline une arborisation dont les branches, aperçues comme dans un brouillard, possèdent le caractère de devenir obscures quand on éloigne l'objectif après l'avoir mis exactement au point. En outre, on distingue des noyaux, dont quelques-uns sont situés au voisinage des branches de l'arborisation, soit sur leurs côtés, soit sur leur surface elle-même, tandis que les autres, qui n'affectent pas une disposition régulière par rapport à ces branches, doublent la membrane qui revêt l'éminence. Les uns et les autres deviennent brillants quand on éloigne l'objectif.

Si l'on poursuit l'observation, on constate souvent qu'au bout de quelques heures, il se forme, au niveau de l'extrémité des branches de l'arborisation, des boules qui ont été signalées par Kühne et qui semblent provenir d'une décomposition de la substance qui constitue les fibres nerveuses elles-mêmes. Cette altération n'est pas constante, et jamais elle ne s'étend à l'arborisation tout entière.

Lorsque, en examinant avec un bon objectif donnant 500 à 800 diamètres des faisceaux musculaires enlevés à l'animal vivant, on a distingué l'arborisation terminale vague, obscure quand on éloigne l'objectif, et qu'on ajoute alors sur le bord de la lamelle une ou deux gouttes d'alcool au tiers, on voit les faisceaux musculaires prendre une certaine opacité au moment où le réactif les atteint. L'arborisation devient plus distincte, ses branches semblent acquérir un diamètre plus considérable et leurs contours prennent de la fermeté. Au bout d'une demi-heure à une heure, elles sont toutes dessinées avec la plus grande netteté, tandis que les noyaux qu'on

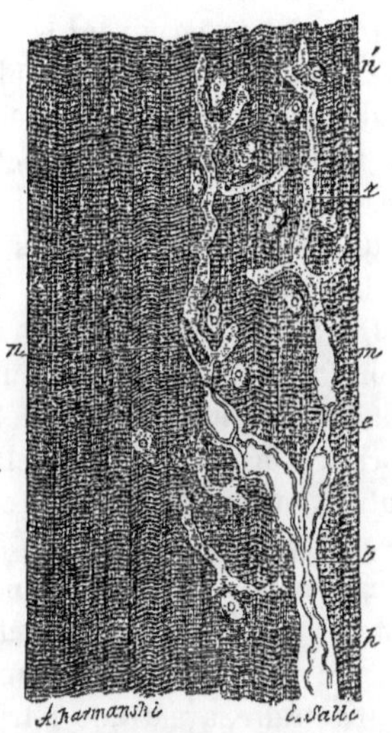

Fig. 272. — Plaque motrice et arborisation terminale des muscles spinaux du lézard vert, observées après l'action de l'alcool au tiers. — *h*, gaîne de Henle du tube nerveux; *b*, bifurcation de ce tube; *e*, étranglement annulaire; *m*, dernier segment interannulaire très court, possédant de la myéline; *r*, ramifications terminales de l'arborisation; *n*, noyaux de l'arborisation; *n'*, noyaux fondamentaux.

observait avant l'addition du réactif deviennent granuleux. En même temps, il apparaît entre les branches de l'arborisation ou un peu au delà de sa limite une troisième espèce de noyaux que l'on n'apercevait nullement au début. Ces noyaux sont grands, clairs, possèdent un gros nucléole et sont limités par un double contour (voy. fig. 272).

On doit donc distinguer dans l'éminence terminale du lézard trois espèces de noyaux : les *noyaux de l'arborisation*, ceux de la membrane qui recouvre l'éminence terminale, *noyaux vaginaux*, et enfin ceux qui sont dispersés dans la matière granuleuse de l'éminence, *noyaux fondamentaux*.

Arborisation terminale.

L'arborisation qui, considérée dans son ensemble, a été désignée par Kühne sous le nom de plaque motrice et à laquelle convient bien mieux la dénomination d'*arborisation terminale*, paraît formée, après l'action de l'alcool au tiers, par des branches nerveuses ramifiées, sinueuses, alternativement rétrécies et élargies et se terminant par des extrémités libres tantôt arrondies, tantôt légèrement effilées. Rien n'est plus variable du reste que sa disposition, même en considérant une seule espèce de lézards. Tantôt elle procède tout entière d'une seule fibre nerveuse à myéline; d'autres fois, comme il a déjà été indiqué, deux, trois ou quatre fibres à myéline, résultant il est vrai de la division d'un même tube nerveux, concourent à la former.

Quant aux branches de l'arborisation, elles sont plus ou moins sinueuses. Toutes donnent naissance à des branches secondaires dont la forme, l'étendue et le trajet sont également variés. Il arrive parfois qu'elles s'anastomosent les unes avec les autres; mais chez le lézard, ce n'est pas la règle, et souvent elles restent complètement individualisées. Elles paraissent formées d'une portion centrale et d'une couche périphérique : la première, ayant un faible indice de réfraction, ce que l'on reconnaît à ce qu'elle devient obscure quand on éloigne l'objectif, la seconde, au contraire, ayant une réfringence plus élevée et qui dépasse même celle des parties qui l'entourent. Aussi est-il probable que les boules claires qui semblent résulter d'une altération cadavérique de l'arborisation dérivent seulement de l'écorce des fibres nerveuses terminales, et qu'elles sont formées d'une substance jusqu'à un certain point analogue à la myéline.

Les préparations des éminences terminales du lézard faites avec l'alcool au tiers ne sont pas persistantes. En outre, il est difficile de les réussir complètement, et, pour les personnes qui ne sont pas habituées à l'observation microscopique, l'arborisation terminale ne s'y montre pas avec autant d'évidence que sur les préparations obtenues au moyen de la méthode de l'or.

Aussi, dans le cas où l'on éprouverait quelque difficulté à voir d'emblée tous les détails des éminences sur les muscles vivants et après l'action de l'alcool au tiers, convient-il d'en observer d'abord des préparations obtenues au moyen du chlorure d'or suivant un des procédés indiqués à propos des muscles de la grenouille (V. p. 812 et 813).

Pour appliquer le procédé de Löwit, on enlève avec des ciseaux des fragments des muscles de la cuisse, des muscles spinaux ou de tout autre muscle, et on les traite successivement par l'acide formique, le chlorure d'or et l'acide formique (V. p. 812). Lorsqu'ils ont subi l'action de ces différents réactifs, les fragments de muscles, jaunâtres à la périphérie, violacés au centre, sont assez mous pour qu'en les recouvrant d'une lamelle et en les comprimant légèrement on puisse les étaler de manière à les rendre accessibles à l'observation. En les examinant à un grossissement de 150 diamètres, on voit les nerfs colorés en violet, après s'être divisés et subdivisés, émettre des tubes nerveux qui se terminent sur des faisceaux musculaires par d'élégantes arborisations.

Souvent les préparations obtenues à l'aide de ce procédé simple sont suffisantes. Mais en général les faisceaux musculaires y sont superposés de telle sorte que les points les plus intéressants se présentent mal ou sont masqués. Pour les dégager, chaque expérimentateur devra, comme dans les autres opérations de dissociation, suivre les procédés et employer les instruments dont il a l'habitude.

Lorsqu'on est parvenu à isoler un petit groupe de faisceaux musculaires munis de leurs terminaisons nerveuses, il convient de les disposer de la manière la plus favorable, ce que l'on ne peut faire qu'en les examinant de nouveau à un faible grossissement et en agissant sur eux avec des aiguilles. Ces diverses manipulations sont rendues difficiles parce que les faisceaux musculaires traités par le procédé de Löwit adhèrent à la lame de verre, et, comme ils sont devenus très friables, il arrive souvent qu'on ne les en détache qu'après les avoir brisés en quelques points. On termine la préparation en ajoutant de la glycérine simple ou additionnée d'acide formique et en recouvrant d'une lamelle.

Les tubes nerveux, aussi bien ceux qui sont compris dans les nerfs que ceux qui cheminent isolément présentent des parties renflées et des parties rétrécies. Les premières sont colorées en violet très foncé, tandis que les secondes, qui correspondent aux étranglements annulaires, sont le plus souvent incolores ou à peine teintées, ce qui démontre que, dans ce mode de préparation, la myéline est colorée beaucoup plus fortement que le cylindre-axe. A son arrivée sur le faisceau primitif, le tube nerveux à myéline se termine par un étranglement annulaire ou bien il se divise en deux, trois ou quatre branches colorées comme lui en violet foncé ou en noir. Au delà de ces branches commence l'arborisation proprement dite ; les rameaux qui la forment, situés dans l'éminence terminale au-dessous du sarcolemme, présentent des parties renflées alternant avec des parties rétrécies (voy. fig. 273). Souvent, le plus souvent même, cette

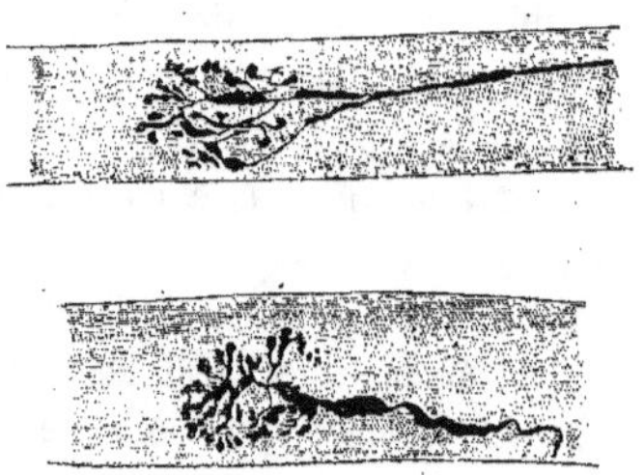

Fig. 273. — Arborisation terminale des muscles de la cuisse du *Lacerta agilis* préparées suivant le procédé de Löwit.

disposition moniliforme s'exagérant au moins en quelques points, les parties rétrécies deviennent extrêmement grêles, ou même elles disparaissent complètement. Il se produit alors des îlots arrondis ou irréguliers, colorés en violet, qui bien que disposés avec un certain ordre, sont absolument isolés les uns des autres et semblent ne pas être en rapport avec le reste de l'arborisation terminale.

Quelquefois cette arborisation se détache sur une surface granuleuse colorée en violet plus ou moins foncé et qui correspond par sa forme et ses dimensions à l'éminence terminale. D'autres fois, surtout quand l'arborisation est un peu étendue, chez le lézard vert par exemple, la zone granuleuse est limitée au voisinage de ses principales branches et entoure chacune d'elles comme d'une atmosphère nuageuse (voy fig. 274). Ces variations ne tiennent pas à des différences anatomiques, mais à l'irrégularité à laquelle sont sujets les résultats de la méthode de l'or. Il

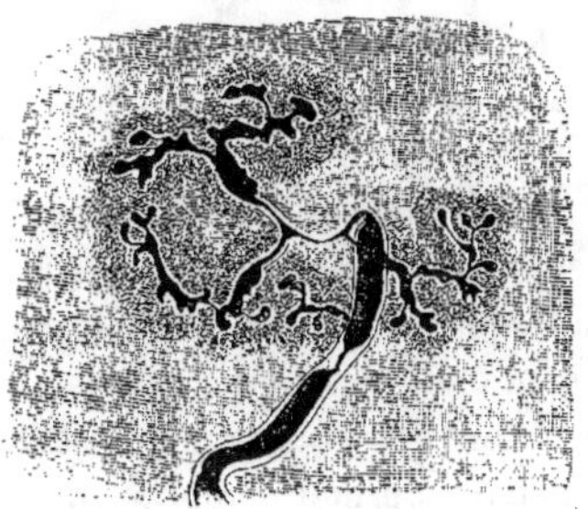

Fig. 274. — Arborisation terminale des muscles de la cuisse du lézard vert, préparée suivant le procédé de Löwit.

convient d'ajouter que, en général, dans les préparations obtenues à l'aide du procédé de Lowit, les différents noyaux de l'éminence terminale ne sont pas visibles.

Ce procédé, qui permet de reconnaître si facilement dans les muscles l'arborisation terminale, altère cependant les rameaux de cette arborisation à un degré considérable, ce qui tient à ce que, avant de soumettre le tissu à l'action du chlorure d'or, on l'a traité par l'acide formique.

Cependant, pour obtenir une bonne action élective de l'or sur les terminaisons nerveuses des muscles, il est nécessaire de les avoir d'abord traitées par un acide favorisant la réduction de ce métal, ou de faire agir le sel d'or en présence de cet acide. De

Plaques motrices du lézard. Jus de citron et chlorure d'or.

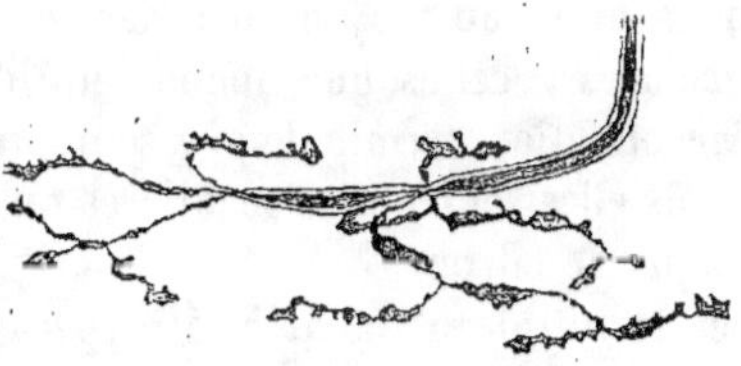

Fig. 275. — Arborisation terminale du lézard vert, traitée par le jus de citron, le chlorure d'or et l'acide formique.

métal, ou de faire agir le sel d'or en présence de cet acide. De tous les liquides acides, le jus de citron est celui qui paraît altérer le moins les fibres nerveuses terminales. Aussi convient-il tout spécialement dans la préparation des plaques motrices du lézard et des mammifères.

Manifestées par ce procédé de la méthode de l'or, les branches de l'arborisation terminale sont beaucoup plus régulières et ne présentent pas d'interruptions ni d'îlots séparés. Leurs différents boutons ou bourgeons terminaux, au lieu de se limiter par des surfaces régulièrement arrondies, sont munis de petites saillies en forme de pointes plus ou moins aiguës. Souvent aussi la substance granuleuse de l'éminence, substance fondamentale, s'accuse par une coloration violette, tandis que les noyaux fondamentaux qui y sont contenus apparaissent comme autant de taches incolores, ce qui permet d'apprécier leur nombre et leurs rapports avec les branches de l'arborisation.

Plaques motrices du lézard. Mélange de chlorure d'or et d'acide formique.

On peut encore obtenir de bonnes préparations en traitant directement les muscles par un mélange de chlorure d'or et d'acide formique (chlorure d'or à 1 pour 100, 4 parties ; acide formique, 1 partie), porté d'abord à l'ébullition et qu'ensuite on a laissé refroidir. On les y maintient pendant environ vingt minutes. Dans ces conditions, l'acide formique n'altère plus autant l'arborisation terminale, parce que son influence est mitigée par celle du chlorure d'or qui agit comme un réactif fixateur. En outre, le sel d'or, ayant été soumis à l'ébullition en présence de l'acide, a acquis une grande tendance à se réduire, et son action élective sur les parties nerveuses est par le fait beaucoup plus assurée. Au sortir de la solution d'or, les tissus sont lavés et portés dans de l'acide formique additionné de quatre parties d'eau, où la réduction se produit.

Les préparations faites au moyen de ce dernier procédé sont infiniment supérieures à celles que donne celui de Löwit. Les branches de l'arborisation terminale n'y sont presque jamais interrompues, mais elles sont plus irrégulières qu'à la suite du traitement par le jus de citron.

Plaques motrices du lézard. Nitrate d'argent.

Pour appliquer le nitrate d'argent à la préparation des éminences terminales des lézards, on devra suivre exactement le procédé de Cohnheim qui a été indiqué page 810 à propos du buisson terminal des batraciens. La dissociation des faisceaux musculaires se fera dans du sérum de l'animal. Il importe qu'ils soient complètement isolés avec leurs tubes nerveux afférents lorsqu'on les plongera dans la solution de nitrate d'argent, afin qu'elle puisse baigner régulièrement toute leur surface. Il est nécessaire ensuite de les traiter par l'acide acétique afin de les ramener à leur dimension première. En les examinant dans un mélange à parties égales d'eau et de glycérine, on constatera que les différentes branches de l'arborisation terminale sont ménagées en clair sur un fond plus ou moins coloré. Cette méthode donne de bons renseignements sur la forme générale de l'arborisation, mais elle n'apprend rien sur le rapport de ses branches avec les noyaux de l'éminence terminale et ne saurait démontrer que cette éminence est recouverte par le sarcolemme[1].

Les préparations que l'on obtient au moyen de l'acide osmique permettent de répondre à ces questions. Le meilleur procédé pour faire agir l'acide osmique sur un muscle et sur les éléments nerveux qu'il contient consiste à y pratiquer une injection interstitielle, au moyen d'une seringue hypodermique contenant une solution de ce réactif à 1 ou 2 pour 100. Immédiatement après que l'on a fait l'injection, on enlève le muscle et on le plonge dans l'eau distillée. Il y est dissocié en suivant les indications qui ont été données page 823, et les faisceaux primitifs, isolés ou en petits groupes avec leur fibres nerveuses afférentes, sont colorés au moyen du picrocarminate d'ammoniaque, lavés, traités par l'acide formique et conservés dans un mélange de glycérine et de ce dernier acide.

Les tubes nerveux s'y voient très nettement entourés de leur gaîne de Henle. Lorsque les éminences auxquelles ils se terminent se présentent de profil, on reconnaît sans peine que cette

Plaques motrices
du lézard.
Acide osmique.

---

[1] Cohnheim a publié une note (*Ueber die Endigung der Muskelnerven. Centralblatt,* 1863, n° 55), et un mémoire (*Ueber die Endigung der Muskelnerven, Archives de Virchow,* 1865, t. XXXIV, p. 194) sur l'application du nitrate d'argent à l'étude des terminaisons motrices. Dans mes leçons sur l'histologie du système nerveux, j'ai confondu le contenu du mémoire avec celui de la note, et j'ai attribué à la note une étendue et une portée beaucoup plus considérables qu'elle n'en a en réalité. Cette confusion m'a conduit à accorder un trop grand mérite à Cohnheim et à diminuer celui de Kühne. Il est positif, ainsi que Cohnheim l'a fait ressortir dans une lettre adressée à Virchow, en 1878 (*Arch. de Virchow,* t. LXXIV, p. 141), qu'entre l'époque où il publia sa première note, qui s'occupe seulement des terminaisons motrices de la grenouille, et celle où il fit paraître son mémoire dans lequel il s'est occupé des terminaisons motrices en général, Kühne, dans deux travaux importants parus en 1864 (*Ueber die feinere Structur der Endorganen der motorischen Nerven. Arch. de Virchow,* t. XXIX, p. 433 et *Ueber die Endigung der Nerven in der Nervenhügeln der Muskel. Ibid.,* t. XXX, p. 187), avait fait connaître les formes variées qu'affecte la ramification des nerfs dans les éminences terminales. Je regrette d'avoir commis cette injustice involontaire, et je n'en veux point du tout à Cohnheim du ton qu'il a pris pour la relever, parce que je sais que ce sont là ses habitudes.

gaîne s'élargit, recouvre l'éminence et vient se confondre avec le sarcolemme, tandis que la gaîne de Schwann, au delà du dernier étranglement annulaire, paraît se poursuivre sur les fibres pâles qui font suite à la fibre nerveuse à myéline; du moins il est impossible de distinguer un point quelconque où elle se terminerait.

Les arborisations terminales se voient d'une façon assez vague, et leurs branches apparaissent sous la forme de cordons ramifiés clairs se détachant sur un fond plus sombre. Par contre, les différents noyaux de l'éminence apparaissent nettement; céux de l'arborisation et ceux de la gaîne (noyaux vaginaux) sont petits, irréguliers, granuleux, fortement colorés en rouge, tandis que les noyaux fondamentaux souvent à peine teintés sont grands, clairs, possèdent un double contour bien manifeste et contiennent un gros nucléole qui est coloré en rouge plus intense.

Plaques motrices du lézard. Coupes transversales. Si l'on a conservé des doutes sur les rapports de l'éminence nerveuse avec le sarcolemme, on fera bien de les étudier sur des coupes transversales des faisceaux musculaires. Il faut d'abord faire durcir le muscle tout en assurant la conservation des éminences terminales. On obtient ce résultat au moyen des injections interstitielles d'acide osmique et de l'action successive de l'alcool, de la gomme et de l'alcool. Ces coupes, qui doivent être très fines, seront d'abord examinées à un faible grossissement pour reconnaître celles dans lesquelles un ou plusieurs faisceaux musculaires ont été atteints au niveau de leurs plaques motrices. On les soumettra ensuite à l'action de l'eau distillée sous la lamelle de verre afin d'enlever la gomme qui les imprègne, puis on fera agir successivement, également sous la lamelle, le picrocarminate et la glycérine additionnée d'acide formique.

Sur les faisceaux qui sont sectionnés au niveau d'une éminence terminale, celle-ci s'accuse par sa forme, son aspect, sa coloration et les nombreux noyaux qu'elle contient. Le sarcolemme la recouvre, et on le voit se continuer avec la membrane de Henle du tube nerveux afférent, lorsque celui-ci a été ménagé dans la coupe. Entre la masse granuleuse de l'éminence et la substance musculaire, on ne reconnaît aucune bordure claire qui correspondrait à une membrane. Dans l'éminence elle-même, on remarque les diverses espèces de noyaux déjà indiqués qui sont colorés en rouge et des corps grisâtres non colorés qui

ne sont autre chose que des branches de l'arborisation sectionnées plus ou moins obliquement. Au voisinage immédiat de
ces branches siègent les noyaux de l'arborisation ; généralement
les noyaux fondamentaux sont un peu plus profonds ; quant aux
noyaux vaginaux, ils sont situés immédiatement au-dessous de
la membrane qui revêt l'éminence.

Pour la recherche et l'étude des plaques motrices chez
les mammifères, le lapin en particulier, on pourra suivre les

Plaques motrices
du lapin.

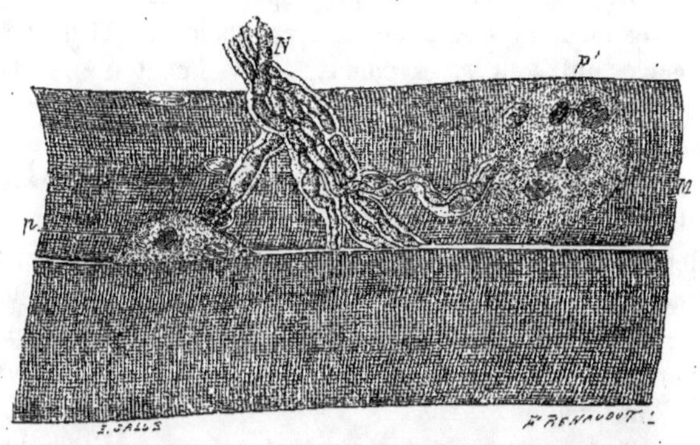

Fig. 276. — Deux faisceaux des muscles intercostaux du lapin, dissociés après
injection interstitielle d'acide osmique, et colorés au moyen du picrocarminate. Ils
montrent deux éminences terminales vues, l'une de face, l'autre de profil. — N, nerf ;
M, faisceau musculaire ; p, plaque motrice vue de profil ; p' plaque motrice vue
de face.

différentes méthodes indiquées précédemment. On prendra des
fragments de n'importe quel muscle dans la région où l'on
verra à l'œil nu des filets nerveux se ramifier dans la masse
musculaire, et généralement on y trouvera des faisceaux primitifs munis d'éminences terminales. Mais, pour arriver plus
facilement à ce résultat, il est avantageux de choisir des muscles
dont les fibres sont très courtes, entre autres les muscles de
l'œil et les intercostaux. En effet, comme les faisceaux primitifs
reçoivent chacun un tube nerveux et qu'ils n'en reçoivent généralement qu'un seul, plus ils sont courts, plus on a de chance
d'y rencontrer des terminaisons nerveuses.

Si l'on se propose de faire une étude comparative des arborisations terminales des muscles rouges et des muscles blancs du
lapin, on fera bien de prendre le triceps crural, les jumeaux étant

des muscles blancs, tandis que le soléaire est un muscle rouge. Lorsqu'après avoir coupé le tendon d'Achille on relève l'ensemble des muscles qui lui appartiennent, et qu'ensuite on détache le soléaire au niveau de son insertion supérieure, on met à nu la face antérieure des jumeaux. Immédiatement au-dessous du soléaire, sur la face antérieure du jumeau interne, se trouve une masse musculaire dont les faisceaux dirigés de haut en bas et de dehors en dedans viennent s'insérer obliquement à une aponévrose intramusculaire qui apparaît à la face antérieure du jumeau comme une ligne verticale blanchâtre et nacrée. Ces faisceaux, qui sont assez courts, conviennent d'une manière toute spéciale pour l'étude des terminaisons nerveuses. Il est presque aussi aisé de les dissocier et de les étaler que ceux du gastrocnémien de la grenouille et des muscles de la cuisse des lézards. Comme ils sont groupés en faisceaux secondaires facilement isolables, qui reçoivent chacun un petit tronc nerveux distinct, on arrive sans difficulté à séparer complètement un de ces derniers faisceaux et à le placer de telle sorte qu'on y voie un grand nombre de terminaisons nerveuses bien disposées pour l'observation.

On peut examiner ainsi le muscle vivant sans addition d'aucun réactif ou bien en le soumettant à l'influence de l'alcool au tiers. Mais les branches de l'arborisation sont rarement assez nettes pour qu'on puisse les suivre dans tout leur trajet, qui paraît fort compliqué. Aussi est-il nécessaire pour les bien observer d'avoir recours à la méthode de l'or, en employant l'un des deux procédés qui ont été indiqués à propos des éminences terminales des muscles des lézards (v. p. 826). Il est rare que l'on ne réussisse pas, lorsque l'on suit exactement les indications qui ont été données (voy. p. 823).

Plaques motrices du lapin. Méthode de l'or. — Dans les muscles du lapin, l'éminence terminale forme une saillie beaucoup plus marquée que chez le lézard ; elle est moins étendue, les branches de l'arborisation y sont beaucoup moins étalées et les noyaux des différentes espèces sont beaucoup plus rapprochés les uns des autres. Ces noyaux se détachent en clair sur un fond coloré en violet et formé par la substance granuleuse de l'éminence. Lorsque la préparation est bien réussie, les branches de l'arborisation sont d'un violet presque noir et très nettement dessinées. Elles se montrent comme des rubans plus ou moins sinueux, dont les bords sont munis de légères saillies en forme de pointes lorsque l'on a employé le procédé du jus de citron. Si l'on a fait usage du chlorure d'or bouilli avec l'acide formique, elles sont souvent moins régulières ; enfin, elles sont plus irrégulières encore et souvent même interrompues lorsque l'on a suivi le procédé de Löwit.

Bien qu'elle soit toujours comprise dans le cercle à peu près régulier de l'éminence nerveuse, l'arborisation terminale n'a pas une forme absolument constante (v. fig. 277). Parfois le tube nerveux à myéline, au moment où il atteint l'éminence, se divise en deux branches qui la contournent en sens inverse et lui forment comme une sorte de couronne. Ces premières branches donnent alors des rameaux secondaires plus ou moins nombreux, plus ou moins longs, plus ou moins contournés, qui se terminent par une seule extrémité ou se ramifient à leur tour. Tous ces rameaux ou du moins la plupart d'entre eux se dirigent vers le centre de l'éminence et se trouvent entourés par la couronne que forment les branches principales. Ils s'entrecroisent ou s'anastomosent de la manière la plus variée.

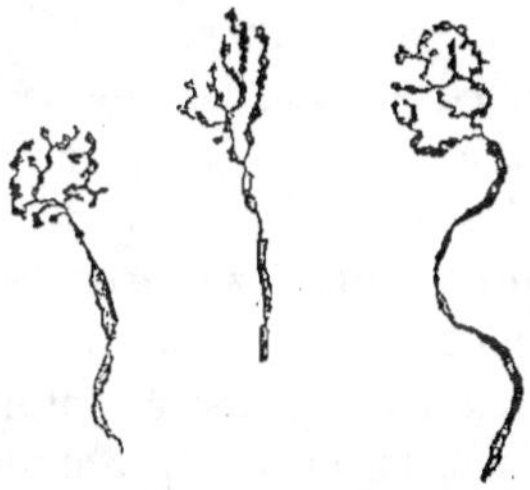

Formes variées de l'arborisation terminale dans les muscles du lapin.

Fig. 277. — Trois arborisations terminales des muscles jumeaux du lapin, imprégnés par l'or.

Il arrive aussi que le tube nerveux afférent, après avoir atteint l'éminence, se divise et se subdivise et donne des rameaux qui s'anastomosent les uns avec les autres pour former un plexus dont les mailles sont plus ou moins larges, plus ou moins régulières, et dont les travées se terminent finalement à la périphérie de l'éminence par des anses ou par des extrémités libres.

D'autres fois, une seule branche principale traverse l'éminence suivant un de ses diamètres en donnant à gauche et à droite des branches secondaires qui se divisent à leur tour.

D'autres fois encore, le tube nerveux afférent se divise de manière à donner deux branches qui se comportent de la même façon.

Des anastomoses peuvent se faire entre ces différents rameaux ; mais il arrive souvent qu'on n'en observe aucune. L'arborisation affecte alors une forme dendritique assez régulière.

Quelle que soit la disposition de l'arborisation terminale, il est rare que ses derniers rameaux atteignent la limite de la substance granuleuse de l'éminence. Il en résulte que si, en examinant une éminence nerveuse de profil, on tenait compte de l'image de la surface seulement du faisceau musculaire sans en analyser la coupe optique en différents points de son épaisseur, on se laisserait facilement conduire à admettre que la matière granuleuse fondamentale et les noyaux qui l'occupent sont dans un plan plus profond que l'arborisation elle-même.

Les diverses formes de l'arborisation peuvent être observées également dans les muscles blancs et dans les muscles rouges; il serait même difficile de dire si l'une ou l'autre d'entre elles prédomine dans l'une de ces deux espèces de muscles. Mais, dans les muscles rouges, les éminences terminales sont relativement plus étendues, ce qui tient probablement à ce que les faisceaux musculaires ont un plus grand diamètre. Les arborisations terminales y sont plus étalées, et dès lors les préparations que l'on fait au moyen de la méthode de l'or sont plus belles et plus démonstratives.

Les muscles striés volontaires ne sont pas les seuls qui possèdent des plaques motrices. En effet, dans la portion supérieure de l'œsophage chez l'homme, dans toute son étendue chez quelques mammifères, le lapin en particulier, il existe des faisceaux musculaires striés qui ne se contractent pas sous l'influence directe de la volonté et dont les nerfs se terminent cependant par des plaques motrices. Les cœurs lymphatiques des reptiles écailleux et des batraciens contiennent également des fibres striées qui diffèrent, il est vrai, par quelques caractères de celles des muscles volontaires (voy. p. 704) mais dans lesquelles les nerfs se terminent de la même façon.

La tunique musculaire de l'œsophage du lapin est constituée par trois plans superposés, un externe et un interne formés de fibres longitudinales, et un moyen dans lequel les faisceaux affectent une direction transversale. Malgré sa complexité, cette tunique est assez mince pour qu'on puisse l'examiner au microscope en l'étalant à plat sur une lame de verre après l'avoir détachée de la muqueuse qui la double.

On peut appliquer à l'œsophage tous les procédés dont on se sert pour démontrer les plaques motrices dans les muscles de la vie animale ; mais la méthode de l'or est celle qui donne les meilleurs résultats, surtout si l'on emploie le procédé du jus de citron. Après que des fragments d'œsophage ont été traités successivement par ce liquide, par le chlorure d'or et par l'acide formique, il suffit d'en détacher la tunique musculaire et de l'examiner à plat pour y observer un nombre considérable de terminaisons nerveuses. Il n'est aucun muscle, du moins chez les mammifères, où les éminences terminales se montrent aussi nombreuses que dans le muscle œsophagien. C'est là un fait à noter, car il est en rapport avec le rôle important et compliqué que joue le système nerveux dans les contractions péristaltiques de l'œsophage. L'étendue de ces éminences est à remarquer aussi ; elles sont comparables sous ce rapport à celles des muscles du lézard.

Les fibres nerveuses qui s'y rendent et qui proviennent du pneumogastrique sont revêtues de myéline jusqu'au point où elles atteignent les faisceaux primitifs. Avant de s'y terminer, elles rencontrent, dans l'épaisseur même de la couche musculaire, un plexus élégant formé de ganglions stellaires largement anastomosés les uns avec les autres, et dont l'or a bien dessiné la plupart des détails. Ce plexus, qui appartient au vaste appareil nerveux plexiforme myentérique découvert par Auerbach, diffère cependant notablement de celui de l'intestin grêle. Ses mailles sont plus grandes, ses ganglions sont plus volumineux et ses travées contiennent des fibres à myéline.

Les fibres nerveuses pourvues d'une gaine médullaire qui cheminent dans les travées du plexus œsophagien et traversent les ganglions de ce plexus sont des fibres du pneumogastrique qui se rendent à leurs terminaisons. Pour les suivre dans une grande étendue et bien apprécier leurs divers rapports, il est bon de les traiter par l'acide osmique en employant la méthode suivante : Après avoir placé une ligature sur l'œsophage à sa partie inférieure, on y injecte avec une seringue ou une pipette fixée à son extrémité supérieure une quantité d'eau salée à la dose physiologique (6 pour 1000) suffisante pour le gonfler modérément. Une seconde ligature y maintient le liquide injecté. On le plonge alors dans une solution d'acide osmique à 1 pour 500 contenue dans un tube bouché dont le diamètre est à peine supérieur au sien, ce qui permet d'employer une quantité moins considérable du réactif. Un bain de trois à quatre minutes suffit pour que l'acide osmique diffuse à

Nerfs
de l'œsophage.
Acide osmique.

travers toute l'épaisseur de la membrane. On enlève alors l'œsophage, on l'incise longitudinalement et on le laisse dégorger quelques heures dans l'eau salée, puis au moyen des pinces on sépare la muqueuse de la musculeuse. Celle-ci fournit une préparation dans laquelle il est facile de suivre les fibres à myéline dans tout leur trajet et de reconnaître que chacune d'elles, avant d'atteindre une éminence terminale, est en rapport au moins avec un des ganglions du plexus œsophagien [1].

Terminaison
des nerfs
dans les cœurs
lymphatiques.

A l'inverse de l'œsophage, les cœurs lymphatiques ne contiennent pas dans leur intérieur de cellules ganglionnaires. Pour faire l'étude des terminaisons motrices dans ces organes, on doit choisir la couleuvre à collier, parce que chez cet animal, que l'on peut du reste se procurer facilement, leur tunique musculaire a une épaisseur suffisante pour qu'on puisse la traiter avantageusement par la méthode de l'or, et aussi parce que les arborisations terminales y sont parfaitement nettes.

Si l'on veut observer d'abord la distribution des nerfs dans le cœur lymphatique, on fera bien d'avoir recours à l'acide osmique. En employant ce réactif comme il a été dit déjà à la page 704, on obtient des préparations dans lesquelles on reconnaît que les nerfs à myéline sont en très grand nombre dans cet organe. On y voit de petits rameaux nerveux, munis de leur gaîne de Henle, se diviser, se subdiviser et s'anastomoser entre eux. La plupart des tubes nerveux qui s'en dégagent conservent leur gaîne médullaire jusqu'à leur terminaison; quelques-uns cependant perdent leur myéline avant d'arriver sur le faisceau musculaire auquel ils se rendent. Ils se terminent dans des éminences granuleuses munies de noyaux.

Pour reconnaître qu'ils forment des arborisations terminales analogues à celles des muscles volontaires, il faut avoir recours à la méthode de l'or. Les préparations obtenues à l'aide de cette méthode permettent de constater que, dans la musculature des cœurs lymphatiques, le nombre de ces arborisations est très considérable (souvent on en remarque deux dans le voisinage l'une de l'autre sur un même faisceau primitif), qu'elles ont une étendue assez petite, en rapport du reste avec le diamètre des fibres musculaires auxquelles elles appartiennent.

1. Pour plus amples détails, voy. *Leçons d'anatomie générale* 1877-1878 (*Appareils nerveux terminaux des muscles de la vie organique*, p. 371 et suivantes).

Les faisceaux musculaires des cœurs lymphatiques ne sont pas les seuls dont les fibres nerveuses afférentes se dépouillent de leur gaîne médullaire avant de se terminer. Chez les reptiles, les chéloniens et les urodèles, ainsi que Tschiriew l'a indiqué [1], on observe dans les muscles striés volontaires traités par l'or, à côté des terminaisons nerveuses ordinaires (buissons terminaux ou plaques motrices), de petites arborisations terminales auxquelles il a donné le nom de grappes. Les fibres nerveuses qui s'y rendent, munies d'abord d'une gaîne médullaire, la perdent avant de les atteindre.

Si l'on traite par la méthode de l'or, suivant les procédés indiqués précédemment (voy. p. 813), les muscles de la langue de la grenouille, on peut y observer un très grand nombre de terminaisons motrices, qui par leur forme se rapprochent des grappes terminales décrites par Tschiriew. Comme ces dernières, elles proviennent de fibres nerveuses qui se sont dépouillées de leur myéline. Une seule de ces fibres, en se divisant et se subdivisant, innerve parfois un grand nombre de faisceaux musculaires. Il arrive souvent que d'une des ramifications qui composent une grappe terminale se dégage une fibre nerveuse qui va se rendre à la grappe terminale d'un faisceau musculaire voisin. Parfois les choses se compliquent, et l'on voit une série de terminaisons motrices qui, reliées les unes aux autres par des fibres nerveuses, constituent avec elles un véritable plexus.

Chez les mammifères, le lapin en particulier, les nerfs moteurs de la langue se rendent à des plaques motrices ordinaires, mais avant de s'y terminer, leurs fibres s'entrecroisent et affectent dans leur ensemble une disposition plexiforme [2].

Terminaison
des nerfs
dans les muscles
de
la langue.

1. Tschiriew, *Sur les terminaisons nerveuses dans les muscles striés* (*Archives de physiologie*, 1879, p. 89.)

2. Le curare agit sur les extrémités périphériques des nerfs moteurs, ainsi qu'il résulte d'une des plus ingénieuses expériences de Claude Bernard : Après que l'on a, chez une grenouille, dégagé un des nerfs sciatiques et établi une ligature étreignant fortement la cuisse en laissant le nerf au dehors, on empoisonne l'animal en introduisant du curare dans le sac dorsal. Tous les muscles volontaires se paralysent, à l'exception de ceux qui sont au delà de la ligature. On a supposé, dès lors, que le curare porte son action sur les plaques motrices.

Ce qui se passe du côté des cœurs lymphatiques chez les batraciens ou les reptiles curarisés semble venir à l'appui de cette manière de voir, puisque ces organes, où les nerfs se terminent par des plaques motrices ou des buissons terminaux, sont paralysés en même temps que les muscles volontaires, tandis que le cœur sanguin, où les nerfs se terminent d'une tout autre façon, continue à battre. Mais le problème n'est pas aussi simple. En effet, aussi bien chez les mammifères que chez les

TERMINAISON DES NERFS DANS LE MUSCLE CARDIAQUE

Les nerfs qui se rendent au muscle cardiaque contiennent des fibres nerveuses à myéline, mais elles perdent toutes leur gaîne médullaire bien avant d'atteindre leur terminaison. En outre, il leur est annexé des cellules nerveuses disséminées sur leur trajet ou réunies en petits groupes sous forme de ganglions distincts.

Remak [1] a constaté le premier l'existence de ganglions nerveux sur les nerfs cardiaques en suivant ces nerfs au moyen du scalpel dans l'épaisseur même du cœur chez le veau. Ludwig [2], en examinant au microscope la cloison interauriculaire de la grenouille, découvrit les nombreuses cellules ganglionnaires qui au niveau de cette cloison sont appendues aux nerfs cardiaques. Plus tard, Bidder [3] reprenant cette observation vit les nerfs cardiaques former au niveau du sillon auriculo-ventriculaire deux masses ganglionnaires distinctes (ganglions auriculo-ventriculaires ou ganglions de Bidder).

Méthode pour préparer la cloison des oreillettes de la grenouille.

Pour bien apprécier chez la grenouille la disposition des nerfs cardiaques et des cellules ganglionnaires qui leur sont annexées, il convient de dilater les cavités du cœur et d'en fixer les parois afin de pouvoir ensuite isoler la cloison et l'examiner au microscope à l'état d'extension. Dans ce but, Ludwig insufflait le cœur et le laissait sécher. Il vaut mieux employer le procédé suivant : Après avoir immobilisé une grenouille verte (*Rana esculenta*) au moyen du curare ou par la destruction de la moelle épinière, on pratique au devant du sternum une incision longitudinale et l'on met ainsi à découvert cet os dans toute sa longueur. On le soulève au moyen d'une pince au niveau de son extrémité inférieure, et d'un coup de ciseaux on le dégage de ses insertions abdominales; continuant alors de se servir des ciseaux et de la pince, on l'enlève complètement en respectant le péri-

batraciens, alors que tous les nerfs volontaires sont paralysés sous l'influence du curare, l'hypoglosse conserve encore son action sur les muscles de la langue, et cependant il se termine par des plaques motrices ou leurs équivalents.

1. Remak. *Neurologische Erläuterungen (Archives de Müller*, 1844, p. 463).

2. Ludwig. *Ueber die Herzuerven der Frosches (Müller's Archiv*, 1848, p. 130).

3. Bidder. *Ueber functionnell verschiedone und raümlich getrennte Nervencentra im Froschherzen (Müller's Archiv*, 1852, p. 163).

carde pariétal. Puis on saisit le péricarde à sa partie inférieure, on l'incise et, introduisant dans sa cavité la branche mousse des ciseaux, on agrandit l'incision de manière à mettre complètement à nu le cœur, le bulbe aortique et les deux aortes qui en partent. Chez la grenouille verte, le péricarde se réfléchit sur ces artères et leur forme une gaîne complète, de telle sorte que sans aucune dissection on peut passer au dessous d'elles un fil au moyen duquel on soulève le cœur. Après avoir coupé une bride filamenteuse qui relie sa pointe au péricarde pariétal, on met à découvert sans difficulté le sinus veineux, sorte d'infundibulum de l'oreillette droite dans lequel viennent déboucher la veine cave inférieure et les deux veines caves supérieures. Chacune de ces veines est successivement liée au niveau du point où elle s'ouvre dans le sinus. Le cœur continue à battre et se vide de la plus grande partie du sang qu'il contenait. On fait alors à l'une des aortes avec des ciseaux une petite ouverture que l'on agrandit par une incision longitudinale, et l'on y introduit une canule mousse que l'on fixe par une ligature. A cette canule on adapte une petite seringue en verre remplie d'eau salée à la dose physiologique (6 pour 1000), que l'on injecte dans les cavités du cœur de manière à les distendre et à les laver. Le liquide s'écoule par la seconde aorte, laissée libre jusque-là.

Après avoir injecté ainsi 5 centimètres cubes environ de liquide, on retire la seringue en laissant la canule, et lorsque le cœur, dont les battements continuent, s'est vidé à peu près complètement, on ferme au moyen d'une dernière ligature la seconde aorte.

On aspire alors successivement dans la seringue une partie d'une solution d'acide osmique à 1 pour 100 et une partie d'alcool ordinaire. Comme l'alcool réduit l'acide osmique au bout d'un instant, il est nécessaire de faire le mélange des deux réactifs dans la seringue et même de ne pas attendre trop longtemps pour le pousser dans le cœur.

A mesure qu'on l'y fait pénétrer, le ventricule d'abord, puis les deux oreillettes et le sinus veineux se distendent, et les tissus qui composent leurs parois sont fixés au bout de quelques minutes. On détache alors le cœur pour le porter dans un petit baquet rempli d'eau salée à 6 pour 1000, au fond duquel on a préalablement coulé de la cire vierge. On l'y fixe avec des épingles et, tout en l'observant à la loupe, on pratique à la paroi de l'oreillette gauche une ouverture que l'on agrandit pour découvrir complètement la cloison interauriculaire. On y distingue les deux nerfs cardiaques comme deux filaments noirs compris dans son épaisseur. Le nerf cardiaque postérieur se rend à peu près directement du sinus veineux à la lèvre postérieure de l'orifice auriculo-ventriculaire ; l'antérieur, un peu plus grêle, se dirige d'abord en avant comme pour gagner le bord antérieur de la cloison, puis se recourbe à angle droit et chemine parallèlement à ce bord pour se rendre à la lèvre antérieure de l'orifice

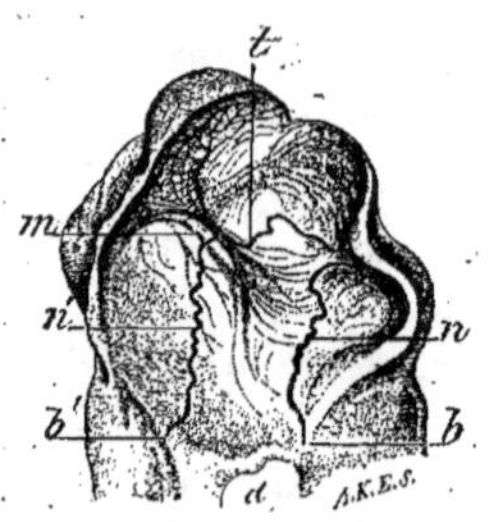

Fig.278. — Cloison des oreillettes du cœur de la grenouille verte, vue du côté gauche. Le cœur a été fixé par injection d'un mélange d'alcool et d'acide osmique, la paroi de l'oreillette gauche a été enlevée. — *n*, nerf postérieur ; *n'*, nerf antérieur ; *t*, portion horizontale de ce nerf ; *b*, ganglion auriculo-ventriculaire postérieur ; *b'*, ganglion auriculo-ventriculaire antérieur ; *m*, repli musculaire faisant saillie dans l'oreillette droite et vu par transparence. (Dessin fait à la loupe.)

auriculo-ventriculaire. Ces deux nerfs semblent se terminer brusquement par deux intumescences gangliformes.

On enlève alors la paroi externe de l'oreillette droite et l'on incise le sinus veineux de manière à découvrir les nerfs dans la partie supérieure de leur trajet. Sur le sinus lui-même, ils sont unis par une branche anastomotique, dont la disposition et l'importance paraissent fort variables. Ils s'anastomosent également au niveau de l'orifice auriculo-ventriculaire, ainsi qu'on peut facilement le reconnaître lorsque, après avoir dégagé la cloison comme il a été dit, on divise complètement le ventricule en deux parties, l'une antérieure, l'autre postérieure, par une incision latérale qui doit ménager la cloison interauriculaire et la pointe qu'elle envoie dans

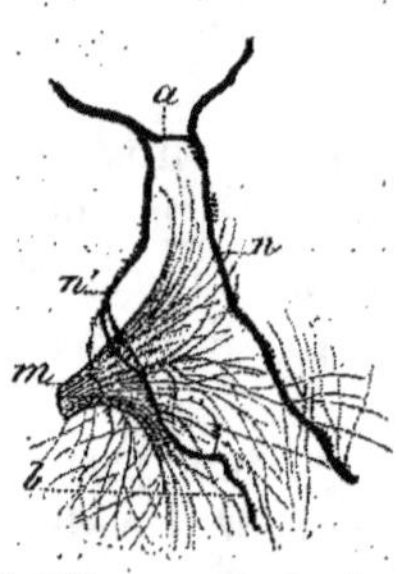

Fig.279. — Portion du sinus veineux et de la cloison interauriculaire du cœur de la grenouille verte, avec les deux nerfs cardiaques. — *n*, nerf postérieur ; *n'*, nerf antérieur ; *a*, anastomose des deux nerfs cardiaques au niveau du sinus ; *m*, pilier de la cloison faisant saillie dans l'oreillette droite et situé en avant du sinus veineux ; *n'b*, portion dont on verra le détail fig. 281.

l'intérieur même du ventricule. Le filet nerveux anastomotique se dégage des nerfs cardiaques au niveau ou un peu au-dessus des ganglions de Bidder et décrit un demi-cercle qui correspond à la partie droite de l'orifice auriculo-ventriculaire.

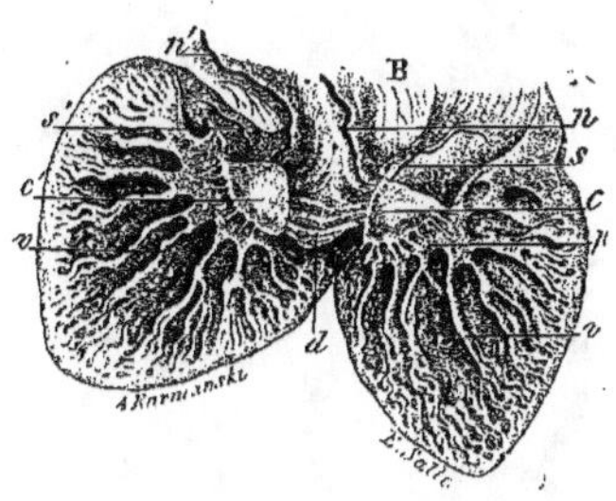

Fig. 280. — Cœur de la grenouille verte fixé par l'injection d'un mélange d'alcool et d'acide osmique. Ventricule fendu latéralement et cloison des oreillettes présentée par sa face latérale droite. Le haut de la cloison et les parois des oreillettes ont été réséqués. — B, partie inférieure de la cloison des oreillettes; *n*, nerf cardiaque postérieur; *n'*, nerf cardiaque antérieur; *s, s'*, branche anastomotique des nerfs cardiaques, au niveau de la base du ventricule; *v*, ventricule; *c*, collerette de la valvule auriculo-ventriculaire; *p*, plateau qui lui fait suite; *d*, pointe de la cloison.

Après avoir fait ces premières observations, on détache complètement la cloison en enlevant avec elle les deux ganglions qui terminent les nerfs cardiaques, on la dispose à plat sur une lame de verre dans une goutte d'eau salée et on l'examine au microscope. Il est facile, même à un faible grossissement, de reconnaître les nombreuses cellules ganglionnaires annexées aux troncs nerveux et à leurs branches principales. Ces cellules se montrent déjà sur les nerfs cardiaques à la surface du sinus, avant leur entrée dans le cœur. Elles y forment un amas ganglionnaire spécial.

Dans la cloison interauriculaire, elles ont une distribution très irrégulière et ne forment pas de ganglions proprement dits. Enfin au niveau du sillon auriculo-ventriculaire elles sont groupées en plus grand nombre, soit à la surface, soit dans l'épaisseur même des cordons nerveux pour constituer les ganglions de Bidder.

Au delà de ces ganglions, il n'y a plus une seule cellule nerveuse sur le trajet des nerfs, et les fibres qui les composent perdent bientôt leur myéline pour pénétrer dans l'épaisseur du ventricule.

Les cellules nerveuses que l'on observe au niveau du sinus et
de la cloison sont presque toutes disposées à la périphérie des

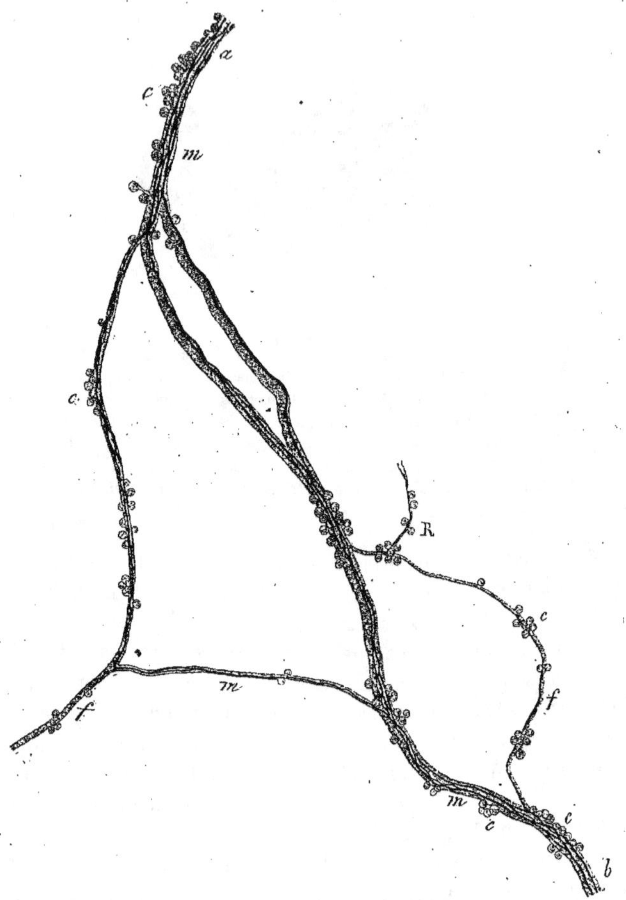

Fig. 281. — Portion du nerf antérieur de la cloison des oreillettes du cœur de la
grenouille, correspondant à la partie *n'b* du nerf représenté fig. 279. — *m*, nerf
contenant des tubes nerveux à myéline; *f*, nerf sans myéline; *c*, cellules ganglionnaires; R, petit ganglion situé au confluent de trois branches nerveuses et dont
on verra le détail figure 282.

cordons nerveux et leur sont reliées par un pédicule plus ou
moins long. Dès lors, on serait porté à les considérer comme
des cellules unipolaires. Quelquefois deux d'entre elles, com-

prises dans une même capsule, semblent ne posséder qu'une seule fibre afférente. Elles contiennent un noyau volumineux muni d'un gros nucléole. Après l'action du mélange d'alcool et d'acide osmique, leur masse se rétracte au sein de la capsule qui les enveloppe, de manière à figurer sur la coupe optique une série de prolongements laissant entre eux des festons concaves. Ce ne sont pas là des prolongements analogues à ceux qui, dans les cellules multipolaires, donnent naissance à des fibres nerveuses; ils sont simplement la conséquence du retrait provoqué par le réactif.

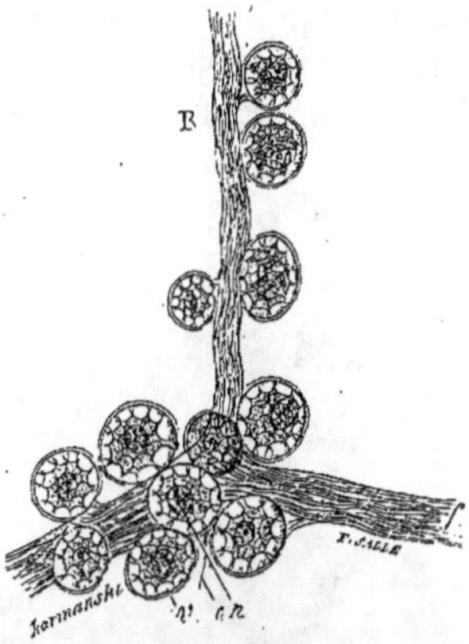

Ces cellules ne sont pas unipolaires; outre leur prolongement principal, qui est rectiligne, elles émettent encore une fibre beaucoup plus grêle dont le trajet est spiral. Ce sont là des cellules à fibre spirale, semblables à celles qui ont été découvertes il y a longtemps déjà, dans le sympathique de la grenouille, par L. Beale[1].

Comme, dans les préparations de la cloison interauriculaire de la grenouille faites suivant le procédé indiqué

Fig. 282. — Cellules ganglionnaires appendues à des ramifications sans myéline du nerf cardiaque antérieur, chez la grenouille verte (voy. fig. 281 R). Le protoplasma de ces cellules s'est rétracté sous l'influence des réactifs, de manière à laisser au dessous de leur capsule une série d'espaces v, remplis du liquide additionnel; n, noyau des cellules ganglionnaires.

plus haut, les cellules nerveuses sont recouvertes par l'endocarde et mélangées aux éléments connectifs et musculaires de la cloison, il est difficile de constater qu'elles sont à fibre spirale, surtout si l'on n'a pas déjà appris à reconnaître les cellules de ce genre en les étudiant complètement isolées.

Beale et les histologistes qui l'ont suivi, J. Arnold entre autres, ont conseillé de les prendre dans le sympathique et de les préparer en dissociant les cordons nerveux qui le composent, au niveau du plexus lombaire par exemple. Mais, chez les batraciens, les cordons sympathiques sont tellement

1. L. Beale. *On the structure of the so-called apolar. unipolar and multipolar ganglion-cells of the frog (Philosophical Transactions, 1863, p. 153).*

serrés que, même en ayant recours aux meilleurs réactifs dissociateurs, on n'arrive qu'avec une très grande difficulté à en isoler des cellules nerveuses avec leurs prolongements.

Il est au contraire facile de le faire en dissociant le pneumogastrique de la grenouille qui, au milieu de nombreuses fibres à myéline, contient des fibres de Remak et des cellules à fibres spirales en nombre relativement restreint. La dissociation doit être pratiquée avec les aiguilles en suivant les indications données page 730, après que le nerf pneumogastrique aura séjourné pendant une demi-heure environ dans une solution d'acide osmique à 1 pour 100.

Ces cellules, examinées à un grossissement de 400 à 500 diamètres dans l'eau ou dans une solution faible de picrocarminate, montrent une disposition fort complexe. Entourées d'une capsule munie à sa face interne de noyaux aplatis, elles sont formées d'une masse granuleuse contenant un noyau sphérique et volumineux. De leur corps se dégage un prolongement principal rectiligne sur lequel la capsule se prolonge en forme de gaîne. En un point plus ou moins distant du corps cellulaire, cette gaîne livre passage à une fibre qui pénètre dans son intérieur et qui, s'enroulant autour du prolongement principal, monte en décrivant des tours de spire de plus en plus serrés jusqu'au globe ganglionnaire, auquel elle forme ainsi une sorte de calice (voy. fig. 283). On ne voit rien des dispositions compliquées qui ont été décrites par J. Arnold [1].

De cette observation il résulte que les cellules sympathiques de la grenouille, aussi bien celles qui sont comprises dans le

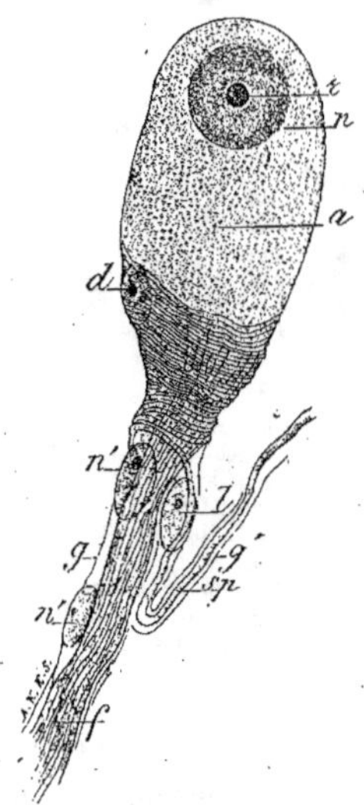

Cellules
ganglionnaires
fibre spirale.

Fig. 283. — Cellules ganglionnaires du pneumogastrique de la grenouille (acide osmique, picrocarminate, glycérine). — *a*, globe ganglionnaire; *n*, noyau; *r*, nucléole; *d*, noyau de la capsule; *f*, fibre droite; *g*, sa gaîne de Henle; *n'*, noyau de cette gaîne; *sp*, fibre spirale; *g'*, sa gaîne; *l*, noyau de cette gaîne.

1. J. Arnold, *Ueber die feineren histologischen Verhaeltnisse der Ganglienzellen in dem Sympathicus der Frosches* (*Archives de Virchow*, t. XXXII, 1865, p. 1).

grand sympathique que celles que l'on observe dans l'intérieur du pneumogastrique, sont des cellules bipolaires ou multipolaires. Cela prend une grande importance si l'on compare ces cellules à celles des ganglions spinaux qui sont toutes unipolaires et dont le prolongement s'unit avec un tube nerveux sensitif pour former un tube en T (voy. p. 715).

Les cellules ganglionnaires qui sont annexées aux nerfs cardiaques au niveau du sinus veineux possèdent des fibres spirales; il en est de même de la plupart de celles qui sont comprises dans la cloison des oreillettes. Cependant quelques-unes d'entre elles, surtout celles qui occupent l'épaisseur des cordons nerveux, paraissent être d'une autre espèce. Elles sont fusiformes et émettent des prolongements à chacune de leurs extrémités. Ces dernières cellules dominent dans les ganglions de Bidder.

Sur des préparations d'ensemble de la cloison faites avec de l'acide osmique ou sur des nerfs cardiaques dissociés après l'action de cet acide, on pourra déjà reconnaître la plupart de ces faits, mais pour les observer d'une manière plus complète, il faut examiner des préparations obtenues au moyen de la méthode de l'or. Ces préparations pourront être utilisées également pour l'étude de la terminaison des nerfs dans le muscle cardiaque.

Nerfs
du cœur de la
grenouille.
Méthode de l'or.

C'est en injectant le réactif dans les cavités du cœur qu'il convient de le faire agir sur les nerfs cardiaques et sur leurs ramifications. Pour cela, après avoir lié les veines caves et ouvert l'une des aortes (voy. p. 837), on injecte par ce vaisseau un mélange de quatre parties d'une solution de chlorure d'or à 2 pour 100 et d'une partie d'acide formique, bouilli puis refroidi.

Lorsque les cavités du cœur ont été suffisamment balayées par le passage du liquide injecté qui s'échappe par l'aorte laissée libre, on la ferme par une ligature et l'on continue l'injection jusqu'à ce que les oreillettes soient bien distendues. Une dernière ligature est placée au delà de la canule; le cœur est enlevé et plongé pendant une demi-heure à une heure dans la solution d'or dont on a conservé quelques centimètres cubes, puis il est ouvert dans l'eau distillée, lavé à plusieurs reprises et exposé à la lumière dans un flacon renfermant 50 grammes d'eau distillée et trois gouttes d'acide acétique.

La réduction de l'or s'opère lentement; elle n'est complète

qu'au bout de deux ou trois jours. On en juge en examinant à un faible grossissement la cloison des oreillettes après l'avoir complètement dégagée.

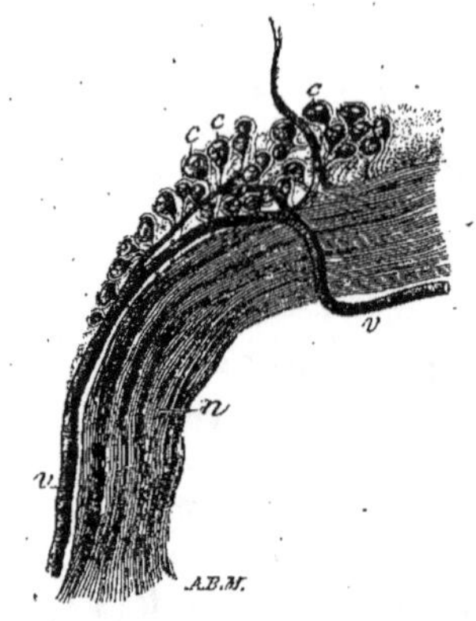

Fig. 284. — Un des nerfs cardiaques au niveau du sinus veineux du cœur de la grenouille verte, imprégné par l'or. — *n*, nerf ; *v*, vaisseau sanguin ; *c*, cellules ganglionnaires.

Les deux nerfs cardiaques sont alors d'un violet foncé. Les cellules nerveuses se montrent avec leurs globes ganglionnaires également colorés en violet ; leur prolongement principal affecte une coloration analogue, mais moins intense ; la fibre spirale, à cause de sa minceur, revêt une teinte plus faible. Les cellules ganglionnaires du sinus veineux sont celles qui montrent les fibres spirales les plus nettes, parce qu'elles sont distantes des nerfs qui les portent et en sont généralement séparées par des vaisseaux sanguins. La coloration de ces fibres par l'or concourt à établir leur nature nerveuse. Ainsi colorées, elles sont bien visibles, surtout lorsque la préparation a été traitée par la glycérine additionnée d'acide formique.

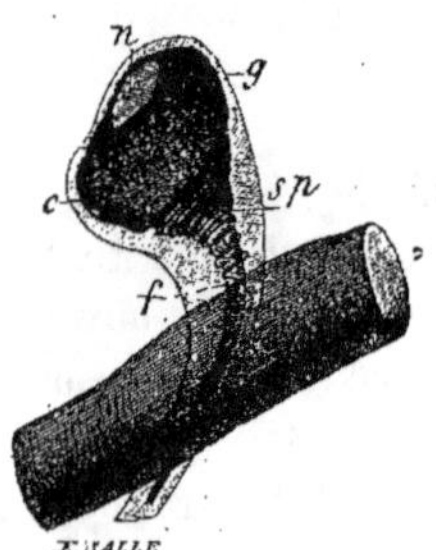

Fig. 285. — Une des cellules ganglionnaires du sinus veineux de la grenouille verte, imprégnée par l'or. — *g*, capsule ; *c*, globe ganglionnaire ; *n*, noyau ; *f*, fibre droite ; *sp*, fibre spirale ; *v*, vaisseau sanguin.

Les fibres spirales constituent un caractère important des cellules sympathiques, mais il n'existe que chez les batraciens anoures. Chez les autres vertébrés, il est difficile, sinon impossible, de déterminer s'il y a dans le cœur des cellules nerveuses de deux espèces. Le lapin cependant fait exception. En effet, les cellules des ganglions sympathiques de cet animal contiennent deux noyaux, tandis qu'il n'y en a qu'un seul dans les cellules cérébro-spinales.

Des recherches récentes, entreprises à mon instigation par

M. Vignal, ont établi que chez le lapin, comme chez la grenouille, on observe dans le cœur deux espèces de cellules : les unes, contenant deux noyaux, appartiendraient au système sympathique, les autres, munies d'un seul noyau, seraient cérébro-spinales.

Chez le lapin comme chez les autres mammifères, les nerfs du cœur, qui proviennent du plexus cardiaque, sont formés en majeure partie de fibres de Remak et cheminent à la surface de l'organe, au-dessous du péricarde viscéral, où ils constituent un plexus à larges mailles.

Pour les observer et en même temps apprécier la situation, le nombre et la structure des ganglions qui leur sont annexés, il faudra, après avoir traité des fragments des oreillettes ou des ventricules, comprenant leur surface externe, par le chlorure d'or en suivant un des procédés indiqués pages 813 et 826, détacher le péricarde viscéral et l'examiner au microscope, sa face profonde étant dirigée en haut.

Dans les oreillettes, c'est surtout au voisinage de l'embouchure des veines et en particulier des veines pulmonaires que se trouvent les ganglions les plus nombreux et les plus étendus.

Chez le lapin, ces ganglions possèdent un grand nombre de cellules nerveuses munies de deux noyaux, tandis que les ganglions annexés aux nerfs cardiaques au niveau du sillon auriculo-ventriculaire et à la partie supérieure des ventricules contiennent des cellules à un seul noyau. Au delà, à partir du tiers supérieur des ventricules, les nerfs, continuant leur trajet, forment un plexus sous le péricarde, mais on n'y trouve plus de cellules ganglionnaires.

Lorsque, au moyen de la méthode de l'or, on a appris à connaître la disposition générale des fibres nerveuses et des ganglions qui les accompagnent, on peut en faire une étude plus complète au moyen d'autres méthodes : De petites portions du cœur, comprenant la surface de l'organe et enlevées dans des régions où l'on sait qu'il existe des ganglions, seront traitées par l'acide osmique et disséquées ensuite sous l'eau en utilisant la loupe, les ciseaux, la pince et les aiguilles, afin d'isoler les rameaux nerveux avec les groupes ganglionnaires qui les avoisinent. En les examinant au microscope, on reconnaîtra sans difficulté l'existence des cellules à un seul et à deux noyaux[1].

---

1. De l'observation microscopique des ganglions du cœur il résulte que, chez les

En examinant au microscope la cloison interauriculaire de la grenouille traitée par le chlorure d'or suivant le procédé décrit page 843, on voit se dégager des nerfs cardiaques de petits cordons nerveux composés de fibres sans myéline, qui se distribuent aux travées musculaires de la cloison et à celles des oreillettes.

Réseau nerveux terminal. Ceux qui sont destinés à la cloison elle-même se divisent, s'anastomosent et se subdivisent jusqu'à donner des fibres très fines qui semblent se terminer à la surface des faisceaux striés. Mais un examen attentif permet de reconnaître qu'elles s'engagent au milieu des éléments qui composent ces faisceaux pour se continuer avec les travées d'un réseau à mailles allon-

batraciens et chez le lapin, il existe dans cet organe au moins deux espèces de cellules nerveuses. Les unes, qui appartiennent au système sympathique, sont plus abondantes dans les oreillettes ; les autres, qui appartiennent au système cérébro-spinal, l'emportent dans les ventricules. Il est facile de montrer que ces deux espèces de cellules ont des propriétés physiologiques différentes. Pour cela, on lie successivement chez une grenouille le bulbe aortique et les trois veines caves ; on enlève le cœur, qui continue à battre ; on place une ligature sur le sillon auriculo-ventriculaire, et immédiatement au-dessous on fait une section transversale qui sépare les oreillettes du ventricule. Les oreillettes poursuivent leurs battements. Le ventricule, si les ganglions de Bidder ont été enlevés avec lui, continue également à battre. Mais, tandis que les oreillettes conservent leur rhythme, celui du ventricule se ralentit peu à peu, et ses mouvements s'arrêtent au bout de quelques instants.

Si l'on irrite alors, au moyen d'un stylet, le ventricule au niveau de l'orifice auriculo-ventriculaire, il reprend son mouvement rhythmique ; puis ses battements, après s'être ralentis, s'arrêtent de nouveau.

Pendant tout ce temps, les oreillettes et le sinus veineux enlevé avec elles continuent à se contracter rhythmiquement avec une grande régularité. Mais si l'on touche le sinus à plusieurs reprises, avec le stylet, leurs battements se ralentissent et, si l'excitation a été assez forte, ils s'arrêtent momentanément.

On réussit toujours à isoler convenablement les oreillettes, mais il arrive souvent que l'on a sectionné le ventricule au-dessous de ses ganglions, et alors il est arrêté d'une manière définitive. Dans ce cas, il faut prendre une seconde grenouille, et après avoir dégagé le cœur sans aucune autre opération préalable, en détacher le ventricule au niveau du sillon, pour le traiter comme il a été dit plus haut.

Cette expérience si simple et qui n'exige aucun appareil spécial est fort instructive. Elle montre d'abord que le cœur complètement isolé contient en lui-même le principe de son activité comme un organisme complet. Cette activité dépend des cellules ganglionnaires, car, lorsque le ventricule est séparé des oreillettes sans emporter avec lui les ganglions de Bidder, il s'arrête immédiatement et pour toujours. Il en est de même et à plus forte raison lorsqu'il est coupé à l'union de son tiers supérieur avec ses deux tiers inférieurs.

Mais toutes les cellules ganglionnaires du cœur ne jouissent pas des mêmes propriétés. Celles qui composent les ganglions de Bidder et qui paraissent appartenir en majeure partie au système cérébro-spinal épuisent bientôt leur action lorsqu'elles ne sont plus en rapport avec les autres. Cela conduit à supposer qu'il leur manque

gées. Ces travées extrêmement grêles et d'inégale épaisseur sont colorées en violet plus ou moins intense et tranchent sur la substance musculaire colorée en violet plus clair.

Les mailles qu'elles limitent ont à peu près les dimensions et la forme des cellules musculaires du cœur de la grenouille; mais, comme dans les préparations les mieux réussies le contour de ces cellules n'est pas distinct, il est impossible de déterminer si elles sont contenues dans les mailles du réseau nerveux ou traversées suivant leur longueur par les travées de ce réseau. On sera conduit à adopter cette dernière manière de voir par l'observation de certains détails que montrent les cellules du myocarde complètement isolées[1].

alors une excitation qui leur venait des cellules des oreillettes, et que l'on peut remplacer, l'expérience le prouve, par un excitant artificiel. Il semble qu'elles accumulent l'excitation qui leur est communiquée et la distribuent ensuite suivant les besoins de l'organe qu'elles dirigent. Ce phénomène d'accumulation de l'excitation est certainement un des plus intéressants que l'on connaisse dans l'organisme. Il est probable qu'il se produit dans un grand nombre de départements du système nerveux, et que par suite il a une portée très générale.

On vient de voir que ce sont les cellules ganglionnaires des oreillettes qui envoient aux cellules ganglionnaires du ventricule l'excitation qui leur est nécessaire. Elles sont donc les agents essentiels de l'automatisme du cœur, et cependant lorsqu'on les excite elles produisent l'arrêt de cet organe. Il y a là un paradoxe qui conduirait à supposer qu'il existe dans les oreillettes des cellules excitatrices et des cellules d'arrêt. Mais, comme rien dans l'observation histologique ne vient légitimer une semblable hypothèse, on peut en concevoir une autre et supposer que certaines de ces cellules excitées trop énergiquement agissent sur les autres de manière à déterminer des phénomènes d'interférence nerveuse, comme les a admis Cl. Bernard lorsqu'il a cherché à expliquer l'action vaso-dilatatrice de la corde du tympan. C'est d'une manière analogue qu'agirait l'excitation directe du pneumogastrique, lorsque, à la suite de cette excitation, comme il résulte de la célèbre expérience de Weber, le cœur s'arrête.

Dans les oreillettes de la grenouille, où les cellules à fibres spirales ont des prolongements multiples et sont vraisemblablement en rapport par quelques-uns d'entre eux, on conçoit qu'elles puissent agir les unes sur les autres, et qu'il s'y produise des phénomènes d'interférence tels qu'ils ont été compris par Cl. Bernard. (Voy. *Leçons sur les appareils terminaux des nerfs dans les muscles de la vie organique*, p. 170.)

1. Après que Kölliker (*Éléments d'histologie humaine*, 2ᵉ édition française, p. 749) eut suivi, dans la cloison des oreillettes de la grenouille, les fibres nerveuses jusqu'aux travées musculaires auxquelles elles sont destinées, et que Schweigger-Seidel (*Manuel de Stricker*, p. 188) eut vérifié chez la grenouille et confirmé pour les mammifères les données de Kölliker, Langerhans (*Zur Histologie der Herzens*, in *Archives de Virchow*, t. VIII, 1873, p. 65), à l'aide de procédés variés, arriva à reconnaître dans la cloison interauriculaire de différents batraciens, anoures et urodèles, et dans les oreillettes et les ventricules des mammifères, que les fibres nerveuses, après s'être divisées et subdivisées à la surface ou dans l'épaisseur des

Ayant dissocié à l'état frais les fibres musculaires du cœur de différents animaux dans une solution de sel à 5 pour 1000 ou dans l'acide osmique à 1 pour 1000, ou bien dans l'eau après les avoir soumises à l'action de l'acide azotique à 20 pour 100, Langerhans obtint des cellules musculaires isolées ou des fragments de ces cellules desquels se dégageait une fibrille homogène, réfringente, ayant les caractères d'une fibrille nerveuse.

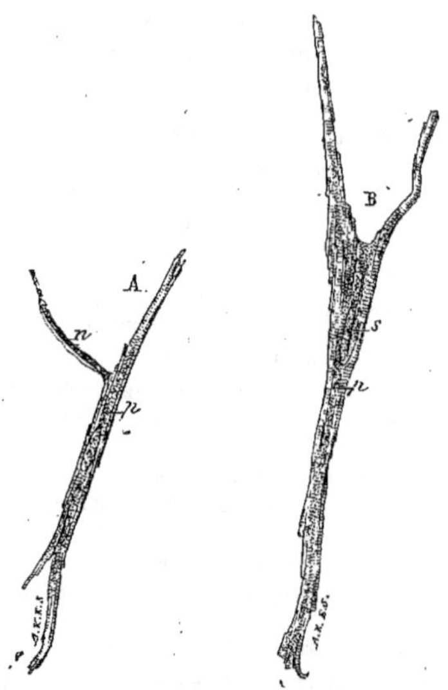

Fig. 286. — Deux cellules du myocarde de la tortue moresque, isolées après l'action de l'alcool au tiers. — A, cellule munie d'un prolongement nerveux, n; p, masse protoplasmique entourant le noyau. — B. Cellule cordiforme située au point de jonction de trois travées musculaires. — p, protoplasma; s, strie médiane.

Lorsque, après les avoir laissé séjourner vingt-quatre heures dans l'alcool au tiers, on dissocie avec les aiguilles des fragments du cœur de la tortue (*Testudo mauritanica* ou *Testudo europœa*), on isole sans difficulté un très grand nombre de cellules musculaires dont la forme est bien conservée, mais dont quelques-unes seulement sont munies du prolongement nerveux découvert par Langerhans.

Cependant, comme les cellules du myocarde sont des individualités histologiques et physiologiques au même titre que les faisceaux primitifs des muscles striés volontaires, et que pour former les travées du cœur elles ne sont pas fondues mais simplement soudées les unes aux autres par une substance cimentante, il est logique d'admettre à priori que chacune

faisceaux musculaires se terminent par des fibrilles extrêmement fines, qui s'attachent aux cellules du myocarde.

Léo Gerlach (*Ueber die Nervenendigungen in der Muskulatur des Froschherzens*, in *Arch. de Virchow*, t. LXVI, 1876, p. 187), en appliquant à la recherche des terminaisons nerveuses du cœur le procédé employé par son père pour l'étude de la terminaison des nerfs dans les muscles striés volontaires (voy. p. 814), observa que, dans la cloison interauriculaire de la grenouille, les fibres nerveuses se continuent

d'elles doit être en rapport direct avec une fibre motrice. En examinant attentivement avec un bon objectif à immersion ces cellules complètement isolées après l'action de l'alcool au tiers et

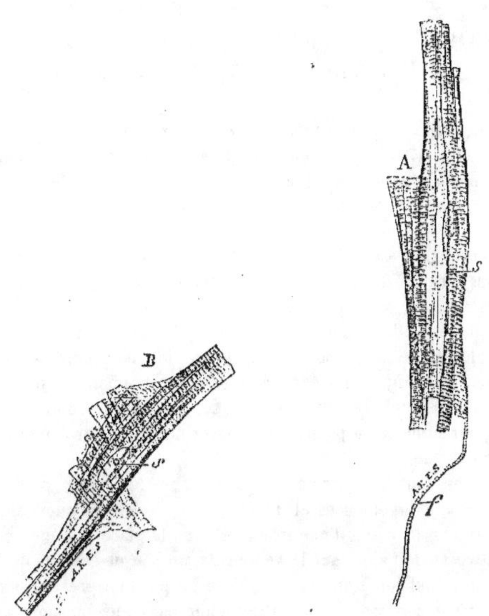

Fig. 287. — Deux cellules du myocarde de l'*Emys Europœa*, isolées après l'action de l'alcool au tiers. — A, cellule montrant une strie médiane, *s*; *f*, prolongement musculaire. — B, cellule située au point de jonction de plusieurs travées musculaires; *s*, strie médiane.

colorées par le picrocarminate, il est possible de distinguer dans un certain nombre d'entre elles, au sein de la masse protoplasmique qui occupe leur axe, une strie qui les parcourt suivant leur longueur et qui passe au voisinage de leur noyau.

En rapprochant ces deux observations de celles qui ont été faites au moyen de la méthode de l'or, on doit arriver à conclure; d'une part, que les rares cellules musculaires qui possèdent un prolongement sont celles au niveau desquelles les fibrilles nerveuses

avec un réseau compris dans les travées du myocarde, et qui serait l'analogue du réseau intravaginal de J. Gerlach.

Pour compléter cet historique, il convient de rappeler que Krause (*Anatomie des Kaninchens*. Leipzig, 1868, p. 264) a prétendu que dans le cœur du lapin es nerfs se terminent par des plaques motrices.

pénètrent dans les faisceaux musculaires, et d'autre part, que les stries dont il vient d'être question correspondant aux travées du réseau décelé par l'or, ces travées sont en réalité contenues dans l'intérieur même des cellules musculaires[1].

Terminaison des nerfs dans les muscles lisses. — L'appareil nerveux terminal des organes composés de fibres musculaires lisses n'est pas le même, suivant que ces organes sont soumis

---

[1] Engelmann (*Ueber die Leitung der Erregung im Herzmuskel*, in *Arch. de Pflüger* 1875, t. XI, p. 468-470) a soutenu une théorie physiologique d'après laquelle il ne serait pas nécessaire que chaque cellule du myocarde fût en rapport avec une fibre nerveuse. L'excitation motrice communiquée à une de ces cellules pourrait se transmettre de proche en proche, de cellule à cellule, sans qu'il y eût pour cela de conducteur nerveux. Il a construit cette théorie d'après des observations antérieures sur des organes formés de fibres lisses et d'après certaines expériences faites sur le cœur lui-même. Or, on sait aujourd'hui, comme on le verra dans le paragraphe suivant, que chaque cellule musculaire lisse reçoit une terminaison nerveuse, et dès lors il n'est plus nécessaire, pour comprendre les mouvements péristaltiques de l'uretère et de l'intestin, de faire intervenir la transmission des incitations motrices par les éléments musculaires eux-mêmes. On ne saurait donc plus partir de ces observations pour supposer à priori qu'il existe dans le cœur sanguin un mode de transmission analogue.

Les expériences qu'Engelmann a faites sur le cœur pour légitimer sa manière de voir sont ingénieuses et instructives. Voici en quoi elles consistent : Après avoir détaché le cœur d'une grenouille, on le place sur une lame de liège; il continue à battre. On fait alors sur le ventricule, un peu au-dessous du sillon auriculo-ventriculaire, une incision transversale qui va jusque tout près du bord opposé. Sur ce bord et un peu au-dessous, on pratique une seconde incision allant jusqu'au voisinage immédiat du bord où l'on avait commencé la première, et l'on continue ainsi de manière à diviser le cœur en fragments unis par de petits ponts de substance musculaire. Il est nécessaire que toutes ces incisions soient faites franchement, soit avec des ciseaux fins, soit avec un scalpel bien tranchant.

Quelquefois, malgré qu'il ait été ainsi divisé, le ventricule continue à battre, l'incitation motrice se poursuivant de fragment en fragment par les ponts de substance musculaire laissés entre eux. Mais il arrive souvent qu'après l'opération le ventricule est arrêté. Il suffit alors d'attendre quelques instants, en maintenant le cœur à l'abri de la dessiccation sous une cloche formant chambre humide, pour le voir reprendre ses contractions.

Pour expliquer la transmission de l'excitation par les petits ponts musculaires qui relient les divers segments du ventricule, il n'est pas nécessaire d'admettre, avec Engelmann, qu'elle se fait par la substance musculaire elle-même, puisque, comme on vient de le voir, le réseau myocardique contient dans son intérieur un réseau nerveux.

Si, après avoir divisé le ventricule en zigzag, on en retranche la partie supérieure, de manière à le séparer des ganglions de Bidder, il s'arrête définitivement. Mais si on le touche alors avec la pointe d'une aiguille, il donne chaque fois une seule pulsation, et la contraction se poursuit de proche en proche dans tous ses segments.

Ce phénomène se produit aussi bien si l'on excite le ventricule au niveau de sa pointe que si l'on agit sur sa base. Il faut en conclure que le réseau nerveux du myocarde transmet l'incitation motrice dans toutes les directions, en un mot qu'il constitue un véritable réseau et non pas un plexus.

à la volonté ou qu'ils fonctionnent en dehors de son influence. Chez les mollusques et les annélides il y a des muscles lisses de la vie animale. Les nerfs qui s'y rendent sont dépourvus de

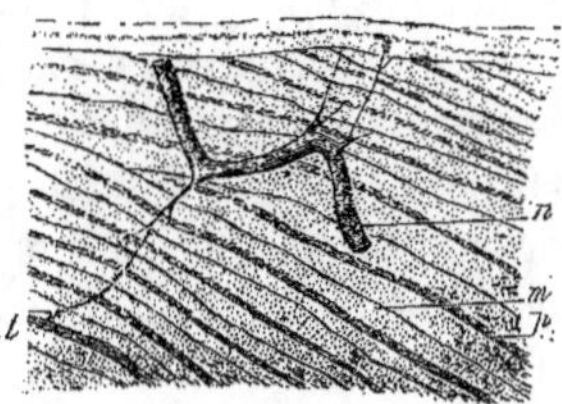

Fig. 288. — Coupe longitudinale du muscle rétracteur du corps de l'escargot, faite après l'action du chlorure d'or. — *m*, cellules musculaires; *p*, cordons protoplasmiques qui en occupent le centre; *n*, nerf; *t*, tache motrice.

myéline. Ils se divisent, se subdivisent et, sans s'être anastomosés, se terminent à la surface des cellules musculaires par une extrémité renflée, souvent digitiforme (*tache motrice*). Il est très facile d'observer ces faits dans le muscle rétracteur du corps de l'escargot commun (*Helix pomatia*) lorsque l'on a traité des fragments de ce muscle par la méthode de l'or, suivant un des procédés indiqués pages 813 et 826.

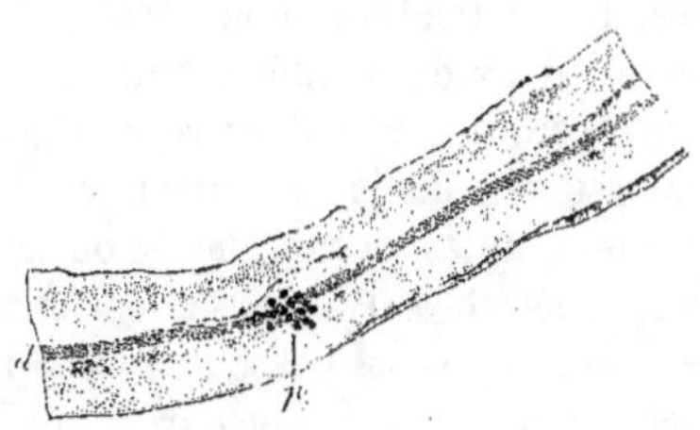

Fig. 289. — Portion d'une cellule musculaire du muscle rétracteur du corps de l'escargot, isolée après l'action du chlorure d'or. — *d*, cordon protoplasmique central; *p*, tache motrice.

Après réduction du sel d'or, les fragments sont dissociés directement dans l'eau, ou bien ils sont durcis par l'alcool, et l'on y fait des coupes longitudinales ou transversales que l'on place d'abord dans l'eau et que l'on traite ensuite par de la glycérine additionnée d'acide formique.

Terminaison
des nerfs
dans
les muscles
volontaires
de la
sangsue.

Il est beaucoup plus difficile d'obtenir de bonnes préparations des muscles volontaires de la sangsue, parce que ces muscles, qui doublent les téguments, sont compris dans un tissu conjonctif résistant et chargé de cellules pigmentaires. Cependant, en faisant agir le chlorure d'or pendant une heure après le jus de citron (voy. p. 813) et lorsque la réduction de l'or est produite, on peut, sur des coupes longitudinales bien réussies, constater que les fibres nerveuses des muscles volontaires de la sangsue se comportent comme celles des muscles volontaires de l'escargot. Elles se divisent et se subdivisent sans s'anastomoser, et se terminent sur les cellules musculaires par des extrémités renflées, ainsi que Hansen[1] l'a constaté récemment.

Chez les mêmes animaux, les nerfs des muscles de la vie organique, ceux de l'intestin par exemple, possèdent sur leur trajet, comme les nerfs du cœur des vertébrés, des cellules ganglionnaires. Ils s'anastomosent pour former des plexus et se terminent à la surface des cellules musculaires par des taches motrices semblables à celles des muscles volontaires.

Les culs-de-sac gastriques de la sangsue [2] constituent pour ce genre de recherches d'excellents objets d'étude, parce que les cellules musculaires, qui y forment un réseau à larges mailles, y sont distantes les unes des autres.

Terminaison
des nerfs
dans
les muscles
de la vie
organique
de la
sangsue.

Après avoir immobilisé une sangsue par immersion dans l'eau chloroformée, on la tend sur une lame de liège à l'aide d'épingles fixées à ses deux extrémités et, au moyen d'une seringue dont la canule est introduite dans la bouche de l'animal, on injecte dans son estomac du jus de citron fraîchement préparé. Au bout de cinq minutes, la sangsue est ouverte, ses culs-de-sac gastriques sont détachés et ouverts à leur tour dans l'eau distillée, et, après que l'on a chassé avec le pinceau l'épithélium qui en tapisse la face interne, on les porte dans une solution de chlorure d'or à 1 pour 100, où on les laisse pendant vingt minutes. Après les avoir lavés à l'eau distillée, on les plonge dans une solution d'acide formique au quart, dans laquelle on les maintient à l'obscurité jusqu'au lendemain.

Les cellules musculaires, qui atteignent dans les culs-de-sac

---

[1] *J. Armauer Hansen*, Terminaison des nerfs dans les muscles du corps de la sangsue, *Archives de physiologie*, 1881, p. 739.

[2] *Gscheidlen*, Beiträge zur Lehre von den Nervenendigungen in der glatten Muskelfasern, *Arch. f. micr. Anatomie*, t. XIV, 1877, p. 321.

gastriques de la sangsue des dimensions colossales, s'y montrent
formées d'une partie axile protoplasmique colorée en violet plus
ou moins foncé et d'une écorce de substance contractile à peu
près incolore. La plupart d'entre elles ont une direction
transversale à l'axe des culs-de-sac et, bien qu'elles s'unissent
pour constituer un réseau, elles sont à peu près parallèles.

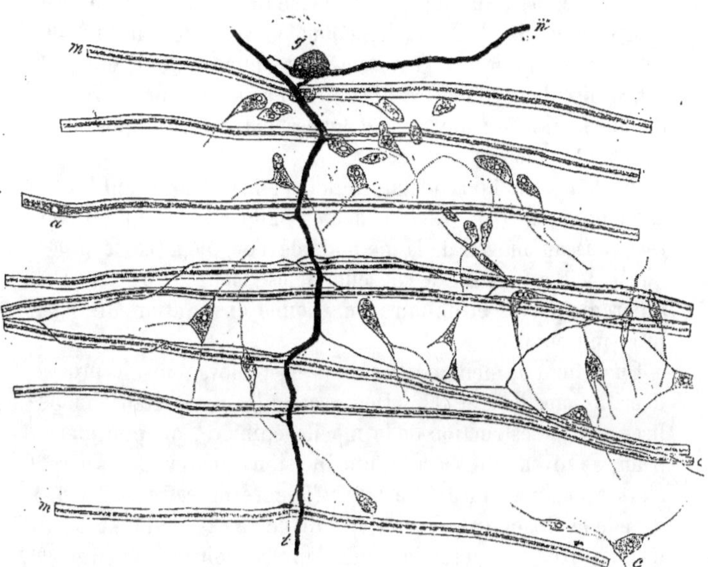

Fig. 290. — Cul-de-sac gastrique de la sangsue traité par la méthode de l'or. —
m, cellules musculaires; *a*, noyau de l'une de ces cellules; *n*, nerf; *g*, cellule
ganglionnaire; *t*, tache motrice; *c*, cellule connective.

Les troncs nerveux principaux, qui les croisent perpendiculairement à leur direction, sont colorés en violet foncé et
portent appendues à leurs côtés ou situées sur leur trajet des
cellules ganglionnaires également colorées, unipolaires ou multipolaires, et présentant les dimensions les plus variées. De
ces troncs nerveux se dégagent des fibres qui se dirigent plus
ou moins obliquement vers les cellules musculaires et qui,
après avoir fourni un embranchement, le plus souvent extrêmement court, portant une tache motrice, continuent leur trajet
en longeant les bords de ces cellules et finissent par s'anastomoser les unes avec les autres.

Chez les vertébrés, les muscles lisses, appartenant tous à la vie organique, possèdent un appareil nerveux qui se rapproche de celui des culs-de-sac gastriques de la sangsue, en ce sens qu'avant de se terminer les fibres nerveuses s'anastomosent et forment des plexus plus ou moins nombreux, plus ou moins compliqués.

Dans la vessie de la grenouille, Klebs[1] a distingué un plexus fondamental muni de cellules ganglionnaires et siégeant à la base de cet organe, un plexus intermédiaire formé par des fibres qui, partant du plexus fondamental, couvrent de leurs ramifications anastomotiques la vessie tout entière, enfin, un plexus intramusculaire dont les fibres extrêmement fines, provenant du plexus intermédiaire, sont logées entre les cellules musculaires elles-mêmes.

Ces faits, que l'on constate difficilement en employant les réactifs indiqués par Klebs (acides faibles), seront aisément reconnus au moyen de la méthode de l'or. Déjà par le procédé que Löwit a imaginé à cet effet il est facile de retrouver les différents plexus et de faire une bonne observation du plexus intra-musculaire.

On obtient de meilleurs résultats en employant un des procédés décrits pages 813 et 826. Une grenouille verte étant immobilisée par la destruction de la moelle épinière, on pratique à la peau, au niveau du sacrum, une incision transversale ; saisissant alors avec une pince la lèvre inférieure de cette incision, on dégage le cloaque en ayant bien soin de ne pas l'entamer et on le lie aussi bas que possible ; puis, après avoir ouvert largement la cavité abdominale, on fait au rectum une petite incision longitudinale par laquelle on introduit la canule d'une seringue remplie, soit de la solution d'or, soit du jus de citron, suivant le procédé que l'on a choisi. Le liquide pénètre d'abord dans le rectum, puis, s'engageant à travers l'orifice cloacal de la vessie, il la distend au gré de l'opérateur. Pour terminer la préparation, on devra suivre exactement les indications qui ont été données à propos de la cloison interauriculaire de la grenouille (voy. p. 843).

Le plexus intramusculaire s'y montre nettement et, ainsi que Löwit[2] l'a déjà indiqué, ses travées paraissent un peu épaissies

----

[1] *Klebs*, Die Nerven der organischen Muskelfasern, *Arch. de Virchow*, t. XXXII, p. 168.

[2] *Löwit*, Die Nerven der glatten Muskulatur. *Acad. des sciences de Vienne*, 3e section, t. LXXI, 1875.

et adhérentes aux éléments musculaires au niveau de leurs noyaux. Ces portions épaissies sont des taches motrices à pédicule extrêmement court.

La disposition du plexus intramusculaire est la même dans l'intestin de la grenouille, du lapin et des vertébrés en général. Pour l'observer et en même temps faire l'étude du plexus fondamental, plexus myentérique ou d'Auerbach, il suffit de plonger pendant cinq minutes un segment d'intestin grêle dans du jus de citron, puis de le maintenir pendant vingt à trente minutes dans une solution de chlorure d'or à 1 pour 100 et de déterminer la réduction du sel métallique dans l'acide formique au quart. Vingt-quatre heures après, il sera facile de séparer le feuillet intestinal du péritoine avec les deux couches de la musculeuse entre lesquelles se trouve le plexus d'Auerbach, dont les principales travées et les points nodaux munis de cellules ganglionnaires sont colorés en violet plus ou moins foncé.

De ces travées se dégagent des fibres qui forment, à l'intérieur des mailles du plexus fondamental, un deuxième plexus sans cellules ganglionnaires, et enfin dans l'épaisseur des lames musculaires se montre le troisième plexus, plexus intramusculaire.

Les vaisseaux sanguins possèdent, chez les différents vertébrés, une grande quantité de nerfs, que l'on met facilement en évidence au moyen de la méthode de l'or dans les membranes vasculaires (mésentère de la grenouille, mésentère et grand épiploon du lapin, etc.) et dans la plupart des organes, en suivant les procédés déjà indiqués pages 813 et 826.

La durée de l'immersion dans le chlorure d'or devra varier suivant l'épaisseur et un peu aussi suivant la nature de l'organe. C'est ainsi que, pour la peau de l'homme, on arrivera au meilleur résultat en faisant agir ce réactif sur de petits fragments pendant une heure et même pendant une heure et demie. Prolongée au delà de ces limites, la réaction heureuse de l'or ne se produit plus, au moins dans la plupart des cas.

Les membranes vasculaires seront examinées à plat dans la glycérine additionnée d'acide formique; les autres organes seront étudiés sur des coupes faites après durcissement par l'alcool et traitées également par la glycérine additionnée d'acide formique.

Les nerfs des artères et des veines, constitués par des tubes nerveux à myéline et des fibres sans myéline, accompagnent d'abord ces vaisseaux dans leur trajet et s'anastomosent dans leur adventice pour former un premier plexus à mailles larges et très inégales, plexus fondamental. Puis, à la surface externe de la tunique musculaire, ils se résolvent en un plexus à mailles étroites et assez régulières, plexus intermédiaire, qui jadis a été assez bien décrit par His[1] d'après des préparations à l'acide acétique, et que cet auteur a pris pour un réseau terminal.

Le vrai plexus terminal ou plexus intramusculaire est formé de fibres beaucoup plus fines qui se dégagent du plexus intermédiaire et qui très probablement fournissent des taches motrices aux cellules contractiles de la tunique musculaire.

Sur les travées et aux points nodaux du plexus intermédiaire il y a des noyaux qui n'appartiennent pas à des cellules ganglionnaires. Ils correspondent à ceux que l'on observe dans les fibres de Remak (voy. p. 749) et que l'on considère comme étant de nature connective.

Le plexus fondamental, dans la constitution duquel il entre un nombre variable de fibres à myéline, ne contient pas non plus de cellules ganglionnaires. Cependant, comme la tunique contractile des vaisseaux présente des mouvements rhythmiques, ainsi qu'on le constate facilement en étudiant au microscope le mésentère, la langue ou la membrane interdigitale de la grenouille, ou simplement en examinant à contre-jour les vaisseaux de l'oreille du lapin (Schiff), les nerfs vasculaires doivent être en rapport avec des cellules qui leur fournissent l'incitation motrice. Mais il n'est pas nécessaire que ces cellules se trouvent dans les plexus nerveux des vaisseaux eux-mêmes, il suffit qu'elles existent dans un point quelconque du trajet des nerfs vasculaires, par exemple lorsqu'ils sont encore compris dans les cordons ou dans les renflements ganglionnaires du grand sympathique[2].

---

[1] *His*, Ueber die Endigung der Gefässnerven, *Archives de Virchow*, t. XXVIII 1863, p. 427.

[2] Les histologistes qui jusqu'à présent se sont occupés de la terminaison des nerfs dans les muscles lisses ne se sont pas entendus sur la manière dont se fait cette terminaison.

Les uns, dont l'attention a été attirée principalement par le plexus intramusculaire, ont pensé que ce plexus correspondait à une véritable terminaison nerveuse (Klebs, Arnold, Löwit, Gscheidlen). Cependant il convient de rappeler que Klebs (*loc. cit.*, voy. p. 854) dit avoir vu quelquefois une fibre nerveuse s'attacher à une cellule musculaire, et que Löwit (*loc. cit.*, voy. p. 854) et Gscheidlen (*loc. cit.*, voy. p. 852) ont indiqué qu'en certains points les travées du plexus intramusculaire affectent avec les cellules contractiles une union intime. Quant à Arnold, l'opinion

CHAPITRE XIX

TERMINAISONS NERVEUSES SENSITIVES

On désigne sous le nom de nerfs sensitifs ceux qui transmettent aux centres nerveux des impressions produites à la périphérie. De ces impressions, les unes sont relatives à la sensibilité

qu'il a soutenue (*Gewebe der organischen Muskeln, Manuel de Stricker*, p. 137) est la plus originale. D'après lui, les fibres nerveuses du plexus intra-musculaire traverseraient les fibres-cellules et leurs noyaux.

D'autres histologistes, Trinchese (*Mémoire sur la terminaison périphérique des nerfs moteurs dans la série animale*, in *Journal de l'anatomie et de la physiologie*, t. IV, 1867, p. 485), Frankenhaeuser (*Die Nerven der Gebärmutter und ihre Endigung in den glatten Muskelfasern*, Iéna, 1867), Hénocque (*Du mode de distribution et de terminaison des nerfs dans les muscles lisses*, Paris, 1870) et Elischer (*Beitraege zur feineren Anatomie des Uterus*, in *Archiv für Gynaekologie*, 1876, t. IV, p. 10) ont admis que les nerfs se terminent dans les muscles lisses par des extrémités libres.

Dans les muscles volontaires des gastéropodes, Trinchese a vu les fibres nerveuses s'attacher aux cellules musculaires au voisinage de leur noyau, puis pénétrer dans leur intérieur et s'y bifurquer pour se terminer près de leurs extrémités; il a pris ainsi pour une terminaison nerveuse l'axe protoplasmique que possèdent les cellules musculaires chez les différents mollusques et chez les annélides.

Sur le ligament large des lapines pleines, traité par le vinaigre de bois, Frankenhaeuser a cru reconnaître que les fibres nerveuses se terminent dans les noyaux des cellules musculaires par de petits renflements qui ne seraient autre chose que des nucléoles.

Hénocque, ayant étudié, à l'aide de la méthode de l'or et au moyen du vinaigre de bois, les muscles lisses de divers organes chez différents animaux, est arrivé à la conclusion que la terminaison des nerfs s'y fait dans la substance contractile des cellules musculaires par des extrémités libres en forme de boutons.

Enfin, Elischer a soutenu que la terminaison des nerfs se fait dans les noyaux des cellules contractiles, comme l'avait dit Frankenhaeuser, mais qu'elle ne correspond pas au nucléole. Les boutons terminaux, distincts de ces derniers, seraient situés dans leur voisinage.

Les divergences d'opinion qui ont régné jusque dans ces derniers temps sur la terminaison des nerfs dans les muscles lisses tiennent à ce que les auteurs n'ont guère étudié cette terminaison que chez les vertébrés. Or, chez ces animaux, les cellules musculaires sont trop serrées les unes contre les autres pour que les taches motrices soient faciles à découvrir. D'un autre côté, comme tous leurs muscles lisses appartiennent à la vie organique, les nerfs y affectent par ce fait même une disposition plexiforme. Pour reconnaître leur véritable terminaison, il était nécessaire d'examiner certains muscles des invertébrés où les cellules musculaires sont plus écartées, et en même temps de comparer les terminaisons nerveuses dans les muscles lisses volontaires et dans ceux qui ne sont pas soumis directement à l'influence de la volonté.

générale, les autres ont un caractère tout spécial (tact, goût, olfaction, vue, audition).

Les sensations spéciales dépendent d'organes terminaux dont la structure présente pour chacun d'eux des caractères particuliers qui se poursuivent dans un grand nombre d'espèces animales. Les sensations générales, au contraire, celles qui sont relatives, par exemple, à la température, à la douleur et même au tact dans une certaine mesure, ne paraissent pas être en rapport avec des organes spéciaux.

Parmi les terminaisons nerveuses de la sensibilité générale, les mieux connues et les plus faciles à étudier sont celles de la cornée.

CORNÉE

La cornée fait partie des téguments; l'épithélium qui la recouvre est une dépendance du feuillet ectodermique. Sa charpente connective et ses membranes basales antérieure et postérieure se développent, ainsi que son épithélium postérieur, aux dépens du feuillet moyen du blastoderme. Elle possède un très grand nombre de filets nerveux qui lui viennent du trijumeau, nerf qui préside à la sensibilité générale de la plus grande partie de la tête et des organes qui y sont compris.

Avant d'aborder l'étude des nerfs de la cornée, il importe de connaître la charpente connective et les couches épithéliales de cette membrane.

On devra employer d'abord la méthode des coupes après dessiccation, telle qu'elle a été indiquée à propos des artères et des veines (voy. p. 559). La cornée de l'homme, du bœuf, du chien, etc., sera détachée et incisée sur ses bords de manière qu'on puisse l'étaler et la fixer sur une lame de liège. Les coupes, faites suivant un de ces méridiens, seront gonflées par l'eau, colorées par le picrocarminate, lavées et montées en préparation dans de la glycérine additionnée d'acide formique.

Les membranes basales antérieure et postérieure et la charpente connective proprement dite s'y montreront nettement; il n'en sera pas de même des couches épithéliales que l'on devra examiner sur des préparations faites à l'aide d'autres méthodes.

La membrane basale antérieure, ou membrane de Bowman, a dans la série des vertébrés une épaisseur très variable. Bien développée chez l'homme, elle est à peine distincte chez le lapin et chez le cochon d'Inde, tandis que chez les plagiostomes, la raie, le chien de mer, etc., elle acquiert sa plus grande épaisseur. Elle paraît homogène; colorée en rose par le picrocarminate, elle conserve cette coloration dans la glycérine additionnée d'acide formique ou d'acide acétique.

La membrane basale postérieure, ou membrane de Descemet, extrêmement mince chez les plagiostomes, est relativement épaisse chez la plupart des mammifères. Elle se colore en rouge orangé par le picrocarminate et en bleu par l'hématoxyline. Il faut l'étudier d'abord chez le bœuf ou le cheval, où son épaisseur est assez grande pour qu'on puisse facilement en détacher des lambeaux qui s'enroulent sur eux-mêmes. Ces lambeaux, soumis à l'ébullition prolongée dans l'eau pendant vingt-quatre ou trente-six heures, se décomposent suivant leur épaisseur, ainsi que Henle[1] l'a signalé, en lamelles extrêmement minces. Cette réaction montre que la membrane de Descemet est formée d'un grand nombre de feuillets superposés.

Sur les coupes faites comme il a été dit plus haut, la charpente connective de la cornée paraît composée d'un grand nombre de lames, parallèles dans les couches profondes, plus ou moins obliques et entrecroisées dans les superficielles. Ces lames, qui sont incolores, sont séparées les unes des autres par des bandes minces colorées en rouge et dans lesquelles sont compris des corpuscules aplatis présentant la même coloration. Ce sont là les corpuscules de Toynbee, corpuscules de la cornée, cellules plasmatiques, *cellules fixes*.

Chez les raies et chez les autres plagiostomes, les lames cornéennes sont toutes régulièrement parallèles et sont traversées perpendiculairement à leur surface par des fibres cylindriques qui partent de la membrane basale antérieure et s'étendent jusqu'à la postérieure. Ces fibres, *fibres suturales*[2], se colorent en rose par le carmin et conservent cette coloration dans la glycérine additionnée d'acide formique; elles diffèrent par cette réaction et des fibres connectives et des fibres élastiques. Elles sont les analogues des fibres annulaires et des fibres spirales de Henle (voy. p. 331). Comme elles ont les mêmes réactions que la membrane basale antérieure dont elles sont manifestement une dépendance,

---

Henle, Handbuch der systematischen Anatomie, 1866, t. II, p. 605.
Leçons sur la cornée, p. 138.

il en résulte qu'elles constituent avec elle un système semblable à celui qui, sous la forme de fibres et de membranes, enveloppe les faisceaux du tissu conjonctif ordinaire.

Chez l'homme et chez les principaux mammifères, il existe des fibres semblables aux fibres suturales des plagiostomes. Seulement elles ne traversent pas directement la cornée dans toute son épaisseur. On les voit également partir de la membrane de Bowman, mais leur trajet est très irrégulier, et sur les coupes on en aperçoit seulement quelques portions diversement orientées, soit entre les lames cornéennes, soit dans leur intérieur.

Les lames cornéennes elles-mêmes paraissent homogènes ou vaguement granuleuses. Cependant elles sont constituées par des fibres. Si l'on ne distingue pas ces fibres dans les coupes faites après dessiccation et soumises à l'action de l'eau, c'est qu'elles s'y gonflent et que, s'appliquant exactement les unes contre les autres, elles forment ainsi un milieu homogène. C'est là, soit dit en passant, la raison pour laquelle la cornée possède une transparence si parfaite.

Pour mettre en évidence la structure fibrillaire de la cornée, il faut en soumettre un segment à l'action des vapeurs d'acide osmique en le suspendant au moyen d'une épingle à la face inférieure d'un bouchon de liège fermant un petit flacon dans lequel on a versé quelques gouttes d'une solution de ce réactif. On y pratique des coupes, après avoir complété le durcissement par l'alcool. Ces coupes, que l'on fait perpendiculairement à la surface et suivant un des méridiens de la membrane, doivent être examinées dans l'eau à un grossissement de 500 à 600 diamètres. On y voit se succéder régulièrement des lames sectionnées perpendiculairement et des lames sectionnées parallèlement à la direction des fibres qui les composent. Les premières montrent une série de champs polygonaux granuleux, d'étendue variable, correspondant à des faisceaux de fibrilles. Les secondes paraissent striées suivant leur longueur.

On peut isoler les faisceaux et les fibrilles des lames cornéennes en les dissociant dans l'eau au moyen des aiguilles après l'action des vapeurs d'acide osmique. Ces éléments sont semblables aux faisceaux et aux fibrilles du tissu conjonctif que l'on obtient à l'aide des méthodes précédemment indiquées (voy. p. 335).

Il est important de savoir que les fibres d'une lame sont

orientées de manière à former avec celles des lames voisines des angles à peu près droits. C'est à cette orientation qu'il faut attribuer les images fournies par une coupe transversale de la cornée observée à la lumière polarisée. Lorsque l'axe de cette coupe fait un angle de 45 degrés avec les plans de polarisation, les lames qui sont sectionnées suivant la direction de leurs fibres sont lumineuses, tandis que les autres sont obscures.

La connaissance des fibrilles et des faisceaux qui composent les lames cornéennes est indispensable pour comprendre la forme et les rapports des cellules migratrices de la cornée et le trajet des nerfs qu'elle contient, aussi bien que pour se rendre compte de la signification des tubes de Bowman.

Les tubes de Bowman sont des produits artificiels dont on détermine la formation avec la plus grande facilité dans la cornée du bœuf et du cheval en y faisant, au moyen d'une seringue hypodermique munie d'une canule à extrémité tranchante, une injection interstitielle d'air, d'essence de térébenthine, d'huile ou de tout autre liquide non miscible à l'eau.

Dès que la pression est suffisante, on voit partir de la pointe de la canule des traînées rectilignes en nombre variable qui simulent des fentes de fracture dans une lame de glace. Celles qui sont comprises dans un même plan sont parallèles ou légèrement divergentes. Si, comme il arrive d'habitude, il s'en produit dans deux plans superposés, elles se croisent à peu près perpendiculairement, comme les fibres des lames correspondantes. C'est en effet dans l'épaisseur de ces lames que la substance injectée pénètre et se répand, en suivant la direction des fibres qui les constituent et en les écartant les unes des autres comme elle écarte les tubes à myéline dans les injections interstitielles des faisceaux nerveux (voy. p. 770).

Pour s'en assurer, il faut, après avoir injecté de l'air dans une cornée de bœuf, la fixer par les vapeurs d'acide osmique et y pratiquer ensuite des coupes perpendiculaires à la direction des tubes de Bowman. A chacun de ces tubes correspond un espace circulaire ou elliptique compris dans l'épaisseur d'une lame dont les fibres sont coupées transversalement.

Les cellules fixes de la cornée, qui ne sont autre chose que des cellules connectives, sont comprises entre les lames cornéennes, comme les cellules du tissu conjonctif diffus entre les faisceaux primitifs de ce tissu. Elles n'occupent jamais l'épaisseur des lames, ainsi qu'on peut facilement le reconnaître sur les coupes transversales faites après dessiccation (voy. p. 858).

Ces cellules sont plates, étoilées et anastomosées les unes avec les autres par leurs prolongements. Leur forme et leur étendue varient beaucoup suivant les animaux. Au moyen du nitrate d'argent, on en obtient des images positives ou négatives suivant la manière dont on fait agir le réactif.

Pour produire des images négatives des cellules fixes, le procédé le plus simple consiste à passer le crayon de nitrate d'argent sur la face antérieure de la cornée en place. L'œil étant ensuite mis dans l'eau distillée, la cornée est détachée avec des ciseaux, son épithélium est enlevé par le raclage pratiqué au moyen du scalpel, ses bords sont incisés, et elle est disposée à plat sur une lame de verre. Si elle est assez mince, comme chez la grenouille, les autres batraciens anoures et urodèles, les reptiles, la plupart des oiseaux et les petits mammifères, elle peut être examinée telle quelle. Mais s'il s'agit de la cornée de l'homme, du chien, du bœuf ou du cheval, il est nécessaire, pour en obtenir des préparations démonstratives, de la diviser, soit en y faisant des coupes parallèles à la surface, soit en en détachant quelques lames au moyen des pinces. Cette dernière opération se pratique dans l'eau et ne présente pas de difficultés sérieuses.

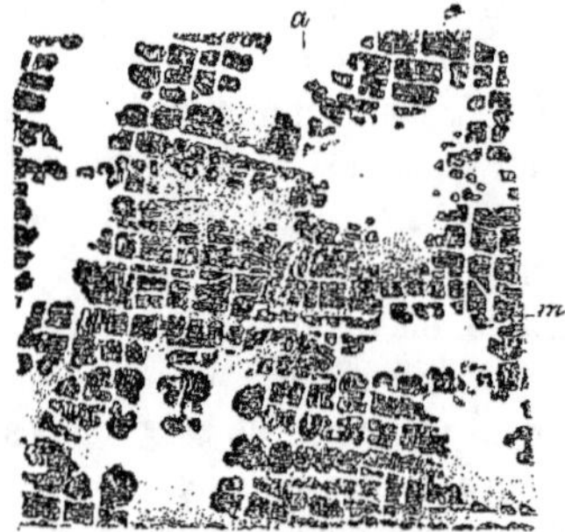

Fig. 291. — Cornée de la grenouille verte, imprégnée négativement par le nitrate d'argent. — *a*, espaces ménagés en clair, correspondant aux cellules ; *m*, substance intercellulaire.

Dans ces préparations, les cellules fixes sont ménagées en clair sur un fond d'un brun plus ou moins foncé, correspondant à la substance intercellulaire imprégnée par le sel métallique. Ce fond n'est pas uniformément coloré ; sa teinte se renforce dans le voisinage des cellules, de telle sorte qu'elles paraissent cernées d'une bordure plus foncée, qui peut aller jusqu'au noir. Leurs prolongements anastomotiques sont également ménagés par le nitrate d'argent ; mais comme ils ont, les plus étroits surtout, une épaisseur moindre que le corps cellulaire, ils paraissent moins blancs [1].

Dans la couche profonde de la cornée de quelques animaux, les jeunes chats principalement, ainsi que l'a fait remarquer Hoyer [2], il n'y a pas fusion complète des prolongements cellulaires. Le nitrate d'argent y dessine des lignes noires plus ou moins sinueuses, analogues à celles qu'il détermine entre les cellules d'un endothélium. C'est là un fait intéressant, parce qu'il montre que les cellules fixes de la cornée, fusionnées d'ordinaire par leurs prolongements, peuvent cependant quelquefois conserver leur individualité. Elles se trouvent ainsi former la transition entre les cellules plates du tissu conjonctif et les cellules endothéliales.

Pour obtenir des images positives des cellules fixes, le moyen le plus simple est de faire macérer deux ou trois jours dans de l'eau distillée une cornée dans laquelle on a déterminé d'abord une imprégnation négative. Les espaces intercellulaires sont alors devenus incolores, tandis que les cellules sont remplies d'un

Imprégnations
positives
de la cornée
par
le nitrate
d'argent.

Les imprégnations négatives ont été obtenues d'abord par Coccius en passant le crayon de nitrate d'argent à la surface de la cornée. Plus tard, His (*Ueber das Verhalten des salpetersauren Silberoxyds zu thierischen Bestandtheilen*, in *Archives de Virchow*, t. XX, p. 207) et Recklinghausen (*Archives de Virchow*, 1860, t. XIX, p. 451. Cf. *Die Lymphgefässe und ihre Beziehung zum Bindegewebe*, Leipzig, 1862), qui les ont produites aussi au moyen du sel en solution, se sont engagés dans une discussion assez vive à leur sujet. His, qui admettait dans la cornée l'existence de cellules creuses réunies par des canaux (système plasmatique de Virchow), soutenait que le nitrate d'argent déterminait un précipité entre ces cellules. Recklinghausen, qui avait adopté en partie la définition de la cellule récemment introduite par M. Schultze, croyait bien que le dépôt d'argent ménageait des espaces creux, mais il pensait que ces espaces n'étaient pas des cellules, et que les véritables éléments cellulaires, formés d'une masse protoplasmique pleine, y étaient simplement renfermés. Il fut conduit ainsi à admettre que dans la cornée et dans les autres organes du système conjonctif il existait des lacunes et des canaux creusés dans la substance fondamentale, servant à la circulation du plasma et dans lesquels les cellules étaient contenues.

Mais aujourd'hui on sait d'une façon indiscutable que c'est surtout le protoplasma cellulaire que le nitrate d'argent réserve dans les tissus. Quant aux cavités qui y sont creusées, loin de les ménager comme le croyait Recklinghausen, il s'y réduit au contraire, lorsqu'elles contiennent du plasma ou de l'albumine plasmatique, en donnant de l'albuminate et du chlorure d'argent.

Si, dans la cornée, les cellules et leurs prolongements sont cernés d'un liséré plus foncé que le reste du fond sur lequel elles se détachent, cela tient à ce que, comprises entre deux lames cornéennes, elles les écartent en laissant tout autour d'elles un petit espace qui est nécessairement rempli de plasma.

Hoyer, Ein Beitrag zur Histologie bindegewebiger Gebilde. *Archives de Müller*, 1865, p. 204.

précipité granuleux plus ou moins fin; elles sont admirablement dessinées et donnent des images nettes et élégantes[1].

Les préparations les plus démonstratives des cellules fixes sont fournies par le chlorure d'or. Ce réactif ne produit que des imprégnations positives; il colore le corps cellulaire et ses prolongements en violet plus ou moins intense, tandis que la substance fibrillaire de la cornée demeure incolore ou n'est que faiblement colorée. On peut obtenir ce résultat en employant ou bien le procédé de Cohnheim qui consiste à plonger la cornée détachée dans une solution de chlorure d'or à 1 pour 200 et à l'exposer ensuite à la lumière du jour dans de l'eau légèrement acétifiée, ou bien l'un des procédés déjà décrits à propos de la terminaison des nerfs dans les muscles (voy. p. 813 et 826). Mais le meilleur consiste à soumettre la cornée détachée à l'action du jus de citron pendant cinq minutes, à la porter ensuite pendant un quart d'heure environ dans une solution de chlorure double

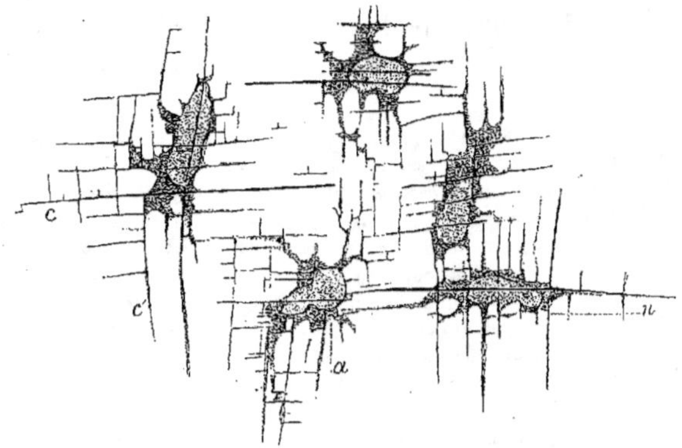

Fig. 292.— Cornée de la grenouille verte, traitée successivement par le jus de citron et le chlorure double d'or et de potassium. — a, protoplasma cellulaire; c, crêtes d'empreinte; n, noyau.

d'or et de potassium à 1 pour 100, et à obtenir la réduction à la lumière du jour dans de l'eau acétifiée.

Quel que soit celui des procédés auquel on a recours, il

[1] C'est His (*Ueber die Einwirkung des salpetersauren Silberoxyds auf die Hornhaut, Schweizerische Zeitschrift für Heilkunde*, t. II, 1862), qui a obtenu le premier des images positives des cellules de la cornée en cautérisant cette membrane avec le crayon de nitrate d'argent et en la laissant en place, sur l'animal vivant, pendant encore deux ou trois jours avant d'en faire des préparations, ou bien en traitant par une solution diluée de chlorure de sodium ou d'acide chlorhydrique une cornée à laquelle il avait fait subir une imprégnation négative.

importe que le séjour de la membrane dans la solution d'or ne soit pas trop long. Au delà d'une certaine limite, qui paraît varier suivant l'épaisseur de la cornée, le procédé que l'on a choisi et la température extérieure, mais qui, en général, ne dépasse pas vingt-cinq minutes, l'imprégnation porte seulement sur les nerfs, et les cellules fixes ne sont plus colorées que d'une façon incomplète.

Dans ces préparations, qui sont les meilleures pour apprécier la forme, l'étendue et les détails de structure des cellules cornéennes, on reconnaît qu'elles sont très différentes dans les diverses espèces animales. Elles s'y montrent sous deux formes principales : celle de corpuscules étoilés à prolongements minces et ramifiés, analogues aux corpuscules osseux ; et celle de lames membraneuses étendues dont les prolongements sont pour la plupart larges et aplatis.

Les cellules de la cornée appartiennent au type corpusculaire chez la grenouille, le lézard, le bœuf, le cheval, le pigeon,

Cellules
corpusculaires
et
cellules
membraniformes

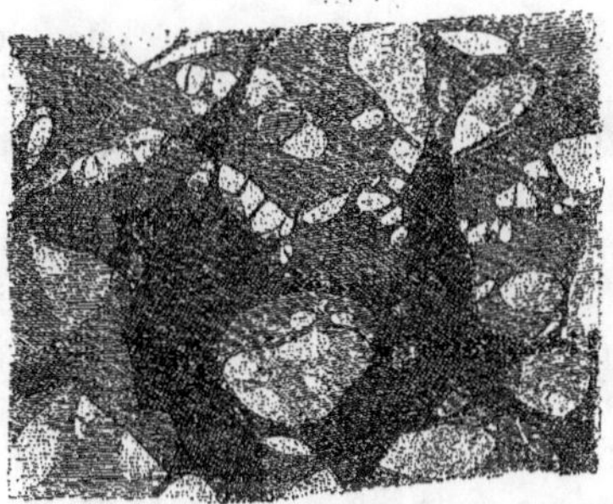

Fig. 293. — Cellules fixes de la cornée du rat albinos, imprégnées par l'or après l'action du jus de citron.

tandis que chez le triton, l'homme, le chien, le lapin, le rat, etc., elles sont du type membraniforme [1].

[1] Lorsque l'on cherche à produire des tubes de Bowman dans une cornée dont les cellules appartiennent au type membraniforme, chez le chien ou le rat par exemple, en faisant une injection interstitielle d'air ou mieux encore d'un liquide coloré (du bleu de Prusse ou de l'orcanette dissoute dans l'essence de térébenthine), on voit la matière injectée se répandre en nappe au lieu de former de longues traînées rectilignes comme dans la cornée du cheval ou du bœuf. Si, après avoir injecté convenablement la cornée avec du bleu de Prusse et l'avoir durcie dans l'alcool, on y pratique des coupes parallèles à la surface, on peut y observer, surtout à la limite des régions injectées, que la matière colorée dessine un réseau corres-

Les cellules fixes de la cornée, de même que celles des membranes aponévrotiques (voy. p. 359), prennent l'empreinte des lames entre lesquelles elles sont comprises. Comme on l'a vu plus haut, ces lames sont constituées par de petits faisceaux de fibrilles qui laissent entre eux des fentes parallèles à leur direction. Le protoplasma cellulaire s'engage plus ou moins profondément dans l'intérieur de ces fentes pour former des crêtes d'empreinte. Or, comme les fibres constitutives de deux lames cornéennes superposées se croisent suivant des angles à peu près droits, il en résulte que les crêtes d'empreinte de la face supérieure d'une cellule ont une direction à peu près perpendiculaire à celle des crêtes de sa face inférieure.

Chez la grenouille et en général chez les animaux dont la cornée possède des cellules du type corpusculaire, les prolongements primaires et secondaires des cellules fixes affectent presque tous la même direction que les crêtes d'empreinte, et par conséquent se croisent à angle à peu près droit. C'est ce qui donne à ces cellules un aspect régulier tout à fait caractéristique.

Il n'en est pas de même dans les cornées dont les cellules sont franchement membraniformes, celle du rat par exemple. Ces cellules constituent un réseau dont les mailles sont arrondies et dont les travées rubanées ont une direction tout à fait différente de celles des crêtes d'empreinte que l'on voit à leur surface.

Pour suivre les crêtes d'empreinte et reconnaître leurs rapports réciproques dans une cornée convenablement dorée et vue à plat, il faut l'examiner avec soin à l'aide d'un bon objectif à grand angle d'ouverture. Mais, si l'on veut bien apprécier leur hauteur et leurs rapports avec les lames de la cornée, il est nécessaire d'en faire l'étude sur des coupes méridiennes de cette membrane durcie dans l'alcool après imprégnation convenable par le chlorure d'or. Les crêtes d'empreinte partent du

pondant exactement à celui que forment les cellules fixes. Ce résultat si remarquable et que l'on obtient avec la plus grande facilité pourrait faire croire à l'existence de canaux du suc tels que les admettait Recklinghausen. Mais, ainsi que l'a déjà fait remarquer C. F. Müller (*Histologische Untersuchungen über die Cornea*, in *Archives de Virchow*, 1878, t. XLI, p. 110), il prouve simplement que, pour recevoir entre elles la masse injectée, les lames de la cornée se séparent plus facilement au niveau des cellules fixes que dans le reste de leur étendue. En effet, en observant des points plus rapprochés du centre de l'îlot injecté, où la pression a été un peu plus forte, on voit les travées du réseau colorées en bleu s'élargir progressivement et finalement se confondre en formant une nappe continue entre les lames cornéennes.

corps cellulaire, pénètrent plus ou moins dans l'épaisseur des lames cornéennes et s'y montrent comme des ailettes ou des piquants, suivant qu'elles sont vues de face ou de profil.

Les noyaux des cellules fixes, qui en général ne sont pas atteints par l'imprégnation, sont réservés en blanc au milieu du protoplasma cellulaire coloré en violet plus ou moins foncé.

Dans les préparations faites au moyen du nitrate d'argent, ils sont invisibles; mais, lorsque l'imprégnation n'est pas trop forte, on peut les faire apparaître en plongeant pendant plusieurs heures la cornée imprégnée dans une solution de picrocarminate à 1 pour 100, et en la soumettant ensuite, après l'avoir lavée, à l'action d'une solution d'acide oxalique à 10 pour 100.

Si l'on se propose d'observer seulement les noyaux des cellules fixes, il suffit, après avoir détaché la cornée, de la maintenir pendant vingt-quatre ou quarante-huit heures dans la solution de purpurine (voy. p. 280). Ces noyaux sont extrêmement minces; de face, ils paraissent arrondis, ovalaires ou plus ou moins échancrés sur leurs bords; ils contiennent un ou deux nucléoles bien accusés.

Lorsque l'on aura étudié les cellules fixes à l'aide des méthodes précédemment indiquées, on pourra entreprendre avec fruit leur observation dans la cornée vivante. Pour cela, il faudra employer la chambre humide recommandée par Engelmann; cette chambre humide ne diffère de celle qui a été représentée et décrite page 44 que par l'absence du disque central.

La cornée d'une grenouille que l'on vient de sacrifier, étant détachée au moyen d'un couteau à cataracte, est portée sur une lamelle de verre dans une goutte d'humeur aqueuse que l'on a recueillie au préalable au moyen d'un tube à vaccin; s'il y reste des fragments de l'iris ou du pigment, il faut l'en débarrasser au moyen d'un pinceau de poil de martre que l'on doit prendre très petit afin qu'il n'entraîne que le moins possible de l'humeur aqueuse. Puis, après l'avoir incisée sur ses bords, on l'étale sur la lamelle, en l'y faisant reposer par sa face postérieure. Cela fait, on saisit la lamelle avec une pince, on la retourne et on la place sur le porte-objet chambre humide, de manière que la cornée soit située au niveau de l'espace circulaire ménagé à son milieu, et l'on achève la préparation en bordant à la paraffine.

Noyaux des cellules fixes.

Cellules de la cornée à l'état vivant.

La cornée, que l'adhésion moléculaire maintient suspendue à la face inférieure de la lamelle de verre, se trouve ainsi dans une cavité limitée remplie d'air qui bientôt se sature de vapeur d'eau. Dans ces conditions, elle reste vivante, et on peut l'examiner à l'aide des plus forts grossissements, si toutefois on a choisi une lamelle assez mince.

Le plus souvent, lorsque la préparation vient d'être faite, l'image que l'on aperçoit est extrêmement vague, mais peu à peu elle devient plus distincte. On voit apparaître d'abord les corps des cellules fixes, puis leurs prolongements principaux, et enfin, au bout d'une heure et quelquefois plus, elles sont dessinées nettement. Leurs noyaux ne se montrent pas.

Cette amélioration de l'image tient à ce que la substance connective de la cornée ayant absorbé une partie de l'humeur aqueuse est devenue moins réfringente, tandis que les cellules résistant à l'imbibition ont gardé leur indice de réfraction primitif et, se trouvant ainsi désormais dans un milieu moins réfringent que leur propre substance, deviennent par là même parfaitement visibles. En effet, pendant que ces phénomènes se produisent, la cornée augmente sensiblement d'épaisseur. On le reconnaît à ce qu'il devient souvent impossible d'arriver en abaissant l'objectif à voir l'épithélium antérieur, tandis que cela était aisé au début de l'observation.

Quelques expériences faciles à reproduire viennent donner à cette interprétation toute sa valeur. Il suffit, par exemple, de sortir la cornée de la chambre humide et de l'exposer à l'air pendant quelques minutes pour que les cellules fixes disparaissent de nouveau. On peut obtenir un résultat analogue et voir le contour des cellules s'effacer peu à peu, si, après avoir déposé dans le fond de la chambre humide une substance hygrométrique, de la glycérine par exemple, on remet la lamelle en place pour continuer l'observation[1].

Pendant que les cellules fixes sont exposées à ces alternatives, elles restent vivantes. C'est seulement lorsqu'elles sont mortes, soit à la suite d'un séjour prolongé dans la chambre humide, soit sous l'influence d'autres causes accidentelles (traumatisme,

---

[1] Certains auteurs disent avoir observé, sous l'influence d'excitations électriques ou mécaniques, des changements de forme des cellules fixes, et ont admis que ces éléments sont contractiles. Pour plus amples détails, voyez *Leçons sur la cornée* p. 205 et suivantes.

décharges électriques, actions chimiques), que les noyaux apparaissent dans leur intérieur.

Il existe toujours, même à l'état physiologique, dans la cornée des divers animaux un nombre plus ou moins considérable de cellules lymphatiques qui cheminent, soit entre les lames cornéennes, soit dans leur intérieur. Ces cellules, *cellules migratrices*, se reconnaissent dans la cornée vivante examinée dans la chambre humide, alors même que les cellules fixes y sont encore indistinctes, ce qui tient, ou bien à ce qu'elles sont plus réfringentes, ou bien à ce qu'elles présentent une plus grande épaisseur. On les voit se déplacer au moyen de leurs prolongements amiboïdes, comme le font les cellules de la lymphe dans leur propre plasma (voy. p. 154). Dans leur migration, elles ne paraissent pas suivre des voies préformées ; ainsi qu'Engelmann l'a soutenu contre Recklinghausen, elles passent indifféremment entre les lames cornéennes ou dans ces lames elles-mêmes, en écartant les fibres qui les constituent.

La méthode de l'or convient tout spécialement pour l'étude des cellules migratrices. A l'aide de cette méthode, on obtient des préparations dans lesquelles les cellules fixes sont à peine colorées, tandis que les migratrices présentent une coloration violette très foncée. Elles se montrent sous deux formes suivant qu'elles ont été saisies par le réactif au moment où elles cheminaient entre les lames cornéennes, *cellules interlamellaires*, ou dans l'épaisseur de ces lames, *cellules intralamellaires*.

Les cellules interlamellaires sont aplaties et montrent sur leurs deux faces des crêtes d'empreinte perpendiculaires entre elles. Les cellules intralamellaires sont fusiformes, allongées suivant la direction des fibres qui les entourent et entre lesquelles elles envoient de nombreuses expansions latérales qui simulent une série d'épieux réunis en faisceau.

Sur des coupes faites suivant un des méridiens de la cornée du bœuf, du cheval ou de tout autre grand mammifère après action des vapeurs d'acide osmique et durcissement par l'alcool, on aperçoit toujours dans les lames cornéennes sectionnées perpendiculairement à la direction de leurs fibres quelques cellules migratrices intralamellaires sous la forme de corpuscules arrondis desquels partent en rayonnant une série d'ailettes qui s'insinuent dans les intervalles des faisceaux voisins[1].

[1] La migration des cellules lymphatiques, qui a été découverte par Recklinghausen dans la cornée de la grenouille (*Ueber Eiter- und Bindegewebskörperchen*, in *Arch. de*

Epithélium
antérieur
de la
cornée.

L'épithélium antérieur de la cornée doit être étudié d'abord sur des coupes perpendiculaires à la surface faites après un durcissement commencé par le liquide de Müller ou le bichromate d'ammoniaque à 2 pour 100, et complété par l'action successive de la gomme et de l'alcool.

Ces coupes doivent être très minces. Colorées par le picrocarminate, l'hématoxyline, etc., elles permettent de reconnaître les trois couches qui composent cet épithélium, formées, la superficielle de cellules lamellaires, la moyenne de cellules polyédriques, la profonde de cellules cylindriques. Ces dernières sont les agents actifs de la reproduction du revêtemen épithélial, tandis que les plus superficielles, arrivées à la fin de leur évolution, se détachent et tombent dans le liquide des larmes.

Les cellules de l'épithélium antérieur peuvent être facilement isolées chez les divers animaux, lorsque la cornée a séjourné vingt-quatre heures dans l'alcool au tiers ou dans tout autre réactif dissociateur. Les superficielles sont semblables à celles qui se détachent si facilement de l'épithélium buccal (voy. fig. 60) ; les moyennes montrent sur leur face profonde des dépressions séparées par des crêtes plus ou moins hautes, comme les cellules de l'épithélium vésical (voy. fig. 61) ; les profondes présentent, sur celle de leurs faces qui était appliquée sur la membrane basale antérieure, une bordure qui, chez les batraciens anoures et plus nettement encore chez les urodèles, la salamandre en particulier, est nettement striée perpendiculairement à la surface. Ces cellules, ainsi que celles de la couche moyenne, présentent une dentelure marginale.

Épithélium
postérieur
de la
cornée.

L'épithélium postérieur de la cornée double la membrane de Descemet. Il est formé d'une seule couche de grandes cellules polygonales d'une épaisseur notable, qui, après l'action du nitrate d'argent, se montrent séparées par des lignes intercellulaires nettes, comme il s'en produit dans les autres épithéliums à une seule couche. Le plus souvent, l'application de ce réactif détermine

---

Virchow, 1863, t. XXVIII, p. 157), a, comme l'a parfaitement établi cet auteur, une portée très générale. Elle peut se produire dans tous les organes dont la trame est formée de tissu conjonctif et s'effectue, non pas comme Recklinghausen le croyait, dans des voies préformées, les canalicules du suc, mais partout où les cellules lymphatiques peuvent écarter des éléments simplement juxtaposés ou faiblement soudés les uns aux autres.

un retrait et une coloration brune plus ou moins forte du protoplasma de ces éléments cellulaires. Leurs noyaux, qui alors sont
ménagés en clair, affectent une forme bosselée, assez simple chez
les mammifères, très complexe chez les batraciens.

Les nerfs de la cornée doivent être étudiés à l'aide de la méthode de l'or. Le procédé de Cohnheim (voy. p. 864) donne parfois
de très bons résultats, mais on ne les obtient que par exception;
celui qui consiste à immerger la cornée dans le jus de citron
avant de la soumettre à l'action du chlorure d'or réussit presque
toujours, surtout si l'on tient compte des indications qui ont été
fournies page 813. Les préparations montées dans la glycérine
se conserveront pendant fort longtemps si la cornée, après que
la réduction de l'or y est suffisante, est placée pendant plusieurs jours dans l'alcool, ce dernier réactif ayant la propriété
d'arrêter toute réduction ultérieure.

Lorsque, après l'avoir convenablement dorée et l'avoir débarrassée de son épithélium antérieur, on examine à plat la cornée
du lapin, du rat, de la grenouille, du lézard, du triton, etc., on
voit les nerfs pénétrer au niveau de sa circonférence, s'avancer
vers son centre, en se divisant et s'anastomosant, et s'infléchir
pour gagner sa surface antérieure.

Chez les mammifères, le lapin en particulier, ils forment,
dans les couches superficielles de la cornée, un peu au-dessous
de la membrane basale antérieure, un premier plexus, *plexus
fondamental*. Ce plexus, dont les travées sont des faisceaux de
fibrilles nerveuses et dont les nœuds sont constitués par un
enchevêtrement presque inextricable de ces fibrilles, paraît
s'étendre comme un filet sur toute la surface de la cornée.
Dans ses nœuds, dans ses principales branches et dans les
nerfs qui y arrivent se trouvent des noyaux arrondis ou ovalaires,
ménagés en clair après l'action du chlorure d'or et que l'on peut
colorer sur les préparations ordinaires au moyen du carmin, de
la purpurine ou de l'hématoxyline. Ces noyaux, qui, d'après
His[1] et Lavdowski[2], appartiendraient à des cellules ganglionnaires, sont les analogues de ceux que l'on observe dans les
autres fibres sans myéline d'un calibre notable, par exemple

[1] *His*, Beitraege zur normalen und pathologischen Histologie der Cornea. Basel,
1856.

[2] *Lavdowski*, Das Saugadersystem und die Nerven der Cornea. *Arch. f. micr.
Anat.*, 1872, t. VIII.

les fibres de Remak (voy. p. 749), et ils ont la même signification
physiologique et morphologique.

Le plexus fondamental n'a pas la valeur d'un réseau terminal, comme l'ont cru les histologistes avant l'introduction
de la méthode de l'or. On en voit partir des rameaux nerveux
composés d'un certain nombre de fibrilles qui, sur les cornées
dorées vues de face après le raclage de l'épithélium anté-

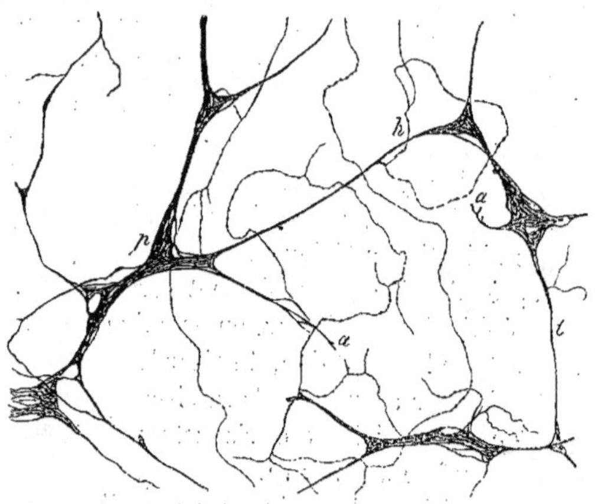

Fig. 294. — Plexus fondamental et plexus sous-basal de la cornée du lapin, imprégnés par l'or. — *p*, nœuds du plexus fondamental; *t*, ses travées; *a*, points
où les fibres nerveuses ont été coupées par le raclage de l'épithélium au niveau
de la membrane basale antérieure; *h*, travées du plexus sous-basal.

rieur, semblent se terminer brusquement; leurs ramifications
ultérieures ont été enlevées par le scalpel.

Plexus
sous
basal.

Toutes les branches qui se dégagent du plexus nerveux fondamental ne sont pas ainsi sectionnées; quelques-unes d'entre
elles, extrêmement grêles, cheminent dans les couches superficielles du stroma cornéen et, s'anastomosant pour former
des mailles larges et arrondies, constituent un nouveau plexus,
qui a été décrit par Hoyer[1] sous le nom de *plexus sous-basal*,
parce qu'il est situé immédiatement au-dessous de la membrane
de Bowman.

Chez les batraciens, la grenouille, le triton, etc., il n'y a pas à
proprement parler de plexus fondamental. Les nerfs, après s'être
anastomosés successivement et d'une manière tout à fait irrégu-

<hr>

[1] *Hoyer*, Ueber die Hornhaut. *Arch. f. micr. Anat.*, 1873, t. IX, p. 220.

lière dans les différents plans de la cornée, donnent des branches qui se dirigent brusquement vers l'épithélium antérieur et que l'on désigne sous le nom de branches perforantes. En outre, il se dégage des troncs nerveux des fibres qui forment dans les couches profondes de la cornée un plexus qui a été découvert par Kölliker[1].

Ce plexus, dont les mailles sont rectangulaires, est formé de travées fines dont quelques-unes sont composées d'une seule fibrille nerveuse et qui presque toutes, au moins en quelques points, ont un trajet brisé en escalier. Changeant brusquement de direction, elles font un angle droit ou voisin du droit en passant dans un plan plus superficiel ou plus profond ; puis, après avoir décrit encore un ou deux zigzags analogues, elles s'anastomosent avec une autre fibre en formant avec elle un angle à peu près droit.

Chez le bœuf et le cheval, dont les cellules fixes de la cornée sont aussi du type corpusculaire, il existe un plexus semblable, mais qui n'est pas limité aux parties profondes. Pour l'observer, il faut, après avoir doré convenablement la cornée et l'avoir traitée par l'alcool, y pratiquer des coupes parallèles à la surface. Comme, chez ces animaux, les lames cornéennes sont relativement épaisses, le changement de plan des fibrilles nerveuses au niveau de leurs coudes est encore plus accusé que chez la grenouille, et en observant ces fibrilles attentivement on arrive bien vite à se convaincre, d'une part qu'elles cheminent dans l'épaisseur des lames cornéennes entre les fibres connectives qui les composent, ce qui explique leur trajet rectiligne, et d'autre part que, dans les points où elles font un angle, elles sortent d'une lame pour pénétrer dans la lame voisine et s'engager entre les fibres de cette dernière, ce qui explique leur brusque changement de direction.

Quelques auteurs, Kühne[2] d'abord, puis Lavdowski[3] et plus récemment Izquierdo[4] et Eloui[5], ont pensé que les fibrilles

[1] *Kölliker*, Ueber die Nervenendigungen in der Hornhaut. *Würzb. naturw. Zeitschrift*, 1866.

[2] *Kühne*, Untersuchungen über das Protoplasma und die Contractilität. Leipzig, 1864.

[3] *Lavdowski*, Das Saugadersystem und die Nerven der Cornea. *Archiv. f. micr. Anat.*, t. VIII, p. 538.

[4] *Izquierdo*, Beitraege zur Kenntniss der Endigung der sensiblen Nerven. Strassb., 1879, pl. I.

[5] *Eloui*, Recherches histologiques sur le tissu connectif de la cornée des animaux vertébrés. Paris, 1881, p. 124.

du plexus en zigzag se terminent finalement dans les cellules fixes de la cornée en se confondant avec un de leurs prolongements. Il est probable que cette manière de voir repose sur des observations insuffisantes. En effet, lorsque les fibrilles nerveuses passent d'une lame dans une autre, il arrive souvent que, traversant l'espace interlamellaire au niveau d'une cellule, elles suivent un de ses prolongements auquel elles s'accolent; mais en réalité elles poursuivent leur trajet au delà. Pour faire une bonne observation, il faut que l'action de l'or sur les nerfs ait été complète et plus marquée que sur les cellules; les fibres nerveuses étant alors colorées en violet foncé, tandis que les prolongements cellulaires ont une teinte beaucoup plus faible, on ne risquera plus de les confondre.

Les fibres nerveuses de la cornée ne sont pas contenues dans des canaux; elles cheminent aussi bien dans l'intérieur des lames cornéennes que dans les espaces interlamellaires, et cela est vrai non seulement pour les fibrilles du plexus en zigzag, mais encore pour des rameaux nerveux beaucoup plus gros. Pour s'en convaincre, il suffit d'examiner des coupes de la cornée du lapin faites perpendiculairement à sa surface suivant une des cordes de sa circonférence et très près de son bord. On y verra des fibres nerveuses d'un diamètre notable coupées en travers et comprises, soit entre les lames cornéennes, soit dans leur intérieur. Cependant le plexus sous-basal de Hoyer, qui existe chez les animaux dont les cellules fixes de la cornée sont du type membraniforme, lapin, rat, cochon d'Inde, doit, si l'on en juge par la forme arrondie de ses mailles, occuper surtout les espaces interlamellaires.

Plexus sous-épithélial.

Revenons maintenant aux fibres qui se dégagent du plexus fondamental et qui se dirigent vers l'épithélium antérieur. Déjà sur des coupes parallèles à la surface de la cornée et comprenant à la fois son revêtement épithélial et les couches superficielles de son stroma, on les voit, après avoir traversé la membrane basale antérieure, changer brusquement de direction, former un angle droit, se diviser et donner un pinceau de fibrilles qui chemine à la surface de cette membrane. Ces fibrilles, qui toutes se dirigent vers le centre de la cornée, s'anastomosent entre elles et forment sous l'épithélium antérieur un plexus qui a été découvert par Cohnheim et qui porte le nom de *plexus sous-épithélial.*

Du plexus sous-épithélial partent des fibres nerveuses qui s'engagent entre les cellules épithéliales de la première rangée

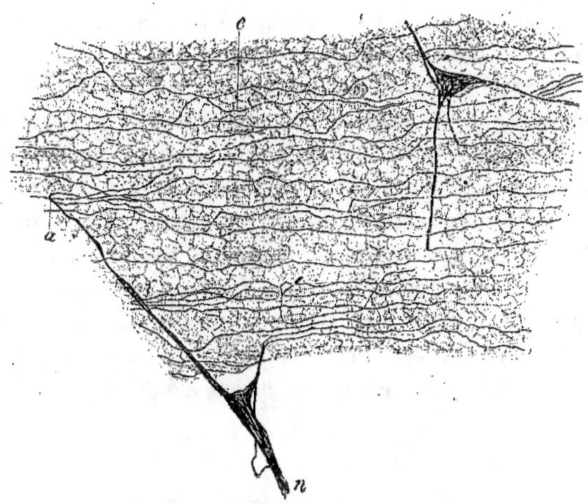

Fig. 295. — Plexus sous-épithélial de la cornée du lapin traitée par le chlorure d'or. — *n*, travée du plexus fondamental ; *a*, point où une fibre perforante, après avoir traversé la membrane basale antérieure, donne naissance à des fibres du plexus sous-épithélial ; *e*, fibres du plexus sous-épithélial.

et dont le trajet doit être étudié sur des coupes perpendiculaires à la surface de la cornée. Dans ces coupes, on les voit s'infléchir

Plexus
intra-
épithélial.

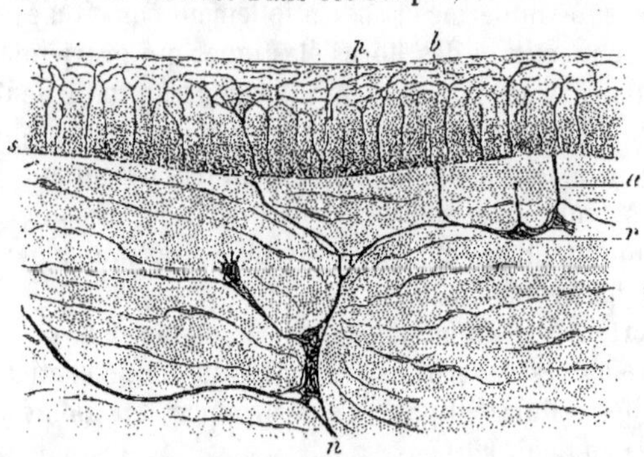

Fig. 296. — Coupe transversale de la cornée du lapin après traitement par le chlorure d'or. — *n*, nerf afférent ; *r*, nœud du plexus fondamental ; *a*, fibre perforante ; *s*, plexus sous-épithélial ; *p*, plexus intra-épithélial ; *b*, boutons terminaux

après avoir dépassé les cellules de la première rangée, cheminer entre celles de la seconde, puis se diviser et s'anastomoser

Boutons
terminaux.

avec d'autres fibres semblables pour constituer un *plexus intra-épithélial*. Enfin, gagnant les couches superficielles, elles s'insinuent entre les cellules lamellaires qui les composent, se contournant quelquefois en tire-bouchon à la manière des conduits excréteurs des glandes sudoripares dans l'épiderme, et se terminent au voisinage de la surface par des boutons.

Cohnheim[1], qui a découvert en même temps le plexus sous-épithélial, le plexus intra-épithélial et les boutons terminaux des nerfs de la cornée, pensait que ces boutons dépassaient l'épithélium et flottaient dans le liquide des larmes. Mais, ainsi que l'a fait remarquer Kölliker[2], les boutons terminaux sont presque toujours recouverts par une ou plusieurs cellules lamellaires de l'épithélium et, lorsqu'ils paraissent complètement libres, ce qui est fort rare, on peut toujours supposer que les cellules qui les recouvraient ont été détachées.

PEAU

Étude générale de la peau. — Avant d'étudier les terminaisons nerveuses qui sont comprises dans la peau, il est nécessaire d'examiner la structure des différentes parties qu'elle contient: derme, papilles, épiderme, ongles, poils, glandes sébacées et glandes sudoripares.

Derme.

La charpente du derme est essentiellement constituée par des faisceaux connectifs et des fibres élastiques qui proviennent du tissu cellulaire sous-cutané et qui forment un tissu feutré de plus en plus serré à mesure que l'on se rapproche de la surface. Moulées exactement dans les espaces qu'ils laissent entre eux, les cellules connectives sont d'autant moins étalées et ont une forme d'autant plus compliquée qu'on les examine dans des couches plus superficielles.

Dans certaines régions, la paume des mains et la plante des pieds entre autres, les parties profondes du derme contiennent, en outre, des cellules adipeuses qui, groupées en lobules, constituent le pannicule adipeux.

Pour reconnaître ces faits, il faut employer la méthode sui-

---

[1] *Cohnheim*, Ueber die Endigung der sensiblen Nerven in der Hornhaut der Saügethiere, *Centralblatt.* 1866, p. 401, et *Archives de Virchow*, 1867, t. XXXVIII, p. 343.

[2] *Kölliker*, Ueber die Nervenendigungen in der Hornhaut. *Würzb. naturw. Zeitschrift*, 1866.

vante : Un fragment de peau étant conservé depuis deux ou trois semaines dans le liquide de Müller ou dans le bichromate d'ammoniaque à 2 pour 100, on le soumet à l'action successive de la gomme et de l'alcool pour en compléter le durcissement. On y fait des coupes perpendiculaires à la surface qui, après avoir été débarrassées de la gomme par un séjour convenable dans l'eau, sont colorées par l'hématoxyline et montées dans le baume du Canada ou dans la résine dammar. Il convient que la coloration soit faible. Les faisceaux connectifs ont alors une teinte gris de lin, les cellules adipeuses sont incolores ; leurs noyaux et ceux des cellules connectives sont d'un bleu plus ou moins intense. Entre les faisceaux connectifs, qui ont éprouvé un léger retrait sous l'influence des réactifs employés, se montrent des fentes correspondant aux espaces ménagés dans le tissu pour la circulation du plasma.

Les faisceaux connectifs du derme sont également bien marqués dans des coupes faites sur de très petits fragments de peau traités par une solution d'acide osmique à 1 pour 100 et dont le durcissement a été complété par l'action successive de la gomme et de l'alcool. Les cellules adipeuses y sont colorées en noir-brun, les cellules connectives et leurs noyaux sont indistincts. Pour rendre ces derniers éléments évidents, il faut les colorer, soit par le picrocarminate, soit par la purpurine ; mais la coloration ne s'y produit que si l'action de l'acide osmique n'a pas été trop prolongée.

Pour apprécier la forme des cellules connectives et leurs rapports avec les faisceaux, les préparations précédemment indiquées ne suffisent pas. Seules, les coupes faites sur un fragment de peau convenablement doré donnent de ces cellules, comme des cellules fixes de la cornée, des images démonstratives. Les fragments doivent être pris sur la peau tout à fait fraîche, ne pas avoir plus de 5 millimètres de côté et être bien débarrassés du pannicule adipeux. On les laissera dix minutes dans le jus de citron et une ou deux heures dans du chlorure d'or à 1 pour 100. La réduction sera obtenue dans de l'eau légèrement acétifiée et à la lumière du jour ; le durcissement sera complété par un séjour convenable dans l'alcool ordinaire.

Les mêmes préparations conviennent pour l'étude des papilles. Elles permettent de reconnaître que les faisceaux connectifs y sont encore plus minces et plus intriqués que dans le derme

Cellules
connectives
du
derme.

Papilles.

proprement dit. La plupart d'entre eux se dirigent vers la surface et, se divisant encore, paraissent s'y terminer. Mais pour faire une étude plus complète des papilles, il faut employer d'autres méthodes. Si, après avoir fait macérer un fragment de peau dans le sérum iodé en suivant les indications qui ont été données pages 239-240, on y fait des coupes verticales, on peut facilement les débarrasser du revêtement épidermique. Les papilles mises à nu sont comme plissées; leur surface présente des crêtes plus ou moins obliques qui, vues de profil, simulent

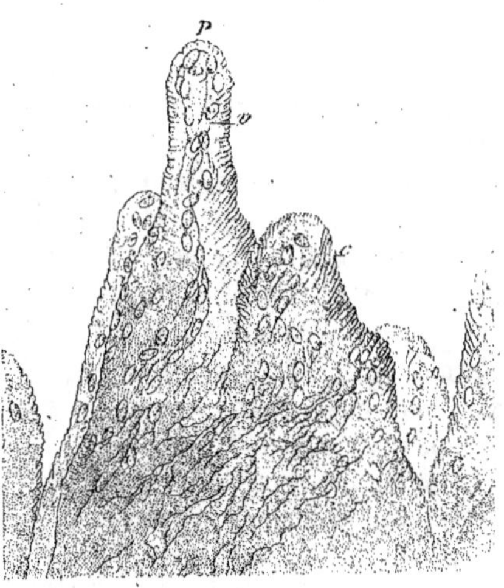

Fig. 297. — Coupe de la peau de la pulpe d'un doigt, faite après macération dans le sérum iodé. Le revêtement épidermique a été détaché. — *p*, papille; *v*, vaisseau sanguin; *c*, crêtes papillaires.

des dents. A l'aide d'un bon objectif à immersion, on peut reconnaître qu'elles sont recouvertes à leur surface d'une couche anhiste mince, la *membrane basale*.

Les papilles, à l'exception de celles qui possèdent des corpuscules du tact, contiennent des vaisseaux que l'on peut déjà reconnaître dans les préparations précédemment indiquées, mais dont on appréciera mieux la disposition sur des coupes faites après injection du réseau vasculaire par les procédés décrits pages 112 et 591. Les doigts de l'homme conviennent tout spécia-

lement pour la préparation des vaisseaux des papilles. L'injection
doit être faite avec du bleu de Prusse ou du carmin additionné

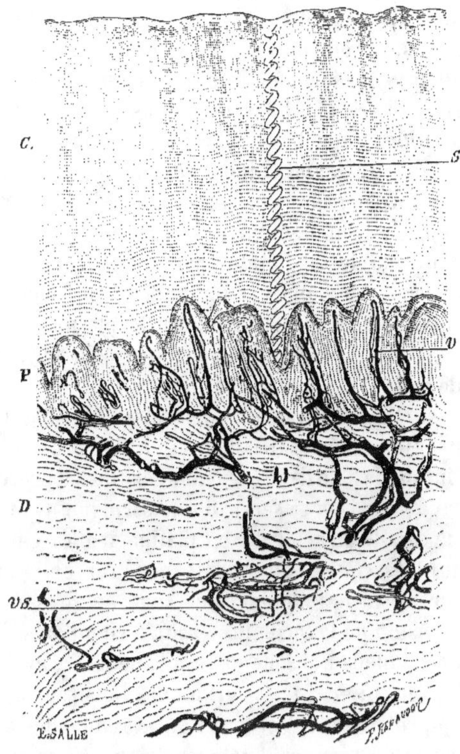

Fig. 298. — Coupe transversale de la peau de la région palmaire du doigt indicateur de l'homme. Injection par une des artères collatérales, l'autre étant liée.
avec une masse de carmin et de gélatine. Durcissement dans l'alcool. Préparation
montée dans le baume du Canada. — C, épiderme; P, papilles; D, derme; S,
canal intra-épidermique d'une glande sudoripare; v, vaisseaux des papilles; vs,
réseau capillaire d'un glomérule de glande sudoripare.

de gélatine, et il faut en introduire une quantité assez grande
pour distendre complètement les vaisseaux sans y produire de
rupture.

Les coupes verticales de la peau de la face palmaire
permettent alors de reconnaître, dans chaque papille, une veine
centrale qui, avant d'en atteindre le sommet, se termine par un
cul-de-sac arrondi ou légèrement conique. Cette veine est quel-

quefois accompagnée d'un seul capillaire qui la longe ou qui décrit autour d'elle des tours de spire plus ou moins nombreux, et qui vient se jeter dans son cul-de-sac terminal après avoir formé une anse dont la convexité atteint le sommet de la papille.

D'autres fois, à côté de la veine centrale, se montrent plusieurs capillaires qui forment autour d'elle un réseau complexe et viennent s'y ouvrir sur différents points de son trajet.

Ces dispositions rappellent celles que l'on observe dans l'appareil vasculaire du grand épiploon du lapin (voy. p. 595).

Les papilles de la peau contiennent aussi des vaisseaux lymphatiques qui s'y terminent environ au tiers de leur hauteur, tantôt par un cul-de-sac, tantôt par une extrémité effilée ou par un anneau semblable à un anneau de clef. Ils sont admirablement placés pour recueillir le plasma exsudé des vaisseaux sanguins, après qu'il a concouru à la nutrition de la papille et de son revêtement épidermique.

Pour réussir l'injection double des vaisseaux sanguins et des lymphatiques, il est nécessaire de remplir d'abord ces derniers avec une solution de bleu de Prusse sans gélatine en procédant par piqûre. Il faut pour cela se servir d'une seringue hypodermique munie d'une canule en acier ou en platine iridié à pointe fine et à biseau très court. On la fait pénétrer obliquement et avec lenteur à travers l'épiderme, tout en pressant légèrement sur le piston de la seringue, jusqu'à ce qu'on voie se produire une tache bleue qui s'étend rapidement. Si, au lieu d'une tache à diffusion rapide, il se forme une élevure, c'est qu'on a pénétré trop profondément et que l'on a rempli les mailles du derme. Dans ce dernier cas, quelques lymphatiques seulement sont injectés, et encore sur des coupes on aurait de la peine à les reconnaître au milieu de la masse bleue qui les entoure.

Il arrive souvent aussi que la canule perfore les vaisseaux sanguins et que le liquide coloré y pénètre. Cet accident se produirait d'une manière constante si l'on avait commencé par l'injection des vaisseaux sanguins, car, lorsqu'ils sont remplis, ils sont si rapprochés les uns des autres, qu'on les percerait presque inévitablement.

Lorsque l'injection des lymphatiques a réussi, on pratique celle des vaisseaux sanguins avec une masse carminée à la gélatine (voy. p. 116).

On devra commencer l'étude de l'épiderme sur des préparations faites comme il suit : Un fragment de peau de la face palmaire des doigts, tout à fait frais et débarrassé du pannicule adipeux, est placé dans l'alcool ordinaire pendant vingt-quatre heures ; on l'inclut alors dans le mélange de cire et d'huile (voy. p. 744) et l'on y fait à main levée des coupes perpendiculaires à la surface, qui doivent être fort minces. Reçues d'abord dans l'alcool qui sert à mouiller le rasoir, elles sont ensuite portées dans l'eau, puis placées sur une lame de verre dans une goutte de picrocarminate très étendu. Une ou deux minutes après, on les recouvre d'une lamelle sur le bord de laquelle on place une goutte de glycérine qui s'insinue peu à peu et rend la préparation persistante.

Entre le corps muqueux proprement dit, à peine coloré, et la couche cornée teintée de jaune strié de rouge, se montre une couche colorée en rouge vif, décrite par Langerhans [1], et que Unna [2] a désignée dans ces derniers temps sous le nom de *stratum granulosum*. Cette couche est composée de deux ou trois rangées de cellules qui, sur la coupe, paraissent losangiques ou trapézoïdes et qui sont légèrement aplaties suivant la surface de la peau. Elles contiennent, à côté d'un noyau plus ou moins atrophié, des gouttes d'une substance liquide qui a la propriété de se colorer rapidement et vivement par le carmin, quand bien même il est employé à dose très faible. Cette substance, à laquelle j'ai donné le nom d'*éléidine* [3], se montre aussi à la surface de la coupe, sous la forme de gouttes ou de flaques entièrement libres, de dimensions variables et à bords plus ou moins sinueux, entre les lits de cellules qui composent la couche épidermique située immédiatement au-dessus du *stratum granulosum*. Cette couche, le *stratum lucidum* d'Œhl et de Schrön [4],

se voit plus ou moins distinctement suivant les préparations ; elle peut être considérée simplement comme la partie la plus profonde de la couche cornée. Cependant, dans les coupes faites

[1] *Langerhans*, Ueber Tastkœrperchen und Rete Malpighi. *Arch. f. micr. Anat.*, t. IX, 1873.

[2] *Unna*, Beitraege zur Histologie und Entwicklungsgeschichte der menschlichen Oberhaut und ihrer Anhangsgebilde. *Arch. f. micr. Anat.*, t. XII, 1876, p. 665.

[3] Sur une substance nouvelle de l'épiderme et sur le processus de kératinisation du revêtement épidermique. *Comptes rendus de l'Acad. des sciences*, 30 juin 1879.

[4] Voy. *Schrön*, Contribuzione alla anatomia, fisiologia e patologia della cute umana. Torino e Firenze, 1865.

après l'action de l'acide osmique, elle apparaît, ainsi que Unna l'a bien indiqué, comme une bande claire entre le *stratum granulosum* et la partie profonde de la couche cornée proprement dite qui est colorée en noir.

La coloration de la couche cornée par l'acide osmique n'est pas toujours uniforme. Si cette couche est épaisse, comme à la

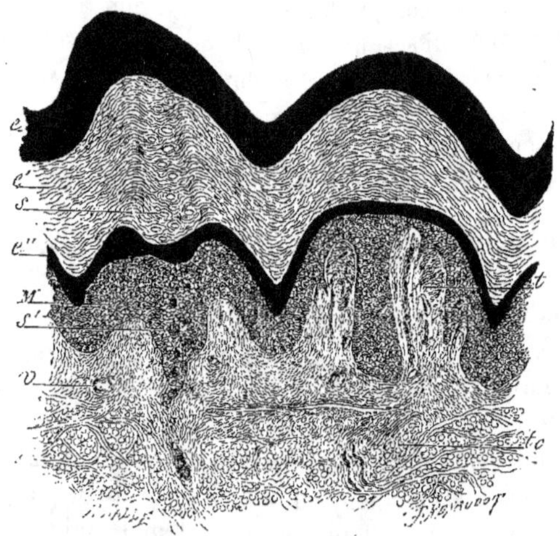

Fig. 299. — Coupe perpendiculaire à la surface de la peau de la face palmaire de l'indicateur de l'homme, faite après macération dans l'acide osmique. — *e*, partie supérieure de la couche cornée; *e''*, partie profonde de la même couche; *e'*, partie intermédiaire; *s* et *s'*, sections du canal excréteur d'une glande sudoripare; *M*, corps muqueux de Malpighi; *t*, corpuscule du tact; *v*, vaisseau sanguin; *tc*, tissu conjonctif du derme.

paume des mains et à la plante des pieds, il reste en son milieu une région qui, n'ayant pas été atteinte par le réactif ou ne l'ayant été que très faiblement, forme une zone incolore, (voy. p. 260).

Quelques expériences, que nous avons faites récemment, permettent d'apprécier la cause pour laquelle la couche cornée se colore en noir, tandis que le *stratum lucidum* demeure incolore.

Lorsque l'on plonge dans une solution d'acide osmique une coupe de la peau faite après durcissement par l'alcool ordinaire, la couche cornée prend dans toute son étendue une coloration noire, atténuée sur ses bords qui ont été plus directement atteints par l'alcool. Si, avant de faire agir l'acide osmique, la coupe a été traitée par l'alcool absolu, la couche cornée ne se colore plus en noir dans aucune de ses parties. Dès lors, il est logique d'admettre que l'alcool dissout une substance contenue dans la couche cornée et qui précipite l'osmium. Cette substance est vraisemblablement de la graisse. Or, le *stratum lucidum*, en rapport direct avec des couches du revêtement épidermique encore molles, doit contenir une certaine proportion d'eau et par conséquent ne pas se laisser imbiber par les matières grasses qui infiltrent les cellules desséchées de la couche cornée. Il est donc naturel qu'il ne réduise pas l'acide osmique et qu'il soit incolore dans les préparations faites seulement au moyen de cet acide.

A ce qui a été dit précédemment (p. 257-263) sur la structure du corps muqueux, nous devons ajouter les résultats de recherches plus récentes.

Contrairement à ce qui avait été avancé par Bizzozero (voy. p. 239), Lott [1] a soutenu que les piquants des cellules dentelées ne sont pas soudés bout à bout, mais s'accolent latéralement par leurs extrémités.

Nous avons émis nous-même sur le mode d'union des cellules du corps muqueux une nouvelle hypothèse. Considérant que ces cellules s'isolent difficilement, même après une longue macération dans le sérum iodé (voy. p. 239), et que les piquants qu'elles montrent alors sont irréguliers et comme brisés, nous avons pensé [2] que ces piquants ne sont que les restes de filaments qui, à l'état normal, réunissent les cellules les unes aux autres. Cette hypothèse est confirmée par l'examen de préparations faites dans les conditions suivantes :

Filaments
d'union
des cellules
du
corps muqueux.

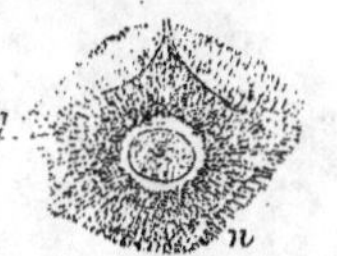

Fig. 300. — Cellule du corps muqueux de Malpighi, isolée après macération dans le sérum iodé. — *d*, espace compris entre la masse cellulaire et le noyau; *n*, filaments d'union brisés par la dissociation.

Des fragments de la peau des doigts ou des orteils, recueillis tout à fait frais sur des membres amputés et pris dans des régions atteintes d'inflammation légère, sont durcis par l'action successive du bichromate d'ammoniaque, de la gomme et de l'alcool. On y fait des coupes verticales qui doivent être franches et extrêmement minces. Lorsqu'elles sont débarrassées de la gomme par un

[1] Lott, *loc. cit.*, voy. p. 245.
[2] Nouvelles recherches sur le mode d'union des cellules du corps muqueux de Malpighi. *Comptes rendus de l'Acad. des sciences*, 20 octobre 1879.

séjour de vingt-quatre heures dans l'eau, on les monte en préparations persistantes dans l'eau phéniquée sans les avoir soumises à l'action d'aucun réactif colorant. Les filaments d'union, qui correspondent aux prétendues dents des cellules du corps muqueux, forment sur leur profil une élégante striation scalariforme (voy. fig. 301) et montrent souvent en fleur milieu un petit nodule.

Ces filaments ne sont pas les seuls qui unissent les cellules entre elles. On en voit d'autres beaucoup plus longs qui, se dégageant obliquement d'une cellule, se couchent sur une de ses faces pour atteindre une cellule voisine et s'y insérer comme sur la première. Ces filaments (*longs filaments*) forment des faisceaux groupés d'une manière élégante en différents points de la surface de la coupe; ils peuvent être considérés comme des filaments d'union ordinaires distendus par suite des changements de rapport qu'éprouvent les cellules dans l'évolution épidermique.

Les dents de la face profonde des cellules épidermiques de la première rangée sont implantées dans la membrane basale et assurent ainsi l'union solide de l'épiderme et du derme. Ces cellules sont en rapport les unes avec les autres par des filaments et contiennent des noyaux qui ne sont pas tous à la même hauteur. Certaines d'entre elles, rares chez l'adulte, plus nombreuses chez les jeunes enfants, contiennent deux noyaux. Étant données leurs formes et les signes de division qu'elles présentent, on est conduit à supposer qu'elles se multiplient et que les nouvelles cellules ainsi formées s'élèvent au dessus des autres, gagnent les rangées supérieures et concourent ainsi à l'évolution épidermique.

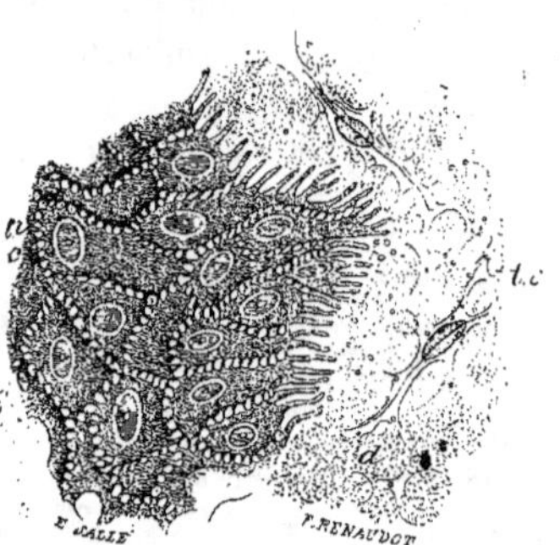

Fig. 301. — Coupe du corps muqueux de Malpighi, faite parallèlement à la surface de la peau, après injection d'acide osmique dans les vaisseaux et durcissement par la gomme et l'alcool. — *c*, corps muqueux de Malpighi; *tc*, tissu conjonctif du derme.

Lorsque, par suite de cette évolution, elles ont atteint le *stratum granulosum*, il se forme dans leur protoplasma des gouttes d'éléidine, leurs noyaux s'atrophient, les filaments qui les unissent s'effacent, et, pressées contre la couche cornée, elles subissent un léger aplatissement. Arrivées dans le *stratum lucidum*, leurs noyaux et les gouttes d'éléidine qu'elles contenaient disparaissent complètement, e., réduites en lames minces, elles se soudent solidement les unes aux autres. Dans la couche cornée proprement dite, leur union se relâche, elles se dissocient peu à peu et, arrivées à la surface, elles tombent dans le monde extérieur, soit isolées, soit en groupes, sous la forme de petites écailles.

Les ongles sont des plaques de substance cornée formées de cellules aplaties soudées intimement les unes aux autres et que l'on pourra isoler au moyen de la potasse ou de l'acide sulfurique, en suivant les indications données pages 245 et 246. Ces cellules paraissent alors sphériques, claires, et dans leur intérieur se montrent les vestiges d'un noyau. Ce dernier caractère suffirait à distinguer les cellules unguéales de celles qui forment la couche cornée de l'épiderme.

On devra procéder ensuite à l'étude de coupes faites dans diverses directions et comprenant à la fois l'ongle et le derme sous-jacent, après qu'on les aura détachés ensemble de la phalangette par une dissection soignée en enlevant en même temps le repli sus-unguéal et une portion de la pulpe du doigt. Le durcissement des parties molles sera obtenu par un séjour convenable dans l'alcool, le liquide de Müller ou le bichromate d'ammoniaque à 2 pour 100, et complété par l'action successive de la gomme et de l'alcool.

Les coupes verticales, passant par l'axe de l'ongle, faites après durcissement par l'alcool et colorées par le picrocarminate faible, sont les plus instructives. Elles montrent l'ongle, coloré en jaune, ayant à peu près la même épaisseur dans toute l'étendue de son bord libre et de son corps, et s'amincissant à partir de l'origine de sa racine aux dépens de sa face inférieure, pour se terminer par une extrémité effilée dans le sillon de la peau que limite en haut le pli sus-unguéal. Le derme sous-unguéal est séparé de l'ongle, aussi bien au niveau de son corps que de sa racine, par une couche épithéliale molle colorée en rose et qui peut être considérée comme l'analogue du corps muqueux; elle se continue du reste avec lui sur la pulpe du doigt, et en arrière de la racine de l'ongle dans le repli sus-unguéal.

Dans toute la portion qui correspond au corps de l'ongle et qui porte le nom de *lit de l'ongle*, cette couche est mince et paraît avoir une épaisseur uniforme. En arrière, elle augmente d'épaisseur, pour remplir l'espace plus considérable qui, dans cette région désignée sous le nom de *matrice de l'ongle*, reste entre la racine de l'ongle et le derme sous-unguéal. Les cellules qui la constituent, cylindriques dans les couches profondes, deviennent polygonales dans les moyennes, puis s'aplatissent légèrement dans les superficielles. On voit entre elles une striation scalariforme, moins accusée que dans le corps muqueux de l'épiderme ; dans aucune région, elles ne contiennent d'éléidine. Déjà Heynold[1] avait constaté que dans l'épithélium sous-unguéal, pas plus au niveau du lit de l'ongle qu'au niveau de sa matrice, il n'y a rien qui ressemble à la couche granuleuse décrite par Langerhans dans l'épiderme.

Substance
onychogène.Cependant on observe un grand nombre de granulations accumulées dans les cellules molles qui forment l'étage supérieur de la matrice de l'ongle et dans celles qui constituent la rangée la plus superficielle de son lit. Seulement ces granulations paraissent solides et, au lieu de se colorer en rouge par le picrocarminate, comme les gouttes d'éléidine, elles y prennent une teinte brunâtre. C'est là le *stratum granulosum* de l'ongle, plus épais au niveau de sa matrice, parce que c'est le lieu de sa croissance active. La substance granuleuse qui se colore en brun par le picrocarminate mérite le nom de *substance onychogène*.

En revanche, l'éléidine abonde dans le *stratum granulosum* du repli sus-unguéal immédiatement au-dessus de l'extrémité de la racine de l'ongle, et dans celui de la pulpe du doigt, immédiatement au-dessous de son bord libre.

Lorsqu'une coupe longitudinale et verticale de l'ongle, faite après l'action du bichromate d'ammoniaque, de la gomme et de l'alcool, a été traitée par le picrocarminate, le corps muqueux de la matrice et du lit de l'ongle montre deux couches à peu près d'égale épaisseur dont la supérieure est colorée en rouge, tandis que l'inférieure est simplement rosée ou ne présente même pas de coloration. Ce fait prouve que l'évolution cellulaire qui aboutit à la production de la matière onychogène et à la formation de la substance cornée de l'ongle est bien plus graduelle et commence bien plus tôt que ne le feraient croire les préparations faites après durcissement par l'alcool.

<hr>

[1] *Heynold*, Beitrag zur Histologie und Genese des Nagels. *Archives de Virchow*, t. LXV, 1875, p. 270.

Si l'on se contentait d'examiner des coupes longitudinales, on pourrait croire que le lit de l'ongle est complètement plan. Mais, en réalité, il présente une série de crêtes dermiques longitudinales qui, sur des coupes perpendiculaires à l'axe de l'ongle, forment autant de festons d'un dessin régulier et élégant.

Chez l'homme adulte, la substance unguéale est complètement à nu sur la face dorsale de l'ongle, aussi bien au niveau de son corps qu'au niveau de sa lunule qui correspond à la matrice. Il n'en est pas de même chez certains animaux. Chez les ruminants, les pachydermes et les solipèdes, l'ongle est recouvert d'une couche qui est l'analogue de la couche cornée de l'épiderme et qui, sur des coupes faites après l'action de l'alcool et traitées par le picrocarminate, se colore en jaune veiné de rouge, tandis que l'ongle proprement dit se colore en jaune franc. Cette épidermicule de l'ongle est fournie par le repli sus-unguéal, dont le revêtement épithélial, croissant comme l'ongle lui-même, le recouvre en contractant avec lui une adhérence solide et masque ainsi complètement le sillon dermique dans lequel il est serti.

Épidermicule de l'ongle et hyponychion.

Il est un stade du développement chez l'homme où l'ongle se présente sous la forme d'une plaque comprise dans l'épaisseur même de l'épiderme et se fondant insensiblement avec lui en avant. Les ongles des animaux que nous venons d'indiquer ont donc leur équivalent dans l'ongle embryonnaire de l'homme ou *hyponychion*.

Il convient d'ajouter que la plaque unguéale intra-épidermique des embryons, aussi bien chez l'homme que chez le mouton, le cochon, etc., ne contient pas de matière glycogène, tandis que les cellules épidermiques qui la recouvrent en sont chargées. C'est là encore une différence essentielle entre la substance cornée de l'ongle et celle de l'épiderme.

Les cellules cornées qui composent les poils, et que l'on peut isoler par les procédés indiqués à propos des ongles, sont de trois espèces : des lamelles écailleuses, minces, qui ne contiennent ni noyau, ni pigment ; des cellules irrégulièrement fusiformes, chargées de pigment dans les poils colorés, et dans l'intérieur desquelles on aperçoit souvent des vestiges d'un noyau ; enfin de petites cellules rondes, dont l'existence n'est pas constante.

Poils.

Ces différentes cellules, que l'on ne voit pas distinctement sur

un poil entier examiné dans l'eau ou dans la glycérine, peuvent
être observées en place lorsqu'il commence à se désagréger sous
l'influence des liquides dissociateurs, l'acide sulfurique chaud
par exemple. On reconnaît ainsi que les cellules lamellaires
forment à la surface du poil une couche continue, l'*épidermicule*,
dans laquelle elles se recouvrent de bas en haut, que les cellules
fusiformes appartiennent à l'écorce du poil, et les petites cellules
rondes à sa moelle.

Racine
du poil.

La partie la plus intéressante du poil est sa racine, qui s'enfonce plus ou moins profondément dans le derme; elle doit
être étudiée sur des coupes de la peau convenablement
orientées.

Après avoir recueilli des segments du cuir chevelu ou de toute
autre région riche en poils, on les fera durcir par un des procédés classiques, par exemple au moyen de l'alcool seul, ou par
l'action successive de l'alcool, de la gomme et de l'alcool.

Il convient d'examiner d'abord des coupes perpendiculaires à
la surface de la peau et passant par l'axe des poils. Ces coupes
seront faites à main levée. Pour les exécuter, l'opérateur devra
porter toute son attention sur un des poils en particulier, qu'il
dégagera d'abord d'un coup de rasoir et qu'il divisera ensuite, ainsi que les tissus qui l'entourent, en tranches aussi
minces que possible.

Ces préparations, lorsqu'elles ont été colorées par le picrocarminate, sont fort instructives. La racine du poil et son follicule,
qui descendent au-dessous du derme jusque dans le pannicule
adipeux, s'y montrent plus ou moins obliques à la surface de la
peau. L'angle obtus qu'ils forment avec cette surface est sous-
tendu par le muscle redresseur, qui s'insère d'un côté à la partie
moyenne du follicule renflé à ce niveau, de l'autre à la couche
réticulaire du derme. Dans le triangle ainsi limité se voit la
glande sébacée.

C'est là une disposition sur laquelle Hesse [1] a insisté dans ces
derniers temps, en faisant remarquer que la contraction du
muscle redresseur ne devait pas être sans influence sur l'excrétion du sébum.

Poils
à bulbe creux

Le poil se termine dans son follicule par une extrémité renflée
qui peut présenter deux formes principales, suivant lesquelles

---

[1] *Hesse*, Zur Kenntniss der Hautdrüsen und ihrer Muskeln. *Zeitsch. f. Anat.
Entwicklungsgeschichte*, t. II, 1876, p. **274**.

les poils sont distingués en *poils à bulbe creux* et *poils à bulbe plein*. Dans les poils à bulbe creux, qui ont servi de base aux descriptions classiques, l'extrémité renflée de la racine loge dans son intérieur une papille vasculaire. Cette papille, *papille du poil*, s'élève du fond du follicule, s'élargit un peu, puis, s'effilant plus ou moins, se termine en cône.

La paroi connective du follicule est composée, de dehors en dedans, d'une couche de fibres longitudinales, d'une couche de fibres annulaires et d'une couche anhiste (*membrane vitrée*) qui correspond à la membrane basale du derme, mais qui est beaucoup plus épaisse, surtout à la partie moyenne du folli- cule, où on la voit souvent former des plis transversaux.

Le poil est séparé de la paroi du follicule par une couche épi- théliale qui varie suivant les régions.

Au-dessus de l'ouverture de la glande sébacée jusqu'à la sur- face de la peau, dans la portion que l'on désigne sous le nom de *col du follicule pileux*, elle a la même structure que l'épi- derme, dont elle est une simple dépendance ; elle montre de dehors en dedans toutes les phases de l'évolution épidermique, et le *stratum granulosum* s'y caractérise par la présence d'une très grande quantité d'éléidine, dont on retrouve des gouttes plus ou moins grosses, plus ou moins nombreuses, jusque dans la couche cornée, qui est en rapport direct avec le poil recouvert de son épidermicule.

Au-dessous de l'orifice de la glande sébacée, l'évolution épidermique fait complètement défaut, et la couche épithéliale qui représente le corps muqueux ne possède ni *stratum gra- nulosum*, ni couche cornée. Elle constitue ce que l'on nomme la *gaîne épithéliale externe de la racine ;* très épaisse à la région moyenne du follicule, elle s'amincit d'une manière progressive vers son fond et disparaît au niveau du col de la papille. Elle est séparée du poil par une nouvelle couche cellulaire, la *gaîne épithéliale interne de la racine.*

La gaîne épithéliale interne de la racine possède à peu près la même épaisseur dans toute son étendue ; elle est composée de trois rangées de cellules qui, de dehors en dedans, forment la couche de Henle, la couche de Huxley et la cuticule de la gaîne épithéliale interne. Toutes ces cellules sont kératinisées, claires, réfringentes, homogènes, et contiennent un noyau atro- phié. Elles ne proviennent pas des cellules de la gaîne épithéliale

Paroi
du follicule
pileux.

Gaîne
épithéliale
externe
de la racine
du poil.

Gaîne
épithéliale
interne.

externe qui auraient subi une évolution épidermique de dehors
en dedans, comme on pourrait le croire si l'on n'examinait
que la région moyenne du follicule. Elles naissent sur la papille
aussi bien que les éléments qui forment le poil proprement dit,
et, pour saisir les transformations successives qui les ont conduites à la kératinisation, il faut les suivre à partir de leur lieu
d'origine.

Ce sont là des notions bien établies aujourd'hui, mais qui ne
sont introduites que depuis peu dans la science et que l'on doit
principalement aux recherches de Unna [1] et de von Ebner [2].

La papille est recouverte sur toute sa surface de cellules molles,
dont les unes, celles qui coiffent son sommet et sa partie renflée,
donnent naissance, de dedans en dehors, à la moelle du
poil, à son écorce et à son épidermicule, tandis que celles qui
constitueront sa gaîne épithéliale interne sont implantées au
niveau de son col. Entre les cellules d'origine du poil proprement
dit et celles qui formeront la gaîne épithéliale interne, il y a une
différence importante. Tandis que les premières sont constituées par une masse granuleuse qui, sous l'influence du picrocarminate, prend une coloration brune, et subissent progressivement une kératinisation analogue à celle des ongles, les
secondes contiennent des granulations ou des gouttelettes d'éléidine semblables à celles du *stratum granulosum* de l'épiderme.
Ces gouttelettes, à peine marquées dans les cellules de la
première rangée, deviennent plus nombreuses et plus grosses
dans les rangées suivantes. Plus haut, elles disparaissent tout
d'un coup et sont remplacées par une substance homogène qui
reste incolore. La kératinisation est produite.

Kératinisation de la gaîne épithéliale interne.

La kératinisation des trois couches de la gaîne épithéliale interne, couche de Henle, couche de Huxley, cuticule de la gaîne,
ne s'effectue pas au même niveau. Alors que les cellules de la
couche de Huxley sont encore chargées de gouttes d'éléidine,
celles de la couche de Henle sont déjà complètement kératinisées.
Ce n'est pas que la kératinisation de ces dernières soit plus
hâtive, mais, comme elles naissent un peu plus bas sur le col
de la papille, leur évolution, tout en suivant exactement

---

[1] *Unna*, Beiträge zur Histologie und Entwicklungsgesch. der mensch. Oberhaut. *Arch. f. micr. Anat.*, 1876, t. XII, p. 665.

[2] Von *Ebner*, Mikrosk. Studien über Wachsthum und Wechsel der Haare. *Comptes rendus de l'Acad. de Vienne*, oct. 1876, t. LXXIV.

la même marche, se termine à un niveau moins élevé.

La kératinisation de la gaîne épithéliale interne ne s'effectue pas d'une façon aussi brusque qu'on serait tenté de le croire si l'on se contentait d'examiner des préparations faites après durcissement par l'alcool seul.

Lorsque le durcissement des tissus a été obtenu au moyen du bichromate d'ammoniaque, de la gomme et de l'alcool, et quand bien même les coupes ont séjourné un temps convenable dans le picrocarminate, l'éléidine ne se colore plus en rouge, mais les cellules qui font suite à celles qui en sont chargées, et dont le corps ne présentait pas de coloration dans les préparations précédentes, sont colorées uniformément en rouge. Cette coloration existe dans une certaine zone, au delà de laquelle les cellules sont de nouveau incolores. De cette réaction on doit conclure qu'après la disparition de l'éléidine la kératinisation n'est pas encore achevée et qu'elle se complète progressivement.

L'action spéciale du carmin après le traitement par le bichromate d'ammoniaque permet d'arriver à la solution d'un problème intéressant relatif aux rapports de la couche de Henle avec la couche de Huxley. Lorsque l'on a arraché un poil à bulbe creux et que l'on a entraîné avec lui sa gaîne épithéliale interne, on peut facilement, par la dissociation au moyen des aiguilles, isoler des lambeaux de la couche de Henle. Les cellules qui les composent sont plates, hexagonales et, bien qu'elles soient soudées par leurs bords, elles laissent entre elles, de distance en distance, des fentes d'inégale étendue. Si l'on a séparé en même temps des portions de la couche de Huxley, celles-ci se montrent sous la forme d'un pavé épithélial parfaitement continu. A quoi correspondent les fentes de la couche de Henle, que quelques auteurs désignent pour cette raison sous le nom de membrane fenêtrée?

Pour le déterminer, il faut examiner des coupes transversales faites par le procédé suivant :

Un fragment du cuir chevelu, ayant séjourné pendant quelques semaines dans une solution de bichromate d'ammoniaque à 2 pour 100, est traité ensuite par la gomme et l'alcool pour en compléter le durcissement. On en fait alors, soit à main levée, soit à l'aide du microtome, des coupes perpendiculaires à l'axe des poils et par conséquent plus ou moins obliques à la surface de la peau. Comme cela se comprend aisément, le rasoir atteint la racine des différents poils à des hauteurs diffé-

rentes; les uns sont sectionnés près de leur bulbe, d'autres
au col du follicule, d'autres dans les parties intermédiaires.

En se guidant d'après les renseignements acquis sur les coupes
longitudinales, il est facile de reconnaître à quel niveau
correspond chacune des sections. Celles où la gaîne épithéliale interne est remplie tout entière de granulations d'éléi-

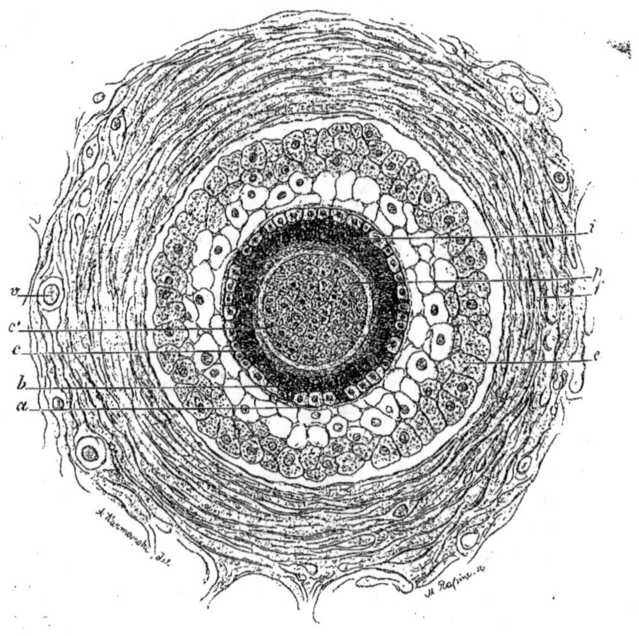

Fig. 302. — Coupe transversale d'un poil à bulbe creux et de son follicule, faite
immédiatement au dessus de la papille après durcissement de la peau par le
bichromate d'ammoniaque, la gomme et l'alcool, et colorée par le picrocarminate.
— p, corps du poil, dont les cellules sont distinctes; i, gaîne épithéliale interne
e, gaîne épithéliale externe; c', épidermicule du poil; c, cuticule de la gaîne épithéliale interne; b, cellules de la couche de Huxley; a, cellules de la couche de
Henle; f, enveloppe connective du follicule; v, vaisseau sanguin.

dine incolores proviennent de la région située au niveau
ou immédiatement au-dessus de la papille. Dans des poils
atteints un peu plus haut, tandis que les cellules de la couche de
Huxley sont encore remplies de granulations, on trouve la couche
de Henle colorée en rouge uniforme; plus haut encore, la couche

de Henle est complètement kératinisée, homogène et incolore, tandis que la couche de Huxley est colorée en rouge. En examinant plus attentivement une coupe qui présentera ce dernier aspect (fig. 302), on verra les cellules de la couche de Huxley envoyer entre les cellules de la couche de Henle des prolongements qui les écartent les unes des autres.

Les fentes de la couche de Henle correspondent donc à des expansions externes des cellules de la couche de Huxley. Il en résulte que ces deux couches sont solidement unies et qu'elles ne peuvent nullement glisser l'une sur l'autre dans leur croissance. Cette croissance, ainsi qu'on l'a vu plus haut, se fait suivant l'axe du poil, et son terme, comme il résulte de l'observation de coupes longitudinales, a lieu immédiatement au-dessous de l'embouchure des glandes sébacées. A ce niveau, les cellules de la gaîne épithéliale interne se désagrègent pour se mélanger au sébum et aux écailles épidermiques exfoliées du col du follicule.

Les mêmes préparations permettent de reconnaître la structure de la gaîne épithéliale externe, les stries scalariformes qui en bordent les cellules et qui sont moins accusées que dans le corps muqueux de Malpighi, la membrane vitrée sur laquelle reposent les cellules de la première rangée de cette gaîne, les deux couches de faisceaux connectifs qui constituent le sac du follicule, et enfin, autour des poils qui sont sectionnés au niveau des glandes sébacées, les muscles redresseurs coupés en travers et caractérisés dès lors par une série de petits champs polygonaux correspondant aux fibres lisses qui les composent (voy. fig. 183).

Les *poils à bulbe plein* sont implantés moins profondément dans le derme; ils se terminent au sein du follicule, un peu au-dessous de l'embouchure de la glande sébacée et au niveau de l'insertion du muscle redresseur, par une extrémité pleine en forme de massue. Ces poils n'ont pas de gaîne épithéliale interne. Leur bulbe, dépourvu de papille, est compris au milieu des cellules qui composent la gaîne épithéliale externe, entre lesquelles il envoie souvent des prolongements en forme d'épines, plus ou moins nombreux, plus ou moins saillants. Au-dessous de lui, le follicule, revenu sur lui-même et s'étendant plus ou moins profondément dans le derme, affecte les formes les plus variées. Il est rempli de cellules de la gaîne épithéliale externe, et sa

Poils
à bulbe plein

membrane vitrée forme généralement des plis nombreux et compliqués.

Le poil à bulbe plein n'est autre chose qu'un poil arrivé au terme de son évolution.

Développement
des poils.

Pour bien comprendre cette évolution, il est nécessaire d'avoir quelques notions sur le développement des poils.

Comme les poils ne se développent pas tous en même temps, on peut observer, dans le cuir chevelu d'un embryon humain de quatre mois environ, tous les stades de leur formation. On les étudiera sur des coupes de la peau faites suivant les procédés indiqués antérieurement.

Dans un premier stade, les cellules de la seconde rangée du corps muqueux, se multipliant d'une manière active en certains points, forment des nodules bien circonscrits (*nodules épithéliaux*), qui refoulent les cellules de la première rangée du côté du derme. Vis-à-vis de chacun de ces petits bourgeons épithéliaux on observe, dans le derme lui-même, un groupe de petites cellules connectives rondes (*nodule connectif*).

A mesure que le bourgeon épithélial s'accroît et s'enfonce dans le derme, il pousse devant lui le nodule connectif.

Dans un stade plus avancé, le bourgeon épithélial se déprime à son extrémité et donne naissance à une cupule dans laquelle se loge le nodule connectif, qui devient ainsi la papille du poil.

C'est seulement alors que les cellules épithéliales de la première rangée, qui coiffent la papille, évoluent de manière à former le poil et sa gaîne épithéliale interne, tandis que les autres cellules du bourgeon constituent la gaîne épithéliale externe.

La kératinisation qui atteint le poil embryonnaire, encore contenu tout entier dans son follicule, porte également sur le poil proprement dit et sur sa gaîne épithéliale interne. Celle-ci, à ce stade du développement, a la forme d'un cône creux appliqué exactement sur le poil. Mais lorsque, poussant ensemble, ils sont arrivés au col du follicule, au niveau de la glande sébacée embryonnaire représentée par un petit bourgeon latéral, le cheminement de la gaîne épithéliale interne est arrêté, et le poil, continuant à s'accroître, la traverse. Sa pointe est alors engagée seule au milieu des cellules épithéliales qui remplissent le col du follicule. Celles qui en occupent le centre subissent une transformation graisseuse ou sébacée, bien observée par Goette[1]

---

[1] *Goette*, Zur Morphologie der Haare. *Arch. f. micr. Anat.*, t. IV, 1868, p. 273.

chez le mouton et qui se rencontre également chez l'homme. Cette transformation, qui précède celle des cellules de la glande sébacée elle-même, favorise le passage de la pointe du poil à travers l'épiderme et son issue définitive.

Étant données ces notions sur le développement du poil, on conçoit que son extrémité naturelle soit effilée en forme de cône. Il est à remarquer cependant que cette portion conique a souvent une longueur bien plus considérable que la hauteur du follicule pileux, ce qui conduit à admettre que la papille croît pendant un certain temps d'une manière régulière, puisque le diamètre du poil dépend nécessairement de celui de la papille sur laquelle il se forme. A cette période de croissance succède une période d'état pendant laquelle la papille, conservant le même volume, donne naissance à la portion cylindrique du poil, plus ou moins longue chez l'homme suivant les régions. Puis la papille diminue, et le poil s'amincit d'une façon correspondante.

Il y a des animaux, la taupe par exemple, dont les poils présentent des parties alternativement renflées et amincies, ce qui indique des alternatives correspondantes d'accroissement et de diminution de la papille, et comme une sorte de rhythme dans son évolution. Chez l'homme, ce n'est pas le cas : la diminution de la papille est suivie de son atrophie complète et de la transformation du poil à bulbe creux en poil à bulbe plein. Aussi remarque-t-on que tous les poils à bulbe plein sont amincis dans une portion plus ou moins grande de leur longueur au-dessus de leur bulbe.

Lorsque la papille arrive au terme ultime de son atrophie, le poil qui la coiffait s'en trouve par là même détaché, et son bulbe creux, revenant sur lui-même tout en achevant de se kératiniser, se transforme de la sorte en un bulbe plein. Ainsi devenu rigide en même temps qu'il est libre dans le fond du follicule, les mouvements que subit ce dernier le font peu à peu monter jusqu'à ce que son extrémité arrive au niveau du muscle redresseur ; en même temps, le follicule revient sur lui-même dans sa partie inférieure [1].

Unna et von Ebner (*loc. cit.*, voy. p. 890), contrairement à Götte, ont soutenu que le poil à bulbe plein résulte de la transformation du poil à bulbe creux. Seulement, tandis qu'Unna prétend que le poil à bulbe plein continue à croître par une transformation successive des cellules de la gaîne épithéliale externe, au milieu desquelles il

Lorsqu'un poil à bulbe plein est tombé, et même avant sa chute, il se forme d'ordinaire dans le fond du follicule un nouveau poil destiné à le remplacer. Ce nouveau poil se développe à la surface de l'ancienne papille plus ou moins atrophiée ou sur une papille de nouvelle formation, si l'ancienne a disparu, et son mode de développement ne diffère pas de celui du poil embryonnaire. Noyé d'abord, comme ce dernier, au sein des cellules de la gaîne épithéliale externe, et entièrement coiffé par la gaîne épithéliale interne terminée en pointe et fermée au-dessus de lui, il s'en dégage seulement au niveau de l'orifice de la glande sébacée.

Sur la coupe transversale d'un follicule passant par sa partie moyenne et contenant en même temps un poil à bulbe plein et un poil à bulbe creux, ce dernier se montre entouré de sa gaîne épithéliale interne, tandis que l'autre n'en possède pas et se trouve en rapport direct avec les cellules de la gaîne épithéliale externe.

Ainsi qu'on l'a vu plus haut, la glande sébacée est d'abord un simple bourgeon latéral de la masse épithéliale qui à l'origine représente le follicule pileux. Les cellules centrales de ce bourgeon se remplissent de gouttes huileuses, se détachent, deviennent libres, et, lorsque le poil a percé l'épiderme, elles s'échappent au dehors par le canal qu'il leur a frayé.

L'évolution se poursuivant, les cellules glandulaires sont atteintes successivement par la transformation sébacée de sorte qu'après le développement complet on voit souvent des granulations graisseuses jusque dans celles qui reposent sur la membrane propre de la glande, membrane extrêmement mince, qui se continue avec la membrane vitrée et avec la membrane basale du derme.

Ces faits peuvent être observés sur les coupes longitudinales

Glandes
sébacées.

---

serait comme greffé, von Ebner pense qu'il est arrivé au terme de son évolution et ne pousse plus.

La question peut être tranchée par une expérience facile à réaliser. Parmi les poils de la moustache du lapin adulte, on en trouve un certain nombre qui sont associés deux à deux dans le même follicule. En général, le plus gros est à bulbe plein, et le plus mince, destiné à le remplacer, est à bulbe creux. Si on les coupe tous les deux au ras de la peau, on constate les jours suivants que le plus mince a poussé d'une manière active, tandis que l'autre est absolument arrêté dans sa croissance.

Il sera facile de constater sur soi-même, après avoir rasé les poils du dos de la main, que certains d'entre eux ne poussent pas. Ce sont des poils à bulbe plein.

ou transversales dont la technique a été indiquée précédemment, et mieux encore sur des coupes faites après l'action successive de l'acide osmique, de la gomme et de l'alcool.

Les glandes sudoripares sont des glandes en tube. Chacune d'elles s'ouvre à la surface de la peau par un pore spécial qui, à la paume des mains et à la plante des pieds, se trouve au sommet d'une crête papillaire. A partir de ce pore, le tube sudoripare parcourt dans l'épiderme un trajet spiral, traverse le derme, atteint ses couches profondes où il s'enroule un grand nombre de fois sur lui-même pour former un glomérule, et se termine en cul-de-sac.

Glandes
sudoripares.

La préparation des glandes sudoripares n'exige pas de procédés spéciaux. On les étudiera avec avantage sur des coupes faites après durcissement par l'alcool, par le bichromate d'ammoniaque, la gomme et l'alcool, ou par l'acide osmique, la gomme et l'alcool.

Contourné d'une façon très compliquée dans chaque glomérule, le tube sudoripare se trouve atteint par le rasoir sur plusieurs points de son trajet et donne sur la coupe autant de champs circulaires ou elliptiques.

Les champs circulaires, qui correspondent à des sections exactement transversales et qui sont les meilleurs pour l'observation, présentent deux images bien différentes. Dans les uns, le tube sudoripare se montre formé d'une tunique connective à fibres circulaires doublée d'une membrane anhiste et de deux rangées de cellules épithéliales ; sa lumière centrale est entourée d'une cuticule que portent à leur surface libre les cellules de la rangée interne. Dans les autres, sa structure est bien différente ; sa lumière, plus ou moins irrégulière, est limitée par une seule couche de cellules épithéliales cylindriques dépourvues de cuticule. Entre ces cellules et la membrane propre se trouve une rangée de cellules musculaires lisses figurant sur la coupe transversale autant de demi-cercles dont la convexité regarde en dedans.

Le tube glandulaire enroulé dans le glomérule est donc composé de deux portions distinctes : celle qui ne montre qu'une seule couche de cellules épithéliales doublée de fibres musculaires lisses, est la portion sécrétante de la glande ou *tube sécréteur* ; l'autre, dont la lumière centrale est limitée par une cuticule, est le *canal excréteur* qui, après avoir participé à la formation du glomérule, s'en dégage ensuite pour traverser le derme et l'épiderme, et verse au dehors les produits de la sécrétion[1].

Le canal excréteur atteint le corps muqueux de Malpighi au niveau d'un espace interpapillaire généralement plus large que les autres. Sa tunique connective se continue avec le corps papillaire, et sa membrane propre avec la membrane basale du derme ; sa couche épithéliale seule pénètre dans l'épiderme en contractant avec les cellules qui le composent une union très intime et en participant à leur évolution.

Il y a même lieu de remarquer que, dans les cellules du canal excréteur des glandes sudoripares, il se montre des gouttes d'éléidine au-dessous du niveau du *stratum granulosum*, ce qui semble indiquer une évolution plus rapide que celle de l'épiderme en général.

A cette description sommaire, il convient d'ajouter l'exposé d'un certain nombre de faits que l'on pourra facilement observer sur des coupes transversales du tube sécréteur :

Les cellules glandulaires présentent une striation longitudinale formée par de fines granulations disposées en séries, analogue à celle que Heidenhain[2] a décrite dans les cellules des tubes contournés du rein. Elles contiennent, en outre, des granulations graisseuses qui se colorent en noir par l'acide osmique. Elles laissent entre elles, en quelques points, des espaces canaliculés qui s'étendent jusqu'à la membrane propre et qui correspondent à ceux qui existent entre les cellules glandulaires du foie et du pancréas[3].

Les cellules musculaires du tube sécréteur ne sont pas absolument longitudinales ; elles sont légèrement obliques à son axe, autour duquel elles décrivent des spires très allongées. Il en résulte qu'en se contractant elles diminuent à la fois sa longueur et son calibre, remplissant ainsi le même rôle que les deux cou-

---

[1]. La distinction de la portion sécrétante et du canal excréteur des glandes sudoripares a été faite pour la première fois par Heynold (*Ueber die Knaüeldrüsen des Menschen*, Arch. de Virchow, t. LXI, 1874, p. 77). C'est là une découverte histologique d'une grande importance. Pour en juger il suffira de lire la description de ces glandes dans les traités classiques qui ont été rédigés avant sa publication, par exemple celui de Kölliker, 2ᵉ édition française, p. 183, dans lequel il règne à ce sujet la plus grande confusion.

[2] *Heidenhain.* Microsc. Beitræge zur Anatomie und Physiologie der Nieren, Arch. f. micr. Anat., 1874, p. 1.

[3] Sur la structure des glandes sudoripares, *Comptes rendus*, 29 décembre 1879.

ches longitudinale et transversale que l'on observe dans d'autres canaux, l'intestin par exemple. Elles sont intimement unies à la membrane propre au moyen de crêtes longitudinales qu'elles envoient dans son épaisseur et qui, sur des coupes transversales, donnent des images comparables à celles des dents par lesquelles les cellules de la première rangée du corps muqueux s'insèrent dans la membrane basale du derme. Elles ne forment pas une couche continue ; il reste entre elles des fentes dans lesquelles les cellules glandulaires envoient des prolongements pour se mettre en rapport direct avec la membrane propre, disposition qui favorise les échanges nécessaires à la sécrétion.

Dans certaines régions du tube sécréteur des glandes sudoripares et principalement au niveau d'une ampoule qui précède le canal excréteur, on voit se dégager, des cellules glandulaires, des gouttes d'une substance homogène qui paraît être du mucus ou de la matière colloïde. Cette substance forme également, à la surface libre des cellules, une bordure plus ou moins épaisse, très développée surtout dans les glandes sudoripares du conduit auditif externe, où elle a été signalée par Heynold[1].

Le développement des glandes sudoripares s'étudiera sans difficulté sur des coupes verticales de la peau d'embryons humains de cinq mois environ, faites après l'action successive du bichromate d'ammoniaque, de la gomme et de l'alcool, et colorées par la purpurine. Ces glandes n'apparaissant pas toutes au même moment, on pourra, sur une même préparation, observer plusieurs phases de leur développement. A l'origine, elles se montrent, ainsi que Kölliker l'a observé il y a longtemps déjà, sous la forme d'un bourgeon épithélial plein qui part du corps muqueux pour s'avancer dans le derme et en gagner les couches profondes. En ce point, comme s'il éprouvait de la résistance, il s'incurve, puis se replie sur lui-même et constitue ainsi le premier rudiment du glomérule.

A ce moment il se forme, au milieu du renflement terminal de la glande, une lumière centrale limitée par un bord net, cuticulaire. Cette lumière gagne peu à peu toute la hauteur du canal excréteur, se poursuit dans les couches épidermiques et finit par s'ouvrir au dehors.

Le tube sécréteur se développe aux dépens du renflement ter-

Développement
des
glandes
sudoripares.

---

[1] *Loc. cit.*, voy. page 898.

minal. Sur des coupes perpendiculaires à son axe, vers le sixième mois de la vie intra-utérine, on y distingue la membrane propre, au dedans de laquelle sont disposées deux couches de cellules, dont les internes correspondent aux cellules sécrétantes, tandis que les externes concourent vraisemblablement à la formation des cellules contractiles.

Il se développerait ainsi des éléments musculaires aux dépens du feuillet externe du blastoderme.

Terminaisons nerveuses de la peau. — On rencontre dans la peau de l'homme et des mammifères trois sortes de terminaisons nerveuses :

Les terminaisons fibrillaires intra-épidermiques, les ménisques tactiles et les corpuscules du tact.

En outre, il existe dans le tissu cellulaire sous-cutané de certaines régions des corpuscules de Pacini.

Terminaisons fibrillaires intra-épidermiques. — La méthode de l'or est la seule qui permette de voir les fibres nerveuses intra-épidermiques.

Nerfs intra-épidermiques chez l'homme.

Le meilleur procédé consiste à employer le mélange de chlorure d'or et d'acide formique préalablement bouilli, puis refroidi (voy. page 826). Il faut choisir de la peau de la pulpe des doigts tout à fait fraîche, préférablement de la peau de jeunes enfants ou même de nouveau-nés. On en découpera des fragments très petits (ayant 2 à 3 millimètres de côté) et, après les avoir débarrassés avec soin de tout le pannicule adipeux, on les plongera directement dans la solution d'or où on les maintiendra pendant une heure environ. La réduction sera obtenue à la lumière du jour, dans de l'eau légèrement acétifiée. Lorsqu'elle sera suffisante, les fragments dorés seront plongés dans l'alcool qui achèvera de les durcir. Le séjour dans l'alcool peut être prolongé plusieurs jours et même plusieurs semaines sans inconvénient ; il a l'avantage d'arrêter la réduction ultérieure de l'or, ce qui fait que les préparations une fois obtenues ne noircissent pas par la suite.

Les fragments étant convenablement inclus dans le mélange de cire et d'huile (voy. page 741), on en fait des coupes minces perpendiculaires à la surface de la peau, et on les monte dans de la glycérine additionnée d'acide formique.

Sur ces coupes, on voit des fibres nerveuses colorées en violet foncé s'avancer dans les papilles, en gagner la surface et, après avoir suivi sous la membrane propre un trajet plus ou

moins long, plus ou moins compliqué, et quelquefois s'être anastomosées avec des fibres voisines, donner des branches sans
myéline qui pénètrent dans
l'épiderme. Ces branches se
divisent ensuite ; leurs rameaux deviennent sinueux,
s'anastomosent parfois, se divisent encore, se recourbent en
directions diverses, et finalement se terminent par des
boutons entre les cellules du
corps muqueux de Malpighi.
Jamais ces boutons ne dépassent
le *stratum granulosum*.

Le diamètre, le nombre et la
distribution des fibres nerveuses intra-épidermiques sont
extrêmement variables. Il est
probable que toutes ne sont pas
dessinées par l'or et que certaines d'entre elles ne le sont
que partiellement.

Dans les couches profondes
de l'épiderme, elles sont assez
régulières, mais, à mesure
qu'elles se rapprochent des
couches superficielles, elles
montrent des varicosités de
plus en plus accusées, et souvent

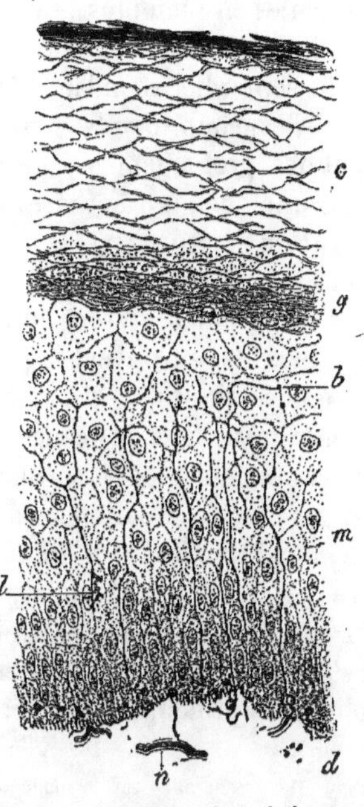

Fig. 303. — Coupe verticale de la peau de
la pulpe du doigt chez un enfant de
cinquante jours, après l'action du chlorure d'or. — *d*, derme ; *m*, corps muqueux ; *g*, stratum granulosum ; *c*, couche
cornée ; *n*, nerf afférent ; *b*, boutons nerveux terminaux ; *l*, cellule de Langerhans.

même elles paraissent constituées à leurs extrémités par de
petites boules isolées disposées en série.

Sur leur trajet dans les couches profondes du corps muqueux,
on observe souvent des corpuscules irréguliers, colorés comme
elles en violet plus ou moins intense et dont l'affinité pour l'or
paraît même être plus considérable que la leur. Aussi arrive-
t-il fréquemment que, dans les préparations faites suivant le procédé indiqué plus haut et plus souvent encore dans celles obtenues
par le procédé de Cohnheim, ces corpuscules sont imprégnés par
l'or, tandis que l'on ne voit pas trace d'une fibre nerveuse intra-
épithéliale.

Dans la peau que l'on recueille sur des membres amputés à la suite d'affections chroniques des articulations, on trouve ces corpuscules en bien plus grand nombre que dans la peau normale; ils se montrent dans toutes les couches du corps muqueux, mais ils sont plus abondants dans ses régions moyenne et supérieure. Beaucoup d'entre eux sont nettement étoilés; ils possèdent des prolongements périphériques plus ou moins nombreux, quelquefois ramifiés, qui atteignent jusqu'au voisinage du *stratum granulosum*, et un prolongement central plus volumineux qui va quelquefois jusqu'à la limite du derme.

Ces corpuscules ne sont autre chose que des cellules migratrices, et, s'ils se trouvent le plus souvent sur le trajet des nerfs intra-épidermiques, c'est parce qu'ils pénètrent dans l'épiderme en s'engageant dans des canaux qui paraissent destinés, au moins pour la plupart, à loger ces nerfs. Ces canaux qui, sur des coupes du corps muqueux parallèles à la surface de la peau, se montrent, ainsi que je l'ai indiqué [1], sous la forme de cercles clairs entre les cellules épithéliales, se ramifient à partir de la profondeur vers la superficie, ce qui explique pourquoi les cellules qui s'y sont engagées présentent un seul prolongement central et plusieurs prolongements périphériques ramifiés [2].

[1] Nouvelles recherches sur le mode d'union des cellules du corps muqueux de Malpighi, *Comptes rendus*, 20 octobre 1879.

[2] Les nerfs intra-épidermiques et les cellules ramifiées que l'on voit sur leur trajet ont été découverts par Langerhans (*Ueber die Nerven der menschlichen Haut*, Archives de Virchow, 1868, t. XLIV, p. 325) dans la peau de l'homme traitée par le procédé de Cohnheim. Ce procédé ne réussit que très rarement, et encore ne donne-t-il jamais que des résultats fort incomplets. Langerhans considéra les cellules ramifiées comme des cellules nerveuses terminales. Mais bientôt Eberth (*Die Endigung der Hautnerven*, Arch. f. micr. Anat., 1870, t. VI, 223), tout en confirmant la découverte des fibres intra-épidermiques, contesta la nature nerveuse des cellules de Langerhans. Il se demanda si ce n'étaient point là des cellules pigmentaires ramifiées, comme on les connaît dans la peau de certains animaux, ou simplement des cellules migratrices. Merkel (*Tastzellen und Tastkörperchen bei den Hausthieren und beim Menschen*, Arch. f. micr. Anat., t. XI, p. 648) adopta la première hypothèse, tandis qu'Arnstein (*Die Nerven der behaarten Haut*, Comptes rendus de l'Acad. des sciences de Vienne, 1876, t. LXXIV) admit la seconde.

En réalité, les cellules de Langerhans sont des cellules migratrices; d'abord leur nombre est beaucoup plus considérable dans les cas où la peau est irritée; ensuite, dans des coupes de l'épiderme faites après l'action du bichromate d'ammoniaque et colorées par la purpurine, on constate souvent, au centre de ces cellules, la présence de noyaux bosselés semblables à ceux des cellules lymphatiques, tandis que leur corps, plus ou moins revenu sur lui-même sous l'influence des réactifs, n'occupe plus qu'une partie de la lacune intra-épithéliale qu'il avait élargie dans sa migration.

On obtient encore de bien plus belles préparations des terminaisons nerveuses fibrillaires intra-épidermiques chez certains animaux, par exemple dans le groin du cochon et dans l'extrémité du museau du chat, du rat, de la souris, de la musaraigne, etc.

Le plateau terminal du groin du cochon présente de grandes papilles vasculaires qui, noyées dans l'épiderme, ne se dessinent pas à la surface. Cet épiderme n'est pas de l'épiderme ordinaire ; la kératinisation s'y fait sans la participation de l'éléidine et présente par conséquent une certaine analogie avec celle des poils et des ongles (voy. pages 886 et 890). Cependant, dans le col des follicules des poils tactiles qui y sont implantés et dans une zone étroite autour de ces poils, on trouve à la limite externe du corps muqueux des cellules chargées de gouttes d'éléidine.

Les nerfs destinés à l'épiderme montent dans les papilles ; quelques-uns en gagnent le sommet, d'autres se dirigent vers différents points de leur surface. Ils donnent tous des fibres sans myéline qui pénètrent entre les cellules épithéliales et qui, après un trajet extrêmement variable, pendant lequel elles se sont divisées maintes fois, se terminent par des extrémités libres.

Quelquefois, partant du sommet d'une papille, les fibres intra-épidermiques, isolées ou groupées, forment une sorte de gerbe dont les branches, après s'être divisées et subdivisées, atteignent jusqu'au voisinage de la couche cornée où elles se terminent après s'être recourbées en sens divers.

D'autres fois, une fibre nerveuse, après avoir suivi dans l'épiderme un trajet vertical, s'infléchit, devient horizontale sur un certain parcours, puis remonte vers la surface ou revient au contraire dans les couches profondes. Tout en se comportant ainsi, elle se divise dichotomiquement ou donne naissance à de nombreuses fibres qui s'en dégagent perpendiculairement ou plus ou moins obliquement pour s'anastomoser avec des fibres semblables ou se terminer par des extrémités libres dans différents étages du revêtement épidermique.

Les nerfs intra-épidermiques ont été découverts dans le groin du cochon par Moïsisowicz [1] au moyen du procédé de Loewit ; mais le procédé indiqué plus haut pour la préparation des nerfs

Nerfs intra-épidermiques du groin du cochon.

---

[1] *Moïsisowicz*, Ueber die Nervenendigung in der Epidermis der Saüger, *Comptes rendus de l'Académie des sciences de Vienne* t. **LXXI**, 1876.

de l'épiderme de l'homme (voy. page 900) donne des résultats plus constants et plus complets. C'est à l'aide de ce dernier procédé que l'on pourra le plus facilement observer les faits que nous venons de décrire et reconnaître en outre que les fibres nerveuses, régulières dans la première partie de leur trajet intra-épidermique, deviennent ensuite variqueuses et se décomposent, au voisinage de leur terminaison, en grains ou en gouttes qui, par suite de l'évolution épithéliale, peuvent être entraînés jusque dans la couche cornée.

Dans l'extrémité du museau des mammifères dont il a été question plus haut, on observe également une très grande irrégularité dans la distribution des fibres nerveuses intra-épithéliales, mais elle n'est jamais aussi accusée que dans le groin du cochon.

En revanche, dans le museau de la taupe, la distribution de ces fibres a une régularité tout à fait exceptionnelle. L'extrémité du museau de la taupe affecte la forme d'un bourrelet sur lequel on distingue à l'œil nu ou à la loupe de petites élevures régulièrement distribuées qui ne correspondent pas à des papilles, comme on pourrait le croire à priori, mais tout au contraire à des bouchons épidermiques qui s'avancent dans le derme, ainsi qu'on peut le reconnaître facilement sur des coupes faites perpendiculairement à la surface après l'action d'un réactif durcissant, l'acide osmique par exemple.

Ces préparations permettent aussi de constater que l'axe de chacun des bouchons épidermiques est occupé par une colonne formée de deux rangées verticales de cellules épithéliales différentes des autres, nettement limitées en dehors comme si elles étaient contenues dans un tube, et empiétant les unes sur les autres vers le centre de manière à donner un dessin en zigzag.

Cette colonne et la masse épithéliale qui l'entoure contiennent un grand nombre de fibres nerveuses que l'on peut facilement mettre en évidence au moyen de la méthode de l'or, en employant le procédé déjà indiqué à propos de l'épiderme de l'homme et du groin du cochon, ou mieux encore en faisant agir successivement sur de très petits fragments du tissu le jus de citron et le chlorure d'or, et en obtenant ensuite la réduction dans l'eau acétifiée. Ce dernier procédé a l'avantage de très bien ménager les terminaisons nerveuses et par conséquent de faire mieux apprécier tous leurs détails.

Sur des coupes verticales, on voit arriver à la base des bourchons épidermiques des nerfs à myéline, qui échangent leurs fibres pour constituer dans le derme un plexus élégant à larges mailles. Les tubes nerveux qui s'en dégagent perdent leur myéline et, pénétrant dans l'épiderme, donnent naissance à de nombreuses fibres intra-épidermiques qui doivent être distinguées en *centrales*, *marginales* et *périphériques*. Les centrales, au nombre d'une, de deux ou de trois, se logent dans l'axe de la colonne, en s'insinuant entre les cellules qui la composent, et affectent ainsi un trajet en zigzag. Aux angles saillants de ces zigzags elles portent des bourgeons qui deviennent de plus en plus volumineux à mesure qu'on se rapproche de la surface.

Les fibres marginales, au nombre de vingt environ, cheminent à la surface de la colonne et sont distribuées autour d'elle d'une manière régulière. Lisses d'abord, elles montrent bientôt sur leur côté interne de petits bourgeons qui s'accusent peu à peu et arrivent même à se pédiculiser dans les régions supérieures. Ces bourgeons, également distants pour toutes les fibres, forment une série de rangées transversales parallèles.

Enfin, en dehors de la colonne centrale, il pénètre dans le bouchon épidermique un grand nombre de fibres nerveuses, fibres périphériques, qui, se divisant et se subdivisant au sein de l'épithélium, constituent une arborisation dont les branches, plus ou moins obliques, se terminent par des boutons.

Comme on le voit par cette description, les bourgeons qui se montrent sur les différentes fibres nerveuses des bouchons épidermiques du museau de la taupe se développent peu à peu à mesure que ces fibres gagnent la surface. Finalement ils se détachent et forment des grains ou des gouttes entièrement libres que l'on peut retrouver jusque dans l'épaisseur de la couche cornée.

Dans les coupes horizontales ou parallèles à la surface de l'épiderme, on peut encore mieux apprécier le nombre et la situation relative des différentes fibres nerveuses. Dans chaque bouchon épidermique, la colonne centrale se montre sous la forme d'un cercle, généralement plus foncé, au milieu duquel on aperçoit les fibres centrales. A sa limite, les fibres marginales forment une couronne régulière, et plus en dehors, au sein de l'épiderme, se remarquent des segments de fibres périphériques irrégulièrement distribués.

Si la coupe a porté sur la partie profonde du bouchon épi-

thélial, on y distingue un plexus nerveux très compliqué qui
correspond à la base de la colonne centrale et au sein duquel se
trouvent cinq ou six corpuscules particuliers disposés en couronne et dont il sera question plus loin [1].

Disques et ménisques tactiles. — Avant de commencer l'étude
des ménisques tactiles des mammifères, il est bon d'examiner
d'abord les cellules et les disques tactiles qui se rencontrent dans
le bec et la langue du canard domestique. Le bourrelet marginal
du bec supérieur et du bec inférieur contient, ainsi que les
coussinets latéraux de la langue, un très grand nombre de ces
organes.

De petits fragments enlevés dans ces régions, traités d'abord
pendant vingt-quatre heures par l'acide osmique à 1 pour 100,
dégorgés dans l'eau et placés ensuite dans l'alcool, montreront
sur des coupes verticales une grande quantité de cellules tactiles.
Ces cellules, qui sont comprises dans les couches superficielles du
derme du bec ou dans des papilles du coussinet de la langue, sont
grandes, claires, et contiennent un noyau limité par un double
contour et muni d'un nucléole volumineux.

Elles sont groupées au nombre de deux, trois ou plus, pour
former des corpuscules entourés d'une capsule connective, à l'intérieur de laquelle elles sont disposées perpendiculairement à la
surface en une seule rangée.

Dans le cas le plus simple, celui où un corpuscule est formé
de deux cellules, ces cellules sont hémisphériques et appliquées

----

[1] L'appareil nerveux intra-épidermique du museau de la taupe a été découvert
par Eimer (*Die Schnauze der Maulwurfs als Tastwerkzeug*, Arch. f. micr. Anat.,
t. VII, 1871) qui a considéré la colonne centrale comme une papille connective. S'il
en était réellement ainsi, les fibres centrales et marginales ne seraient pas intra-
épidermiques. Mais, plus récemment, Moïsisowicz (*Ueber die Nervenendigung in der
Epidermis der Saüger*, Comptes rendus de l'Académie de Vienne, t. LXXIII, 1876),
en traitant le museau de la taupe par le procédé de Löwit et en faisant une étude
plus complète des éléments qu'il contient, a bien montré que toute la colonne centrale est occupée par des cellules épithéliales. J'ai repris moi-même ces observations, je les ai complétées et, en me fondant sur la disposition des fibres nerveuses
intra-épithéliales chez différents animaux (*On the Terminations of Nerves in the
Epidermis*. Quarterly Journal of micr. Science, 1880, p. 456), j'ai cherché à montrer
que les fibres nerveuses, participant jusqu'à un certain point à l'évolution de l'épiderme lui-même, deviennent variqueuses au voisinage de leurs extrémités et se
décomposent pour donner des grains ou des gouttes qui, devenant libres au sein
de la masse épithéliale, sont rejetés dans le monde extérieur avec les produits de
l'exfoliation.

l'une contre l'autre par leurs surfaces planes. Il y arrive un tube nerveux à myéline isolé, caractérisé par ses étranglements annulaires et muni de sa gaîne de Schwann et de sa gaîne de Henle. Ce tube, dont le trajet est d'abord vertical, s'incurve plus ou moins brusquement pour pénétrer horizontalement dans le corpuscule. Il abandonne sa gaîne de Henle qui se confond avec la capsule; sa gaîne médullaire s'amincit comme pour former un étranglement et, réduit à son cylindre-axe et à sa gaîne de Schwann, il s'insinue entre les deux cellules et s'aplatit pour former un disque, *disque tactile*, dont on appréciera bien mieux la forme et les rapports sur des préparations faites au moyen de la méthode de l'or.

Disques tactiles.

La capsule fibreuse est séparée des cellules tactiles par une couche endothéliale qui se colore en brun sous l'influence de l'acide osmique. Cette couche envoie entre les deux cellules une expansion qui forme un diaphragme annulaire dans lequel le disque tactile est compris.

Pour bien voir ce diaphragme, qui est interrompu seulement en un point correspondant à l'arrivée du nerf, bien apprécier ses rapports avec la couche endothéliale et reconnaître que, contrairement à ce qu'ont soutenu tous les auteurs qui s'en sont occupés, la capsule fibreuse ne participe pas du tout à sa formation, il faut l'examiner avec soin sur des coupes pratiquées après durcissement par l'acide osmique et colorées par le rouge d'aniline.

Les cellules tactiles, surtout lorsque les coupes faites après l'action de l'acide osmique ont été traitées par le chlorure double d'or et de potassium à 1 pour 1000, montrent une structure toute spéciale. On y voit une série de stries granuleuses qui, étendues de leur surface plane à leur surface convexe, les traversent dans toute leur épaisseur. Ces stries, qui sont comparables à celles que l'on observe dans certaines cellules glandulaires, par exemple celles du tube sécréteur des glandes sudoripares, figurent une gerbe courte qui serait légèrement resserrée à sa partie moyenne, c'est-à-dire au niveau du noyau. Sur des coupes parallèles à la surface, c'est-à-dire parallèles au disque tactile, faites après durcissement par le bichromate d'ammoniaque et colorées par l'hématoxyline, elles sont représentées par autant de points disposés en couches concentriques entourant le noyau comme d'une auréole.

Les disques tactiles et leurs nerfs afférents sont admirablement dessinés sur les préparations obtenues à l'aide de la méthode de l'or, aussi bien sur celles que l'on fait en suivant le procédé du chlorure d'or bouilli avec l'acide formique que celui dans lequel on emploie le jus de citron. Les coupes un peu épaisses, rendues transparentes par l'action successive de l'alcool et de l'essence de girofle et montées dans le baume du Canada, sont fort instructives. Le disque tactile, coloré en violet foncé de même que son nerf afférent, est à peu près régulièrement circulaire, ainsi qu'on peut l'apprécier sur les vues de face et de trois quarts.

Lorsque trois cellules sont empilées pour former un corpuscule, il y a deux disques tactiles ; la cellule médiane présente alors deux faces planes qui correspondent aux disques. S'il y a quatre cellules, il y a trois disques tactiles et deux cellules médianes dont les deux faces sont aplaties et dont les rapports avec les disques sont les mêmes que dans le cas précédent.

Qu'un corpuscule soit composé de deux, de trois ou d'un plus grand nombre de cellules tactiles, il ne reçoit qu'une fibre nerveuse. Celle-ci, après avoir traversé la capsule, se divise pour donner une branche à chacun des disques tactiles. Dans quelques cas, assez rares du reste, on la voit, après s'être étalée pour former un disque, se reconstituer au pôle opposé, cheminer au-dessous de la capsule pour atteindre l'espace intercellulaire supérieur et y former un disque terminal.

A côté des corpuscules composés, on en observe aussi de compliqués, c'est-à-dire formés de deux corpuscules placés l'un au-dessous de l'autre et qui, compris chacun dans une enveloppe endothéliale spéciale, sont entourés d'une capsule commune. Un corpuscule compliqué de ce genre comprenant deux corpuscules à cellules jumelles, c'est-à-dire quatre cellules, pourra montrer seulement deux disques tactiles, ce qui ne modifie en rien la règle posée précédemment, à savoir que dans les corpuscules composés il y a toujours un nombre de disques tactiles inférieur de un à celui des cellules tactiles.

Dans les préparations obtenues à l'aide de la méthode de l'or, il peut se faire que les cellules tactiles soient plus ou moins colorées ; elles peuvent même être assez foncées pour masquer les disques tactiles ; mais, d'autre part, on peut les obtenir presque incolores tandis que les disques tactiles sont fortement colorés.

Dans aucun cas, les stries divergentes de ces cellules ne sont dessinées, et la limite du disque tactile est toujours parfaitement nette, de telle sorte que l'on ne doit pas admettre que ces stries représentent des fibrilles du cylindre axe ayant pénétré dans les cellules.

Cependant le disque tactile a une constitution fibrillaire aussi bien que le cylindre axe qui s'aplatit pour le former. En effet, sur des coupes passant par l'axe d'un corpuscule et perpendiculaires à la direction de son nerf afférent, faites après l'action de l'acide osmique et colorées par le chlorure double d'or et de potassium, on observe dans le disque tactile une série de grains qui sont l'expression optique des fibrilles cylindraxiles coupées perpendiculairement à leur direction, tandis qu'au voisinage de sa surface se trouve une ligne claire, continue, qui correspond à la membrane de Schwann ou plutôt au protoplasma qui la double[1].

Dans l'épiderme du groin du cochon, il existe, outre les fibres nerveuses intra-épithéliales, d'autres terminaisons nerveuses du plus grand intérêt.

A l'extrémité profonde de quelques-uns des bouchons épidermiques interpapillaires, on observe des cellules spéciales qui, sur des coupes verticales après l'action de l'acide osmique, paraissent formées d'un protoplasma clair, limité par un contour

---

[1] Les corpuscules tactiles du bec du canard ont été observés pour la première fois par Grandry (*Recherches sur les corpuscules de Pacini*, Journal de l'Anatomie, 1869, p. 393) qui, tout en soupçonnant qu'il s'agissait bien là d'organes nerveux terminaux, n'a pas compris leur structure et n'a pu voir comment les nerfs s'y terminent. Plus tard, Merkel (*Tastzellen und Tastkörperchen bei den Saügethieren und beim Menschen*, Arch. f. micr. Anat., t. XI, 1875), en vertu d'une conception théorique, considéra chacune des cellules qui composent ces corpuscules comme une cellule ganglionnaire périphérique à laquelle arriverait une fibre nerveuse distincte, se perdant dans son intérieur et y formant une série de stries concentriques semblables à celles qui existent dans les cellules ganglionnaires.

Dans une note présentée à l'Académie des sciences (*De la terminaison des nerfs dans les corpuscules du tact*, Comptes rendus, 1877, t. LXXXV, p. 1020), j'ai fait connaître le disque tactile et ses rapports avec les cellules, et j'ai montré ainsi que chaque cellule ne possède pas une fibre nerveuse distincte, comme l'avait soutenu Merkel. En outre, j'ai indiqué la disposition de la striation, qui ne rappelle en rien celle des cellules ganglionnaires. Lorsque cette note a paru, personne, ni en France ni en Allemagne, autant que mes renseignements sont exacts, n'avait connaissance du grand ouvrage d'A. Key et Retzius (*Studien in der Anatomie des Nervensystems*, 2e partie, Stockholm, 1876), bien qu'il porte une date antérieure.

Les recherches des deux auteurs suédois et les miennes sont complètement indépendantes, ce dont on se convaincra aisément par la lecture des originaux. Comme moi, ils ont reconnu l'existence du disque tactile, mais, n'ayant pas

Ménisques
tactiles
du
groin
du cochon.

net et contenant un noyau réfringent. Ces cellules, qui sont disséminées entre les cellules épithéliales, sont ovoïdes, et leur grand diamètre est parallèle à la surface du tégument. Elles ont été découvertes par Merkel[1] qui, les comparant aux cellules des corpuscules du tact du bec du canard, les a considérées comme des cellules ganglionnaires périphériques, dans chacune desquelles se terminerait une fibre nerveuse distincte.

Sur les préparations faites à l'aide de l'acide osmique, il est impossible de saisir les rapports qui existent entre ces cellules et les fibres nerveuses, et c'est la raison pour laquelle Merkel, qui s'est limité à cette méthode, ne les a pas compris.

Sur des coupes verticales du groin du cochon, traité par le chlorure d'or suivant les procédés déjà indiqués, on voit des nerfs composés de plusieurs fibres à myéline s'avancer des profondeurs du derme vers les bouchons épidermiques munis de cellules tactiles et, avant de les atteindre, se replier sur eux-mêmes ou décrire un ou deux tours de spire. Les fibres qui les composent perdent leur myéline au moment où elles traversent la membrane basale, puis elles se divisent, et leurs branches, après avoir décrit un trajet le plus souvent sinueux, atteignent les cellules tactiles au niveau de l'un de leurs bords et, se ren-

employé l'or dans leurs recherches, ils en ont donné une description fautive. Ils n'ont rien vu de la structure des cellules tactiles.

Hesse (*Ueber die Tastkugeln des Entenschnabels*, Arch. f. Anat. u. Physiol., 1878) et Merkel (*Die Tastzellen der Ente*. Arch. f. micr. Anat., t. XV, 1878) ont décrit en même temps le diaphragme annulaire dans l'ouverture duquel se trouve compris le disque tactile et l'ont considéré comme une expansion de la capsule fibreuse du corpuscule. En outre, Merkel, forcé d'abandonner sa conception première sur les rapports des cellules du tact avec les nerfs, acceptant l'existence du disque tactile et des stries des cellules telles que je les avais décrites, suppose que ces stries correspondent à des fibrilles nerveuses émanées du disque tactile. Dans un ouvrage plus récent encore (*Ueber die Endigung der sensiblen Nerven in der Haut der Wirbelthiere*, Rostock, 1880), il conserve cette manière de voir, qui cependant n'a été acceptée par aucun des histologistes qui se sont occupés de la question, par exemple Hesse (*loc. cit.*) et Izquierdo (*Beitraege zur Kenntniss der sensiblen Nerven*. Diss. Strasb., 1879).

Comme on l'a vu dans le texte courant, la striation des cellules du tact ressemble bien plus à celle des cellules glandulaires qu'à celle des cellules nerveuses, et à l'époque où je les ai décrites (*loc. cit.*), frappé de cette ressemblance, j'ai pensé que l'on pouvait, sans trop de témérité, les considérer comme destinées à produire, sous l'influence de la pression, un agent spécial, physique ou chimique, qui exciterait le disque tactile. Rien ne me force aujourd'hui à abandonner cette hypothèse, dont l'avantage est de rendre compte de la sensation tactile qui, comme on le sait, est bien différente de la douleur.

[1] *Merkel*, Tastzellen und Tastkörperchen bei den Saügethieren und beim Menschen, *Arch. f. micr. Anat.*, t. XI, 1875.

flant en même temps qu'elles s'étalent, forment au-dessous de chacune d'elles un ménisque concave-convexe qui en embrasse la face inférieure comme une sorte de cupule[1].

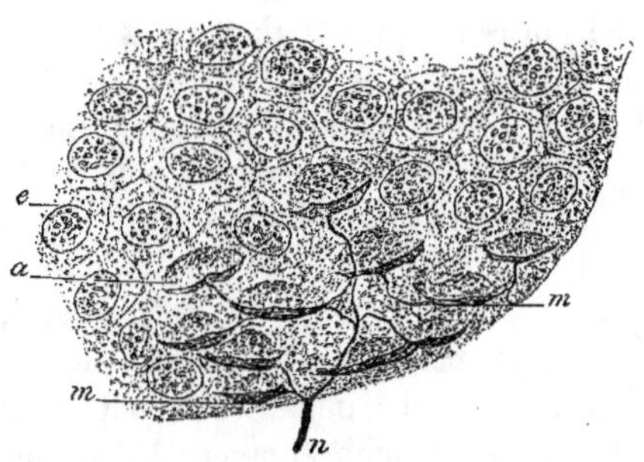

Fig. 304. — Extrémité profonde d'un bouchon épidermique du groin du cochon, observé sur une coupe faite après l'action du chlorure d'or. — *n*, fibre nerveuse afférente; *m*, ménisques tactiles; *a*, cellules tactiles; *c*, cellules épithéliales.

Ces différents ménisques, *ménisques tactiles*, dont la concavité regarde toujours la face libre de l'epiderme, sont une dépendance d'une arborisation nerveuse terminale dont les branches s'anastomosent les unes avec les autres pour former un plexus plus ou moins compliqué.

Sur des coupes horizontales passant au niveau de l'extrémité profonde des bouchons épidermiques, les ménisques tactiles se montrent de face, et l'on reconnaît alors qu'ils sont irrégulièrement étoilés.

De ces observations il résulte que les cellules tactiles du groin du cochon, bien loin d'être des cellules ganglionnaires terminales, sont simplement des éléments cellulaires annexés aux ménisques terminaux, vis-à-vis desquels ils semblent jouer le même rôle que les cellules tactiles du bec des palmipèdes vis-à-vis des disques qui leur sont interposés.

Des terminaisons nerveuses analogues à celles qui se montrent dans l'extrémité profonde des bouchons épidermiques du groin du cochon se rencontrent chez un très grand nombre de mammifères, notamment chez la taupe, où les cinq ou six

[1] *Nouvelles recherches sur les corpuscules du tact, Comptes rendus*, 27 décembre 1880.

corpuscules disposés en couronne à la base des colonnes épithéliales du museau (voy. page 906) correspondent à des ménisques tactiles.

Ménisques
et
cellules tactiles
dans la
peau
de l'homme.

Dans les différentes régions de la peau de l'homme, on peut observer des terminaisons nerveuses semblables; seulement, ainsi que l'a fait remarquer Merkel, les cellules tactiles s'y rencontrent aussi bien dans les couches superficielles du derme que dans l'épiderme. Dans la pulpe des doigts traitée par la méthode de l'or en suivant le procédé indiqué plus haut à propos des fibres nerveuses intra-épidermiques (voy. page 900), on voit arriver dans le voisinage du canal excréteur des glandes sudoripares une ou plusieurs fibres à myéline qui, après s'être contournées d'une manière variée, atteignent l'espace interpapillaire élargi où le canal glandulaire débouche dans l'épiderme. Au delà, elles perdent leur myéline et, se divisant et se subdivisant, elles constituent une arborisation d'une grande élégance qui couvre de ses branches la surface du derme et dont les derniers rameaux se terminent par des ménisques tactiles qui simulent par leur forme des feuilles de lierre. Comme l'ensemble de ces terminaisons rappelle assez bien par sa disposition un lierre rampant à la surface d'une muraille, on pourrait leur donner le nom de *terminaisons hédériformes*.

Il est probable que tous les ménisques tactiles ne correspondent pas à des cellules. En effet, si l'on compare ces préparations, dans lesquelles on ne peut distinguer les cellules tactiles, à des coupes faites dans les mêmes régions après l'action de l'acide osmique, on constate que le nombre de ces cellules n'est nullement en rapport avec celui des petits ménisques de l'arborisation hédériforme, tels qu'ils sont dessinés par le chlorure d'or. On observera des faits analogues dans les poils tactiles.

Poils tactiles. — Les poils tactiles n'existent pas chez l'homme, mais ils se rencontrent chez presque tous les mammifères. Ils forment la moustache du chien, du chat, du lapin, de la souris, etc. Sur le plateau terminal du groin du cochon, on en observe aussi qui, disséminés sur toute la surface, sont très courts et conviennent tout spécialement pour l'étude des terminaisons nerveuses.

Les poils tactiles sont caractérisés par l'existence d'un sinus caverneux qui, sur une coupe transversale de leur follicule, apparaît à l'œil nu comme un petit espace annulaire d'où s'échappe du sang. Sur une coupe longitudinale faite après durcissement par un des procédés habituels et passant par l'axe du poil, ce sinus caverneux se montre sous la forme d'une cavité limitée au dehors par une capsule fibreuse épaisse, dont les faisceaux constitutifs sont coupés dans différentes directions. Cette cavité est cloisonnée dans sa région inférieure par des travées connectives tapissées d'endothélium vasculaire et s'étendant de la capsule fibreuse à la gaine connective du poil. Dans sa région supérieure, elle est occupée en grande partie par un bourrelet formé de tissu muqueux, *bourrelet annulaire*, qui naît de sa paroi interne et qui forme un relief plus ou moins accusé suivant les animaux ; chez certains d'entre eux, le lapin par exemple, il est réduit à quelques bourgeons.

Immédiatement au-dessus du bourrelet annulaire, la couche connective qui double la membrane vitrée s'élargit progressivement jusqu'à la voûte du sinus sanguin et forme ce qu'on désigne sous le nom de *corps conique*.

A chaque poil tactile arrivent un ou deux petits troncs nerveux qui atteignent son follicule sur le côté et dans son tiers inférieur. Ils traversent obliquement de bas en haut la capsule et s'engagent dans les travées du sinus caverneux ; après s'y être divisés, ils gagnent l'enveloppe connective immédiate du poil et s'y distribuent régulièrement au-dessous du bourrelet annulaire.

Si la coupe a été faite après action de l'acide osmique et durcissement subséquent par la gomme et l'alcool, ce qui permet de l'obtenir très mince, on verra sans difficulté les fibres nerveuses, qui ont conservé leur myéline jusqu'à la membrane vitrée, s'en dépouiller au niveau de cette membrane et la traverser pour arriver dans la gaine épithéliale externe.

Entre les cellules cylindriques qui forment la première rangée de cette gaine se trouvent, au niveau du bourrelet annulaire et de l'origine du corps conique, des cellules ovoïdes, claires, semblables à celles des bouchons épidermiques du groin du cochon et qui, de même que ces dernières, ont été découvertes par Merkel. Leur grand diamètre n'est pas absolument transversal ; en général, il est un peu oblique de dehors en dedans et de haut en bas.

Sur les coupes faites après l'action de l'acide osmique, il est impossible de saisir le rapport des nerfs avec ces cellules. Merkel a tranché la difficulté en affirmant que chacune d'elles reçoit directement une fibre nerveuse dont elle est la terminaison.

La méthode de l'or permet de constater qu'il en est tout autrement. Pour l'appliquer à l'étude des poils tactiles, il faut les isoler avec leurs bulbes pileux, inciser leur capsule, les maintenir pendant une heure environ dans le chlorure d'or additionné d'acide formique (voy. p. 826), obtenir la réduction de l'or dans l'eau légèrement acétifiée et compléter le durcissement par un séjour convenable dans l'alcool. On en fait ensuite des coupes longitudinales et transversales.

Parmi les coupes longitudinales, il faut choisir celles qui passent exactement par l'axe du poil et celles qui, étant tangentielles à la membrane vitrée, comprennent cette membrane et la gaine épithéliale externe sous-jacente. Ces dernières sont les plus instructives; elles montrent, sur la vue de face de la gaine épithéliale externe, une série de ménisques tactiles colorés en violet foncé, dont la concavité, regardant en bas et un peu en dehors, embrasse les cellules tactiles. Ces ménisques sont reliés les uns aux autres par des branches anastomotiques nombreuses et se trouvent ainsi compris dans une arborisation ou un plexus terminal qui peut être considéré comme l'expansion ultime des fibres nerveuses.

Sur des coupes passant par l'axe du poil, on peut suivre les fibres nerveuses à travers la membrane vitrée, les voir se diviser au delà, s'avancer dans la gaine épithéliale externe, dépasser les cellules de la première rangée, puis se recourber en forme d'arc et revenir vers la membrane vitrée pour s'attacher aux ménisques tactiles. Ces préparations sont également bonnes pour bien apprécier l'orientation de ces ménisques. Enfin elles permettent encore de constater que les fibres nerveuses qui arrivent au poil au-dessous du bourrelet annulaire ne traversent pas toutes la membrane vitrée; on en remarque un certain nombre qui s'arrêtent à sa surface externe et qui, s'aplatissant contre elle, se terminent par un bourgeon en forme de spatule.

Parmi les coupes transversales, les seules qui contiennent des ménisques tactiles sont celles qui ont atteint le poil au niveau du bourrelet annulaire et du corps conique. On voit ces ménisques former au-dessous de la membrane vitrée une couronne assez régulière, et les fibres nerveuses afférentes, après avoir traversé cette membrane, se diviser en fourche pour fournir des branches à plusieurs d'entre eux.

Enfin, chez le lapin en particulier, toutes les fibres nerveuses qui ont traversé la membrane vitrée ne se mettent pas en rapport avec des cellules tactiles. Quelques-unes d'entre elles, après s'être avancées plus ou moins loin dans la gaine épithéliale externe, décrivent une courbe, se divisent encore et reviennent vers la face interne de la membrane vitrée, où elles se terminent librement entre les cellules épithéliales [1].

Dans les poils ordinaires traités par la méthode de l'or, on voit de petits troncs nerveux ou même le plus souvent des fibres à myéline isolées atteindre les follicules pileux au-dessous de l'embouchure des glandes sébacées, perdre leur gaine médullaire et se diviser pour donner naissance à un certain nombre de fibres annulaires et longitudinales. Les fibres longitudinales, qui sont toujours en dedans des fibres annulaires, montent vers la surface de la peau dans des plis de la membrane vitrée et se terminent toutes à peu près au même niveau par des extrémités élargies et aplaties.

La disposition générale de ce petit appareil nerveux se reconnaît bien sur des coupes de la peau parallèles à l'axe des poils, mais le rapport des fibres annulaires avec les longitudinales s'apprécie beaucoup mieux sur des coupes transversales au niveau de l'anneau nerveux [2].

---

[1] On trouvera des indications suffisantes sur les principaux travaux qui ont été consacrés aux poils tactiles et aux nerfs qui s'y terminent (ceux de Leydig, Odénius, Burckhardt, Paladino, Jobert, Sertoli, Bizzozero, Dietl, Schoebl, Redtel, Moïsisowicz, Merkel et Loewe) dans un mémoire publié récemment par Bonnet (*Studien über die Innervation der Haarbälge der Hausthiere.* Morphologische Jahrbücher, t. IV, 1878). Ce dernier auteur, qui a fait des préparations de poils tactiles de différents animaux après les avoir dorés par le procédé de Loewit, admet que les nerfs traversent la membrane vitrée et arrivent directement dans les petits organes que Merkel a décrits comme des cellules; mais il considère ces organes comme de simples bourgeons nerveux terminaux.

Pour des renseignements plus détaillés qui ne peuvent trouver place ici, je renvoie à mes leçons sur la peau qui sont en cours de publication.

[2] Arnstein (*Die Nerven der behaarten Haut.* Comptes rendus de Vienne, IIIe Section, oct. 1876) est le premier auteur qui ait donné une bonne description des terminaisons nerveuses des poils ordinaires. Il les a étudiés dans la peau de la souris en employant la méthode de l'or suivant un procédé qui lui est personnel. Mais antérieurement Jobert (*Études d'anatomie comparée sur les organes du toucher.* Annales des sciences naturelles, t. XVI, 1872) et ensuite Schöbl (*Das äussere Ohr des Igels als Tastorgan.* Arch. f. micr. anat., t. VIII, 1872) avaient vu les nerfs arriver aux follicules pileux au-dessous de l'embouchure des glandes sébacées e s'enrouler autour d'eux pour former un anneau.

Corpuscules du tact. — Comme on le sait, les corpuscules du tact occupent chez l'homme certaines papilles de la peau ; ils sont très abondants à la pulpe des doigts et des orteils, surtout au niveau de la phalangette. On peut les distinguer et déterminer leurs rapports dans des coupes de la peau fraîche, desséchée, ou durcie par n'importe lequel des procédés classiques ; mais, pour en apprécier la structure, il faut employer l'acide osmique et le chlorure d'or.

De petits fragments de la peau de la pulpe du doigt, tout à fait fraîche et complètement débarrassée du pannicule adipeux, sont mis pendant 24 heures dans une solution d'acide osmique à 1 pour 100 ; puis, après les avoir fait dégorger dans l'eau, on les place pendant 24 heures dans l'alcool. Dans les coupes verticales que l'on en fait ensuite, on reconnaît aisément les corpuscules du tact et leurs nerfs afférents.

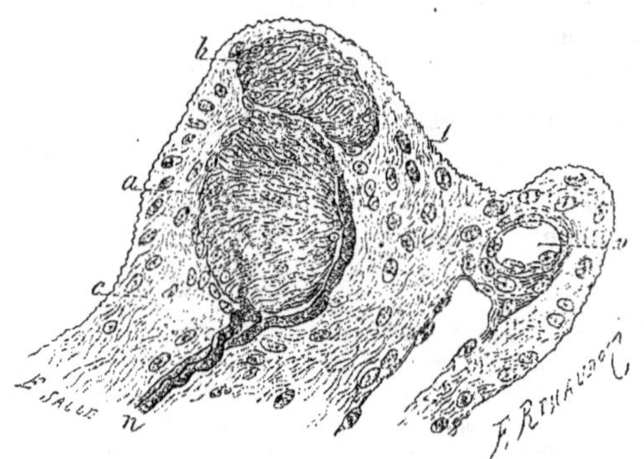

Fig. 305. — Papille du doigt de l'homme, contenant un corpuscule du tact composé de deux lobes. Coupe après l'action successive de l'acide osmique et de l'alcool. — *n*, nerf afférent ; *a*, lobe inférieur du corpuscule ; *b*, son lobe supérieur ; *c*, tissu connectif de la papille ; *l*, plis de la membrane basale à la surface de la papille ; *v*, vaisseau sanguin.

Ces corpuscules remplissent à peu près complètement les papilles qui les contiennent ; ils sont formés d'un seul lobe ou de deux ou trois lobes superposés, ainsi que cela a été reconnu il y a quelques années par Thin [1]. Ces lobes, qui se touchent ou qui

Thin, Ueber den Bau der Tastkörperchen, *Comptes rendus de l'Acad. des sciences de Vienne*, t. LXVII, 1873.

sont légèrement écartés les uns des autres, se regardent par des faces plus ou moins aplaties, transversales ou obliques. Ils constituent autant de corpuscules et reçoivent chacun une fibre nerveuse distincte. Cependant les fibres qui se rendent aux différents lobes d'un corpuscule composé peuvent provenir toutes d'un même tube à myéline qui s'est divisé en deux ou en trois branches au niveau d'un étranglement annulaire.

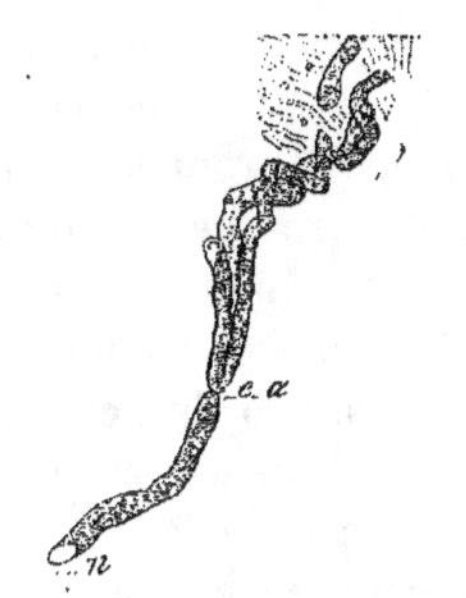

Fig. 306. — Un tube nerveux afférent d'un corpuscule du tact de l'homme composé de trois lobes, observé dans une coupe de là peau faite après l'action successive de l'acide osmique et de l'alcool. — *n*, nerf afférent; *e a*, étranglement annulaire au niveau duquel le tube nerveux afférent se divise en trois branches.

Lorsqu'un corpuscule est simple, la fibre nerveuse qui lui est destinée l'atteint à son extrémité profonde, généralement un peu sur le côté, et semble s'y perdre après avoir suivi à sa surface un trajet plus ou moins sinueux. Lorsqu'il est composé de plusieurs lobes, les fibres nerveuses destinées aux lobes supérieurs contournent les inférieurs de la manière la plus variée.

Les rapports des corpuscules du tact avec leurs fibres nerveuses afférentes se voient bien surtout si la coupe est assez épaisse pour les comprendre tout entiers; mais on ne distingue alors de leur structure que des stries transversales plus ou moins régulières, sur la signification desquelles on a longtemps discuté. Pour s'éclairer sur cette structure, il ne suffit pas d'examiner des coupes dans lesquelles les corpuscules soient compris, il faut en observer dans lesquelles ils soient sectionnés eux-mêmes en tranches minces. On reconnaît alors, ainsi que Langerhans[1] l'a dit il y a quelques années, que ces stries sont produites en majeure partie par des fibres nerveuses qui ont une direction transversale et dans la constitution desquelles il entre de la myéline.

Chez les jeunes sujets, les enfants d'un an par exemple, on

Structure
des
corpuscules
du tact
de l'homme.

---

[1] Langerhans, Ueber Tastkörperchen und Rete Malpighii. *Arch. f. micr. Anat.*, IX, 1873.

remarque entre les fibres nerveuses des noyaux assez volumineux légèrement aplatis de haut en bas et entourés d'une masse protoplasmique dont on ne peut pas reconnaître nettement les limites. Pour distinguer ces noyaux après l'action de l'acide osmique, il faut les colorer avec le picrocarminate d'ammoniaque, la purpurine ou l'hématoxyline.

A mesure que le corpuscule se développe, les noyaux qui étaient disséminés dans son intérieur sont refoulés vers sa périphérie, et chez l'adulte on n'en trouve d'habitude plus aucun dans le milieu de l'organe, qui probablement n'est occupé que par les fibres nerveuses et les expansions protoplasmiques des cellules marginales.

Il convient d'ajouter que, dans le corpuscule, les fibres nerveuses ne forment pas une série d'étages réguliers, mais qu'elles sont réunies par petits groupes, constituant autant de glomérules ou plutôt de lobules distincts. Ces lobules nerveux, dont on appréciera mieux la constitution au moyen de la méthode de l'or, montrent chacun une série de stries parallèles correspondant aux fibres qui les composent. Dans la plupart d'entre eux, ces stries sont régulièrement transversales, mais dans d'autres elles sont plus ou moins obliques, et même dans certains corpuscules on peut en trouver qui sont à peu près verticales.

Pour bien apprécier la disposition lobulée des corpuscules du tact, il faut traiter un fragment de peau par le jus de citron pendant une heure, puis le plonger dans une solution d'acide osmique à 1 pour 100 pendant vingt-quatre heures et y faire ensuite des coupes verticales que 'on colore par le rouge d'aniline. En revanche, les coupes horizontales, c'est-à-dire parallèles à la surface de la peau, faites par le même procédé, ne montrent, en dedans des noyaux marginaux, qu'une substance granuleuse correspondant aux expansions protoplasmiques des cellules et quelques filaments nerveux plus ou moins tortueux.

Pas plus sur les coupes longitudinales que sur les transversales, on ne voit autour des corpuscules une capsule distincte. On y aperçoit seulement quelques cellules connectives aplaties et des noyaux appartenant à la gaine des petits nerfs qui sont appliqués à leur surface.

Méthode
de l'or. On obtient très facilement de bonnes préparations des corpuscules du tact par la méthode de l'or, soit en employant, à l'exemple

de Fischer [1], le procédé de Loewit, soit en ayant recours à l'un
des deux procédés décrits plus haut (voy. p. 813 et 826). Après
l'action de l'or, les fragments de peau seront durcis par l'alcool
ou bien par la gomme et l'al-
cool, afin que l'on puisse y faire
des coupes fines longitudinales
et transversales. Sur les longitudinales, on reconnaît aisément les fibres nerveuses dans
l'intérieur des corpuscules; on
es voit se diviser et se subdiviser pour former une série
d'arborisations plus ou moins
distinctes, qui correspondent à
chacun des lobules précédemment décrits.

Sur les coupes parallèles à la
surface de la peau ayant atteint
transversalement les corpuscules, les arborisations terminales complexes peuvent être
mieux suivies, parce que leur
direction générale est transversale. Leurs branches, dont

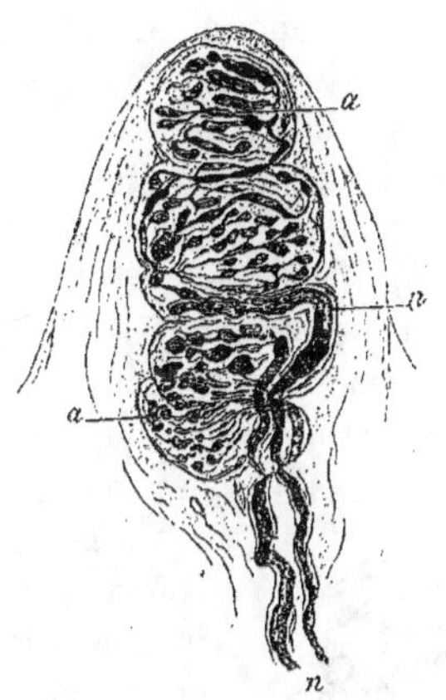

Fig. 307. — Corpuscule du tact de la peau
de la face palmaire de l'indicateur de
l'homme adulte, traité par le chlorure
d'or. Coupe longitudinale. — *n, n*, tubes
nerveux afférents; *a, a*, bouquets glome-
rulés.

le trajet est tortueux, sont renflées en certains points, rétrécies
dans d'autres; elles se divisent, s'anastomosent entre elles et se
terminent finalement par des boutons de forme irrégulière, généralement aplatis.

Dans ces coupes, on peut distinguer nettement les noyaux
marginaux si on les a colorés au moyen du picrocarminate, de
la purpurine, de l'hématoxyline, etc.

On a vu plus haut que, chez l'enfant d'un an, les corpuscules
du tact contiennent dans leur intérieur des cellules, qui plus
tard sont refoulées à la périphérie. D'où viennent ces cellules?
Comment se mélangent-elles aux fibres nerveuses? Ce sont là
des questions auxquelles on ne peut répondre que par l'étude
du développement.

Pour faire cette étude, il n'est pas nécessaire de remonter au

[1] *Fischer.* Ueber den Bau der Meissner'schen Tastkörperchen, etc. *Arch. f.*
micr. Anat., t. XI, 1875.

Développement
des
corpuscules
du tact
de l'homme.

delà de la naissance. Chez l'enfant nouveau-né, sur des coupes verticales de la pulpe des doigts, faites après l'action de l'acide osmique et colorées par le picrocarminate, on peut apercevoir, au sommet de la plupart des papilles, immédiatement au-dessous des cellules épithéliales de la première rangée, quelques stries transversales, et, un peu plus profondément, un îlot de cellules rondes.

Sur des coupes verticales de la peau convenablement dorées (procédé du chlorure d'or bouilli avec l'acide formique, voy. p. 826), il est facile de se convaincre que les stries dessinées par l'acide osmiqué correspondent à un bouquet nerveux terminal. On y voit en effet les nerfs colorés en violet monter directement jusqu'au sommet des papilles et s'y diviser en un petit nombre de branches qui se terminent par des boutons. Ces branches sont disposées horizontalement, comme si elles avaient été pressées de bas en haut par le nodule cellulaire contre la base des cellules épithéliales.

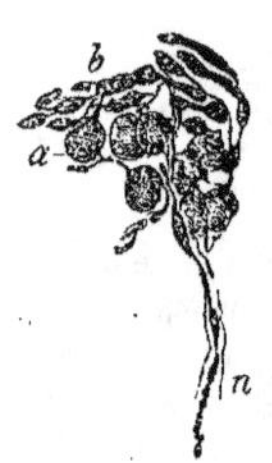

Fig. 308. — Corpuscule du tact d'un enfant de 50 jours, traité par le chlorure d'or. — *n*, nerf afférent; *b*, bouquet nerveux terminal, entre les branches duquel s'insinuent les cellules, *a*, du nodule sous-jacent.

Chez les enfants de cinquante jours, on constate, en employant les mêmes méthodes, que le bouquet terminal a pris un grand développement; ses branches sont devenues plus nombreuses et plus grosses, et entre elles se sont insinuées des cellules du nodule sous-jacent.

Au sixième mois, le lobe supérieur des corpuscules composés a sa forme définitive; il est bien limité, et dans son intérieur on aperçoit un certain nombre de bouquets terminaux séparés les uns des autres par des cellules qui sont légèrement aplaties transversalement. Le second lobe est en voie de formation. En effet, à la base du premier lobe, on aperçoit un nouveau bouquet nerveux, au-dessous duquel se trouve un groupe de cellules arrondies qui paraissent destinées à le pénétrer.

Ces observations, que j'ai déjà publiées[1], établissent que

---

[1] Nouvelles recherches sur les corpuscules du tact. *Comptes rendus*, 27 décembre 1880.

les cellules qui font partie des corpuscules du tact ne sont ni des cellules épithéliales, ni des cellules nerveuses. Ce sont des cellules du mésoderme différenciées en vue d'une adaptation spéciale. De même que les cellules tactiles des palmipèdes et des mammifères, elles diffèrent des cellules connectives ordinaires par leur affinité spéciale pour le chlorure d'or. Il arrive souvent, en effet, qu'elles sont colorées en violet par ce réactif, tandis que les cellules connectives avoisinantes ne présentent aucune coloration [1].

Corpuscules de Pacini. — Chez l'homme, les corpuscules de Pacini sont disposés en grand nombre dans le tissu cellulo-adipeux de la face palmaire des doigts et des orteils, au voisinage de leurs nerfs collatéraux, et c'est dans ces régions qu'il faut les chercher.

On s'en procure encore facilement dans le mésentère et le mésocôlon du chat. Ils s'y distinguent à l'œil nu comme

[1] Les corpuscules du tact ont été découverts par Wagner et Meissner (*Ueber das Vorhandensein bisher unbekannter eigenthümlicher Tastkörperchen* (Corpuscula tactus), etc. Göttinger Nachrichten, 1852, n° 2). Meissner en a fait plus tard le sujet d'une monographie plus étendue (*Beitraege zur Anatomie und Physiologie der Haut*, Leipzig, 1853), et c'est pour cela que souvent on les désigne aussi sous le nom de corpuscules de Meissner. Bien que cet histologiste n'eût alors à sa disposition ni l'acide osmique ni le chlorure d'or et qu'il se contentât de traiter les préparations par l'acide acétique ou les alcalis caustiques, la description qu'il en a donnée s'éloigne peut-être moins de la vérité que celles de la plupart des histologistes qui lui ont succédé : une capsule fibreuse, un contenu granuleux dans lequel arrive la fibre nerveuse et où, après avoir perdu sa gaine médullaire, elle se divise pour se terminer par des fibres pâles.

Il me paraît tout à fait inutile de rendre compte des travaux et des discussions qui ont suivi la découverte de Wagner et de Meissner. Il faut arriver en effet jusqu'à Langerhans (*loc. cit.*, voy. p. 887), pour voir la question faire quelque progrès, grâce surtout à ce que dans ses recherches cet auteur a employé l'acide osmique. Plus tard, Fischer (*loc cit.*, voy. p. 919), au moyen de la méthode de l'or, a confirmé et étendu les résultats obtenus par Langerhans.

Dans ces derniers temps, Merkel (*Ueber die Endigungen der sensiblen Nerven in der Haut der Wirbelthiere*, Rostock, 1880, p. 133) a soutenu que les cellules interstitielles des corpuscules du tact sont des cellules ganglionnaires dans lesquelles viennent se terminer les nerfs, opinion qui a été contestée par Krause dans un travail tout à fait récent (*Die Nervenendigung innerhalb der terminalen Körperchen*, Arch. f. micr. Anat., t. XIX, p. 98 et suivantes). Dans ce travail, Krause revient sur l'opinion qu'il avait adoptée anciennement, c'est-à-dire celle de Meissner, pour reconnaître avec Langerhans que les cellules interstitielles sont d'origine connective. Cette manière de voir se trouve confirmée par les recherches que j'ai faites sur le développement des corpuscules du tact, recherches qui, je l'espère, amèneront entre les histologistes une entente définitive sur la nature, la forme et les rapports des éléments qui composent ces organes.

autant de petits corps ovoïdes transparents, soit au milieu du tissu adipeux qui accompagne les rayons vasculaires du mésentère, soit au milieu du tissu conjonctif généralement dépourvu de graisse du mésocôlon. Il suffit de détacher les segments de ces membranes qui en contiennent, de les étaler sur une lame de verre et de les recouvrir d'une lamelle sans addition d'aucun réactif pour obtenir une préparation dans laquelle on reconnaît leurs principaux détails de structure.

Chacun de ces corpuscules, à l'un des pôles duquel arrive une fibre nerveuse à myéline munie d'une gaine lamelleuse épaisse, se montre formé d'une série de capsules emboîtées, entourant une cavité allongée, *massue centrale*, que leur transparence permet de distinguer parfaitement et qui contient une matière granuleuse, vaguement striée en long. Dans l'axe de cette massue, la fibre nerveuse afférente, après s'être dépouillée de sa gaine médullaire, se poursuit et se termine par un bouton, ou bien se divise en un certain nombre de branches munies d'autant de boutons terminaux.

Lorsque l'on met exactement au point pour le bord du corpuscule, les capsules paraissent séparées les unes des autres par des lignes plus réfringentes, dans l'épaisseur desquelles se voient des noyaux qui tous font saillie en dedans, c'est-à-dire vers l'axe du corpuscule. Ces lignes correspondent à des lames endothéliales ; de distance en distance, elles sont réunies par des ponts transversaux. Elles marquent la limite des capsules, dont on peut dès lors apprécier l'épaisseur. On reconnaît ainsi que les capsules sont plus minces dans la partie centrale et dans la partie périphérique du corpuscule que dans sa partie moyenne.

Sur les mêmes préparations, on pourra apprécier les rapports de la gaine lamelleuse du nerf afférent avec les capsules. Au point où le nerf atteint le corpuscule, les lames les plus externes de sa gaine s'écartent les unes des autres pour concourir à la formation des capsules périphériques ; puis les lames sous-jacentes, après avoir accompagné le nerf sur un certain trajet, l'abandonnent les unes après les autres et forment de même par leur expansion les capsules moyennes et internes ; enfin la dernière de ces lames ne quitte le nerf qu'au niveau de la massue centrale pour donner la capsule qui la limite. La partie de la gaine lamelleuse du nerf comprise dans l'enveloppe capsulaire du corpuscule constitue ce qu'on désigne sous le nom de *funicule*.

Quelquefois la fibre nerveuse afférente ne se termine pas dans le

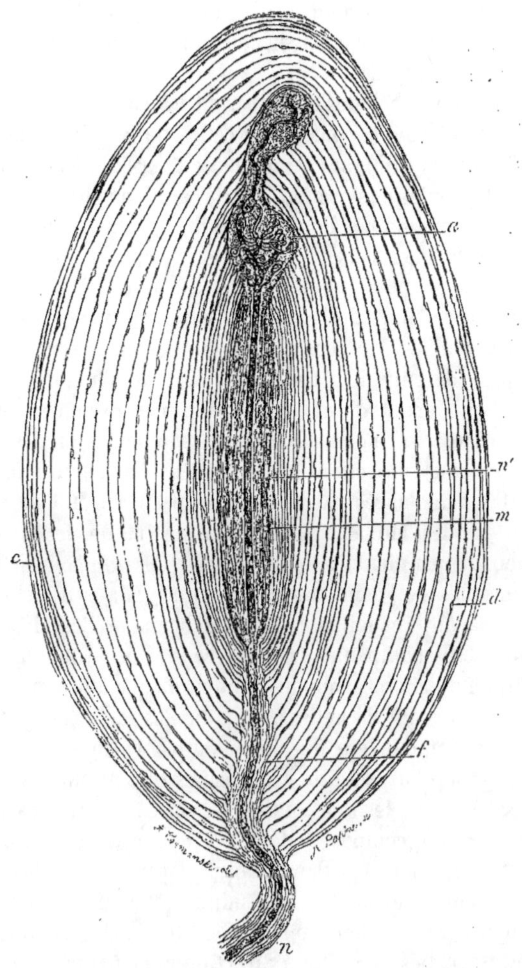

Fig. 309. — Corpuscule de Pacini du mésentère du chat adulte, observé frais sans aucun réactif. — *c*, capsules; *d*, lignes endothéliales qui les séparent; *n*, nerf afférent; *f*, funicule; *m*, massue centrale; *n'*, fibre terminale; *a*, point où l'une des branches de la fibre terminale se divise en un grand nombre de rameaux portant des boutons terminaux.

corpuscule, elle ne fait que le traverser; néanmoins elle perd successivement ses enveloppes, et sa gaine de myéline disparaît même complètement dans la massue centrale. Mais au pôle opposé toutes ses gaines se reconstituent et elle poursuit son trajet pour se terminer dans un second corpuscule, ou bien elle le traverse comme le premier pour trouver dans un troisième corpuscule sa véritable terminaison.

Les lames endothéliales qui séparent les capsules des corpuscules de Pacini sont semblables à celles de la gaîne lamelleuse des nerfs (voy. p. 755), et l'imprégnation par le nitrate d'argent s'y produit avec la plus grande facilité, ainsi que Hoyer[1] l'a reconnu il y a longtemps. Pour l'obtenir, il suffit de plonger un corpuscule de Pacini, isolé ou compris dans un lambeau du mésentère, dans une solution de nitrate d'argent à 1 pour 300.

La structure fine des capsules des corpuscules de Pacini devra être étudiée sur des coupes de ces corpuscules durcis par le procédé suivant : dans un doigt de l'homme, tout à fait frais, provenant d'une amputation par exemple, on pratique avec une seringue de Pravaz, sur le trajet des nerfs collatéraux, une injection sous-cutanée d'acide osmique à 1 pour 100. Puis, après avoir incisé la peau suivant ce trajet, on saisit un des lambeaux de l'incision et on le dissèque. Au milieu du pannicule adipeux coloré én noir, on distingue les corpuscules de Pacini colorés en jaune clair et translucides. Après les avoir recueillis, on les débarrasse des débris de tissu conjonctif et adipeux qui y adhèrent et on les plonge dans une solution de picrocarminate d'ammoniaque à 1 pour 100 où on les laisse pendant 24 heures. Puis on les fait dégorger dans l'eau et l'on complète leur durcissement par l'alcool.

En comparant l'aspect que les capsules offrent sur les coupes transversales et sur les longitudinales, on se convaincra facilement qu'elles sont composées de fibres connectives séparées par une substance amorphe. Dans chaque capsule, ces fibres forment en dedans une couche longitudinale et en dehors une couche annulaire, et ces deux couches sont traversées par quelques fibres transversales ou plutôt à direction rayonnante.

Dans les capsules internes, les fibres longitudinales dominent; il en est de même dans les superficielles, où elles acquièrent un diamètre de plus en plus considérable et qui finit par égaler

---

[1] *Hoyer*, Ein Beitrag zur Histologie bindegewebiger Gebilde, *Arch. de Reichert et Du Bois-Reymond*, 1865.

celui des faisceaux du tissu conjonctif ordinaire. Il convient d'ajouter que, dans la région moyenne du corpuscule, les capsules ne contiennent qu'un nombre extrêmement restreint de fibres annulaires et une grande quantité de sérum.

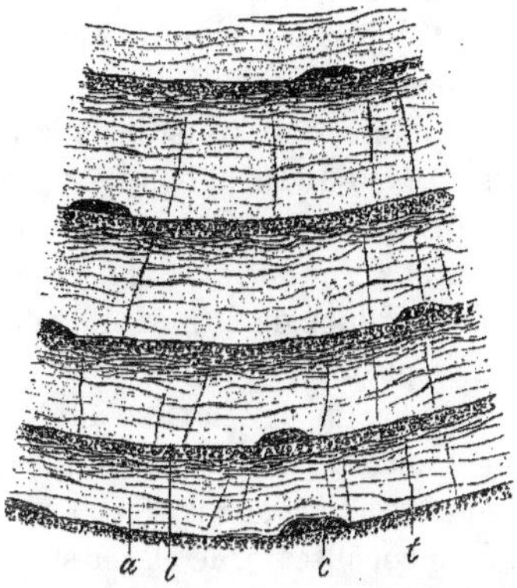

Sur les coupes transversales, la capsule qui limite la massue centrale se montre tapissée en dedans d'une couche endothéliale simple ; quant à la massue elle-même, elle paraît formée d'une substance granuleuse dans laquelle on distingue des zones concentriques ; on y observe quelques noyaux colorés en rouge par le carmin et la section d'une ou de plusieurs fibres nerveuses[1].

Fig. 310. — Coupe transversale de quatre capsules de la partie moyenne de l'enveloppe d'un corpuscule de Pacini de l'homme, faite après injection interstitielle d'acide osmique, coloration du corpuscule entier par le picrocarminate et durcissement dans l'alcool. — a, fibres circulaires ; l, fibres longitudinales ; t, fibres transversales ou rayonnantes ; c, noyaux des lames endothéliales.

Sur des coupes longitudinales comprenant la massue centrale, on peut apprécier très exactement la disposition qu'affecte la fibre nerveuse dans son intérieur. Bien qu'elle ait perdu sa gaine médullaire, elle montre néanmoins un double contour qui paraît se continuer avec la

On discute encore aujourd'hui pour savoir quelle est la nature de la substance qu forme la massue centrale. Axel Key et Retzius, ayant cherché à déterminer ce qui, dans le corpuscule, représentait les différentes gaines du nerf, ont pensé que la massue centrale correspondait au tissu conjonctif intra-fasciculaire (voy. p. 764) et qu'elle était composée par conséquent de fibres connectives à direction longitudinale.

Kölliker (*Traité d'histologie*, 2e édition française, p. 143) l'avait considérée comme formée de couches emboîtées. Plus récemment, Schäfer (*The structure of the Pacinian corpuscles....* Quarterly Journal of micr. science, t. XV, 1875, p. 137) remarqua sur des coupes transversales des zones concentriques. Cette observation vient à l'appui de la manière de voir de Kölliker. Dans ces derniers temps, Merkel (*loc. cit.*, voy. p. 921) a soutenu que la massue centrale est entièrement constituée par des cellules, munies d'ailes latérales comme celles que Waldeyer a admises pour les cellules du tissu conjonctif ordinaire. Or, les ailes cellulaires de Waldeyer ne sont autre chose que les crêtes d'empreinte que j'avais décrites dans les cellules des tendons (voy. p. 319), et, comme ces crêtes ne peuvent se produire que sur des cellules comprises entre des parties résistantes, on ne voit pas pourquoi les cellules de la

membrane de Schwann. Il est possible que cette membrane se poursuive à sa surface, mais il est bien plus probable qu'elle disparaît et que le protoplasma, celui qui la double et celui qui enveloppe le cylindre axe, continue seul d'accompagner la fibre nerveuse.

Après un certain trajet dans la massue centrale, cette fibre se divise, se subdivise et donne même des ramifications latérales. Les branches qui naissent ainsi sont plus ou moins nombreuses; après s'être contournées de diverses façons, elles se terminent par des boutons de formes et de dimensions variables.

La disposition complexe de la fibre terminale des corpuscules de Pacini de l'homme adulte peut être observée plus facilement encore sur des corpuscules tout à fait frais sans addition d'aucun réactif. Pour faire cette observation, il faut, après avoir isolé un corpuscule, le placer sur une lame de verre et le recouvrir d'une lamelle que l'on soutient avec trois petites cales de tissu cellulo-adipeux.

Les fibres nerveuses contenues dans la massue centrale sont nettement fibrillaires. Les fibrilles qui les constituent peuvent être suivies jusque dans les boutons terminaux, dans lesquels elles paraissent séparées par une substance granuleuse, probablement de la même nature que celle qui est interposée aux fibrilles cylindraxiles en général.

Lorsqu'on traite les corpuscules de Pacini par la méthode de l'or en suivant un des procédés indiqués plus haut, ils se colorent en violet plus ou moins foncé. Souvent même la massue centrale et les capsules les plus internes sont colorées à un tel point qu'il est impossible de distinguer la fibre nerveuse terminale. Mais si, tout en poursuivant l'examen à un faible grossis-

---

massue centrale en posséderaient si elles étaient les seuls éléments constituants de cette massue.

Krause (*Die Nervenendigung innerhalb der terminalen Körperchen*, Arch. f. micr. Anat., t. XIX, p. 66), qui a affirmé également que la massue centrale était entièrement composée de cellules, a considéré ces cellules comme une espèce particulière de cellules connectives et leur a donné le nom de cellules de massue (*Kolbenzellen*). Il y a évidemment des cellules dans la massue des corpuscules de Pacini, mais leur nombre n'est pas assez considérable pour la former tout entière. Entre elles, il existe des fibres à direction longitudinale. Aussi, lorsqu'on examine la massue centrale à la lumière polarisée, elle paraît brillante sur les vues longitudinales, tandis que sur les coupes transversales elle reste obscure. Pour plus amples détails sur l'observation des corps de Pacini à la lumière polarisée, voyez mes *Leçons sur la peau* en cours de publication.

sement, on laisse tomber sur les corpuscules quelques gouttes d'une solution de cyanure de potassium à 1 pour 100, on voit la coloration disparaître progressivement à partir de la surface; la massue centrale se décolore à son tour, et la fibre nerveuse se montre alors dans son intérieur. Pour l'empêcher de subir également la décoloration, il suffit d'ajouter de l'acide formique[1].

Les corpuscules de Pacini de l'homme contiennent des vaisseaux sanguins qui donnent un réseau capillaire dans les capsules superficielles et des anses plus ou moins longues dans les capsules moyennes. Les capillaires sont compris dans l'épaisseur même des capsules, ainsi qu'on peut le reconnaître sur les coupes faites après l'action de l'acide osmique; ils possèdent, outre leur tunique endothéliale, une enveloppe assez épaisse de tissu conjonctif presque homogène, dont la surface externe est recouverte de cellules plates.

Vaisseaux sanguins.

Pour obtenir des vues d'ensemble du système vasculaire des corpuscules de Pacini, on devra examiner des coupes faites sur un doigt convenablement injecté ou bien des corpuscules de Pacini extraits de ce doigt, après qu'il aura séjourné dans l'alcool.

---

[1] La plupart des auteurs allemands attribuent à Vater (*Dissertatio de consensu partium corporis humani*, Vitembergæ, 1741) la découverte des corpuscules de Pacini. Cet anatomiste, en effet, les avait observés à l'œil nu en disséquant les nerfs et les avait considérés comme des papilles nerveuses. Mais personne n'en soupçonnait plus même l'existence lorsque Pacini les découvrit de nouveau, les étudia au microscope et établit les points principaux de leur structure.

Plus tard Henle et Kölliker (*Ueber die Pacini'schen Körperchen an den Nerven der Menschen und der Saügethiere*, Zurich, 1844) confirmèrent les données de Pacini et les étendirent encore. Ils virent la fibre nerveuse se diviser dans la massue centrale et constatèrent l'existence de corpuscules bipolaires, c'est-à-dire placés simplement sur le trajet d'une fibre nerveuse qui va se terminer dans un autre corpuscule.

Ces auteurs et la plupart de ceux qui les ont suivis comprenaient les capsules tout autrement qu'on ne le fait aujourd'hui. Le tissu conjonctif infiltré de sérosité qui se trouve entre les lames endothéliales était pour eux un liquide intercapsulaire. Mais les recherches de Hoyer faites au moyen du nitrate d'argent (*loc. cit.*, voy. p. 924), celles de Ciaccio (*Dell'anatomia sottile dei corpuscoli Pacinici dell'uomo ed altri mammiferi e degli uccelli*, Torino, 1868) qui l'avaient conduit à admettre que le liquide intercapsulaire était compris dans des mailles de tissu conjonctif, mes recherches sur la gaine lamelleuse des nerfs, bientôt suivies de celles d'Axel Key et Retzius sur le même objet, conduisirent ces derniers auteurs (*Studien in der Anatomie des Nervensystems*, 1876) à mieux apprécier la constitution des enveloppes des corpuscules de Pacini. Leur description ne diffère pas essentiellement de celle qui est donnée dans le texte courant de cet ouvrage; cependant ils n'ont vu dans les capsules que les fibres connectives annulaires, tandis qu'en réalité il en existe également de longitudinales et de rayonnées.

Les coupes ou les corpuscules isolés seront conservés dans la résine dammar ou dans le baume du Canada après avoir été déshydratés par l'alcool absolu et éclaircis par l'essence de girofle [1].

MUQUEUSE OLFACTIVE

Chez l'homme et chez les mammifères, la muqueuse olfactive, caractérisée par une coloration jaunâtre plus ou moins accusée, sur laquelle Todd et Bowman ont insisté jadis, occupe la région supérieure des fosses nasales, le cornet supérieur, le méat supé-

---

[1] Les corpuscules de Pacini n'existent pas seulement chez les mammifères et chez l'homme. On en trouve aussi chez les oiseaux, surtout dans le bec et dans la langue; chez les palmipèdes ils y sont associés aux corpuscules du tact. Les corpuscules de Pacini des oiseaux, que l'on désigne fréquemment sous le nom de corpuscules de Herbst, parce que c'est à cet auteur (*Göttinger Nachrichten*, 1848) qu'on en doit la découverte, sont plus petits que les corpuscules de Pacini proprement dits, dont ils diffèrent encore par la constitution de leurs capsules. Leur massue centrale, dans laquelle la fibre nerveuse, généralement aplatie, se termine par un simple bouton, contient des cellules dont la disposition varie suivant les espèces.

Chez l'homme et chez les mammifères, il y a des corpuscules de Pacini, non seulement dans le tissu cellulaire sous-cutané, mais encore dans des régions profondes, autour des articulations et le long des ligaments interosseux. Enfin, dans ces derniers temps, Golgi (*Sui nervi dei tendini dell'uomo e di altri vertebrati*, Acad. des sciences de Turin, t. XXXII, 1880) en a découvert chez l'homme de beaucoup plus petits que les autres, qui sont situés à l'union des muscles et des tendons et qui servent d'intermédiaires entre les corpuscules de Pacini ordinaires et les corpuscules décrits par Krause (*Ueber Nervenendigungen*. Zeitsch. f. rat. Med., 3e série, t. V, 1859) dans la conjonctive.

Les corpuscules de Krause sont, en effet, des corpuscules de Pacini qui, réduits à un nombre très restreint de capsules, contiennent une massue centrale relativement volumineuse dans laquelle viennent se terminer une ou plusieurs fibres nerveuses à myéline. Chez la plupart des mammifères, chez le veau en particulier, cette analogie est frappante; chez l'homme, ces corpuscules sont sphériques et reçoivent plusieurs fibres nerveuses qui s'enroulent ou se replient avant de se terminer. La massue centrale, ainsi qu'il résulte des recherches de Longworth (*Ueber die Endkolben der Conjunctiva*, Arch. f. micr. Anat., t. XI, 1875), y paraît composée entièrement de cellules polyédriques. On trouvera des renseignements complets sur ces corpuscules et sur les travaux dont ils ont été l'objet dans le dernier mémoire de Krause (*Die Nervenendigung innerhalb der terminalen Körperchen*, Arch. f. micr. Anat., t. XIX).

Je reviens maintenant aux recherches de Golgi. Outre les petits corpuscules de Pacini dont il a été question, cet auteur a découvert entre les muscles et les tendons, chez l'homme et chez quelques animaux, le lapin par exemple, de petits appareils nerveux terminaux auxquels il a donné le nom d'organes musculo-tendineux. Ces appareils se trouvent à la surface du tendon sur laquelle le muscle vient s'insérer ou sur de petits faisceaux tendineux qui, partant de cette surface, s'avancent un peu dans l'intérieur du muscle pour servir d'insertion à des fibres musculaires. Chacun d'eux est constitué par un grand nombre d'arborisations terminales élégantes qui toutes proviennent des divisions et subdivisions d'un seul tube nerveux à

rieur, une partie du cornet moyen et les portions correspondantes de la cloison.

Chez les batraciens, les fosses nasales ont une disposition beaucoup plus simple. La seule saillie qu'elles présentent est une petite éminence en forme de mamelon, située sur leur plancher, l'*éminence olfactive*.

Chez la plupart des poissons (brochet, carpe, etc.), les fosses nasales sont représentées par deux cavités situées au-dessous de la peau, communiquant avec l'extérieur par une ou deux ouvertures et présentant à leur face interne une éminence réticulée de forme et d'étendue variables suivant les espèces, et dans laquelle vient se terminer le nerf olfactif.

Pour étudier les éléments de l'épithélium olfactif, il faut d'abord recourir aux procédés chimiques de dissociation. Un fragment de la muqueuse tout à fait frais est placé dans une solution d'acide chromique à 1 ou 2 pour 10 000, ou dans du sérum faiblement iodé (voy. p. 76) ou dans l'alcool au tiers (voy. p. 77). Ce dernier réactif donne les meilleurs résultats; au bout de quelques heures son action est suffisante, et, en raclant la surface de la muqueuse avec un scalpel, on détache sans difficulté des

myéline, et dont les branches épaissies par places sont fréquemment anastomosées. On les met facilement en évidence en traitant par le mélange de chlorure d'or et d'acide formique (voy. p. 826) le tendon d'insertion antérieur et supérieur des muscles jumeaux du lapin, après qu'on l'a enlevé avec une couche aussi mince que possible des fibres musculaires qui y adhèrent. Lorsque la réduction de l'os est opérée, on racle le tendon avec un scalpel afin de le débarrasser des fibres musculaires qui masquent les organes musculo-tendineux.

La découverte des organes musculo-tendineux, dont l'importance n'échappera à personne, appartient bien réellement à Golgi. Cependant elle a été précédée de recherches intéressantes de Rollett (*Ueber einen Nervenplexus und Nervenendigungen in einer Sehne*, Comptes rendus de l'Académie de Vienne, janvier 1876) sur les terminaisons nerveuses qui se trouvent dans le tendon du muscle sterno-radial de la grenouille. Un peu au-dessus de son insertion radiale, on voit arriver dans ce tendon un nerf à myéline qui pénètre dans son intérieur, se ramifie et se termine en donnant naissance à un bouquet de fibres pâles. Te Gempt (*Ein Beitrag zur Lehre von den Nervenendigungen im Bindegewebe*, Kiel, 1877) a étendu ses recherches à d'autres tendons de la grenouille dans lesquels la méthode de l'or lui a permis de suivre plus loin les fibres nerveuses terminales.

Il existe en outre dans les tendons de la grenouille, ainsi qu'il résulte des recherches de Sachs (*Die Nerven der Sehnen*, Arch. f. Anat. u. Physiol., 1875) et de Tschiriew (*Sur les terminaisons nerveuses dans les muscles striés*, Arch. de Physiologie, t. VI, p. 89), des fibres nerveuses sans myéline qui ne forment pas des appareils spéciaux comme ceux dont il vient d'être question, mais se terminent par des extrémités libres éparses à la surface des tendons ou entre les faisceaux qui les composent.

lambeaux de l'épithélium, dont les éléments se séparent plus ou moins complètement quand on les agite dans une goutte d'eau sur la lame de verre porte-objet. Après les avoir colorés au moyen du picrocarminate, on les recouvre d'une lamelle que l'on borde à la paraffine, et l'on pratique l'examen immédiatement.

Après l'action de l'alcool au tiers, comme, du reste, après celle du sérum iodé ou de l'acide chromique, les éléments les plus délicats et les plus intéressants, entraînés par les courants qui se produisent dans la préparation, se déchirent ou s'enroulent, de telle sorte qu'il est quelquefois difficile d'en apprécier exactement la forme. Pour obvier à cet inconvénient, il faut modifier un peu le procédé; après avoir laissé les fragments de la muqueuse séjourner pendant une heure dans l'alcool au tiers, on les plonge dans une solution d'acide osmique à 1 pour 100, où on les laisse pendant cinq minutes, puis on les porte dans l'eau. Les éléments que l'on obtiendra par le raclage de la muqueuse et que l'on dissociera sur la lame de verre seront ainsi devenus rigides et ne subiront plus les mêmes déformations. En outre, ils ne se ratatineront plus autant par l'action de la glycérine, ce qui permettra d'en faire des préparations persistantes, après qu'on les aura colorés par le picrocarminate.

Dans ces préparations, les éléments cellulaires sont complètement isolés ou bien ils sont réunis en petits groupes dans lesquels ils ont conservé leurs rapports réciproques. Chez les mammifères, le lapin, le chien, on remarquera tout d'abord, parmi ces derniers, des tubes qui s'amincissent progressivement vers une de leurs extrémités et qui sont composés de cellules intimement soudées les unes aux autres. Ce sont les canaux excréteurs intra-épithéliaux des glandes de la muqueuse olfactive. Les autres éléments de l'épithélium olfactif sont de trois espèces : des cellules cylindriques, *cellules épithéliales proprement dites*, des cellules minces, fusiformes, cellules en bâtonnets, *cellules olfactives*, et enfin des cellules irrégulièrement étoilées, *cellules basales*.

 Les cellules épithéliales proprement dites contiennent un noyau ovalaire longitudinal, situé dans toutes environ à la même hauteur. Leur corps, large et régulièrement cylindrique au-dessus de ce noyau, est rendu irrégulier dans sa partie inférieure par des dépressions profondes en forme de cupules; il se termine par une extrémité étalée ou divisée. Ces cellules n'ont pas de membrane. Le protoplasma qui les forme est granuleux; au-dessous du noyau, il contient souvent des gouttelettes grais-seuses; au-dessus de lui, les granulations pro-toplasmiques forment des séries longitudinales plus ou moins régulières entre lesquelles se trouve une substance claire, d'apparence mu-queuse, plus abondante chez les batraciens et en particulier chez la grenouille où elle s'échappe par l'extrémité libre de la cellule et où elle sem-ble même exercer une certaine pression sur le noyau dont le pôle supérieur présente un méplat ou une légère concavité.

Ce sont là des cellules à mucus, qui diffèrent des cellules caliciformes proprement dites en ce que leurs travées protoplasmiques, au lieu de s'entre-croiser dans tous les sens, sont toutes parallèles à leur axe. Elles ne présentent à leur surface ni plateau strié comme le veut von Brunn [1], ni cils vibratiles comme le soutient Krause [2]. Le plateau régulier ou irrégulier que l'on y remarque après l'action de liquides coagu-lants, l'acide osmique ou le liquide de Müller, correspond à un petit bouchon de mucus fixé par ces réactifs.

Les cellules olfactives renferment un noyau généralement plus arrondi que celui des cellules épithéliales; il est entouré d'une couche de protoplasma extrêmement mince qui s'accu-mule à ses deux pôles et se poursuit pour for-mer un prolongement central et un prolonge-ment périphérique dont la longueur relative est variable; à côté de cellules qui ont un prolon-gement central assez long et un prolongement périphérique court, on en trouvera d'autres où le prolongement périphérique est court, tandis que le central est plus long; on rencontrera aussi tous les intermédiaires.

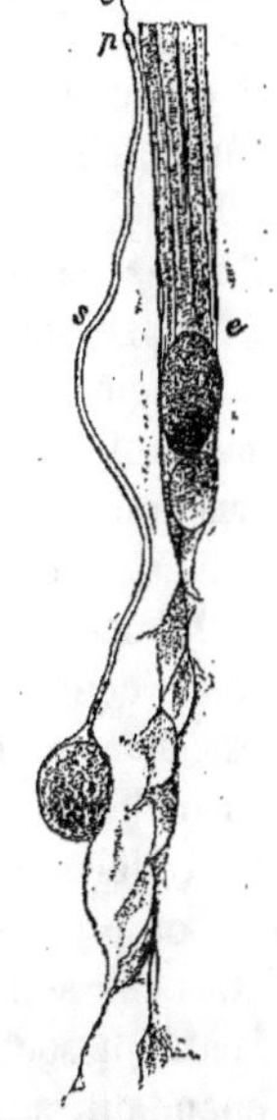

Fig. 311. — Une cellule épithé-liale et une cel-lule sensorielle de l'épithélium olfactif de la salamandre ma-culée, isolées a-près l'action suc-cessive de l'al-cool au tiers et de l'acide osmi-que, colorées par le picrocarmi-nate et conser-vées dans la gly-cérine. — *e*, cel-lule épithéliale; *s*, cellule senso-rielle; *p*, bâton-net de la cellule sensorielle; *c*, cil de cette cellule.

Cellules olfactives.

[1] *Von Brunn*, Weitere Untersuchungen ueber das Riechepithel und sein Verhalten zum Nervus olfactorius. *Arch. f. micr. Anat.*, t. XIX, p. 141.

[2] *Krause*, Handbuch der Anatomie des Menschen, 1876, p. 176.

Le prolongement central est extrêmement grêle. Il se dégage habituellement du corps cellulaire au niveau du pôle inférieur du noyau ; quelquefois cependant son point d'implantation est un peu latéral. Il est formé d'une substance réfringente homogène et présente souvent des varicosités qui se sont produites sous l'influence des réactifs. Ces caractères lui donnent, ainsi que M. Schultze l'a fait remarquer, une grande analogie avec les fibrilles nerveuses élémentaires.

Le prolongement périphérique part toujours exactement du pôle supérieur du noyau, où le protoplasma se trouve accumulé en quantité plus considérable qu'à son pôle inférieur. Il est plus large que le prolongement central et régulièrement cylindrique. Ce n'est que tout à fait exceptionnellement qu'il montre, sous l'influence des réactifs, des irrégularités qui ne sont du reste jamais comparables aux varicosités du prolongement central. Il possède à son extrémité un petit bâtonnet formé d'une substance claire, homogène et réfringente qui, chez les batraciens anoures ou urodèles (grenouilles, tritons, salamandres), sert de support à un ou plusieurs cils.

Cils des cellules olfactives des batraciens.
Ces cils sont extrêmement délicats, et après l'application des réactifs dissociateurs ils sont généralement détruits ou détachés. Cependant, après l'action successive de l'alcool au tiers et de l'acide osmique, on les retrouve encore sur un grand nombre de cellules olfactives. Ils sont longs et tellement grêles que pour les distinguer il faut employer un objectif fort et un éclairage favorable. Quelques-uns cependant sont beaucoup plus volumineux que les autres et s'aperçoivent d'emblée.

On peut les examiner à l'état vivant et être témoin de leurs mouvements. Pour cela, il faut, après avoir détaché la muqueuse qui recouvre l'éminence olfactive de la grenouille, la placer sur une lame de verre dans une goutte d'humeur aqueuse et la replier de façon à ce qu'elle montre sa surface libre sur le bord du pli. On peut alors la recouvrir d'une lamelle et l'examiner à un fort grossissement.

On distingue d'abord les gros cils et bientôt on aperçoit également les plus grêles. Les mouvements qu'ils présentent les uns et les autres sont absolument différents de ceux des cils vibratiles ordinaires. Tandis que ces derniers se meuvent tous rapidement dans la même direction, de manière à communiquer aux liquides ou aux particules solides qui se trouvent à la surface de la muqueuse un mouvement qui se poursuit toujours dans le même sens, les cils olfactifs se meuvent très lentement, tantôt dans un sens, tantôt dans un autre. Il n'est même pas rare de voir deux gros cils facilement reconnaissables et situés dans le voisinage l'un de l'autre s'infléchir et se relever alternativement en sens inverse comme deux personnes qui se saluent. Le rôle des cils olfactifs paraît donc être, non pas d'imprimer un mouvement dans une direction déterminée au fluide qui recouvre la muqueuse, mais simplement de le brasser pour amener les particules odorantes au contact des éléments qu'elles doivent impressionner.

Les cellules basales, dont le noyau est semblable à celui des cellules épithéliales, ont des formes beaucoup plus accusées chez les mammifères que chez les batraciens. Isolées après l'action de l'alcool au tiers, elles se montrent comme des cellules massives, irrégulièrement étoilées, dont les prolongements paraissent comme cassés à des hauteurs différentes. Si, après que l'on a laissé séjourner un fragment de la muqueuse olfactive du chien pendant deux ou trois semaines dans le liquide de Müller ou le

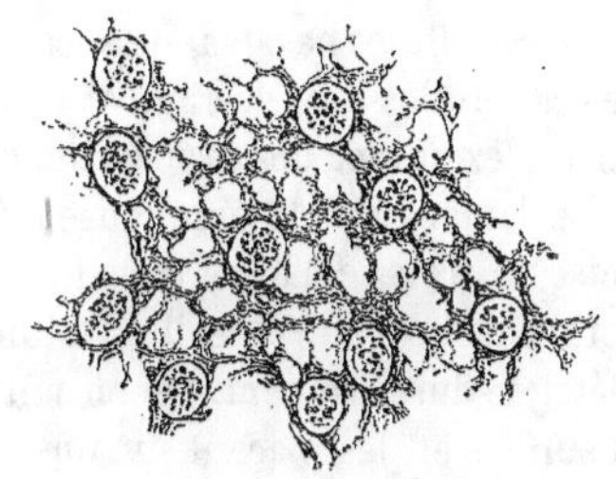

Fig. 312. — Groupe de cellules basales de l'épithélium olfactif du chien, isolé après l'action du liquide de Müller, coloré au picrocarminate et conservé dans la glycérine.

bichromate d'ammoniaque à 2 pour 100, on dissocie l'épithélium qui le recouvre, on obtient des groupes de cellules basales unies par leurs prolongements. Sur ces prolongements, on ne distingue aucune ligne de séparation qui pourrait correspondre à la limite des cellules, ce qui conduit à penser qu'elles sont fondues les unes avec les autres pour constituer un réseau protoplasmique. Ce fait semble montrer que les cellules basales sont des cellules spéciales et qu'elles ne sont point du tout destinées à remplacer les cellules épithéliales ordinaires arrivées au dernier terme de leur évolution, ainsi que l'a soutenu Krause (*loc. cit.*, p. 178), qui du reste n'a reconnu ni leur forme, ni les rapports qu'elles affectent entre elles.

On verra plus loin que, dans la rétine de certains animaux, il existe des cellules analogues, dont la signification ne peut être bien comprise que si on les compare aux cellules basales de l'épithélium olfactif.

Dans toutes les préparations de l'épithélium olfactif faites par dissociation, on peut étudier les rapports des cellules épithéliales et des cellules sensorielles, parce qu'il s'en trouve toujours qui sont restées groupées en nombre plus ou moins considérable. Souvent même, une cellule épithéliale est entourée de plusieurs cellules olfactives dont les corps cellulaires, situés à des hauteurs variables, sont encore plus ou moins engagés dans les fossettes dont est creusée sa partie inférieure, tandis que leurs prolongements périphériques sont logés dans les cannelures longitudinales de sa partie supérieure.

Jamais, au contraire, ces groupes ne sont restés en relation avec les cellules basales, de sorte que, pour étudier les rapports de ces cellules avec les autres éléments épithéliaux, il est nécessaire d'examiner des préparations faites par le procédé suivant :

Un lambeau de la muqueuse olfactive du chien, ayant séjourné deux ou trois semaines dans le liquide de Müller, est mis à dégorger dans l'eau, puis il est plongé dans l'alcool pour en compléter le durcissement. On en fait des coupes perpendiculaires à la surface et, les plaçant sur une lame de verre dans une ou deux gouttes de la solution d'hématoxyline (voy. p. 103), on remarque au bout d'un instant, en examinant à un faible grossissement, que les noyaux des différentes cellules qui composent le revêtement épithélial ne se colorent pas avec la même intensité. Ceux des cellules épithéliales proprement dites, ceux des cellules des conduits intra-épithéliaux des glandes et ceux des cellules basales sont colorés en violet foncé, alors que ceux des cellules olfactives sont encore incolores ou ne présentent qu'une légère teinte bleue. Pour conserver cette coloration, il faut laver la préparation, la traiter successivement par l'alcool absolu et l'essence de girofle et la monter ensuite dans la résine dammar. Les noyaux des cellules épithéliales forment une ou deux rangées superficielles, les noyaux des cellules basales une rangée profonde, et entre eux se trouvent étagés les nombreux noyaux des cellules olfactives, que l'on distingue à peine. La différence d'intensité dans la coloration des noyaux se produit aussi avec le picrocarminate et avec la purpurine, mais d'une manière moins accusée.

Ces réactions montrent qu'il y a, entre les cellules franchement épithéliales et les cellules sensorielles des différences profondes, et dès lors on ne saurait les considérer comme représentant les divers stades d'évolution d'une même espèce de cellules [1].

Les mêmes préparations conviennent pour l'étude des glandes de la muqueuse olfactive. Chez les mammifères et chez l'homme, ces glandes sont franchement tubulaires; elles n'ont pas d'autre canal excréteur que leur tube cellulaire intra-épithélial. Elles s'enfoncent d'abord directement dans la muqueuse, puis, arrivées dans ses couches profondes, elles s'incurvent, afin de pouvoir se loger dans l'espace restreint qui leur est réservé. Elles sont tapissées d'une seule couche de cellules, dans l'intérieur desquelles se trouvent des granulations pigmentaires qui concourent pour la plus large part à donner à la muqueuse olfactive sa coloration caractéristique. Ces glandes se terminent par un seul cul-de-sac, au fond duquel sont accumulées des cellules plus petites que les autres, qui se colorent d'une manière plus vive sous l'influence du picrocarminate, de la purpurine ou de l'hématoxyline et forment là un groupe qui n'est pas sans analogie

Glandes olfactives
des
mammifères.

[1] Eckhardt fut le premier qui constata (*Beitraege zur Anatomie und Physiologie*, Heft, I, 1855, p. 77) que dans l'épithélium olfactif de la grenouille il existe deux espèces de cellules : des cellules épithéliales proprement dites et des cellules fusiformes. Cet auteur pensa que le nerf olfactif, après s'être divisé et subdivisé dans l'intérieur de la muqueuse, donne des filaments extrêmement fins qui se terminent dans les deux espèces de cellules. La même année, Ecker (*Bericht über die Verhandlungen zur Befœrd. der Naturwissenschaft zu Freiburg i. B.*, 1855, n° 12) reconnut l'existence des deux espèces de cellules décrites par Eckhardt, mais il comprit d'une façon un peu différente leurs rapports avec le nerf olfactif. Les cellules fusiformes seraient de simples cellules de remplacement, et le nerf olfactif se terminerait uniquement dans les cellules épithéliales. Les travaux d'Eckhardt et d'Ecker attirèrent l'attention de Max Schultze qui étendit ses recherches à différents vertébrés. (*Untersuchungen über den Bau der Nasenschleimhaut*, Halle, 1862) et trouva chez tous les deux espèces de cellules découvertes par Eckhardt chez la grenouille. Mais les conclusions auxquelles il arriva, relativement au rapport de ces éléments avec les nerfs, sont tout à fait différentes de celles d'Eckhardt et de celles d'Ecker. Se fondant surtout sur les varicosités que présente, sous l'influence des solutions chromiques faibles, le prolongement central des cellules fusiformes, il pensa que le nerf olfactif se terminait dans ces cellules; mais il ne put observer la continuité directe de leur prolongement avec les fibrilles nerveuses.

Le schéma de Schultze a été accepté par tous les auteurs qui l'ont suivi: Babuchin (*Manuel de Stricker*, 1872, t. II), v. Brunn (*loc. cit.*, Cf. *Arch. f. micr. Anat.*, t. XI, p. 468), Krause (*Handbuch der menschl. Anatomie*, 1876, p. 176), à l'exception d'Exner (*Comptes rendus de l'Académie des sciences de Vienne*, 1871, t. LXIII, 2e partie, p. 44; 1872, t. XIII, 3e partie, p. 7, et 1877, t. LXXVI, 3e partie, p. 171) qui, revenant à la manière de voir d'Ecker, considère les cellules fusiformes d'Eckhardt (cellules olfactives de Max Schultze) comme des cellules épithéliales ordinaires en voie d'évolution.

avec le croissant de Gianuzzi des glandes salivaires à mucus (voy. p. 264).

Glandes olfactives des batraciens. — Chez la grenouille, les glandes de la muqueuse olfactive ont la forme d'utricules simples. Quelques-unes sont entièrement logées dans l'épaisseur de l'épithélium ; mais la plupart d'entre elles s'enfoncent plus ou moins profondément dans le chorion de la muqueuse, en déprimant la membrane basale qui devient ainsi leur membrane propre. Les cellules glandulaires y sont disposées sur une seule couche ; celle de leurs extrémités qui regarde la lumière de la glande est renflée en forme de sac et remplie de granulations sphériques ayant à peu près toutes le même diamètre ; leur extrémité périphérique s'aplatit et forme une écaille protoplasmique dans laquelle est compris le noyau et qui se termine par un bord dentelé. Les écailles des différentes cellules sont couchées à la face interne de la membrane glandulaire et se recouvrent comme les tuiles d'un toit.

Chez les poissons, dont l'olfaction est aquatique, la muqueuse olfactive ne contient pas de glandes, ce qui conduit à penser que chez les animaux à olfaction aérienne les glandes sont destinées simplement à donner assez de liquide pour humecter la surface de la membrane.

Glandes spéciales qui déversent leur produit de sécrétion dans la bouche. — Chez la grenouille et chez les autres batraciens, des coupes verticales et transversales des fosses nasales, faites après l'action successive de l'alcool, de l'acide picrique, de la gomme et de l'alcool, montrent, de chaque côté de la cloison, dans l'épaisseur de la muqueuse, au-dessous des glandes olfactives, la section d'un nombre considérable de conduits ou de culs-de-sac glandulaires. Les uns renferment seulement des cellules granuleuses ; les autres, des cellules granuleuses et des cellules caliciformes en diverses proportions ; dans certains, toutes les cellules sont à cils vibratiles. Les cellules granuleuses contiennent une substance qui se colore en rouge vif par le picrocarminate et en violet intense par le bleu de quinoléine. En réalité, ces glandes ont la forme de tubes ; leurs canaux excréteurs, munis de cils vibratiles pour favoriser l'excrétion, viennent, après avoir contourné le maxillaire supérieur, s'ouvrir, par une série d'orifices distincts, sur la muqueuse palatine. Leur produit de sécrétion se déverse donc dans la bouche et sert probablement à la digestion.

Chez la plupart des mammifères, les glandes de la portion respiratoire des fosses nasales sont de petites glandes en grappe formées d'un certain nombre de culs-de-sac qui sont tapissés de cellules caliciformes et qui viennent s'ouvrir dans un canal excréteur commun. Chez le lapin, on trouve, dans la région inférieure de la cloison, au-dessous de la muqueuse, une glande étalée en surface dont les àcini présentent la structure de ceux de la glande parotide et dont les canaux excréteurs possèdent une couche de cellules striées semblable à celle qui existe dans les canaux excréteurs des glandes salivaires (voy. p. 264). On se demande à quoi servirait dans les fosses nasales une glande de cette nature si les produits qu'elle sécrète ne pouvaient arriver directement jusque dans la cavité buccale par les conduits palatins antérieurs.

Le stroma de la muqueuse olfactive, limité par une membrane basale plus ou moins épaisse suivant les régions, est constitué par des faisceaux connectifs entre-croisés dans toutes les directions et séparés par des cellules connectives ordinaires. On y observe également des cellules migratrices.

Stroma et vaisseaux de la muqueuse olfactive.

Ainsi qu'on peut le constater sur des coupes faites par n'importe quelle méthode et surtout après l'injection du système vasculaire, les vaisseaux sanguins sont extrêmement abondants dans la muqueuse pituitaire. Les veines y sont volumineuses et très superficielles.

Nerf olfactif.

Le nerf olfactif a une structure toute spéciale. Il est composé de fibres sans myéline, qui diffèrent des fibres de Remak par plusieurs caractères, ainsi qu'on peut le reconnaître sur des préparations obtenues, soit par dissociation, soit par coupes.

Pour dissocier le nerf olfactif, la meilleure méthode consiste à détacher avec soin, chez le chien, le lapin ou tout autre mammifère, la muqueuse qui recouvre la cloison dans sa région supérieure et à la soumettre pendant quelques heures à l'action de l'acide osmique. On peut alors en dégager sans difficulté des filets du nerf olfactif qui cheminent de haut en bas dans sa couche profonde et qui sont colorés en brun plus ou moins foncé. En les examinant au microscope, on reconnaît que cette coloration est diffuse et qu'elle n'est nullement liée à la présence de tubes nerveux à myéline. La dissociation faite avec les aiguilles suivant les indications données page 72 permet d'en obtenir des faisceaux ayant tous à peu près le même diamètre. Ils sont nettement striés en long et contiennent dans leur intérieur des noyaux ovalaires dont l'axe est longitudinal. Ces faisceaux nerveux, faisceaux primitifs, diffèrent des fibres de Remak par leur diamètre plus considérable, par la coloration brune qu'ils prennent sous l'influence de l'acide osmique et par l'absence d'anastomoses. En quelques points, ils sont séparés les uns des autres par des cellules connectives aplaties, munies de crêtes d'empreinte et semblables à celles que l'on trouve dans le tissu conjonctif intra-fasciculaire des nerfs ordinaires (voy. p. 764). Les cordons nerveux d'un certain diamètre contiennent aussi des cloisons connectives et des vaisseaux sanguins.

Structure du nerf olfactif.

La constitution des cordons du nerf olfactif doit être étudiée sur des sections transversales, comme celles que l'on obtient par exemple dans des coupes bien orientées de la muqueuse olfactive, durcie par l'acide osmique ou les bichromates alcalins. Chacun de ces cordons y paraît entouré d'une gaine connective simple ou stratifiée, gaine lamelleuse, doublée à sa face interne de cellules aplaties. Les faisceaux primitifs se montrent, au dedans de cette gaine, comme autant de cercles dans l'intérieur desquels on aperçoit des noyaux et un nombre considérable de petits champs représentant la section de fibrilles ou plutôt de groupes de fibrilles nerveuses. Ces champs sont séparés les uns des autres par des lignes claires correspondant à une gangue proto-plasmique qui s'étend dans le faisceau primitif tout entier jus-qu'à sa surface.

Sur les coupes faites parallèlement à la direction des cordons du nerf olfactif, on voit ces cordons se diviser, se subdiviser et gagner successivement la surface de la muqueuse.

Éminence olfactive du brochet.

Des coupes de l'éminence olfactive du brochet, faites après durcissement par l'acide osmique, montrent les fibres du nerf olfactif arrivant au fond des sillons de l'éminence, où ils attei-gnent les capsules si bien décrites par M. Schultze et qui seules contiennent de l'épithélium olfactif. Le reste de la surface de l'éminence est occupé par un épithélium stratifié dont les cellules superficielles portent des cils vibratiles [1]. Quelques-uns des faisceaux nerveux dépassent la limite inférieure des capsules, pénètrent dans l'épithélium olfactif en écartant les cellules qui le composent, et y parcourent un trajet plus ou moins compliqué

[1] Quelques-unes des cellules de l'épithélium stratifié contiennent des globes d'une matière réfringente, observés d'abord par Schultze qui n'a pu déterminer leur nature. Comme ils se colorent en noir sous l'influence de l'acide osmique, il est fort probable qu'ils ne sont autre chose que des gouttes de graisse.

avant d'arriver à leur terminaison. Ce fait suffit à montrer que le schéma que Schultze avait fondé sur l'observation de l'organe olfactif du brochet ne saurait être conservé dans son intégrité.

Chez les mammifères, sur des coupes faites simplement après l'action de l'acide osmique, il est impossible de suivre les fibres nerveuses au delà de la membrane limitante.

La méthode de l'or n'est guère plus avantageuse. Cependant le procédé de Cohnheim a permis à Babuchin[2] de voir des fibres nerveuses pénétrer dans l'épithélium. Il dit même avoir pu suivre une fois, dans une préparation de la muqueuse olfactive de la tortue, les fibrilles nerveuses jusqu'aux noyaux des cellules olfactives. Von Brunn, qui dans son dernier travail[3] a appliqué le procédé de Lœwit à la préparation de la muqueuse olfactive des mammifères, n'a même pas été aussi heureux.

Si l'on plonge la muqueuse olfactive du chien, du lapin, etc., deux minutes dans le jus de citron et vingt minutes dans le chlorure d'or à 1 pour 100, et que, la réduction ayant été obtenue dans de l'eau légèrement acétifiée, on en fasse des coupes perpendiculaires à la surface, on y verra les fibres nerveuses résultant de la division et de la subdivision du nerf olfactif atteindre la membrane ba-

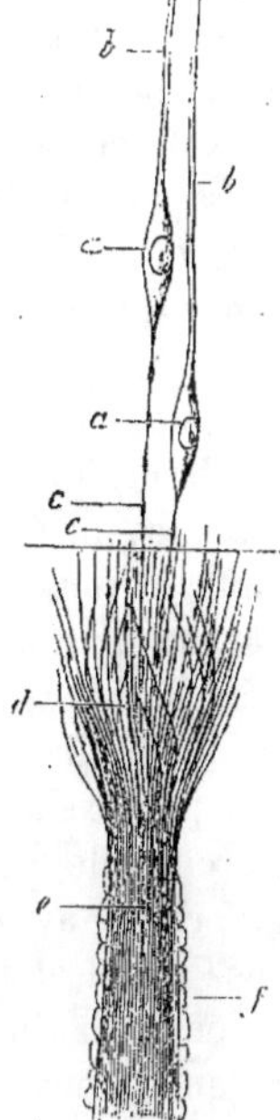

Terminaison des nerfs dans la muqueuse olfactive.

Fig. 313. — Schéma de la terminaison du nerf olfactif chez le brochet, d'après Max Schultze. — f, faisceau élémentaire du nerf olfactif ; e, fibrilles qui le composent ; en d, ces fibrilles sont devenues libres ; b, prolongement périphérique des cellules olfactives ; c, prolongement central de ces cellules ; a, leur noyau.

Schultze, dans son grand mémoire, a donné de la terminaison des nerfs dans l'organe olfactif du brochet une figure schématique que l'on a souvent reproduite. Il a suivi les faisceaux nerveux jusqu'à la limite des cupules et, ne pouvant les distinguer au delà avec les méthodes qu'il employait alors, il a supposé qu'ils se décomposaient en leurs fibrilles constitutives, lesquelles se rendaient directement aux cellules sensorielles dont elles constituaient le prolongement central. Cependant, dans la figure dont il est question ici (voy. fig. 311), il a tracé une ligne horizontale entre les fibrilles nerveuses et les prolongements centraux des cellules olfactives, indiquant qu'à ce niveau il n'a pu suivre leur continuité.

Babuchin, Das Geruchsorgan, *Stricker's Handbuch*, p. 973.

Von Brunn, Weitere Untersuchungen über das Riechepithel, *Arch. f. micr. Anat.*, XVII, p. 141.

sale, la traverser, se diviser encore, poursuivre leur trajet, dépasser les cellules basales et s'infléchir pour concourir à la formation d'un plexus plus ou moins compliqué qui les recouvre. Mais les fibres de ce plexus, qui sont nettement colorées en violet, ne paraissent pas se continuer avec les prolongements centraux des cellules olfactives qui sont restés incolores, et il est impossible de se prononcer sur leur terminaison ultime.

On obtiendra des préparations bien plus démonstratives en employant une méthode nouvelle.

Fixation des tissus après l'action des dissociateurs chimiques.

Ce qui, dans les coupes faites après l'action directe de l'acide osmique, empêche de suivre les fibres nerveuses au delà de la membrane limitante, c'est que, les cellules étant exactement appliquées les unes sur les autres, il est difficile de distinguer leurs limites et impossible d'apercevoir les éléments délicats qui leur sont interposés. Il n'en est plus de même si, avant de faire agir l'acide osmique, on a déterminé une légère séparation des cellules épithéliales au moyen d'un liquide dissociateur, l'alcool au tiers par exemple. C'est ainsi que la muqueuse olfactive de la grenouille, de la salamandre, du triton ou même du lapin et du chien, ayant séjourné successivement une à deux heures dans l'alcool au tiers et cinq ou six heures dans l'acide osmique à 1 pour 100, mise à dégorger dans l'eau, puis traitée pendant quelques heures par l'alcool fort, fournit des coupes verticales dans lesquelles on peut aisément suivre les fibrilles nerveuses. Comme dans les préparations obtenues au moyen de la méthode de l'or, on les voit, au delà de la membrane limitante, s'engager dans l'épithélium pour s'incurver au-dessus des cellules basales et en s'entre-croisant y affecter une disposition plexiforme; mais de plus, on peut reconnaître, au moins en quelques points, que les prolongements centraux des cellules olfactives sont en rapport de continuité avec les fibres du plexus basal[1].

ORGANES DU GOUT

Les organes du goût sont représentés chez les mammifères par de petits bourgeons cellulaires, *bourgeons du goût*, logés dans des cupules spéciales au sein de l'épithélium pavimenteux

Des faits qui viennent d'être indiqués et que l'on pourra constater sans grande difficulté, il résulte que les histologistes qui prétendent avoir vu es fibrilles du nerf olfactif, après avoir traversé la membrane basale, se continuer

stratifié de certaines régions de la langue, du voile du palais et
de l'épiglotte. Ils reposent sur le chorion de la muqueuse
par une base relativement large, au niveau de laquelle il leur
arrive des fibres nerveuses provenant du glosso-pharyngien.
Leur sommet correspond à une ouverture arrondie généralement étroite, *pore du goût,* creusée dans la couche lamellaire
superficielle de l'épithélium. Les cellules qui les composent sont
allongées et s'étendent depuis leur base jusqu'à leur sommet,
de telle sorte que les extrémités libres de ces cellules, engagées
dans le pore du goût, se trouvent en rapport direct avec les
substances sapides.

L'épithélium pavimenteux de la langue est formé de trois
couches distinctes, ainsi qu'on peut l'apprécier sur des coupes
faites après l'action de l'alcool et colorées par le picrocarminate : une couche profonde, dans laquelle les cellules, colorées en brun clair, montrent une dentelure marginale bien
accusée, plus nette encore que dans le corps muqueux de Malpighi (voy. p. 884), une couche moyenne, dans laquelle elles
sont légèrement aplaties, dépourvues de dentelures et colorées
uniformément en rouge, et une couche superficielle où elles
sont lamellaires et colorées en jaune.

Lorsque l'on a fait macérer pendant quelques jours des lambeaux de la muqueuse linguale dans l'alcool au tiers, on dissocie sans difficulté l'épithélium qui les recouvre. En ajoutant alors du picrocarminate aux éléments isolés, on reconnaît
les cellules des différentes couches à leur coloration spéciale,
et on constate que les cellules lamellaires de la couche superficielle, dont le corps se colore en jaune, contiennent des noyaux
ovalaires, légèrement aplatis et colorés en rouge.

La couche lamellaire superficielle est plus ou moins épaisse,
plus ou moins résistante, suivant les régions de la langue et aussi
suivant les animaux, mais toujours elle conserve ce caractère
d'être formée par des cellules nucléées, ce qui la distingue de la
couche cornée de l'épiderme. En général, elle ne se colore pas
en noir sous l'influence de l'acide osmique. Cependant, si l'on

Épithélium
pavimenteux
de la langue.

directement avec les prolongements centraux des cellules olfactives, ont été vic-
times d'une illusion. Exner avait déjà cru remarquer que le nerf olfactif se termine
dans un plexus, mais il plaçait ce plexus immédiatement au-dessous de l'épithélium
en avant de la membrane basale. En réalité, comme on pourra facilement s'en convaincre, l'entre-croisement plexiforme des nerfs se fait au sein même de l'épithélium
en avant des cellules basales.

examine les grosses papilles dentées du chien sur des coupes faites après l'action de ce réactif, on sera frappé de voir que la couche lamellaire, dont l'épaisseur est relativement considérable à la surface de ces papilles, présente dans sa partie profonde une zone colorée en noir, et que les cellules polyédriques sous-jacentes contiennent des gouttes de graisse. On peut interpréter ces faits de la façon suivante : Les cellules profondes et les cellules moyennes du revêtement épithélial élaborent de la graisse qui se montre dans leur intérieur sous forme de granulations ou de gouttes distinctes, puis devient diffuse dans la couche lamellaire, tandis que tout à fait à la surface, elle est progressivement dissoute par les liquides alcalins de la bouche. C'est là un mode d'infiltration graisseuse bien différent de celui que l'on observe dans la couche cornée de l'épiderme (voy. p. 882), quoiqu'il paraisse avoir également pour but de protéger le revêtement épithélial contre les agents extérieurs.

En général, sur aucun point de la langue, on ne trouve rien qui ressemble au *stratum granulosum* de l'épiderme. Les cellules polyédriques légèrement aplaties sur lesquelles repose la couche lamellaire de l'épithélium paraissent bien contenir à l'état diffus une substance qui se colore en rouge par le carmin, mais on n'y distingue pas de grains ou de gouttes d'éléidine. Il y a cependant une exception à cette règle : Chez l'homme, au voisinage du V lingual, sur certaines papilles de dimension moyenne, aplaties ou légèrement excavées à leur sommet, on observe un épithélium semblable à l'épiderme, en ce sens qu'aux couches profondes formées de cellules dentelées succèdent deux ou trois rangées de cellules polyédriques, contenant de grosses gouttes d'éléidine, puis des cellules soudées constituant un *stratum lucidum ;* mais il ne se forme pas de couche cornée proprement dite, par suite de la desquamation rapide qui se produit sous l'influence du liquide buccal et des aliments.

Nous ne donnerons pas ici la description des différentes papilles de la muqueuse linguale ; on la trouvera dans tous les traités d'anatomie. Les organes du goût siègent seulement dans les papilles caliciformes, les papilles fungiformes et, chez certains animaux, le lapin par exemple, dans deux petits appareils spéciaux situés sur la partie postérieure des bords latéraux de la langue, les papilles foliées[1]. L'appareil folié du lapin se mon-

[1] C'est von Wyss d'abord (*Die becherförmigen Organe der Zunge,* Arch. f. micr.

tre sous la forme d'un disque ovale, rosé, à peine saillant et sur lequel on distingue à l'œil nu ou à la loupe une série de crêtes parallèles qui rappellent celles de la pulpe des doigts. C'est là

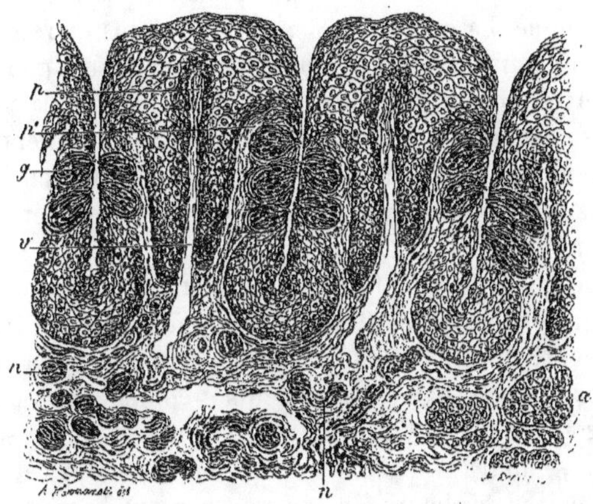

Fig. 314. — Coupe de l'appareil folié du lapin, faite perpendiculairement à l'axe des crêtes. — p, crête vasculaire; v, section transversale de la veine qui la parcourt dans toute sa longueur; p', crête nerveuse; g, bourgeon du goût; n, coupes des nerfs afférents; a, glande séreuse.

l'objet qu'il faut choisir pour faire une première étude des organes du goût.

Ces organes doivent être examinés d'abord sur des préparations faites par le procédé suivant : après avoir détaché l'appareil folié et avoir enlevé complètement avec des ciseaux le tissu musculaire qui le double, on l'expose pendant une heure environ à l'action des vapeurs d'acide osmique dans un petit flacon bouché; on le place ensuite pendant vingt-quatre heures dans l'alcool au tiers, puis on le porte dans une solution de picro-carminate à 1 pour 100, d'où on le retire vingt-quatre heures après pour le plonger dans deux centimètres cubes environ d'une solution d'acide osmique à 1 pour 100. Lorsqu'il y a séjourné pendant huit ou dix heures, on le laisse dégorger dans l'eau et on complète le durcissement par l'alcool. On y fait des

Anat., 1870, p. 237) et Engelmann ensuite (*Die Geschmacksorgane*, Manuel de Stricker, p. 822) qui ont attiré sur les papilles foliées l'attention des histologistes, qu ont montré leur richesse en bourgeons du goût et la disposition remarquable qu'ils y présentent.

coupes verticales, perpendiculaires à la direction des crêtes papillaires, et on les monte dans la glycérine.

Sur ces coupes, on reconnaît que chaque crête est en réalité composée de trois crêtes dermiques ayant une enveloppe épithéliale commune. La crête centrale, qui est la plus élevée, montre en son milieu une cavité vide ou contenant quelques globules de sang, correspondant à la section d'une veine qui la parcourt suivant sa longueur. Les deux crêtes latérales contiennent un grand nombre de fibres nerveuses qui y montent en s'entrelaçant et vont se rendre aux bourgeons du goût logés dans l'épithélium qui recouvre leur face externe.

Bourgeons du goût.

Ces bourgeons ont la forme d'un œuf; leur grand axe est transversal ou légèrement oblique de haut en bas. Dans ces préparations, ils sont parfaitement nets, parce que leurs noyaux sont colorés tandis que ceux des cellules épithéliales qui les entourent sont incolores. Cette différence tient à ce que la solution de carmin, infiltrant d'abord le chorion muqueux, a pénétré dans l'intérieur des bourgeons du goût par leur base.

Avant de poursuivre l'analyse des préparations obtenues à l'aide de cette méthode, il est utile d'observer à l'état d'isolation complète les éléments qui composent les bourgeons du goût et les cellules épithéliales qui les avoisinent. Pour cela, il suffit de les dissocier après avoir laissé l'appareil folié dans le sérum iodé ou dans l'alcool au tiers pendant quelques jours.

Cellules des bourgeons et des capsules du goût.

Les cellules que l'on isole ainsi, et qu'il est bon de colorer au moyen du picrocarminate, sont de formes très variées. La plupart d'entre elles se montrent avec les caractères qui ont été indiqués plus haut et qui permettent de les rattacher aux trois couches du revêtement épithélial ordinaire; mais il en est d'autres que leur forme fait reconnaître comme appartenant, soit aux bourgeons du goût, soit aux cupules épithéliales qui les contiennent. Parmi ces dernières, les unes, colorées en jaune tandis que leur noyau aplati présente une teinte rouge, montrent sur un de leurs bords une échancrure circulaire, plus ou moins profonde, qui correspond à un pore du goût; certaines d'entre elles, beaucoup plus rares que les précédentes, portent, au lieu d'une échancrure, un trou arrondi comme fait à l'emporte-pièce. Il en est même où l'on observe deux trous de ce genre, plus ou moins rapprochés l'un de l'autre. Ces trous correspondent aussi à des pores du goût; de même que les échancrures, ils sont limités par une bordure appartenant au corps cellulaire, mais paraissant formée d'une substance plus réfringente et présentant des stries rayonnées plus ou moins marquées.

D'autres cellules, colorées en rouge uniforme, paraissent semilunaires lorsqu'elles sont vues de profil, mais ont en réalité la forme d'une tuile creuse, ainsi qu'on en juge en les faisant rouler dans la préparation; certaines enfin sont hérissées de piquants, excepté sur une de leurs faces qui est plane ou légèrement excavée. Les unes et les autres concourent évidemment à former la paroi de la cupule épithéliale dans laquelle sont contenus les bourgeons du goût.

Quant aux cellules qui composent les bourgeons du goût eux mêmes, on les reconnaît à leur longueur et à leur forme en fuseau; du reste, on les rencontre souvent groupées en nombre plus ou moins considérable dans des bourgeons dissociés seulement d'une façon partielle, et dont on peut déterminer la dissociation complète en pressant à plusieurs reprises avec l'aiguille sur la lamelle recouvrante. Ces cellules ne sont pas toutes semblables. Les unes ont la forme d'un fuseau très allongé et présentent un prolongement central effilé; leur prolongement périphérique est légèrement aplati et se termine par un bâtonnet réfringent et homogène; elles contiennent un noyau ovalaire allongé dont le grand axe est longitudinal; ce sont là les cellules sensorielles, *cellules gustatives*.

Les autres sont plus aplaties, plus irrégulières; leur noyau est plus large; elles se terminent en pointe à leur extrémité périphérique, tandis qu'à leur extrémité centrale elles se divisent ou se renflent légèrement pour former une sorte de pied; ce sont là les cellules recouvrantes de Lovén et de Schwalbe, cellules auxquelles convient mieux le nom de *cellules de soutènement*.

Après l'action prolongée du sérum iodé ou de l'alcool au tiers, les cellules sensorielles et les cellules de soutènement, qui sont des éléments très délicats, présentent souvent des irrégularités de forme et même des altérations profondes qui dépendent de l'action de ces réactifs. Dans ces conditions, il est difficile de les distinguer les unes des autres, et l'on a de la peine à apprécier le siège qu'elles occupent dans les bourgeons partiellement dissociés.

Les coupes faites après l'action successive des vapeurs d'acide osmique, de l'alcool au tiers, du picrocarminate et de l'acide osmique, si elles sont assez minces et si elles passent exactement par l'axe d'un bourgeon du goût, donnent à ce sujet des renseignements beaucoup plus exacts. On y voit, au sein même du bourgeon, les cellules gustatives caractérisées par leurs noyaux allongés et leurs bâtonnets qui, réunis en faisceau, traversent le pore du goût, et, logées dans leurs intervalles, les cellules de soutènement, que l'on reconnaît à leurs corps protoplasmiques granuleux plus larges et à leurs noyaux plus arrondis, dont l'ensemble dessine une courbe concave en dehors.

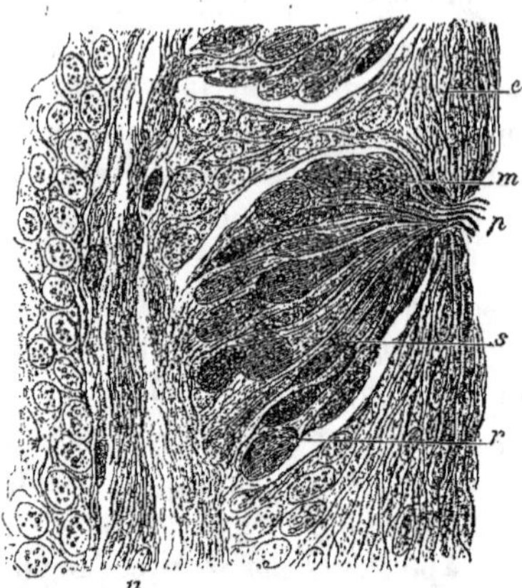

Fig. 315. — Coupe d'un bourgeon du goût faite suivant l'axe de ce bourgeon, après traitement de l'organe folié par le procédé indiqué dans le texte. —*p*, pore du goût; *s*, cellule gustative; *r*, cellule de soutènement; *m*, cellule migratrice chargée de granulations graisseuses; *e*, cellules épithéliales; *n*, nerf afférent.

Pour se rendre compte de la situation relative de ces deux espèces de cellules et pour se convaincre qu'il existe des cellules de soutènement interposées aux cellules sensorielles, on fera bien de dissocier les coupes faites au moyen du procédé qui vient d'être indiqué, soit directement avec les aiguilles, soit en comprimant à plusieurs reprises la lamelle qui recouvre la préparation.

A la périphérie, le bourgeon du goût est limité par des cellules de soutènement qui, sur un bourgeon examiné tout entier, masquent en partie les cellules sensorielles et les cellules de soutènement intercalaires, ce qui explique pourquoi Lovén et Schwalbe ont méconnu ces dernières cellules [1].

---

[1] Les bourgeons du goût ont été découverts à peu près simultanément par Lovén (*Beitraege zur Kenntniss vom Bau der Geschmackwärzchen der Zunge, Arch. f. micr. Anat.*, t. IV. p. 96) et par Schwalbe (*Ueber die Geschmacksorgane der Saügethiere und des Menschen, Arch. f. micr. Anat.*, t. IV, p. 154). Ces auteurs ont parfaitement décrit et figuré l'arrangement et la forme des cellules épithéliales qui entourent les bourgeons et les deux espèces de cellules qui les composent; mais ils ont pensé que le centre des bourgeons était entièrement occupé par des cellules sensorielles e

On observe presque constamment, entre les cellules qui composent les bourgeons du goût, des groupes arrondis ou irréguliers de granulations graisseuses colorées en noir par l'acide osmique, au centre de chacun desquels on reconnaît un noyau arrondi ou bosselé. Ce sont là des cellules lymphatiques qui, dégagées du derme, ont pénétré dans les bourgeons du goût au niveau de leur base et ont cheminé entre les éléments qui les composent en vertu de leur activité amiboïde. Dans leur migration, ces cellules se sont chargées de granulations graisseuses[1], comme il leur arrive souvent lorsqu'elles se trouvent dans des conditions de nutrition défavorables ou lorsqu'elles sont placées entre des éléments qui leur abandonnent de la graisse. Il est probable qu'elles jouent un rôle important dans la formation du pore du goût. On a vu plus haut que ce pore, qui d'ordinaire est limité par le bord des cellules épithéliales lamellaires de la surface, est quelquefois creusé au sein même de l'une de ces cellules. Or, si l'on se reporte à ce qui a été dit page 384 sur le rôle que jouent les cellules lymphatiques dans la formation des trous du grand épiploon du lapin, on comprendra comment les cellules migratrices des bourgeons du goût peuvent être les agents actifs de la perforation des cellules épithéliales superficielles, perforation que l'on aurait du reste de la peine à concevoir autrement.

On a vu également que certaines cellules épithéliales superficielles présentent deux trous situés dans le voisinage l'un de l'autre. Ces deux pores si rapprochés correspondent à des bourgeons du goût jumeaux, associés dans une même cupule, disposition qu'il n'est pas rare de rencontrer sur des coupes.

La méthode de l'or appliquée à l'étude de l'appareil folié du

Cellules
migratrices
dans l'intérieur
des
bourgeons
du goût.

---

que les cellules de soutènement existaient seulement à la périphérie ; c'est pour cela qu'ils les ont nommées cellules recouvrantes. Tout récemment, Merkel (*Ueber die Endigung der sensiblen Nervenfasern*, Rostock, 1880) a fait remarquer qu'il existait aussi des cellules de soutènement dans l'épaisseur des bourgeons, entre les cellules du goût proprement dites. Mes recherches m'ont conduit au même résultat. Ainsi se trouve complétée l'analogie entre les bourgeons du goût et l'épithélium olfactif, dans lequel les cellules épithéliales proprement dites, qui ne sont autre chose que des cellules de soutènement, sont interposées aux cellules sensorielles.

[1] Vintschgau (*Beobachtungen über die Veränderungen der Schmeckbecher nach Durchschneidung des N. glosso-pharyngeus, Arch. de Pflüger*, t. XXIII, 1880, p. 1), qui a observé dans les bourgeons du goût ces groupes de granulations graisseuses sur des coupes faites après l'action de l'acide osmique, n'a pas vu qu'ils étaient contenus dans des cellules lymphatiques, et par conséquent il n'a pas compris leur signification.

lapin fournit des préparations très démonstratives : cet appareil, après avoir été enlevé et débarrassé complètement de la couche musculaire qui le double, sera placé pendant 10 minutes dans le jus de citron et pendant 40 à 60 minutes dans la solution de chlorure d'or à 1 pour 100. Après que la réduction aura été obtenue dans l'eau acétifiée, le durcissement sera complété par l'action de l'alcool. Les coupes, faites perpendiculairement à la direction des crêtes papillaires, seront gonflées au moyen de l'acide formique et conservées dans la glycérine.

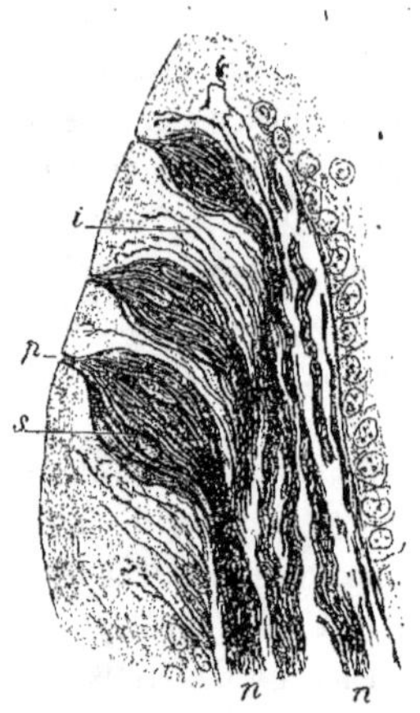

Fig. 316. — Coupe de l'appareil folié du lapin traité par la méthode de l'or. — *p*, pore du goût; *s*, cellule gustative; *i*, fibres nerveuses intra-épithéliales; *n*, nerf afférent.

Tandis que l'épithélium ordinaire est à peine teinté, la plupart des bourgeons du goût sont colorés en violet dans toute leur masse, ce qui indique que les deux espèces de cellules qui les composent ont pour le sel d'or une très grande affinité. Les nerfs qui montent dans les crêtes papillaires sont également colorés, et on les voit émettre successivement des rameaux qui se rendent à la base des bourgeons et se perdent dans leur intérieur. Dans quelques-uns de ces bourgeons, où les cellules sensorielles sont plus fortement colorées que les cellules de soutènement, on peut reconnaître qu'elles sont en rapport de continuité avec des fibrilles nerveuses. Leurs bâtonnets terminaux sont également colorés en violet foncé.

En outre, l'épithélium stratifié qui avoisine les différents bourgeons du goût contient un grand nombre de fibrilles nerveuses intra-épithéliales provenant également des nerfs qui cheminent dans les crêtes papillaires[1]. Ces fibres ont la même dis-

---

[1] Lorsque, à l'exemple de Vintschgau (*loc. cit.*), on coupe chez un lapin un des glosso-pharyngiens, il se produit dans l'appareil folié correspondant des modifications profondes, déjà bien marquées quarante-huit heures après la section, et qui conduisent finalement à la disparition complète des bourgeons du goût. C'est ainsi que, quarante jours après l'opération, il n'en reste d'ordinaire pas la moindre trace. Vintschgau n'a pas vu ce que deviennent les cellules sensorielles; quant aux cel-

position que celles de l'épiderme. Après s'être divisées et subdivisées, elles se terminent par des boutons plus ou moins rapprochés de la surface. Sertoli a observé dans les papilles foliées du cheval des fibres nerveuses intra-épithéliales analogues[1].

Dans les papilles fungiformes des différents mammifères, les bourgeons du goût sont en petit nombre et disposés comme au hasard dans leur revêtement épithélial.

Dans les papilles caliciformes qui, comme on le sait, sont limitées par un sillon profond dont les deux faces sont recouvertes d'épithélium stratifié, les bourgeons du goût sont distribués en très grand nombre sur la face interne du sillon, qui appartient à la papille, tandis qu'il n'en existe que très peu dans l'épithélium qui revêt la face externe de ce sillon.

lules de revêtement (cellules de soutènement), il suppose qu'elles se transforment en cellules épithéliales ordinaires.

Si j'en juge par les expériences que j'ai faites à ce sujet, les choses se passeraient d'une tout autre façon. Les cellules sensorielles dégénéreraient et seraient détruites sur place ; les cellules de soutènement, après avoir montré d'abord quelques phénomènes d'hypernutrition, seraient expulsées successivement par le pore du goût, tandis que les cellules épithéliales qui limitent la cupule du goût, continuant à évoluer et à s'accroître, restreindraient peu à peu cette cupule et finalement la seraient disparaître.

Pendant que l'organe du goût est en voie d'atrophie, on y observe un grand nombre de cellules migratrices chargées de granulations graisseuses. Il est vraisemblable que ces cellules concourent pour une part importante à l'expulsion des éléments des bourgeons du goût. Cette manière de voir est fondée sur l'examen de l'appareil folié du lapin soixante heures après la section du glosso-pharyngien. A cette période, la limite des cupules du goût est encore bien marquée ; les cellules sensorielles ont presque complètement disparu ; les cellules de soutènement, qui ont pris une forme irrégulière et possèdent des noyaux plus volumineux qu'à l'état normal, sont entremêlées de cellules migratrices. Quelques-unes des cupules ne renferment plus qu'un petit nombre de cellules et sont revenues sur elles-mêmes, tandis qu'elles ont conservé leur pore parfaitement net.

La section du glosso-pharyngien est suivie non seulement de la disparition des organes du goût, mais encore de celle des ramifications intra-épithéliales qui les entourent. Cette disparition est déjà presque complète soixante heures après la section, ainsi qu'on peut le constater sur des coupes faites après l'application de la méthode de l'or. Il suit de là que ces ramifications proviennent du nerf glosso-pharyngien ; mais cela ne prouve pas qu'elles concourent à la gustation. Ce nerf contient en effet des fibres de la sensibilité générale, soit qu'il les possède en propre, soit qu'il les emprunte à d'autres nerfs, la cinquième paire, par exemple. Si, ce qui est probable, les fibres intra-épithéliales annexées aux organes du goût étaient des fibres de la sensibilité générale, on devrait les considérer comme constituant un appareil protecteur jouant, par rapport à ces organes, le même rôle que l'appareil nerveux de la cornée pour la protection du globe de l'œil et de la rétine par conséquent.

[1] *Sertoli*, Osservazioni sulle terminazioni dei nervi del gusto, *Gazetta medico-Veterinaria. Anno IV*, Cf. *Centralblatt*, 1874, p. 871.

Pour étudier les bourgeons du goût, soit dans les papilles fungiformes, soit dans les caliciformes, on pourra employer les méthodes qui ont été indiquées pour la préparation des appareils foliés du lapin. Seulement, il faut noter que ces papilles, les caliciformes surtout, ont des dimensions telles que, si on les laissait entières, l'acide osmique ou le chlorure d'or n'atteindraient que faiblement ou même pas du tout les bourgeons du goût et les nerfs qui en occupent la base. Aussi, lorsque l'on veut obtenir une bonne imprégnation des bourgeons du goût des papilles caliciformes du chien et même de celles du lapin, il est nécessaire, non seulement de les enlever avec une quantité aussi faible que possible des tissus qui bordent leur sillon et de les débarrasser du tissu musculaire qui les double, mais encore de les diviser avec le scalpel avant de les soumettre à l'action des réactifs.

Cependant, si l'on se propose seulement d'étudier les nerfs qui se rendent à ces papilles, il suffira de les placer tout entières dans le liquide de Müller ou dans une solution d'acide osmique à 1 pour 100. On pourra constater ainsi, en les examinant, soit sur des coupes transversales, soit sur des coupes longitudinales, qu'il arrive à chacune d'elles un ou deux petits nerfs auxquels sont annexés des groupes de cellules ganglionnaires. Ces nerfs, qui proviennent du glosso-pharyngien, se divisent et se subdivisent pour donner un grand nombre de rameaux qui se distribuent aux bourgeons du goût.

Pour étudier la disposition des vaisseaux dans les papilles caliciformes et dans les fungiformes, il faut les injecter, soit par l'artère linguale, soit par la carotide, et les placer tout entières dans l'alcool. Les coupes que l'on en fait doivent être un peu épaisses; les meilleures sont celles qui comprennent l'axe des papilles. A leur centre on voit généralement une veine très volumineuse donnant des ramifications latérales dans lesquelles viennent se jeter de nombreux vaisseaux capillaires. Entre les bourgeons du goût, à la base desquels les capillaires forment un réseau spécial exceptionnellement riche, on remarque souvent de petites papilles vasculaires complètement noyées dans l'épithélium stratifié qui les sépare. La surface libre ou supérieure de la papille caliciforme, qui ne contient pas de bourgeons du goût, porte souvent des papilles rudimentaires possédant chacune un réseau capillaire plus ou moins distinct.

La distribution des vaisseaux sanguins dans l'organe folié du lapin présente un intérêt tout spécial. On a vu plus haut que chaque crête centrale est parcourue suivant sa longueur par une veine volumineuse. A la limite postérieure de l'organe, cette veine, s'anastomosant avec celles des crêtes voisines, concourt à former un plexus veineux superficiel. De ce plexus, que l'on aperçoit facilement à l'œil nu à travers la muqueuse quand on vient de sacrifier l'animal, on peut faire refluer le sang par pression jusque dans les veines de l'organe folié. Cette disposition, qui se rapproche de celle que l'on observe dans certains appareils érectiles, conduit à penser qu'il pourrait se produire dans l'organe folié des mouvements vasculaires réflexes qui détermineraient la turgescence des crêtes et aiguiseraient ainsi la sensation gustative.

Le développement vasculaire considérable que l'on observe dans les papilles fungiformes et dans les papilles caliciformes des différents mammifères et surtout la présence dans ces dernières papilles d'une veine centrale volumineuse font supposer qu'il s'y passe également des phénomènes érectiles ayant une influence sur la gustation.

Au-dessous des papilles caliciformes, on remarque un grand nombre de glandes acineuses, dont les canaux excréteurs débouchent dans le sillon qui les entoure. Dans l'organe folié du lapin, il y a des glandes analogues qui viennent s'ouvrir dans le fond des sillons compris entre les crêtes papillaires. Toutes ces glandes, dont les acini sont tapissés de cellules granuleuses analogues à celles que l'on rencontre dans la parotide, sécrètent un liquide séreux qui, d'après von Ebner[1], serait produit en très grande abondance au moment de la gustation et serait destiné à nettoyer, à balayer, pour ainsi dire, les sillons, de manière à en enlever les substances sapides qui y ont pénétré et à assurer ainsi la pureté de la sensation prochaine.

L'étude des glandes du goût n'exige pas de préparations spéciales. Sur des coupes faites après l'action de l'alcool, des chromates alcalins ou de l'acide osmique, on peut facilement reconnaître leur disposition générale, leurs canaux excréteurs, leurs acini et la nature de leurs cellules. Des coupes faites sur des pièces injectées permettront d'apprécier la disposition de leur

[1] V. Ebner, *Die acinösen Drüsen und ihre Beziehungen zu den Geschmacksorganen*, Graz, 1873. Cf. Centralb., 1874, p. 261.

réseau vasculaire, qui ne diffère pas de celui des autres glandes acineuses.

RÉTINE

La rétine se divise en deux couches principales : une interne qui, chez l'homme et la plupart des mammifères, possède des vaisseaux sanguins, une externe qui n'en contient pas. Chez les poissons osseux et chez la grenouille, ces deux couches se séparent l'une de l'autre sous l'influence des solutions chromiques diluées et de l'alcool au tiers.

Partie névro-épithéliale de la rétine.

La partie externe de la rétine est constituée par des cellules sensorielles, *cellules visuelles*, et par un plexus nerveux, *plexus basal*, doublé chez certains animaux de cellules spéciales, *cellules basales*, et constituant avec elles ce que je nommerai la *couche basale*.

Les cellules visuelles, disposées sur une seule rangée perpendiculairement à la couche basale, possèdent un prolongement central qui s'y implante et un prolongement périphérique dont l'extrémité libre regarde en dehors. Cette extrémité, dont les formes variées peuvent être ramenées à deux types principaux, a reçu, suivant celui de ces types auquel elle se rattache, le nom de *cône* ou celui de *bâtonnet*[1].

Cette partie de la rétine est donc comparable à l'épithélium olfactif avec ses cellules sensorielles, ses cellules basales et le plexus nerveux qui les recouvre ; elle mérite le nom de *partie névro-épithéliale* de la rétine. Quant aux cellules épithéliales proprement dites ou cellules de soutènement qui existent entre les cellules sensorielles olfactives, elles sont représentées dans la rétine par l'expansion externe d'éléments cellulaires dont le corps et le noyau se trouvent dans la partie interne de cette membrane.

---

[1] En dehors des cônes et des bâtonnets, se trouve l'épithélium postérieur ou externe de la rétine, formé par une seule rangée de cellules pavimenteuses dont la partie externe contient un noyau et des gouttes de graisse, tandis que leur partie interne pigmentée envoie entre les cônes et les bâtonnets des prolongements protoplasmiques également chargés de granulations de pigment.

Cet épithélium appartient à la rétine et non pas à la choroïde, ainsi qu'il résulte de l'étude du développement. Lorsque, après s'être développée aux dépens de la vésicule cérébrale, la vésicule oculaire primitive est déprimée par le bourgeon ectodermique qui formera le cristallin, sa partie antérieure qui deviendra la rétine est refoulée jusqu'à arriver au contact immédiat de la postérieure qui deviendra l'épithélium pigmenté.

La partie interne de la rétine, *partie cérébrale*, contient un appareil ganglionnaire compliqué. On y distingue de dedans en dehors et s'étageant d'une manière régulière : une couche de fibres nerveuses résultant de l'expansion du nerf optique ; une couche de cellules nerveuses multipolaires ; une couche d'apparence granuleuse ne contenant d'habitude aucun élément cellulaire, analogue par sa constitution à la substance dite moléculaire de l'écorce du cerveau et que pour cela il convient de désigner sous le nom de *plexus cérébral ;* enfin une seconde couche de cellules ganglionnaires sur laquelle repose la couche basale du névro-épithélium. Chez tous les animaux, cette seconde couche, dans laquelle se trouvent compris les noyaux des cellules de soutènement, se sépare encore en deux couches dont l'épaisseur relative est fort variable. L'interne est formée par des cellules unipolaires dont le prolongement s'enfonce dans le plexus cérébral, l'externe par des cellules bipolaires.

Quant aux cellules de soutènement de la rétine, on les décrit généralement comme des fibres qui traversent toute l'épaisseur de la membrane perpendiculairement à sa surface, et on les désigne sous le nom de fibres rayonnées ou fibres de Müller, du nom du célèbre histologiste qui les a découvertes. Ces cellules ne diffèrent pas essentiellement des cellules de soutènement de l'épithélium olfactif. Leurs pieds, élargis en forme de cônes, se soudent entre eux et forment à la limite interne de la rétine une sorte de membrane, *couche limitante interne ;* elles traversent en ligne droite toute la couche cérébrale et le plexus basal, et donnent entre les cellules visuelles des expansions qui se terminent à la base des cônes et des bâtonnets en formant une cuticule, *membrane limitante externe.*

Cette manière de comprendre la rétine, qui repose en partie sur les données de Henri Müller, Max Schultze, Schwalbe, W. Müller, en partie sur des observations personnelles, conduit à considérer à cette membrane de dedans en dehors les couches suivantes : couche limitante interne, couche des fibres du nerf optique, couche des cellules multipolaires, plexus cérébral, couche des cellules unipolaires, couche des cellules bipolaires, couche basale, corps des cellules visuelles, membrane limitante externe, cônes et bâtonnets [1].

Pour permettre à ceux qui ont déjà étudié la rétine dans les livres classiques

Rétine
du
triton crêté.

Pour acquérir les premières notions sur la structure de la rétine, il convient de l'étudier d'abord chez le triton crêté, où la couche des cellules visuelles et certains autres détails se montrent avec une grande évidence. Ayant versé dans un petit flacon fermé par un bouchon de liège un centimètre cube environ d'une solution d'acide osmique[1] à 1 pour 100, on enlève

et dans les publications récentes de bien comprendre cette nomenclature, je la place ici en regard de celle de Max Schultze (*Manuel de Stricker*) et de celle de W. Müller(*Ueber die Stammesentwicklung der Sehorgans der Wirbelthiere*, in *Beitr. zur Anat. u. Physiol. als Festgabe K. Ludwig gewidmet*. Leipzig, 1875).

	M. SCHULTZE.	W. MULLER.
Couche limitante interne.	Membrane limitante interne.	Membrane limitante interne.
Couche des fibres du nerf optique.	Fibres du nerf optique.	Fibres du nerf optique.
Couche des cellules multipolaires.	Cellules ganglionnaires.	Ganglion du nerf optique.
Plexus cérébral.	Couche granuleuse interne.	Neurosponge.
Couche des cellules unipolaires.		Spongioblastes.
Couche des cellules bipolaires.	Grains internes.	Ganglion de la rétine.
Couche basale.	Couche granuleuse externe.	Couche des origines nerveuses et fulcrum tangentiel.
Corps des cellules visuelles.	Grains externes.	Cellules visuelles.
Membrane limitante externe.	Limitante externe.	Membrane limitante externe.
Cônes et batonnets.	Cônes et batonnets.	Cellules visuelles.
Cellules de soutènement.	*Fibres de Müller.*	*Fulcrum général.*

[1] C'est seulement après l'application des réactifs fixateurs et durcissants que l'on a pu arriver à connaître la structure de la rétine. Cependant, avant l'emploi de ces réactifs, on avait découvert les bâtonnets, parce que pour les voir il suffit d'enlever un lambeau de la rétine de la grenouille et de l'examiner dans l'humeur aqueuse. Cette observation avait été faite par Leeuwenhoek. Treviranus, qui découvrit de nouveau les bâtonnets et les considéra comme des papilles nerveuses terminales, les croyait situés à la face interne de la rétine. Cette illusion fut partagée par tous les histologistes, notamment par Remak (*Arch. de Müller*, 1839, p. 165) et Henle (*Note additionnelle au travail de Remak*) ; elle persista jusqu'à l'époque où Hannover (*Ueber die Netzhaut und ihre Gehirnsubstanz bei Wirbelthieren mit Ausnahme des Menschen, Arch. de Müller*, 1840, p. 320) démontra qu'ils se trouvent à la face externe de cette membrane.

Ce fut seulement lorsqu'on eut employé l'acide chromique pour durcir la rétine que l'on arriva à reconnaître les principales couches qui la composent. C'est à ce réactif que Henri Müller a dû la découverte des fibres qui portent son nom (*Zur Histologie der Netzhaut, Zeitschr. . wissensch. Zoologie*, t. III, 1851, p. 234), et si

les deux yeux de l'animal. On place l'un dans le liquide où on le laissera vingt-quatre heures ; après quoi on l'ouvrira et on le mettra dans l'eau distillée afin de l'utiliser plus tard pour des dissociations de la rétine. L'autre œil est fixé par une épingle à la face inférieure du bouchon qui ensuite est remis en place. Il se trouve ainsi exposé aux vapeurs d'acide osmique, qui grâce à la minceur de la sclérotique atteignent rapidement la rétine et en général l'ont suffisamment fixée au bout de dix minutes. On le porte alors dans l'alcool au tiers et par une incision circulaire pratiquée avec des ciseaux fins on le divise au niveau de son équateur. Le pôle postérieur, après un séjour de quelques heures dans l'alcool au tiers, est placé dans une solution de picrocarminate à 1 pour 100, dans laquelle on le conserve également quelques heures ; on l'en retire pour le plonger directement dans la solution d'acide osmique afin de fixer les éléments d'une manière définitive, et, après l'avoir fait dégorger dans l'eau, on le traite par l'alcool pour en compléter le durcissement. C'est seulement alors qu'on l'inclut dans le mélange de cire et d'huile pour en faire des coupes perpendiculaires à la surface de la rétine et passant par le nerf optique. Ces coupes, reçues d'abord dans l'alcool, sont ensuite placées dans l'eau et montées en préparations persistantes dans la glycérine.

On y voit le nerf optique qui, après avoir traversé successivement la sclérotique et la choroïde et entrecroisé ses fibres comme l'a indiqué Nicati[1], s'étale à la surface interne de la rétine, immédiatement en dehors de la base des cellules de soutènement, en formant une couche de fibres qui diminue progressivement d'épaisseur du centre à la périphérie.

En dehors, se trouve la couche des cellules ganglionnaires multipolaires ; puis s'étagent successivement le plexus cérébral, les cellules unipolaires, les cellules bipolaires, le plexus basal, les corps des cellules visuelles, la membrane limitante externe, et enfin les cônes et les bâtonnets. Entre ces derniers, on aperçoit

Max Schultze a pu, dans une série de mémoires successifs (*Arch. f. micr. Anatomie*, t. II, III, V, VII, 1866-1871) nous faire connaître un si grand nombre de détails sur les éléments rétiniens, c'est presque uniquement grâce à l'emploi de l'acide osmique qu'il avait, du reste, introduit lui-même dans la technique histologique.

[1] *Nicati*, Recherches sur le mode de distribution des fibres nerveuses dans les nerfs optiques et dans la rétine, *Archives de physiologie*, 1875, t. II, p. 521.

les prolongements pigmentés des cellules de l'épithélium rétinien, dont la partie externe dépourvue de pigment contient un noyau coloré en rouge et des gouttes d'une matière grasse colorée en noir par l'acide osmique.

Ces préparations conviennent d'une façon toute spéciale pour l'étude de la couche névro-épithéliale. Les corps des cellules sensorielles y sont disposés sur une seule rangée entre la membrane limitante externe et le plexus basal. Ils sont en majeure partie occupés par des noyaux volumineux, ovalaires, et qui contiennent de gros nucléoles.

Ces cellules présentent chacune un prolongement central court qui s'élargit en s'appliquant sur le plexus basal. Leurs prolongements périphériques traversent la membrane limitante externe, au delà de laquelle ils forment les bâtonnets et les cônes.

Tandis que les bâtonnets sont à peu près cylindriques et tous semblables, les cônes, qui ont la forme d'une bouteille dont la base serait appliquée sur la membrane limitante, ont des dimensions variables ; ils sont simples ou associés

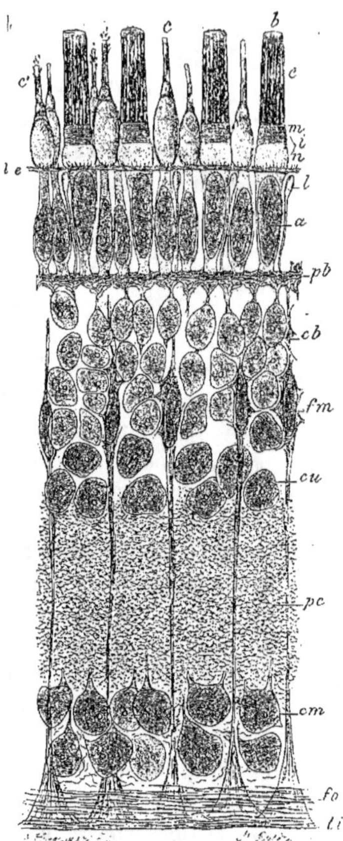

Fig. 317. — Rétine du triton crêté. Coupe transversale faite après l'action successive des vapeurs d'acide osmique, de l'alcool au tiers, du picrocarminate et de la solution d'acide osmique. — *b*, bâtonnets ; *e*, leur segment externe ; *i*, leur segment interne ; *m*, corps intercalaire ; *n*, corps accessoire ; *c*, cône simple ; *c'*, cône double ; *a*, corps des cellules visuelles ; *l*, massue de Landolt ; *le*, membrane limitante externe ; *p b*, plexus basal ; *c b*, cellules bipolaires ; *fm*, cellules de soutènement ; *cu*, cellules unipolaires ; *p c*, plexus cérébral ; *cm*, cellules multipolaires ; *fo*, fibres du nerf optique ; *li*, limitante interne.

deux à deux ; on les désigne alors sous le nom de *cônes jumeaux*.

Les bâtonnets et les cônes sont formés de deux parties : une
externe qui se colore fortement en noir par l'acide osmique,
segment externe des bâtonnets ou des cônes, une interne moins
fortement colorée par ce réactif, *segment interne*.

Le segment interne des bâtonnets et des cônes simples contient
lui-même deux corps particuliers, dont l'externe a été coloré en
rouge par le picrocarminate, tandis que l'interne est resté incolore et que le protoplasma proprement dit de la cellule visuelle
a pris une coloration rouge brun clair. Je désignerai le premier
de ces corps, qui est à la limite du segment interne et du segment externe, sous le nom de *corps intercalaire*, et le second
sous le nom de *corps accessoire*.

Les deux cônes qui forment un cône double ne sont pas semblables : l'un d'eux, le *cône principal*, a la forme d'un cône
simple ; l'autre, le *cône secondaire*, est beaucoup plus mince et
excavé sur une de ses faces pour s'appliquer sur le premier. Le
cône principal possède un corps intercalaire et un corps accessoire, tandis que le cône secondaire contient seulement un
corps intercalaire. A chaque cône double correspondent deux
cellules visuelles.

Bien qu'ils forment une seule rangée, les noyaux des cônes
et des bâtonnets ne sont pas situés exactement à la même hauteur ; ceux des cônes sont toujours un peu plus profonds. Entre
les cellules visuelles, en dedans de la membrane limitante externe,
on observe des corps particuliers renflés en massue, dépourvus
de noyaux et dont la tige semble se perdre dans le plexus basal ;
ce sont là les massues de Landolt[1].

Lorsque l'on s'est rendu compte sur ces coupes de l'arrangement et des rapports des différents éléments qui constituent la
couche névro-épithéliale de la rétine du triton, il est nécessaire,
pour avoir une connaissance plus exacte de ces éléments eux-
mêmes, de les étudier à l'état d'isolation complète.

Pour cela, on prend le second œil du triton qui, après avoir
séjourné vingt-quatre heures dans l'acide osmique, a été divisé
au niveau de son équateur et mis à macérer dans l'eau pendant
deux ou trois jours ; on enlève avec des ciseaux un petit frag-

Landolt, Beitrag zur Anatomie der Retina vom Frosch, Salamander und Triton,
Arch. f. micr. Anatomie, t. VII (1871), p. 81.

ment de la rétine et on le dissocie avec les aiguilles sur la lame de verre dans une goutte d'eau. On colore ensuite les éléments par le picrocarminate et on les conserve dans la glycérine.

Dans ces préparations, les bâtonnets et les cônes sont le plus souvent séparés de leurs cellules respectives et flottent librement, mais on en observe toujours un certain nombre qui sont restés en rapport avec leur corps cellulaire et qui représentent des cellules visuelles intactes. Ces cellules possèdent au-dessous de leur noyau un renflement basal, dont la surface d'implantation irrégulière semble indiquer qu'il a été détaché par arrachement.

Le segment externe des bâtonnets présente des stries longitudinales et des stries transversales. La striation transversale s'exagère dans certains bâtonnets jusqu'à leur donner un aspect feuilleté et amener même leur décomposition en disques qui, se séparant les uns des autres, flottent librement dans le liquide de la préparation.

Les stries longitudinales sont souvent légèrement obliques. Hensen[1] les a considérées comme correspondant à des fibrilles superficielles, mais, ainsi que M. Schultze[2] l'a montré, en examinant des disques qui se présentent de champ, on n'y voit rien qui soit l'expression optique de fibres; leur contour est seulement formé par une série de festons convexes. Les stries longitudinales des bâtonnets correspondent donc à une simple cannelure de leur surface.

Des massues de Landolt en plus ou moins grand nombre se

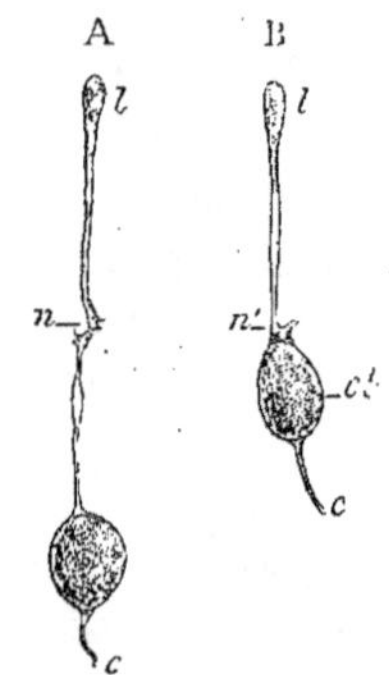

Segment externe des bâtonnets.

Fig. 318. — Deux massues de Landolt isolées avec leurs cellules bipolaires respectives, après l'action successive de l'acide osmique et de l'eau distillée. — *l*, massue; *cb*, cellule bipolaire; *c*, prolongement central de la cellule bipolaire. — *n* et *n'*, accidents de forme que présente la tige de la massue au point où elle traverse le plexus basal. Dans la massue A, le corps de la cellule bipolaire appartenait à une des rangées inférieures. Dans la massue B, il appartenait à la rangée située immédiatement au-dessous du plexus basal (Voy. fig. 315).

---

[1] *Hensen*, Ueber das Sehen in der Fovea centralis, *Archives de Virchow*, t. XXXIX, 1867, p. 475.

[2] *M. Schultze*, Ueber die Nervenendigung, etc., *Arch. . micr. Anat.* t. V, p. 379.

montrent aussi à l'état d'isolation complète, et parmi elles on en trouvera toujours quelques-unes dont la tige se continue avec le prolongement périphérique d'une cellule bipolaire. Au point où ce prolongement traverse le plexus basal pour constituer la tige d'une massue, il présente des irrégularités de forme et émet des expansions latérales qui semblent concourir pour une part à la formation de ce plexus. Ces irrégularités ne se montrent pas toujours à la même distance du noyau des cellules bipolaires.

On trouve encore dans ces préparations des cellules de soutènement (fibres de Müller), entièrement isolées ou restées en relation avec quelques-uns des éléments qui les entourent, ce qui permet d'étudier d'une manière complète leur forme et leurs rapports.

Au delà de leur base, constituant la couche limitante interne, elles s'amincissent et prennent la forme de fibres. Dans cette portion de leur trajet, elles sont munies d'expansions latérales filamenteuses ou membraniformes et correspondent à trois couches de la rétine : celle des fibres du nerf optique, celle des cellules multipolaires et celle du plexus cérébral. Elles s'élargissent ensuite d'une manière progressive et, dans un renflement protoplasmique marginal, contiennent un noyau ovalaire dont l'axe est parallèle au leur. A ce

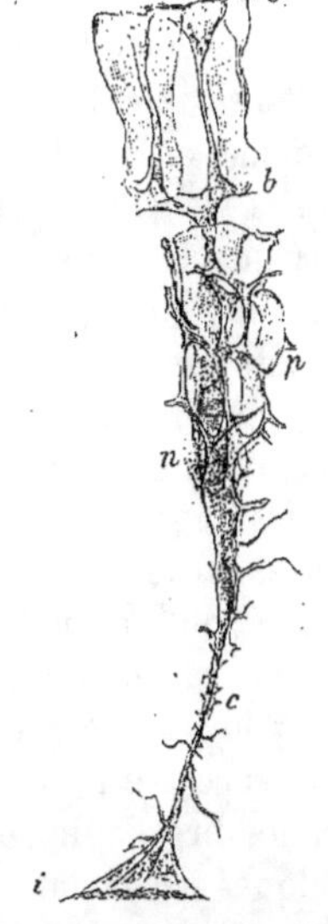

Fig. 319. — Cellule de soutènement (fibre de Müller) de la rétine du triton, isolée après l'action successive de l'acide osmique et de l'eau distillée. — *e*, bord cuticulaire formant la limitante externe ; la portion comprise entre *e* et *b* correspond aux corps des cellules visuelles ; la portion rétrécie au-dessous de *b* correspond au plexus basal ; *p*, expansion membraneuse au niveau de la couche des cellules bipolaires ; *c*, portion correspondant au plexus cérébral, à la couche des cellules multipolaires et à l'expansion du nerf optique ; *i*, pied de la cellule de soutènement, correspondant à la limitante interne ; *n*, noyau de la cellule.

niveau elles émettent dans toutes les directions un grand nombre de lames ou de crêtes limitant des fossettes dans lesquelles sont logées les cellules unipolaires et bipolaires. Puis elles se rétrécissent brusquement au niveau du plexus basal et s'épanouissent ensuite pour former une série de loges dans lesquelles sont comprises les cellules visuelles. Elles se terminent par un bord réfringent qui paraît être une formation cuticulaire. Ce bord correspond à la membrane limitante externe; aussi cette membrane doit-elle être considérée comme formée par l'ensemble des cuticules des cellules de soutènement.

Comme on vient de le voir, la rétine du triton contient des cellules visuelles et des cellules de soutènement d'une netteté remarquable. Mais les différentes espèces de cellules ganglionnaires n'y sont que faiblement différenciées ; le protoplasma qui entoure leurs noyaux est en quantité très restreinte et les fibres qu'elles émettent sont tellement délicates qu'elles échappent presque toujours à l'observation. Aussi faut-il étudier ces cellules dans d'autres rétines où elles ont des caractères plus accusés. D'autre part, les cônes, les bâtonnets et les cellules dont ils sont une dépendance présentent dans la série des vertébrés une variété de formes qu'il est indispensable de connaître. C'est pour cela que nous allons examiner maintenant dans leur ordre successif les différentes couches de la rétine chez un certain nombre d'animaux, en choisissant surtout ceux où il existe quelques particularités importantes pouvant éclaircir les points encore obscurs de la structure de cette membrane.

Couche des bâtonnets et des cônes. — La dimension et la forme des bâtonnets varient beaucoup dans la série des vertébrés. Chez le triton, ils sont gros, courts, un peu plus larges à leur base qu'à leur sommet. Chez les mammifères, ils sont régulièrement cylindriques. Dans la rétine de la grenouille verte on en trouve de deux espèces : les uns ont la forme d'un cylindre régulier, les autres, dont l'existence a été signalée d'abord par Schwalbe[1], sont reliés aux cellules visuelles qui les portent par un pédicule très mince et doivent être désignés sous le nom de bâtonnets en massue. Chez le brochet et la perche, tous les bâtonnets affectent cette dernière forme. Enfin, chez le gecko commun, à côté des bâtonnets cylindriques ordinaires, on en observe d'autres qui sont associés deux à deux comme les cônes jumeaux; ce sont des bâtonnets jumeaux.

Rien n'est plus variable que le diamètre et la longueur des bâtonnets. Ils atteignent leur plus grande largeur chez les urodèles ; chez les poissons osseux ils sont minces et longs ; les plus

Bâtonnets
en massue.

Schwalbe, Die Retina, *Graefe et Saemisch*, *Handbuch der Augenheilkunde*,

grêles existent chez les mammifères, surtout chez les rongeurs.

Ces différents faits pourront être reconnus sur des coupes de la rétine fixée par les vapeurs ou par la solution d'acide osmique, ou bien sur des préparations obtenues par dissociation après l'action de ce réactif. On arrivera également à acquérir des notions sur la forme et la dimension des bâtonnets en les examinant entièrement frais dans de l'humeur du corps vitré. Les mêmes préparations conviennent pour apprécier la structure de ces éléments.

Dans les différentes classes de vertébrés, les bâtonnets sont composés de deux segments distincts que l'on désigne sous le nom de *segment externe* et de *segment interne*.

Sous l'influence de l'acide osmique, le segment externe se colore en noir plus ou moins foncé. La teinte qu'il prend après l'action de ce réactif est simplement grisâtre chez les mammifères et chez les poissons ; chez les batraciens anoures et urodèles, il devient complètement noir, sauf au voisinage de son extrémité où il est coloré un peu plus faiblement.

Cette coloration est liée à la présence d'une substance qui est soluble dans l'alcool. En

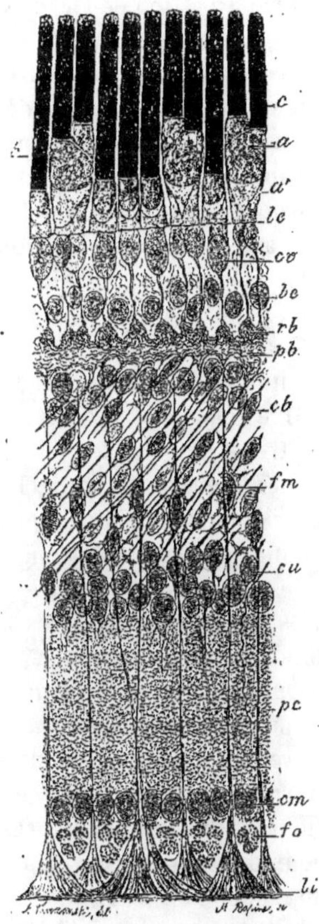

Fig. 320. — Rétine du gecko commun. Coupe faite après l'action successive des vapeurs d'acide osmique, de l'alcool au tiers et de la solution d'acide osmique. — *b*, segments externes des bâtonnets ; *c*, segments externes des bâtonnets doubles ; *a*, corps intercalaire ; *a'*, corps accessoire ; *le*, limitante externe ; *cv*, corps des cellules visuelles ; *be*, cellules basales externes ; *rb*, renflement basal ; *pb*, plexus basal ; *cb*, cellules bipolaires ; *fm*, cellules de soutènement ; *cu*, cellules unipolaires ; *pc*, plexus cérébral ; *cm*, cellules multipolaires ; *fo*, fibres du nerf optique coupées en travers ; *li*, limitante interne.

effet, si, après avoir durci une rétine dans l'alcool ordinaire, on y fait des coupes que l'on traite par l'alcool absolu et que l'on soumet à l'action de l'acide osmique après les avoir lavées dans l'eau, le segment externe des bâtonnets ne se colore plus [1].

Le segment externe des bâtonnets possède une striation transversale que l'on reconnaît déjà sur la rétine tout à fait fraîche au moment où l'on vient de faire la préparation, mais qui s'accuse davantage au bout d'un instant. Elle est également très bien marquée après l'action de l'acide osmique et s'accentue jusqu'à amener la décomposition en disques lorsque la rétine, après avoir été soumise à l'influence de ce réactif, est placée dans l'eau pendant un ou deux jours.

Quant à la striation longitudinale, que l'on voit si bien chez le triton crêté, elle est beaucoup moins distincte chez la grenouille ; chez les animaux supérieurs elle disparaît complètement.

Chez le gecko commun, les bâtonnets, qui ne possèdent pas de striation longitudinale proprement dite, présentent presque tous une ou deux stries longitudinales admirablement bien dessinées. Si, pour se rendre compte de la signification de ces stries, on examine à plat les disques résultant de la décomposition des bâtonnets après l'action de l'acide osmique et la macération dans l'eau, on voit que leur contour régulier est interrompu par une échancrure profonde qui pénètre jusqu'à leur centre. Les stries longitudinales que l'on observe dans le segment externe des bâtonnets du gecko correspondent donc bien à des sillons, et l'observation de ces bâtonnets et de leurs disques fera mieux comprendre les stries centrales, plus accusées que les autres, que l'on remarque dans les bâtonnets de la grenouille et du triton.

Ces stries centrales, que Hensen a considérées comme l'expression optique de canaux destinés à loger les fibres de Ritter [2], sont simplement des sillons plus profonds que les autres.

La limite du segment interne et du segment externe des bâton-

[1] La coloration noire que prennent sous l'influence de l'acide osmique les cellules adipeuses (voy. p 345), les tubes nerveux à myéline (voy. p. 730), couche cornée de l'épiderme (voy. p. 882) et les bâtonnets de la rétine, est due à la même cause : la réduction de cet acide par les matières grasses.

[2] Dans une préparation de rétine faite sans addition d'aucun réactif, on voit bientôt les bâtonnets se gonfler, s'allonger et s'incurver en différents sens. Ces altérations, qui commencent toujours au voisinage de leur extrémité, dont la substance

nets est marquée par une ligne transversale très nette, au niveau de laquelle leur séparation se produit facilement. C'est le segment interne qui forme la portion amincie des bâtonnets en massue. Dans les autres bâtonnets, son diamètre est égal, voire même un peu supérieur, à celui du segment externe. Il ne se colore jamais en noir sous l'influence de l'acide osmique. Sur des coupes de la rétine, faites après l'action du liquide de Müller ou de l'alcool et traitées par le picrocarminate, il se montre coloré en rose, tandis que le segment externe a pris une teinte jaune.

Sa structure, qui paraît simple chez les mammifères, est déjà plus complexe chez la grenouille, où l'on y remarque un corps ayant la forme d'une lentille plan-convexe dont la surface plane correspond à la base du segment externe. Ce corps, *corps intercalaire*, qui se colore vivement par le carmin, se retrouve chez le triton et le gecko, où il est situé, comme chez la grenouille, à la limite du segment interne et du segment externe. Chez le triton, il est plan-concave. Chez le gecko, tout en étant plan-convexe, il a, surtout dans les bâtonnets doubles, une épais

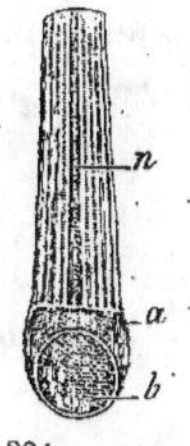

Fig. 321. — Bâtonnet du triton vu à l'état frais, isolé dans l'humeur du corps vitré. — *n*, segment externe où l'on distingue un sillon plus accusé que les autres ; *a*, corps intercalaire ; *b*, corps accessoire.

seur considérable ; il est formé d'une partie centrale glomérulée qui, après l'action successive du liquide de Müller et du picro-carminate, est fortement colorée en rouge, et d'une substance marginale moins colorée ; après l'action de l'acide osmique, ces deux parties sont à peine distinctes.

Chez le triton et le gecko, on distingue, au-dessous du corps intercalaire, un autre corps, *corps accessoire*, dont les propriétés chimiques sont bien différentes. Il ne se colore pas ou presque pas par le picro-carminate et reste clair après l'action de l'acide osmique. Chez le triton, sa forme est globuleuse et, à

beaucoup plus altérable forme en se gonflant des masses arrondies plus ou moins volumineuses, sont beaucoup plus rapides lorsqu'on ajoute de l'eau à la préparation. Finalement, les bâtonnets sont décomposés en boules reliées les unes aux autres par des portions rétrécies, des sortes de filaments. Ce sont ces filaments, artificiellement produits, que Ritter croyait exister à l'état physiologique au centre des bâtonnets. Comme il est très facile d'observer sur des bâtonnets altérés des fibres analogues, leur existence fut admise par les histologistes ; elles devinrent classiques, et chaque observateur chercha à les retrouver dans les préparations de la couche névro-épithéliale. C'est ainsi que Hensen arriva à les loger dans le prétendu canal central du segment externe.

l'état frais, il paraît même complètement sphérique. Chez le gecko, il est semi-lunaire. Les bâtonnets doubles n'en possèdent qu'un seul, logé dans le bâtonnet principal, mais beaucoup plus volumineux que celui des bâtonnets simples[1].

Cônes.

La forme et les dimensions des cônes varient suivant les espèces animales. On a vu que chez le triton il y en a de simples et de jumeaux. Il en est de même chez la plupart des batraciens, chez les oiseaux et chez les reptiles. Chez le brochet et chez la perche, où les cônes acquièrent des dimensions considérables, ils sont tous jumeaux, mais, au lieu qu'il y en ait un principal et un secondaire, ils sont semblables. Chez les mammifères, il ne paraît exister que des cônes simples.

Le segment externe des cônes, comme celui des bâtonnets, se colore sous l'influence de l'acide osmique et se décompose en disques transversaux.

Boules colorées des cônes.

Chez la grenouille, chez les reptiles et chez les oiseaux, on rencontre, entre le segment externe et le segment interne des cônes, des boules dont le diamètre est égal ou un peu supérieur à celui du segment externe, et qui sont formées en majeure partie par de la graisse. Incolores chez la grenouille et chez quelques autres animaux, ces boules sont colorées chez la plupart des oiseaux et des reptiles en rouge rubis, en vert, en jaune et en bleu. Chez un même animal, on trouve à côté des boules colorées des boules incolores. Sous l'influence de l'acide osmique, toutes ces boules se colorent en noir.

Segment interne des cônes.

Le segment interne des cônes, qui est toujours plus large que le segment externe et qui est généralement renflé à son milieu, présente les mêmes réactions histochimiques que le segment interne des bâtonnets. Il contient également, chez le triton, comme on l'a vu page 957, un corps intercalaire et un corps accessoire. Du reste, si l'on envisage la série des vertébrés, ces

---

[1] Ces corps ont été désignés par les auteurs qui les ont signalés, notamment M. Schultze et Krause, sous les noms de lentilles, corps lenticulaires, ellipsoïdes, etc. Hoffmann, qui en a fait une bonne étude, surtout dans les cônes des oiseaux et des reptiles (*Zur Anatomie der Retina. Niederländ. Arch. für Zoologie*, t. III, 1876), appelle corps lenticulaire celui que nous appelons corps intercalaire, et ellipsoïde celui que nous désignons sous le nom de corps accessoire. Les noms employés par ces différents auteurs étaient d'autant moins acceptables que chez le gecko, par exemple, le corps que Hoffmann désignerait sous le nom d'ellipsoïde a une forme semi-lunaire.

deux corps paraissent beaucoup plus communs dans les cônes que dans les bâtonnets. On les observe chez les reptiles et chez les oiseaux, où dans les cônes doubles le cône principal a un corps intercalaire et un corps accessoire, et le cône secondaire un corps intercalaire seulement, ainsi que Hoffmann l'a reconnu (*loc. cit.*).

Chez l'homme et chez les singes, les cônes, qui sont toujours simples, n'ont pas de corps accessoire; mais le corps intercalaire y est très développé. Il présente une structure spéciale, découverte par Schultze, et que l'on peut reconnaître aussi bien sur des coupes de la rétine que sur des dissociations de cette membrane faites après l'avoir traitée pendant un quart d'heure par une solution d'acide osmique à 1 pour 100. Il paraît formé de fils convergeant vers le sommet du segment interne et légèrement obliques à son axe. Schultze l'a désigné sous le nom d'appareil de fils (*Fadenapparat*); il convient de l'appeler *corps intercalaire filamenteux*.

Il y a des animaux chez lesquels toutes les cellules visuelles se terminent par des cônes, les reptiles par exemple; d'autres où l'on a trouvé seulement des bâtonnets; d'après Schultze, ce seraient des animaux nocturnes. Il y en a qui possèdent des cônes relativement volumineux, les poissons osseux, par exemple, et même les urodèles, bien que chez eux ils soient plus petits que les bâtonnets.

Parmi les batraciens anoures, le pélobate brun est remarquable par la petitesse des cônes de sa rétine (voy. fig 323).

Enfin, chez l'homme et chez les singes qui ont une tache jaune, celle-ci est occupée seulement par des cônes, et à sa limite

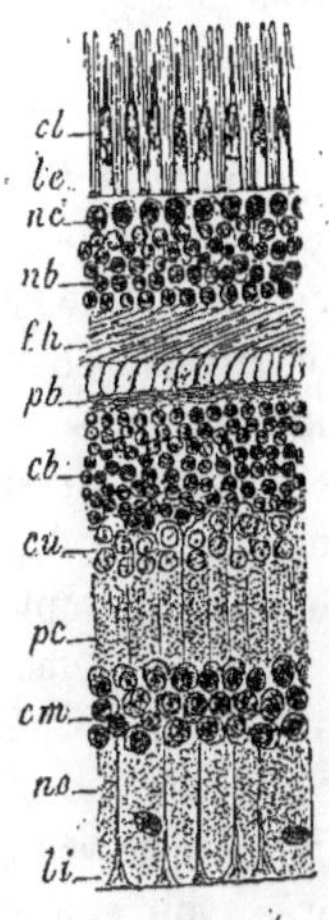

Fig. 322. — Rétine du singe. Coupe faite après l'action, sur la rétine isolée, d'une solution d'acide osmique à 1 pour 100 pendant un quart d'heure. — *cl*, corps intercalaire filamenteux des cônes; *le*, membrane limitante externe; *nc*, noyaux des cônes; *nb*, noyaux des bâtonnets; *fh*, couche fibreuse de Henle; *pb*, plexus basal; *cb*, cellules bipolaires; *cu*, cellules unipolaires; *pc*, plexus cérébral; *cm*, cellules multipolaires; *no*, coupe transversale des fibres du nerf optique; *li*, couche limitante interne.

on voit s'y associer des bâtonnets qui au delà, dans le reste de la membrane, sont de beaucoup les plus nombreux.

Nombre relatif
des cônes
et
des bâtonnets.

Chez la plupart des mammifères, il est très facile d'apprécier le nombre relatif des cônes et des bâtonnets. Il suffit pour cela de détacher la rétine d'un œil tout à fait frais ou peu d'heures après la mort, de la disposer sur une lame de verre, la face externe en haut, et de l'examiner sans lamelle recouvrante à un grossissement de 150 diamètres. Les bâtonnets apparaissent alors comme de petits cercles juxtaposés entre lesquels les cônes se montrent sous la forme de cercles beaucoup plus larges et un peu plus profonds surmontés chacun d'un cercle plus petit, correspondant au segment externe vu de face.

En examinant dans ces conditions la tache jaune, on reconnaît, comme Henle l'a indiqué il y a déjà longtemps, la disparition progressive des bâtonnets à son niveau. Ces éléments sont remplacés par des cônes un peu plus minces que les autres et dont l'ensemble dessine un guillochage élégant (M. Schultze).

Procédé pour
examiner
de face
la rétine
des
petits animaux.

Pour examiner de face la rétine des petits animaux, des batraciens, par exemple, on devra employer le procédé suivant : L'œil ayant été détaché, on y fera avec des ciseaux fins, au delà du bord de la cornée, une incision circulaire comprenant la sclérotique, la choroïde et la rétine, en ayant soin de recueillir sur une lame de verre l'humeur qui s'écoule. On y placera l'œil et, après avoir enlevé au moyen de la pince et des aiguilles la cornée, l'iris et le cristallin, on distinguera au milieu de la rétine la papille du nerf optique sous la forme d'une tache blanche. On divisera alors la partie postérieure de l'œil avec des ciseaux en quatre segments, en s'arrangeant de manière que la papille soit contenue dans le plus petit. Dans les trois autres segments, il sera facile de saisir la rétine et la choroïde avec une pince, de les soulever, de les détacher de la sclérotique que l'on retiendra avec une aiguille et de les retourner sur la lame de verre. La choroïde s'enlève ensuite avec la pince comme un voile, et la rétine seule, sans que l'on y ait touché pour ainsi dire, se trouve convenablement étalée, la face externe en haut.

Rouge
rétinien.

Dans ces conditions, la rétine de la grenouille, surtout si l'animal a été conservé auparavant dans l'obscurité pendant quelques heures, se montre d'un beau rouge ; mais bientôt, sous l'influence de la lumière, cette coloration pâlit, elle passe au jaune et disparaît complètement en ne laissant qu'un éclat de satin qui disparaît à son tour ; la membrane revêt finalement l'aspect blanchâtre et opaque qu'elle a chez le cadavre.

Si on examine cette rétine à un grossissement de 150 diamètres, immédiatement après l'avoir préparée, lorsqu'elle est encore rouge et sans la recouvrir d'une lamelle, on reconnaît que la plupart des bâtonnets sont colorés en rouge, tandis que quelques-uns sont verts. Sur les bords de la préparation, où l'on observe souvent des bâtonnets renversés ou détachés, on constate que leur segment externe seul est coloré.

Pour faire ces observations il est nécessaire de se hâter, parce que, la rétine étant vivement éclairée par le miroir du microscope, la lumière fait bien vite perdre aux bâtonnets leur coloration. La teinte rouge et la teinte verte s'affaiblissent rapidement et au bout de peu d'instants, en général au bout d'une minute, la préparation est incolore dans toutes ses parties[1].

[1] Ces faits ont été découverts par Boll (*Zur Anat. u. Physiologie der Retina*, Monatsber. der Acad. zu Berlin, 1876, p. 783). Henri Müller avait, à la vérité, remarqué que chez les grenouilles les bâtonnets ont une teinte rouge (*Zur Histologie der Netzhaut, Zeitschr. . wissensch Zoologie*, t. III, p. 234, 1851) ; mais il n'en comprit pas la signification, car il l'attribua à la diffusion de la matière colorante du sang (*Zeitschr f. w. Zoologie*, t. VIII et *H. Müller's hinterlassene Schriften*, t. I, p. 71).

Boll a également reconnu que la coloration des bâtonnets existe seulement dans leur segment externe, qu'elle n'est pas spéciale à la grenouille et qu'elle se montre aussi chez les mammifères et chez les poissons. Mais il n'a pas pu déterminer si le rouge rétinien était produit par une substance chimique spéciale ou si c'était un phénomène de diffraction résultant de l'arrangement régulier des disques qui composent les segments externes des bâtonnets.

Kühne (*Recherches du laboratoire de physiologie de Heidelberg*, 1877), reprenant la question, surtout au point de vue de l'histochimie, remarqua que le rouge rétinien ou *érythropsine*, après avoir disparu de la rétine séparée du corps, peut être régénéré dans l'obscurité. Il parvint à le dissoudre dans de la bile purifiée et reconnut que dans cette solution il se décolore sous l'influence de la lumière et se régénère dans l'obscurité aussi bien que lorsqu'il est compris dans les bâtonnets.

Il put en outre réussir des optogrammes et en préciser la technique. C'est là une expérience extrêmement facile. Pour l'exécuter, on se procure une caisse en bois cubique de 25 centimètres de côté, dont on remplace l'une des faces par un papier huilé sur lequel on fixe des bandes de carton formant par leur ensemble un dessin régulier, celui d'une croisée par exemple, et dont on peint l'intérieur en noir mat. On porte cette boîte dans une chambre obscure où l'on s'éclaire avec une lampe à sodium. Dans cette chambre, on sacrifie un lapin, on lui enlève un œil que l'on fixe au fond de la caisse avec de la cire à modeler en regard de la paroi de papier huilé et en l'orientant de telle sorte que l'image de cette paroi puisse se faire sur la rétine. La caisse étant alors hermétiquement fermée et un écran opaque recouvrant le papier huilé, on la porte à la lumière du jour, mais non au soleil, et, après l'avoir orientée de façon que sa paroi transparente soit vivement éclairée, on enlève l'écran.

Bâtonnets
rouges
et bâtonnets
verts

Il y a des bâtonnets rouges et des bâtonnets verts chez la grenouille verte (*R. esculenta*), la grenouille rousse (*R. temporaria*), le crapaud commun (*Bufo vulgaris*), le calamite (*Bufo calamita*), le pélobate brun (*Pelobates fuscus*), le triton crêté (*T. cristatus*), le triton marbré (*T. marmoratus*).

Il n'y a que des bâtonnets rouges chez la salamandre terrestre (*S. maculata*) et la salamandrine (*Salamandrina perspicillata*), chez lesquelles le rouge de la rétine a une intensité remarquable. Par contre, chez le gecko, même alors qu'on l'a laissé plusieurs jours dans l'obscurité, la rétine n'est que faiblement colorée. Au microscope, les segments externes des bâtonnets doubles aussi bien que des simples présentent une teinte rosée; il n'y a pas de bâtonnets verts.

Les cônes
sont dépourvus
de
rouge rétinien.

Enfin, comme l'a indiqué Kühne, les segments externes des cônes ne contiennent pas de rouge rétinien. Chez les animaux qui ne possèdent pas de bâtonnets, les reptiles par exemple, la rétine n'a pas d'autre coloration que celle qui lui est fournie par

Au bout de cinq ou six minutes, on replace l'écran, et la caisse est reportée dans la chambre éclairée par la lumière du sodium. L'œil y est ouvert avec soin un peu en avant de son équateur et plongé dans un cristallisoir où l'on a disposé préalablement 200 à 300 grammes d'une solution d'alun à 4 pour 100 et où on achève de détacher toute la moitié antérieure de l'œil avec le cristallin et le corps vitré. On conserve la partie postérieure de l'œil dans la solution d'alun et à l'obscurité complète.

Douze à vingt heures après, opérant encore dans la chambre éclairée par la lumière du sodium, on retire l'œil de la solution d'alun et on le met dans un baquet rempli d'eau au fond duquel on a placé une lame de plomb. Au moyen d'un petit emporte-pièces de 3 millimètres environ de diamètre, dont les lèvres doivent être mousses et que l'on applique sur la papille de la rétine reposant sur la lame de plomb, on sépare cette membrane de ses connexions avec le nerf optique, de telle sorte qu'il suffit ensuite de la saisir avec une pince au niveau de son bord pour l'isoler complètement. Passant ensuite au-dessous d'elle une petite bille de marbre blanc ayant environ le diamètre de l'œil de l'animal et fixée avec de la cire à cacheter blanche sur une lame de verre porte-objet, on la retire du liquide. Dans la lumière du sodium, elle paraît d'une coloration jaune uniforme, mais, si on la porte dans une chambre modérément éclairée par la lumière du jour, on y voit, imprimé nettement et réduit dans la proportion de toute image rétinienne, le dessin de la fenêtre que l'on avait ménagée sur une des parois de la caisse optographique. Ce dessin, dans lequel les parties obscures de la fenêtre sont réservées en rouge, tandis que les portions transparentes sont blanches, est d'abord parfaitement net, mais bientôt, si l'on continue d'examiner l'optogramme à la lumière du jour, la couleur rouge disparaît et le dessin s'efface peu à peu.

L'optographie n'a pas d'autre importance scientifique que de montrer d'une façon saisissante les propriétés remarquables du rouge rétinien, propriétés que l'on peut du reste mettre en évidence par des expériences beaucoup plus simples, par exemple celle qui est indiquée dans le texte courant de cet ouvrage.

les boules colorées des cônes. D'après les auteurs, la tache jaune de l'homme et du singe ne contiendrait pas d'érythropsine ; j'ai pu me convaincre moi-même que la tache jaune du singe en est dépourvue.

Ce sont là des faits très intéressants qui montrent qu'il y a entre les segments externes des cônes et ceux des bâtonnets une différence importante, et qui établissent que la vision la plus distincte, celle qui se produit chez nous seulement au niveau de la tache jaune, peut s'effectuer sans le concours de l'érythropsine. On ne sait rien du reste sur le rôle physiologique de cette substance.

Les prolongements protoplasmiques des cellules de l'épithélium pigmenté de la rétine pénètrent entre les cônes et les bâtonnets et se poursuivent jusqu'à la membrane limitante externe, ainsi qu'on peut le reconnaître facilement sur des coupes verticales de la rétine et de la choroïde, faites après durcissement par l'alcool ou le liquide de Müller.

Épithélium
pigmenté
de la rétine.

Dans ces coupes, les cellules de l'épithélium pigmenté se montrent toujours formées de deux parties : une externe ne contenant pas de granulations pigmentaires et limitée en dehors par un bord net qui, d'après Angelucci[1], correspondrait à une cuticule, et une interne chargée de grains de pigment colorés en noir, ayant la forme de petits cristaux allongés. Le noyau est toujours logé dans la partie non pigmentée de la cellule ; à côté de lui se voient des gouttes de graisse incolores ou colorées en jaune plus ou moins intense suivant les animaux et des granulations incolores faiblement réfringentes que Boll a désignées sous le nom de granulations aleuronoïdes[2].

Ces cellules peuvent être facilement isolées après l'action successive de l'acide osmique et de l'eau distillée (voy. p. 955). Comme elles se montrent alors de face, de profil et de trois quarts, on peut reconnaître sans difficulté que leurs prolongements sont filiformes et pressés les uns contre les autres. Dans le gazon touffu que constitue leur ensemble, sont ménagés de distance en distance des espaces circulaires qui étaient occupés par des bâtonnets.

---

[1] Angelucci, *Ricerche istologiche sull'epitelio retinico dei vertebrati. Atti della R. Acad. dei Lincei,* 1877-1878.

[2] Voy. Angelucci, *loc. cit.*

Après que l'œil a séjourné longtemps dans le liquide de Müller, on peut facilement en isoler de grands lambeaux de l'épithélium rétinien, dans lesquels les cellules forment un pavé régulier et élégant (voy. fig. 266, p. 81).

Les cellules pigmentées de la rétine possèdent une propriété extrêmement curieuse, qui a été mise en évidence par les travaux de Boll[1], d'Angelucci et d'Ewald et Kühne[2]. Sous l'influence de la lumière, les grains de pigment s'avancent entre les bâtonnets jusqu'à la membrane limitante externe. Dans l'obscurité, ils se retirent vers le corps de la cellule.

Pour constater ce singulier phénomène, il suffit de prendre une grosse grenouille verte, de la placer pendant une heure environ dans un lieu obscur, de l'immobiliser ensuite par le curare, et d'appliquer sur un de ses yeux deux ou trois doubles de taffetas d'Angleterre noir et bien épais, tandis que l'autre œil, qu'on laisse à découvert et dont on résèque les paupières, est exposé directement au soleil. Au bout d'une heure, on enlève les yeux de l'animal et, avec des ciseaux fins et bien tranchants, on les divise au niveau de leur équateur, en ayant le plus grand soin de ne pas tirer sur la rétine, afin de lui conserver les rapports intimes qu'elle affecte avec la choroïde et l'épithélium rétinien. Les pôles postérieurs des yeux sont alors plongés dans l'alcool ordinaire. Au bout de deux heures, leur durcissement est suffisant pour qu'on puisse y faire des coupes, qui doivent être perpendiculaires à la surface de la rétine et passer par la papille. Traitées par l'eau, colorées par le picrocarminate et montées en préparation dans la glycérine, ces coupes donnent des résultats tout à fait démonstratifs, si toutefois les diverses opérations ont été conduites avec soin et avec un peu d'adresse.

Le pigment de la rétine qui a été exposée à la lumière s'avance jusqu'au voisinage de la membrane limitante externe, tandis que dans celle qui avait été conservée à l'obscurité, il arrive à peine à la moitié de la hauteur des bâtonnets.

D'après Kühne[3], le pigment rétinien jouirait de la propriété de régénérer l'érythropsine.

---

[1] *Boll*, voy. Angelucci, *loc. cit.*

[2] *Ewald et Kühne*, Untersuchungen ueber den Sehpurpur, *Untersuch. des physiolog. Instituts der Universitaet Heidelberg*, t. I, p. 421.

[3] *Kühne*, Zur Photochemie der Netzhaut, *Sitzung des naturhistor-medicin. Vereins zu Heidelberg*, 5 janvier 1877.

Membrane limitante externe. — Pour bien voir la membrane limitante externe, il faut, après avoir dégagé la rétine, la soumettre pendant une demi-heure à une heure à l'action d'une solution d'acide osmique à 1 pour 100, en compléter le durcissement par l'alcool et y pratiquer des coupes exactement perpendiculaires à la surface, après l'avoir incluse dans un mélange de cire et d'huile de consistance molle.

Chez tous les vertébrés, cette membrane apparaît comme une bordure mince à double contour, mais chez l'homme et chez le singe on en apprécie mieux les détails de structure, surtout à cause de la grosseur relative des cônes. A un grossissement de 300 à 400 diamètres, on y voit, sur les bords des cônes et des bâtonnets, une série de points brillants, qu'à un grossissement de 800 à 1000 diamètres on reconnaît comme correspondant à l'insertion de cils très fins qui sont appliqués à la surface des segments internes des cônes et des bâtonnets parallèlement à leur axe. Ces cils ont été découverts par Max Schultze, qui pensa d'abord qu'ils étaient de nature nerveuse, mais qui plus tard les considéra comme la dernière terminaison des fibres de Müller (cellules de soutènement de la rétine). Il décrivit l'ensemble qu'ils forment autour de chaque cône et de chaque bâtonnet sous le nom de panier de fils (Faserkorb). En réalité, ces cils, qui sont évidemment une dépendance de la membrane limitante, paraissent être, comme cette membrane, de nature cuticulaire.

Dans ces derniers temps, Hoffmann [1], ayant isolé après l'action successive de l'acide osmique et de l'eau distillée les cônes et les bâtonnets chez plusieurs animaux, a remarqué que du segment interne se dégageaient des filaments verticaux extrêmement grêles qui, s'appliquant sur le segment externe, se terminaient en pointe. Ces fils existent, mais il est encore difficile aujourd'hui d'en déterminer la signification.

Couche des corps des cellules visuelles. — Cette couche est d'autant plus épaisse que les cônes et les bâtonnets sont plus minces.

Chez les tritons, les noyaux des cellules visuelles sont disposés, comme on l'a vu, sur une seule rangée ; chez les batraciens anoures, ils forment deux rangées, ceux des cellules à cônes étant situés plus profondément que ceux des cellules à bâtonnets.

[1] *Hoffmann,* Zur Anatomie der Retina. Ueber den Bau der Retina der Amphibien und Reptilien, *Niederländ Arch. für Zoologie,* t. III, 1876.

Noyaux
des cellules
visuelles.

Chez les mammifères en général, les noyaux des cônes sont placés immédiatement au-dessous de la limitante externe, tandis que les noyaux des bâtonnets forment au-dessous une série de rangées superposées. Ces derniers noyaux ont une structure singulière qui a été découverte par Henle. Ils sont séparés en deux ou trois segments par des bandes claires, moins réfringentes, généralement parallèles à la surface de la rétine. La rétine du chat, exposée en place (après qu'un segment étendu de la sclérotique a été enlevé) aux vapeurs d'acide osmique pendant cinq minutes, plongée ensuite pendant vingt-quatre heures dans l'alcool au tiers, puis pendant quelques heures dans une solution d'acide osmique à 1 pour 100 et enfin dans l'alcool, fournit des coupes dans lesquelles, après coloration par l'hématoxyline ou par la purpurine, tous les noyaux des bâtonnets montrent nettement leur composition segmentaire. Chacun des segments qui les composent est coloré, tandis que la substance qui leur est interposée est absolument incolore.

Comme, dans la couche qui nous occupe, tous les noyaux présentent la même structure, on doit en conclure que chez le chat il ne s'y trouve pas d'autres cellules que des cellules visuelles. Ces cellules ayant leurs noyaux à des hauteurs différentes, il en résulte qu'elles ont tantôt un prolongement périphérique court et un prolongement central long, tantôt un prolongement périphérique long et un prolongement central court, et qu'il existe aussi tous les intermédiaires. En cela, elles sont comparables aux cellules olfactives.

Fibres de cônes
et fibres
de bâtonnets.

Chez les mammifères qui ont des cônes très développés, par exemple l'homme et les singes, on constate facilement, soit sur des coupes minces de la rétine après l'action de l'acide osmique, soit sur des dissociations de cette membrane faites après l'action successive de l'acide osmique et de l'eau distillée, que les cellules à cônes, dont les noyaux sont appliqués immédiatement au-dessous de la membrane limitante externe, ont un prolongement périphérique presque réduit à zéro si l'on en excepte le cône lui-même, et un prolongement central, relativement épais, qui se montre sous la forme d'une fibre striée en long, *fibre de cône*. Les cellules à bâtonnets, dont les noyaux sont plus profonds, ont un prolongement périphérique et un prolongement central distincts, mais ces prolongements sont extrêmement grêles et n'ont guère que l'épaisseur d'une fibrille nerveuse. Ils sont désignés par les auteurs sous le nom de *fibres de bâtonnets*.

Sur des coupes passant par l'axe du nerf optique et par la *fovea centralis*, on voit les fibres de cônes et les fibres de bâtonnets réunies devenir de plus en plus obliques à mesure que l'on se rapproche de la tache jaune, celles qui sont comprises entre elle et le nerf optique d'avant en arrière et de dedans en dehors, et celles qui sont au delà de la tache d'avant en arrière et de dehors en dedans.

Ces fibres constituent immédiatement au-dessus du plexus basal une couche distincte relativement épaisse sans mélange d'aucun noyau. La couche formée par les corps des cellules visuelles semble ainsi composée de deux couches : une externe contenant les noyaux et les corps des cellules visuelles, une interne constituée entièrement par les prolongements centraux de ces cellules. Cette dernière couche, qui a été distinguée par Henle et qui est souvent désignée sous le nom de couche fibreuse de Henle (voy. fig. 322), n'existe pas chez les autres animaux.

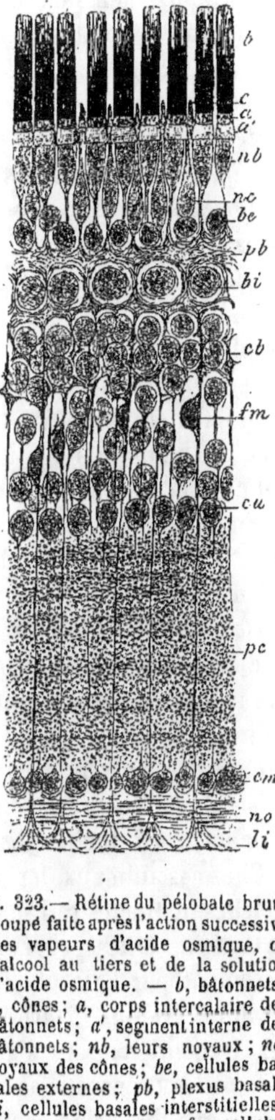

Cependant, chez le gecko commun, où les noyaux des cellules à bâtonnets simples et à bâtonnets doubles forment en dedans de la membrane limitante externe une seule rangée (voy. fig. 320), les prolongements centraux des cellules visuelles, dont la direction est perpendiculaire à la surface de la rétine, pourraient être considérés comme constituant une couche distincte. Mais cette couche

Couche fibreuse de Henle.

Fig. 323. — Rétine du pélobate brun. Coupe faite après l'action successive des vapeurs d'acide osmique, de l'alcool au tiers et de la solution d'acide osmique. — *b*, bâtonnets ; *c*, cônes ; *a*, corps intercalaire des bâtonnets ; *a'*, segment interne des bâtonnets ; *nb*, leurs noyaux ; *nc*, noyaux des cônes ; *be*, cellules basales externes ; *pb*, plexus basal ; *bi*, cellules basales interstitielles ; *bc*, cellules bipolaires ; *fm*, cellules de soutènement ; *cu*, cellules unipolaires ; *pc*, plexus cérébral ; *cm*, cellules multipolaires ; *no*, fibres du nerf optique ; *li*, limitante interne.

n'est pas dépourvue de tout élément cellulaire ; en effet, entre les prolongements des cellules sensorielles, on remarque un certain nombre de noyaux appartenant à des cellules qui ne sont pas de nature nerveuse. Ce sont des cellules basales qui, étant donnée leur situation, doivent être appelées *cellules basales externes*. On observe des cellules analogues chez d'autres animaux, le pélobate brun, par exemple (fig. 323).

Chez le gecko, les prolongements centraux des cellules visuelles présentent encore une disposition remarquable. Avant d'atteindre le plexus basal, ils se renflent en une masse conique qui paraît formée de fibrilles emmêlées et dont la base se confond avec ce plexus.

Ce *renflement basal*, si accusé chez le gecko, se voit encore distinctement chez le triton. Il est beaucoup moins marqué chez les mammifères, mais cependant on le retrouve dans les cellules à cônes de l'homme et des quadrumanes.

En général il se colore plus fortement par l'acide osmique que la cellule à laquelle il appartient et que le plexus basal lui-même.

Couche basale. — Comme on vient de le voir, il existe chez quelques animaux, notamment chez le gecko et le pélobate brun, des cellules du névro-épithélium non différenciées et situées en dehors du plexus basal. Ce sont des cellules basales externes. Mais le plus souvent c'est à la face interne du plexus basal qu'il existe des cellules de ce genre, par exemple chez la perche et le brochet, ainsi que l'a observé H. Müller[1] il y a longtemps.

Chez ces animaux, les cellules *basales internes* forment deux couches distinctes qui se montrent très nettement sur des coupes de la rétine faites perpendiculairement à sa surface après durcissement par l'alcool, les solutions chromiques ou l'acide osmique. La plus externe de ces couches est formée de cellules relativement épaisses, l'autre de cellules minces.

Dans les préparations obtenues par dissociation après l'action successive de l'acide osmique et de l'eau distillée ou après celle des solutions d'acide chromique à 1 pour 10 000, ces cellules se montrent étoilées, ramifiées, anastomosées les unes avec les autres

---

[1] *H. Müller*, Ueber sternförmige Zellen der Retina. *Verhandl. der physikalisch medic. Ges. zu Würzburg*, t. II, p. 216-218, réimprimé dans *Heinrich Müller's gesammelte und hinterlassene Schriften zur Anatomie und Physiologie der Auges*, I, Leipzig, 1872.

de manière à constituer un réseau élégant, comparable à celui
que forment les cellules basales de l'épithélium olfactif (voy. p.
917).

Chez le chat, il y a également des cellules basales internes (fig. 324, *bi*), mais elles sont en une seule rangée, et sur les coupes elles paraissent assez écartées les unes des autres. En réalité, ainsi qu'on peut le constater en dissociant la rétine après qu'elle a macéré pendant vingt-quatre heures dans l'alcool au tiers et en la colorant par le picrocarminate faible, ce sont des cellules élégantes, munies d'un très grand nombre de prolongements aplatis et ramifiés.

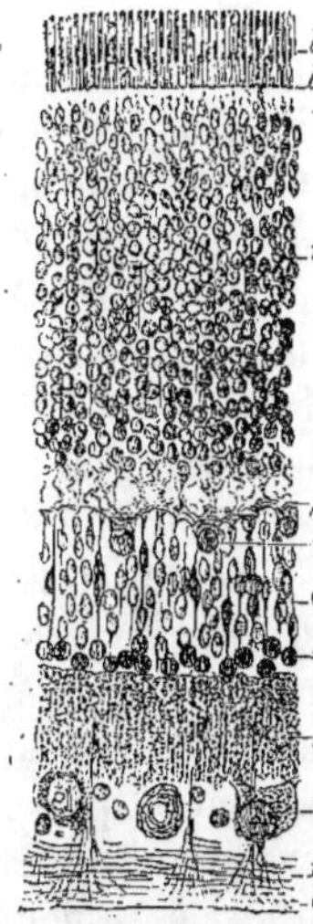

Chez le cheval, d'après Golgi et Manfredi [1], on isolerait des cellules analogues après avoir soumis la rétine à l'action de l'acide chromique dilué. Rivolta [2] avait déjà constaté l'existence de ces cellules, mais il les avait considérées comme des cellules ganglionnaires.

Enfin, chez le pélobate brun (fig. 323), outre les cellules basales externes, il y en a d'autres qui sont comprises dans l'épaisseur même du plexus basal et qui forment à peu près dans son milieu une couche régulière. Il convient de les désigner sous le nom de cellules *basales interstitielles*. Chez la grenouille ce sont les cellules basales externes qui dominent, mais on rencontre souvent aussi quelques cellules basales interstitielles.

Fig. 324. — Rétine du chat. Coupe faite après l'action successive des vapeurs d'acide osmique, de l'alcool au tiers et de l'acide osmique, et colorée par le picrocarminate. — *b*, bâtonnets; *le*, membrane limitante externe; *nb*, noyaux des bâtonnets; *pb*, plexus basal; *bi*, cellules basales internes; *cb*, cellules bipolaires; *cu*, cellules unipolaires; *pc*, plexus cérébral; *cm*, cellules multipolaires; *fo*, fibres du nerf optique; *li*, limitante interne.

Cellules basales interstitielles

Quant au plexus basal, chez tous les animaux, il paraît constitué par des fibrilles nerveuses entrelacées et dont la direction

Plexus basal.

Golgi et Manfredi, Annotazioni istologiche sulla retina del cavallo. *Accad. di medicina di Torino*, 9 agosto 1872.

Rivolta, Delle cellule multipolari che formano lo strato intergranuloso o intermedio nella retina del cavallo, *Giornale di anat. fis. et patologia degli animali*, 1871, anno III, p. 185.

générale est parallèle ou légèrement oblique à la surface de la rétine.

Pour bien apprécier la structure fibrillaire du plexus basal, la meilleure méthode consiste à ouvrir l'œil avec soin, à en plonger le pôle postérieur dans l'alcool au tiers et à le porter ensuite dans une solution d'acide osmique à 1 pour 100, où on le maintient pendant une demi-heure à une heure. Après avoir complété le durcissement par l'alcool fort, on en fait des coupes perpendiculaires à la surface. Dans ces préparations, les cônes et les bâtonnets sont déformés, ce que l'on peut éviter en faisant agir tout d'abord pendant cinq ou six minutes les vapeurs d'acide osmique sur la face externe de la rétine à travers la choroïde, après avoir enlevé la sclérotique si cette membrane est trop épaisse pour les laisser passer.

Couche des cellules bipolaires. — Cette couche est limitée en dehors par le plexus basal ou les cellules basales internes quand elles existent, en dedans par une série d'arcades à concavité interne qui sont parfaitement nettes sur les coupes de la rétine traitée pendant une demi-heure à une heure par la solution d'acide osmique à 1 pour 100 et ensuite par l'alcool, coupes que l'on colore par le picrocarminate.

Les prolongements des cellules bipolaires sont extrêmement grêles. Chez presque tous les animaux ils sont l'un et l'autre perpendiculaires à la surface de la rétine. Mais il n'en est plus de même chez le caméléon (H. Müller) et chez le gecko. Chez ces animaux ils sont obliques. De cette disposition il résulte que, notamment chez le gecko, la couche des cellules bipolaires se distingue de la couche des cellules unipolaires bien mieux ncore que chez les autres animaux (voy. fig. 320).

Cette obliquité permet aussi d'éviter toute confusion entre les cellules bipolaires et les cellules de soutènement (fibres de Müller), dont les noyaux se trouvent compris dans la même couche, mais dont la direction est toujours perpendiculaire à la surface de la rétine.

Le prolongement périphérique des cellules bipolaires gagne le plexus basal directement ou après avoir traversé les mailles que laissent entre elles les cellules basales internes et, avant d'atteindre ce plexus, il se divise généralement de manière à donner deux ou un plus grand nombre de fibres qui pénètrent dans son intérieur et concourent à sa formation.

TABLE DES MATIÈRES

LIVRE PREMIER

INSTRUMENTS ET RÉACTIFS

CHAPITRE I

MICROSCOPE

CHAPITRE II

INSTRUMENTS

CHAPITRE III

RÉACTIFS CHIMIQUES

CHAPITRE IV

MÉTHODES POUR L'ÉTUDE DES ÉLÉMENTS QUI, A L'ÉTAT NORMAL, FLOTTENT DANS UN LIQUIDE

CHAPITRE V

MÉTHODES POUR TENDRE LES FILAMENTS, POUR ÉTENDRE ET DÉVELOPPER LES MEMBRANES

CHAPITRE VI

MÉTHODES DE DISSOCIATION ET DE DISSECTION

CHAPITRE VII

MÉTHODES DIVERSES POUR FAIRE LES COUPES FINES

CHAPITRE VIII

MÉTHODES DE COLORATION ET DE TEINTURE. — IMPRÉGNATIONS. — ÉCLAIRCISSEMENT DES OBJETS OPAQUES

CHAPITRE IX

MÉTHODES POUR INJECTER LES VAISSEAUX ET LES CONDUITS GLANDULAIRES

CHAPITRE X

MÉTHODES POUR LA CONSERVATION DES PRÉPARATIONS HISTOLOGIQUES

LIVRE II

TISSUS

CHAPITRE I

LYMPHE

CHAPITRE II

SANG

CHAPITRE III

ÉPITHELIUMS

CHAPITRE IV

TISSU CARTILAGINEUX

CHAPITRE V

TISSU OSSEUX

CHAPITRE VI

TISSU CONJONCTIF

CHAPITRE VII

DÉVELOPPEMENT DU TISSU OSSEUX

CHAPITRE VIII

TISSU MUSCULAIRE

CHAPITRE IX

CŒUR

CHAPITRE X

ARTÈRES

CHAPITRE XI

VEINES

CHAPITRE XII

CAPILLAIRES

CHAPITRE XIII

DÉVELOPPEMENT DES VAISSEAUX SANGUINS   615

CHAPITRE XIV

VAISSEAUX LYMPHATIQUES

CHAPITRE XV

GANGLIONS LYMPHATIQUES

CHAPITRE XVI

CŒURS LYMPHATIQUES

CHAPITRE XVII

NERFS

CHAPITRE XVIII

TERMINAISONS NERVEUSES MOTRICES

CHAPITRE XIX

TERMINAISONS NERVEUSES SENSITIVES

11878. — Imprimerie A. Lahure, rue de Fleurus, 9, à Paris.

LIBRAIRIE F. SAVY

77, Boulevard Saint-Germain, à Paris.

PETIT ATLAS

COMPLET

D'ANATOMIE

DESCRIPTIVE

DU CORPS HUMAIN

PAR LE D' MASSE

Ouvrage adopté par le Conseil supérieur de l'Instruction publique

NOUVELLE ÉDITION (1879)

AUGMENTÉE DES TABLEAUX SYNOPTIQUES D'ANATOMIE DESCRIPTIVE DU MÊME AUTEUR

1 VOLUME IN-18, DEMI-RELIURE CHAGRIN, NON ROGNÉ

Composé de 113 planches comprenant 5 à 600 figures, avec leur texte explicatif, dessinées d'après nature par Léveillé et gravées sur acier.

PRIX

Avec planches noires montées sur onglet... . . . . 20 fr.

Avec planches coloriées montées sur onglet et tranches dorées. . . . . . 36 fr.

Personne n'a jamais révoqué en doute la haute importance de l'anatomie; et, pour faciliter l'étude de cette science et en rendre les souvenirs présents à l'esprit, de tout temps on a senti la nécessité d'éclairer les descriptions toujours arides et rebutantes par le secours des planches, qui semblent mettre les objets mêmes sous les yeux.

Il nous a paru qu'un atlas trop volumineux servait assez peu les besoins réels des praticiens, et bien moins encore ceux des élèves. Ceux-ci, tant qu'ils fréquentent les écoles, se trouvent à la source de la véritable anatomie, celle qui s'apprend à l'aide d'un scalpel et sur le cadavre : des figures d'anatomie doivent avoir essentiellement pour objet de les aider dans leurs dissections, en leur permettant de voir par avance représentés d'une manière fidèle les organes qu'ils ont à découvrir.

Pour le praticien, la gêne est tout autre : s'il veut se remettre
mémoire les divers éléments d'une région, il faut qu'il ouvre
volume pour les os, un autre volume pour les muscles, un troisième et
quatrième pour les nerfs et les vaisseaux ; encore de l'un à l'autre l'attention s'épuise, les détails sont mal saisis ; et nous avons entendu plus d'
fois les plaintes des médecins sur l'inconvénient de ces ouvrages, dont
principal objet devrait être la commodité du lecteur.

Ce sont précisément ces plaintes répétées qui ont suggéré l'idée d'
Atlas portatif. Il fallait donner aux médecins un livre qui ne dépassât
les limites d'un ouvrage élémentaire, facile à consulter, ou même à parcou-
rir tout entier en peu de temps. Nous avons réduit nos planches de m
nière à les réunir dans un volume format in-18.

Lorsque le sujet n'est point *sous les yeux*, il est difficile de relire d
un ouvrage une description longue, compliquée et aride. L'étude sera fa
en présence d'un dessin dont on aura constaté l'exactitude.

Cet Atlas est cependant bien complet et il ne laisse rien à désirer p
l'exactitude des recherches. Il contient 113 planches, qui comprenn
5 à 600 figures : et non seulement tous les organes auront leur représe
tation fidèle ; mais plusieurs planches sont consacrées à des coupes d'an
tomie chirurgicale. Un sommaire précis mais exact accompagne chaq
planche ; et, grâce au caractère compacte que nous avons choisi, tou
Planche a son explication complète en regard sans jamais obliger à tourn
la page.

Ces avantages purement matériels n'ont de prix qu'à la condition
venir en aide à d'autres éléments bien supérieurs, la vérité dans les ob
jets et la netteté dans les dessins. Pour obtenir l'une et l'autre, on n'a r
culé devant aucun sacrifice, et il n'est pas une seule de nos planches q
n'ait été faite d'après nature. Avec les réductions qui devenaient indispe
sables, la lithographie n'aurait pu donner une assez juste idée des objet
Nous avons donc employé la gravure en taille-douce, devant laquelle l
plus grandes iconographies ont reculé.

Nos 113 planches avec leur texte correspondant sont reliées en un se
volume et, pour faciliter l'étude, nous avons fait monter toutes les plan
ches sur onglet, de sorte que l'atlas relié s'ouvre aussi aisément qu'un vo
lume broché, et en outre est d'une solidité à toute épreuve.

Plus de quarante mille exemplaires vendus depuis son apparition, d
traductions dans toutes les langues, attestent suffisamment l'accueil qui
été fait à cette utile publication. L'*Atlas d'anatomie* de Masse est devenu
vade-mecum de l'amphithéâtre.

ALTHAUS (J.), médecin de l'hôpital des paralytiques et épileptiques de Londres. **Maladies de la moelle épinière**, précédées d'une préface de M. le professeur CHARCOT, traduit de l'anglais par le docteur J. MORIN. Paris, 1885. 1 vol. gr. in-8 avec gravures........ 10 fr.

BOUCHARD (Ch.), professeur de pathologie générale à la Faculté de médecine de Paris. **Maladies par ralentissement de la nutrition.** Deuxième édition. Paris, 1885. 1 vol. gr. in-8............ 10 fr.

— **Des maladies par auto-intoxications**, Paris, 1886. 1 vol. gr. in-8............................. 10 fr.

DELORE et **LUTAUD**. **Traité pratique de l'art des accouchements.** Paris, 1883. 1 vol. in-8 de 550 pages avec 135 gravures dans le texte................................. 9 fr.

DRAGENDORFF, professeur à l'Université de Dorpat. **Manuel de Toxicologie**. Deuxième édition française, traduite de l'allemand par le Dr L. GAUTIER. Paris, 1886. 1 vol. in-18 de 600 pages avec gravures dans le texte................................ 7 fr. 50

DUBRUEIL (A.), professeur de clinique chirurgicale à la Faculté de médecine de Montpellier. **Éléments de médecine opératoire.** 1 vol. in-8 de 900 pages, avec 435 gravures dans le texte........ 11 fr.

EBSTEIN (W.). **L'Obésité et son traitement**, traduit de l'allemand sur la quatrième édition. Paris, 1883, grand in-8 de 60 pages.. 1 fr.

GARIEL et **DESPLATS**. **Nouveaux éléments de physique médicale**, précédés d'une préface par M. GAVARRET, professeur de physique médicale à la Faculté de médecine de Paris. Deuxième édition entièrement refondue. Paris, 1884. 1 vol. in-8 de xvi-920 pages, avec 535 gravures dans le texte................................. 12 fr.

GAUTIER (A.), professeur de chimie médicale à la Faculté de médecine de Paris. **Chimie appliquée à la physiologie, à la pathologie, à l'hygiène**, avec les analyses et les méthodes de recherches les plus nouvelles. 2 vol. in-8 avec figures dans le texte.......... 18 fr.

HENOCH, professeur de la clinique des enfants à la Charité de Berlin. **Leçons cliniques sur les maladies des enfants**, traduites de l'allemand par le Dr HENDRIX. Paris, 1885. 1 volume grand in-8 de 700 pages................................. 13 fr.

À la tête d'un vaste service d'enfants, le savant professeur de la Charité de Berlin a publié un livre essentiellement pratique, fondé sur l'observation des faits cliniques puisés dans une pratique hospitalière de près de quarante années.

Les méthodes thérapeutiques conseillées, reposent sur l'expérience personnelle de l'auteur. La rigueur scientifique apportée à cette partie du livre sera certainement appréciée de tout médecin qui a eu occasion de vérifier le peu d'efficacité d'une thérapeutique souvent banale, et dépourvue d'esprit critique, que l'on rencontre trop fréquemment dans les livres.

Le formulaire spécial que l'on trouve à la fin de l'ouvrage sera surtout goûté des jeunes médecins.

HOPPE-SEYLER. **Traité d'analyse chimique appliquée à la physiologie et à la pathologie. Guide pratique pour les recherches cliniques**, traduit de l'allemand sur la 4e édition, par SCHLAGDENHAUFFEN. 1 vol. grand in-8, avec figures dans le texte. 10 fr.

NEUBAUER et VOGEL. **De l'urine et des sédiments urinaires.** Propriétés et caractères chimiques et microscopiques des éléments normaux et anormaux de l'urine ; analyse qualitative et quantitative de cette sécrétion, description et valeur séméiologique de ses altérations pathologiques, deuxième édition française traduite de l'allemand sur la 7e édition par L. GAUTIER. 1 vol. gr. in-8 avec 69 gravures dans le texte et 4 planches coloriées représentant les sédiments urinaires et les éléments anatomiques qui les accompagnent................. 10 fr.

NIEMEYER (P.). **Précis de percussion et d'auscultation.** Traduit de l'allemand par A. SZERLECKI. 1 vol. in-18 de 150 pages, avec 21 figures dans le texte................. 1 fr. 50

PHILLIPEAUX. **Traité de thérapeutique de la coxalgie,** suivi de la description de **l'appareil inamovible,** pour le traitement des coxalgies, par le professeur VERNEUIL. 1 vol. in-8 avec figures..... 8 fr.

PLANCHON (G.). **Traité pratique de la détermination des drogues simples d'origine végétale ou Nouveau cours d'Histoire naturelle professé à l'Ecole de pharmacie de Paris.** 2 forts vol. in-8 de 700 pages, avec 305 gravures dans le texte.... 20 fr.

RANVIER (L.), professeur d'anatomie générale au Collège de France. **Traité technique d'histologie.** Paris, 1882. 1 vol. gr. in-8 de 976 pages avec 324 gravures dans le texte............ 35 fr.

—— **Leçons sur l'histologie du système nerveux** professées au Collège de France. Paris, 1878. 2 vol. gr. in-8 de 700 pages avec figures dans le texte et 12 planches chomolithographiées. 25 fr.

STRUMPELL (A.), professeur et directeur de la policlinique médicale à l'Université de Leipzig. **Traité de Pathologie interne,** traduit de l'allemand par le Dr J. SCHRAMM.

Tome premier : **Maladies infectieuses aiguës, Maladies des organes respiratoires, circulatoires et de l'appareil digestif.** 1 vol. gr. in-8 de 750 pages avec 45 grav. dans le texte. 12 fr.
Tome second. 1re partie. **Maladies du système nerveux.** Paris, 1885, gr. in-8 de 465 pages avec 48 gravures dans le texte. 10 fr.

TOMES. **Traité de chirurgie dentaire.** Traduit de l'anglais sur la 2e édition. 1 vol. in-8 de 650 p. avec 250 grav. dans le texte 10 fr.

TYNDALL (John). **Les Microbes,** traduit de l'anglais par Dollo. Paris, 1882. 1 vol. in-8 avec figures dans le texte............... 8 fr.

VERRIER (E.). **Manuel pratique de l'art des accouchements,** 4e édition, corrigée et augmentée, renfermant les quatre tableaux d'accouchements, rédigés et revus par le professeur Pajot. Paris, 1885. 1 vol. in-18 avec 90 gravures dans le texte............. 6 fr. 50

WEST (CHARLES). **Leçons sur les maladies des femmes,** traduites de l'anglais sur la 3e édition et considérablement annotées par MAURIAC, médecin de l'hôpital du Midi. 1 vol. in-8 de 870 pages........ 15 fr.

WUNDT. **Nouveaux éléments de physiologie humaine,** traduit de l'allemand sur la 2e édition par le professeur A. BOUCHARD. 1 vol. grand in-8 avec 150 figures dans le texte................. 14 fr.

13466. — Imprimerie A. Lahure, rue de Fleurus, 9, à Paris.

Le monde médical attendait avec impatience la publication des leçons de M. le professeur Bouchard. On savait en effet que des solutions neuves et hardies devaient être proposées aux problèmes les plus difficiles de la pathologie générale. On avait hâte de connaître les éléments de cet humorisme scientifique qui n'a pas plus de rapport avec l'humorisme ancien, que la chimie avec l'alchimie du moyen âge. On sentait que la médecine allait enfin suivre le progrès des autres sciences, et chacun se félicitait de voir, dans la chaire de pathologie générale, non pas seulement un clinicien, mais un chimiste de valeur.....

..... Arrivé au terme de cette étude, rendons hommage à la puissante originalité du travailleur infatigable qui pousse sa génération hors des sentiers battus, dans une voie pleine d'avenir.

Quelques-uns n'iront pas encore jusqu'aux conceptions les plus audacieuses, d'autres trouveront que la chimie tient trop de place dans cette nouvelle médecine. Mais tous s'inclineront devant le caractère de l'homme, l'honnêteté du savant, le talent du professeur.

(Progrès médical, 1883.)   Dr J. Comby.

...... C'est pour nous une bonne fortune de pouvoir montrer que certaines perversions du mouvement nutritif doivent être envisagées comme causes de maladies, en prenant pour guide le remarquable ouvrage de M. le professeur Bouchard qui vient de paraître. Analyser, même à grands traits, une œuvre de cette portée, si nourrie de faits, serait chose impossible ; mais qu'il nous soit permis d'en indiquer l'idée maîtresse, montrer la haute valeur pratique des idées qu'elle vulgarise, au point de vue de la pathologie et de la thérapeutique générales et spéciales......

..... Sur tous ces points, M. Bouchard ne craint pas d'entrer dans des détails parfois minutieux, et nul de ceux qui liront cet ouvrage, n'hésitera à en ratifier la conclusion.

La doctrine permet de choisir, parmi les indications innombrables et confuses de l'empirisme ; elle simplifie et éclaire la thérapeutique, elle guide la prophylaxie, sous la réserve de la vérification et du contrôle de l'expérience.

(Gazette hebdomadaire, 1882.)   Dreyfus-Brisac.

..... Nous ne craignons pas de dire que ce livre fera époque dans la littérature médicale. Il semblait que dans ces derniers temps l'attention se fût détournée des études de pathologie générale ; toute discussion doctrinale avait cessé ; la recherche de faits nouveaux dans les laboratoires, concentrait tous les efforts des travailleurs et l'on se contentait de les enregistrer. Le livre de M. Bouchard vient de montrer combien il est nécessaire de condenser ces faits isolés et de formuler les lois qui les régissent ; il montre également quels enseignements renferment les doctrines anciennes pour qui sait les comprendre.

Il démontre par la statistique qu'un certain nombre d'affections, considérées comme étrangères les unes aux autres par beaucoup de médecins, offrent des liens d'étroite parenté, et qu'elles se développent simultanément ou tour à tour, chez le même individu ou chez ses parents ; tels sont la lithiase biliaire et urinaire, le diabète, l'asthme nerveux, l'eczéma, le pityriasis, la migraine, l'obésité, la goutte et le rhumatisme. Il s'attache ensuite à établir que la disposition qui les engendre, la diathèse, est étroitement liée à un *retard de la nutrition*.

(*Union médicale*, 1882.)   H.-H.

..... M. le professeur Bouchard, dans un livre que l'on peut considérer, sans conteste, comme l'une des œuvres de synthèse médicale les plus remarquables de notre époque.....

..... Si l'on interroge maintenant la clinique on voit qu'elle apporte une confirmation éclatante aux idées que soutient si éloquemment M. le professeur Bouchard.....

..... Aussi son livre est de ceux dont on ne saurait trop recommander la lecture, tant il ouvre d'horizons.... Je disais tout à l'heure que son œuvre avait une portée philosophique de premier ordre ; il faut ajouter que de quelque part qu'on la considère son œuvre a toujours la clinique comme base et comme aboutissant.

(*Gazette médicale de Paris*, 1882.) ALBERT ROBIN,
médecin des hôpitaux, professeur agrégé à la Faculté.

C'est en France, au professeur de pathologie de notre Faculté que revient l'honneur d'avoir présenté dans un livre de pensées profondes, d'analyse subtile, de philosophie élevée, de vaste érudition, une étude nouvelle des *Maladies par ralentissement de la nutrition*.

En prenant pour sujet de ses leçons, la question des altérations générales de la nutrition, envisagées comme causes de maladies, M. Bouchard a voulu, suivant en cela la trace de l'un de ses anciens maîtres et prédécesseurs dans la chaire de pathologie générale, Andral, réunir et utiliser les nombreux documents épars dans la science, qui lui ont paru susceptibles de montrer comment la maladie se produit, comment ses éléments s'enchaînent, à quels résultats elle n aboutit, en d'autres termes, comment elle naît, comment elle évolue, comment elle peut être abrégée.

On trouvera dans ces savantes leçons un grand nombre de propositions et de déductions pratiques et thérapeutiques qui montrent toujours et partout le clinicien à côté du savant et font de ce livre une source d'enseignements précieux pour le praticien.

(Gazette des hôpitaux, 1882.)

Le nom de maladies par ralentissement de la nutrition, par nutrition retardante, a été appliqué par M. le professeur Bouchard à une série d'états morbides qui ont entre eux un certain nombre d'affinités, et qui ont ce caractère commun d'être dus à une diminution de mouvement nutritif et de métamorphose de la matière...

Il faut ajouter qu'étudiant plus particulièrement la nature et les causes des maladies, M. Bouchard a été amené comme complément naturel de leur histoire à étudier leur thérapeutique; aussi ce livre renferme-t-il sur le traitement des maladies chroniques en général des données extrêmement précieuses pour le praticien.

(Journal de médecine et de chirurgie pratique, 1882.)

M. le professeur Bouchard a fait, pour la première fois, en France de la pathologie générale en s'appuyant sur de nombreuses observations; c'était le conseil d'Andral, que M. Bouchard a pris pour modèle et pour guide dans son cours. Il édifie, il est vrai, des théories, mais à l'inverse de ses prédécesseurs dans la chaire de pathologie générale, il n'adapte pas les faits à la théorie, il adapte la théorie aux faits. Avant d'en admettre une, il s'est assuré qu'elle complète, qu'elle corrobore les observations; il la vérifie d'abord au contrôle de l'expérience.

Son ouvrage tout entier s'enchaîne admirablement et le groupe des *Maladies par ralentissement de la nutrition* est un groupe qui paraît maintenant si naturel, après avoir lu son livre, que l'on est convaincu, comme le professeur lui-même, des coïncidences morbides dont il a dressé avec soin le tableau et de l'association de diverses maladies de ce groupe chez le même malade.

M. Bouchard n'a pas procédé par affirmation; la conception de toute sa doctrine repose à la fois sur la physiologie pathologique et sur la statistique clinique. Il a fait une œuvre impérissable qui va faire briller d'un nouvel éclat la chaire de pathologie générale.

(Revue Mensuelle de médecine.)

Coulommiers. — Imp. P. BRODARD et GALLOIS.

TRAITÉ

DE

ZOOLOGIE

PAR

C. CLAUS

PROFESSEUR DE ZOOLOGIE ET D'ANATOMIE COMPARÉE A L'UNIVERSITÉ DE VIENNE.

DEUXIÈME ÉDITION FRANÇAISE

TRADUCTION DE L'ALLEMAND SUR LA QUATRIÈME ÉDITION
ENTIÈREMENT REFONDUE ET CONSIDÉRABLEMENT AUGMENTÉE

PAR

G. MOQUIN-TANDON

Professeur de Zoologie à la Faculté des sciences de Besançon

UN VOLUME GRAND IN-8° DE XVI — 1568 PAGES
AVEC 1192 GRAVURES INTERCALÉES DANS LE TEXTE

Prix : 32 francs

Envoi franco dans l'Union postale contre un mandat de poste

La Zoologie a subi dans ces quarante dernières années des transformations profondes.

D'innombrables matériaux se sont accumulés, véritable entassement de richesses, au milieu desquels l'esprit courrait grand risque de s'égarer s'il ne prenait pour guide un ouvrage méthodique qui lui permît d'embrasser l'ensemble du règne animal, tout en lui faisant connaître, avec les détails nécessaires, les types principaux autour desquels se groupent les diverses formes, et leurs rapports de parenté; à ce point de vue l'utilité d'un Traité de Zoologie assez vaste pour réaliser ce programme, sans cesser pourtant d'être élémentaire, ne saurait être contestée.

Le *Traité de Zoologie* de Claus, outre le soin apporté dans la partie purement systématique, offre en tête de chaque groupe principal, embranchement, classe, ordre, un exposé succinct, mais complet, de l'organisation des êtres compris dans chacun de ces groupes et un aperçu de leur développement. Aujourd'hui où les questions embryologiques ont acquis une si grande valeur, on comprend les services que peut rendre un résumé de ce genre où se trouvent réunis tous les faits de quelque importance. Et si l'on considère qu'il n'existait en France aucun livre où toutes ces notions soient groupées d'une manière systématique au point de vue de l'ensemble du règne animal, et qu'il fallait recourir pour leur étude aux nombreux Mémoires épars dans les recueils scientifiques, on ne sera pas surpris du succès de ce livre dont la première édition, publiée sans gravures, a été épuisée en quatre années.

M. Claus s'est appliqué, dans les généralités qui ouvrent son livre, à présenter une exposition impartiale de la doctrine de l'évolution. Cette partie de son œuvre n'est pas la moins intéressante. Tout en se montrant partisan convaincu des idées qu'il expose, l'auteur a su se tenir en garde contre les doctrines aventurées, et s'efforce toujours de distinguer dans le transformisme ce qu'il renferme de positif et d'hypothétique.

Cette **Seconde édition française**, traduite sur la quatrième édition allemande, diffère profondément de la première.

Presque tous les chapitres, surtout ceux qui ont trait aux Invertébrés, ont été remaniés, parfois même notablement augmentés; la partie embryogénique a été l'objet d'une attention toute spéciale; et rien n'a été négligé pour maintenir l'ouvrage au courant de la science.

De nombreuses gravures, pour la plupart originales, intercalées dans le texte, ont été exécutées sous les yeux de l'auteur ou du traducteur.

EXTRAIT DE LA TABLE DES MATIÈRES

ZOOLOGIE GÉNÉRALE

ZOOLOGIE SPÉCIALE

MÊME LIBRAIRIE

COURS COMPLET
D'HISTOIRE NATURELLE

BOTANIQUE
Par Ph. VAN TIEGHEM
Membre de l'Institut, professeur de Botanique au Muséum et à l'École centrale
Un volume grand in-8 de 1600 pages avec 803 gravures dans le texte . . . . . 30 fr.

GÉOLOGIE
Par A. DE LAPPARENT
Ancien Ingénieur au corps des Mines, professeur de Géologie à l'Institut catholique de Paris
2ᵉ édition augm., 1 vol. gr. in-8 de xvi-1504 pages avec 666 gravures dans le texte. 24 fr.

ZOOLOGIE
Par C. CLAUS
Professeur de Zoologie à l'Université de Vienne
DEUXIÈME ÉDITION FRANÇAISE
TRADUITE DE L'ALLEMAND SUR LA QUATRIÈME ÉDITION ENTIÈREMENT REFONDUE ET CONSIDÉRABLEMENT AUGMENTÉE
Par G. MOQUIN-TANDON
Professeur de Zoologie à la Faculté des sciences de Besançon
Un volume grand in-8 de xvi-1566 pages avec 1192 gravures . . . . 32 fr

9665. — Imprimerie A. Lahure, 9, rue Fleurus, à Paris.

LEÇONS CLINIQUES

SUR LES

MALADIES DES ENFANTS

PAR

LE D^R ED. HENOCH

Professeur à l'Université
et chef de la Clinique et de la Policlinique des maladies des enfants
à l'hôpital royal de la Charité, à Berlin

TRADUIT SUR LA DEUXIÈME ÉDITION ALLEMANDE

PAR

LE DR L. HENDRIX

Un volume grand in-8 de 700 pages

Prix : **13** *francs*

Envoi franco dans l'Union postale contre un mandat de poste

La première édition des *Leçons cliniques sur les maladies des enfants* parue en Allemagne en 1881, a été épuisée en moins d'une année.

Le livre de Henoch, essentiellement pratique, est l'œuvre d'un savant clinicien. Il est le résultat d'une pratique hospitalière de près de quarante années.

A la tête d'un vaste service d'enfants, à l'hôpital royal de la Charité de Berlin, l'auteur s'est trouvé dans le cas de recueillir un nombre considérable d'observations portant sur toutes les périodes de l'enfance, et en outre de leur donner l'appui de l'anatomie pathologique. S'appuyant seulement sur cette abondance de matériaux, dont l'observation a été faite scrupuleusement et qui porte sur toutes les classes de la population d'une grande ville, le Professeur Henoch a cru pouvoir rédiger ses leçons.

Quelle que soit l'expérience que lui ait donnée une longue pratique, le clinicien rencontre sans cesse de nouveaux faits parfois en contradiction avec ceux qu'il a observés précédemment. M. Henoch n'a pas cru raisonnable de charger un livre sur les maladies des enfants de la répétition fatigante de ce qui est relaté en détail dans tous les livres de pathologie générale et spéciale et de chirurgie, dont on doit supposer la connaissance chez le lecteur. Seules, les maladies de l'enfance qui se distinguent des mêmes affections de l'adulte par leur prédominance ou par des particularités symptomatologiques sont décrites dans les *Leçons cliniques sur les maladies des enfants*.

Il sera bon pour le lecteur de ne pas négliger de lire les nombreuses observations qu'il trouvera dans ce livre. L'auteur s'est toujours préoccupé de les raccourcir autant que possible, d'en faire ressortir le point principal et d'éviter les longueurs.

Les méthodes thérapeutiques conseillées reposent uniquement, comme les descriptions cliniques, sur l'expérience personnelle de l'auteur. Cette manière de faire sera certainement appréciée par tout médecin qui a eu occasion de vérifier le peu d'efficacité de la thérapeutique banale et dépourvue de critique que l'on trouve dans la plupart des traités.

Le formulaire annexé à ce livre, et auquel il est renvoyé dans le texte par la mention F. 1, 2, etc. sera également utile, sinon aux médecins vieillis dans la profession, au moins aux plus jeunes, qui font leurs débuts dans la pratique infantile.

TABLE DES MATIÈRES

DEUXIÈME PARTIE
MALADIES DES NOURRISSONS

TROISIÈME PARTIE
MALADIES DU SYSTÈME NERVEUX

QUATRIÈME PARTIE
MALADIES DE L'APPAREIL RESPIRATOIRE

CINQUIÈME PARTIE
MALADIES DE L'APPAREIL CIRCULATOIRE

SIXIÈME PARTIE
MALADIES DE L'APPAREIL DIGESTIF

SEPTIÈME PARTIE
MALADIES DES ORGANES URINAIRES

HUITIÈME PARTIE
MALADIES INFECTIEUSES

NEUVIÈME PARTIE
MALADIES CONSTITUTIONNELLES

DIXIÈME PARTIE
MALADIES DE LA PEAU

11830. — Imprimerie A. Lahure, rue de Fleurus, 9, à Paris.

LIBRAIRIE F. SAVY

BOULEVARD SAINT-GERMAIN, N° 77, A PARIS

——— 1ᵉʳ FÉVRIER 1886 ———

ALTHAUS, médecin de l'hôpital des paralytiques et épileptiques de Londres. **Maladies de la moelle épinière**, traduit de l'anglais par le Dʳ J. Morin, précédé d'une préface par M. le professeur Charcot. Paris, 1885; 1 vol. grand in-8 avec figures. . . . . . . 10 fr.

ARCHIAC (d'). **Introduction à l'étude de la paléontologie stratigraphique.** Paris, 1862-64, 2 vol. in-8, de 1100 pages. . . . . 10 fr.

— et Jules HAIME. Description des animaux fossiles du groupe nummulitique de l'Inde, précédée d'un résumé géologique et d'une monographie des nummulites. Paris, 1853-54. 2 vol. in-4 avec 36 planches de fossiles (60). . . 20 fr.
T. I : Nummulites, Polypiers et Échinodermes.
T. II : Mollusques Bryozoaires, Acéphales, Gastropodes, Céphalopodes, Annélides et Crustacés.

ASTIER. Catalogue descriptif des ancyloceras qui appartiennent à l'étage néocomien des Basses-Alpes. 1851. Grand in-8 avec 9 pl. . . 5 fr.

BALLING, professeur de Docimasie et de métallurgie à l'École des mines de Pribram. **Manuel pratique de l'art de l'Essayeur. Guide pour l'essai des minerais, des produits métallurgiques et des combustibles**, traduit de l'allemand par L. Gautier. Paris, 1881. 1 vol. grand in-8 de 600 pages avec 172 gravures dans le texte. . . . . 14 fr.

Depuis une époque déjà bien éloignée, il n'a paru, en France, aucun Traité sur l'*Art de l'Essayeur*, et cependant la Docimasie s'est beaucoup perfectionnée.

M. le professeur Balling a donné aux essais par *voie humide* une place plus grande que celle qui jusqu'à ce jour leur était consacrée dans les publications antérieures.

M. Balling s'occupe de l'*essai des métaux* préparés en grand, et dans chaque chapitre il a indiqué ce qui sur ce point est le plus important pour le métallurgiste.

Les tables qui accompagnent la description de quelques procédés volumétriques ont été calculées avec soin et elles seront appréciées pour leur utilité.

BAUDOT. Traité des affections de la peau. Paris, 1869. 1 vol. in-8 . . 7 fr.

BIOGRAPHIE des plus célèbres naturalistes. In-8 de 252 pages . . 1 fr. 50

BAYLE (E.). **Cours de minéralogie et de géologie.** Paris, 1869. In-4 (Cours autographié, p. 1 à 248), avec 400 grav. dans le texte. 12 fr. 50
La *Minéralogie* seule est complète.

BEAUMONT (Elie de), **DE CHANCOURTOIS et DUHAMEL. Carte géologique de la Haute-Marne.** 1860, 4 feuilles au 1/80 000ᵉ. . . . . 20 fr.

BEAUMONT (Elie de). **Notes sur les systèmes de montagnes les plus anciens de l'Europe.** 1847, in-8 de 128 pages. . . . . 3 fr. 50 c.

BOLLEY et KOPP. Traité des matières colorantes artificielles dérivées du goudron de houille. Traduit de l'allemand par le Dʳ L. Gautier. Paris, 1874. 1 vol. gr. in-8 avec 26 fig. dans le texte . . . . 10 fr.
Chapitre I. Du goudron et de sa rectification. — Chapitre II. L'acide phénique, ses homologues et ses dérivés. — Chapitre III. La benzine, ses homologues et ses dérivés. — Chapitre IV. La naphtaline et ses dérivés. — Chapitre V. L'anthracène et ses dérivés. — Chapitre VI. Matières colorantes dérivées des phénols. — Appendice. De quelques matières colorantes artificielles d'origines diverses.

BOLLEY et **KOPP**. **Manuel pratique d'essais et de recherches chimiques appliqués aux arts et à l'industrie**. Guide pour l'essai et la détermination de la valeur des substances naturelles ou artificielles employées dans les arts, l'industrie, etc. ; 2e édition française, traduite de l'allemand sur la 4e édition, par le Dr L. Gautier. Paris, 1877. 1 vol. in-8 de 1100 pages avec 110 fig. dans le texte.   12 fr.

Ch. I. Des opérations que l'on exécute pour les recherches chimiques et des appareils qu'elles nécessitent. — Ch. II. Des réactifs, de leur préparation et de leur emploi. — Ch. III. Marche à suivre pour la recherche des substances minérales et des matières organiques les plus importantes, qui se rencontrent dans les combinaisons employées dans les arts et dans l'industrie. — Ch. IV. Essai de l'eau des sources et des fleuves et dosage des corps qu'elle tient en dissolution, et principalement de ceux qui sont la cause de sa dureté. — Ch. V et VI. Essai qualitatif et quantitatif des corps simples non métalliques et des acides employés dans les arts et dans l'industrie, et recherche des substances qui altèrent leur pureté ou qui servent à les falsifier. — Ch. VII. Des alcalis et de leurs combinaisons. (Potasses, cendres, salpêtre, soude, etc.). Détermination des alcalis, essai de leur pureté. — Ch. VIII. Des terres alcalines et de leurs combinaisons. — Ch. IX. Terres proprement dites et leurs combinaisons. — Ch. X, XI, XII. Des métaux lourds du groupe fer, du groupe cuivre-argent, du groupe or, étain. — Ch. XIII. Tungstène, caractères et dosage. — Ch. XIV. Composition des alliages métalliques connus et employés dans les arts, pour servir de guide dans les analyses des mélanges métalliques et pour en faciliter l'exécution. — Ch. XV. Poudre à tirer, coton-poudre, nitroglycérine, allumettes et mélanges pyrotechniques. — Ch. XVI. Matières propre au blanchiment ; chlorométrie. — Ch. XVII. Terre arable. — Ch. XVIII. Des matières colorantes et des substances colorées. — Ch. XIX. Analyse organique élémentaire. — Ch. XX. Combustibles. — Ch. XXI. Noir animal. — Ch. XXII. Graisses et huiles grasses. — Ch. XXIII. Huiles volatiles, baumes, eaux aromatiques et substances résineuses. — Ch. XXIV. Matières solides, liquides et gazeuses employées pour l'éclairage. — Ch. XXV. Savons. — Ch. XXVI. Bière. — Ch. XXVII. Vin. — Ch. XXVIII. Esprit-de-vin et eaux-de-vie. — Ch. XXIX. Sucre, miel, glycérine. — Ch. XXX. Amidon, farine, pain. — Ch. XXXI. Lait. — Ch. XXXII. Thé, café, chocolat, chicorée, tabac, extrait de viande, poivre, moutarde, fromage. — Ch. XXXIII. Fibres textiles, tissus, papier. Ch. XXXIV. — Substances tannifères. — Ch. XXXV. Matières collantes (gélatine, colle-forte, colle de poisson, gomme, blanc d'œuf). — Ch. XXXVI. Engrais. — Premier Appendice. Méthodes aréométriques, Deuxième Appendice. Comparaison des poids et des mesures de différents pays.

BONNET (Dr Ed.). Petite Flore parisienne, disposée d'après la méthode de de Candolle, contenant la description des familles, genres, espèces et variétés de toutes les plantes spontanées ou cultivées en grand dans la région parisienne ; avec des clefs dichotomiques conduisant rapidement aux noms des plantes, augmentée d'un vocabulaire des termes de botanique, et d'un mémento des herborisations parisiennes. Paris, 1883. 1 vol. in-18 jésus de 540 pages.   5 fr.

Il a semblé qu'il y avait place pour une *Flore parisienne*, mise au courant de la science. L'auteur s'est appliqué à rédiger, sous une forme très condensée, la description des familles, des genres et des espèces, sans cependant omettre aucun des caractères ; il a, en outre, ajouté des clefs dichotomiques qui permettent à l'élève le moins exercé d'arriver rapidement au nom des plantes qu'il ne connaît pas, c'est-à-dire que l'on a combiné la méthode analytique avec la méthode descriptive, tout en laissant à chacune une complète indépendance. On a, pour chaque espèce, indiqué sa durée, l'époque de floraison et de fructification, son abondance ou sa rareté, ses stations, ses localités, etc., etc.

M. Bonnet a mentionné les localités qui sont le plus à la portée des botanistes parisiens, et, il s'est assuré par lui-même ou par l'examen d'échantillons authentiques, que la plante citée existait bien dans la localité indiquée. La Flore se termine par une table alphabétique et synonymique.

Il est indispensable à tout botaniste sérieux de posséder la *Flore Parisienne la plus récente*. Plusieurs flores de cette région sont de date ancienne, d'autres s'impriment sur des clichés vieux de quarante ans ; les unes et les autres ne mentionnent point les espèces récemment découvertes ou bien indiquent des espèces disparues de la région parissenne

BOUCHARD (Ch.), professeur de pathologie et de thérapeutique générales à la Faculté de médecine de Paris. — **Maladies par ralentissement de la nutrition**. Deuxième édition. Paris, 1885, 1 vol. grand in-8   10 fr.

—— **Maladies par auto-intoxication**. Paris, 1886. 1 volume grand in-8 de 500 pages.   3 fr. 50

—— **De la pathogénie des hémorrhagies**. Paris, 1869. In-8 avec fig.   6 fr.

—— **Recherches sur la Pellagre**. Paris, 1862. 1 vol. in-8 de 400 pages.

BOULAY. Muscinées de la France. Première partie. *Mousses*. Paris, 1884. 1 vol. grand in-8 de 624 pages.   15 fr.

CAMBOULIVES (M.). Manuel pratique de thérapeutique, de matière médicale et de pharmacologie. Paris, 1880. 1 vol. in-18 de 960 pages   8 fr.

CLAUDON (Emile). Fabrication du vinaigre fondée sur les études de M. Pasteur, contenant la description des procédés actuels de fabrication. Paris, 1875. Gr. in-8 de 60 pages avec pl.   3 fr.

CLAUS, professeur de zoologie à l'Université de Vienne. **Traité de Zoologie.** 2ᵉ édition française, traduite de l'allemand par G. Moquin-Tandon sur la 4ᵉ édition, entièrement refondue et considérablement augmentée. Paris, 1884. 1 vol. gr. in-8 de XVI-1566 pages, avec 1192 gravures dans le texte. . . . . 32 fr.

Le traité du professeur Claus, outre le soin apporté à la partie systématique, offre en tête de chaque groupe principal, type, classe, ordre, un exposé succinct, mais complet, de l'organisation des êtres compris dans chacun de ces groupes et un aperçu de leurs développements. Aujourd'hui où, sous l'influence des doctrines transformistes, les questions embryologiques ont acquis une si grande valeur, on comprend les services que peut rendre un ouvrage de ce genre, où se trouvent réunis tous les faits de quelque importance. Et si l'on considère qu'il n'existe en France aucun livre où toutes ces notions soient groupées d'une manière systématique au point de vue de l'ensemble du règne animal, et qu'il faut recourir pour leur étude aux nombreux Mémoires épars dans les recueils scientifiques, on ne sera pas surpris du succès du livre du célèbre professeur.

Les gravures, presque toutes originales, sont exécutées avec le plus grand soin.

CHOUQUET (E.). Les silex taillés des ballestières de Chelles. Fasc. I. Paris, 1883. Gr. in-4 de 26 pages et 8 pl. . . . . 8 fr.

COULON (A.). Traité clinique et pratique des fractures chez les enfants. Paris, 1861. 1 vol. in-8 . . . . 4 fr.

COURTOIS-GÉRARD. De la culture des fleurs dans les petits jardins, sur les fenêtres et dans les appartements. Nouvelle édition. Paris, 1886. 1 vol. in-32 de 192 pages, avec 15 gravures dans le texte . . . . 1 fr.

Les marchés aux fleurs. — De la création des petits jardins. — Plantes vivaces. — Plantes annuelles, — Plantes grimpantes. — Plantes servant à orner les corbeilles et les massifs. — Des balcons, des terrasses et des fenêtres. — Fenêtres-serres. — Des appartements. Dispositions et soins à donner aux plantes. — Jardinières. — Plantes à feuillage pour appartements. — Vases à suspensions. — Aquarium. — Carafes. — Caisses Ward. — Plantes aquatiques. — Description et culture des plantes mentionnées dans l'ouvrage. — Calendrier horticole.

—— **De la culture maraîchère** dans les petits jardins, publié sous le patronage de la Société centrale d'horticulture. 6ᵉ édition. Paris, 1883. 1 vol. in-32 de 192 pages, avec 15 gravures dans le texte. 1 fr.

D'ACY. Le Limon des plateaux du nord de la France et les silex travaillés qu'il renferme. Paris, 1878. Grand in-4 de 72 pages et 11 pl. 12 fr.

DELESSE. Recherches sur l'origine des roches. 1865. In-8 de 80 pag. 2 fr. 50

—— **Études sur le métamorphisme des roches.** 1869. In-8 de 100 pag. 2 fr. 50

DELESSE et DE LAPPARENT. Revue de géologie, publiée de 1860 à 1878. 16 vol. in-8. Tomes I à VIII, 40 fr. — Tomes IX à XVI. . . . . 40 fr.

On vend séparés les tomes X, XI, XII, XIV, XV, XVI. Prix du volume : 3 fr. 50.

DELESSE. Carte agricole de la France. 1874. 1 feuille au 4,000,000ᵉ. 1 fr.

—— **Carte agronomique de Seine-et-Marne,** 1 feuille au 5,000,000ᵉ. 1 fr.

DELORE et LUTAUD, médecin adjoint de Saint-Lazare. **Traité pratique de l'art des accouchements.** Paris, 1883. 1 vol. in-8 avec 135 gravures. . . 9 fr.

DESPINE (Prosper). De la folie au point de vue philosophique ou plus spécialement psychologique, étudiée chez le malade et chez l'homme en santé. Paris, 1875. 1 vol. in-8ᵒ de 1000 pages . . . . 12 fr.

Ouvrage couronné par l'Institut de France.

—— **La Science du cœur humain, ou la psychologie des sentiments et des passions,** d'après les œuvres de Molière. Paris, 1884. In-8 de 156 pages. 3 fr.

DEVAY (F.). De la médecine morale, précédé de réflexions sur la pratique de la médecine. 1861. In-8 de 55 pages. . . . . 1 fr.

DOLLFUS (Auguste). Faune Kimméridienne du cap de la Hève. Essai d'une révision paléontologique. Paris, 1863. 1 vol. in-4 de 102 pages avec 18 pl. 20 fr.

DOLLFUS (Gustave). Principes de géologie transformiste. Paris, 1874. 1 vol. in-18 de 180 pages. . . . . 2 fr. 50

D'ORBIGNY (CH.). Tableau chronologique des divers terrains, ou Systèmes de couches connues de l'écorce terrestre, présentant d'une manière synoptique les principaux êtres organisés qui ont vécu aux diverses époques géologiques, et indiquant l'âge relatif des différents systèmes de montagnes établis par Élie de Beaumont. 1 feuille jésus, gravée sur acier, coloriée, représentant 123 figures. . . . . . . 2 fr.
——— Le même, collé sur toile, vernissé et monté sur gorge et rouleau. . . . . . . 5 fr.

D'ORBIGNY (Ch.). Coupe figurative de la structure de l'écorce terrestre, et classification des terrains suivant l'ordre des superpositions, avec indication et figures des principaux fossiles caractéristiques des divers étages géologiques.
   Une feuille de 1 mètre 25 c. de long sur 75 cent. de haut, coloriée avec 192 figures de fossiles. . . . . . . 6 fr.
——— Le même, collé sur toile, vernissé et monté sur gorge et rouleau . . . . . . 12 fr.

DRAGENDORFF, professeur à l'université de Dorpat. **Manuel de Toxicologie.** Deuxième éditon française revue par l'auteur et très augmentée, traduite de l'allemand par le Dr L. Gautier. Paris, 1886. 1 vol. in-18 de 700 p. avec gravures dans le texte. »

DUBRUEIL (A.), professeur de clinique chirurgicale à la Faculté de médecine de Montpellier. **Éléments de médecine opératoire.** Paris, 1875. 1 vol. in-8 de 900 pages, avec 435 gravures dans le texte. . . . . . . 11 fr.

   Chapitre I. Préliminaires. Anesthésie. — Ch. II. Opérations qui se pratiquent sur l'appareil tégumentaire. — Ch. III. Opérations qui se pratiquent sur l'appareil circulatoire. — Ch. IV. Opérations qui se pratiquent sur l'appareil locomoteur. — Ch. V. Opérations qui se pratiquent sur le système nerveux. — Ch. VI. Opérations qui se pratiquent sur l'appareil de la vision. — Ch. VII. Opérations qui se pratiquent sur l'appareil de l'olfaction. — Ch. VIII. Opérations qui se pratiquent sur l'appareil de la gustation. — Ch. IX. Opérations qui se pratiquent sur l'appareil de l'audition. — Ch. X. Opérations qui se pratiquent sur l'appareil de la respiration. — Ch. XI. Opérations qui se pratiquent sur l'appareil digestif. — Ch. XII. Opérations qui se pratiquent sur l'appareil génito-urinaire dans les deux sexes.

DUBRUEIL (A). Manuel opératoire des résections. Paris, 1871. In-8 de 64 pages avec 17 gravures dans le texte. . . . . . . 1 fr. 25

DUFRÉNOY et ÉLIE DE BEAUMONT. Carte géologique de la France. 1 feuille au 1/2,000,000e imprimée en couleur (réduction de la grande carte en 6 feuilles au 1/500,000e). . . . . . . 5 fr.
——— La même, collée sur toile dans un étui. . . . . . . 7 fr.

DUMAS (Émilien). Statistique géologique, minéralogique et paléontologique du Gard. Paris, 1876. 2 vol. gr. in-8 de 1000 pages avec 9 pl. . 16 fr.

DUMORTIER (E.). Études paléontologiques sur les dépôts jurassiques du bassin du Rhône. Les 4 vol. ensemble. . . . . . . 116 fr.
   1re partie. Infra-lias. Paris, 1864. 1 vol. gr. in-8, avec 30 planches.
   2e partie. Lias inférieur. Paris, 1867. 1 vol. gr. in-8 avec 50 planches. 30 fr.
   3e partie. Lias moyen. Paris, 1869. 1 vol. gr. in-8 avec 45 planches. . 30 fr.
   4e partie. Lias supérieur. Paris, 1874. 1 vol. gr. in-8 avec 62 planches. 36 fr.
——— **Sur quelques gisements de l'oxfordien inférieur de l'Ardèche.** Paris, 1871, grand in-8 de 84 pages avec 6 planches . . . . . . 4 fr. 50

DUPUY. Histoire des mollusques terrestres et d'eau douce qui vivent en France. Paris, 1848-1851, 6 fascicules in-4 avec 36 planches. . . . . . . 60 fr.
——— **De la recherche des mollusques terrestres et d'eau douce et des** moyens de se les procurer. 2e édit. Paris, 1881. In-8 de 32 pages. . . . . 1 fr. 50

EBSTEIN (W), professeur de clinique médicale à l'Université de Gœttingue. **L'Obésité et son traitement,** traduit sur la 4e édit. Paris, 1883, gr. in-8 de 60 pages. . . 1 fr.

FISCHER (Dr Paul), aide naturaliste au Muséum d'histoire naturelle, **Manuel de Conchyliologie et de Paléontologie conchyliologique. Histoire naturelle des mollusques vivants et fossiles.** Paris, 1886. 1 vol. gr. in-8 de 1200 pages avec 1000 gravures dans le texte et 23 planches contenant 600 figures dessinées par Woodward et une carte col. des régions malacologiques. . . . . . 28 fr.
   Cet ouvrage est en cours de publication. On souscrit en payant par avance.
   Au 1er janvier 1886, il a paru 896 pages avec 647 gravures dans le texte, un Atlas de 23 planches contenant 600 figures et une Carte coloriée des régions malacologiques.

FLEISCHER. Traité pratique d'analyse chimique par la méthode volumétrique, traduit de l'allemand sur la deuxième édition, par L. Gautier. Paris, 1880. 1 vol. in-8 de 424 pages avec figures dans le texte . . . . 8 fr.

L'emploi de la méthode volumétrique a le grand avantage de permettre de faire des analyses quantitatives avec une rigueur qu'on obtient difficilement par la balance, et surtout de faire, en quelques minutes, des dosages qui demanderaient souvent plusieurs heures.

Les essais de manganèse, de minerais de fer, de scories de forges, de chlorures de chaux, de soude, de potasse, le dosage de la chaux dans les marnes, de l'acide carbonique dans les eaux minérales, l'acidimétrie, l'alcalimétrie, la chlorométrie, etc., sont tellement nets que, même entre des mains peu expérimentées, la méthode ne peut conduire qu'à des résultats exacts.

FLORET. Documents chirurgicaux. 1862. In-8 de 208 pages avec 4 pl. 2 fr.

FONTANNES (F.). Etudes stratigraphiques et paléontologiques pour servir à l'histoire de la période tertiaire dans le Bassin du Rhône. — Paris, 1875-1885, 8 vol. gr. in-8 avec planches . . . . 57 fr. 50

—— **Les invertébrés du bassin tertiaire du Sud-Est de la France,** Les mollusques pliocènes de la vallée du Rhône et du Roussillon. — Paris, 1879-1883, 2 vol. grand in-4 de 540 pages avec 31 planches, représentant 300 fossiles. . . 115 fr.

Ouvrage couronné par l'Institut de France (grand prix Bordin).

—— **Sur la faune malacologique dans le bas Languedoc, la Provence et le Dauphiné.** Paris, 1884, 1 vol. gr. in-8 de 60 pages et 7 planches photo. 15 fr.

FORTHOMME. Notions élémentaires de physique et de chimie à l'usage de l'enseignement secondaire. Paris, 1881. 1 vol. in-18 de 330 pages avec 170 gravures dans le texte . . . . 5 fr.

Ouvrage recommandé par le Ministère de l'instruction publique, pour les lycées et collèges.

FRESENIUS (R.). Traité d'analyse chimique qualitative, des opérations chimiques, des réactifs et de leur action sur les corps les plus répandus, essais au chalumeau, analyse des eaux potables, des eaux minérales, du sol, des engrais, etc. Recherches chimico-légales, analyse spectrale. Septième édition française, traduite de l'allemand sur la 14e édition par L. Gautier. Paris, 1885. 1 vol. in-8 de 522 pages avec gravures dans le texte, et un tableau chromolithographié. . . . . 7 fr.

FRESENIUS (R.). Traité d'analyse chimique quantitative. Traité du dosage et de la séparation des corps simples et composés les plus usités en pharmacie, dans les arts et en agriculture, analyse par les liqueurs titrées, analyse des eaux minérales, des cendres végétales, des sols, des engrais, des minerais métalliques, des fontes, dosage des sucres. alcalimétrie, chlorométrie, etc. Cinquième édition française, traduite sur la sixième édition allemande, par M. Forthomme. Paris, 1885. 1 vol. in-8 de 1257 pages avec 239 gravures dans le texte. . . . . 14 fr.

FREY (H.). Précis d'histologie. Deuxième édition française, traduite de l'allemand sur la 3e édition, très augmentée, par le Dr L. Gautier. Paris, 1886. 1 vol. in-18 de 300 pages avec 227 gravures dans le texte. . . . . 6 fr.

GARIEL et DESPLATS. Éléments de physique médicale, précédés d'une préface, par M. Gavarret, professeur de physique médicale à la Faculté de médecine de Paris. Deuxième édition, entièrement refondue. Paris, 1884. 1 vol. in-8 de xvi-920 pages avec 535 gravures dans le texte. 12 fr.

La nécessité de l'introduction de la physique dans les études biologiques est tous les jours mieux et plus universellement comprise.

Un livre de physique, fortement empreint de ce caractère élémentaire qui n'exclut pas la rigueur de la démonstration, dans lequel se trouvent exposés, avec tous les développements convenables et avec les seules ressources des données expérimentales, les principes fondamentaux de la mécanique, en même temps que les principales lois de la chaleur, de l'électricité, de la lumière, de l'acoustique, des actions moléculaires, doit être désormais considéré comme un complément nécessaire des traités de physiologie, d'hygiène et même de pathologie. Toutes ces qualités se trouvent réunies dans les *Éléments de physique médicale* publiés par MM. Gariel et Desplats.

Nous ne saurions trop recommander cet ouvrage à l'attention des élèves des Facultés de médecine.
                                                                GAVARRET.

GAUDRY (**A.**), membre de l'Institut, professeur au Muséum d'histoire naturelle. **Les Enchaînements du monde animal dans les temps géologiques.** 2 volumes. . . . . 20 fr.

    Fossiles primaires. Paris, 1883. 1 vol. grand in-8 de 320 pages avec 285 gravures dans le texte, dessinées par Formant. 10 fr.

    Mammifères tertiaires. Paris, 1878. 1 vol. grand in-8 de 500 pages avec 312 gravures dans le texte, dessinées par Formant (Ne se vend plus séparément).

Jusqu'à présent la plupart des personnes qui ont discuté les doctrines de l'évolution sont restées dans des généralités. M. Albert Gaudry a pensé que c'était seulement par une étude patiente des faits qu'on pourrait arriver à jeter de la lumière sur cette grande question qui préoccupe tant de naturalistes et de philosophes. L'auteur a suivi pas à pas les changements des animaux pendant les temps géologiques, notant leurs gradations ou leurs dégradations successives. L'étude de ces détails est facilitée par un nombre considérable de gravures supérieurement exécutées d'après les dessins de Formant. Ces gravures font passer sous les yeux du lecteur la plupart des types d'animaux qui ont précédé la venue de l'homme.

Extrait de la table des matières des Fossiles primaires. — Chap. I. Histoire des progrès de la paléontologie. — Chap. II. Accord de la géologie avec l'étude des enchaînements des êtres. — Chap. III. Division des terrains primaires. Étages et sous-étages. — Chap. IV. Foraminifères primaires. — Chap. V. Polypes primaires. — Chap. VI. Echinodermes primaires. — Chap. VII. Brachiopodes. — Chap VIII. Bivalves, Gastropodes primaires. — Chap. IX. Céphalopodes primaires. — Chap. X. Articulés primaires. — Chap. XI. Poissons primaires. — Chap. XII. Les reptiles primaires. — Résumé.

    Animaux fossiles du Mont Léberon (Vaucluse). Étude des vertébrés, par A. Gaudry. Étude des invertébrés, par P. Fischer et R. Tournouer. Paris, 1873. 1 vol. grand in-4 de 150 pages avec 20 planches. . . . . 50 fr.

    Matériaux pour l'histoire des temps quaternaires.

Fasc. I. Mammifères de la Mayenne. Paris, 1876. In-4 de 62 pages avec 11 pl. 12 fr.

Fasc. II. De l'existence des Saïgas en France à l'époque quaternaire. Paris, 1880. In-4 de 81 pages avec 4 planches . . . . 4 fr.

GAUTIER (**A.**), professeur à la Faculté de médecine de Paris (**Chimie biologique**). **Chimie appliquée à la physiologie, à la pathologie, à l'hygiène, avec les analyses et les méthodes de recherches les plus nouvelles.** Paris, 1874. 2 vol. in-8 avec figures dans le texte. . . . . 48 fr.

La Première Partie : Chimie appliquée à l'hygiène, comprend l'étude : 1° *de l'air atmosphérique,* de ses variations, de ses viciations et de leurs effets sur l'homme ; 2° *des aliments et de l'alimentation* ; 3° *des eaux,* de leur nature, de leur rôle dans la nutrition, de leur influence sur la santé publique ; 4° *des milieux habités* et de tout ce qui se rattache aux questions de cubage d'air, d'altération et d'assainissement des milieux où vivent l'homme et les animaux.

La Deuxième Partie : Chimie appliquée à la physiologie, est divisée en six livres. Livre I. *Des tissus proprement dits.* — Livre II. *Digestion.* — Livre III. *Assimilation.* — Livre IV. *Sécrétions.* — Livre V. *Respiration.* — Livre VI. *Innervation et reproduction.*

La Troisième Partie : Chimie appliquée à la pathologie, est divisée parallèlement à la Deuxième, en livres correspondants qui comprennent successivement : les *altérations pathologiques des tissus,* les *troubles de la digestion* et les *produits anormaux du tube digestif ;* les *altérations morbides du sang, du chyle et de la lymphe ;* les *modifications pathologiques des diverses sécrétions,* les *altérations du poumon et de la respiration,* etc.

    Cours de Chimie organique. Paris, 1886. 1 v. gr. in-8 avec grav. dans le texte.

GAUTIER (**L.**). **Manuel pratique de la fabrication et du raffinage du sucre de betteraves.** Paris, 1880, gr. in-8 avec 66 fig. dans le texte. 6 fr.

Chapitre I. Fabrication du sucre de betteraves. — Chap. II. Culture de la betterave. — Chap. III. Structure et composition chimique de la betterave ; analyse aréométrique des jus ; dosage du sucre. — Chap. IV. Extraction du sucre des betteraves. — Chap. V. Préparation de la chaux, de l'acide carbonique et du lait de chaux ; essai de la pierre à chaux, de la chaux, du lait de chaux, et de l'acide carbonique. — Chapitre VI. Fabrication, revivification et essai du noir animal. — Chap. VII. Utilisation des résidus de la fabrication du sucre de betteraves. — Chap. VIII. Raffinage du sucre et fabrication du sucre candi.

GIRARD (**J.**). **La Chambre noire et le Microscope.** Photomicrographie pratique. 2ᵉ édition. Paris, 1870. 1 vol. in-18, de 220 pages avec 80 gravures. . . 3 fr. 50

GIRARDON (**D.**). **Cours élémentaire de perspective linéaire,** à l'usage des écoles des beaux-arts, etc. Paris, 1869. 1 vol. in-8, avec 28 pl. gravées . . . 6 fr.

GROGNOT. Plantes cryptogames cellulaires de Saône-et-Loire. 1863, gr. in-8 de 300 pages. . . . . 5 fr.

GROGNOT. Mollusques Testacés de Saône-et-Loire, 1863, de 23 pages. . 75 c.

HÉBERT. Théorie chimique de la formation des silex et des meulières. Paris, 1864. In-8 de 16 pages. . . . . 1 fr.

HENOCH, professeur à l'Université et Directeur à la clinique des Enfants à l'hôpital royal de la Charité de Berlin. **Leçons cliniques sur les maladies des enfants**, traduites de l'allemand par le Dr HENDRIX. Paris, 1885, 1 vol. gr. in-8 de 700 pages. 15 fr.

Le livre de Hénoch, essentiellement pratique, est l'œuvre originale d'un savant qui a soumis la médecine des enfants au contrôle de l'observation des faits cliniques. A la tête d'un vaste service d'enfants, le professeur de la Charité de Berlin nous donne le résultat d'une pratique hospitalière de près de quarante années. Les méthodes thérapeutiques, ainsi que les descriptions cliniques sont rédigées de main de maître. La rigueur scientifique apportée à la thérapeutique sera certainement appréciée de tout médecin qui a eu occasion de vérifier le peu d'efficacité d'une thérapeutique souvent banale, et dépourvue d'esprit critique, que l'on rencontre trop fréquemment dans les livres.

Le formulaire spécial que l'on trouve à la fin de l'ouvrage sera apprécié des jeunes médecins.

HEUDE (R. P.). Conchyliologie fluviatile de la province de Nanking. 10 Fascicules gr. in-4 avec 80 pl. noires et coloriées . . . . 110 fr.

HOERNES (R.), professeur de Paléontologie à l'université de Gratz. **Manuel de Paléontologie**, traduit par Dollo, aide-naturaliste au musée de Bruxelles. Paris, 1886. 1 vol. grand in-8 de 750 pages avec 672 figures de fossiles. . . . . 20 fr.

Extrait de la table des matières. — Introduction. Emb. I. Protozoaires. Emb. II. Cœlentérés, Emb. III. Vers. Emb. IV. Echinodermes. Emb. V. Bryozoaires. Emb. VI. Brachiopodes. Emb. VII. Mollusques. Emb. VIII. Arthropodes. Emb. IX. Tuniciers. Emb. X. Vertébrés.

HOPPE SEYLER. Traité d'analyse chimique appliquée à la physiologie et à la pathologie. Guide pratique pour les recherches cliniques, traduit de l'allemand sur la 4e édition, par le Dr SCHLAGDENHAUFFEN. Paris, 1877. 1 vol. grand in-8, avec figures dans le texte. . . . . 10 fr.

Méthodes de recherches ; — réactifs ; composés inorganiques et organiques ; — acides ; — alcools ; — corps gras ; — matières sucrées et amylacées ; matières colorantes de la bile ; — substances albuminoïdes protéides ; — éléments muqueux ; — ferments ; — analyse de l'urine, du sang, des sérosités, analyse des sécrétions, analyse du lait, analyse des organes et des tissus ; — recherches médico-légales, etc.

HUSNOT (T.). Flore analytique et descriptive des mousses du Nord-Ouest. 2e édition, contenant un traité élémentaire de Bryologie. Paris, 1882. In-8 de 200 pages avec figures et échantillons. . . . . 5 fr.

— **Flore analytique et descriptive des hépatiques de France et de Belgique.** Paris, 1882, in-8, de 102 pages et 13 planches. . . . . 10 fr. 50

— **Muscologia Gallica.** Description et figures des Mousses de France. Liv. I à III. Chaque livraison gr. in-8 de 32 pages et 10 pl. Prix de la livraison. . . . . . 5 fr.

Les publications bryologiques de M. Husnot lui ont valu à l'Institut le prix Desmazières.

JANDEL (Aug.). La Botanique sans maître, ou Étude de 1000 fleurs ou plantes champêtres de l'intérieur de la France, de leurs propriétés et de leurs usages en médecine, dans les arts et dans l'économie domestique. Ouvrage rédigé d'après la méthode Dubois. Nouvelle édition, refondue. Paris, 1882. 1 vol. in-18 de 420 p. 3 fr.

Cet ouvrage élémentaire est mis à la portée des gens du monde qui aiment à connaître les noms des plantes qu'ils rencontrent chaque jour dans la campagne. Il contient la description de 1062 plantes, sous leurs noms vulgaires, distribuées en 24 analyses tout à fait distinctes, qui les présentent en autant de tableaux détachés.

Les différents caractères qu'on est obligé d'observer pour connaître le genre d'une plante, donnent une idée si complète et si juste de ce genre, que lorsqu'on a analysé une ou plusieurs plantes du même genre, si l'on rencontre une nouvelle espèce, on reconnaît à première vue le genre auquel elle appartient.

Dans la seconde partie, les plantes classées par ordre alphabétique sont brièvement décrites, avec indication de la disposition des fleurs, de leur couleur et de certaines particularités. Enfin quelques mots sont consacrés à leur emploi industriel, alimentaire ou médicinal.

En somme, c'est un livre qui convient aux jeunes gens, *aux instituteurs*, aux personnes désireuses d'occuper utilement et agréablement leurs promenades.

KOECKLIN, SCHLUMBERGER et SCHIMPER. Le terrain de transition des Vosges, Géologie et paléontologie. Strasbourg, 1862. 1 vol. grand in-4 de 350 pages avec 30 planches coloriées. . . . . 30 fr.

KUNTH (V. S.). Enumeratio plantarum, omnium hucusque cognitarum, secundum familias naturales disposita, adjectis characteribus, differentiis et synonymiis, Stuttgardiæ, 1833-1850. 6 vol. in-8 avec pl., y compris le Supplément. (60). . 40 fr.

LABADIE-LAGRAVE (F.). Des complications cardiaques du croup et de la diphthérie. Paris, 1873. Gr. in-8 de 122 pages, avec pl. . . . . . 1 fr. 50

ENVOI FRANCO DANS L'UNION POSTALE CONTRE UN MANDAT DE POSTE.

LADREY. Traité de Viticulture et d'Œnologie; 2ᵉ édition, très augmentée.
Paris, 1873-1880. 2 vol. in-18, avec figures. . . . . 16 fr.
—— **Le Phylloxéra.** Des moyens employés pour le guérir. Etudes pratiques à
l'usage des vignobles menacés. Paris, 1875. 1 vol. in-8 de 240 p. avec carte. . 4 fr.

LAMARCK. Philosophie zoologique, ou Exposition de considérations relatives à
l'histoire naturelle des animaux, à la diversité de leur organisation et des facultés qu'ils en
obtiennent, aux causes physiques qui maintiennent en eux la vie et donnent lieu aux mouvements qu'ils exécutent; enfin, à celles qui produisent les unes le sentiment, les autres
l'intelligence de ceux qui en sont doués. Nouvelle édition, revue et précédée d'une introduction biographique par Charles Martins, professeur d'histoire naturelle à la Faculté de médecine de Montpellier, etc. Paris, 1873. 2 vol. in-8 de 900 p. . . . . 12 fr.

LAMBERT (E.). Cours élémentaire de Botanique. 3ᵉ édition. Paris, 1877.
1 vol. in-18 avec 209 gravures dans le texte . . . . 3 fr.
—— **Cours élémentaire de Zoologie.** 3ᵉ édition. Paris, 1878. 1 vol. in-18 avec
100 gravures dans le texte. . . . . 5 fr.
—— **Nouveau Guide du géologue,** Géologie générale de la France, suivie d'un
appendice sur la géologie des principales contrées de l'Europe. Paris, 1873. 1 vol.
in-18 de 500 pages, avec 76 figures dans le texte, et accompagné de la Carte géologique
de France, par Dufrénoy et Elie de Beaumont. . . . . 10 fr.
—— Le même ouvrage, sans la Carte géologique de la France. . . . . 5 fr.

LANGLEBERT. Traité théorique et pratique des maladies vénériennes,
Leçons cliniques sur les affections blennorrhagiques, le chancre et la syphilis.
Paris, 1864. 1 vol. in-8 de 700 pages. . . . . 8 fr.

LAPPARENT (A. de). Traité de Géologie. Deuxième édition, revue et très augmentée. Paris, 1885, 1 vol. gr. in-8 de xvi-1504 pages avec 666 fig. dans le texte. 24 fr.
Première partie : **Phénomènes actuels.**
Livre I. Morphologie terrestre : Section I : Morphologie proprement dite; Section II : Physio-
graphie. — Liv. II. Dynamique terrestre externe ; Section I : Actions physiques et mécaniques;
Section II : Actions chimiques; Section III : Actions physiologiques. — Liv. III. Dynamique terrestre
interne : Section I : Phénomènes thermiques; Section II : Phénomènes volcaniques; Section III :
Phénomènes geysériens; Section IV : Phénomènes de dislocation.
Deuxième partie : **Géologie** proprement dite.
Livre I. Notions fondamentales sur la composition de l'écorce terrestre : Section I ; Éléments
des formations d'origine interne ; Section II : Croûte primitive du globe ou terrain primitif. —
Liv. II. Description des formations d'origine externe ou sédimentaires : Section I : Généralités
sur les formations sédimentaires; Section II : Groupe primaire ou paléozoïque: Section III : Groupe
secondaire ou mésozoïque; Section IV : Groupe tertiaire ou néozoïque; Section V : Ere moderne ou
quaternaire. — Liv. III. Formations d'origine interne ou éruptives : Section I : Roches éruptives;
Section II : Gites minéraux et métallifères. — Liv. IV. Dislocations de la croûte du globe. Théories
géogéniques : Section I : Dislocations du globe ; Section II : Théories géogéniques.

—— **Abrégé de Géologie.** Paris, 1886. 1 vol. in-18 de 300 pages avec 150 gravures
dans le texte et une carte géologique de la France, imprimée en couleur (Sous presse).

L'auteur du *Traité de Géologie,* qui a si rapidement conquis en France et à l'étranger, la faveur
des savants de profession, a voulu doter l'enseignement secondaire d'un livre élémentaire dans la
forme, mais aussi complet que possible sous le rapport des grandes lignes de l'histoire terrestre.
Les gens du monde trouveront dans cet ouvrage tout ce qu'il est essentiel de connaître sur le
passé du globe et les esprits philosophiques goûteront la satisfaction d'y voir ressortir; avec une
netteté que les détails ne risquent pas d'affaiblir, les grandes idées d'ordre et d'harmonie qui dominent toute la série des phénomènes naturels. Enfin les élèves pourront y puiser, avec les connaissances exigées par les programmes, des vues d'ensemble propres à leur inspirer le désir de pousser
plus loin l'étude de l'une des plus vastes et des plus intéressantes de toutes les sciences humaines.

—— **Cours de Minéralogie.** Paris, 1884. 1 volume grand in-8 de 560 pages avec
519 gravures dans le texte et une planche chromolithographiée . . . . 15 fr.
Livre I : Cristallographie géométrique. — Livre II : Cristallographie physique. — Livre III : Description des principales espèces minérales.

—— **Fossiles caractéristiques des terrains sédimentaires,** dessinés d'après
la collection de l'Institut catholique de Paris, par Paul Fritel.
Fasc. I. Fossiles primaires. 1885, grand in-4 avec 10 pl. représentant 213 fossiles. 5 fr.

LEFÈVRE. De la chasse et de la préparation des papillons. Gr. in-8
avec pl. . . . . 1 fr. 25
LEMAIRE. De la chasse et de la préparation des oiseaux. Gr. in-8
avec pl. . . . . 1 fr. 25

LEROUX. Cours de géométrie élémentaire (Géométrie plane et Géométrie dans l'espace, à l'usage des classes de quatrième, troisième, seconde et rhétorique). 1 vol. in-18 de 500 pages avec 500 gravures dans le texte. . . . . 5 fr.

LISLE (E.), ancien médecin en chef de l'hospice des aliénés de Marseille. **Du traitement de la congestion cérébrale et de la folie avec congestion et hallucinations.** Paris, 1871. 1 vol. in-8 de 406 p. . . . . 7 fr.

LORIOL (P. de). Monographie des Echinides contenus dans les couches nummulitiques de l'Egypte. Paris, 1881. Grand in-4° de 90 pages et 11 planches représentant 237 figures de fossiles . . . . 10 fr.

LUCAS. Histoire naturelle des Lépidoptères d'Europe; 2° édition. 1 vol. gr. in-8, cartonné en toile anglaise, non rogné, avec 80 planches gravées sur acier, représentant 400 papillons, coloriés d'après nature . . . . 25 fr.
— Le même ouvrage, demi-reliure chagrin, doré en tête, non rogné. . . . . . . 30 fr.
— **Histoire naturelle des Lépidoptères exotiques.** 1 vol. grand in-8, cartonné en toile anglaise, non rogné, avec 80 planches gravées sur acier, représentant 400 papillons, coloriés d'après nature. . . . . 25 fr.
— Le même ouvrage, demi-reliure chagrin, doré en tête, non rogné. . . . . 30 fr.

LUNGE (G.), professeur de chimie industrielle à l'École Polytechnique de Zurich. **Traité de la distillation du goudron de houille et du traitement de l'eau ammoniacale**, traduit de l'allemand par L. GAUTIER. Paris, 1885. 1 vol. grand in-8 avec 89 gravures dans le texte. . . . . 12 fr.
I. Origine du goudron. — II. Propriétés du goudron de houille et de ses éléments. — III. Emploi du goudron sans distillation. — IV. Première distillation du goudron. — V. Le Brai. — VI. L'huile à anthracène. — VII. L'huile lourde. — VIII. Acide carbolique et naphtaline. — IX. L'huile légère et l'essence de naphte. — X. Rectification à la vapeur, Benzol et naphte. — XI. L'eau ammoniacale.

MARTRIN-DONOS. Florule du Tarn, ou Enumération des plantes qui y croissent spontanément. Paris, 1864, 2 vol. in-8 . . . . 5 fr.

MASSE (J.-N.). Petit Atlas complet d'anatomie descriptive du corps humain. Nouvelle édition, augmentée des tableaux synoptiques d'anatomie descriptive. Paris, 1879. 1 vol. in-18 demi-reliure chagrin non rogné, tranches dorées en tête, composé de 113 planches, comprenant 5 à 600 figures dessinées d'après nature et gravées sur acier, avec texte explicatif. . . . . 20 fr.
— LE MÊME OUVRAGE, demi-reliure chagrin, non rogné, tranches dorées en tête, avec les planches coloriées . . . . 36 fr.
Cet Atlas contient 113 planches qui comprennent 600 figures, et non seulement tous les organes ont leur représentation fidèle, mais plusieurs planches sont consacrées à des coupes d'anatomie chirurgicale. Un sommaire précis accompagne chaque planche; et, toute planche a son explication complète en regard sans jamais obliger à tourner la page.
Pour obtenir la vérité et la netteté dans les dessins, on n'a reculé devant aucun sacrifice, et il n'est pas une seule de nos planches qui n'ait été faite d'après nature. Avec les réductions qui devenaient indispensables, la lithographie n'aurait pu donner une assez juste idée des objets. On a donc employé la gravure en taille-douce, devant laquelle les plus grandes iconographies ont reculé.
Les 113 planches avec leur texte correspondant sont reliées en un seul volume et, pour faciliter l'étude, toutes les planches sont montées sur onglet, de sorte que l'Atlas relié s'ouvre aussi aisément qu'un volume broché, et en outre est d'une solidité à toute épreuve.
Plus de soixante mille exemplaires, vendus depuis son apparition, attestent suffisamment l'accueil qui a été fait à cette utile publication.

NAQUET et HANRIOT, professeurs agrégés à la Faculté de médecine de Paris. **Principes de chimie** fondée sur les théories modernes; 4° édition, revue et considérablement augmentée. Paris, 1883. 2 vol. in-18 de 1200 pages avec gravures dans le texte. . . . . 11 fr.
M. Naquet s'est associé pour cette quatrième édition un des jeunes agrégés les plus distingués. Parmi les principales additions dues à M. Hanriot nous signalerons les méthodes employées pour liquéfier les gaz réputés permanents, l'exposé de la classification de Mendeléef et l'histoire du Gallium. La connaissance approfondie de la constitution des corps, les nombreuses synthèses exécutées depuis quelques années, la thermochimie, ont modifié les considérations théoriques. Presque partout, ces passages des *Principes de chimie* ont dû être refaits. Bien des corps, séparés dans la 5° édition, ont dû être rapprochés. Ainsi les sucres ont été décrits à côté des aldéhydes; le cyanogène et ses dérivés à côté des amides. De nombreuses additions ont été introduites, relatives aux aldéhydes à la série aromatique, aux synthèses récentes de l'acide citrique, de l'indigo, de l'atropine, etc. Enfin, deux chapitres, entièrement nouveaux, relatifs, l'un à la série pyridique et quinoléique, l'autre aux relations du pouvoir rotatoire avec les positions des atomes dans la molécule, ont été introduits dans cette quatrième édition.

ENVOI FRANCO DANS L'*UNION POSTALE* CONTRE UN MANDAT DE POSTE.

NEUBAUER et VOGEL. De l'urine et des sédiments urinaires. Propriétés et
caractères chimiques et microscopiques des éléments normaux et anormaux de l'urine;
analyse qualitative et quantitative de cette sécrétion, description et valeur séméiologique de ses altérations pathologiques, etc. 2ᵉ édition française, traduite de l'allemand
sur la 7ᵉ édition, par L. GAUTIER. Paris, 1877. 1 vol. gr. in-8 avec 4 planches coloriées et 69 figures dans le texte. . . . . 10 fr.

> *Extrait de l'analyse bibliographique publiée dans les Archives de médecine, 6ᵉ série,*
> t. XV, p. 633 :
>
> « Un grand nombre d'ouvrages ont été publiés par des chimistes et des médecins pour guider
> le praticien dans ses recherches. Aucun d'eux n'a aussi parfaitement résolu le problème que
> celui de Neubauer et Vogel.
>
> *La partie chimique,* due à M. Neubauer, s'appuie partout sur des découvertes et sur des
> expériences qui donnent à cette partie de l'ouvrage un caractère scientifique élevé.
>
> *La partie médicale,* due à M. Vogel, représente bien aussi l'état actuel de la science.
>
> Des indications bibliographiques très précises complètent ce livre et ajoutent beaucoup à
> sa valeur. Plusieurs planches représent fidèlement les sédiments urinaires et les éléments
> anatomiques qui les accompagnent.
>
> Ce livre rendra plus d'un service en France, où il n'a pas de rival sérieux. »

NIEMEYER (P.). Précis de percussion et d'auscultation. Traduit de
l'allemand par A. SZERLECKI. Paris, 1874. 1 vol. in-18 de 150 pages, avec 21 figures
dans le texte. . . . . 2 fr. 50

OLIVIER (L.). Les procédés opératoires en histologie végétale. — Guide
pour les études de microchimie. Paris, 1885, in-8 de 45 pages . . . . 1 fr. 75

PALADILHE. Nouvelles Miscellanées Malacologiques. Paris, 1869, 1 vol.
grand in-8 de 144 pages et 6 planches. . . . . 12 fr.

PASSOT (P.). Leçons d'un instituteur, pour disposer les enfants aux bons trai-
tements envers les animaux. Paris, 1862. 1 vol. in-32 de 192 pages. . . . . 1 fr.

**PETIT DE LA SAUSSAYE. Catalogue des mollusques testacés des
mers d'Europe.** Paris, 1869. 1 vol. grand in-8. . . . . 3 fr. 50

Le même ouvrage, franco par la poste . . . . 4 fr. 50

PHILLIPEAUX. Traité de thérapeutique de la coxalgie, suivi de la description de **l'appareil inamovible** pour le traitement des coxalgies, par M. le
professeur Verneuil. Paris, 1867. 1 vol. in-8 avec figures . . . . 8 fr.

PLANCHON (G.), professeur à l'École supérieure de pharmacie de Paris. **Traité
pratique de la détermination des drogues simples d'origine végétale,
ou Nouveau Cours d'Histoire naturelle professé à l'École de pharma-
cie de Paris,** 1875. 2 forts vol. in-8 de 1200 pages, avec 305 grav. dans le texte. 20 fr.

> Ouvrage couronné par l'Institut de France.
>
> M. Planchon, dans ce nouvel ouvrage, étudie complétement les drogues simples usuelles, insé-
> rées au Codex ou récemment introduites dans la thérapeutique. Il donne des notions sur l'origine
> des substances médicinales et leurs principes actifs; il insiste sur les caractères qui permettent soit
> de grouper entre elles, soit de distinguer les unes des autres les drogues simples à l'état où on
> les emploie dans les pharmacies. De nombreuses figures, dessinées sur des préparations microsco-
> piques et des échantillons-types du droguier de l'École de pharmacie, facilitent l'intelligence du texte.
>
> Ce nouveau livre de M. Planchon doit se trouver non seulement entre les mains de tous les étu-
> diants en pharmacie, mais dans la bibliothèque de pharmaciens soucieux de vérifier eux-mêmes la
> véritable nature des produits qu'ils emploient.

**POST. Traité complet d'analyse chimique appliquée aux essais indus-
triels,** publié avec la collaboration de plusieurs chimistes. Traduit de l'allemand par
Dʳ L. Gautier. Paris, 1884. 1 vol. gr. in-8° de VIII-1143 pages, avec 274 gravures
dans le texte. . . . . 28 fr.

> Chap. I. Essai de l'eau. — Chap. II et III. Détermination de la composition chimique et calorifique
> des combustibles. — Chap. IV. Pyrométrie. — Chap. V. Gaz d'éclairage. — Chap. VI. Hydrocar-
> bures solides et liquides du règne minéral. — Chap. VII. Métaux. — Chap. VIII. Acides inorga-
> niques, sels alcalins, chlorures de chaux. — Chap. IX. Engrais commerciaux. — Chap. X. Matières
> explosibles et allumettes. — Chap. XI. Chaux et ciments. — Chap. XII. Matières grasses (graisses et
> huiles, stéarine, glycérine, savons, matières grasses lubrifiantes). — Chap. XIII. Amidon et fécule.
> Dextrine. Sucre. — Chap. XIV. Bière. — Chap. XV. Vin. — Chap. XVI. Alcool et levure pressée.
> — Chap. XVII. Vinaigre. Acide acétique, acétates et esprit de bois. — Chap. XVIII. Cuir et colle.
> — Chap. XIX. Sels métalliques. — Chap. XX. Matières colorantes. — Chap. XXI. Poteries. —
> Chap. XXII. Verre.

PRÉVOST (Florent) et LEMAIRE. Histoire naturelle des Oiseaux d'Europe (passereaux); 2° édition, revue et corrigée. Paris, 1876. 1 beau vol. grand in-8 cartonné en toile anglaise, non rogné, avec 80 planches gravées en taille-douce et coloriées avec soin, représentant 200 sujets. . . . . 25 fr.

—— Le même ouvrage, demi-reliure chagrin, non rogné. . . . . 30 fr.

—— **Histoire naturelle des Oiseaux exotiques.** 1 beau volume grand in-8 cartonné en toile anglaise, avec 80 planches gravées en taille-douce et col. avec soin, représentant 200 sujets. . . . . 25 fr.

—— Le même ouvrage, demi-reliure chagrin, non rogné . . . . 30 fr.

Il n'est rien de plus attrayant, pour les personnes qui ont le goût de l'histoire naturelle, que l'étude des oiseaux et des papillons. Les quatre volumes que nous annonçons (H. Lucas, Florent Prévost et Lemaire) se recommandent aux gens du monde par la netteté des descriptions et la clarté du classement des espèces. Les noms des auteurs sont en outre une garantie de leur valeur scientifique. Le coloris des planches, gravées en taille-douce avec le plus grand soin, a été exécuté d'après les aquarelles des voyageurs et des artistes les plus distingués.

Un traité pour l'empaillage et la chasse des oiseaux, ainsi que pour la préparation et la conservation des papillons et des insectes, accompagne chaque traité. Voy. Lucas.

PUECH (A.). Des anomalies de l'homme, de leur fréquence relative. Paris, 1871. In-8 de 104 pages. . . . . 2 fr.

—— **De l'hématocèle péri-utérine.** Paris, 1861. In-8. . . . . 1 fr. 50

—— **Des ovaires et de leurs anomalies.** Paris, 1873. In-4 de 160 pages. 3 fr.

—— **Les mamelles et leurs anomalies**, étudiées au point de vue de l'anatomie, de la physiologie et de l'embryogénie. Paris, 1876, br. in-8 de 120 pages. . . . . 2 fr.

RANVIER (L.); professeur d'anatomie générale au Collège de France. **Traité technique d'histologie.** Paris, 1882. 1 vol. gr. in-8 de 976 pages avec 324 gravures dans le texte. . . . . 35 fr.
Séparément le Fascicule V (pages 641 à 800, fig. 216 à 268) . . . . 5 fr.
—— Fascicule VI (pages 801 à 976, fig. 269 à 324). . . . . 5 fr.

Cet ouvrage contient le résumé fidèle des leçons professées au Collège de France par M. Ranvier : Instruments, Réactifs et Méthodes générales, Tissus, Lymphe, Sang, Épithéliums, Tissu cartilagineux, Tissu osseux, Tissu conjonctif, Tissu musculaire, Cœur, Artères, Veines capillaires, Vaisseaux sanguins, Vaisseaux lymphatiques, Ganglions lymphatiques, Cœurs lymphatiques, Système nerveux, Cornée, Rétine, Peau, Organes du goût, Œsophage.

RANVIER (L.), Leçons sur l'histologie du système nerveux professées au Collège de France en 1876-1877. Paris, 1878. 2 vol. gr. in-8 de 700 pages avec gravures dans le texte et 12 planches chromolithographiées. . . . . 25 fr.
Cours d'anatomie générale du Collège de France.

REULEAUX. Le Constructeur. Formules, règles, calculs, tracés de machines, renseignements usuels, aide-mémoire des ingénieurs, constructeurs, architectes, etc. 2° édition française, avec notes et additions par A. Debize, ingénieur en chef des manufactures de l'Etat. Paris, 1881. 1 vol. gr. in-8 de 800 pages avec 800 gravures dans le texte, tableaux, etc. . . . . 22 fr.

Le Constructeur est divisé en quatre parties principales : la première partie comprend la Résistance des matériaux; la deuxième partie est consacrée à l'exposé des principes de la Graphostatique; la troisième partie comprend la Détermination des organes de machines ; enfin la quatrième partie renferme une série de tables formules, règles de calculs, tracés et des renseignements pour les ingénieurs, les constructeurs, les architectes et les mécaniciens.

Le Constructeur de M. Reuleaux, l'un des plus savants professeurs de mécanique industrielle de l'Allemagne, renferme, dans un ordre très méthodique, tout ce que la science et la pratique nous ont révélé jusqu'à présent sur la construction des machines; cet ouvrage est indispensable à tous ceux qui veulent inventer, dessiner, organiser, construire ou diriger des machines, ou enseigner la mécanique industrielle. Les figures insérées dans le texte sont d'une exécution parfaite; l'ouvrage est imprimé avec soin.

REULEAUX. Temps préhistoriques. — Coup d'œil sur l'histoire du développement des machines dans l'humanité. Paris, 1877. Grand in-8 de 36 pages . . . . 75 c.

REULEAUX. Traité de cinématique. Principes fondamentaux d'une théorie générale des machines. Traduit de l'allemand par A. DEBIZE. Paris, 1877. 1 v. gr. in-8 de 700 pages avec 452 gravures dans le texte et 1 atlas de 8 planches représentant 96 figures... : . . . .   20 fr.

Ce livre a un but plus élevé que *le Constructeur*. Il est destiné à introduire de profondes modifications dans l'enseignement de la Cinématique.

La Cinématique du professeur Reuleaux doit être considérée comme une science entièrement nouvelle, éminemment propre à faciliter l'intelligence des machines existantes et à diriger l'inventeur dans ses recherches. Après avoir reconnu l'insuffisance ou l'imperfection des méthodes en usage, le professeur Reuleaux a cherché à déterminer les lois qui régissent la formation des mécanismes, et, de ses recherches, il a tiré des conclusions d'une grande importance.

D'après l'auteur, la machine se compose d'un ou de plusieurs mécanismes, dont chacun peut se ramener à une chaîne cinématique formée elle-même de couples d'éléments.

Cette décomposition de la machine, ou son analyse cinématique, est simple et facile à comprendre. Elle est d'ailleurs extrêmement féconde.

Les principes fondamentaux relatifs aux couples d'éléments et aux chaînes cinématiques font l'objet des cinq premiers chapitres. Le chapitre VI indique en traits généraux les origines et les perfectionnements successifs de la machine, considérée comme produit de l'esprit humain. Le chapitre VII est consacré à l'exposition d'un système de notation cinématique qui est de nature à faciliter notablement l'usage de l'analyse. Les chapitres VIII à XII sont consacrés à l'analyse cinématique des mécanismes, organes de machines et machines complètes.

REY (A.). Traité de jurisprudence vétérinaire, contenant la législation sur les vices rédhibitoires et la garantie dans les ventes d'animaux domestiques, suivi d'un **Traité de médecine légale** sur les blessures, et les accidents qui peuvent survenir en chemin de fer. 2ᵉ édition. Paris, 1875. 1 vol. in-8 de 776 p. . . . .   10 fr.

RICHARD, MARTINS et DE SEYNES. Nouveaux Éléments de botanique, contenant l'organographie, l'anatomie et la physiologie végétales, les caractères de toutes les familles naturelles, par ACHILLE RICHARD, 11ᵉ édition, augmentée par CHARLES MARTINS et J. DE SEYNES, professeur agrégé à la Faculté de médecine de Paris. Paris, 1876. 1 vol. in-8 de 700 pages avec 380 fig. dans le texte. . . . . . .   7 fr.

Cette nouvelle édition d'un livre depuis longtemps classique conserve, comme les précédentes, le caractère de livre d'enseignement, qui a assuré et maintenu son succès.

Pour arriver à ce but, il était nécessaire, aujourd'hui surtout où les progrès de la science sont si considérables, de glisser sur certaines parties et, par contre, de s'arrêter plus longuement sur d'autres.

Aucun écrivain n'a exposé la botanique avec la simplicité qui caractérisait l'enseignement du premier auteur de ce livre dont huit éditions se sont succédé de son vivant. Depuis sa mort, l'ouvrage a été réimprimé trois fois et chaque édition a été remise au courant de la science par le professeur Ch. Martins et par M. de Seynes, agrégé de la Faculté de médecine de Paris.

Aussi ce livre est de ceux qu'une bonne renommée place à juste titre au premier rang.

Les efforts des deux savants botanistes ont contribué à lui maintenir cette place dans la bibliothèque du botaniste, ainsi que dans la littérature plus spécialement destinée aux étudiants.

RICHARD DE NANCY. Commentaire physiologique sur la personne d'Horace. Paris, 1863. 1 vol. in-18. . . . .   4 fr. 50

ROLLAND DU ROQUAN. Description des coquilles fossiles de la famille des Rudistes qui se trouvent dans le terrain crétacé des Corbières (Aude), 1841, in-4 de 72 pages avec 8 pl. dans le texte. . . . .   3 fr.

SAVATIER et FRANCHET. Enumeratio plantarum in Japonia, sponte crescentium, hucusque rite cognitarum, adjectis descriptionibus specierum pro regione novarum, etc. Parisiis, 1875-1879. 2 vol. grand in-8 . . . .   50 fr.

SERAINE (Dʳ), auteur des *Préceptes du mariage.* **De la santé des gens mariés,** ou Physiologie de la génération de l'homme et hygiène philosophique du mariage. 34ᵉ édition. Paris, 1885. 1 beau vol. in-18 de 400 pages. . . . . .   3 fr.

Sommaire des principaux chapitres de la table des matières.

I. Du sens génésique. — II. Des organes reproducteurs. — III. Limite de la puissance sexuelle. — IV. Du mariage et de la maternité. — V. Du célibat et de ses inconvénients. — VI. Conformation vicieuse des organes reproducteurs. — VII. Syncope génitale. — VIII. Atonie des organes. — IX. Perversion nerveuse. — X. Absence ou vice de composition des germes. — XI. Hérédité de structure. — XII. Hérédité physiologique. — XIII. Hérédité de quelques diathèses. — XIV. Hérédité de quelques névropathies. — XV. Hérédité morale.

—— **De la santé des petits enfants,** ou Conseils aux mères sur la conservation des enfants pendant la grossesse, sur leur éducation physique depuis la naissance jusqu'à l'âge de sept ans, et sur leurs principales maladies. Nouvelle édition. 1885. 1 vol. in-32 de 192 p. . . . .   4 fr.

SERAINE (Dr) Les préceptes du mariage, traduits du grec de Plutarque, suivis d'un Essai sur l'idéal de l'amour, du mariage et de la famille. Nouvelle édition. 1885. 1 vol. in-18 de 192 pages. . . . . 1 fr.
Ce petit ouvrage plein de charme et de la plus haute moralité devrait se trouver dans toutes les corbeilles de mariage.

SPILLMANN (P.). De la tuberculisation du tube digestif. Paris, 1878. 1 vol. gr. in-8 avec 2 pl. chromolithographiées. . . . . 5 fr.

STABILE (J.). Mollusques terrestres vivants du Piémont. Milan, 1864. Gr. in-8 de 140 pages et 2 planches. . . . . 6 fr.

STENFORT. Des conditions des baux ruraux. Entretiens entre un propriétaire et son fermier sur la pratique de l'agriculture. Lectures à l'usage des écoles primaires rurales et des écoles normales. Paris, 1869. 1 vol. in-18 avec 24 gravures dans le texte. . . . . 1 fr. 25

STRASBURGER (Ed.). Manuel technique d'anatomie végétale. Guide pour l'étude de la botanique microscopique, traduit de l'allemand par GODFRIN, professeur à l'Ecole de pharmacie de Nancy et revu par l'auteur. Paris, 1886. 1 vol. in-8 de 400 p. avec 118 gravures dans le texte. . . . . 10 fr.

STRASBURGER (Ed.). Études sur la formation et la division des cellules, traduit de l'allemand par KICHX. Paris, 1876. 1 volume gr. in-8 de 307 pages avec 8 planches représentant 198 figures. . . . . 15 fr.

STRUMPELL (A.). Professeur de clinique médicale à l'Université de Leipzig. **Traité de Pathologie interne,** traduit de l'allemand par le Dr J. SCHRAMM.
Tome premier : **Maladies infectieuses aiguës. Maladies des organes respiratoires, circulatoires, et de l'appareil digestif.** Paris, 1884. 1 vol. in-8 de 750 pages, avec 45 gravures dans le texte . . . . 12 fr.
Tome second. Première partie : **Maladies du système nerveux.** Paris, 1885. 1 vol. gr. in-8 de 460 pages avec 48 gravures dans le texte . . . . 10 fr.
Le livre du savant professeur de Leipzig se fait remarquer par une grande concision et beaucoup de clarté dans l'exposition. Il est parfaitement au courant de toutes les recherches nouvelles et il constitue un excellent résumé de l'état actuel de la science.

TERREIL (A.). Traité pratique des essais au chalumeau dans les analyses chimiques et les déterminations minéralogiques; mode d'emploi et description des propriétés physiques des minéraux et des caractères chimiques qui peuvent les faire reconnaître dans les essais au chalumeau. Paris, 1876. 1 vol. in-8 de 500 pages, avec tableaux. . . . . 10 fr.
Le but de l'auteur, en écrivant le *Traité pratique des essais au chalumeau*, a été de généraliser et de propager l'usage de ce précieux instrument. Dans aucun ouvrage on n'a indiqué jusqu'à présent de méthode générale pour la marche à suivre dans les essais pyrognostiques.
Dans la dernière partie du livre, qui est la plus étendue, tous les corps simples et leurs composés chimiques sont étudiés au point de vue des caractères qui les font reconnaître dans les essais pyrognostiques; on y trouvera également une description des minéraux qui contiennent ces corps simples et les caractères physiques de ces minéraux; cette dernière partie constitue *un véritable traité pratique de minéralogie*.

TOMES. Traité de chirurgie dentaire, ou **Traité pratique de l'art du dentiste.** Traduit de l'anglais sur la 2e édition, Paris, 1873. 1 vol. in-8 de 650 pages avec 250 gravures dans le texte. . . . . 10 fr.
Le *Traité de chirurgie dentaire*, de MM. John et Ch. Tomes, est strictement pratique. Les auteurs débutent par l'anatomie dentaire; ils font l'exposition de la structure et du développement des dents et des mâchoires. Les maladies des dents et de leurs parties accessoires, ainsi que les affections concomitantes, ont été traitées, autant que possible, suivant l'ordre naturel de leur apparition, et les auteurs ont donné des détails sur la structure et le développement des tissus envahis, puis ensuite la description des maladies auxquelles ils sont respectivement exposés.

TOURNIER (Émile). Nouveau Manuel de chimie simplifiée, pratique et expérimentale, sans laboratoire, manipulations, préparations, analyses, contenant : 1° des ustensiles, appareils et procédés d'opérations les plus faciles; 2° principes de la chimie, préparation, étude et usage des corps minéraux et organiques avec les noms anciens et nouveaux, expériences, procédés, recettes d'économie domestique et industrielle, etc.; 3° précis d'analyse, essais, recherche des falsifications. 2e édition, revue et augmentée. Paris, 1880. 1 vol. in-18 avec 500 fig. dans le texte . . . . 3 fr.

TYNDALL (John). Les Microbes, traduit de l'anglais par Dollo. Paris, 1882. 1 vol. in-8 avec figures dans le texte. . . . . 8 fr.
L'auteur s'est attaché à être clair et précis, évitant d'entrer dans les détails trop techniques.

ENVOI FRANCO DANS L'*UNION POSTALE* CONTRE UN MANDAT DE POSTE.

VAN TIEGHEM (Ph.), membre de l'Institut, professeur de botanique au Muséum. **Traité de Botanique.** Paris, 1884. 1 vol. gr. in-8 de xxxi-1656 pages avec 803 gravures dans le texte. . . . . 30 fr.

Première partie : **Botanique générale.**

Livre PREMIER : MORPHOLOGIE ET PHYSIOLOGIE EXTERNES. — Ch. 1 : Le corps de la plante. — Ch. II : Différenciation progressive du corps. — Ch. III : La Racine. — Ch. IV : La Tige. Ch. V : La Feuille. — Ch. VI : La Fleur.

Livre SECOND. MORPHOLOGIE ET PHYSIOLOGIE INTERNES. Ch. 1 : La Cellule. — Ch. II : Différenciation progressive de la structure du corps. Tissus et appareils. — Ch. III : La Racine. — Ch. IV : La Tige. — Ch. V : La Feuille. — Ch. VI : La Fleur.

Livre TROISIÈME. LE DÉVELOPPEMENT. Ch. I : Développement des Phanérogames. — Ch. II : Développement des Cryptogames vasculaires. — Ch. III : Développement des Muscinées. — Ch. IV : Développement des Thallophytes. — Ch. V : Autofécondation, métissages, hybridité.

Deuxième partie. **Botanique spéciale.**

Embr. I. Thallophytes. — Cl. I : Champignons. — Cl. II : Algues. — Embr. II. Muscinées. Cl I : Hépatiques. — Cl. II : Mousses. Embr. III. Cryptogames Vasculaires. — Cl. I : Filicinées. Cl. II : Equisétinées. — Cl. III : Lycopodinées. Embr. IV. Phanérogames. — Cl. I : Gymnospermes. Cl. II : Angiospermes, Monocotylédones. — Cl. III : Dicotylédones. — Distribution des plantes à la surface de la terre.

VAN TIEGHEM, professeur à l'Ecole normale de Sèvres. **Eléments de Botanique. Botanique générale.** Paris, 1886. 1 vol. in-18 de xvi-480 pages avec 143 gravures dans le texte . . . . 5 fr.
Botanique spéciale. Paris, 1886. 1 vol. in-18 (Sous presse).

VÉLAIN (Ch.), maître de conférences à la Sorbonne. **Premières Notions de Géologie.** Paris, 1882. 1 vol. in-18 de 216 pages avec 142 gravures dans le texte. . . . . 2 fr. 50

Extrait de la table des matières :
Première partie : Les Pierres. — Chap. I. Notions préliminaires. — Chap. II. Roches calcaires. — Chap. III. La pierre à plâtre. — Chap. IV. Roches argileuses. — Chap. V. Roches siliceuses. — Chap. VI. Le granit.
Deuxième partie : La Terre végétale. — Chap. I. Notions préliminaires. — Chap. II. Relations de la terre végétale avec la nature du sous-sol. — Chap. III. Amélioration de la terre végétale.
Troisième partie : Les Eaux. — Chap. I. La circulation des eaux sur la terre. — Chap. II. La mer. — Chap. III. Glaces du pôle et glaciers.
Quatrième partie : Chap. I. Terrains de sédiment. — Chap. II. Les animaux et les plantes fossiles. — Chap. III. Dislocation du sol.
Cinquième partie : Terrains ignés. — Chap. I. Phénomènes geysériens. — Chap. II. Les volcans.
Sixième partie : Carrières à mines. — Chap. I. Carrières. — Chap. II. Mines. — Chap. III. Les minerais. — Chap. IV. Roches combustibles.

—— **Cours Élémentaire de Géologie stratigraphique.** 2e édition très augmentée. Paris, 1885. 1 vol. in-18 de 400 pages avec 374 gravures dans le texte et une carte géologique de la France, imprimée en couleur. . . . . 4 fr.
Première partie : Phénomènes actuels. — I. Agents extérieurs : Chap. I. Actions chimiques exercées par les eaux. — Chap. II. Actions mécaniques exercées par les eaux. — Chap. III. Action de la mer. — Chap. IV. Action de l'eau à l'état solide. — II. Agents intérieurs : Chap. I. Phénomènes éruptifs. — Chap. II. Manifestations volcaniques. — Chap. III. Mouvements du sol ; soulèvements et affaissements.
— *Deuxième partie :* Notions sommaires sur la composition de l'écorce terrestre. — Chap. I. Roches de sédiment. — Chap. II. Roches éruptives.
— *Troisième partie :* Géologie proprement dite. — Chap. I. Notions sommaires sur les principaux terrains. — Chap. II. Terrains primitifs. — Chap. III. Terrains primaires. — Chap. IV. Terrains secondaires. — Chap. V. Terrains tertiaires. — Chap. VI. Terrains quaternaires.
— *Quatrième partie :* Étude de la carte géologique de la France dans ses traits principaux. — Histoire de la formation du sol de la France.

VERRIER (E.). Manuel pratique de l'art des accouchements ; 4e édition, corrigée et augmentée, renfermant les quatre tableaux d'accouchements, rédigés et revus par le professeur Pajot. Paris, 1883. 1 vol. in-18 de 632 pages avec 105 gravures dans le texte. . . . . 6 fr. 50

VIARD (Emile). Traité général des vins. Traitement, falsification, méthodes de recherches, d'analyses, description des appareils. Paris, 1884. 1 vol. grand in-8 avec fig. dans le texte. . . . . 10 fr.

Ouvrage couronné par les Académies de Toulouse et de la Loire-Inférieure.

WAGNER, professeur de chimie industrielle à l'Université de Wurzbourg. **Nouveau Traité de Chimie industrielle** à l'usage des ingénieurs, chimistes, industriels, contre-maîtres, ouvriers, agriculteurs, etc.; 2ᵉ édition française considérablement augmentée, publiée d'après la 10ᵉ édition allemande, par L. Gautier. Paris, 1878-1879. 2 vol. grand in-8 de 1800 pages avec 487 gravures dans le texte . . . . 30 fr.

L'ouvrage se divise en huit chapitres : les trois premiers forment le premier volume, où l'on traite successivement de la métallurgie et des préparations métalliques, de l'extraction des sels de potasse et de l'acide azntique, de la préparation des corps explosibles, de l'extration du sel, de la fabrica- tion de la soude, de l'extraction du brome, de l'iode et du soufre, de la fabrication de l'acide sulfurique, du sulfure de carbone, de l'acide chlorhydrique et des chlorures décolorants, de la préparation de l'ammoniaque et des sels ammoniacaux, de la fabrieaȹ tion du savon, de l'extraction du borax et de l'acide borique, de la fabrication des superphosphates et des aluns, de la préparation de l'outremer et des composés barytiques et de la technologie du verre, des poteries, du plâtre, de la chaux et des mortiers.

Le second volume renferme les cinq autres chapitres, comprenant la technologie des fibres textiles animales et végétales, la fabrication du papier, du sucre, de l'amidon, du vin, du cidre et du poiré, de la bière, de l'alcool, du vinaigre et des acides tartrique et citrique, la préparation du pain, la conservation du bois, la fabrication du tabac, les applications industrielles des huiles volatiles et des résines, le tannage des peaux ; la fabrication de la colle, du phosphore, des allumettes, du noir animal ; la préparation du beurre et du fromage, la conservation de la viande, la teinture et l'impression des tissus, les différentes préparations de la laine et de la soie, avec l'examen des matières colorantes, et enfin les matières et les appareils employés pour le chauffage et l'éclairage.

WALKHOFF (L.). Traité complet de fabrication et raffinage du sucre de betteraves. 2ᵉ édition française, publiée sur la 4ᵉ édition allemande, par Mériot. Paris, 1874. 2 vol. grand in-8, avec 189 gravures dans le texte. . . 20 fr.

Pour quiconque s'est occupé de l'industrie du sucre, le nom seul de l'auteur est un sûr garant de la valeur de son œuvre. L'ouvrage de Walkhoff est considéré en tous pays comme le traité le plus complet et le plus autorisé publié sur la fabrication.

WEST (Charles). Leçons sur les maladies des femmes, traduites de l'anglais sur la 5ᵉ édition par le Dʳ Mauriac. Paris, 1870. 1 vol. in-8 de 860 p. 13fr.

Le livre de gynécologie le plus répandu en Allemagne est la traduction des Leçons cliniques de West. M. Mauriac a complété le livre de West par de très intéressantes additions.

WINCKLER. Manuel d'analyse industrielle des gaz, traduit de l'allemand par Blas, professeur à l'université de Louvain. Paris, 1886. 1 vol. gr. in-8 avec 50 gravures dans le texte. . . . . »

Extrait de la table des matières : — Prise d'essai. — Tuyau d'aspiration. — Appareils d'aspiration. — Appareils pour la conservation et le transport des prises d'essai. — Mesurage des gaz. — Dosage direct par le procédé gaz-volumétrique. — Dosage par titrage. — Dosage par pesées. — Disposition de la chambre de travail. — Appareils et méthodes d'analyse. — Dosage des gaz par absorption. — Dosage des gaz par combustion. — Combustion par l'air avec l'aide du palladium-asbeste. — Combustion au moyen de l'air et de l'oxyde cuivrique. — Appendice.

WOHLGEMUTH (J.). Recherches sur le jurassique moyen, à l'Est du bassin de Paris. — Stratigraphie. — Paris, 1883. 1 vol. gr. in-8 de 340 pages, 4 pl. de coupes et 1 carte géologique . . . . 10 fr.

WOUSSEN. De l'analyse des sucres, 2ᵉ édit. Paris, 1878, in-18 de 83 p. 2 fr.

WUNDT. Nouveaux Éléments de physiologie humaine, traduits de l'allemand sur la 2ᵉ édition et augmentés de notes par le docteur Bouchard. Paris, 1872. 1 vol. grand in-8 avec 150 figures . . . . 14 fr.

Les sciences physiologiques et biologiques tendent de plus en plus à s'appuyer sur les sciences exactes. C'est en appliquant ces dernières à l'étude des problèmes vitaux que l'on est arrivé à donner à l'étude de la physiologie une rigueur et une netteté inconnues jusqu'alors. Les *Éléments de physiologie* de Wundt sont conçus dans ce plan général.

Cet ouvrage est remarquable par l'absence de digressions et par la clarté avec laquelle sont exposées toutes les données scientifiques et mathématiques sur lesquelles l'auteur s'appuie.

OUVRAGES NEUFS ET D'OCCASION, ÉPUISÉS OU RARES

AGASSIZ. Recherches sur les poissons fossiles, comprenant la description de 500 espèces qui n'existent plus, l'exposition des lois de la succession et des développements organiques des poissons durant toutes les métamorphoses du globe terrestre; une nouvelle classification de ces animaux, exprimant leurs rapports avec la série des formations; enfin des considérations géologiques générales tirées de l'étude de ces fossiles suivi de la Monographie des poissons fossiles du vieux grès rouge ou système dévonien des Iles Britanniques et de la Russie. Neuchâtel, 1833-1843. 5 vol. in-4 et atlas de 441 pl. (750) . . . . 600 fr.

BARRANDE (J.). Système silurien du centre de la Bohême. Paris, 1852-1879. 22 vol. grand in-4 cart. toile, avec 1160 planches . . . . 1575 fr.

BERLÈSE. Iconographie du genre Camellia, ou Description et figures des Camellias les plus beaux et les plus rares, peints d'après nature. Paris, 1841-1843. 3 vol. in-fol. avec 300 planches gravées en taille-douce et coloriées (bel exempl.). 200 fr.

CUVIER (G.). Recherches sur les ossements fossiles, où l'on rétablit les caractères de plusieurs animaux dont les révolutions du globe ont détruit les espèces. 4e et dernière édition, Paris, 1836. 10 vol. in-8 et 2 atlas in-4, contenant 280 planches de fossiles (150). . . . . 70 fr.
—— **Le même ouvrage.** Paris, 1821-1834. 5 tomes en 7 vol. gr. in-4. . 80 fr.

DESHAYES (G. P.). Description des Coquilles fossiles des fossiles des environs de Paris. 1824-1837. 3 vol. in-4 avec 166 planches. — **Description des animaux sans vertèbres** découverts dans le bassin de Paris, pour servir de supplément à l'ouvrage précédent, comprenant une revue de toutes les espèces actuellement connues. Paris, 1857-1864. 3 tomes en 5 vol. in-4 (Les deux ouvrages réunis). . 600 fr.

DOZY et MOLKENBOER. Bryologia Javanica seu descriptio muscorum frondosorum archipelagi Indiani iconibus illustrata. Lugd. Batav. 1855-1870. 2 vol. en 64 liv. gr. in-4 avec 320 pl. 160 fr.

GAUDRY (Albert). Animaux fossiles et géologie de l'Attique, d'après les recherches faites en 1855-56 et en 1860. Paris, 1862-68. 1 fort vol. in-4 de texte avec 75 planches de fossiles, carte et coupes géologiques coloriées. . . . . 250 fr.

GRENIER ET GODRON. Flore de France. Paris, 1848-1856, 3 vol. in-8 de 800 pages chacun . . . . 90 fr.

NATURAL HISTORY OF NEW YORCK.
    Zoology by Dekay. 6 vol. gr. in-4 avec 329 pl. noires et coloriées (Friedlander 225 fr.). . . . . 180 fr.
    Flora by Torrey. 2 vol. gr. in-4 avec 162 pl. (Friedlander 90 fr.). . . . 60 fr.
    Geology by Hall. 4 vol. gr. in-4 avec 85 pl. et cartes, coupes géol. col. (Friedlander 90 fr.) . . . . 60 fr.
    Paleontology by Hall. 2 vol gr. in-4 avec 203 planches . . . . 60 fr.
    Agriculture by Emmons. 4 vol. gr. in-4 avec 162 pl. noires et col. . . 60 fr.
    Mineralogy by Beck. 1 vol. gr. in-4 avec 8 planches . . . . 15 fr.

PAYER. Traité d'organogénie comparée de la Fleur. Paris, 1857, 2 vol. gr. in-8 demi-rel. maroquin, avec 154 pl. gravées montées sur onglet. . . . . . . 300 fr.

SOCIÉTÉ GÉOLOGIQUE DE FRANCE (Bulletin de la). Première série, 1830-1843, 14 vol. in-8 avec planches. — Deuxième série. Paris, 1843-1872. 29 vol. avec planches. — Troisième série. Paris, 1872-1879. 6 vol. gr. in-8 (1500). . . . . 600 fr.

WEBB et BERTHELOT. Histoire naturelle des îles Canaries, divisée en trois parties : 1° Ethnographie, relation du voyage; 2° Géographie, géologie, zoologie; 3° Géographie botanique, phytographie, plantes cellulaires. Paris, 1836-1850. 6 vol. grand in-4, avec 438 pl. et un atlas in-folio cart. (600). . . . . 450 fr.
(Bel exemplaire cartonné non rogné.)

13501. — Imprimerie A. Lahure, 9, rue de Fleurus, à Paris.

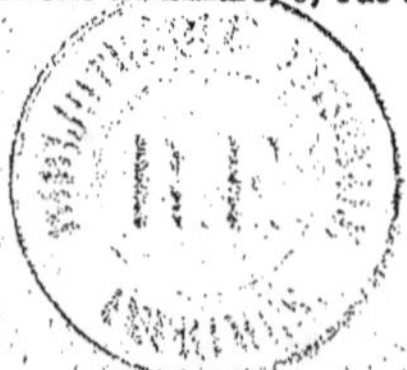